耳鼻咽喉头颈外科
手术操作方法与技巧

Techniques and Skills in Operations of
Otorhinolaryngology Head and Neck Surgery

主编 孙彦 李娜

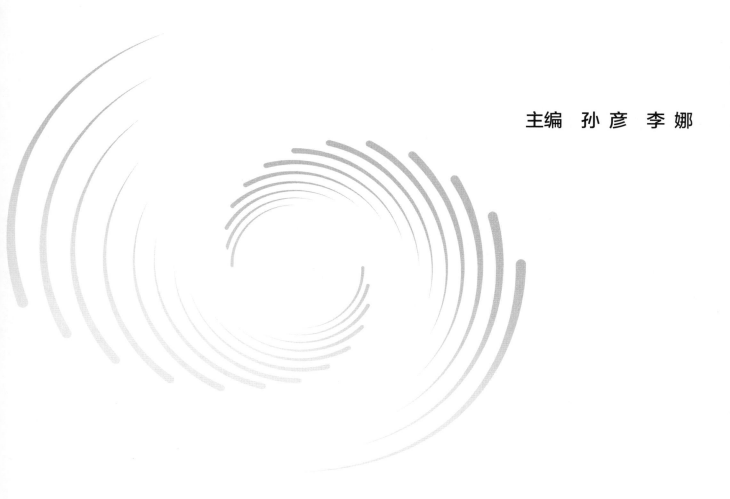

人民卫生出版社
·北京·

编者及其单位

（以姓氏笔画为序）

丁元萍　山东大学齐鲁医院耳鼻咽喉头颈外科

卜令学　青岛大学附属医院口腔颌面外科

于龙刚　青岛大学附属医院耳鼻咽喉头颈外科

于振坤　南京医科大学附属明基医院耳鼻咽喉头颈外科

马红英　青岛大学附属青岛市口腔医院麻醉科

王　琪　首都医科大学附属北京同仁医院耳鼻咽喉头颈外科

王贝贝　青岛大学附属烟台毓璜顶医院芝罘分院耳鼻咽喉头颈外科

王世泉　青岛大学附属青岛市口腔医院麻醉科

王岩青　青岛大学附属医院耳鼻咽喉头颈外科

王珮华　上海交通大学医学院附属第九人民医院耳鼻咽喉头颈外科

王海波　山东省耳鼻喉医院耳科中心

王家东　上海交通大学医学院附属仁济医院头颈外科

韦　霖　养和医院李树培耳鼻喉头颈外科中心，香港大学外科学系

巴　罗　西藏自治区人民医院耳鼻咽喉科

卢学法　青岛大学附属青岛市口腔医院麻醉科

田　英　青岛大学附属医院耳鼻咽喉头颈外科

付　涛　青岛大学附属医院耳鼻咽喉头颈外科

白琪文　澳门仁伯爵综合医院耳鼻喉及头颈外科

邢建萍　青岛大学附属烟台毓璜顶医院耳鼻咽喉头颈外科

吕正华　山东省耳鼻喉医院头颈外科

吕宜兴　台北马偕纪念医院耳鼻喉头颈外科系

朱富高　青岛大学附属医院耳鼻咽喉头颈外科

刘　均　四川大学华西医院耳鼻咽喉头颈外科

刘　杰　中国医学科学院肿瘤医院头颈外科

刘　鸣　哈尔滨医科大学附属第二医院耳鼻咽喉头颈外科

刘　鑫　中国政法大学医药法律与伦理研究中心

刘云超　青岛大学附属医院耳鼻咽喉头颈外科

孙　岩　青岛大学附属烟台毓璜顶医院耳鼻咽喉头颈外科

孙　彦　青岛大学附属医院耳鼻咽喉头颈外科

孙艺渊　上海交通大学医学院附属第九人民医院耳鼻咽喉头颈外科

李　丽　天津市第一中心医院耳鼻咽喉头颈外科

李　娜　青岛大学附属医院耳鼻咽喉头颈外科

李　梅　山东大学齐鲁医院耳鼻咽喉头颈外科

李　薇　青岛大学附属医院耳鼻咽喉头颈外科

李文明　山东大学齐鲁医院耳鼻咽喉头颈外科

李厚勇　复旦大学附属眼耳鼻喉科医院耳鼻喉科

李晓明　白求恩国际和平医院耳鼻咽喉头颈外科

李健东　北京首大眼耳鼻喉医院耳鼻咽喉科

杨大章　中日友好医院耳鼻咽喉头颈外科

杨松凯　青岛大学附属医院耳鼻咽喉头颈外科

肖水芳　北京大学第一医院耳鼻咽喉头颈外科

时海波　上海交通大学医学院附属第六人民医院耳鼻咽喉头颈外科

邱　杰　青岛大学附属医院耳鼻咽喉头颈外科

余济春　南昌大学第二附属医院甲状腺外科

宋　琦　白求恩国际和平医院耳鼻咽喉头颈外科

宋西成　青岛大学附属烟台毓璜顶医院耳鼻咽喉头颈外科

张　华　青岛大学附属烟台毓璜顶医院耳鼻咽喉头颈外科

张天宇　复旦大学附属眼耳鼻喉科医院眼耳鼻整形外科

张天振　上海交通大学医学院附属第一人民医院耳鼻咽喉头颈外科

张少强　西安交通大学第一附属医院耳鼻咽喉头颈外科

张玉庚　天津市第一中心医院耳鼻咽喉头颈外科

张立强　山东大学齐鲁医院耳鼻咽喉头颈外科

张庆泉　青岛大学附属烟台毓璜顶医院耳鼻咽喉头颈外科

张念凯　青岛大学附属医院耳鼻咽喉头颈外科

张秋贵　青岛大学附属医院耳鼻咽喉头颈外科

张晓恒　青岛大学附属医院耳鼻咽喉头颈外科

张海东　南京医科大学附属明基医院耳鼻咽喉头颈外科

张道行　首都医科大学宣武医院耳鼻咽喉头颈外科

陈　飞　四川大学华西医院耳鼻咽喉头颈外科

陈　隽　上海交通大学医学院附属仁济医院头颈外科

陈文文　同济大学附属上海市第四人民医院耳鼻咽喉科

陈正侬　上海交通大学医学院附属第六人民医院耳鼻咽喉头颈外科

陈志俊　青岛大学附属医院耳鼻咽喉头颈外科

陈艳丽　福建医科大学附属第二医院耳鼻咽喉科

林　鹏　天津市第一中心医院耳鼻咽喉头颈外科

尚　伟　青岛大学附属医院口腔颌面外科

金　斌　上海交通大学医学院附属第一人民医院耳鼻咽喉头颈外科

周　兵　首都医科大学附属北京同仁医院耳鼻咽喉头颈外科

周　梁　复旦大学附属眼耳鼻喉科医院耳鼻喉科

房居高　首都医科大学附属北京同仁医院耳鼻咽喉头颈外科

胡国华　重庆医科大学附属第一医院耳鼻咽喉科

姜　彦　青岛大学附属医院耳鼻咽喉头颈外科

秦作荣　青岛大学附属医院耳鼻咽喉头颈外科

袁荣涛　康复大学青岛医院（青岛市市立医院）口腔医学中心

徐　伟　山东省耳鼻喉医院头颈外科

殷善开　上海交通大学医学院附属第六人民医院耳鼻咽喉头颈外科

黄　方　福建医科大学附属第二医院耳鼻咽喉科

黄　昱　复旦大学附属华东医院耳鼻咽喉科

黄永望　天津医科大学第二医院耳鼻咽喉头颈外科

黄志刚　首都医科大学附属北京同仁医院耳鼻咽喉头颈外科

黄沂传　青岛大学附属医院耳鼻咽喉头颈外科

黄晓明　中山大学孙逸仙纪念医院耳鼻咽喉头颈外科

黄益灯　温州医科大学附属第一医院耳鼻咽喉头颈外科

黄斯诚　福建医科大学附属第一医院普通外科

黄湘秦　福建省立医院（金山院区）普通外科

龚单春　南京医科大学附属明基医院耳鼻咽喉头颈外科

常明章　江门市中心医院耳鼻咽喉头颈外科

崔鹏程　空军军医大学唐都医院耳鼻咽喉头颈外科

章如新　复旦大学附属华东医院耳鼻咽喉科

梁大鹏　青岛大学附属医院耳鼻咽喉头颈外科

梁发雅　中山大学孙逸仙纪念医院耳鼻咽喉头颈外科

屠规益　中国医学科学院肿瘤医院头颈外科

葛菊英　中日友好医院麻醉科

葛瑞锋　青岛大学附属医院耳鼻咽喉头颈外科

董　频　上海交通大学医学院附属第一人民医院耳鼻咽喉头颈外科

董仲林　齐鲁医药学院附属医院耳鼻咽喉头颈外科

蒋光峰　青岛大学附属医院耳鼻咽喉头颈外科

韩　敏　青岛大学附属医院耳鼻咽喉头颈外科

韩　朝　复旦大学附属华东医院耳鼻咽喉科

傅窈窈　复旦大学附属眼耳鼻喉科医院眼耳鼻整形外科

鲁宏华　天津市第一中心医院耳鼻咽喉头颈外科

温　武　海军军医大学第一附属医院（上海长海医院）耳鼻咽喉头颈外科

游龙贵　赣州市人民医院耳鼻咽喉头颈外科

雷大鹏　山东大学齐鲁医院耳鼻咽喉头颈外科

臧传善　青岛大学附属医院耳鼻咽喉头颈外科

廖志鹏　西藏自治区人民医院耳鼻咽喉科

樊兆民　山东省耳鼻喉医院耳科中心

潘新良　山东大学齐鲁医院耳鼻咽喉头颈外科

鞠建宝　青岛大学附属医院耳鼻咽喉头颈外科

魏东敏　山东大学齐鲁医院耳鼻咽喉头颈外科

魏伯俊　首都医科大学附属北京朝阳医院甲状腺颈部外科

耳鼻咽喉头颈外科手术操作方法与技巧

黄光武

前　言

手术是人类创造的最伟大技艺之一。手术承载着医者和患者之间最大的互信。

每次手术，我们都肩负着患者生命的重托；每次手术，都是对我们心灵、品德、智慧、勇气、思维、学识、技巧乃至体能的考验。耳鼻咽喉头颈外科手术与生产力的发展并进，与人们对美好生活的向往同行，经过一代代前辈百余年的奋斗已进入全新的境地。

耳鼻咽喉头颈外科手术伴随着科学技术和社会文明的发展而不断发展，特别是20世纪90年代以来，随着创建耳鼻咽喉头颈外科大学科的理念被广为接受，新理论、新技术、新方法不断应用于临床，使耳鼻咽喉头颈外科成为临床医学领域中发展最为迅速的学科之一。随着亚专科的分化、微创手术和手术微创化以及与兄弟学科的相互交融，耳鼻咽喉头颈外科新的手术理念不断产生，手术的边界也得到进一步拓展。

耳鼻咽喉头颈外科的区域解剖结构精细、生理功能复杂。位于头颈部的手术，若效果不够理想，则可能给患者造成更加难以愈合的躯体和心灵创伤，影响患者的生存质量。成为一名实施耳鼻咽喉头颈外科手术的医师要经过十分严格的训练，要在实践中努力学习，积累日益丰富的经验。对初学者来说，学习和掌握耳鼻咽喉头颈外科手术，犹如在茫茫大海上航行，波涛汹涌，暗礁丛生。

在漫长的临床一线医疗和教学实践中，我们深深体会到年轻的同行，特别是在基层工作的年轻同行，有着对学习业内前辈们、知名专家们的手术经验的渴望。有鉴于此，我们在以往初步经验的基础上，邀请不同医疗中心的专家、教授，奉献出自己擅长的手术经验、体会和教训，汇集成册，供年轻而又勇于探索、追逐理想的同行们在工作中参考。我们怀抱梦想、不揣谫陋、历经寒暑，将这本书奉献给读者。

40余家高等院校和医疗中心专家教授应邀为本书撰稿，他们中的绝大多数是临床一线的耳鼻咽喉头颈外科专家，也有口腔颌面外科、麻醉科等相关学科的专家。由于耳鼻咽喉头颈外科手术涉及很多法律问题，我们邀请从事医药法学研究的法学家撰写了相关章节。

本书作者根据自己丰富的临床经验，各展所长，倾情奉献，对耳鼻咽喉头颈外科常用手术的操作方法和技巧进行了系统阐述，分享了自己在长期临床工作中得到验证的、较为成熟的经验。我们特别地感谢头颈外科泰斗屠规益教授，他以年过九旬高龄亲自撰稿，表达他崇高、睿智和深邃的学术思想，他严谨治学、终身奋斗的精神激励着我们努力前行。我们由衷地感谢国际著名耳鼻咽喉头颈外科学家韦霖教授撰稿介绍他首创的手术方式，他在头颈肿瘤外科领域的成就蜚声中外，他为培养祖国内地本专业人才殚精毕力，本书的许多作者受益于他的教诲从而拓宽了视野、提升了境界。我们深情地感谢我们的导师刘云超教授，他以年近九旬的高龄为本书撰写了进行耳鼻咽喉头颈外科手术技巧训练的经验，从我们风华正茂到年过花甲，他一直都在我们身边教导、鼓励和鞭策我们不懈前行。我们真诚地感谢为本书撰稿的每一位作者，他们大部分为本学科的名家翘楚和在临床一线的专家，许多著名教授还肩负着引领全国学会、国内顶级医院和领先学科发展的艰巨而崇高的使命，他们在繁忙的工作中笔耕不辍，总结自己在手术中的经验体会奉献给广大读者，也使我们得以实现夙愿。

　　本书的主要对象是各级医院耳鼻咽喉头颈外科的低年资副主任医师、主治医师、住院医师、博士和硕士研究生以及访问学者，也可供口腔颌面外科、甲状腺外科以及神经外科等相关专业的医师参考。我们邀请经验丰富的专家对自己手术操作方法和技巧进行分享，力求使本书具有良好的科学性、实用性和可读性。本书对最基本的手术做了较为详细的介绍，对大多数医疗机构尚未开展的手术、处于初步探索中的手术未予介绍。本书作者在讲解每一种手术时，还进行了相关解剖学、围手术期处理和常见并发症等的提示，这些内容对手术至关重要，但由于篇幅所限和出于对读者已有知识储备的考虑，这些提示是提纲挈领、各有侧重的。鉴于编写的目的、用途和特点，本书有别于诊疗常规和操作规范，其内容不适宜作为医疗纠纷判定的依据。

　　特别值得强调的是，手术操作方法和技巧仅仅是耳鼻咽喉头颈外科临床的一个部分、一种手段，耳鼻咽喉头颈外科医师要掌握的知识和技能很多很多，要提高自己的哲学和人文修养、刻苦训练临床思维，提高手术决策能力，以赤诚之心关爱和照护患者，用科学的态度寻求实证的指引，努力使治疗日益规范、安全、有效和精确。

　　在本书即将付梓之际，我们无限缅怀参加本书编写的我国著名头颈外科学家、中国头颈肿瘤学奠基人之一屠规益教授和我国著名耳鼻咽喉头颈外科专家、人民名医肖水芳教授，他们永远活在我们心中，我们会继承他们的未竟事业，以他们为榜样，不断进取。

　　本书的出版得到人民卫生出版社的鼎力支持，黄光武教授亲笔为本书题写书名，周兵教授为本书封面惠赠精美手术照片，这些真挚的帮助和热情的鼓励使本书得以增色并顺利出版，对此我们深表谢忱。最后，还要强调的是，由于我们的学术水平所限，书中难免存在一些不足和疏漏，恳请读者批评指正。

于青岛大学附属医院

2023 年 9 月

目 录

第五章
颈部手术

403

耳鼻咽喉头颈外科手术操作方法与技巧

Techniques and Skills in Operations of Otorhinolaryngology Head and Neck Surgery

第一章 | 总　　论

合抱之木　生于毫末

九层之台　起于累土

千里之行　始于足下

第一节　耳鼻咽喉头颈外科手术的特点与技巧训练

一、耳鼻咽喉头颈外科的形成和发展

相传我国两千多年前名医扁鹊就做过眼耳鼻喉科医师（耳目痹医）。到宋朝，我国医学教育发展出现了咽喉口齿科的专业分支。至清朝，又把耳病归于外科体系，而鼻咽喉疾病属杂病而归内科。

西医耳鼻咽喉科的产生和发展只有 100 余年的历史，其发展主要在 20 世纪。在 19 世纪末，当时的耳科医师是外科医师，而鼻疾病和咽喉疾病由内科医师负责诊治。耳鼻咽喉科真正独立为一个学科，主要是由其特殊性决定的——这些器官的疾病的诊断和治疗都在深邃的孔穴，必须有特殊的照明和器械，由此必须形成特殊的技巧。

经口内镜的发明充分代表这一过程最初利用自然光的反射照明，其亮度和深度仍然有限制。电灯的发明开创了人工光源的诞生。再经过由近（眼）端向远端的改进（Jackson C.），以及光纤的发明，使照明的照度和深度有极大的提高，因而内镜手术成为可能。近年的电视系统和数码成像则可放大和记录细微的改变。耳科学的发展就是这样伴随着上述发展。早在 1921 年，瑞典医师 Nylen 就使用单目放大镜，使耳科手术从肉眼下的乳突凿开转向鼓室和内耳手术。耳科医师最早使用双目显微镜，Lempert 的内耳开窗术、Wullstein 的鼓室成形术和 Shambaugh 的耳显微手术创新以及微型电钻和激光的使用，促进了现代耳科学手术技术的发展。20 世纪中期 House 的经迷路听神经瘤切除术，则又是一个技术创新。鼻科学经过几十年的沉寂后，随着导光纤维的问世和鼻内镜的诞生，快速进入了一个崭新的时代。喉外科的发展起于 19 世纪末，1928 年 Thomson 报道一组 74 例早期喉癌手术治疗的患者，3 年生存率高达 76%。

1906 年 Crile 倡导将原发肿瘤和颈淋巴结整块切除的方法，把咽喉手术与颈部手术结合起来。其后，Martin 完善了这种手术结合，并形成了头颈外科。近年来，耳鼻咽喉头颈外科手术向上扩展到颅底，建立了颅底外科。

综上所述，耳鼻咽喉头颈外科的建立和发展无不在于科技的发展和技巧的创新，把相邻的器官结合在一起，这是发展的需要，也反映了技术和技巧的重要，它能提升和发展一门学科、一门科学。目前，耳鼻咽喉头颈外科已发展出多门亚学科，如耳科学、鼻科学、咽喉科学、气管食管科学、听力科学、颅底外科学、嗓音医学以及儿童耳鼻咽喉头颈外科学等，每个亚科学都有自己的学会和专业杂志。科学的发展使颅底外科与神经外科融会在一起，颈部外科正是由耳鼻咽喉科与传统的颈部普通外科融汇起来，而颌面外科正与鼻窦外科融会起来，有些亚学科可能渐行渐远，与其更近的学科相融汇，如气管镜检查与胸科、食管镜检查与消化学科等。

二、耳鼻咽喉头颈外科手术的特点

耳鼻咽喉都是在深邃的腔穴，结构异常精微而微细。因此，其手术必须解决深腔的照明和精密的器械，在精巧的操作下完成。额镜的发明最先解决深腔的照明。由于额镜是一个反射聚光镜面，它允许在聚集强光的同时，让视力从中心光线中看见被照明的物体，光线与视线一致、不污染术野、设备简单为其优点，但单眼视力无立体感、不能放大、光线也不能曲折是其缺点。这些缺点分别被后来发展起来的双目立体视觉的双目手术显微镜弥补，使手术进入到新的层面。

深腔和精密的特点，要求相应的操作技巧，深腔下的切割和止血都比浅层操作更为困难。例如鼻腔后部出血的止血技巧，原本是一个基本操作，但必须经过专门训练才能胜任。因此，深腔操作的精细、灵巧和微创是耳鼻咽喉头颈外科手术的灵魂。

三、耳鼻咽喉头颈外科手术的基础

1. 解剖学 解剖学是手术的基础，无论对疾病的理解、对疾病的诊断与治疗，都与对解剖的熟悉程度密切相关。对一个经验有得的手术者来说，最能体会其间的奥妙，手术者常常在经验的积累中，深化对解剖的掌握。从肉眼下的解剖到在放大镜下的微解剖，一些以往不被重视的细微结构成为今日手术的热点。手术为解剖学提出新的要求，解剖学为手术提供成功的基础。这些应用解剖学发展了微解剖，也推动了手术的进步。例如颞骨的显微解剖研究支持了耳外科的发展，功能性鼻内镜技术又发展了鼻窦的解剖学。

2. 病理学 病理学的发展为手术治疗提供了正确依据，中耳炎、鼻窦炎的病理研究成为听力重建和功能性鼻窦手术的基础，喉部分切除及功能恢复、颈区域清扫术都是由其而发展起来。在头颈肿瘤方面，病理学是手术医师必须具备的知识，医师应该常规阅读病理切片，对疾病的诊断治疗和预后的判断有决定性作用。

3. 病原微生物学和免疫学 耳鼻咽喉、头颈部的炎性疾病很多，细菌、真菌、支原体、衣原体、病毒等的感染常见。规范合理的抗生素应用十分必要。过敏性疾病和免疫性疾病要求耳鼻咽喉头颈外科医师具有这些知识，而这些知识正在不断深化发展，必须及时补充和了解。

4. 影像学诊断 耳鼻咽喉疾病最初就密切依赖 X 线平片的诊断，CT 和核磁共振成像提供了前所未有的清晰和细微的改变，把极其复杂而交错在一起的结构区别开来。手术医师必须能够读懂它，并从手术中的发现来提高读片能力，这是一个长期实践、再学习的继续教育的过程。

5. 麻醉学 麻醉学的进展使局部麻醉更加无痛，使全身麻醉更加安全。目前国内有逐步扩大全身麻醉的趋势。现在全身麻醉的危险性降低了，手术恢复也加快了，但术后护理和经济负担也增加了，这与某些国家尽量改住院手术为门诊手术的发展方向是背道而驰的，权衡二者、合理解决才是妥善的。局部麻醉基本上是由手术者施行，因此术者应当掌握局部麻醉的技巧。

6. 临床药学 由于耳鼻咽喉的神经与血管大多来源于颅内，因此很多心脑血管的药物常常为耳鼻咽喉头颈外科医师所用，科学的发展加快了新药的大量推出，我们应当关心它的进展。

7. 神经外科学 耳鼻咽喉头颈外科学与神经外科学相邻为伴，相邻处已渐融合。如颅底外科无论自上而下，还是自下而上，彼此在操作技巧上都有相互学习的地方。某些脑危象的诊断和处理耳鼻咽喉头颈外科医师都应掌握。

四、耳鼻咽喉头颈外科手术的技巧训练

对耳鼻咽喉头颈外科来说，普通手术技巧的训练应列为低年资医师的基本功，对切口止血、缝合、打结的要求应不低于普通外科医师。近年来有些医师把低年资医师送到普通外科训练，这是一个非常好的方法。微血管吻合技巧应当成为基础训练的一部分，这也是肿瘤切除后皮瓣整复的一个重要内容。

耳鼻咽喉头颈外科手术技巧训练的重要性已为大家熟知。中外著名的学者和大师们，他们在培养学生方面就有技术训练的专门实验室，例如 Lempert、Shambaugh、Portmann、Fisch 及 Jackson 等都通过实验室的技巧训练来造就手术者。通过尸体手术认识解剖或模拟手术，从器械的把持和用力、电钻的掌握到正常组织的保护，以及手术显微镜的使用、导光纤维内镜的操作等。实践证明，这是一种技巧训练的绝好方法，孙鸿泉、王天铎教授等对这种训练方法非常赞赏，并用这种方法对来自全国的进修医师进行训练，收效良好。这种训练方法可能获得从观摩手术和进行手术中所不能得到的体验，应当说，这种技巧训练蕴含丰富的科学技术、医师的心血和对患者的深厚感情。因

此通过手术训练来提高手术的质量，是我们工作的正确道路。技巧训练应包括下面四个方面的内容：普通外科手术技巧的训练，内镜下手术技巧的训练，显微镜下手术技巧的训练，基于数字化人体的 VR 手术技巧训练。

1. 普通外科手术技巧的训练 普通外科手术技巧的训练包括暴露、分离、止血、结扎和缝合等。术者必须刻苦学习，让手术技术形成条件反射，令手的操作与大脑的思维之间形成流畅沟通，手脑联动，准确快速地完成。基本操作包括暴露、分离、止血、结扎和缝合。

（1）暴露：对于在深邃的洞穴进行手术，暴露是首先要做好的工作。由于耳鼻咽喉头颈外科在头颌面颈部作切口，切口必须尽量小而不影响容貌和邻近器官，所以可谓"微创中的微创"。三叶式和多叶式自动拉钩是必然的选择，且可减少因固定牵拉而遮挡的术野空间和帮助止血。

（2）分离：组织分离的原则最好是从组织的潜在间隙进行，如浅深筋膜、肌肉血管包裹的间隙分离。分离分为钝性分离和锐性分离两种。钝性分离中，手指、分离器和血管钳最常用。优点是安全，不误伤所邻的重要组织和血管。缺点是创面不光滑而进度慢。锐性分离主要使用刀剪，创面光滑进度快，但正确掌握合适深浅而又不损伤过多血管神经比较难。手术刀可分为正切和刮切。手术剪则可锐性切开和钝性分离同时进行。

（3）结扎：结扎是手术进行时切断大小血管后处理出血点的手段。使用电刀和氩气刀可热凝各种大小的出血点，但切忌热凝不足或过度，因其可导致出血反复。较大的血管断端用线结扎最为可靠，训练有素的手术技巧可加快手术进程。结扎分双手打结和单手打结两种：①双手打结多用于较大血管，为求不出现滑结可多打一次反向外科结，缺点是操作慢。单手打结最为常用，无论是第一或第二结都要采用示指或中指勾线为佳，用双指夹线可使牵引线放松而易形成滑结，勾线是牵引线维持张力，不用眼看就能打好结；②单手打结的要点是使牵引线力量相等，不易形成滑结，其缺点就是总使用一条线缺乏牵引。

（4）止血：止血最常用的方式是止血钳止血，出血量少出血点清楚容易钳准，但出血较急和出血量较多时，出血点不清楚，切勿慌乱中胡乱钳夹，增加损伤出血更多。简单的方法就是先用左手示指压迫出血点，快速吸血，提起出血点看准后钳夹止血，近心端的出血更凶可先钳住，远心端更易看清而钳止，有时须稍分离出血处周围组织才能完全钳住出血点。

（5）缝合：缝合可用圆针和三角针，前者损伤组织较轻，后者易穿过较韧组织。缝合要点是：两面对齐深浅一致，进针和出针同一平面，使伤口张力均等。为使缝针转变方向，用手握持针器钳夹最方便，可加快手术操作。

2. 内镜下手术操作技巧的训练 鼻科手术的进展得益于鼻内镜的使用。内镜手术是远离手术野在放大的视屏上观察，切口小，吸引出血要轻柔操作减少分离出血，及时电凝或银夹止血，分离应在上部吸引，下部才能充分暴露，这与肉眼下手触操作不同，难度增加，必须反复训练，得心应手。

3. 显微镜下手术技巧的训练 手术显微镜是显微手术的必备设备，耳科手术显微镜能自由调整角度，各关节磁锁控制，自动调焦（焦距为 250～300mm），配备三晶片摄像头、氙灯光源。耳科手术电钻具备每分钟 1 万～4 万转高速，细手柄，有切割钻头和金刚砂钻头，电钻有操作时冲水和吸引功能。显微镜下手术训练要求熟悉耳显微解剖标志：位于鼓窦底壁的外半规管是中耳乳突的最恒定的标志，由此定位面神经管、前庭、内耳道、内淋巴囊的位置。乳突轮廓化的前提是明确其相关解剖标志，了解周围毗邻的解剖范围。

4. 基于数字化人体的 VR 辅助手术技巧训练 它是现代耳鼻咽喉头颈外科手术在虚拟空间练习技巧的最优条件，这比用人体标本练习更方便，可反复进行，考察操作的正确性。目前国内外都在进行这方面的研究，使其服务于耳鼻咽喉头颈外科的手术技巧训练。

（刘云超）

第二节　头颈肿瘤外科学与头颈部手术

一、肿瘤外科学历史发展

近代肿瘤外科学的确立只有 100 余年的历史，外科学的发展开始于 19 世纪 50 年代，可以应用乙醚做全身麻醉，后来发现石炭酸可以消毒，这就开始了外科手术。欧洲 Billroth 是 19 世纪有名的外科医师，创建了喉全切除术及胃大部切除术。1894 年，美国 Johns Hopkins 医院的 Halsted 设计乳腺癌根治术，用乳腺局部广泛切除术加区域性腋下引流淋巴结清扫术，使当时乳腺癌手术后复发率从 58%～85% 下降到 6%，成为肿瘤外科的先驱，肿瘤外科学的概念形成。这就是肿瘤根治手术中的局部大面积广泛切除 + 区域性引流淋巴结清扫术。

20 世纪是肿瘤规范治疗的开创、发展和成熟的时代。依靠科技进步，肿瘤治疗经过手术刀、激光、高能放射线及各类药物治疗，已有 30%～60% 患者可以长期生存，享受天年。在 20 世纪的前 50 年，各类肿瘤原发灶广泛整块切除加局部淋巴结清扫成为外科圭臬，促进了肿瘤外科的发展，提高了外科手术治疗肿瘤的根治性。在肿瘤外科发展的同时，放射治疗也因科技发展而为肿瘤根治提供了另一治疗手段。20 世纪 50 年代高能射线治疗器械应用于临床后，提高了肿瘤治疗剂量，减少了皮下及周围组织的受量，有利于肿瘤控制及必要时的外科手术。由于高能射线的应用和影响，控制肿瘤周边，外科手术范围可以缩小，就在这一时期一个新名词出现——lumpectomy。"lump"是

团块，把乳腺癌团块做局部切除（ectomy），加上放疗，可以有根治术的功效，减少了大范围手术创伤。收集世界资料，20 世纪中后期，乳腺癌根治术的生存率和局部切除 + 放疗的生存率相当。这就是说，半个世纪来，恶性肿瘤的治疗从大面积广泛的组织破坏性手术，改变到缩小外科手术范围，加用放疗（化疗）来治疗，可以保持机体外形或功能。

20 世纪中期，利用化学药物治疗肿瘤引起人们注意。这是在二次世界大战中，由于运送氮芥的船只在意大利港口被炸，引发了化学药物对周围居民百姓大范围的损伤，导致科学家有机会研究药物治疗恶性肿瘤。20 世纪 60 年代以后，大量药物被筛选，精选后的化疗药物被应用，日益成为肿瘤学的重大综合治疗手段之一。经过肿瘤临床医师的实际应用，放射治疗、外科手术、化学治疗协同应用成为一些恶性肿瘤的治疗方案，提高了单一手段治疗恶性肿瘤的生存率，综合治疗（或多学科团队治疗，multi-disciplinary team，MDT）的方案由此确立。生存率及治疗后生存质量大幅度提高。

恶性肿瘤的多学科治疗，在经过 100 余年的临床经验和教训后确立。这是循证医学原则的运用和贯彻。

头颈外科学的发展中，在 20 世纪 50 年代，美国曾经有两个头颈外科学术团体，一个以普通外科医师为主，另一个以耳鼻咽喉头颈外科医师为主。到 20 世纪末的 1998 年两个学科合并，成立了美国头颈学会（American Head and Neck Society）。请注意：这一学会在学科名称上没有"外科学"。这是从单纯强调外科治疗肿瘤向多学科团队（MDT）综合治疗肿瘤的转向，符合肿瘤临床历史发展的潮流。1987 年，美国纽约的 Sloan-Kettering 纪念肿瘤医院头颈外科主任 Jatin Shah 教授发起成立国际头颈肿瘤学学会联盟（International Federation of Head and Neck Oncology Societies，IFHNOS），将头颈肿瘤学会的活动推向世界，不强调单独外科治疗。他主编的头颈肿瘤教科书定名为 *Head and*

Neck Oncology and Surgery（《头颈肿瘤学和外科学》），说明当前我们研究的重点要转向整体肿瘤学，但当前外科医师还应发挥外科学的特色。

二、肿瘤外科的特点

什么是肿瘤外科学？它们与一般的外科学有什么区别？或者，什么是头颈肿瘤外科学？它们和耳鼻咽喉科或颌面外科学有什么区别？

肿瘤外科学是用手术方法治疗肿瘤患者的一个医学学科。恶性肿瘤的三大主要的治疗手段中，外科手术发挥了重大作用。尤其在近年来开拓了亚科专科技术，如头颈肿瘤外科、颅底外科、颌面外科、颈部外科和修复外科等，发展了外科医疗器械的临床应用，迅速提高了头颈部肿瘤的治疗水平。

手术刀的应用是治疗肿瘤的主要部分，同时也是综合治疗的一个重要组成部分。肿瘤外科不仅仅是只用手术治疗患者。外科医师应该熟悉肿瘤治疗的各种手段[放射治疗、化学药物治疗、生物治疗、基因治疗、心理治疗，以及精准医学（precision medicine）、中医中药的应用等]，了解各种治疗的长处与不足。主动应用其他有效治疗方案，和手术配合应用，补充外科的不足，主动承担恶性肿瘤综合治疗的组织者和主导。如果只想着手术刀，那只是一个外科技术员。外科学的内涵比手术技术更丰富更深邃。

外科医师应着重了解每一肿瘤患者的病变范围及制订手术方案。但更重要的在于要掌握肿瘤科研动向，及时了解基础科研和临床处理上概念性的变化，从自己治疗过的患者的成功和失败经验中，用循证医学（evidence based medicine，EBM）提高恶性肿瘤的治疗水平。随时进行从"实验台到病床旁（from bench to bedside）"科研设计，鼓励医师从事临床试验，为患者提供最先进的治疗。

美国国家癌症研究所的外科医师 Rosenberg 强调区别"肿瘤外科"与"一般的外科"，指出肿瘤外科的特点之一在于外科医师了解肿瘤临床的方方面面，还在于肿瘤外科医师善于应用其他治疗手段以弥补单纯外科切除肿瘤的不足。他指出，一个普通外科医师会做胃大部切除术，但是，如果没有肿瘤学的训练（他的建议是在肿瘤专科训练 2 年），不能成为一个合格的肿瘤外科医师。

三、功能保全性手术及其发展

功能保全性手术的英文为"conservation surgery"，20 世纪五六十年代，美国外科医师定名时也很费周折。有人提出 conservative surgery，有人不同意。因为功能保全性手术不是"保守的"，手术还是根治性，不过主刀医师应该多为患者考虑，在做根治肿瘤的手术时，设法保留患者的器官功能。

减少传统手术、减少手术创伤、进行微创手术、开展多学科治疗、探索患瘤器官功能保存方法等临床肿瘤学的新进展，影响着肿瘤外科的发展。要保留功能就要缩小切除范围，要保证周围切除干净，就要应用放疗及化疗等多手段的治疗。这就自然而然地发展了微创手术和多学科团队治疗。肿瘤外科趋向合理切除，不盲目追求"超根治"来扩大切除。对肿瘤当然是求根治，要提高，至少不降低生存率，但手术操作范围合理缩小（量体裁衣），力求保存患者机体功能和提高治疗后生存质量。有迹象表明手术创伤减少，同时有利于机体免疫功能的恢复。

功能保全性肿瘤外科的发展基于以下条件：①对外科解剖学有深一步认识；②对癌症的生物学行为有深入研究；③现代影像诊断学的发展，治疗前对肿瘤侵犯的范围有比较精确的估计；④多学科多手段综合治疗的应用；⑤手术技术改进，修复手段多样化；⑥围手术期医护质量的提高；⑦手术后康复治疗的应用。

四、肿瘤外科医师的素质

医师应当具备良好高尚的职业道德和医疗业务水平，现代医学模式已经从单纯强调医院设施和医师技术条件转变为重视患者的自主权和治疗需求。医师在临床实践中要不断思索医学伦理学范畴和医疗价值尺度，应多从伦理学角度考虑患者治疗问题，认识现代医学的限度和患者的期望、医师追求的目标、医师和患者关系的性质，尊重患者的自主权。重视患者的心理因素在肿瘤发病、发展和在肿瘤治疗过程中的影响。医师不是救世主，医师的一片"好心"，即使是完全从患者利益出发，也需要患者的理解、欣赏和采纳。

美国外科学会执行主席讲过一段话：最重要的，真正的外科医师总是把患者的需要置于自己的兴趣之上。他们不会屈服于当前医疗市场和环境所造成的竞争压力，更不会因经济利益而影响他们的医疗伦理和道德上的修养。

五、肿瘤外科医师的责任

医师的责任是利用他的医学知识全面对患者负责。外科医师用手术刀，只是他工作的一方面。他首先要以同情心和医师特别具备的魅力来安抚情绪不安的患者和焦虑的家属。做出正确的诊断，通过综合治疗小组设计适当的治疗，利用他的外科技术恰到好处地进行手术，避免重大并发症。医师不仅治疗疾病，他还要研究，要在实践中发现难题并找出解决这些难题的方法；他还要带教学，将自己的多年经验中所得和所失告诉后人，使更多的医师成长起来，教师本人自己也可以在教学中提高。一个好的临床医师应该是在医疗、科研、教学中都有所作为的人，外科医师也不例外。在外科医师成长过程中，手术刀的熟练应用是一个关键措施，但不是唯一的步骤。因而外科医师，尤其是肿瘤外科医师不能只关心手上的"手术刀"，而不关心手术台上的病人。

六、临床肿瘤学的发展需要多学科团队协作

恶性肿瘤的多学科治疗的定义为应用现有的各种治疗手段，符合肿瘤细胞学规律，重视调动和保护机体的防御能力，有计划地合理安排治疗。

在临床医学中，肿瘤学和其他临床医学的治疗方案制订有很大的不同。在一般医院科室范围内，如外科或内科，患者的治疗方案通常完全由科室决定。但肿瘤患者治疗方针的决定，除非是早期，常常需要两个以上的科室商量决定，很少由一个科室单独治疗。治疗方案的确定要多学科的介入，如：外科、放疗科、化疗科等。按照肿瘤病变分工，先手术，后化放疗；或先化疗，后放疗；或同步放化疗等。肿瘤医院的科室间，常常需要科室会诊来决定治疗计划和前后应用次序，这就是综合治疗，或多学科团队治疗。一个医师，一种疗法，不能根治肿瘤。

（屠规益）

第三节 加速康复外科与耳鼻咽喉头颈外科手术

一、概述

自丹麦外科医师 Kehlet 首次阐述加速康复外科理念以来，其在全世界范围内逐渐得到广泛认可，且多项研究显示标准化的加速康复外科路径可以改善不同外科病房患者的临床结局，患者住院时间明显缩短，显著加快了患者术后康复速度，使得许多疾病的临床治疗模式发生了很大变化。其临床可行性及优越性在许多手术患者中被积极探索，取得了很大的成功。

加速康复外科的概念是指在术前、术中及术后围手术期采用有循证医学证据的处理的一系列优化措施，以减少手术患者心理和生理的创伤、应激反应及并发症，达到加速患者康复的目的。加速康复外科不是简单地缩短住院天数，而是采取目前已成熟的理念和方法减少患者机体应激反应，

降低术后并发症发生率和再入院率，促进患者术后快速康复，节约医疗成本。2007年黎介寿将加速康复外科理念引入国内。加速康复外科是一系列有效措施的组合而产生的协同结果，如围手术期营养支持、重视供氧、不常规应用鼻胃管减压、早期进食、应用生长激素、微创手术等许多措施已在临床应用。加速康复外科一般包括以下几个重要内容：①术前患者教育；②更好的麻醉、止痛及外科技术以减少手术应激反应、疼痛及不适反应；③强化术后康复治疗，包括早期下床活动及早期肠内营养。

近年许多欧美国家也开始制定一系列不同外科手术的加速康复外科指南，并不断更新。加速康复外科指南因专业而异，但均包括术前、术中及术后至少20个共同要点。因此加速康复外科的理念适合于大多数外科。现介绍加速康复外科模式在耳鼻咽喉头颈外科的基础实施方案和组织管理模式及应用。

二、术前准备

1. 术前宣教 术前进行充分有效的沟通，以口头、书面或多媒体等形式呈现的个体化宣传教育，让患者了解治疗过程、手术方案、镇痛的必要性，这对于成功实施加速康复外科十分重要，能缓解患者术前存在的不同程度的焦虑与恐慌情绪。医护工作人员同时应向患者及家属介绍围手术期护理的相关知识、促进康复的方法及康复各阶段可能的时间，以达到缓解患者紧张、恐惧、焦虑情绪的目的。疼痛管理在加速康复外科的围手术期间至关重要，充分止痛是快速康复计划中一个重要环节，可以直接影响患者围手术期的应激反应和个体舒适度，因此强调疼痛评估工具的正确使用，术前介入与患者充分有效沟通，让患者了解主张超前镇痛，按时按需给药，打消患者对疼痛的恐惧。

2. 优化身体情况 术前对接受手术患者的健康状况进行合理评估具有重要的临床意义。建议患者术前1个月以上避免过多的酒精摄入，可减少术后并发症。同时建议患者术前应至少戒烟8周，以减少长期吸烟者突然戒烟后肺部并发症的发生，术前立即戒烟可能会造成更大的伤害。营养不良是术后并发症的独立危险因素，因此术前可由营养科评估患者的营养状况，必要时可以个体化地制订营养方案。也有报道采用欧洲临床营养和代谢学会推荐的营养不良风险调查评分对外科患者营养水平进行筛查。也有学者报道增强免疫的营养物质可调节宿主免疫系统和炎性反应，即使在营养状况良好的患者中，增强免疫的营养物质也可以在术后增强宿主防御机制，从而缩短住院天数，降低感染风险。

3. 积极的气道准备 术前提前评估肺功能，结合个人史或家族史是否存在哮喘或慢性阻塞性气道疾病病史，评估其手术麻醉的气道风险。通过术前评估肺功能，可以明确患者能否承担全身麻醉时的气道风险、能否耐受手术及选择何种术式、能否安全度过围手术期、术后如何康复等，从而可防止出现术后气道及肺部并发症，并改善或提高患者术后的生活质量。如存在风险，可给予布地奈德雾化治疗，以降低手术气道的风险。

4. 禁食和口服碳水化合物 常规全麻手术，术前需禁食6h以上，但术前长时间禁食可使患者机体处于代谢应激状态，不利于术后康复。因此，大多数麻醉医师建议患者术前6h禁食固体食物和术前2h禁饮液体。欧洲麻醉学会指南指出，可能出现胃排空延迟的患者（如肥胖患者）、胃食管反流患者、糖尿病患者及孕妇也可以采纳上述建议。因此青岛大学附属烟台毓璜顶医院的经验是术前6h禁食固体食物和术前2～3h禁饮液体。术前推荐服用碳水化合物以缓解饥饿、口渴及焦虑，可有效减轻胰岛素抵抗，降低血糖水平。此外，术前口服碳水化合物可减少蛋白质的损失量，体重和肌肉力量均得到更好保存。口服碳水化合物是加速康复外科路径中标准的护理要点，但糖尿病患者需谨慎考虑,因此糖尿病患者可给予无糖营养液。

5. 预防下肢静脉血栓形成 恶性肿瘤、复杂凶险手术及长时间卧床是术后下肢静脉血栓形成的危险因素。血栓栓塞是外科肿瘤术后 30 天内最常见的死亡原因。目前认为低分子量肝素类药物是耐受性、有效性及成本效益最好的药物。欧洲加速康复外科指南也推荐在静脉血栓栓塞症高危人群中长期使用这类抗凝药物。其他保护措施包括住院期间使用间歇充气压缩泵和穿戴压力袜等。同时,术后积极做床上腿部运动并尽早下床活动,对下肢静脉血栓也有积极预防作用。

6. 预防性使用抗菌药物 手术切口性质是预防性使用抗菌药物的重要依据,根据 2004 年卫生部《抗菌药物临床应用指导原则》:具有感染危险因素的 I～III 类切口需要预防性使用抗菌药物,在术前 0.5～2h 内给药,或麻醉开始时给药,持续 24h,对具有感染危险因素或长时间手术(大于 3h),3h 可追加一次,总的预防用药时间不超 48h。

7. 麻醉管理和预防术中低温 耳部等非气道手术,可采用喉罩麻醉。其他的气道手术仍需使用气管插管或气管切开后插管的全身麻醉。中枢神经或区域神经阻滞可减少阿片类药物的使用量,并促进肠内营养和胃肠蠕动尽早恢复。避免术中低温有助于预防术中发生凝血功能障碍,减少切口感染和不良心血管事件的发生,减轻患者不适感,缩短住院天数。有效的升温策略包括强制使用暖气毯、保温的静脉液体及提高手术室室温。

8. 儿童的注意事项 儿童属于特殊的群体,术前医护人员应在家长的陪护下与患儿建立和谐亲近的关系,术前输液可采用利多卡因软膏涂抹静脉穿刺位置处的皮肤,以减少局部静脉穿刺的疼痛,诱导麻醉可在家长在场的情况下进行,以减少患者的焦虑哭闹。

三、术中管理

1. 手术方法 能采用内镜的手术尽量采用内镜下完成。头颈肿瘤的患者术前须经过多学科诊疗模式讨论,制订合适的手术方案。虽然微创手术切口较小,可减少镇痛药物的使用量和术中失血量,但不是所有的患者均适合微创手术,精湛的手术技术会影响患者的临床结局、术后并发症的发生及恢复情况。

2. 减少液体输注 手术日及术后如何控制太多液体输入是加速康复外科中需要重视的又一个问题,加速康复外科以减少体液波动为目标。有证据表明减少液体输入量将有利于减少术后并发症并且缩短术后住院时间。体液过少可能导致灌注不足和器官功能障碍,而静脉注射生理盐水和液体超负荷被认为是导致术后肠梗阻及其并发症发生的主要原因。维持稳定的血容量和心输出量,向组织输送足够的氧和营养物质,对保持细胞功能极为重要,特别是在有组织损伤和需要修复时。过多的液体治疗和高血容量会导致内脏灌注不足和肠梗阻的发生。因此,避免体液超载,术中适当减少晶体液的输入量,必要时可以输入适量的胶体液。加速康复外科理念已经提出了限制和平衡的液体管理方案。个体化适宜补液量的目标导向液体治疗尝试通过建立血流动力学监测、优化灌注和吸氧方案,以增加液体复苏的精度,保持正常的生理液体平衡和内环境稳态,使患者治疗个体化、使围手术期的管理和处理措施更精确。

3. 引流管的相关问题 加速康复外科理念推荐术后避免使用或尽早拔除鼻胃管。关于 T_1、T_2 级喉癌,术后可不插鼻饲管,术后即可以经口进食;T_3、T_4 级病变喉癌及下咽癌患者,则根据情况需要插鼻饲管,但多数患者均可在 7 天内拔除鼻饲管并经口进食。在合理使用抗生素的前提下,根据颈部引流量,颈部引流管基本可在 3～4 天拔除。应避免使用或尽早拔除导尿管,因其可影响患者术后活动,增加尿路感染的发生风险,延长住院天数。不同的加速康复外科方案均建议尽快移除引流管。然而,目前仍无明确的证据表明移除引流管精确的最佳时间,多数仍是根据局部引流量及性状决定拔管时机。

四、术后注意问题

1. 术后体位 麻醉苏醒后,如病情允许,患者常规采用舒适体位,即可以头部垫枕头,摒弃了以往术后必须去枕平卧 6h 的要求,但术后医护人员应密切关注患者的病情变化。

2. 术后恶心和呕吐 恶心和呕吐为术后常见的不良反应,是引起患者满意度降低和住院天数延长的主要原因。术后镇痛应减少使用可能引起呕吐的药物,有研究表明地塞米松是一种安全、有效、廉价的止吐药物,因此术中可以使用地塞米松,预防术后的恶心呕吐。通过有效地处理术后恶心和呕吐,可以帮助患者较容易地进行早期肠内营养支持。

3. 促进肠道功能恢复 虽然耳鼻咽喉头颈外科术后发生肠梗阻的概率较低,但加速康复外科路径突出了预防术后肠梗阻的重要性。目前主张在加速康复外科中使用传统药物,如甲氧氯普胺,以降低术后肠梗阻的发生率,可能会减少恶心和呕吐的发生。

4. 尽早饮食 加速康复外科特别重视早期饮水进食,建议术后尽快恢复正常饮食摄入。在禁食后的 24h 内,机体出现胰岛素抵抗效应,但早期进食可减缓此效应,有利于恢复肌肉功能、促进伤口愈合及减少败血症的发生。传统观念认为早期进食会增加胃肠道并发症的发生风险,但一项关于胃肠手术的 Meta 分析对此观念提出了挑战。早期进食已获得积极的临床效果,如吻合口开裂、麻痹性肠梗阻及感染并发症的发生均显著减少。

5. 围术期疼痛治疗 术前预防性镇痛,多采用非甾体抗炎药,尽量减少阿片类药物的应用,以降低肠麻痹等并发症的发生。适当的疼痛治疗有助于患者术后早期离床活动,可对抗胰岛素抵抗效应,降低血栓栓塞事件和胸部感染的发生率,增

强肌肉力量,减少肠梗阻的发生。术后镇痛也尽量给予非甾体抗炎药,该类药不仅安全可靠,且可减少阿片类药物的使用量及不良反应的发生。另外手术结束前,对于有切口者在缝合前,可给予 0.25%~0.5% 罗哌卡因局部组织浸润;成人腭咽成形术、儿童扁桃体切除术后,局部也可给予 0.25%~0.5% 罗哌卡因局部浸润;鼻息肉鼻窦炎术后,经过充分止血后,可采用可吸收材料填塞鼻腔,鼻中隔矫正术后亦可采用鼻中隔缝合技术,尽量减少术后的鼻腔填塞,同时如有不可吸收鼻腔填塞物的,术后亦尽可能于次日抽出鼻腔填塞物;通过这些方法,可明显地降低术后疼痛的强度。充分止痛是早期下床活动的重要前提保证,更有利于患者快速康复。

6. 护理及早期下床 护理在加速康复外科具有重要地位,包括早期康复手术的心理护理,重点在于鼓励患者尽快地恢复正常饮食及下床活动。应想方设法增加患者术后的活动,术后护理需要很好地计划与组织,制订护理计划表,确定每天的康复治疗目标。同时,加速康复外科强调早期下床活动,可降低下肢静脉血栓的发生风险,对抗胰岛素抵抗效应,因其可增加肠蠕动,提高肺活量,降低胸部感染和血栓栓塞的发生风险,加速切口部位的血液循环,促进切口愈合及下肢静脉回流,预防术后深静脉血栓的形成。研究显示术后是否早期下床活动与加速康复外科能否成功并取得满意结果显著相关。

7. 出院标准及认真随访 目前认为只要患者恢复固体饮食和胃肠道功能,口服镇痛药即可有效止痛,自由活动,无其他临床问题,即可出院。临床医师应详细交代出院注意事项及随访的具体方案。根据我们的经验,喉癌、下咽癌等头颈部肿瘤术后第 7 天基本已达到短期内恢复良好的标准,可以出院;儿童扁桃体腺样体切除术后 1~2 天出院;成人腭咽成形术后 3 天出院;鼻息肉鼻窦炎术后 2 天出院;慢性中耳炎等中耳疾病术后 2~3 天

出院。但所有的患者出院前均进行了关于术后随访方案的详细沟通。

五、结语

加速康复外科已在外科许多疾病中成功应用，虽然大多研究结果肯定了加速康复外科的效果，如可以缩短住院日、减少并发症、降低再住院率，而不影响安全性。但目前的研究仍缺少对加速康复外科的临床资料的具体统计，尤其是关于财务及成本统计分析。良好而完善的组织实施是保证其成功的重要前提，未来的研究会再次强调加速康复外科成功的核心原则之一是外科、护理及麻醉之间的协作，这对实施加速康复外科及保持其长期稳定有效至关重要。加速康复外科必须是一个多学科协作的过程，不仅包括耳鼻咽喉头颈外科医师、麻醉科医师、康复师、护士，也包括患者及家属的积极参与。术后沟通和长期随访均需额外的资源来降低患者的再入院率，提高其舒适度和生活质量，并寻求个体化的加速康复外科方案。随着微创技术的革新、围手术期处理措施的改进、多学科间不断交流及运行机制的逐步完善，加速康复外科理念在耳鼻咽喉头颈外科必然具有广阔的发展前景。

（宋西成　孙　岩）

第四节　耳鼻咽喉头颈外科手术的医疗安全

医疗安全是每一位医务工作者医疗行为中遵循的第一要素。医疗质量保证是保证医疗安全的根本。基本理论和基本技能的完善，规章制度和操作规程的遵循是医疗安全的基础。熟练掌握手术技巧是提高医疗质量、保证医疗安全的重要因素之一。

如何保证医疗安全，是每一位医务工作者都应研究的问题。因医疗专业的不同，医疗风险的程度也不同。耳鼻咽喉头颈外科因其解剖结构和生理特点，对其从业者保证安全本身就设置了高的起点。随着医学事业和疾病谱的变化，随着国家法治建设的进展，随着广大患者人文素质的提高，对耳鼻咽喉头颈外科医师也提出了更高的要求。

一、手术适应证、禁忌证与医疗安全

适应证与禁忌证在教科书都有明确的规定。但体现在每一位患者身上、体现在每一位患者家庭范围内，却很难整齐划一，有时使手术者犹豫不决。因为里面包含了客观指征、医学进步、人文思想、家属意念、经验教训和创新要求。手术者要衡量、分析、解释、说明和决断。应坚持以下几条原则：①手术必须有适应证；②手术必须被同意；③决定手术不受干扰；④不勉强决定手术；⑤创新性手术要有依据。

手术适应证是医学经验的结晶，是被法定规定所认可的，必须遵循。但由于医学事业的发展，新技术的快速出现，开展一些新手术必须掌握足够的相关知识和信息，这些新手术的适应证须被行业认可。如鼻内镜手术相关学科涉及较多，但涉及这些学科时，要有手术指征的依据。因法律对行业规章的认可度大于对医学文献的认可度。因此，在决定一些不好决定的手术、在开展新的手术时，决定者首先应找到手术指征的行业记录规定。

当然有些手术的决定是困难的，病情危重又不完全具备适应证，争取手术有希望，放弃手术等于等待死亡。这往往是考验医师胆识、智慧和技术能力的时刻。这时要切忌感情用事。第一，如果手术则要有充分的准备（包括心态、技术、人员和设备）；第二，充分取得家属的同意和支持。在这个时候，医师容易犯的错误有两个：一是"能作为而未作为"，医师未告知家属而自己决定放弃；二是"告知不周、准备不足"，医师紧急通知手术，匆忙上台，未与家属充分告知沟通。因此，术前沉

稳的思考、周到的准备、良好的沟通是保证手术安全的重要环节。

对一个患者，是否决定手术、何时进行手术，手术者往往受到来自各方的干扰（如管理者、同事和患者家属等），由于这些干扰，会改变医师术前检查、术前准备的程序和其完整性，会改变医师手术开始的时间和术式的选择，也会改变医师术前要履行的各种签字程序。如果手术一切顺利可能没有其他问题，但是，一旦手术中出现问题，领导、同事，甚至患者家属也不会承担责任。

不勉强决定手术的原则，提示医师忌讳两点：①患者虽有适应证，理论上有完成手术的依据，当费时耗力把手术完成，但由于手术时间过长、术中出血过多、患者创伤过大，因而造成不良后果，引发了医疗纠纷。②患者有部分适应证，经专家会诊，认为手术危险性极大、术后效果不好，但家属和患者坚决要求手术，术者耐不住家属反复要求，勉强决定手术，术后出现严重的、不可逆并发症。

创新性手术的决定要有依据。医学理论和医学设备的进步，使一些原本不能完成的手术变为可完成。决定这种"填补空白"的手术，要多做案头工作，从理论、实际、文献、法规、设备等形成此创新性手术的适应证的依据，沟通医院质量管理方及患者和患者家属，方可去创新填补空白。

但对一些非急症手术不能救治的患者，甚至要马上在床边就要进行的手术的患者，不可犹豫和拖延。如窒息时的紧急气管插管和气管切开术，为此引起的不良后果，《医疗事故处理条例》和法律都有免责的条文。

二、术前准备中的医疗安全问题

术前准备包括了病史采集、常规检查、术前实验室及影像检查、适应证确认、麻醉术式选择、手术知情同意书签署，每一项工作都为保障手术顺利安全实施所不可缺少。

病史和体检是确保全面了解病情，掌握患者全身情况的重要环节。作为一名耳鼻咽喉头颈外科专业的医师，也要了解和掌握患者的全身情况，不能"头痛医头，脚痛医脚"。有报道1例手术术后患者7天无尿未引起医师注意，最终患者因尿毒症死亡；曾有1例Ⅲ度房室传导阻滞的患者，在麻醉医师检查时才被发现。不能满足于"既往身体健康，一般情况好"，必须有患者健康的证据。往往在我们寻找患者的健康证据的过程中，发现患者的不健康，这就是术前常规检查实验室检查和影像学检查的重要性。

术前常规实验室检查有血分析和血凝常规、尿分析、大便常规、血生化、肝炎标志物、梅毒及人类免疫缺陷病毒标志物检测等。特殊的患者可再增加特殊的术前实验室检查。其中对梅毒和人类免疫缺陷病毒标志物检测异议甚多。无论患者如何不能接受，我们医师必须坚持——这是坚持医疗原则。这些必需的检查，对保证患者、医师的安全也是非常重要的。

影像学检查要避免走两个极端：①不选择最合适的影像学检查，为了保证安全，过多过度检查。如对鼻窦和中耳乳突的影像检查，CT效果很好，MRI常常没有必要。②满足于"肉眼已经看得清清楚楚"或同情患者，为患者节省费用，而不去做必要的检查。如鼻窦癌的患者，不能仅满足于视诊；曾有1例眼睑下垂的患者，被轻易诊断为"重症肌无力"，诊治医师推辞了患者要求做CT的要求，然而后来CT检查证实为脑瘤。

对实验室检查结果和影像学资料，临床医师要会看、要会综合分析。不能满足于"看到了异常结果""发现了占位病变的位置"，还要结合生理、解剖，结合影像学报告的描述，明确体内的病理生理改变，明确占位病变的毗邻关系、临床特征，为手术操作中全身情况的把握和术中处理打下基础，减少术中并发症的发生。

决定手术是一个集体过程。把自己分管的患者拿到科内讨论，确认手术适应证和术式，要看作一个法定的程序（病历中有术前讨论记录），要看作是交流和提高的过程。手术前，术者一定要亲自与患者及家属做重要的交流沟通。切忌因手术小或手术常规，只安排主管医师沟通签字。为医者要善于沟通和交流，医师要换位思考，真诚待人，倾听患者述说，分析手术利弊。在这种沟通和交流中，与患者及其家属建立相互的信任感。要选择与患者和家属交流沟通的地点、时间。身份要平等，语言要诚恳、真实。切忌居高临下，急急匆匆，语言生硬；不能把手术说得无足轻重、毫无风险、没有问题；更不能把手术说得非伤即死、毫无把握。所有的上述一切，都要完整、准确、及时地记录在病历上，患者及家属的签字要明确，上级医师的修改和签字要及时，特别对一些关键问题决不能遗漏。曾报道直接喉镜手术后，发现有一牙齿缺如，手术者无法确定术前已缺失或者术中伤及，皆因病历中无记载。对病历中如何记载，格式及内容要求在病案文书书写规范中都有明确要求，医师应全面掌握。在质量和安全问题上，仅靠"我说过""我告知过"的语言是不行的。法律看重证据，病历文书是重要证据之一。

耳鼻咽喉头颈外科是一个特殊的手术科室，由于疾病深在洞穴之中，每一个部位都需要特殊规格或方向的器械，每一位医师都有不同的手术习惯。耳鼻咽喉头颈外科老一辈医师都有自己术前挑选手术器械的习惯。这是一个好习惯、好传统，耳鼻咽喉头颈外科医师应看重这一点。手术前走进手术室，选择合适的手术器械，特别是关键器械，这是增强手术胜利信心、保证手术顺利完成的聪明之举。

三、手术过程中的医疗安全问题

手术医师要准时到达手术室，患者的麻醉应在手术医师的掌握之中。通过观察和协助麻醉过程，手术者可了解麻醉医师的水平，了解患者麻醉前的状态。在手术中手术者与麻醉医师的配合是非常重要的。

手术一定要按规定进行。每位医师都有自己的手术技巧。技巧仅表现在应用手术器械的能力、对解剖结构的熟悉程度等方面，而不能以技巧代替了规范和操作常规。如有的医师以"手术快"自诩，这个快字，要在规范操作基础上体现，不能以不规范的操作去追求快。曾有2例诉讼，1例是甲状腺手术喉返神经损伤，在鉴定和法庭判决中，认为医师按操作规范和操作规程操作，每一步记录都很仔细，不判为医疗事故；另1例是臂丛手术，术后有臂丛神经的不完全损伤，但术中为追求手术速度、违反操作规程、在分离结扎的过程中层次不当，在手术记录中均能体现出来，而一位资深专家做同样手术会比他多用1小时。该例臂丛不完全损伤结果被判为不遵守操作规程，属医疗事故。因此手术医师熟悉解剖结构，苦练切开、分离、结扎的基本功，严格遵守手术操作规程是非常重要的。而整个手术操作过程均可由手术医师的手术记录反映出来。重视手术记录的书写，要按要求细致描述，甚至图文并茂。无论用于日后复习或证明自己的正确无误都是重要的。

手术中标本的切除和处理、分泌物的留验、术中标本结论的应用，都要引起重视。

许多手术有术中冰冻切片病理报告。对于术中冰冻切片病理报告的可靠性，手术前要与患者签署协议，冰冻报告的诊断符合率要与患者家属达成共识。有了冰冻病理结果，决定如何手术，术前应该都有讨论，此时应再次与患者家属谈话，说明手术要切除的范围，签字认可。对手术结束切下的病理组织，要给患者家属看一看、讲一讲，并及时送病理科做病理检查。切记，只要从患者身上取下一点组织，都不能轻易抛弃，都要送病理科检查。即使是一位非常有经验的医师，也不能完全相信自己的肉眼。不能认为只是"一个小息肉""一个小囊肿"而不送检，往往有些结果是出人意料的。耳鼻咽喉头颈外科医师可能都有这样的感慨，肉眼无论如何不像恶性肿瘤的标本，可能恰好为恶性肿瘤。

在没有明确的肿瘤病理报告前，不能实施医师想当然的手术。手术中的冰冻病理报告，是决定手术范围的唯一条件。有些医师，在取下送冰冻病理报告的标本后，喜欢先行判断，在等病理报告时，就做一些前置性的处理。若肉眼观察不像恶性肿瘤就修剪、缝合，待病理学检查报告一到，符合自己判断，皆大欢喜；不符合自己的判断，拆线重新手术；如肉眼观察像恶性肿瘤，则进行分离、切割等外周处理。病理报告一到，符合判断则继续手术，自认为是抓紧手术时间，若不符合自己判断则缝合，自认为于患者无碍。实际上这是违背手术原则和无病手术原则的，对患者非常有害。

对术中冰冻病理报告要有正确理解，一是要看到病理报告，再扩大手术或停止手术，不能单凭电话通知，以免误传；二是要告知患者家属，冰冻病理报告和石蜡切片病理报告之间有一定的不相符可能，以免术后被动。切记，手术切下的标本，要让患者家属过目。

手术中，有时会发现没有预料到的问题，这也是有一些手术名称模糊的原因所在，如"×××探查术"。手术前模糊的手术名称，可给医师留出回旋的余地。出现意料不到的问题，除心脑血管并发症要紧急抢救外，如发现新的病变，或者发现病变范围比预料的大，要切除另一器官或要扩大原来计划的手术切除范围，这需要台上认真研究，走出手术室再与患者家属交代、说明、征求同意和签字。不能贸然行事，不能想当然，"有病必须切除"——这是医师的一厢情愿。手术中认真研究包括：是病变还是器官移位，需要切除还是可以保留，切除多少，如何修复。切忌见肿块就切，要切实吸取"把异位甲状腺切掉""把游走肾切除"的教训。

手术中的讨论是应该的，但这种讨论应由手术者在台上悄悄地进行，或由上级医师在台下另外房间进行。切忌在手术台上大声讨论，完全不顾及患者的感受。笔者曾遇到患者家属由于对术后恢复过程不满意，就讲出手术患者在手术台上所听所闻，对手术者的责任心提出疑问；更有甚的是一位全麻患者能说出医师在手术台上的对话，其准确性使手术者惊惑。

对于不是凸显于表面的病变，手术者在确定手术方案时，应赋予"探查"之意。应预料到手术中会出现术前预料不到的事情，或者手术过程中患者的全身情况会出现变化，在这个时候，需要手术者在术中与患者家属沟通。"手术中可能要与患者家属沟通"这一个意念应在手术前就告知家属，使家属知道，手术中可能会遇到计划外的问题。无论多么简单的手术、无论是术者做得多么熟练的手术，都不要告知患者或家属"百分之百无问题"。

术中与患者家属的沟通，要简洁、明了、果断，说明发现了什么问题、准备如何解决、解决的困难程度、可能继发的问题；如实告诉家属，使其理解并支持术者的后续治疗计划。并请家属在手术医师已写好的谈话内容上签字。切忌简单、粗糙，特别那种在手术台上已非常危险的患者，如心脏骤停经抢救刚恢复、大出血休克等，要及时、多次、渐进地告知患者家属，使患者家属有一个接受的过程。但有一些必须由患者本人同意的问题，在手术前就应想到并请患者本人签字。如妇科手术，术中若病情需要切除子宫或全附件，则必须由患者本人同意。曾遇到1例患者，术中要做子宫全切，其丈夫签字同意，术后患者知道后大为不满，把医院告上法庭。

一例手术的完成，是一位外科医师的艺术创作，整个手术过程应像一件艺术品一样，切切实实地呈现在众人面前。对于外科手术来讲，手术记录是向人们展现手术医师"艺术创作"过程的珍贵资料。手术医师要重视手术记录的书写和保存。且不仅手术记录是医师积累手术经验和技巧的珍贵过程和结果，在医疗纠纷中，手术记录也是非常重要的证据。对手术记录的要求：一要及时、二要真实、三要全面。目前有一些外科医师，不习惯自己写手术记录，而是由助手去写，自己签字；即使自己写，也不按要求全面细致地写出手术过程，而是程式化，甚至过于简单。这对于以后在医疗纠纷中作证据增添了不利因素。法律承认规范、规则，若手术记录中没有体现出医师是按规范操作，则会被认定是失误。法律是不接受口头辩解的。

四、术后处理中的医疗安全问题

手术的圆满完成，为患者术后的恢复打下了基础。对于一个外科医师来说，手术中严谨的操作，是患者能得以理想恢复的保障。

对于手术后患者何时返回病房，各医院有不同的规定。有的医院有麻醉恢复室，有的没有。但患者送回病房应有以下标准：①患者已醒，呼之有反应；②气管插管已拔除且呼吸平稳；③血压稳定。医师应将患者送回病房并与病房护士做好交接。

耳鼻咽喉头颈外科医师做完手术后有一大忌，特别是鼻咽喉手术后，即不随患者回病房交接。有时患者的致命危险就发生在这一刻，因耳鼻咽喉头颈外科手术患者术后有一窒息高发期。

手术者和手术组主要人员，手术后要对患者严密观察，并及时在病程记录中进行详细记录；对于耳鼻咽喉头颈外科手术后患者，要重点注意以下几点。

（1）目前手术患者年龄偏大，大部分人有心脑血管病的基础。即便是年轻人，现在心脑血管病发生率也不低，更何况一些阻塞性睡眠呼吸暂停低通气综合征患者本身心脏功能就有病变。因此，手术后要严密观察患者的全身情况，尤其是心脑血管情况。对心脑血管的观察和监测，又是耳鼻咽喉头颈外科医师的弱项，对当前一些监护仪器的使用，耳鼻咽喉头颈外科医师又比较生疏，这就要求我们医师要努力掌握心脑血管病的监测技能，提高应急能力，遇到自己不能处理的执业范围外的问题，要及时请相关科室会诊。

（2）上呼吸道阻塞是耳鼻咽喉头颈外科手术后常易出现的并发症，医师要有敏锐的预警性。特别在术后 3 天内，要严密观察。对于有可能发生上呼吸道阻塞的患者，提前要有所准备（如床头麻醉喉镜的准备）。

（3）出血常是术后使耳鼻咽喉头颈外科医师提心吊胆的问题，特别对术腔填塞或空置术腔的患者（如鼻窦手术后、扁桃体手术后），要求在术中要仔细处理，术后观察要及时、细致，提醒患者对吞咽的警觉，避免出血被吞咽后大量呕血造成不良后果。

（4）各种引流管道的位置和通畅程度，是保证术后恢复的关键。要认真处理、确保引流管通畅。不要被假象迷惑，也不要轻信下级医师的汇报；自己做的手术，自己必须处理这些关键问题。

（5）近年来，术后深静脉血栓和肺栓塞的发生受到广泛关注，此二者均为严重的并发症，目前医师都有了高度警觉。术前、术中应用有关预防药物，术后提醒患者活动，每次查房均查看深静脉情况，发现有症候及早处理。

手术后用药问题，多会引起医师和患者家属的重视。目前用药中的重要的不安全因素之一是不适当应用抗生素。据有关方面统计，在应用抗生素不良反应的患者中 70% 是滥用造成的。对于耳鼻咽喉头颈外科手术，只要手术彻底、引流通畅，常常没有必要过度应用抗生素。临床上常见抗生素长期不适当应用引起菌群失调、导致严重的消化道症状。在处理这些问题的过程中，患者的体力受到很大消耗，抵抗力低下、手术后的恢复缓慢，患者住院时间延长，患者医疗费用增加，这往往会成为医疗纠纷的导火索。因此，医师应排除内外干扰，合理用药。

手术后在患者住院恢复的过程中，医师可能会遇到一些问题需要处理。如：冰冻切片与石蜡切片不符；术前诊断与术后诊断不符；术后恢复过程不理想等等，需要与患者家属去沟通、去解释。这要注意两方面问题：①手术前的告知：手术前就应对这些问题作出说明讲解；②手术名称的选择：对于术前没有明确诊断的患者，手术名称只能以"探查"来实施。对于恢复过程不顺利，应对恢复过程发生的问题，及时与家属沟通。患者出院后的复诊和康复在出院病历中应有记录。如：鼻窦手术后的门诊换药、嗓音手术后的康复注意事项、气管切开术后气管套管的护理等，否则，术后发生的粘连、康复不力、气管套管的阻塞感染等，会引起患者的不理解与恐慌。

总之，医师从业，就已处在危险之中。这是医师这一行业决定的。每一位从业医师，都应该充分认识到这一行业的风险性，同时也都应以正确的观念和方法去躲避风险。这些观念和方法是：①正确的人生观，价值观；②良好的职业道德；③精湛的医疗技术和良好的服务态度；④高超的沟通和社会活动能力；⑤适度的医疗责任保险。

（杨松凯）

第五节　耳鼻咽喉头颈外科手术失误引发的侵权责任

外科手术以其快捷疗效而备受欢迎，但相对于其他临床学科，外科手术对患者身体可能造成更大、更深的侵袭，在给患者带来治疗效果的同时，医疗风险也成倍增加。外科医师在评估患者病情、决定手术方案、实施手术、术后康复等诸环节都存在程度不同的风险，每一个环节稍有不慎都可能对患者造成伤害，由此引发医疗纠纷甚至医疗侵权诉讼。

一、医疗侵权与医疗损害赔偿纠纷

（一）医疗侵权责任构成要件

在我国，患者与医院因医疗服务过程中发生争议，患方认为其遭受的损害系由医疗机构及其医务人员造成并提出索赔要求时，立法上一般按照医疗侵权纠纷或者医疗服务合同纠纷来处理。在司法实务上则更倾向于按照医疗侵权纠纷处理，患者也多选择医疗侵权提起诉讼，即医疗损害赔偿纠纷。侵权责任构成理论是侵权责任法的核心。任何民事活动，如果要认定其违法，应当承担侵权责任，就必须要符合法定的侵权责任构成的条件。在这些法定的构成条件中，如果被诉的民事行为缺乏任何一个条件，即可以认定侵权责任不能成立。侵权责任构成理论中最为重要的是侵权责任构成要件。侵权责任构成要件是指承担一般侵权责任的各种作为必要条件的因素。

《中华人民共和国民法典》第1218条规定：患者在诊疗活动中受到损害，医疗机构或者医务人员有过错的，由医疗机构承担赔偿责任。该规定阐述了医疗侵权责任的构成。我国学者大多都主张侵权责任构成要件四要素说，即认为侵权责任构成须具备行为的违法性、违法行为人要有主观上的过错、损害事实存在、违法行为与损害事实之间具有因果关系。医疗损害赔偿责任的构成需要符合以下四方面的要素：违法行为、损害后果、因果关系、主观过错。只有在这四方面要素同时具备的情况下，医疗损害赔偿责任才能成立，才需要由医疗机构承担赔偿责任。

（二）医疗过错的认定理论学说

在医疗侵权构成要件中，医疗过错为核心要件。这是医疗损害责任构成的主观要件，表现了医疗机构及其医护人员的侵害行为在主观上的应受责难性。过错是指加害人在实施行为时主观上的一种可归责的心理状态，即加害人在实施行为时，心理上没有达到其应当达到的注意程度。医疗过错是医务人员的主观心态，无法进行考察。实务上常常通过其是否违反法律、法规、诊疗规范、操作规程等客观行为予以考察。

过错表现为故意和过失两种基本形态。故意分为直接故意和间接故意，直接故意指明知损害结果会发生，并且希望损害结果发生的心理状态；

间接故意指能够预见到损害后果发生的结果,并放任这种损害后果发生的心理状态。过失分为疏忽大意的过失和过于自信的过失。疏忽大意的过失指行为人应当预见到自己的行为会引起损害后果的发生,因为疏忽大意而没有预见,最终导致损害后果发生的心理状态;过于自信的过失指已经预见到损害后果的发生,但是轻信能够避免,结果导致损害结果发生的心理状态。

这种区分在刑法上有非常重要的意义,对于判定犯罪嫌疑人的刑事责任非常关键,但在民法中的区分并没有这么严格,其原因在于民法中注重的不是惩罚功能而是弥补功能,无论行为人主观上的心理状态如何,只要存在一定的过错且行为造成了损害后果,就需要依法承担相应的责任。按照侵权责任法的有关规定,医疗机构及其医务人员存在过错需要由患者一方承担举证责任,即由患者一方提供证据证明医疗机构及其医务人员的行为存在主观过错。当然,考虑患者一方证明医疗机构主观过错的困难性,《中华人民共和国民法典》第1222条规定了三种推定医疗机构存在过错的情形,其目的在于减轻患者的举证责任,平衡医患双方的力量对比。

(三)医疗过错的认定的实际操作

医疗过错是否存在,学理上一般考察医疗机构及医务人员是否尽到专业上最佳注意义务,包括危害结果预见义务和危害结果避免义务。《中华人民共和国民法典》第1221条规定了医疗过错认定的一般原则,即医务人员是否尽到"与当时的医疗水平相应的诊疗义务",即医疗义务内容的考察,是以"当时医疗水平"为前提的。何为"当时医疗水平",一般来说,一般医疗行为(普通的、入门级的医疗行为),仅以时间为限;特殊医疗行为(非入门级的医疗行为,比较复杂、难度大、需要专门培训甚至专门设备方可完成的医疗行为)则要根据当时、当地、同类别医疗机构、同类别医务人员的情况来确定。

具体来说,在认定医疗过错时,应当以医疗过程来认定,不能简单看医疗结果。患者在接受医疗服务后发生了与预期不同的结果,如误诊误治、漏诊漏治、发生并发症、残废、死亡等,均是医疗结果,虽然不是医疗所追求的结果,但医方是否应当承担责任则不能以此为依据。而应当考察医疗的全过程医疗机构及医务人员是否尽到其应尽的义务。如果医疗机构及医务人员已经尽到其应尽的义务,仍然发生这些不理想的结果,医方没有责任;反之,如果医疗机构及医务人员没有尽到其应尽的义务,发生这些不理想的结果,医方则有责任。考察医疗过程,主要强调问诊、检查、会诊、治疗、转诊等临床核心环节是否符合诊疗规范。

二、外科手术引发医疗侵权的环节

考察外科手术医疗纠纷中,医疗机构及医务人员是否应当承担侵权责任,仍然要强调手术医师是否尽到其应尽的注意义务,仍然是考察医疗的过程而不是简单看医疗结果。具体来说需要考察以下内容。

(一)对患者的检查

对患者身体的检查包括查体和辅助检查两个方面。对患者实施正确而及时的检查是外科诊断、外科治疗的基础,如果对患者身体不做检查,或者检材粗疏,遗漏重要的健康信息,导致错误诊断、遗漏诊断,乃至做出错误的手术决定、错误的手术方案,都属于医疗机构及医务人员的过错。

(二)手术风险的评估

对于患者而言,任何外科手术都是有风险的。外科手术风险主要在于三个方面:所有患者在医疗过程中面临的风险,即普通医疗风险,患者患病进入医院甚至没有进入医院都会面临的风险;对患者实施的手术本身具有的风险,即某外科手术在实施中无论患者是谁都会面临的风险,比如术后感染;特定患者接受特定手术面临的风险,即患者的疾病情况、身体解剖变异、健康状况、多次手术等情况,都会让患者本次手术面临特殊风险。手术医师在术前在充分了解患者的基本特点和健康情况的基础上,对患者本次接受手术面临的风险进行准确而全面评估。

(三)手术方案的制订

外科手术是侵袭性最深最大的治疗措施,相应的风险和伤害都最大。尤其是在对患者的疾病情况、身体情况不了解的情况下,做了不该做的手术,无异于加大患者的身体伤害甚至加速患者的死亡。因此,手术前主导医师应当在全面了解患者疾病情况、身体健康状况的基础上,有针对性地制订手术方案。手术方案内容,除了手术方式、手术范围、手术者的确定之外,还应当包括术中可能出现的意外情况、术后并发症预防等方案的制订。

(四)医疗告知(术前谈话)

与患者享有知情同意权相对应,医疗机构及医务人员有向患方告知的义务。根据《中华人民共和国民法典》第 1219 条规定,医方向患者告知的内容包括患者的病情、医疗风险、治疗方案、替代医疗方案等内容。主刀医师与患者及其家属进行的术前谈话,即是履行医疗告知义务。医务人员在与患者及其家属谈话时,必须要按照既定的程序,以"知情同意书"为谈话提纲,逐条逐项进行交流,解答患方的疑惑,在保障患方充分知情的前提下让患者或其代理人签字,尤其要落实"具体说明"的要求,即不抽象、不笼统,要有明确的细节。同时要注意"替代医疗方案"的告知。

(五)手术操作

手术操作是外科治疗的核心环节。手术操作要求术者按照手术操作规范实施,遵守手术指南中确定的程序,不能图方便、省事擅自简化操作步骤。即便对手术方式进行改进,也应当在之前的充分论证、有动物试验、有临床试验的基础上实施。当然,虽然手术如何操作,只有手术者自己知道,但是术中发生的意外情况,手术同行一定能发现操作中的问题,因此,对于手术操作是否违反常规,术中是否有操作失误,通过同行评价(医疗鉴定)可以确定。

(六)围手术期看护

术后一段时间对患者的病情观察、护理、换药等医疗环节非常重要,直接决定和影响手术的效果。这一过程实施的效果,取决于手术者的专业团队的力量和能力,包括经治医师、麻醉医师、护士乃至营养师等。

(七)出院后医嘱

患者出院后还需要进一步跟进治疗和康复,有的手术患者还需要定期复查、定期治疗,实施必要的康复治疗。外科手术患者出院时,经治医师应当在主刀医师指导下制订患者出院医嘱,护理人员也要向患者交代自我护理的要求。如果因为出院医嘱、护嘱告知不到位,导致患者出院后出现意外情况,仍然视为医方的过错。对于出院患者需要做康复治疗的,也应当在出院医嘱中予以明确告知。

三、外科侵权纠纷防范

(一)常见的外科侵权纠纷

各种外科医疗纠纷中,是否构成医疗侵权,医方是否要承担医疗损害赔偿责任,仍然按照《中华人民共和国民法典》第 1218 条规定的四个要件来认定,四个要件缺一不可。但在外科领域,该四要件中医疗过错具有特殊性。因此,下面所列纠纷类型,主要风险各类纠纷的医疗过错。

1. 误诊误治(漏诊漏治)纠纷 误诊误治(漏诊漏治)皆为医疗结果,不能成为医疗侵权责任承担的理由。误诊误治纠纷中,主要考察医疗机构及其医务人员在接诊、治疗过程中是否尽到了其应尽的注意义务,即在诊疗过程中是否问诊、检查、会诊、治疗、转诊等义务,且各诊疗环节是否符合诊疗规范。如果医务人员已经按照诊疗规范要求,履行了上述义务,仍然发生误诊误治,医方不承担责任。

2. 患者出现并发症纠纷 并发症仍然是一种医疗过程中的结果，发生了并发症是不是医方不承担责任呢？不是。应当看医疗机构及医务人员在诊疗过程中是否尽到其注意义务，即：在术前对并发症等风险有充分的预见；术前、术中、术后对该并发症等风险已经采取了相应的防范措施；发生并发症时，医务人员是否能及时察觉、及时诊断、及时处理，并且符合诊疗规范。

3. 患者术后残疾、死亡纠纷 患者术后出现了残疾、死亡，同样是医疗的结果，并不意味着医院就有过错，医院是否具有过错，需要考察医疗过程即手术前、手术中、手术后是否存在未尽医疗义务的情形。具体内容包括术前检查、手术方案选择、医疗风险评估及告知、手术操作、术后处置等是否符合诊疗规范，是否尽到了应尽的注意义务。

4. 医方告知不到位引发的纠纷 手术方案及医疗风险告知是外科手术实施前医方的法定义务，术前主刀医师必须履行该义务，除非是紧急情况下的手术。医疗告知义务的履行，除了程序上的要求之外，还有内容即实质性的要求。如何判断手术医师是否尽到告知义务呢？一般告知的内容应当以一个正常理性医务人员所能告知的内容为准，以一个正常理性人能够听懂的方式进行告知。此外，在一些疑难复杂手术的告知方面，医方还应当采取其他方式强化告知效果，比如通过第三方见证、录音录像等。但是罕见并发症医方在告知中不可能穷尽，宜采取开放的、兜底性的"其他风险"予以告知。

（二）医疗告知义务的履行与手术同意书的法律效力

医务人员在诊疗活动中，除了必须尽到一般医师的注意义务外，在遇到患者出现特殊情况，进行特殊检查、特殊治疗等情形下，按照《中华人民共和国民法典》第1219条及其他有关规定，医务人员必须将医疗行为有关的医疗措施、医疗风险、替代方案、可能的风险和结果等情况告知患者或

其近亲属，并征得患者或其近亲属的同意。一般情况下，告知应当采用书面形式，在条件具备时也可以采取录音录像等形式，一旦发生纠纷，书面、录音录像等形式能够再现告知当时的情形，能在一定程度上证明医务人员尽到了说明义务。但在临床实践中，很多医务人员经常采用口头告知的形式，由于口头告知这种告知方式难以再现，同时也容易因为时间过久等原因而无法为当事人确定，造成医疗机构抗辩的困难。

在医方尽到了告知义务保障患者的知情权的基础上，由患者根据自己的意志做出符合自己意愿的选择和决定。《中华人民共和国民法典》第130条规定，民事主体按照自己的意愿依法行使民事权利，不受干涉。患者本人是首选的签字人，只有患者系未成年人、严重精神患者，医方实施保护性医疗，患者处于昏迷状态等情况下，才由患者近亲属或者代理人行使知情同意权。即便是患者的委托代理人、法定代理人代替患者行使知情同意权，也应当以维护患者的利益、体现患者的意愿为原则。需要说明的是，患者在入院时签订的授权委托书仅在患者不在场或者在场但不能或者不愿意亲自履行权利时，才由其委托人代为行使，且其委托人代替患者行使知情同意权应当以患者的利益为核心。如果患者和其代理人同时在场且患者本人和其近亲属、代理人意见不一致时，应当以患者本人的意见为准。患者本人意见与其近亲属、代理人意见不一致时以患者的意见为准，并不是解除了授权委托，而仅是授权委托的暂时中止。同时，如果患者同时委托多位代理人时，应当按照《中华人民共和国民法典》第166条规定，多位代理人应当共同行使代理权，但是当事人另有约定的除外。

那么患者或其代理人签字的知情同意书是否具有医方免责的法律效力呢？必须说明的是，医务人员的专业上的最佳注意义务包括危害结果预见义务和危害结果避免义务，只有两个义务都尽

到了才能认定医务人员没有过错。知情同意书的签署仅表明医方尽到了危害结果预见义务,由于尚未实施手术,因而难以判断将来手术实施中医方是否尽到危害结果避免义务,只有等待手术实施之后从医疗过程来判断。因此,知情同意书的签署是医方免责的前提和基础,没有签署知情同意书则可以认定医方没有尽到危害结果预见义务,可以直接认定医方的责任;知情同意书签署后,需要进一步结合医疗过程来判断医方有没有尽到危害结果避免义务。

（三）外科纠纷防范要求

1. 医疗机构应当加强对医务人员的医德医风教育 通过对医务人员医德医风教育,提高医疗服务质量,提升医务人员尊重、关心患者的意识,注重对患者给予人文关怀,保障患者的隐私权、知情权、选择权等权利,增强患者就医过程中的获得感和满意度。

2. 加强医患沟通,构建和谐医患关系 患者首先是人,然后才是生了病的人。患者是有情感和思维、有正常价值判断的人。患者在生了病之后,特别渴望得到被人尤其是医务人员的关注。美国医师特鲁多曾经说过,"有时去治愈,常常去帮助,总是在抚慰"。因此,医务人员在诊疗过程中,加强对患者的关心和沟通,可以有效建立和谐互信的医患关系,从而让医疗纠纷滋生的土壤不复存在。同时,医务人员加强医疗风险告知,让患者充分认识到医疗风险,对自身疾病的诊治前景、诊治方案、诊治风险有正确的认识,对不良后果发生的可能性有充分的预期和心理准备,能否充分理解医疗不良后果。

3. 强化医务人员的医疗风险告知意识 医疗风险与医疗行为相伴相随,无处不在。医疗纠纷发生的一个重要原因是患方对医疗风险缺乏认识,如果医务人员不能实现向患方进行医疗风险的告知与说明,患方对医疗风险仍然处于不知情状态,一旦发生了不良后果,患方由于没有思想准备,比较容易发生医疗纠纷。医疗风险告知与说明,犹如疫苗的预防接种一样,让患者及其近亲属思想中对医疗风险产生"抗体",对手术不良后果有心理预期。因此,医疗风险告知的履行,必须是全方位、多层次、多主体、多环节、多角度进行。

4. 建立医疗风险赔偿基金和第三方调解机制 医疗纠纷尤其医闹事件之所以发生,很大程度上与医疗机构既是责任者又是赔偿者有关,且医疗机构还有很大的财务支出自主决定权。只有将医疗责任者与赔偿者分离,让那些采取不理性或者暴力手段的患者的诉求不可能因为医闹、医暴而得以实现,只能到法定的第三方调解机构处理,医疗机构有责任的,由医疗风险赔偿基金管理方赔偿。

5. 规范病历书写 医疗纠纷一旦发生,无论是医患双方院内和解,还是交由第三方调解、法院裁判、医疗鉴定,都需要还原事实真相,都需要证据予以佐证。在医疗纠纷中,能够充分、完整再现医疗过程的证据非病历莫属。因此,医务人员必须要强化病历书写的意识,本着客观、真实、准确、及时、完整、规范的要求撰写病历,尤其在门诊、急诊更是要强化病历书写意识。在外科医疗纠纷中,现病史的"外科情况"、术前小结、术前讨论、术前麻醉访视记录、术后麻醉访视记录、手术记录、手术安全核查记录、术后病程记录、医嘱、手术及麻醉知情同意书等,都是重要的病历文件。

（刘 鑫）

第二章 | 耳 部 手 术

第一节　先天性耳畸形耳模矫正技术

【概述】

先天性耳郭畸形发生率高。耳郭畸形包括耳郭结构异常（auricular malformation）和耳郭形态异常（auricular deformation）。前者指耳部软骨发育不全导致的外耳畸形，包括小耳畸形、无耳畸形。后者指异常外力作用或耳部肌肉起止点异常使耳郭产生的扭曲变形，无软骨不足，包括招风耳、垂耳、隐耳、猿耳、杯状耳、耳甲异常凸起、耳轮畸形和复合耳畸形等。耳模矫正技术主要针对耳郭形态异常，也包含小耳畸形I度等部分耳结构异常。

耳模矫形技术治疗新生儿耳郭畸形疗效确切，需要规范化应用。若不在出生早期进行矫正，患儿常需五六岁以后再行手术治疗，存在术后感染、血肿、二次修复手术等风险，且术后效果往往不如耳模矫正技术。

【解剖概要】

正常耳郭有多个细节结构。发育正常的耳郭软骨、耳郭皮肤及耳郭肌肉决定了耳郭的正常外形。耳郭肌包括3块耳外肌（耳上肌、耳前肌和耳后肌）及6块耳内肌（耳轮大肌、耳轮小肌、耳屏肌、对耳屏肌、耳后横肌和耳后斜肌）。耳外肌决定了耳郭的位置，耳内肌决定了耳郭细节的折叠起伏（图2-1-1）。

【术前提示】

1. 适应证和禁忌证

（1）适应证：招风耳、垂耳、猿耳、隐耳、杯状耳、耳甲异常凸起、耳轮畸形和复合耳畸形等所有耳形态异常；还包括耳结构异常中的I度小耳畸形。

（2）禁忌证

1）绝对禁忌证：无耳畸形和III度小耳畸形。

2）相对禁忌证：II度小耳畸形和皮炎急性期。建议对低体重儿（体重＜2.5kg）或有伴发多器官畸形时，慎重考虑是否进行耳模型无创矫正。

2. 治疗时间窗

雌激素学说认为新生儿体内含有大量产妇雌激素，激素在出生后72h内达到峰值，增加了软骨中透明质酸的浓度，从而增加了软骨的延展性和可塑性。之后，雌激素浓度逐渐降低，在出生后6周逐渐恢复到正常水平，软骨的可塑性和延展性也随之降低，因此，研究者们强调早期进行矫形器佩戴。建议出生后先观察5～7天，如无好转则开始耳模型矫正治疗，若有改善则继续密切观察。目前一般认为无创矫正的治疗时间窗是出生后2～3个月之内，越早治疗效果越理想，需要佩戴矫正器的时间越短，部分耳畸形（如隐耳）在6月龄时仍有明显效果，对此类畸形也可适当放宽治疗时间窗。

【手术操作与技巧】

1. 治疗前准备

耳模型必须在医师指导下使用，具体使用方法根据不同种类的产品各异。以

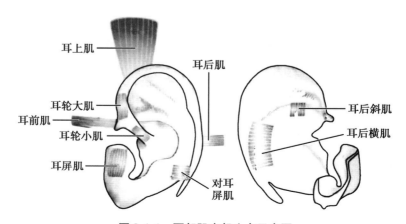

图 2-1-1　耳郭肌肉起止点示意图

美国的 Earwell 为例,介绍耳郭畸形无创矫正方法。使用前先剃掉耳周毛发(避免损伤皮肤),用异丙醇棉片轻拭去除皮肤油脂,以便底架黏附在耳周(图 2-1-2)。大多耳郭形态畸形属于耳郭上三分之一的异常,需要针对耳轮、对耳轮、对耳轮上角及耳舟等进行塑形。当塑形张力较大、软骨可塑性较差或者同时存在多种畸形时建议选择分期治疗。

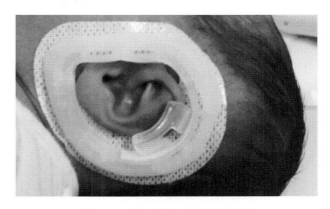

图 2-1-3 矫形器和牵引器的使用

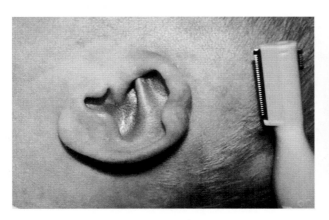

图 2-1-2 剃掉耳周毛发

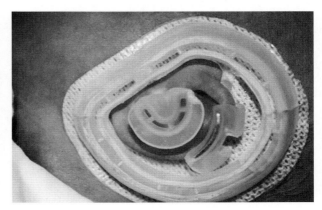

图 2-1-4 耳甲矫正器

2. 一期治疗 第一期采用简易装置初步塑形:先使用双面敷贴定位于耳后,粘合于乳突区皮肤,使软骨和皮肤逐渐伸展,为进一步矫正做准备。一般一期牵引持续约 2 周,个别患者软骨弹性差或环缩耳等牵引力量比较大时可适当缩短复诊时间,以防压疮。

3. 二期治疗 第二期治疗为佩戴耳郭矫形器,大多数耳郭畸形患者可直接进入第二期。治疗时,先根据耳郭大小选择合适尺寸的矫形器,固定底座于耳周,注意耳郭上缘需保留适当的空间。接着,选择合适大小的牵引器放置在耳轮处,牵拉耳轮使其塑形,通常牵引器在耳轮处容易滑脱,有报道采用液体胶增加牵引器和耳舟黏合性,避免滑脱风险(图 2-1-3)。耳甲矫正器(图 2-1-4)则对抗耳郭上部的牵引力使耳甲耳垂形态保持正常。最后,盖上外盖保持塑形(图 2-1-5),必要时可使用弹力头套或胶布进行外部固定。

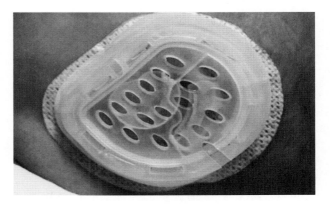

图 2-1-5 盖上外盖

4. 个体化处理 耳部畸形形态各异,有时还需根据患儿耳郭形态对牵引器或底座进行裁剪,如修剪底座突起、牵引器大小等,以满足个性的治疗和减少并发症。对于耳畸形比较严重的患儿,复旦大学眼耳鼻喉科医院还建议佩戴 Earwell 矫正外形后再用胶布和牵引钩巩固治疗 1~2 周。

5. 术后处理

（1）治疗期间，一般要求患儿 24h 持续佩戴固定，直到固定松动，这期间一般间隔 1～2 周随访一次。

（2）如有并发症发生，应立即回院治疗，以免延误病情。

【并发症及其防范】

1. 皮肤红肿及皮损　为最常见的并发症，由局部牵拉挤压摩擦引起，发生率与进行耳郭畸形无创矫正的月龄及患儿的皮肤基础条件相关。一般接受无创矫正治疗的患儿月龄越小，耳郭可塑性越强，耳郭局部皮肤红肿或皮损的发生率越低；患儿的基础皮肤条件越好，局部皮肤红肿或皮损概率越低。相反，大龄儿或湿疹患儿，皮损发生率明显更高。皮损好发部位多为耳郭矫正器的受力部位，如耳甲腔凸起部、耳轮缘和颅耳沟等部位。若出现皮肤破损，应局部停止佩戴矫形器 5～7 天，并注意局部清洁。皮肤破损或渗液严重者，可局部生理盐水清洁或湿敷后涂抹抗生素眼膏。

2. 过敏　主要对胶带或硅胶过敏，表现为耳周皮疹、分泌物增多，有时还伴皮肤破溃。轻度过敏可将耳模取下，彻底清洁消毒外耳，观察 1～2h，如皮肤发红症状消失即可重建佩戴。对严重过敏者，除卸下耳模清洗外耳外，需暂停佩戴耳模 1～2天，或直至症状全部消失后再重新佩戴。

3. 分泌物污染　主要因新生儿代谢旺盛，分泌物多，局部胶带长期封闭导致分泌物排出障碍，伴异味形成。处理措施是加强耳部的护理和清洁工作，天热时可每周清洗 1 次，并更换新的胶带。

4. 复发　耳模矫正后复发的报道较少，大部分治疗者均可获得永久的治疗效果。有研究报道了较高的复发率，分别达 12% 和 7%，这可能与他们治疗的年龄组均偏大相关，为此可通过延长治疗时间来减少复发概率，一般延长 1～2 周。

（张天宇　傅窈窈）

第二节　先天性耳前瘘管切除术

【概述】

先天性耳前瘘管是胚胎时期的第一鳃沟融合不全所形成的遗迹，是临床上很常见的先天性外耳疾病。国外有文献报告本病的发病率在 1% 左右。国内抽样调查，其发病率达 1.2%。严敦青等（1989）对青岛大学附属医院出生的 1 932 例进行出生缺陷监测，发现先天性耳前瘘管的发生率为 3.9%。先天性耳前瘘管属外显不全的常染色体显性遗传性疾病。同一家族的患者往往瘘管的侧别相同，部位相似。多为单侧，单侧与双侧发病比例为 4∶1，以左侧受累者居多。女性略多于男性，半数以上患者有家族史，属多基因相关病。先天性耳前瘘管的开口很小，无任何不适，也不影响美观，从未感染者，一般无须手术切除。一旦感染，感染控制后尽早手术切除，手术彻底切除是防止复发的关键。

【解剖概要】

1. 瘘管口的位置及瘘管的长度　瘘管口 90% 位于耳轮脚前，少数位于耳甲腔、耳甲艇、三角窝、外耳道或乳突皮肤上（图 2-2-1）。瘘管长短不一，短者仅数毫米，表现为耳前皮肤凹痕，大多长 1cm 左右，个别长者可达外耳道软骨部前壁、乳突或腮腺，偶有和中耳或颞下颌关节相通者。少数有分

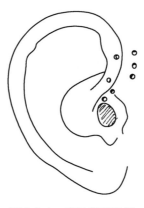

图 2-2-1　瘘口常见位置

叉，有一管多口或多管者。管壁衬以复层鳞状上皮，有毛囊、汗腺及皮脂腺等。部分患者管腔膨大成囊状。

2. 瘘管与面神经和颞浅动脉关系　在外耳道下壁深面腮腺深浅叶之间有面神经主干；面神经颞支从腮腺上缘出现，向上行，在颞下颌关节之前斜向上前，行于皮下脂肪之深面，咬肌筋膜的表面。颞浅动脉自腮腺上端之深面出现穿腮腺筋膜，横过颧弓后部浅面，于浅筋膜内沿耳屏前上升，先天性耳前瘘管多位于颞浅动脉后方、深筋膜以外。

【术前提示】

1. 手术时机　未感染者一般不需要治疗。急性感染者应全身应用抗生素和局部外用药物治疗；脓肿形成者切开引流，局部换药，待感染控制后方可行瘘管切除术。反复感染且不易控制者，必要时可在感染期手术。

2. 预防感染　瘘管切除干净后，局部先用盐水冲洗再用聚维酮碘或其他药物冲洗，以防感染，尤其应注意防止软骨感染。选用抗生素要考虑到铜绿假单胞菌感染的风险。术中可取分泌物者做细菌培养和药敏试验。

【手术操作与技巧】

1. 麻醉　对成人及能配合的儿童多采用局部浸润性麻醉，不能配合的儿童多采用全身麻醉。

2. 切口　以瘘口为中心与耳轮脚平行的梭形切口，此切口与皮纹方向一致，瘢痕较小。尽量不采用横切口。切口处感染的皮肤多因长时间的慢性炎症而变得菲薄、质地脆且不易缝合，可随瘘管一并切除，但能保留的皮肤尽量保留。必要时采用双切口，第一切口位于瘘管口处，第二切口为脓肿形成后皮肤破溃处（图2-2-2）。

3. 探针引导　先将探针插入瘘管内，单纯以探针作引导，或取出探针注入少许亚甲蓝注射液作为引导。注射亚甲蓝注射液作为标志时，注药不宜过多，注药后轻轻揉压，擦净多余染料，以免污染手术创面。

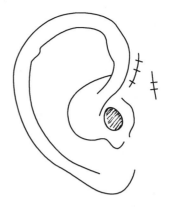

图2-2-2　手术切口的位置

4. 分离切除　夹持瘘管口将瘘管与周围组织锐性分离，剥离至盲端，将瘘管及分支一并切除。分离过程中勿将瘘管撕裂或切断，以免切除不彻底。必须彻底刮除感染区的坏死组织和肉芽组织。瘘管穿至软骨或软骨附着处应将局部软骨一并切除，以防瘘管残留，特别是耳轮脚处的软骨常部分切除。术腔较深，不能彻底封闭者易造成积液和感染，应放橡皮条引流，可将橡皮条放至无效腔深部低位。

5. 某些特殊类型的手术　瘘管口位于耳郭或外耳道，耳后红肿隆起破溃者，瘘管常穿透耳郭软骨自耳郭的深面向后达耳后乳突区，此类患者瘘口处的软骨就应切除，必要时采用联合入路配合耳后切口。瘘口在耳道内者可应用手术显微镜。术中发现瘘管通向外耳道深部或鼓室者，须循瘘管延长切口，充分暴露视野。皮肤缺损过大、缝合困难时可植皮。

6. 再次手术　耳前瘘管切除术后复发者，必须再次手术。尽可能找到残留的瘘管，常残留的部位在耳轮脚软骨处。瘘管不清楚者可先找到深筋膜（颞肌腮腺筋膜），耳前瘘管病变都在深筋膜的浅面，自深筋膜表面分离，前达颞浅动脉，后达耳郭软骨下达外耳道前壁，彻底切除病变组织。注意勿损伤颞浅动脉、颞浅静脉及面神经。

【术后处理】

1. 术后每天换药，观察伤口，若有感染征象及时拆线引流。

2. 根据全身情况和局部感染情况个体化选择抗生素，对患有糖尿病等基础病者要高度重视。

【并发症及其防治】

1. 感染 切口感染较常见，严重者可发生化脓性耳郭软骨膜炎。造成感染的原因多为瘘管切除不彻底、瘘管撕裂切断引起污染、术腔深大未能封闭而致无效腔积液等。防范感染要做到：①严格执行无菌操作；②手术前按常规手术剃除耳周毛发；③将瘘管完整切除，勿撕裂和切断；④术腔用生理盐水冲洗，必要时用抗生素冲洗，不留无效腔，必要时放置引流条；⑤一旦感染，全身应用有效的抗生素，加强局部处理，及时引流，伤口予以冲洗。

2. 复发 先天性耳前瘘管切除术后复发均为瘘管切除不彻底而使瘘管残留所致。防止复发唯一方法就是彻底切除瘘管。应注意以下几点：①用探针或注射染料作引导；②沿瘘管锐分离，勿撕裂和切断；③瘘管附着于或穿至软骨时应将局部软骨一并切除；④感染区的坏死组织和肉芽组织应刮除；⑤感染控制后再手术。

3. 面神经损伤 先天性耳前瘘管摘除术有损伤面神经的可能性，为较少见的并发症。先天性耳前瘘管向耳前分支者较为多见，术中有时需要结扎或切断颞浅动脉，有可能伤及面神经颞支，出现上面部肌肉运动丧失、不能抬眉、额纹消失。在乳突尖也可损伤面神经，出现面瘫。为防范面神经损伤，必须紧贴瘘管进行锐性分离、在深筋膜外操作、靠近乳突尖应行钝性分离、避免横切口。

（朱富高）

第三节　先天性第1鳃裂瘘的手术治疗

【概述】

先天性第1鳃裂瘘是临床上较为少见的先天性畸形，多为单侧发病，并且具有遗传倾向。先天

性第1鳃裂瘘未感染者，一般无须手术切除。手术切除彻底是防止复发的关键。

【解剖概要】

1. 先天性第1鳃裂瘘胚胎学与解剖 先天性第1鳃裂瘘为第1鳃弓和第2鳃弓未能正常融合，在第1鳃裂腹侧埋藏的残余细胞形成的内含外胚层上皮组织的窦道或瘘管。在胚胎第4周，第一鳃沟逐渐深陷，其背部成为原始外耳道，中部形成耳甲腔，腹侧端消失。胚胎2～4个月期间，若第一鳃沟腹侧端消失不全，便可形成与外耳道关系密切的外胚层组织残留，进而可能演化成第1鳃裂瘘。因出现发育异常的胎龄不同，变异可表现为瘘管、窦道或囊肿等多种形式。且第1鳃裂囊肿比瘘管更为少见。病变可能单独存在或伴有耳郭、外耳道、中耳畸形。面神经虽系第2鳃弓发育而来，但胚胎时第2鳃弓发育并向上交叉覆盖第1鳃弓，故先天性第1鳃裂瘘与面神经关系十分密切。

2. 先天性第1鳃裂瘘的分型 根据解剖部位和临床表现，将第1鳃裂瘘分为两型：①Ⅰ型多于成人期出现，表现为耳前、外耳道内、耳后囊肿，深入外耳道，终端可达鼓室，瘘管常开口于乳突尖，可因囊肿压迫而致传导性听力损失和招风耳畸形；②Ⅱ型多出现于儿童期，可在下颌角下方出现囊肿，有瘘管通入外耳道内，可有反复感染史，如手术切除不彻底则易复发。

【术前提示】

1. 术前检查 部分瘘口隐蔽的患者，需借助超声、CT、MRI、耳内镜等辅助检查。超声常作为初筛及术后随访检查首选，对于肿物的性质及其血供情况具有较高的灵敏性。与超声相比，CT、MRI对病灶与周围组织的关系显示更为直观。伴外耳道闭锁、听力损失等的患者，应完善颞骨CT检查，了解中耳情况。反复耳溢液者，应完善耳内镜检查，明确外耳道瘘口位置，同时了解鼓膜、鼓室情况和听力变化，对疾病的诊断和病变范围的评估以及手术方式的选择具有重要意义。有文献

报告,少数病变内口开于中耳或咽鼓管处,影响中耳及咽鼓管功能。高度怀疑瘘管有分支的患者,可于瘘管内注射造影剂后行 X 线片或 CT 检查。

2. 手术时机 未感染者一般不须治疗。急性感染者应全身应用抗生素及局部外用药物治疗,脓肿形成者切开引流,局部换药,待炎症控制后方可行手术切除,幼儿患者手术时机以 2 岁以后为宜。反复感染且不宜控制者,必要时可在感染期手术。

【手术操作与技巧】

1. 引导 选择合适的瘘管示踪方式,可于瘘管切除术前 1 天,向瘘管内加压注射亚甲蓝注射液做染色标记,显示瘘管及其分支,便于术中辨别瘘管方向和囊壁的界限;也可用一硬脊膜导管或探针顺着瘘管走行插入直至瘘管末端,指示手术入路。

2. 内瘘口处理 在内瘘口处理时,一般在完整切除瘘管的同时,尽可能减少对外耳道的损伤,切除内瘘口后外耳道填塞碘仿纱布,压迫外耳道创面,减少外耳道狭窄发生的概率。

3. 瘘管或囊肿周围组织的处理 瘘管有时穿越腮腺和面神经,为了避免损伤面神经,可以将切口做成腮腺手术的切口,以便很好地暴露腮腺和解剖面神经。

耳轮脚、耳屏前的皮肤瘢痕及皮下炎性增生结缔组织须连同瘘管一并切除。分离切除瘘管,如发现与耳轮脚或耳屏软骨粘连或瘘管口位于耳甲腔、外耳道,瘘管与耳甲腔软骨、外耳道软骨粘连,可将部分软骨连同瘘管一并切除。

如果仅为第 1 鳃裂囊肿,手术则相对简单,切除率高,复发率低。如果囊肿合并感染,则手术较为复杂,因为和面神经的复杂关系,手术中必要时可以首先解剖面神经,沿面神经出茎乳孔后至腮腺的部位进行面神经解剖,必要时进入腮腺组织内进行解剖和切除,以确保面神经不被切断。鳃裂囊肿经常与颈内静脉粘连或者突入颈动脉鞘,手术中务必注意将囊壁与颈内静脉仔细分离,突

入颈动脉鞘者,手术中应注意避免损伤颈动脉和迷走神经、颈袢。

囊肿或瘘管可能与腮腺有较为密切的解剖联系,或因感染致使囊壁或管壁与腮腺粘连,必要时可以切除一部分腮腺组织,以保证囊壁或管壁切除干净,避免复发。切除的腮腺残端应严密缝合,避免形成腮腺瘘。

如果瘘管位于外耳道内或耳甲腔处,反复的感染可以造成局部皮肤的缺损和瘢痕形成或外耳道狭窄,如果切除组织过多致外耳道皮肤缺损太大,可以使用耳后带蒂皮瓣修复,防止外耳道狭窄或闭锁。

【术后处理】

1. 该手术后易发生外耳道口狭窄,对于外耳道采用皮瓣修复的患者外耳道口的填塞物要保留 10～15 天,以防狭窄。

2. 对涉及腮腺手术者,术后要加压包扎 14 天左右,以防发生腮腺瘘。

【并发症及其防范】

1. 感染 造成感染的原因多为瘘管切除不彻底、瘘管撕裂切断引起污染、术腔较深未能封闭而致无效腔积液等。要做到:①严格执行无菌操作;②将瘘管完整切除,勿撕裂和切断;③术腔用生理盐水冲洗,必要时用聚维酮碘冲洗;④彻底消灭无效腔;⑤一旦感染,全身应用抗生素,及时引流、聚维酮碘冲洗。

2. 复发 先天性第 1 鳃裂瘘切除术后复发,为切除不彻底而致病变残留所致。防止复发的唯一方法就是彻底切除病变。应注意以下几点:①术中除了保留面神经外,还应注意完整切除被软骨包绕的部分瘘管;对突入咽旁的囊肿应将囊壁彻底切除;必要时切除部分腮腺组织;②感染控制后再手术。

3. 面神经损伤 先天性第 1 鳃裂瘘与面神经关系密切,术中易损伤面神经主干或分支,需要熟悉解剖,有条件者可采用术中面神经监测仪进行

监测，减少对面神经的损伤。

4. 腮腺瘘 发生腮腺瘘者，多是手术切除了部分腮腺组织的患者，因为缝合不严密而造成，或者手术损伤了腮腺筋膜。所以如果切除了部分腮腺，或者损伤了腮腺筋膜，应该进行严密的缝合，外部可以加用脱细胞真皮基质修复膜进行覆盖，防止腮腺瘘或味觉性出汗综合征。

（张庆泉　王贝贝）

第四节　外耳道胆脂瘤手术治疗

【概述】

外耳道胆脂瘤是源于外耳道内的胆脂瘤上皮不断膨胀生长引起的疾病，尽管和中耳胆脂瘤具有相同的组织学结构特点，但却是不同的疾病，至今发病机制不明。外耳道胆脂瘤外侧常混有耵聍碎屑。Naim（2005）等将外耳道胆脂瘤按照组织病理学和肉眼观察特点，分为4期（表2-4-1）。

表2-4-1　外耳道胆脂瘤分期

分期	组织学标准	肉眼观察标准
Ⅰ期	上皮增生	
Ⅱ期	骨膜炎	Ⅱa 红斑期；Ⅱb 骨质裸露期
Ⅲ期		外耳道破坏，骨性外耳道扩大
Ⅳ期		侵及周围结构包括乳突、颅底和乙状窦、颞下颌关节、面神经管

而按照CT特点，Shin（2010）等也将外耳道胆脂瘤分为4期。外耳道胆脂瘤CT分期：①Ⅰ期：胆脂瘤局限于外耳道；②Ⅱ期：外耳道胆脂瘤侵犯鼓膜和中耳；③Ⅲ期：外耳道胆脂瘤侵犯涉及乳突气房；④Ⅳ期：外耳道胆脂瘤病变范围超出颞骨。

【解剖概要】

1. 外耳道的形态和皮肤特点 外耳道长约2.5cm，分成软骨部和骨部。外侧1/3为软骨部，内侧2/3为骨部。由于鼓膜平面倾斜，所以外耳道后

上部分比前下部分短6mm左右。骨与软骨段交界处为外耳道最狭窄的部分。外耳道的皮肤层与耳郭和鼓膜外层的皮肤层相连续。脱落的鳞状上皮和耵聍因体位的变动和颞下颌关节的运动向外面迁移，起到自净的作用。骨部的皮肤比软骨部的皮肤更薄，大约厚0.2mm，与鼓膜皮肤层相连续。骨部的皮肤在皮下无腺体和毛囊。由于此处皮肤菲薄，很容易受损。外耳道软骨段皮肤厚一些，平均0.5～1mm，有四层上皮和皮下真皮层。有毛囊、大汗腺和皮脂腺（图2-4-1）。

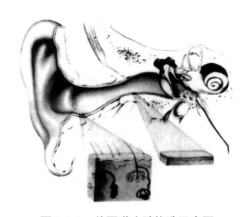

图2-4-1　外耳道皮肤构造示意图

2. 外耳道的神经支配和淋巴引流 外耳的神经支配丰富，来自三叉神经、面神经、舌咽神经、迷走神经以及起源于 C_{2-3} 的耳大神经（图2-4-2）。外耳道的淋巴引流，前上部分引流至腮腺中的耳前淋巴结和颈深淋巴结上群，外耳道后部的淋巴引流至耳后淋巴结和颈深淋巴结上群。

【术前提示】

1. 外耳道胆脂瘤的初步诊断 耳闷往往是主要症状，合并感染则疼痛难忍，很容易与耵聍栓塞和感染相混淆，反复冲洗无法清除时，才会想到是外耳道胆脂瘤，此时CT检查可以看到外耳道骨部骨质受侵而扩大（图2-4-3）。

2. CT在外耳道胆脂瘤和耵聍栓塞鉴别中的意义 外耳道胆脂瘤和外耳道耵聍栓塞在CT上的显著区别是耵聍栓塞一般不会紧密接触鼓膜（因为耵聍腺在软骨段的皮肤），也不会引起外耳道骨

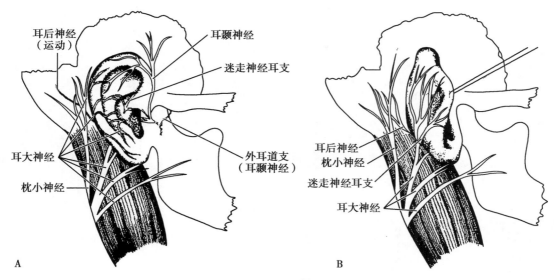

图 2-4-2 外耳的神经分布示意图

A. 前面观；B. 后面观。

部扩大，因此 CT 上在鼓膜与栓塞之间有间隙存在、外耳道骨质无扩大表现者考虑耵聍栓塞可能性大（图 2-4-4，图 2-4-5）。

【手术操作与技巧】

外耳道胆脂瘤的处理是需要彻底清除，并定期随访清理。根据胆脂瘤破坏的范围和程度大体分为 3 种手术方式。

1. 外耳道胆脂瘤的门诊取出方法　适用于 CT 影像显示胆脂瘤局限在外耳道，不侵入乳突和中耳，没有引起感染或轻度感染，非小外耳道口、能够配合的患者，在门诊使用耵聍钩、显微鳄鱼钳、角镊和吸引器一层层去除，先用耵聍钩从中间探入松动，边缘撬动，再用镊子和吸引器去除，较硬、不宜松动的使用 3%～5% 的碳酸氢钠溶液滴耳软化后，再反复冲洗，可能需要很长时间，多次就诊，需要耐心。

2. 外耳道胆脂瘤的耳内镜取出方法　适用患者同外耳道胆脂瘤的门诊取出法，但可在内镜下进行清理。这种清理由于有内镜的广角视野优势，操作目的性更强，但是多数情况需要局部麻醉，否则患者会因为疼痛无法配合。耳内镜法也不适用于不能配合的患者（图 2-4-6）。

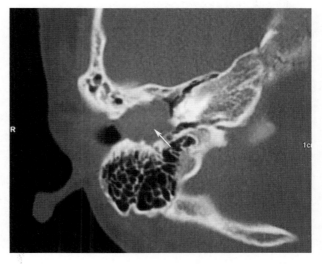

图 2-4-3 外耳道胆脂瘤致骨部骨质受侵扩大的 CT 所见

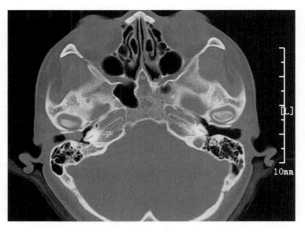

图 2-4-4 外耳道胆脂瘤与鼓膜无间隙的 CT 所见（水平位）

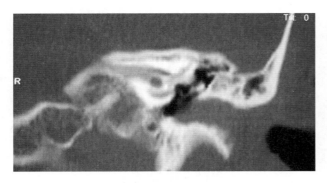

图 2-4-5　外耳道胆脂瘤与鼓膜无间隙的 CT 所见（冠状位）

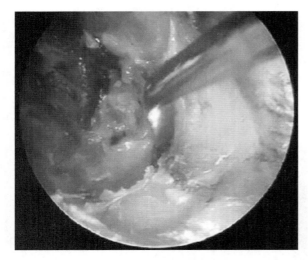

图 2-4-6　内镜下外耳道胆脂瘤切除术

3. 全麻下外耳道胆脂瘤取出方法　全麻下切除胆脂瘤，适用于胆脂瘤范围广、感染重，通过上述两种方式无法完成的患者。术前需要拍薄层 CT 明确胆脂瘤的范围，是否侵入上鼓室、鼓窦及乳突，再决定手术方式。

（1）如果外耳道口尚宽敞或炎症不厉害，CT 影像显示中鼓室含气，上鼓室外侧壁破坏不严重，可以不做切口，经外耳道入路清理胆脂瘤，可以使用内镜或显微镜操作。操作中尽量避免破坏外耳道皮肤，肿胀菲薄的皮肤尽量保留，有人认为避免外耳道皮肤过度破坏的情况，可以保留一层胆脂瘤皮，这样不至于发生瘢痕狭窄，二次清理时皮肤可能接近正常。接近鼓膜时要防止鼓膜破裂，由于外耳道胆脂瘤常常会压迫鼓环，鼓膜与外耳道皮肤的边界不甚清晰（图 2-4-7），因此操作需要格外仔细耐心。

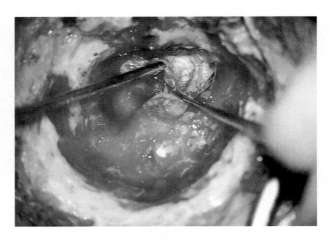

图 2-4-7　鼓环周围破坏

（2）如果外耳道口狭窄或炎症严重（图 2-4-8），外耳道扩大明显，考虑术后随访困难，可以做耳后入路或耳前入路切口，同时做耳甲腔成形术，并行电钻扩大外耳道骨部外口，方便术后随访清理。

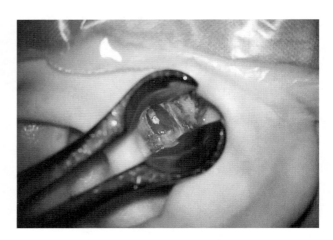

图 2-4-8　软骨段皮肤糜烂

（3）如果胆脂瘤已经侵入上鼓室，尚未引起听骨链破坏，根据外耳道口的情况，可以采用内镜下经耳道入路操作或显微镜下耳后入路，修补鼓膜，重建听骨链。

（4）如果胆脂瘤已经侵入鼓窦，可以做开放式乳突切除，但是不需要完全切除气房（图 2-4-9），因为此时气房内的病变主要是潴留性的，只要清理干净胆脂瘤组织，可以使用骨粉缩小乳突腔（图 2-4-10）。同时修补鼓膜，重建听骨链，做耳甲腔成形术（图 2-4-11），参见第二章第十三节。

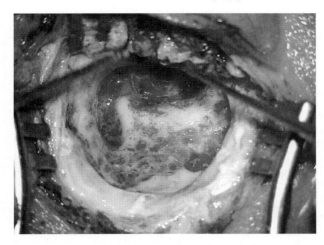

图 2-4-9　术中保留部分气房

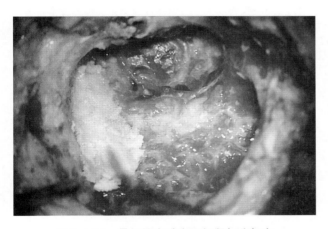

图 2-4-10　骨粉缩小乳突区保留部分气房

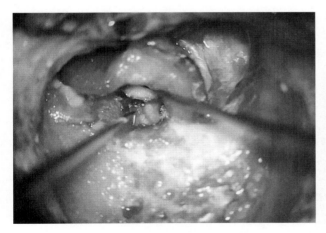

图 2-4-11　外耳道胆脂瘤清除后的重建

（5）对于胆脂瘤破坏外耳道后壁进入乳突气房的情况，可以根据情况决定是否保留乳突，多数情况下乳突气房良好或是潴留性病变（图 2-4-12），

完整切除胆脂瘤后，可以使用软骨片重建乳突前壁，从而保留乳突和维持外耳道的完整性。

【术后处理】

1. 经耳道入路的外耳道胆脂瘤切除，通常术腔会填塞少量明胶海绵止血，支撑外耳道的游离皮肤，外耳道填塞的抗生素软膏浸润的小纱条一般术后 2 周左右拔除，之后可以根据渗液的情况，使用含地塞米松的抗生素滴耳液促进外耳道皮肤的消肿和恢复，术后需要随访半年以上，及时发现复发的胆脂瘤上皮，及早去除。

2. 经耳后或耳前切口入路的外耳道胆脂瘤切除术，术后的处理同鼓室成形术（参见第二章第十三节）。术后需要定期随访，清理痂皮和复发的胆脂瘤上皮，随访半年至两年。

【并发症及其防范】

1. 面瘫　由于外耳道胆脂瘤会破坏外耳道壁，这种破坏往往沿着鼓环的平面向周围扩大（见图 2-4-7），面神经很容易变浅，在内镜下处理时很容易失去方向引起面瘫。术前一定要认真读片，术中在掀起鼓环时，尽量靠鼓膜的后下方。术后一旦发生面瘫，需要根据面瘫的程度进行相应的处理，如果不是全瘫，可以药物治疗，使用糖皮质激素、扩血管药物及甘露醇等。如果是全瘫，需要进行探查手术，及早明确是否需要面神经移植处理。

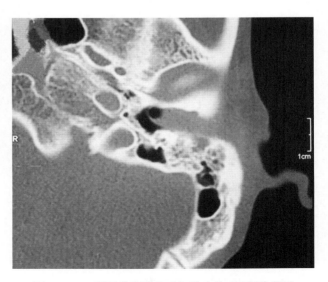

图 2-4-12　外耳道胆脂瘤破坏乳突的 CT 影像所见

2. 外耳道狭窄 外耳道皮肤,尤其是外耳道软骨段皮肤破坏严重时,外耳道口比较容易形成瘢痕粘连带,导致外耳道狭窄。对于外耳道软骨段皮肤破坏严重的,采用耳内镜手术的,建议清理完病变后,做耳前切口(图 2-4-13),向后掀起耳甲腔皮肤,暴露耳甲腔软骨,切除部分,然后复位皮肤,填塞油纱条,完成耳甲腔的操作,当然也有学者提出可以分次切除胆脂瘤,保留最外层的胆脂瘤皮。由于压力消失,胆脂瘤皮下的皮肤会重新再生,二次去除胆脂瘤皮,就可以避免瘢痕粘连的可能。如果是耳后切口,则直接做耳甲腔成形术。

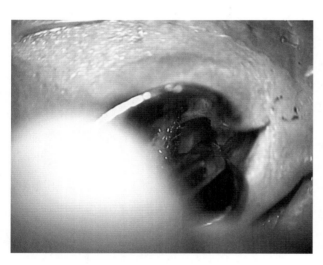

图 2-4-13 耳前切口

(韩 朝)

第五节 外耳道狭窄的手术治疗

【概述】

外耳道成形术是针对先天性或后天性(如外伤、烧伤、肿瘤、手术后)外耳道狭窄常用的手术干预方法。目的是扩大狭窄的外耳道,解决外耳道狭窄可能带来的慢性炎症或外耳道胆脂瘤等问题,重塑健康的外耳道,或同期进行听力重建。

【解剖概要】

先天性外耳道狭窄为颞骨鼓部发育不良所致

(图 2-5-1),表现为外耳道狭窄和小鼓膜,多伴发听骨链的畸形。临床上将外耳道直径小于 4mm 作为定义先天性外耳道狭窄的标准。后天性外耳道狭窄则多表现为外耳道内瘢痕增生或病变堵塞。

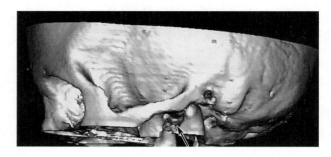

图 2-5-1 颞骨鼓部发育不良表现为先天性外耳道狭窄

【术前提示】

1. 影像检查 外耳道狭窄易并发外耳道胆脂瘤等问题,因此,外耳道成形术前须常规行中耳乳突 CT 检查以明确耳道情况(病变范围、是否并发胆脂瘤及骨质破坏情况)及中耳乳突情况(病变是否累及中耳、听骨链是否畸形或受累),并明确面神经的走行位置有无变异。

2. 听力测定 常规行纯音听力测试以明确骨导、气导情况。若儿童年龄尚小不能配合进行纯音听力测试的,须进行骨导及气导听觉稳态诱发电位检测。

3. 控制感染 如果有耳道内红肿疼痛、流脓或耳后脓肿等炎症感染状态存在,需要先控制急性炎症后再进行外耳道成形术。

【手术操作与技巧】

1. 切口 外耳道成形术需在全身麻醉状态下进行,通常设计耳屏耳甲切口,即在耳轮脚及耳屏间切开,然后弧形转向耳甲腔后下直至骨面(图 2-5-2～图 2-5-4)。

2. 扩大外耳道 电钻扩大狭窄的外耳道,将外耳道扩大成直径约 1.2～1.5cm 的直的外耳道(图 2-5-5)。根据病变情况决定手术是否需要继续进入鼓室腔。

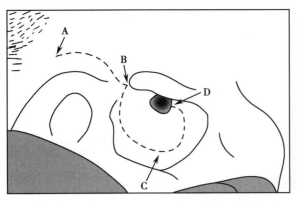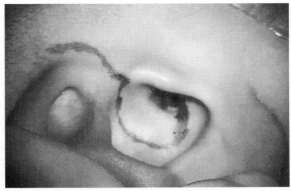

图 2-5-2　耳甲耳内切口（A—B—C—D）

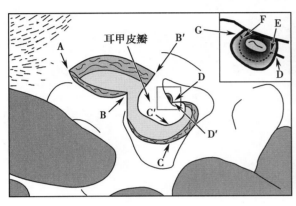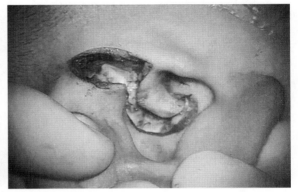

图 2-5-3　通过耳甲耳内切口（A—B—C—D）和三个外耳道内切口（F—G，D—E 和 E—F）形成耳甲皮瓣

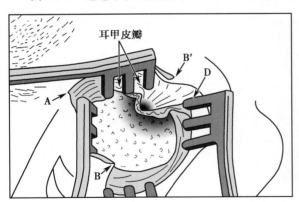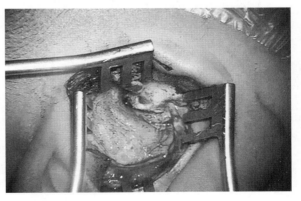

图 2-5-4　骨性外耳道入口的暴露

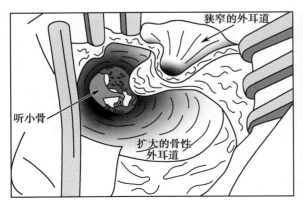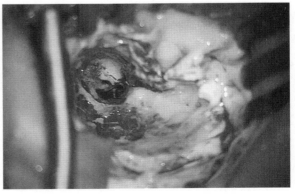

图 2-5-5　扩大骨性外耳道

3. 皮肤缺损修复 外耳道扩大成形后一般会存在耳道表面皮肤缺损，测量缺损面积后取头皮裂厚皮片修补外耳道皮肤缺损处（图2-5-6～图2-5-10）。用金霉素油纱条填塞外耳道，使植皮良好贴合骨面便于存活。

【术后处理】

1. 头部取皮处凡士林油纱压迫，常规5～7天拆除，只剩薄薄一层凡士林油纱待头皮生长自然脱落。

2. 外耳道内填塞金霉素油纱条，建议填塞时间为术后1个月，以便外耳道植皮生长良好。若患者提前出现外耳道异味、渗液增多等情况，可在可视的情况下提早小心抽出纱条。

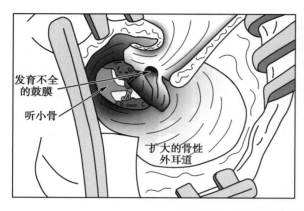
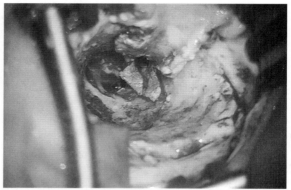

图 2-5-6　原外耳道后 Y 形切口形成的皮瓣设计

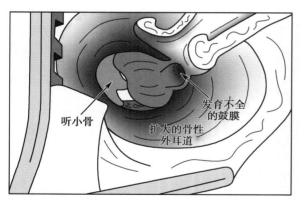
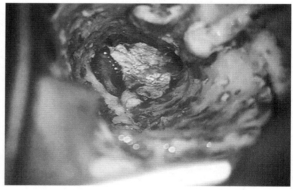

图 2-5-7　鼓膜重建

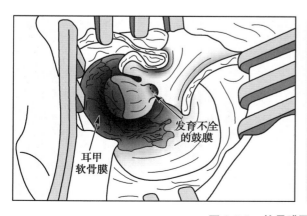
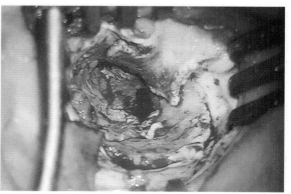

图 2-5-8　软骨膜覆盖形成鼓膜后部

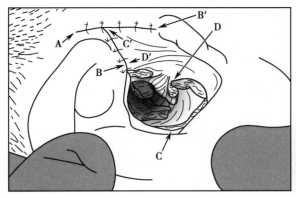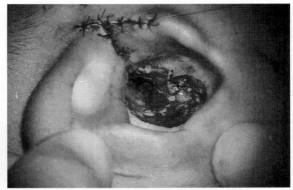

图 2-5-9　耳甲皮瓣旋转覆盖上部缺损

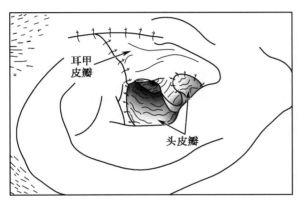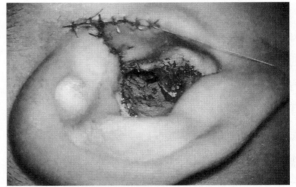

图 2-5-10　头皮裂厚皮片覆盖植皮于耳道后壁皮肤缺损处

【并发症及其防范】

1. 面神经损伤　外中耳畸形患者常伴发面神经位置异常。外耳道成形术前应仔细阅读薄层颞骨 CT 图像，明确面神经的位置，特别是其与外耳道后壁、胆脂瘤病变等的关系，避免损伤面神经。

2. 听骨链损伤　手术操作靠近听骨的位置或探查鼓室时应该动作轻柔，精细控制动作幅度，避免损伤听骨链。

3. 感音神经性听力损失　听骨链常有与闭锁板融合等现象，电钻的能量能通过骨性连接传至内耳，造成内耳不可逆损伤。注意术中关键部位轻柔操作。

4. 外耳道成形术后再狭窄　应将外耳道直径扩大到 1.2～1.5cm，外耳道口应用软性支撑（如棉球等）至少 3 个月以减少回缩。

（张天宇　傅窈窈）

第六节　外耳肿瘤切除术

【概述】

外耳肿瘤是指原发于耳郭和外耳道的肿瘤。外耳肿瘤可分为良性肿瘤和恶性肿瘤。良性肿瘤包括血管瘤、囊肿、纤维瘤及瘢痕疙瘩、黑痣、乳头状瘤等，恶性肿瘤包括鳞状细胞癌、耵聍腺癌、基底细胞癌等。外耳肿瘤切除术不是指单一的手术方式，而是肿瘤切除和整形修复有机结合的较为复杂的手术。外耳肿瘤切除术除了要求手术者熟悉外耳及其周围解剖结构外，还要求手术者有一定的整形外科素养及口腔颌面外科技能。外耳肿瘤切除术包括耳郭肿瘤切除术、耳郭部分切除术、全耳郭切除术、外耳道肿瘤切除术、扩大外耳道肿瘤切除术（即在外耳道肿瘤切除的基础上行腮腺部

分切除术和 / 或乳突根治术和 / 或耳前淋巴结清扫术）。应根据肿瘤的性质、生长部位和范围来选择手术方式。

【解剖要点】

1. 耳郭 耳郭借韧带、肌肉、软骨和皮肤附着于头颅侧面，与头颅约成 30°角。耳郭分前、后两面，前面凹凸不平，外缘卷曲而突起名耳轮，它起自外耳道口上方的耳轮脚，后上部有小结节名耳郭结节。耳轮前方有一与其大致平行的弧形隆起称对耳轮，其上端分叉成为耳轮脚；二脚间的凹陷称为三角窝，耳轮与对耳轮间的凹沟名舟状窝或耳舟。对耳轮前方的深窝名耳甲，耳甲被耳轮脚分为上、下两部，上部为耳甲艇，下部为耳甲腔，其前方即外耳道口。外耳道口前方的突起名耳屏，对耳轮前下端与耳屏相对的突起名对耳屏。耳屏与对耳屏间的凹陷名耳屏间切迹。耳屏与耳轮脚之间的凹陷名耳前切迹，因此处无软骨连接，故在其间作切口可直达外耳道和乳突的骨膜，而不损伤软骨，因此，作耳内切口多从该处进入外耳道。对耳屏下方的部分为耳垂，此处无软骨（图 2-6-1）。耳郭后面较平整，但稍膨隆。

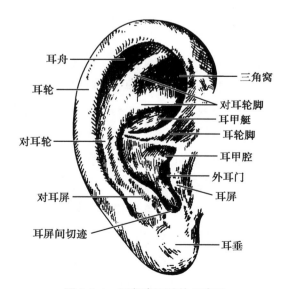

图 2-6-1　耳郭表面结构示意图

耳郭除耳垂为脂肪与结缔组织构成而无软骨外，其余均为软骨组织，外覆软骨膜和皮肤。耳郭前面的皮肤与软骨膜粘连较紧，且皮下组织少，故耳郭前面的炎症可引起皮肤肿胀而压迫感觉神经导致剧烈疼痛。由于外伤或耳部手术，可引起软骨膜炎，甚至发生软骨坏死。而耳郭后面的皮肤与软骨膜之间的连接较疏松。

2. 外耳道 外耳道起自耳甲腔的外耳门，止于鼓膜，长约 25～35mm，由软骨部和骨部组成。其外侧 1/3 为软骨部，其内侧 2/3 为骨部。外耳道呈 S 形弯曲，外段向前、向内而微向上，中段向内、向后，内段向内、向前而微向下（图 2-6-2）。鼓膜位于外耳道底且向前下方倾斜，因而外耳道前下壁较前上壁长 6mm。外耳道有两处狭窄，一处为外耳道软骨部与骨部交界处，另一处为骨部距鼓膜 0.5cm 处，后者称为外耳道峡。婴儿的外耳道软骨部与骨部未发育完全，故较狭窄。

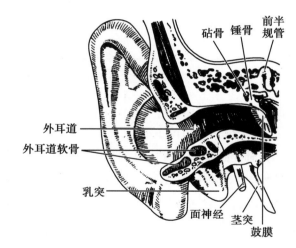

图 2-6-2　外耳道剖面图示意图

外耳道软骨的后上方呈一缺口，为结缔组织所替代。外耳道软骨在前下方常有 2～3 个垂直的、由结缔组织充填的裂隙，称外耳道软骨切迹。它可增加耳郭的可动性，且外耳道炎症及肿瘤可经此切迹侵及腮腺和颞下颌关节。

外耳道骨部的后上方由颞骨鳞部组成，其深部与颅中窝仅隔一层骨板，故外耳道恶性肿瘤发展至晚期，可累及颅中窝。外耳道骨部后壁与乳突紧密相邻，因此外耳道恶性肿瘤发生局部浸润时可侵及乳突。在外耳道骨部后上缘,有道上棘是乳突手术时寻找鼓窦的重要标志。

外耳道的皮肤较薄,与软骨膜和骨膜粘连较紧。软骨部皮肤含有类似汗腺构造的耵聍腺,能分泌耵聍,并富有毛囊和皮脂腺。

3. 外耳的神经和血管 外耳的神经主要有下颌神经的耳颞支和迷走神经的耳支,还有来自颈丛的耳大神经和枕小神经。

外耳的血供主要来自颞浅动脉、耳后动脉和上颌动脉,静脉回流经与动脉同名的静脉回流至颈外静脉,部分血液可回流至颈内静脉。耳后静脉可经乳突导血管与乙状窦相通。

4. 外耳道周围的重要结构

(1)腮腺:腮腺位于面侧部皮下,左右各一。大致呈底向外侧、尖向内侧的不规则楔形。腮腺位于颧弓下、外耳道下前方、下颌升支后方与胸锁乳突肌之间的间隙内,并向前突至咬肌后 1/3 的浅面。

腮腺外形似一倒立的锥体,锥体的底扁平、有 3 个边,上宽下尖,可分为上、浅、前内、后内 4 个面。其中上面较小,与外耳道软骨及颞下颌关节后部相邻,腮腺下部逐渐变窄在下颌角后下方呈钝尖状,覆盖在二腹肌后腹之浅面。腮腺浅面多为底边在上的三角形或卵圆形,上达颧弓,其外侧面覆盖着皮肤、浅筋膜以及颈阔肌后缘。腮腺向后覆盖于胸锁乳突肌上端前份;向下达下颌角之后下方;向前在腮腺导管下方的腮腺组织位于咬肌后份之浅面。以面神经平面为界,可将腮腺人为地分为深、浅两部及连接深浅两部的峡部。

(2)面神经颞骨外段及其分支(图 2-6-3)

1)面神经主干:面神经主干是指面神经出茎乳孔至面神经分叉处的一段。茎乳孔邻近于乳突基底的后外方,在手术中,可以二腹肌沟之中线至乳突基底的交点作为茎乳孔的标志。在行乳突区手术时,为避免损伤面神经,手术前界不应超过乳突基底前缘或二腹肌沟的前缘。

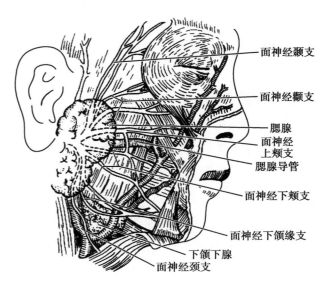

图 2-6-3 面神经颞骨外段及其分支示意图

面神经颞支
面神经颧支
腮腺
面神经上颊支
腮腺导管
面神经下颊支
面神经下颌缘支
下颌下腺
面神经颈支

面神经自茎乳孔穿出时,位于茎突与乳突之间的间隙内。在乳突前缘相当于乳突尖上方约 1cm,面神经距表面皮肤约 2～3cm,而后向前、外并稍向下经外耳道软骨与二腹肌后腹之间,在腮腺深面越过茎突根部,进入腮腺峡部。

2)面神经在腮腺内分支:面神经进入腮腺后,走行 1～1.5cm 后开始分支,先分为颞面干和颈面干两支,然后再逐渐分为 5 支,具体分支如下。

A. 颞支:有 1～2 支,自颞面干发出后,经髁突浅面或前缘距耳屏 10～15mm,出腮腺上缘。在腺体前缘处,颞支较其他面神经分支位置表浅,易受损伤,要注意保护。

B. 颧支:有 1～4 支,多为 2～3 支。自颞面干发出,自腮腺前上缘穿出,行向前上。

C. 颊支:2～6 支,多为 3～5 支。由颈面干发出,或来自颞面、颈面两干。出腮腺前缘,行于咬肌筋膜表面。

D. 下颌缘支:有 1～3 支,多为 2 支。由颈面干发出,自腮腺的下前缘穿出,走行于颈阔肌深面与颈深筋膜浅层之间。约于下颌下缘平面,由后向前依次越过面后静脉、下颌角、面前静脉浅面。下颌缘支紧贴面后静脉表面,因此,面后静脉是寻找下颌缘支的一个重要标志。下颌缘支走行于下颌下缘下方 7～12mm 的范围内。下颌下区切口应距下颌骨下缘 15mm，以避免损伤下颌缘支。

E. 颈支：1～3 支，多为 1 支。为颈面干的终末支，自腮腺下缘穿出。

【术前提示】

1. 根据病情选择手术方式 外耳肿瘤的诊断和鉴别诊断对于手术方式的选择十分重要，因此在手术前对外耳肿瘤要进行诊断和鉴别。首先在仔细询问病史和认真体格检查及进行必要的辅助检查后，对外耳肿瘤要有一个初步判断，包括肿瘤的性质（是良性或是恶性）和范围（是否侵及外耳周围组织）等。然后根据诊断及肿瘤的范围选择合适的手术进行治疗。

2. 各种外耳肿瘤切除术适应证 耳郭肿瘤切除术适用于生长于耳郭的良性肿瘤；耳郭部分切除术适用于肿瘤范围较局限且位于耳轮或耳甲腔的恶性肿瘤，全耳郭切除术适用于耳郭范围较大的恶性肿瘤；外耳道肿瘤切除术适用于外耳道良性肿瘤或恶性肿瘤仅局限于外耳道、未侵及颞骨骨质及腮腺者；扩大外耳道肿瘤切除术适用于肿瘤范围广，超出外耳道侵及腮腺或乳突骨质者。若外耳道恶性肿瘤侵及中耳及鼓窦或乳突腔，应行颞骨部分切除术。

3. 手术禁忌证 恶性肿瘤患者全身情况差，考虑不能耐受手术者不宜手术，恶性肿瘤出现全身转移者、肿瘤范围广不能完全切除者、有严重凝血功能障碍和心力衰竭患者不宜手术；有严重的肺部感染及呼吸功能衰竭者不宜手术；有肝肾功能衰竭的患者也不宜手术。

4. 色素痣 色素痣多见于耳郭，是含有痣细胞的良性新生物，为先天性或后天性，多数位于外耳道口及耳甲腔处。体检可见痣呈圆形或卵圆形突起，少数可形成乳头状或疣状突起，表面有毛或无毛，呈棕色、灰色或黑色。手术多选择局部切除术，若皮肤缺损大，可移植游离皮瓣。

5. 乳头状瘤 乳头状瘤多发生于外耳道，也

可见于耳郭，是外耳最为常见的良性肿瘤之一，其发生与病毒感染有关。发病早期可无症状，肿瘤长大时可出现耳内阻塞感、耳痒、挖耳时易出血、轻度传导性听力损失等。如有继发感染，则有耳痛及流脓。检查可见肿瘤基底较广，表面多高低不平，呈桑葚状，触之可出血，瘤体呈棕褐色，质地较硬。手术与黑色素痣相同。

6. 外耳道外生骨疣 外耳道外生骨疣是外耳道常见的良性肿瘤之一。是外耳道骨壁的骨质过度增生而形成的一种局限性结节状隆起。肿瘤小者多无症状，常偶然发现。当肿瘤增大到一定程度时，可使外耳道狭窄。若有耵聍及脱落上皮积留时，可造成耳道堵塞，引起耳闷、听力下降及耳鸣等症状。巨大者可压迫外耳道皮肤引起疼痛。检查可见外耳道骨段呈圆形隆起，其表面皮肤菲薄，以探针触之质地坚硬。手术可选择外耳道骨疣切除术。

7. 外耳道癌 外耳道癌以鳞状细胞癌多见。初起时多无自觉症状，可有瘙痒和疼痛，侵及软骨膜时疼痛较明显。伴发于慢性中耳炎者则有血性耳漏。体检发现外耳道内有菜花样或乳头状新生物，表面不平，部分肿瘤可呈现肉芽状，肿物质脆，触之易出血，怀疑恶性肿瘤时，应行外耳道肿物活检，以明确诊断。手术可选用外耳道肿瘤切除术或外耳道扩大切除术。

对于外耳道恶性肿瘤在体格检查时要注意面肌运动是否正常，有条件者可进行面神经电图及面神经电兴奋实验，以判断肿瘤是否侵及面神经。对外耳道恶性肿瘤要常规进行 CT 或 MRI 检查，以明确肿瘤的范围。对耳郭和外耳道肿瘤怀疑恶性者要进行组织活检，以明确病理类型。在了解肿瘤的范围、病理类型后，要选择适当的手术方式，既要切除肿瘤，又要减少对正常组织的损伤。对于需要进行手术修复的患者，术前要考虑取材部位及修复方法。

【手术操作与技巧】

（一）耳郭肿瘤切除术

1. 麻醉 成人耳郭肿瘤切除术多在局部麻醉下进行。具体方法是用 1% 利多卡因 10mL 加入 4 滴 1‰肾上腺素，分别在耳屏前注射 1.5mL，麻醉耳颞神经；在外耳道前壁骨部与软骨部交界处注射 1mL 阻滞外耳道前壁及鼓膜的耳颞神经鼓室支；在外耳道底壁和后壁骨部与软骨部交界处各注射 1mL，阻滞迷走神经耳支；在耳郭后沟稍后处上、中、下三点各注射 1mL，阻滞分布在耳部和外耳道的耳大神经和枕小神经；并在肿瘤周围注射，以使肿瘤处皮肤与软骨膜分离。

2. 体位 患者为平卧位，头偏向对侧，主刀者在术耳侧。

3. 切口 距离肿瘤边缘 0.5cm 作切口（图 2-6-4）。

4. 切除肿瘤 切开皮肤直达软骨膜层后，抓住该切缘组织，沿软骨膜与皮肤间的潜在间隙分离，使肿瘤与软骨膜完全分离后切除，若肿瘤侵及软骨，可将软骨一并切除。

5. 创面修复 若切口不大，直接缝合后张力不大者可直接缝合。否则应行游离皮瓣植入，植入时可于取一与创面同样大小的游离皮瓣移植于创面，并与周围切缘缝合（图 2-6-5），于皮瓣上置一纱球并行荷包包扎（图 2-6-6）。

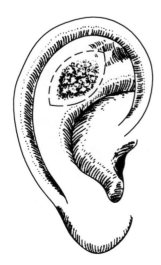

图 2-6-4 耳郭肿瘤切口

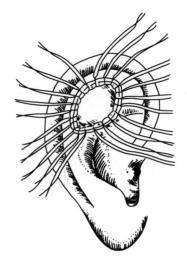

图 2-6-5 皮片植入缝合

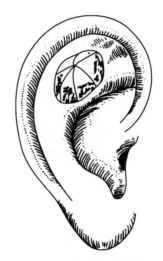

图 2-6-6 荷包包扎压迫移植皮片

6. 术中注意事项 在取耳后皮瓣时可适当取得大些，取下后再修剪成与创面同样大小，移植皮瓣过大或过小都将影响皮瓣的成活。耳甲腔植皮荷包包扎，打结勿太紧，否则易使缝线处撕裂，且压迫太紧可导致皮瓣血液循环建立缓慢，影响愈合，甚至缺血坏死。

（二）耳郭部分切除术

1. 麻醉 可采用局部麻醉或全身麻醉。局部麻醉方法同耳郭肿瘤切除术。在全身麻醉手术时，需 10mL 生理盐水中加入 4 滴 1‰肾上腺素，在切口周围注射 2mL，以使耳郭皮肤及软骨膜与软骨分离。

2. 体位 同耳郭肿瘤切除术。

3. 切口 在耳郭距肿瘤边缘 0.5～1cm 处作切口。切口形状则根据肿瘤部位和范围而定，可以选用楔形切口（图 2-6-7），或矩形切口（图 2-6-8），或 Y 形切口（图 2-6-9），或 X 形切口（图 2-6-10）。其中，因为楔形切口切除肿瘤后，可直接对合缝合耳郭两切缘，成形好，不易发生耳郭畸形，故是耳郭部分切除术的首选切口。Y 形及 X 形切口则是楔形切口的改良，适用于作耳郭楔形切除后，不能对合缝合的患者。

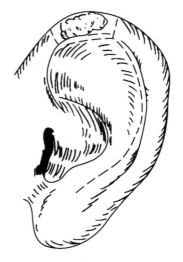

图 2-6-9　耳郭 Y 形切除切口

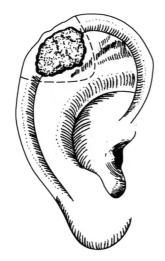

图 2-6-7　耳郭楔形切除切口

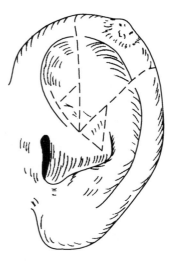

图 2-6-10　耳郭 X 形切除切口

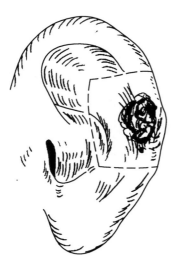

图 2-6-8　耳郭矩形切除切口

4. 切除肿瘤 沿切口切开皮肤及软骨膜后，夹住健侧皮肤及软骨膜，于软骨膜下向健侧分离少许后，再切断软骨，将软骨与肿瘤组织一起切除。行 Y 形及 X 形切口者，尚须切除部分耳甲软骨（图 2-6-11）。

5. 创面修复 对作耳郭楔形切除或 Y 形切除或 X 形切除者，可直接缝合耳郭两切缘（图 2-6-12～图 2-6-14）。而对耳郭矩形切除者，须在耳轮缺损相应部位的耳后皮肤上做皮瓣切口，分离皮肤形成一蒂在后方的皮瓣。皮瓣的形状与耳郭缺损相似，长度以耳郭游离缘能达耳轮缺损底部而无过大张力为度。缝合皮瓣前部边缘与耳轮缺损部前

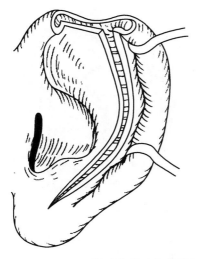

图 2-6-11　Y 形切除部分耳郭软骨

面的皮肤创面(图 2-6-15)。耳后创面用抗生素油膏纱布填塞覆盖,包扎术耳。

6. 术中注意事项　耳郭软骨的切除范围应超过皮肤的切除范围,以免修复时伤口张力过大,影响愈合。作带蒂皮瓣时,皮瓣张力不可太大,以免影响皮瓣血供。

7. 术后处理　待耳郭前面皮肤创面缝合的皮瓣存活并建立良好的血供后,约 2～3 周,根据耳郭缺损的宽度,剪开皮瓣的后缘,翻至耳郭的后面,与耳郭后面的皮肤切缘缝合(图 2-6-16)。耳后皮瓣创面,若较小时,可在耳郭后面皮肤或在邻近部位作减张切口,将皮肤缝合。若较大时,则取腹

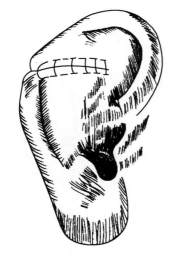

图 2-6-12　耳郭楔形切除后缝合切口

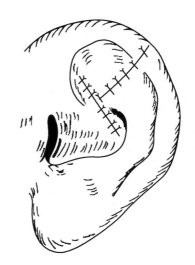

图 2-6-14　耳郭 X 形切除后缝合切口

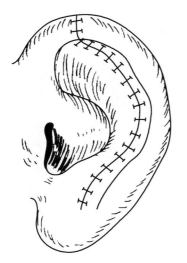

图 2-6-13　耳郭 Y 形切除后缝合切口

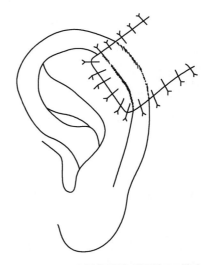

图 2-6-15　皮瓣与耳郭前面切口缝合

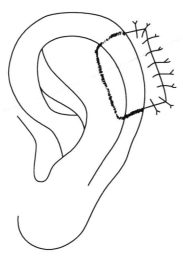

图 2-6-16　断蒂缝合

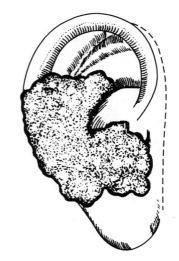

图 2-6-17　全耳郭切除术切口前面观

部或腿部游离皮肤植入，以缝合耳后创面。略加压包扎耳郭修补处及耳后创面。

（三）全耳郭切除术

1. 麻醉　可选用局部麻醉或全身麻醉。方法同耳郭部分切除术。

2. 体位　同耳郭部分切除术。

3. 切口　围绕耳郭作环形切口（图 2-6-17、图 2-6-18）。

4. 切除肿瘤　先于耳后切口处切开皮肤及皮下组织，向前牵拉耳郭，并于皮下组织层分离耳郭至外耳道后壁，于外耳道后壁骨部与软骨部交界处切断外耳道，向上牵拉耳郭，于耳郭前切口处切开皮肤及皮下组织，并向后分离至外耳道前壁，于耳屏软骨下方切断外耳道前壁、底壁、上壁后，完整取下耳郭。

5. 创面修复　于大腿或腹部取游离皮瓣移植于创面。在移植皮瓣相当于外耳道口处，剪出一圆孔，并将其与外耳道皮肤缝合，皮瓣周边与耳周皮肤切缘缝合（图 2-6-19）。若考虑以后行耳郭成形术者，须在耳后正常皮肤下行耳支架的扩张埋植。

6. 术中注意事项　耳郭前切口尽量靠近耳郭，以免损伤颞浅动脉。

7. 耳郭成形术的时机　耳郭全切后随访 1 年，若无肿瘤复发，可行耳郭成形术。

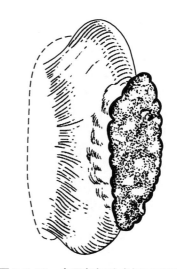

图 2-6-18　全耳郭切除术切口后面观

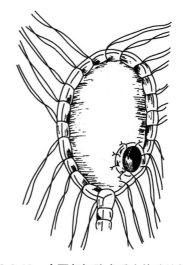

图 2-6-19　全耳郭切除术后皮片移植修复

（四）外耳道肿瘤切除术

1. 麻醉 用局部浸润麻醉或全身麻醉。

2. 体位 同耳郭肿瘤切除术

3. 切口 根据病变范围及其部位选择切口，其原则是切除病变，防止外耳道狭窄，保持鼓膜完整。在耳屏与耳轮角间向上延长 1.5cm，以扩大外耳道口，同时于外耳道后壁相当于时钟 6 点至 12 点处切开外耳道（图 2-6-20）。

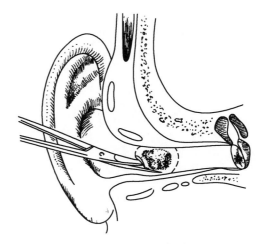

图 2-6-21 外耳道肿瘤切除

（五）外耳道骨疣切除术

1. 麻醉 局部麻醉或全身麻醉均可。

2. 体位 同耳郭肿瘤切除术。

3. 切口 作耳内切口，同外耳道肿瘤切除术。

4. 切除肿瘤 用小剥离子行骨膜下剥离，暴露骨疣后用电钻将骨疣磨除或用圆凿将其凿平（图 2-6-22），并以刮匙将疣壁刮净。

另一方法为将分离后的外耳道皮瓣及软骨膜前翻，以减少手术时的皮片撕裂及误伤正常组织，皮瓣前翻后，术野暴露较好，以圆凿将骨疣凿除，并用电钻磨平。

5. 创面修复 手术结束时，将分离之外耳道皮肤及骨膜复位。耳道内以小碘仿纱条填塞，缝合耳内切口，并加压包扎（图 2-6-23）。

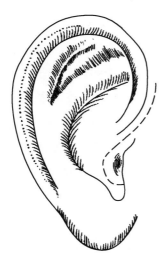

图 2-6-20 耳内切口

4. 切除肿瘤 看清肿瘤范围，在其外侧正常皮肤作切口，连同基底部一并分离并切除（图 2-6-21）。现在可用低温等离子刀头，切除全部肿瘤及其基底部软组织，以减少创面渗血，保持术野清晰。为避免肿瘤切除后外耳道狭窄，常用电钻磨除部分骨壁，以扩大外耳道。

5. 创面修复 肿瘤切除后如有皮肤缺损，可用裂层皮片进行修复，裂层皮片可取自耳后皮肤，如皮肤缺损大，可用大腿内侧皮肤，用滚轴刀切取，皮片大小应以完全将创面覆盖为宜，如外耳道各壁均有创面可将皮片缝成桶状植入，然后用碘仿纱条填塞外耳道。

6. 术中注意事项 软骨段肿瘤切除时向下防止伤及面神经，切除骨段肿瘤防止鼓膜损伤，在分离外耳道前壁组织时，注意避免损伤颞下颌关节囊。

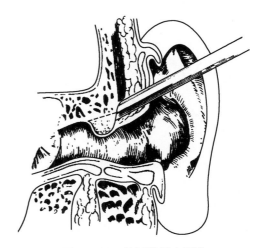

图 2-6-22 外耳道骨疣凿除

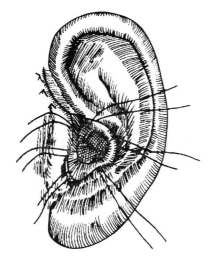

图 2-6-23　外耳道移植皮瓣与耳郭缝合

6. 术中注意事项　在磨除骨疣时,注意避免损伤面神经。

(六) 扩大外耳道切除术

1. 麻醉　以全身麻醉为宜。

2. 体位　患者平卧,头偏向健侧,垫肩。

3. 切口　做耳内切口,起自外耳道后壁相当于时钟 12 点至 6 点,顺沿第一切口弯转向上,并于耳轮脚及耳屏间延长 1.5～2cm,若需行腮腺部分切除者,要在耳屏前增加一切口向下绕过耳垂,再延长至下颌下方 1.5cm,转而平行下颌骨向前延长至舌骨大角平面(图 2-6-24)。

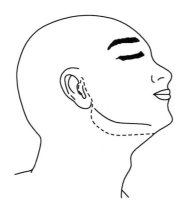

图 2-6-24　扩大外耳道肿瘤切除术切口

4. 切除肿瘤　沿耳道后壁切口,用剥离子分离外耳道软骨部,直达骨性外耳道口。再沿耳轮脚处的切口,向后分离耳郭,扩大手术野。再沿耳

屏内侧切口分离外耳道前壁皮肤、皮下组织、软骨及耳前软组织,直达外耳道前壁近外缘处。分离此处时要小心,不可损伤颞下颌关节囊。最后将肿瘤连同整块组织从骨性外耳道口稍外处完整取下。

5. 乳突根治　参见第二章第九节。

6. 切除腮腺　沿腮腺切口翻起面部皮瓣。翻瓣在腮腺咬肌筋膜表面进行,皮瓣自筋膜表面掀起,在下颌角及下颌下区则将颈阔肌包含于皮瓣之中。翻瓣时应用锐性分离,但当皮瓣掀起至腮腺前缘时,应改用钝性分离,因面神经分支穿出腮腺前缘进入咬肌时,部位表浅,易被损伤。翻瓣至露出腮腺上、下、前缘即可。由于此种翻瓣方法的优点是出血少,因而临床较常采用。还有一种翻瓣方式是在咬肌筋膜深面进行,将筋膜完整地包含在皮瓣内。这层筋膜有可能阻断分布于腺体及汗腺的神经纤维之间的迷走再生,有可能防止味觉出汗综合征的发生,其缺点是出血相对较多。

翻瓣之后就要寻找面神经及切除腮腺浅叶。首先要找出面神经主干或分支,然后边解剖分离面神经边切除腮腺浅叶。显露面神经主要有两种方法:一种是从末梢追踪到主干的逆行解剖法,另一种是从主干到末梢的顺行解剖法。

逆行解剖法:可从下颌缘支或颊支开始解剖。自下颌缘支开始解剖面神经时,可以下颌角下方面后静脉作为寻找下颌缘支的标志,因此处下颌缘支横跨面后静脉。此外也可在腮腺前下缘、下颌角上方、咬肌表面、下颌缘支离开腮腺处寻找下颌缘支。下颌缘支的吻合支较少,术中慎勿损伤。

寻找面神经颊支则以腮腺导管为标志,皮瓣掀起后用拉钩牵拉皮瓣,显露腮腺前缘最突出的部位,此即腮腺导管发出处。顺腮腺导管走行方向钝性分离,在其表面或上下方可见面神经颊支。找到面神经的分支后,再逆行解剖找出面神经主干,解剖过程中切除腮腺浅叶。

顺行解剖法:沿乳突前缘向深层钝性分离,也可在乳突前缘切断部分胸锁乳突肌的附着,向前

下方分离部分胸锁乳突肌，显露二腹肌后腹的附着，面神经主干平分其上缘与鼓板（乳突前面）所形成的夹角。茎乳孔位于二腹肌深面约 1cm 处。也可顺外耳道软骨向深面分离，显露外耳道软骨三角突，其尖端指向前下 1cm 处，即可找到面神经主干。找到面神经主干后，可在示指保护引导下，将腮腺后缘自胸锁乳突肌和二腹肌后腹分开，沿主干向前解剖至颞面干、颈面干分叉，然后向各分支分离，切除腮腺浅叶。

7. 创面处理 腮腺浅叶及肿瘤切除后，应将残存的腺体缝扎，一方面止血，另一方面促使腺体萎缩。冲洗伤口，彻底止血。检查面神经各分支是否完整，如不慎切断者，应立即行端-端吻合术。

8. 外耳道植皮 可于耳后或大腿内侧处取游离皮瓣，皮瓣宜薄，厚薄均匀，并将其对合缝合成漏斗状，尖端应宽大，植入平铺。也可用全层皮肤移植或蒂岛状皮瓣行外耳道成形，在切除病变后形成宽大外耳道的情况下进行修复。此法具有以下优点：全层皮瓣比裂层皮瓣挛缩性小；具有较强的抵抗力，可防止术后感染而狭窄；移植物取自术耳同侧，缩短手术时间，减少损伤及并发症；全层皮瓣含较多的腺体组织，有助于湿润移植的皮肤。

9. 创面处理 将面部皮瓣复位，置负压引流，缝合颈阔肌及皮下组织。并以碘仿纱条填塞，伤口加压包扎，也可于外耳道口处作荷包加压包扎（图2-6-25）。

10. 术中注意事项 手术中应有一定的安全边缘，距肿瘤 0.5～1cm，肿瘤周围应尽量保持在此距离，外耳道后、前壁肿瘤应行附着处骨膜下骨壁切除，在分离外耳道前壁时注意保护颞下颌关节囊不受损伤，在切除腮腺过程中注意保护面神经。在分离面神经时，应在其浅面循其走行逐步分离，切忌在面神经深面分离。分离面神经时应做到既清楚显露神经，又不打开鞘膜暴露神经纤维；暴露腺体后应改用盐水纱布止血而不用干纱布，止血时应"蘸血"而勿"擦血"，以免摩擦损伤面神经；已

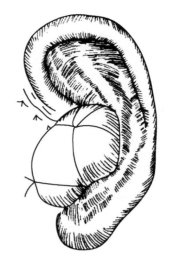

图 2-6-25 荷包加压包扎

分离出的面神经应用盐水纱布覆盖，以免暴露于空气中干燥而受损。

出血多时应先压迫止血，而勿轻易用止血钳夹止血，以免钳夹时损伤面神经。分离额面干和颈面干时常涉及面后静脉。应将面后静脉各细小分支一一结扎。如有活动性出血点，应用吸引器吸引，看清出血点后准确钳夹，以免损伤面神经。应仔细分辨腮腺分支导管及面神经，勿将面神经误作分支导管结扎切断。一般而言，面神经呈黄白色，有光泽，而腮腺导管较灰暗，无光泽。

【术后处理】

1. 耳郭肿瘤切除术后每天换药，注意皮瓣移植处是否有渗血、渗液或脓性分泌物，以判断移植皮瓣生长情况。若皮瓣生长良好，可于 14 天时拆除荷包包扎。

2. 耳郭部分切除术后，待耳郭前面皮肤创面缝合的皮瓣存活并建立良好的血供后断蒂缝合。时机和具体方法如前述。

3. 耳郭全切除术后耳道内填塞含抗生素的纱条，12～14 天后取出。伤口加压包扎。

4. 外耳道肿瘤切除术后，应注意预防感染，疼痛明显者可酌情使用止痛剂，植皮者的外耳道碘仿纱条可于手术后 2 周取出，未植皮者可于术后 10 天取出。

5. 外耳道骨疣切除术外耳道内纱条于 10～12 天后取出。

6. 扩大外耳道切除术后腮腺伤口之负压引流在术后引流量小于 15mL 时拆除，耳道口及外耳道内纱条于术后 12～14 天取出。伤口须加压包扎14 天。

【并发症及其防治】

1. **感染**　术后感染少见，但由于手术范围大、游离皮瓣植入等，术后局部组织水肿重，血运差，易继发感染。于术后 3～5 天，耳内剧痛伴分泌物较多、低热者考虑手术创面感染。拆除加压包扎，检查耳郭有无红肿、切口分泌物的量与色泽、皮瓣血运建立与否，确认为术后感染者使用抗生素，并作局部分泌物细菌培养加药敏试验，以指导临床用药。对于耳郭术后感染，处理要积极，严防扩散为化脓性耳郭软骨膜炎。

2. **游离植皮瓣坏死**　游离植入皮瓣成活的关键是能建立一个良好的血运，故皮瓣应移植于血供相对丰富的部位；中厚皮瓣或真皮层的植入有利于皮瓣的成活；皮瓣太厚易发生坏死，成活率低。为促进移植皮瓣成活，可给予烟酸 25mg 每天 3 次口服，以改善末梢微循环，同时可适当补充维生素等促进皮瓣成活。此外还须严格观察移植皮瓣的情况，如确已坏死或部分坏死，应控制局部感染并尽早清创，制造良好的血床，行"邮票"移植或局部肉芽清创后再次植入带蒂皮瓣修复。

3. **鼓膜损伤**　靠近鼓膜的病变手术切除时易伤及鼓膜，导致听力下降。若有损伤，可于术中取颞肌筋膜修复。

4. **面瘫**　位于外耳道后壁的恶性肿瘤行手术切除肿瘤时，去除骨壁位置过低、过于向内而可损及面神经，或在腮腺浅叶切除手术中刺激或损伤面神经。故应重在预防，术中注意发现和保护面神经；在切除腮腺浅叶过程中应首先解剖面神经，避免损伤并尽量减少刺激。如术中已经出现损伤，则术中、术后应予相应的治疗。对于面神经分支切断者，术中要予以缝合连接；面神经未断者，术后早期可给予糖皮质激素，以减轻局部水肿，给予营养神经药物及改善微循环药物治疗，以期面瘫早日恢复。

5. **颞下颌关节损伤**　为彻底切除外耳道前壁肿瘤时，由于手术需要或意外损伤颞下颌关节所致。表现为术后张口受限。本并发症重在预防，术中尽量不损伤颞下颌关节囊，以免影响颞下颌关节功能，若不慎损伤颞下颌关节囊，则应立即缝合关节囊，也可降低术后并发症的发生。本并发症出现后要进行功能锻炼。

6. **局部积液及涎瘘**　系残存腺体继续分泌所致，术中缝扎残存腺体，术后及时和良好的加压包扎可预防其发生。如积液量多，可将其吸尽后重新加压包扎。包扎时间适当延长。嘱患者术后忌食酸性食物，并在进食前 0.5h 口服阿托品 0.3mg，每天 3 次，以减少唾液分泌。有学者认为，经上述处理无效，涎瘘久不愈合者，可予小剂量放射治疗（8Gy），以促使腺体萎缩。但因放射线有致癌作用，故其应用应十分慎重。

7. **味觉出汗综合征**　是继发于腮腺手术及外伤后常见的并发症。临床表现为当有味觉刺激存在，并伴咀嚼运动时，患侧皮肤出现潮红和出汗。其原因有多种学说，较公认的为神经迷走再生学说。即分布于腮腺的副交感神经纤维断端，与分布于皮肤和汗腺的交感神经纤维断端，发生迷走或错向的交叉再生联合而引起。可予以抗胆碱能制剂，如东莨菪碱或阿托品治疗；或放射治疗，但要慎用。

（李厚勇　周　梁）

第七节　鼓室切开置管术

【概述】

自 1954 年 Armstrong 首次应用鼓室置管术治疗分泌性中耳炎以来，鼓室置管术已成为治疗分泌性中耳炎最有效的手术治疗方法之一。鼓室置管术可分为鼓膜切开置管术和经外耳道鼓室置管术两类。

成人鼓室置管术的适应证包括：①经鼓膜穿刺排液 3 次和 / 或鼓膜切开 1~2 次治疗无效；②咽鼓管功能不良，鼓膜穿刺后咽鼓管功能测试，大于 +3.92kPa（+400mmH₂O）咽鼓管不能开放和 / 或 −1.96kPa（−200mmH₂O）经吞咽压力不变者；③咽鼓管功能短期不能恢复正常者，如腭裂、鼻咽癌等头颈部放射治疗及鼻咽手术损伤等。儿童的鼓室置管术的适应证存在很多争议，以下指征可供参考：①中耳积液 3 个月以上，经保守治疗无好转；②纯音气导听阈（语言频率听阈平均值）双耳大于30dB；③鼓膜松弛部有较深的内陷袋；④某些反复发作的急性中耳炎。中国医师协会儿科医师分会儿童耳鼻咽喉专业委员会（2015）制定的《儿童急性中耳炎诊疗——临床实践指南》指出，鼓膜切开中耳置管术是治疗复发性急性非化脓性中耳炎积液的有效手段，其指征为半年内发作 3 次，1 年内发作 4 次。鼓室置管术禁忌证主要有：①鼓膜有重度的粘连或广泛的瘢痕；②婴儿应慎重；③严重心脏病或血液病者；④颈静脉球体瘤（鼓室型）。鼓室置管可以暂时替代咽鼓管功能，提高听力，尽管其有较多的并发症，目前仍是儿童常用的耳科手术。

【解剖概要】

1. 鼓膜及其标志 鼓膜周缘较厚，大部分借纤维软骨环嵌附于鼓沟，这一部分为鼓膜紧张部，呈珠白色。其上方鼓沟缺如之鼓切迹处鼓膜附着于颞鳞部，此处鼓膜较松弛，为松弛部，呈淡红色。鼓膜表面的重要解剖标志（图 2-7-1）主要有以下几处。

（1）鼓膜脐：为鼓膜中心部最凹点相当于锤骨柄的尖端。

（2）锤骨短突：为自鼓膜脐向上稍向前达紧张部上缘处，有一灰白色小突起名锤凸，即锤骨短突顶起鼓膜的部位。

（3）锤骨柄：在脐与锤凸之间，有一白色条纹，称锤纹，为锤鼓柄透过鼓膜表面的映像。

（4）光锥：自鼓膜脐向前下达鼓膜边缘的一个三角形反光区。

（5）鼓膜前后皱襞：沿锤骨短突向前横行的褶皱为鼓膜前皱襞，向后面的皱褶为鼓膜后皱襞。位于前后皱襞以上部分的鼓膜为松弛部，以下的部分为紧张部。

（6）鼓膜象限：沿锤骨柄作一假想直线，另经鼓膜脐部作一与其垂直相交的假想直线，将鼓膜分为前上、前下、后上、后下 4 个象限（图 2-7-2）。

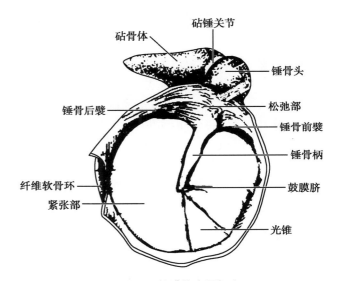

图 2-7-1 鼓膜的主要标志

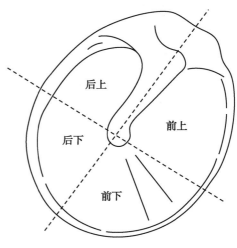

图 2-7-2 鼓膜的象限

2. 鼓室内侧壁的主要结构 鼓室内侧壁即内耳的外壁,内壁中部的隆起为鼓岬,表面有鼓室丛,骨岬的后上方有前庭窗,前庭窗的上方为面神经管水平段,面神经管的后上方为外半规管凸。鼓岬的前上方为匙突,后下方是膜状封闭的蜗窗(图2-7-3)。

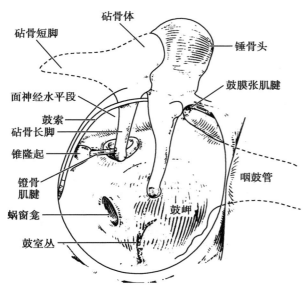

图2-7-3 鼓室内壁的结构示意图

【术前提示】

1. 掌握手术适应证 目前对鼓室置管术尚有许多不同意见,应恰当选择患者和掌握适应证,术前对该操作所带来的治疗效果和可能发生的并发症进行全面、详细了解,努力减少并发症的发生,并在术前向患者或其监护人说明情况。

2. 选择恰当的术式 由于鼓膜切开置管术操作简单,方便易行,损伤轻,临床上较多采用该术式。对于鼓室内外径变窄,鼓膜切开置管后反复脱出的患者应考虑采用经外耳道鼓室置管术,尽管该术通气管不易脱落,但也存在操作复杂、管腔容易阻塞等缺点。

3. 选择适宜的通气管 通气管按制作材料不同有硅胶管、Teflon 管、人工陶瓷、钛及不锈钢金属管等,目前多采用硅胶管。按形状不同可有直

形管、内口凸边形管、哑铃形管等,以前端锥形及圆口形哑铃形管最常用(图2-7-4)。所选用的通气管应具有无毒、对组织无刺激性、不变形、易于安放、不易滑脱等特点。术前注意选择管径大小适宜的通气管,在保持管腔通畅的情况下以小管径为宜。使用时应保持管腔内径不变,以防管腔阻塞。

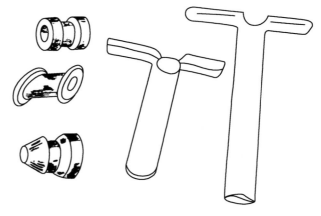

图2-7-4 各种类型的通气管

【手术操作与技巧】

1. 麻醉 ①成人鼓室置管术多采用局部表面麻醉,鼓膜麻醉剂较多使用 2% 丁卡因或鲍宁(Bonain)液(含等量的可卡因、石炭酸和薄荷脑),抑或 2% 利多卡因液,以棉片蘸两滴麻醉剂贴附在鼓膜表面,麻醉 10~20min。②外耳道鼓膜消毒后,鼓膜前下或后下象限相当于切口处,以 5 号穿刺针点刺 2~3 点,再以浸有 1%~2% 丁卡因及肾上腺素小棉球在点刺部位贴敷 3~5min,注意避免药液流入鼓室,引起眩晕、呕吐等迷路反应。③外耳道后壁骨与软骨交界处皮下注射 1%~2% 利多卡因局部浸润麻醉,因可发生外耳道肿胀和皮下血肿,影响手术操作,故尽量不采用此种麻醉方法。④儿童采用全身麻醉。

2. 体位 患者仰卧,头偏向健侧,术耳朝上方,术者坐于术耳一侧,助手位于患者头侧。

3. 切口 在手术显微镜或耳内镜下选择准确的切口位置,用锋利的鼓膜切开刀于鼓膜前下或

后下象限做放射状或弧形切口（图 2-7-5），切口不宜太靠近鼓环或脐部，注意不要用力过猛，以免损伤鼓岬，切口大小合适，一般比通气管外径略长即可，过大容易造成脱管。

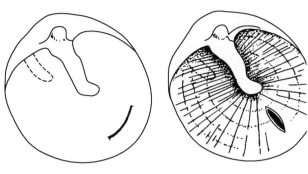

图 2-7-5 鼓膜切口

4. 鼓室内积液的处理 鼓膜切开后，将鼓室内的液体吸除，同时可行鼓室内注药或鼓室、咽鼓管药物冲洗。鼓室内积液黏稠或为黏胶液者，可在鼓膜切开后快速向鼓室内注入 α- 糜蛋白酶 5mg 和地塞米松 5mg 的混合液，α- 糜蛋白酶是一种蛋白水解酶，其和地塞米松的混合液在正常体温下对鼓室内的胶体具有一定的溶解作用，这样不仅可冲出鼓室内黏稠或胶状液体，还有助于溶解鼓室内残留的积液，之后自通气管顺利排出。清理干净鼓室内的积液后，将混合液注入鼓室，用洗耳球从外耳道向鼓室内施加一定的气压，不仅可使药液流向咽鼓管，同时尽可能开放阻塞的咽鼓管，有利于咽鼓管功能的恢复。鼓室内冲洗时要注意

压力，避免前庭窗、蜗窗的压力过大导致内耳损伤。

5. 安放通气管 取在术前根据患者的情况选定的通气管，可自鼓膜切开处直接置入，或用置管器置管。主要方法有：①用中耳钳夹住直形、锥形或斜环形通气管后端，经鼓膜切口轻轻转动并向前推进，使通气管前端越过切口进入鼓室；②用中耳钳夹住哑铃形管内凸边前缘插入鼓室，或夹住后缘将前缘插至切口前唇下，用钳头轻轻于通气管杆处加压，使内凸边全部进入鼓室。使通气管一端在鼓室内，另一端在鼓膜外，两端的凹槽嵌于鼓膜切开的边缘处（图 2-7-6）；③将上颌窦穿刺针管尖端磨去 2mm，保留针芯的原有长度，把哑铃形通气管套在针芯的尖端上，对准鼓膜穿刺的针孔，轻轻用力一推，通气管卡在鼓膜上，退出针芯，通气管便留在鼓膜上；④使用鼓室置管推进器，这类器械有多种设计，如有学者设计前端有一穿刺引导针，调整好推进距离后，于鼓膜后下方刺入引导针后按动手柄，当引流管前端突破鼓膜进入鼓室后，放松弹性手柄，观察通气管位置正常后退出推进器，手术过程便捷。

6. 经外耳道鼓室置管术 经外耳道鼓室置管术常用于鼓室内外径变窄，鼓膜切开置管后反复脱出的患者。在手术显微镜下于外耳道后下壁距鼓环约 10mm 处做一弧形切口，尽量使切口与鼓环平行。自切口处用显微剥离器分离皮肤骨膜瓣至鼓沟，分离时要连骨膜一起分离，不要用力过度，

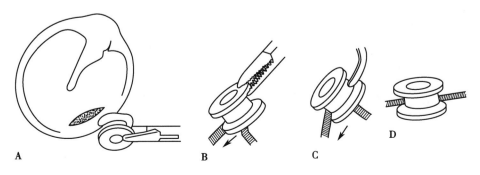

图 2-7-6 通气管置入的示意图

A. 在鼓膜前下方切口；B. 鼓膜切开处置通气管，先用鳄鱼钳将管的内边安放在鼓膜下方；
C. 再用钩针将剩余的边沿着切口放入鼓室；D. 完成鼓室置管。

注意保持皮肤骨膜瓣的完整性,以免造成外耳道狭窄。轻轻地将附着于鼓沟处的鼓膜纤维鼓环分开,即可暴露鼓室。用电钻沿外耳道长轴方向将鼓沟和其相连的外耳道磨一小浅沟槽,安放通气管(图2-7-7)。

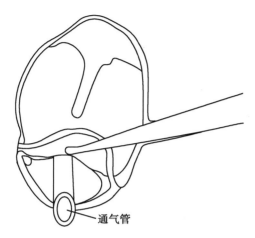

图 2-7-7 经外耳道鼓室置管示意图

7. 置管后的处理 任何方法在通气管安放后都应即刻检查其是否通畅。通气管安放时要注意位置合适,不要偏斜,以防过早脱管。置入通气管时深浅要适中,两端的凹槽一定要精确地嵌于鼓膜切口的边缘上,过深容易被生长的黏膜上皮阻塞通气管。通气管安放恰当后外耳道轻松填塞碘仿纱条或抗生素纱条。

【术后处理】

1. 术后次日可以 α- 糜蛋白酶 5mg 和地塞米松 5mg 的混合液冲洗通气管、鼓室及咽鼓管,促使黏稠胶液全部排除,减少通气管阻塞机会。

2. 术后常规应用口服抗生素 1 周预防感染,避免用力擤鼻,禁水入耳,防止上呼吸道感染。同时可应用抗组胺药物口服或鼻内糖皮质激素喷鼻治疗。

3. 应用减充血剂,收缩鼻腔黏膜,改善鼻腔通气,有利于咽鼓管通畅,但不可长期应用。

4. 术后 1 个月内每 2 周观察 1 次,以后每月观察 1 次直至通气管脱落,主要观察中耳渗液及通气

管的位置情况。通气管有少许结痂阻塞时,可用 3% 的过氧化氢浸泡后吸除。观察 6 个月后若临床症状消失,听力提高,鼓膜的色泽正常,咽鼓管功能正常,可考虑拔管。拔管后鼓膜裂口不需特殊处理,一般情况下 1~2 周即可自然愈合。

【并发症及其防范】

1. 外耳道出血 外耳道皮肤菲薄,操作粗糙即可导致出血,致使看不清鼓膜,在破损处置小片明胶海绵,多可止血,继续完成操作。损伤下鼓室的颈静脉球可致较重的出血,要中止手术,抗生素纱条填塞压迫,约 3 天可取出纱条。损伤行经中耳的颈内动脉,是罕见的并发症,可导致严重出血,应立即用纱条填塞止血,行颈内动脉数字减影造影术,评估损伤情况并做后续处理。

2. 感染 是鼓室置管术后最常见的并发症,发生率为 9%~34%。对于黏液性积液、鼓膜切开部位出血及年龄小于 3 岁者,通气管留置时间越长,感染的发生可能就越大。为减少置管后感染性可采取以下措施:①术时严格无菌操作;②术时尽量减少外耳道及鼓室黏膜损伤,以避免细菌感染;③术后应用抗生素预防感染;④避免游泳;⑤洗澡时以耳塞或药棉涂非耳毒性抗生素油膏堵耳;⑥避免用力擤鼻;⑦上呼吸道感染时及时治疗。

3. 留置管的脱出 大多数的通气管在鼓膜上维持 6 个月左右会自动脱出,一般不需要手术取出。通气管的过早脱出主要由于鼓膜中央环形向外耳道方向快速上皮移行导致切口变窄,最终通气管提早脱落鼓膜切口愈合。也可能与感染、留置管的安放位置、切口部位、所选择的通气管形状及自行挖耳有关。术中应选择大小、形状适宜的通气管,注意安放的位置恰当,使通气管的凹槽正确地嵌于鼓膜切开的边缘,同时防止鼓膜切开时切口太大。一旦发现过早脱管,应及时检查,必要时给予重新置管。

4. 留置管阻塞 术中如果操作不轻揉,损伤外耳道皮肤或鼓室黏膜,造成出血,血痂可阻塞

通气管。如果积液过于黏稠或胶耳，容易造成留置管堵塞，术中应用 α- 糜蛋白酶 5mg 和地塞米松 5mg 的混合液冲洗鼓室，尽量洗净鼓室内积液，减少通气管阻塞的可能。若由于积液结痂导致的通气管阻塞，可以用 α- 糜蛋白酶或 3% 的过氧化氢浸泡，吸除积液结痂改善留置管的通气状况，如果仍存在留置管阻塞的情况，此时需要取出留置管并重新置管。

5. 鼓膜瘢痕或遗留鼓膜穿孔　常因通气管留置过久，上皮内生或继发鼓室感染可发生永久性穿孔，此并发症主要由术后中耳感染所致，也可能与术中操作不慎损伤鼓膜或鼓室黏膜有关，破坏鼓膜中层的纤维过多，容易导致较多的瘢痕形成或鼓膜萎缩。术后应积极应用抗生素预防感染，一旦出现遗留鼓膜穿孔，完全控制感染后可考虑行鼓膜修补术。

6. 置管后鼓室硬化症　鼓室置管术后明显增加了发生鼓室硬化的机会，有文献报道置管后鼓室硬化症的发生率为 28%～61%，由于通气管作为异物长期干扰鼓膜的结构，通气管边缘形成肉芽组织，导致相对不活动的鼓膜容易形成鼓室硬化。鼓室硬化症的发生可能与通气管留置时间的长短和管型的大小有一定的关系，时间越短、管型越小，发生鼓室硬化的概率越低，这又势必影响置管后的治疗效果，因此，临床上应严格选择患者，确实需要置管治疗也要尽可能减少鼓室硬化症的发生。

7. 置管后胆脂瘤形成　此并发症发生率较低，可能与置管后鼓膜复层鳞状上皮可沿通气管经鼓膜切口向鼓室内生长所致，往往发生在置管时间较长的患者。年龄小于 5 岁，长期置管或置管时间超过 12 个月，置管后反复出现感染性耳漏的患者属置管后胆脂瘤形成的高危因素。术中仅将通气管直接刺破鼓膜置入，这样易将鼓膜上皮内翻，并发胆脂瘤。

（张晓恒　蒋光峰）

第八节　单纯乳突开放术

【概述】

单纯乳突开放术是在保留完整的外耳道后壁、不触动鼓室结构的情况下，单纯将乳突凿开，清除乳突腔、鼓窦、鼓窦入口的病变组织，建立乳突、鼓窦及鼓室的良好引流，控制感染，促使炎症消退，保存原有听力的一种手术方法。自抗生素普遍应用以来，急性化脓性中耳炎经药物治疗多能控制，因此，急性乳突炎已少见，单纯乳突开放术也很少施行。

青藏高原是世界上海拔最高的高原，在高海拔地区，地广人稀，很多居民尚处于游牧散居状态，难能及时就医，加之传统观念等诸多因素影响，直到目前还有很多慢性化脓中耳炎患者得不到及时有效的治疗，等到医院就诊时不少患者病情严重，出现脑膜炎、脑脓肿等危及生命现象，往往难以把握最佳治疗时间。因此，在基层医院有必要开展中耳炎常规疾病科普知识宣教及对全科医师进行单纯乳突开放术手术技能培训，尽量避免严重颅内并发症发生，由此能够为进一步治疗提供有效时间，最重要的是能够挽救一部分患者的生命。归根结底，有必要对基层群众普及宣教中耳炎及其最严重并发症的常识，同时，加强基层医院五官科或全科医师对此类常规手术的训练很有必要。

【解剖提示】

1. 鼓窦的解剖标志　鼓窦为鼓室后上的含气腔，是鼓室与乳突气房相互交通的枢纽，向前经鼓窦入口与上鼓室相通，向后下通乳突气房，其上方以鼓窦盖与颅中窝相隔，后壁借乳突气房及乙状窦骨板与颅后窝相隔，外壁为乳突皮层，在体表投影相当于外耳道上三角区的筛区。鼓窦是中耳手术的一个重要标志。

2. 乳突的解剖标志　乳突位于颞骨的后下部。

初生时乳突尚未发育，多自 2 岁后由鼓窦部向乳突部逐渐发展，6 岁左右气房已有较广泛的延伸，最后形成为大小不一、形状不一、相互连通的气房，内有无纤毛的黏膜上皮覆盖。

3. 乳突气房的分型　根据气房的发育程度，乳突可分为 4 型：①气化型，气房大而间隔的骨壁薄，我国正常人气化型乳突最为多见，占 73%；②硬化型，气房小或未发育，乳突骨质致密占 1%；③松质型（板障型），乳突发育不良，介于前二者之间，占 13%；④混合型，上述三型中，有任何二种同时存在则为混合型，占 13%（图 2-8-1）。

4. 高海拔地区患者乳突炎的特点　西藏自治区人民医院在长期临床工作中观察到高原地区中耳炎患者，大部分乳突气化不良，硬化型非常常见。较重中耳炎多半表现为胆脂瘤型，影像学上表现病情较轻，但对患者的听力影响较大，此类手术中往往多数伴有鼓室硬化等。巨大胆脂瘤而伴发颅内并发症者也较为常见，因此延误病情是高海拔地区乳突解剖病理化改变的主要因素之一。

5. 鼓窦与砧骨的解剖关系　鼓窦入口底部，面神经管水平段与垂直段相交处的后方，有一容纳砧骨短脚的小窝，称为砧骨窝，为中耳手术的重要标志。

【术前提示】

1. 手术适应证　现代单纯乳突开放术的手术适应证包括：①急性融合性乳突炎、乳突积脓，已出现并发症或可疑有并发症，应急诊手术；②隐匿性乳突炎；③急性化脓性中耳炎反复发作，影像学检查示乳突骨质破坏而未查出其他原因时，可行乳突切开探查。

2. 手术禁忌证　全身情况甚差不能耐受手术者。

3. 把握手术的时机　从长期基层中耳炎的现状来看，对急性乳突炎或巨大胆脂瘤型中耳炎，涉及颅内并发症，初学者应认清其严重性，通过患者症状、CT 检查等影像学资料以及耳道和乳突局部体征初步判断严重程度，了解下一步相关棘手问题的处理措施。在情况相对紧急情况下，基层医师有必要掌握经典的单纯乳突开放术技能。

4. 术前准备　将耳郭附着处后上 3～5cm 的头发剃除。术前予以足量的抗生素治疗。皮下注射阿托品使全身麻醉时减少分泌物。

【手术操作与技巧】

1. 患者位置与皮肤准备　患者仰卧手术台上，头偏向对侧。耳郭及其周围皮肤、外耳道消毒，然后用棉球将外耳道塞紧以免污染伤口。

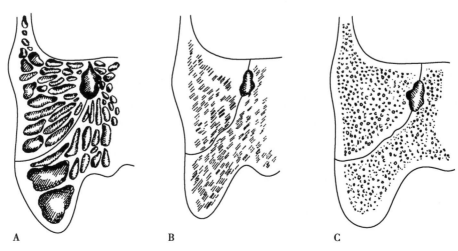

图 2-8-1　乳突的分型
A. 气化型；B. 硬化型；C. 松质型（板障型）。

2. 切口 急性乳突炎行单纯乳突开放术,多采用耳后切口。助手将耳郭微向前拉,于距耳郭附着处约0.5cm处做一弧形切口(图2-8-2)。持刀宜垂直切开皮肤、皮下组织及骨膜,深达乳突外层骨质。术者若站在患侧,切口可自耳郭上端,向下弯曲达乳突尖部中点。术者若站在患者的头顶部,切口可自下起于乳突尖部中点,向上弯曲达耳郭上端。

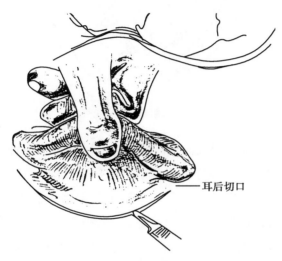

图2-8-2 单纯乳突开放术的耳后切口

由于幼儿的乳突尖部尚未发育,面神经穿过茎乳孔位置较浅,无乳突尖部保护,故幼儿的耳后切口有所不同。切口的下端应距耳郭下端附着处1~1.5cm,以避免伤及面神经。

如患者并有耳后骨膜下脓肿或乳突尖下部脓肿,切口应逐层深入而达脓腔,以免伤及乙状窦或其他主要组织。脓腔引流后,再深入暴露乳突外层骨质。皮肤软组织及骨膜切开后,将血管完全夹持并且结扎。

如患者乳突部及外耳道的软组织水肿较轻或无水肿,亦可采用耳内切口。用一适宜前鼻镜将外耳道口扩张,第一切口起自外听道口稍内侧12点钟处,沿后壁直到下壁6点钟处,切开皮肤及骨膜。第二切口起自第一切口上端,弯向上外方向,于耳轮脚与耳屏之间出外耳道,上延1.5~2cm,逐

层切开皮肤、皮下组织深达颞肌(详见第二章第九节)。将骨膜向后、向上、向下分离,则乳突显露。耳内切口的主要优点是标志清楚,术后瘢痕不明显。

3. 暴露乳突 用骨膜分离器沿切口将骨膜向后、向前分离,切勿用力将骨膜裂碎;保留较完整骨膜有助于术后迅速愈合。用乳突自动拉钩将切口拉开,用弯剪刀将胸锁乳突肌附着乳突尖部的肌腱纤维分离,则乳突骨质外层完全暴露。首先检查乳突骨质外层有无瘘管,如有瘘管,小心用钝头探子对其探查。切开乳突前必须看清以下表面解剖标志:在乳突之上有颞嵴与颧突后根,外耳道上棘及其稍后的三角小凹,内含许多小孔,乳突尖部,外耳道骨部后壁及鳞乳缝等(图2-8-3)。

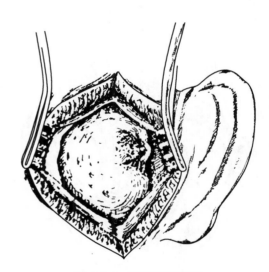

图2-8-3 暴露乳突表面

4. 进入鼓窦 乳突暴露后,根据不同情况除去乳突外层骨质及乳突气房:①婴儿患者于外耳道后上棘处用刮匙除去较薄的乳突外层骨质,进入鼓窦,轻巧地除去鼓窦病变,然后置入纱条引流,皮肤切口可部分缝合。如有瘘管,可沿瘘管扩大进入鼓窦,建立引流。②成人或较大儿童乳突部如有瘘管,可用探针探查其方向与深度,将瘘管扩大进入鼓窦。乳突部如无瘘管,用电动钻或蛾眉凿于外耳道上棘稍后的三角凹处,除去外层骨质(图2-8-4)。

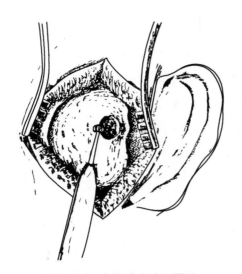

图2-8-4　去除乳突外层骨质

逐渐扩大，并与外耳道后壁平行深入达鼓窦（图2-8-5）。

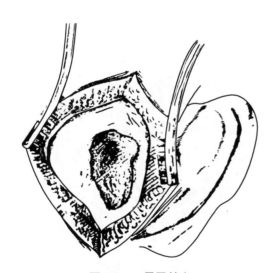

图2-8-5　暴露鼓窦

以外耳道上棘为标志，首先进入鼓窦，是施行乳突手术最重要的步骤之一，初学乳突手术者应当熟记。根据解剖，乙状窦的位置各有不同，乙状窦骨板前移者，与鼓窦十分接近。若不以外耳道上棘为标志，则易伤及乙状窦，造成严重出血；若感染侵入，则有形成乙状窦栓塞的可能。乳突顶部的硬脑膜板亦有下垂者，当除去乳突外层骨质时，微高于颞嵴即可暴露或伤及硬脑膜，若感染侵入有引起脑膜炎的可能。

5. 清除病变组织　鼓窦位置确定后，用电动

钻或咬骨钳将乳突外层骨质除去，并清除乳突各部病变气房（图2-8-6）。

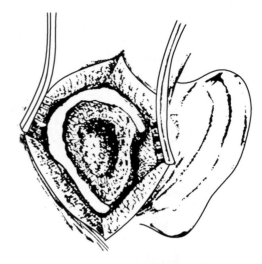

图2-8-6　清除乳突病变气房

清除病变气房时，向前达外耳道后壁，应特别注意清除面神经垂直段周围的病变气房；向下完全清除乳突尖部的病变气房；向上达硬脑膜骨板；颧突根病变气房亦应清除；向后细心清除乙状窦骨板周围病变气房；乙状窦与硬脑膜骨板交界处的病变气房最易忽略，应完全清除（图2-8-7）。

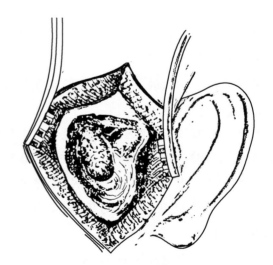

图2-8-7　完全清除病变

用刮匙小心清除鼓窦内病变，可见外半规管凸起部。清除鼓窦入口肉芽组织时，应当极为小心，禁用探针或刮匙深入鼓室，以免伤及听骨。鼓窦入口如要扩大，则刮匙应向外侧扩大，禁向内

侧，以免损伤外半规管及面神经水平段。乳突腔病变完全清除后，用电动钻或咬骨钳将乳突腔周围骨质边缘修齐，以利软组织部分陷入，减少乳突腔，则愈合迅速。再用生理盐水冲洗乳突腔，清除碎骨，然后将碘仿纱条松软地填塞乳突腔，一端置于鼓窦，另一端露出伤口下部以利引流。

6. 缝合、包扎 耳后切口的上2/3以丝线用褥式缝合法或间断缝合法缝合，缝线必须穿过皮肤、皮下组织及骨膜。缝合不宜太紧，因术后软组织多有水肿。切口下1/3无须缝合，以便引流（图2-8-8）。

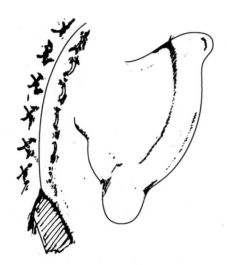

图2-8-8 引流、缝合切口

取出手术开始时置入外耳道的棉球，并将外耳道冲洗清洁，用消毒纱条置入外耳道，可防止外耳道后上壁下垂，并可引流。耳部覆以消毒纱布，包扎。

【术后处理】

1. 术后用足量有效抗生素。

2. 术后第2天更换耳外部敷料，第4天开始抽纱条，第6天拆线。

3. 术后3～5天抽出耳道碘仿纱条，注意观察鼓膜充血肿胀是否消退，分泌物是否减少或消失，以决定耳后是否保持引流和停用抗生素。一般10天左右即可逐渐将乳突碘仿纱条抽出。

【并发症及其防范】

1. 感染扩散 因手术扩散感染而有引起乙状窦栓塞、脑膜炎及迷路炎的可能。为避免发生此种并发症，术前应用足量的抗生素，使感染局限。手术时应当特别注意勿损伤乙状窦骨板及硬脑膜骨板，以防感染侵入颅内。

2. 面神经麻痹 手术损伤面神经发生完全或部分面神经麻痹，多是由于病变导致的视野不清以及术者技术操作不熟练而造成。也可由于损伤面神经管致面神经受压或产生面神经水肿，手术后逐渐发生面神经麻痹。

为了避免发生此种并发症，勿向内侧移动，以免损伤面神经。在单纯乳突开放术的术中立即发生的面瘫有两种可能性，一种可能是注射的局部麻药浸润到面神经，出现的短暂的面瘫；另一种可能是术中清除面神经周围气房时，损伤了面神经。后者应立即行面神经探查，必要时行面神经减压术。

3. 出血 最常见的原因是气房中的肉芽组织出血。病灶尽快刮除后用浸以1:1 000肾上腺素棉片压迫即可止血。另外，颅中窝中乙状窦的脑膜血管出血，可用电凝止血。偶可见到乳突导血管的出血，用薄层骨蜡紧压该处即可止血。

因乙状窦位置前移，可能损伤乙状窦壁，发生严重出血，必须及时用纱条将乙状窦壁压紧，继续进行清除乳突内病变。至手术结束时则出血大多停止，如仍有出血，可以碘仿纱条塞紧，4～5天后取出。

4. 砧骨脱位 由于术中操作不慎使砧骨脱位，表现术后传导性听力损失加重，可行二期听力重建术。

5. 其他损伤 硬脑膜损伤：术中凿开乳突上界时，由于位置过高或颅中窝下垂、骨凿使用不当，致使硬脑膜损伤撕裂，出现脑脊液漏，应及时用细针线缝合硬脑膜，或以颞肌筋膜修补，滴以纤维蛋白黏合剂。术后应用足量抗生素，防治脑膜炎。

要注意避免损伤硬脑膜、乙状窦、面神经、外半规管及砧骨等。清除病变时应在手术显微镜下操作有助于避免误伤。

（巴 罗 廖志鹏）

第九节 乳突根治术

【概述】

经典式的乳突根治术是慢性化脓性中耳炎之严重活动期病变、中耳胆脂瘤的常用手术方法，该手术约创始于 19 世纪末。手术将乳突、鼓窦、上鼓室、鼓室及其内容（镫骨除外）以及下鼓室和咽鼓管鼓室口处的病变、黏膜完全清除，封闭咽鼓管，使上述各部成一空腔，促使此空腔上皮化，并与外耳道相通畅，以获得干耳，达到断绝感染源、防止颅内外并发症的目的。经此手术后，听力一般在 60dB 左右，而且一般来说是失去了再进行听力重建手术的可能。

随着耳显微外科技术的发展，经典的乳突根治术渐渐被改良乳突根治术、分期乳突根治加鼓室成形术（开放式）、联合入路鼓室成形术（闭合式）等所代替。但后面所述几种术式多在感染情况下进行，故手术操作水平要求较高，必须保证病灶清除彻底，否则将出现病变复发及术后感染，导致手术的失败。再者，在根治情况下成形，将涉及上鼓室外侧壁重建、外耳道后壁重建、带蒂肌瓣乳突腔填塞、听骨链重建等等操作技术，这类手术难度要高于中耳炎静止期的单纯鼓室成形术。因此手术者要根据设备条件、病变程度及自己的技术水平慎重选择术式。本节中主要介绍经典的乳突根治术。

经典乳突根治术适应证包括：①活动期慢性化脓性中耳乳突炎、中耳胆脂瘤。②慢性化脓性中耳乳突炎有颅内外并发症者，此类患者根据病情可一期或分二期手术，有合并面瘫者可同时行面神经减压术。③结核性中耳乳突炎，药物治疗不能治愈，乳突 X 线片或 CT 影像显示有骨破坏、死骨形成者。④中耳乳突肿瘤，良性肿瘤（如面神经纤维瘤、神经鞘膜瘤、颈静脉球瘤等）、恶性肿瘤（如中耳癌、横纹肌肉瘤等），后者如侵及颅内，可同时行经颅中窝入路，一次完成肿瘤切除。

【解剖概要】

1. 鼓室 为含气空腔，位于鼓膜与内耳外侧壁之间，向前借咽鼓管与鼻咽部相通，向后以鼓窦口与鼓窦和乳突气房相通。鼓室分三部分：①上鼓室（或称鼓室上隐窝），为位于鼓膜紧张部上缘平面以上的鼓室腔。②中鼓室，位于鼓膜紧张部上、下缘平面之间的鼓室腔。③下鼓室，位于鼓膜紧张部下缘平面以下的鼓室腔，下达鼓室底。鼓室内有听骨、肌肉及韧带等。听骨有 3 块，为锤骨、砧骨、镫骨连接而成的听骨链。

鼓室形状约为盒状，有 6 个壁，各个壁的结构及其它们的比邻关系是耳科手术医师应该掌握的重要内容。

（1）外壁：由骨部及膜部组成，骨部即鼓膜以上至上鼓室外侧壁，膜部即鼓膜。鼓膜有以下标志：紧张部、松弛部、锤骨短突、锤骨柄、脐部、光锥。鼓膜分前上、前下、后上、后下四个象限。

（2）内壁：即内耳的外壁，有多个凹及凸起。内壁中央较大膨凸为鼓岬，系耳蜗底周所在处，鼓岬后上之小凹为前庭窗，面积约 $3.2mm^2$，由镫骨足板及周围韧带封闭，通内耳前庭。鼓岬后下方之小凹为蜗窗，由蜗窗膜封闭，通内耳鼓阶。前庭窗上方为面神经管凸，内有面神经。面神经管凸之后上方为外半规骨（水平半规骨）凸，为迷路瘘管好发部位。匙突位于前庭窗之前稍上方，鼓膜张肌的肌腱绕过匙突向外达锤骨柄上部之内侧。

（3）前壁：下部以极薄骨板与颈内动脉相隔，上部有二口，上为鼓膜张肌半管的开口、下为咽鼓管半管的鼓室口。

（4）后壁：上宽下窄，面神经垂直段通过此壁之内侧。后壁上部有一小孔，名鼓窦入口，上鼓室借此与鼓窦相通。外半规管凸位于鼓窦入口之内侧。砧骨窝为中耳手术重要标志，位于鼓窦入口之底部，在面神经水平段与垂直段相交处之后方，其内容纳砧骨短脚。后壁下内方，相当于前庭窗高度有锥隆起，镫骨肌腱由此发出后附丽于镫骨颈后面。

（5）上壁：又称鼓室盖，鼓室借此壁与颅中窝的大脑颞叶相隔。在婴幼儿时，此壁的岩鳞裂常未闭合，是中耳感染进入颅内的途径之一。

（6）下壁：以薄骨板将鼓室与颈静脉球分隔，其前方为颈动脉管的后壁。

2. 鼓窦　位于鼓室后上方的含气腔，出生时即存在。向前经鼓窦入口与上鼓室相通，向后下通乳突气房，上以鼓窦盖与颅中窝相隔，内壁前部有外半规管凸及面神经管凸，后借乳突气房及乙状窦骨板与颅后窝相隔，外为乳突皮质，相当于道上三角区。

3. 乳突　在 2 岁后始由鼓窦向乳突部逐渐发展，6 岁左右乳突气房才有较广泛延伸，成为许多大小不等、形状不一、相互连通的气房。根据发育程度，乳突有 4 种类型，详见第二章第八节。

4. 咽鼓管　沟通鼓室与鼻咽的管道，成人全长约 35mm，外 1/3 为骨部，内 2/3 为软骨部。其内侧端咽口位于鼻咽侧壁，是在下鼻甲后端的后下方，外侧端的鼓室口位于鼓室前壁上部。软骨部在静止状态时闭合成一裂隙，在张口、吞咽、呵欠、歌唱时可使咽口开放，以调节鼓室气压，从而保持鼓膜内外压力的平衡。成人咽鼓管的鼓室口约高于咽口 2～2.5cm，儿童的则接近水平，且管腔较短，内径较宽，故儿童的咽部感染较易经此管传入鼓室。

【术前提示】

1. 乳突根治加鼓室成形术适应证的选择　耳科学发展至今，单纯乳突根治术式日渐减少，但手术中应严格掌握适应证。在难以保证病灶彻底清除时不宜行乳突根治加鼓室成形术，否则势必造成术后难以控制的感染，导致在迫不得已的情况下进行二次手术，将移植物等取出，来保证术腔的通畅引流。

2. 耳源性颅外并发症的手术处理原则　存在耳源性颅外并发症者原则上不行改良乳突根治术（乳突根治＋鼓室成形）。并发面神经麻痹者，在乳突根治术的同时行面神经减压术；并发迷路炎者，在根治后应探查有无迷路瘘管，如有瘘管存在，应将其周围病变清除干净；并发耳后骨膜下脓肿（或瘘管）者，如病变清除彻底，在条件允许时可行改良乳突根治术；贝佐尔德脓肿，因其严重时可引起纵隔炎或纵隔脓肿，故手术应去除病灶，保持引流通畅的乳突根治腔，以利观察。

3. 耳源性颅内并发症的手术处理原则　凡中耳乳突炎发生颅内并发症者均不应行乳突根治＋鼓室成形术。处理原则视病情而定，如患者全身情况允许，可行乳突根治术，如情况不允许，可先行乳突单纯凿开，再做以下处理：有脑脓肿者，可经术腔进行脑脓肿穿刺抽脓；在硬脑膜或乙状窦壁上有较多肉芽者，可轻轻搔刮肉芽；对乙状窦血栓性静脉炎患者，不必切开乙状窦取血栓，待病情稳定后再二次手术，行乳突根治术。

对来院时病情危急，有脑疝先兆者，应紧急行脑室引流或钻颅穿刺抽脓，以降低颅内高压，避免脑疝的发生，从而挽救患者的生命。

4. 手术电钻和手术显微镜的使用　乳突根治术应使用手术电钻和手术显微镜。用骨凿难以将病变的乳突气房清除干净。手术显微镜则能保证某些隐蔽部位病变的清除，亦可以避免肉眼操作时对重要结构的损伤的可能性。

5. 应重视术前检查　包括鼓膜穿孔部位，鼓室内有无肉芽、胆脂瘤，纯音测听、咽鼓管功能及中耳乳突 CT 影像检查等，将诸种因素综合分析，以明确病变程度，确定手术方案，避免将可以行乳突根治加鼓室成形术的患者一律行乳突根治术，使患者失去提高听力的机会。

【手术操作与技巧】

1. 体位　仰卧，术耳向上，头偏向对侧，头下垫头圈，将非手术耳置于头圈中央空间内，以免手术期间压迫而引起不适。注意保持手术耳水平位，避免其头端和脚端高低不一。

2. 麻醉

（1）全身麻醉：多采用全身麻醉。儿童及患有全身性疾病（如高血压、心脏病等）者都要采用全麻。术中进行监测，以保证患者的安全。

（2）局部麻醉：麻醉剂为生理盐水 10mL、2% 利多卡因 20mL（或 0.75% 布比卡因）10mL、0.1% 肾上腺素数滴（以上合剂每 5mL 中加 1 滴，用 7 号注射针头滴入）。在实际应用中表明该合剂可延长麻醉时间。①神经阻滞麻醉：于耳沟后方约 1～1.5cm 处向上、中、下三个方向扇形注射至骨膜下，注意不要低于外耳道底壁水平（乳突尖前下方为面神经出茎乳孔处，以免造成一过性面瘫）。阻滞耳大及枕小神经：于外耳道上、下、前、后壁骨与软骨交界处各注射一针，深达骨膜，分别注药约 1mL，可阻滞耳颞神经及迷走神经耳支（以儿童前鼻镜撑开外耳道口注射，注意不要造成血疱）；在耳轮脚前、外耳道口上方注射，可阻滞耳颞神经耳前支。②局部浸润麻醉：于耳轮脚前与耳屏间切口处排列注射两针及在耳后进针乳突皮质表面浸润麻醉，可利于止血和剥离。③黏膜表面麻醉：可在消毒前滴入外耳道 1% 丁卡因数滴，流入鼓室内，起黏膜表面麻醉作用，待手术开始时即吸出，以免向内耳过多渗透。

3. 切口

（1）耳内切口：由 2 个切口组成：第一切口在外耳道口耳前切迹处（耳郭软骨前内缘与外耳道软骨部交界处），从 12 点向后向下至 6 点作弧形切口，深达骨膜下；第二切口从第一切口上端开始经脚屏间切迹后，沿耳轮脚前缘向上延长约 2cm，切口达颞肌筋膜表面但不切开之，以免切断颞浅动、静脉而出血（图 2-9-1）。向前、后分离切口软组织，暴露乳突骨皮质，可见到外耳道后上棘、筛区、颧弓的根部、鼓乳缝与鼓鳞缝（图 2-9-2）。再切除部分颧弓根部上方与外耳道上壁皮肤之间的皮下组织、骨膜及筋膜，可使创口前端抵达外耳道前壁，以利于开放上鼓室时能充分暴露之。耳内切口的两切口亦可一次完成，视为一个切口。作左耳切口时，自左向右（按手术者方向），顺手操作；作右

耳切口时，自右向左，反手操作。耳内切口对软组织创伤范围小，但对处理乳突尖、乙状窦壁等处病变时受到一定的限制，在使用电钻时会带来某些角度上操作的不便。

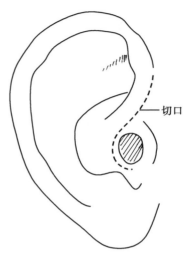

图 2-9-1　耳内切口

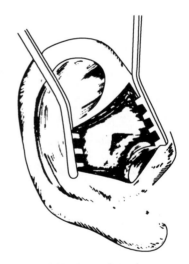

图 2-9-2　暴露术野，显露外耳道后上棘

（2）耳后切口：适用于颅内外并发症及中耳乳突肿瘤切除术，切口上起耳郭附着处（暴露颞线即可），下至乳突尖，位于耳郭后沟或其后方约 0.5cm 处，切口深达骨面。剥离器沿骨面剥离起骨膜及以上软组织，向前直至骨性外耳道口，再沿外耳道后壁骨面剥离外耳道皮瓣（图 2-9-3）。耳后切口暴露部位可弥补耳内切口的不足，且使用电钻时操

作方便，但对软组织损伤范围大。采取耳后切口时应同时加做耳内切口，以扩大外耳道口，利于术后换药时术腔的观察。

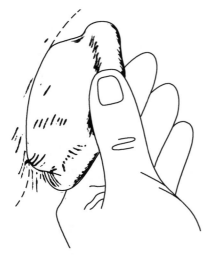

图 2-9-3　耳后切口

上述两种切口完成后，均需作外耳道皮瓣的剥离，用小剥离子由外向内紧贴骨面分离外耳道后、上及部分前壁的皮瓣及骨膜，直达鼓沟及鼓切迹，并将后半部纤维鼓环从鼓沟中分出，将皮瓣连同后半部鼓膜一并推向外耳道前下方（图 2-9-4）。

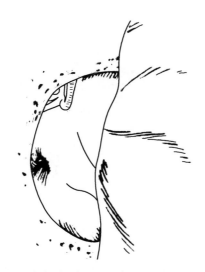

图 2-9-4　将皮瓣连同后半部鼓膜推向外耳道前方

4. 开放鼓窦及乳突腔　有鼓窦入路（亦称筛区入路）和上鼓室入路两种方法。

（1）鼓窦入路：多用于病变较广泛，鼓窦腔明显，乳突气化好或乳突皮质已破坏者。先剥离软组织，探清外耳道后上棘后方及乳突骨皮质上筛孔样骨面。于外耳道后上棘后方、筛区开始磨（凿）骨（图 2-9-5）。方向为向内稍向上（图 2-9-6），达鼓窦前可隐约见蓝色，入鼓窦时有落空感（图 2-9-7）。注意在磨（凿）骨已深达 1.2cm 以上（从乳突骨皮质算起）仍未发现鼓窦时即应重新观察位置是否正确。进入鼓窦后开始扩大窦腔，先用钩针探查腔之大小，然后继续磨（凿）骨（向上不能超越颞线，以免暴露鼓窦盖硬脑膜），磨除乳突气房（图 2-9-8）。尽量使各结构"轮廓化"，如面神经、乙状窦、迷路半规管等；用骨凿操作很难达到这一要求，另外手术者如经验不足，解剖结构不熟悉时亦做不到这一点。

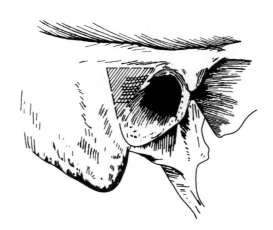

图 2-9-5　道上三角区

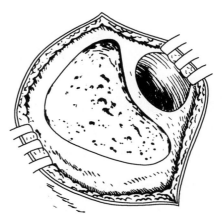

图 2-9-6　暴露乳突浅层气房

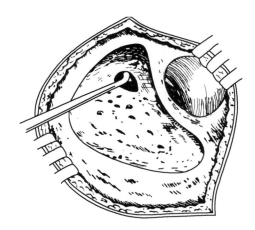

图 2-9-7　进入鼓窦

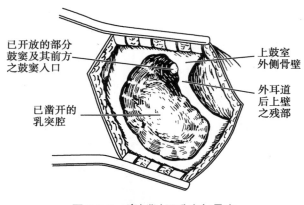

已开放的部分
鼓窦及其前方
之鼓窦入口

上鼓室
外侧骨壁

外耳道
后上壁
之残部

已凿开的
乳突腔

图 2-9-8　磨（凿）开乳突与骨窦

（2）上鼓室入路：适用于乳突气化不良（硬化型），病变局限于上鼓室、小鼓窦、乙状窦前移位或颅中窝下垂等。临床上使用该入路者不多，因其手术操作水平要求较高，风险较大，如对解剖结构不熟悉，手术时易造成面瘫。

该手术入路顺序与鼓窦入路正相反，乃是一种经上鼓室向鼓窦入口、鼓窦及乳突逐步推进的方法。因在实际工作中应用不多，故本文不详细介绍此入路。

5. 开放上鼓室与断桥　鼓窦、乳突开放后，可见到在鼓室与鼓窦、乳突腔之间由外耳道后壁上部和上鼓室外侧壁分隔，在鼓窦口方向还可见到砧骨短脚或其尖部。用钩针从鼓窦和外耳道两个部位探查鼓窦口，明确部位后，在下步操作时以此部位作为方向，不至于位置过低伤及面神经，也可

避免过高伤及鼓室盖、鼓窦盖，而且造成断桥时总是到达不了"目的地"的感觉。

磨（凿）低磨（凿）薄骨性外耳道后壁（磨低的骨性外耳道后壁称面神经嵴），向内推进逐步磨（凿）去上鼓室外侧壁等，直至接近或抵达上鼓室前壁，最后形成一条细而窄的、横跨于骨切迹上、外方的骨桥（图 2-9-9）。断桥时，用小金刚石钻头磨断，或用细头咬骨钳咬断骨桥（图 2-9-10）。如用骨凿，最好在鼓窦口放一湿棉片，用以滑凿时保护鼓窦口底壁，亦即保护面神经。用骨凿断桥时，持凿手必须要有支撑点落实，忌用力过猛，忌滑凿。

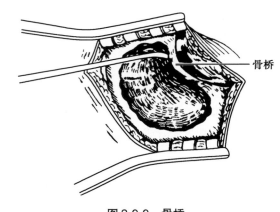

骨桥

图 2-9-9　骨桥

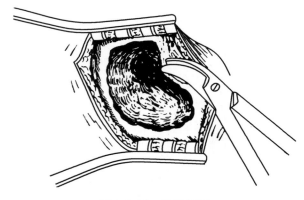

图 2-9-10　咬断骨桥

断桥后，其前上方近上鼓室前壁的断端称前拱柱（或称上桥墩），后下方连外耳道后壁之断端称后拱柱（或称后桥墩），应将前拱柱磨平使之与鼓窦、鼓室盖成一平面骨板，应将后拱柱磨平使之与鼓窦口底壁形成一平面。至此，鼓室、上鼓室、

鼓窦、乳突及外耳道形成一个大的、窦口处宽敞、各部位引流良好的乳突根治术腔（图2-9-11）。

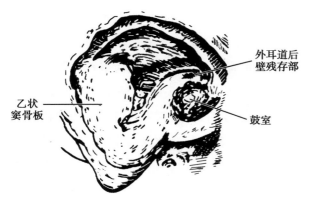

图2-9-11 乳突根治术腔

应注意在磨面神经嵴时，用金刚石钻头，钻头不宜过小，小钻头易在磨骨过程中陷下去，危险性大。应循面神经走行方向一层层地磨，至内侧端不低于鼓窦入口底壁（即砧骨窝底平面），外侧端近外耳道底平面为度。注意要充分暴露鼓室窦及面隐窝，以便彻底清除病变。

上述操作是乳突根治术的重要步骤之一，操作区域为危险区域，操作时应注意以下几点：①熟悉该区解剖结构；②找好标志，认清砧骨窝和外半规管凸（致密骨）；③磨骨方向要始终和面神经走行方向一致；④用骨凿者切忌滑凿，操作时一次不能去骨太多，要轻、细，用骨凿危险性大于电钻；⑤在不损伤面神经的前提下，面神经嵴越低越好，有利于术腔各部引流及术后换药时术腔的观察。

值得提醒的是，在病变范围广的胆脂瘤患者，因胆脂瘤对骨质的侵蚀破坏，术腔结构的形态、大小、部位及相互关系可能发生改变，故在断桥和修整术腔各壁时，要反复观察，注意各解剖标志及各结构之间的相互关系和相互位置。例如病变可使鼓窦口底壁变低，或使外耳道后壁前移，或使鼓窦腔及乳突腔变深、变大，如不反复观察、比较，则在操作时有可能造成损伤面神经锥段和垂直段的后果。

6. 病变组织的清除 在打开鼓窦时，如发现有大量胆脂瘤或肉芽组织影响手术的进一步操作时，可先去除部分胆脂瘤或肉芽组织。关键部位的病变组织清除，最好在显微镜下操作。在没有显微镜的情况下，清除时顺序应从乳突、鼓窦方向向鼓窦口处进行，以免鼓窦口处面神经万一有暴露时损伤面神经。切忌用钳子或镊子夹持病变组织向外取出。尤其在剥离清除肉芽组织时要格外小心，因有时肉芽组织破坏面神经管后而与面神经有粘连，不小心操作有损伤面神经的可能。清除肉芽组织要化整为零，用小剥离子将肉芽分成小块后分块取出。胆脂瘤囊皮一定要清除，如有残留易导致复发。但关键部位的病变，如镫骨足板、裸露的面神经表面及迷路瘘管等处，如果清除可能引起面瘫、全聋或眩晕时，则可以考虑保留。

7. 有关问题的处理

（1）听骨链的处理：如能保证病变清除彻底，有成形的可能，则尽可能保留残存的听骨链，做可行的成形手术类型。对经典的乳突根治术，则应去除砧骨和锤骨头，这样有利于鼓窦口的引流，术后获得干耳。

（2）残存鼓膜的处理：如紧张部鼓膜残存，且中上鼓室之间已封闭，则可不动紧张部鼓膜。如紧张部鼓膜部分残存且又不封闭，此时鼓膜内的中耳腔即为一开口在上的腔，这样的情况极不利于引流，腔内潴留分泌物或代谢产物，常引起术后感染。可在残存鼓膜中央切开，搔刮鼓室内壁黏膜造成创面，将鼓膜压于内壁，消灭空腔。有可能的话同时也可借鼓膜封闭咽鼓管鼓室口。

（3）封闭咽鼓管：在不准备二期行鼓室成形术者，应在乳突根治术时搔刮咽鼓管鼓室口，并取组织堵塞，以封闭咽鼓管，减少术后来自咽部的感染。

8. 皮瓣处理、术腔填塞与包扎 病变清除彻底后，用盐水或稀聚维酮碘液冲洗术腔。在外耳道后壁皮瓣上缘剪开皮瓣，蒂在下方，皮瓣铺于乳突腔（图2-9-12）。从鼓窦口处开始按序填放碘仿纱条（长约 1.5～2cm），纱条一端在鼓窦乳突腔，一端在中耳腔，中央放置在鼓窦口及面神经嵴上（即磨低的骨性外耳道后壁）。缝合切口，以绷带加压包扎。

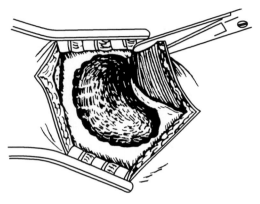

图 2-9-12　制作外耳道皮瓣

9. 手术中引起面瘫的常见原因　乳突根治术时手术医师最担心的就是引起面瘫，这使某些年轻医师望而却步，不敢学做耳科手术。术中引起面瘫的常见原因是：①手术者对中耳乳突解剖不熟悉；②中耳乳突先天发育畸形，难以辨认正常解剖标志；③病变破坏面神经管或部分面神经管先天缺损，在清除病变时（如肉芽、胆脂瘤）损伤裸露的面神经；④局麻药物所致。注射局麻药物时，注射部位不宜低于外耳道底壁，药量过多可影响茎乳孔和腮腺区面神经；⑤术后迟发性面瘫多为术腔填塞过紧所致（此种情况往往是面神经管已变薄）；⑥没有在手术显微镜下操作。

要避免引起面瘫，最基本要求是熟悉中耳乳突解剖标志，最常用标志有匙突、砧骨窝（即鼓窦口底壁）、二腹肌嵴。在清除面神经走行段中的肉芽、胆脂瘤等病变时，可请助手或麻醉师协助观察患者有无相关的面肌抽动，以便监测术中有无触动面神经的现象。若术中采用面神经监测仪进行监测则更为理想，借此可减少面神经的损伤。

【术后处理】

1. 术中取标本做细菌培养及药敏试验，术后根据药敏结果使用有效抗生素 1 周左右。手术中获得的组织标本，要做病理学检查。

2. 术后 2 天换敷料，7 天可拆线，14 天取术腔填充之碘仿纱条。

3. 取出碘仿纱条，干纱条填压，如果手术中使用电钻操作且乳突气房去除彻底，在术腔不出血后，术腔即可旷置（不放任何敷料，只在外耳道口以干棉球填撑，以防缩小）注意观察上皮生长情况、感染与否、有无肉芽生长等。如用骨凿操作，则很难将乳突气房去除彻底，术腔易有肉芽生长，术后需较长时间换药，用干纱条填压，隔天一次，待上皮生长良好时，方可旷置。后一种情况换药时间长，在此过程中难免感染（细菌或真菌），应随时选择，调整抗生素或抗真菌药物，浸湿纱条填于术腔。

4. 在换药过程中应注意：①如有难以控制的感染，应该做细菌培养加药敏试验，以调整用药，对患有鼻窦炎、变应性鼻炎等疾病的人，要警惕有真菌感染或细菌感染加过敏，前者用抗真菌药，后者可在使用抗生素的同时加用糖皮质激素或抗过敏药换药。②换药过程始终要注意鼓窦口和外耳道口，不能使其缩小，鼓窦口缩小或粘连不利引流，难以干耳，严重时可能需要进行二次手术。外耳道口如缩小，一不利于术腔通风，二不利于术腔的观察。

5. 乳突根治术后术腔易长痂皮，应隔 4～6 个月复查，取出痂皮，否则痂皮下极易存留分泌物，造成术腔感染。

【并发症及其防范】

1. 面瘫　前已述及手术中出现面瘫的主要原因，注意避免以上原因则出现面瘫的机会将极小。①局麻将有利于预防面瘫的发生。在术前教会患者鼓腮、闭眼、吹口哨等动作，术中可与患者对话，嘱其做以上动作，如出现异常可及时处理。②在局麻药注射完后，观察有无面瘫，否则手术开始后发现面瘫，无法确定面瘫的原因。③在手术过程中发生面瘫，要立即在显微镜下寻找可能发生面瘫的部位，如有无面神经管的破坏及面神经暴露，鼓索的情况如何（因鼓索受牵拉严重时，可逆行刺激面神经，引起水肿而出现面瘫）；如有面神经管破坏、面神经暴露且有水肿或肉芽、鞘膜破坏糜烂等，应立即在手术中行面神经局部减压，从病变部位向上、下方向打开面神经管，观察面神经，直到看见正常面神经为止。取筋膜覆盖于裸露的面神经表面，以保护之。术后应用糖皮质激素减轻面神经水肿。④如在手术次日及以后出现面瘫（即迟发性面瘫），则有可能为术腔填塞过紧所致，应立即取出术腔部分碘仿纱条以松解，必要时取出所有纱条，然后取几根干纱条松填术腔，以防出血流至耳外。但应注意，纱条尽量不放在鼓窦口及面神经嵴处；如经处理后面瘫消失，则不必使用糖皮质激素，如面瘫不恢复甚至加重，则应使用糖皮质激素及神经营养药物。

2. 脑脊液漏 手术中不慎损伤鼓窦盖和鼓室盖等骨质进而伤及硬脑膜（颅中窝下垂、小鼓窦者易发生）；或鼓窦盖骨质被病变腐蚀破坏，清除病变时硬脑膜损伤；或病变侵蚀硬脑膜，胆脂瘤或肉芽暂时堵塞硬脑膜处，故无脑脊液漏，但术中一旦清除病变，则可立即出现脑脊液漏。较轻的脑脊液漏处理不难，可在漏液处覆盖明胶海绵，然后以碘仿纱条填压，持续半个月。在此期间，患者应卧床，避免大便干燥。同时应用抗生素预防颅内感染，多能愈合。如为较严重脑脊液漏，则应修补。取颞筋膜铺填于鼓窦盖缺损处周围的鼓窦盖与硬脑膜之间，铺前滴生物蛋白胶于硬脑膜上，铺后再滴于颞筋膜上，覆盖明胶海绵，填碘仿纱条加压。术后卧床14～20天，用抗生素预防感染，必要时甘露醇降颅压。较大面积脑脊液漏修补较困难，不成功的可能性较大，确有困难者，可转神经外科，经颅中窝入路行修补。

3. 出血 大出血较少见，为损伤乙状窦所致。由于小鼓窦或乙状窦前移位，或乙状窦板已被病变腐蚀吸收，清除肉芽时可损伤乙状窦。出血时立即以碘仿纱条填压止血，待14天后取出纱条，出血多可止住。

4. 迷路炎 术中损伤半规管，清除病灶时（尤其是肉芽组织），不慎刺激镫骨足板或撕脱之，因病变造成迷路瘘管，术中清除病变时刺激、吸引等，均可导致浆液性或化脓性迷路炎，后者可引起严重的耳蜗性听力损失。术中如发现迷路瘘管，尽量不刺激、不吸引，取筋膜覆盖，术后抗生素预防感染。如有眩晕，可用镇静剂及适量糖皮质激素，卧床休息，症状可慢慢得到控制。

5. 术后长期不干耳 可因术中病变清除不彻底，术后换药不规范，使上鼓室与鼓窦口粘连，造成引流不畅，或咽鼓管鼓室口未封闭，鼻腔及鼻咽部感染蔓延至耳。以上情况在必要时可行二次手术处理。另外，要注意同时患有变应性鼻炎及鼻窦炎者，耳内亦可因为免疫因素致黏膜过敏，长期渗出不干耳，耳内环境潮湿，极易引起真菌感染，可取分泌物送培养，明确后选用合适药物治疗，同时应积极治疗鼻部疾患。为减少乳突根治术腔长期不干耳的现象，术者可根据患者的具体情况，采用乳突尖切除，减少乳突腔面积；或在乳突术腔进行 Thiersch 皮片或颞肌筋膜移植，以促进术腔上皮化，早日干耳。

（张秋贵 付涛 田英）

第十节 鼓膜成形术

【概述】

鼓膜成形术是临床上最常用的耳科手术之一，又称鼓膜修补术，其目的在于通过组织移植技术修复穿孔，恢复鼓膜的完整性，并提高听力。鼓膜成形术最早由 Berthold 于 1879 年提出，至今已有 100 多年的历史，然而，由于受到当时医疗设备和技术水平的限制，未能广泛应用。到 20 世纪 50 年代，随着显微外科手术技术的不断进步，鼓膜成形术的技术方法也逐渐成熟，加之国内外耳科医师的不断改进和发展，其治疗鼓膜穿孔的疗效不断提高。近年来耳内镜的出现，又为鼓膜成形术提供了新的工具。国内许多耳科医师已经在这方面积累了一定的临床经验。成功的鼓膜成形术要求穿孔的鼓膜封闭，重建的鼓膜恢复或基本恢复正常的形态，并具有良好的传声和声顺功能。要达到这些要求，不仅要充分了解鼓膜、中耳的解剖结构，中耳传音的机制，熟练掌握相关手术技巧，同时还要严格把握手术的适应证和禁忌证。而移植组织的选择、手术入路和方法的运用都将影响鼓膜成形术的成败。

鼓膜成形术的手术适应证包括：①慢性化脓性中耳炎所致的鼓膜紧张部穿孔，干耳2个月以上，其中包括鼓室黏膜表面稍湿润者，但鼓室内不能有脓性分泌物；②外伤性鼓膜穿孔，经观察3个月不能自愈者；③外伤性鼓膜穿孔面积较大，预计不能自愈者；④外伤性鼓膜穿孔迫切希望鼓膜穿孔愈合，且对手术成功率有合理期望值者；⑤鼓室内无鳞状上皮及隐匿胆脂瘤者；⑥听力检查示听骨链及两窗功能正常者；⑦咽鼓管功能良好者；⑧颞骨CT检查提示鼓室和乳突正常。

对于已经证实有咽鼓管闭锁（不包括鼓室开口附近的阻塞）者；患有急性上呼吸道感染或有较严重的鼻、鼻窦慢性炎症者；颞骨CT影像提示上鼓室和乳突内有胆脂瘤和肉芽组织者；外耳道有急性炎症，如真菌性或细菌性外耳道炎者；较严重的全身性疾病，如严重高血压、糖尿病、凝血机能障碍等患者则被列为手术的禁忌证。

鼓膜移植系鼓膜成形技术中重要的一环，涉及手术的成败。常见的鼓膜移植方法有：①将移植组织放置在残留鼓膜内侧面的内植法，适用于穿孔四周均有足够残留边缘的鼓膜穿孔；②将移植组织放置在残留鼓膜外侧面的外植法，适用于鼓膜大穿孔；③前方内植于残留鼓膜的内侧面，后方外植于残留鼓膜外侧面或耳道壁上的内外植法，

适用于前方有残边的紧张部大穿孔；④将移植组织嵌入鼓膜上皮层与纤维层之间的嵌入法，适用于鼓膜中小穿孔。

涉及内植法的鼓膜成形具有避免钝角愈合及外侧愈合的优点，愈合时间也较短暂。然而，内植法鼓膜成形技术的先决条件为鼓膜穿孔有足够的残边可供移植组织内植。通常情况下，在切除穿孔边缘上皮后，残余鼓膜与移植物相互重叠至少2mm方可考虑内植法。对于无残边的鼓膜大穿孔，内植法显然是无能为力的，这类患者只有将移植物放置于残留鼓膜，多数情况下仅为残留鼓环的外侧面，须行外植法。

经典外植法可能存在的问题是钝角愈合及外侧愈合，Sheehy等（1980）报告颞肌筋膜外植法钝角愈合及外侧愈合的发生率并不比内植法高，主要取决于技术的熟练程度。美国House耳科诊所采用的鼓膜成形技术多为Sheehy描述的外植法。然而，上海交通大学附属第六人民医院认为对于有条件的患者内植法、内外植法以及嵌入法显然各有其不可替代的优越性，而无残边的鼓膜大穿孔则可考虑James Sheehy鼓膜成形技术，需要行耳道成形及鼓室探查的患者更是如此。上海交通大学附属第六人民医院自2001年1月以来应用James Sheehy鼓膜成形技术行无残边的大穿孔鼓膜成形术60余例，全部患者耳后切口术后一期愈合，58名患者术后鼓膜一期愈合，2名患者于术后3个月左右修补鼓膜中心部位出现针眼样穿孔，经明胶海绵贴补二次愈合，仅1例患者出现鼓膜外侧愈合，其余患者新生鼓膜形态、位置正常，前方锐角存在，5名患者术后出现轻微颞下颌关节症状，3天后消失。

近年来脂肪组织作为移植物之一在鼓膜修补术中的应用得到越来越多的关注。Deddens等（1993）选择25例鼓膜前下部中央性穿孔的3～15岁儿童，共28耳；穿孔的大小约占整个鼓膜面积的5%～30%，干耳至少6个月；25耳继发于分泌

性中耳炎置通气管后，2 耳源于急性鼓膜炎，1 耳继发于胆脂瘤，儿童均无听小骨破坏，无活动性炎症，无胆脂瘤内陷袋；结果表明，25 例儿童（28 耳），随访 4 年，25 耳（89%）愈合，术后 6 个月听力恢复正常；3 耳（11%）失败；提示该手术为治疗鼓膜小穿孔的一种简单、有效的方法。许多学者应用脂肪修补鼓膜得到相似的结果。Ringenberg（1978）曾对 65 例随访 3～13 年的患者的临床资料进行分析，结果显示 10 年成功率为 86%，6 例（9%）鼓膜轻度萎缩；5 例（8%）听力无变化，57 例（90%）听力提高；穿孔小于鼓膜面积 25% 者愈合率达 95%。Gross 等（1989）报道了 62 名儿童 76 耳脂肪移植鼓膜修补的结果，随访超过 15 年，术后 1 年成功率达 84.7%，长期结果为 79.2%。Mitchell 等（1997）回顾了 342 名儿童采用脂肪移植修补鼓膜穿孔的临床资料，随访 6 年以上，92% 儿童的穿孔愈合；尽管有 12% 的患耳因中耳积液重新置管，但足以证明该技术修补鼓膜穿孔的有效性。Chodynicki（1998）、Hernandez（1995）亦认为该技术为治疗鼓膜穿孔的简单、有效的方法。Mitchell（1996）将其应用于门诊患者的治疗，取得满意的效果，成功率达 91%。近年来的临床研究也显示了该手术的可靠性。Liew（2002）在为 15 名鼓膜置管的儿童取出置管的同时予脂肪移植修补鼓膜穿孔，临床研究结果显示，3 周后穿孔全部闭合，其中 11 耳听力提高，平均随访 13.7 个月未见再穿孔。Ayache（2003）为 45 例鼓膜穿孔患者施行脂肪移植鼓膜修补，有效率达 91.1%。目前认为，脂肪移植鼓膜修补是一种简便、安全、有效的方法，但有其严格的手术适应证。对于儿童置管后鼓膜不愈合及外伤性鼓膜小穿孔不愈合有良好的疗效。

【解剖概要】

1. 鼓膜的形态 鼓膜是一个具有弹性的灰白色半透明薄膜，将外耳道和中耳隔开，其距离外耳道口 2.5～3.5cm，高度约 9mm，宽度约 8mm，厚约 0.1mm。其形状如漏斗，斜置于外耳道内，与外耳道底呈 45°～50° 角，因此外耳道后上壁较前下壁短。

2. 鼓膜的结构 其紧张部结构包括 3 层：外层为上皮层，与外耳道皮肤相延续；中层为纤维层，其外侧为放射状，内侧为轮状，内层为黏膜层，与鼓室黏膜相延续。鼓膜上方有一小部分没有中间纤维层，比较薄而松弛，称为松弛部，而有纤维层的部分称为紧张部，锤骨柄附于纤维层之间。

【术前提示】

1. 手术入路的选择

（1）经外耳道入路：在放置于外耳道的耳镜下进行的手术，这需要有较宽的外耳道，从而能够完全看到鼓膜穿孔的边缘（图 2-10-1）。当突出的外耳道壁阻挡了鼓膜穿孔的前边缘时就不能采用此手术入路。该手术入路通常适用于鼓膜紧张部中央性小穿孔和较大的外伤性鼓膜穿孔。

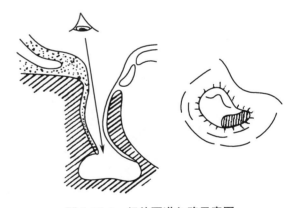

图 2-10-1 经外耳道入路示意图

（2）经耳内入路：此种入路需要在耳屏和耳轮之间作小切口，用撑开器扩大外耳道入口（图 2-10-2）。如果外耳道后部骨质突出，可以电钻磨除，与经外耳道入路相比，经耳内入路可以获得鼓膜前部较好的术野。然而，多数鼓膜穿孔的前边缘被前下方的外耳道骨部突起所遮挡，因此经耳内入路的适用范围常常受到限制。该入路多用于后上象限或后下象限的鼓膜紧张部中央性穿孔，后方残余鼓膜较少；或鼓膜次全穿孔。

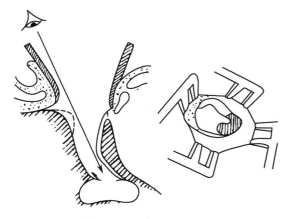

图 2-10-2　经耳内入路

（3）经耳后入路：通过这种入路，耳郭和与之相附着的耳后组织被推向前，突出的外耳道壁被去除后能够充分暴露穿孔的前边缘。多用于鼓膜前方中等大的穿孔，通过完整的外耳道不能清楚看到边缘的前部鼓膜穿孔（图 2-10-3）。

2. 移植方法的选择　移植方法的选择是鼓膜成形术中很重要的环节，也是手术成败的关键因素之一。主要包括内置法和外置法。

（1）内置法：内置法是将移植组织放置在鼓膜内侧面作为支架使鼓膜穿孔修复的方法。当鼓膜前部存在残留（至少有纤维鼓环）就可以采用这种方法。移植组织放置在残留的前部鼓膜内侧面和后部鼓沟的外侧面。除了穿孔在前下象限以外，移植组织都放在锤骨柄下方（图 2-10-4）。

（2）外置法：这种方法用于鼓膜没有残留的穿孔。在开放的鼓室腔外侧磨出一个新的鼓沟以放置移植组织，移植组织放置在鼓沟上和锤骨柄下方，其边缘由外耳道皮肤覆盖（图 2-10-5）。

3. 移植组织的选择　一般多采用自体移植组织如颞肌筋膜、乳突骨膜和软骨膜，由于移植过程中移植组织要保持干燥，因此往往在手术开始就进行切取。

（1）颞肌筋膜：由于筋膜易于建立血循环，取材方便，干燥后放置方便，成活率比较高，故在临床上应用最为广泛。切取颞肌筋膜过程中应当注意与颞肌分离，如果表面留有肌肉纤维，应当用剪

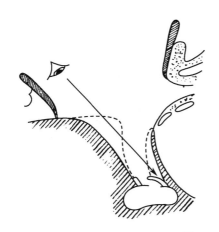

图 2-10-3　经耳后入路

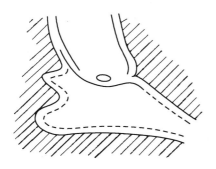

图 2-10-4　内置法

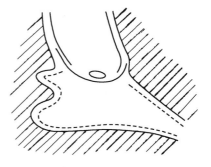

图 2-10-5　外置法

刀剪去或以手术刀剔除。筋膜取下后应当使其充分展平，可以根据个人的体会进行处理，在此基础上晾干以备用。颞肌筋膜取出后置于压薄器上充分展平后压薄以备用不失为一个良好的方法。

（2）软骨膜：软骨膜质地薄而韧，质量近似鼓膜，而且有一定硬度，并且利于血运的建立。在处理过程中不会像颞肌筋膜一样容易发生蜷缩。但是在切取的过程中应当严格消毒，防止发生由于铜绿假单胞杆菌引起的耳郭软骨膜炎。

（3）乳突骨膜：一般多在经耳后入路开始时经切口切取之。乳突骨膜取材方便，操作简单，成活率较高，但是由于组织较致密，厚薄不均匀，从而影响移植鼓膜的形态和传音。手术过程中应当在切取后进行修薄。

（4）脂肪：近年来脂肪组织作为一种移植物，在鼓膜修补术中应用受到重视。

【手术操作与技巧】

（一）经外耳道入路

1. 外伤性鼓膜穿孔

（1）通过耳镜可以看到的外伤性鼓膜穿孔，外耳道不需要切口。

（2）左手持吸引管，右手持所需的器械复位穿孔鼓膜的边缘，特别注意穿孔处内折的边缘。应用

钩针将内折的鼓膜边缘翻出，把浸有抗生素溶液的明胶海绵块放入鼓室内以固定鼓膜。穿孔处的鼓膜外侧面放置明胶海绵加以固定。外耳道充填碘仿纱条。术后常规应用抗生素 5～8 天（图 2-10-6）。

2. 慢性化脓性中耳炎紧张部中央性小穿孔

（1）切除颞肌筋膜或耳屏软骨膜备用。

（2）耳镜下看清鼓膜穿孔边缘，以直针或钩针，必要时辅以碗口钳，将穿孔边缘一周的上皮剔除，并用内刮匙在残余鼓膜的内侧搔刮以形成移植床。

（3）将浸有抗生素溶液的明胶海绵小块放入鼓室，其中一大块置于咽鼓管鼓口。由于明胶海绵吸收抗生素溶液以及鼓室内渗液后会膨胀，因此，明胶海绵块应略高出于穿孔缘。以 0.7～0.9mm 或前端吸附小棉球的 1.5～1.6mm 的吸引器吸出明胶海绵内的液体至明胶海绵与穿孔缘相平。

（4）通过穿孔缘置入修剪后的颞肌筋膜或耳屏软骨膜。通常先将移植膜纳入鼓室内空间较大的一侧，然后置入另外一侧并摊平。45°铲刀、钝头钩针及鼓环剥离器均为合适的工具。

（5）移植膜置入穿孔后再以 45°铲刀仔细检查是否有足够的重叠部分，通常情况下移植膜与残余鼓膜至少重叠 2mm。

（6）检查确认移植膜位置良好，并与残余鼓膜

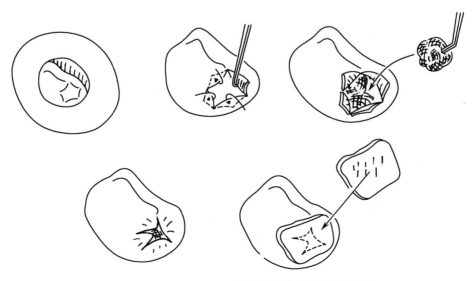

图 2-10-6　经外耳道入路外伤性鼓膜穿孔鼓膜修补术

有足够重叠后在穿孔外侧以一小片明胶海绵覆盖。外耳道内以抗生素油膏纱条或碘仿纱条或外耳道内专用填塞物填塞。

（二）经耳内入路

1. 移植膜的制备 切取颞肌筋膜或耳屏软骨膜备用。

2. 切口 在耳屏和耳轮脚之间做长约 5mm 的耳内切口，并沿耳轮脚前缘向上延长约 2cm（图 2-10-7A）。

3. 制作外耳道皮肤 - 鼓膜瓣 于鼓环的 7 点和 1 点处（右耳）螺旋向外做放射状切口与耳内切口相连制作外耳道皮瓣（图 2-10-7B）。

4. 移植膜植入 在外耳道皮瓣被掀起之前应用直针或钩针，必要时辅以组织钳，去除穿孔缘的上皮，形成新鲜的创面。掀起皮瓣后将浸有抗生素溶液的明胶海绵放置在鼓膜下，咽鼓管鼓室口应放置较大块的明胶海绵（图 2-10-7C）。在此阶段注意检查听骨链的活动性和完整性。将移植膜从外耳道皮肤 - 鼓膜瓣下方导入鼓室，前方内植于残余鼓膜内侧，后方置于鼓沟上（鼓环连同外耳道皮肤 - 鼓膜瓣一起前翻，图 2-10-7D）或鼓环以及后方残余鼓膜纤维层上（外耳道皮肤 - 鼓膜瓣从鼓环表面连同后方残余鼓膜上皮层一起前翻，鼓环保留在鼓沟内）。

5. 外耳道填塞和切口缝合 将皮瓣复位（图 2-10-7E）后应用小的明胶海绵片加固，外耳道内以抗生素油膏纱条或碘仿纱条或外耳道内专用填塞物填塞，缝合切口（图 2-10-7F）。

（三）经耳后入路

1. 切口 沿着耳后发际做耳后弧形切口，上自耳郭附着处上缘高度，下至乳突尖（图 2-10-8）。切开皮肤的同时注意保留其下方的筋膜和骨膜。

2. 耳后肌骨膜瓣的制作与术野的暴露 掀起皮肤后，制作耳后肌骨膜瓣（图 2-10-9）。手术结束时肌骨膜瓣要复位并和周围组织缝合，若同时行乳突手术，肌骨膜瓣要用来覆盖后表面以缩小乳突腔。应用乳突剥离器掀起肌骨膜瓣。以 11 号手术刀片在外耳道入口下方数毫米行外耳道皮肤切口完成外耳道内切口的后份（图 2-10-10），随即延伸到外耳道前壁 2 点左右形成外耳道内切口前肢。剥离器分离切口外侧的皮肤，耳后乳突撑开器充分暴露外耳道以及自颞线到乳突尖的乳突面。

如外耳道前壁不突出或突出不明显，鼓膜穿孔前边缘能够看清楚，则按照前述经耳内入路手术的步骤进行操作。

如外耳道前壁突出明显，鼓膜穿孔前边缘不能看清，则按下述步骤进行操作。

（1）以 11 号手术刀片在外耳道前壁由相当于时钟 2 点向 6 点弧形向内、向下切开外耳道皮肤，6 点处距离鼓环约 2mm。以外耳道剥离器或铲刀直视

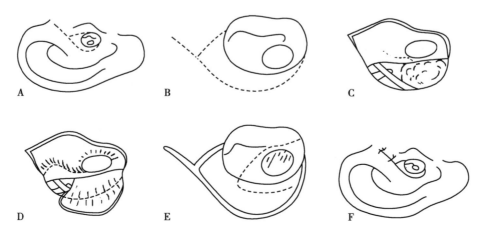

图 2-10-7　经耳内入路鼓膜成形术
A. 做切口；B. 制作外耳道 - 皮肤鼓膜瓣；C. 在咽鼓管鼓室口放置明胶海绵；D. 导入移植膜；E. 复位皮瓣。

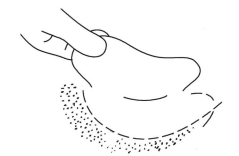

图 2-10-8 皮肤切口

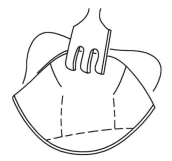

图 2-10-9 耳后肌骨膜瓣

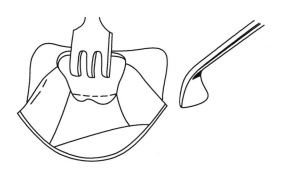

图 2-10-10 外耳道内切口

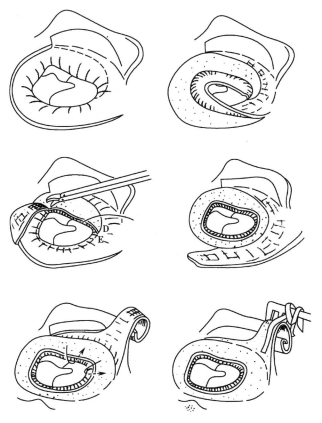

图 2-10-11 外耳道皮瓣

下分离外耳道皮肤,直到充分显露鼓膜后上缘和前下突起的外耳道壁。以显微手术剪在距离鼓环约 2mm 处切断外耳道皮肤,从而形成蒂在 6 点处的外耳道内皮瓣。将此皮瓣掀出外耳道,充分显露手术部位及突起的外耳道前壁。外耳道内皮瓣可与耳后切口相应的组织缝合固定,或以一小片铝片固定在乳突撑开器上(图 2-10-11)。

（2）用电钻扩大骨性外耳道,特别是要磨除前部和下部的突起。同时要防止损伤前方的颞下颌关节,当外耳道前壁骨质出现蓝粉色时提示已接近颞下颌关节。外耳道前下方突出骨质的磨除可

以更好地分离外耳道内接近鼓环的皮瓣,皮瓣分离后可以进一步磨除突出的外耳道骨质。在完成外耳道成形后,一个显微镜视野下可以看到整个鼓环。此时外耳道状如内翻截断的锥形,其外口直径近似鼓膜直径的 2 倍。将外耳道内接近鼓环的皮瓣复位,显露整个鼓环以及穿孔的各边缘,有时需要在皮瓣上做一些减张切口(图 2-10-12)。

（3）依据残余鼓膜的状况选择鼓膜内置法或鼓膜外置法。

（四）内置法鼓膜成形术

1. 创面的制备、术野暴露和移植组织固定方式的选择 在掀起外耳道皮肤 - 鼓膜瓣前,应用直针或钩针结合小活检钳剔除穿孔边缘的上皮。外耳道皮肤 - 鼓膜瓣后上方掀起后可以暴露出锤骨颈、砧骨长突,甚至镫骨头。如果显露有困难,应当行镫骨暴露。在处理锤骨柄时,为了防止内耳损伤,可以将砧镫关节分离。分离砧镫关节合适

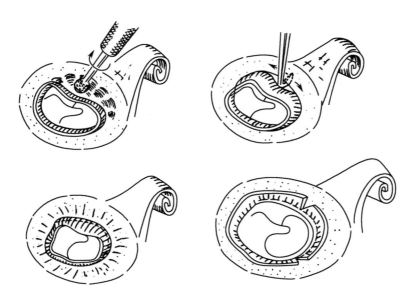

图 2-10-12　外耳道成形术

的器械为关节分离刀，如果没有关节分离刀，直针或钩针也可替代。手术结束时并不需要刻意将砧镫关节复位。如果豆状突完整，砧镫关节可以自然复位，并具备良好的功能（图 2-10-13）。

右耳鼓环相当于时钟 2 点至 4 点处、左耳鼓环相当于时钟 8 点至 10 点处不应当掀起，因为它们所形成的鼓膜 - 外耳道角，简称鼓耳道角，是获得最佳听力重建结果的基本条件。此处鼓环处理不当可引起钝角及外侧愈合，影响鼓膜振动的特性（图 2-10-14）。

根据穿孔的大小和位置（前下、前上或亚全穿孔）决定移植组织固定的方式。

（1）前下穿孔的内置法：局限于前下象限的穿孔可以将下部外耳道皮肤 - 鼓膜瓣向上掀起至相当于时钟 4 点处。将锤骨柄末端的上皮剔除约数

毫米，从而暴露锤骨柄末端骨质。在这种情况下内置的筋膜放置在前下的鼓沟、锤骨柄裸露的末端以及后部鼓沟的外侧。手术过程中鼓室内可不放置明胶海绵支撑移植组织，这样可减少术后引起暂时性咽鼓管阻塞的概率（图 2-10-15）。

（2）前上穿孔的内置法：可有 2 种选择。①第一种选择：穿孔涉及鼓膜的前上象限需要特别的前上方的支撑。在鼓室腔的前上放置明胶海绵有利于移植组织和残余鼓膜以及鼓环内侧面的贴合。在这种情况下，内置的移植组织放置在下部以及后部鼓沟的外侧，锤骨柄末端、前部残余鼓膜及邻近骨质的内侧（图 2-10-16）。②第二种选择：广泛的前上穿孔时有效的固定内置移植组织的方法是在鼓沟相当于时钟 1 点处（左耳为相当于时钟 11 点处）将鼓环从鼓沟中分离。从鼓环和鼓沟所形成

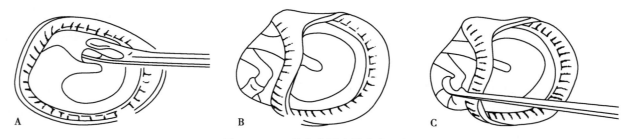

图 2-10-13　前方内置法鼓膜成形术
A. 清除穿孔边缘上皮；B. 探查听骨链；C. 分离砧镫关节。

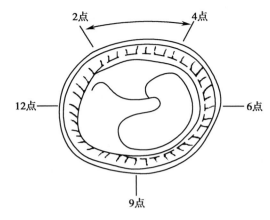

图 2-10-14　保留前方鼓耳道角

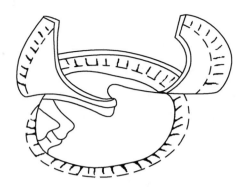

图 2-10-16　鼓膜前上穿孔内置法（1）

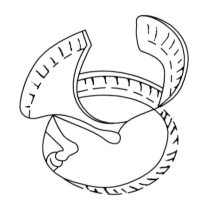

图 2-10-15　鼓膜前下穿孔内置法

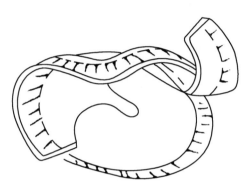

图 2-10-17　鼓膜前上穿孔内置法（2）

的间隙内拉出移植组织。在这种情况下，移植组织放置在下部以及后部鼓沟的外侧，锤骨柄末端的内侧，以及前上鼓环与鼓沟之间。将移植组织固定在前上方可以不使用明胶海绵，从而减少术后暂时性咽鼓管阻塞的概率（图 2-10-17）。

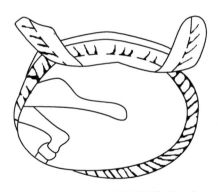

图 2-10-18　亚全穿孔鼓膜成形术

（3）亚全穿孔的内置法：亚全穿孔时只在前部存在有限的残余鼓膜，在这种情况下移植组织只能通过鼓室内放置明胶海绵支撑。前部鼓环不应当从鼓沟中分离，否则会破坏前方至关重要的鼓耳道角的稳定性。因此在这种情况下，移植组织放置在下方以及后方鼓环、鼓切迹的外侧，锤骨柄的内侧，以及前方残余鼓膜及相邻骨质的内侧（图 2-10-18）。

2. 鼓膜前下穿孔的手术操作技巧　对于鼓膜前下穿孔，以耳科直显微剪从后方将外耳道皮肤 - 鼓膜瓣剪断，并由后向前掀起（图 2-10-19）。上部的外耳道皮肤 - 鼓膜瓣仍附着于锤骨颈上，下方则

从鼓沟中分离出来至穿孔的边缘处（相当于时钟 4 点处，图 2-10-20）。

仔细分离锤骨柄末端的鼓膜以防上皮残留。实际操作时先分离砧镫关节，然后左手持 1.5mm 的 45°钩针将锤骨柄向外托起，右手以另外一枚钩针进行分离（图 2-10-21）。应当注意避免将鼓膜完全从锤骨柄上剥离，因为那样可能导致移植膜外侧愈合。以金刚石钻头沿着外耳道的后下缘磨出一个新的鼓沟（图 2-10-22）。

　　用内刮匙或探针在残余鼓膜和邻近骨质内侧面刮出粗糙面作为移植床（图 2-10-23）。根据锤骨柄的位置在筋膜的一侧做一切口便于嵌入锤骨柄（图 2-10-24）。实际操作中也可以不做此切口，而直接将移植组织嵌入。将准备好的移植组织置于穿孔前缘的下方，以下、后方的鼓沟和锤骨柄末端做支撑（图 2-10-25）。

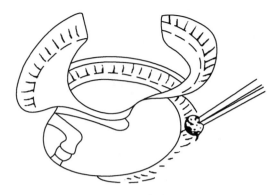

图 2-10-22　磨出新鼓沟

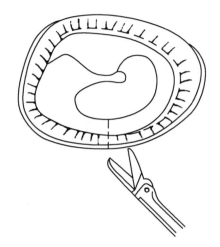

图 2-10-19　分离外耳道皮肤 - 鼓膜瓣

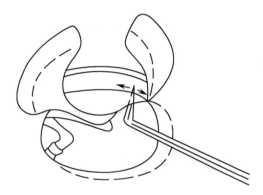

图 2-10-23　处理前方内植床

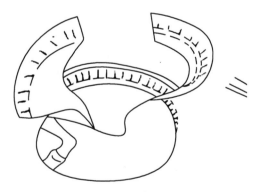

图 2-10-20　掀起外耳道皮肤 - 鼓膜瓣

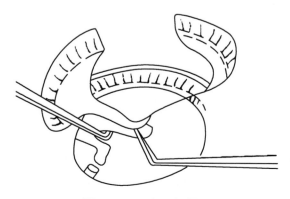

图 2-10-21　处理锤骨柄

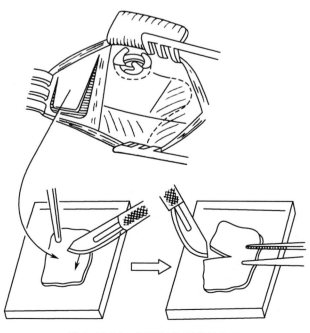

图 2-10-24　切取与处理移植组织

中耳腔内无须置入明胶海绵。将外耳道皮肤 -
鼓膜瓣恢复原位使筋膜固定在鼓沟上（图2-10-26）。
外耳道皮肤也恢复到原来位置并覆盖筋膜的后缘
及外耳道后壁。明胶海绵再次固定（图2-10-27）。
外耳道前上壁上皮化需要3～4周的时间。

3. 鼓膜前上穿孔的手术操作技巧 对于鼓膜
前上穿孔，手术操作有2种选择。

（1）鼓室内明胶海绵支撑：用小刮匙在鼓膜黏
膜层和邻近骨质面搔刮，搔刮的范围比前下穿孔更

大，也更彻底。移植组织整个置放在锤骨柄内侧和
后、下鼓沟的外侧（图2-10-28）。鼓室前部置浸
有抗生素溶液的明胶海绵，以使移植膜与前方残余
鼓膜及相邻骨质的粗糙面紧密贴合（图2-10-29）。
该技术的一个不足之处是咽鼓管口的暂时性阻塞。
为了加速愈合，可以行鼓窦切开，临时性乳突引流。

（2）移植膜前上方固定：在相当于时钟1点至
2点的位置将鼓环与鼓沟分离（图2-10-30）。用微
型吸引管在两者之间的间隙中拉出颞肌筋膜，后下

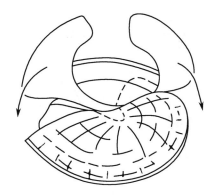

图 2-10-25 固定移植膜

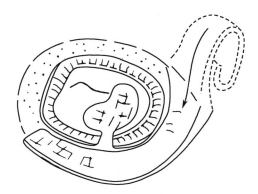

图 2-10-27 外耳道皮肤复位

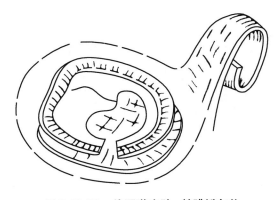

图 2-10-26 外耳道皮肤 - 鼓膜瓣复位

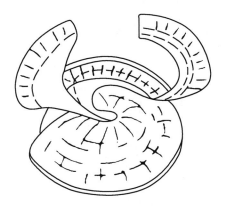

图 2-10-28 内置鼓膜的位置

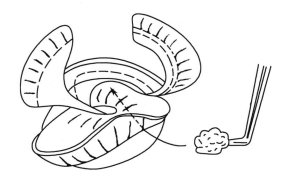

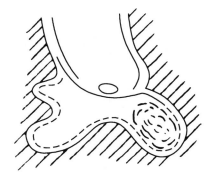

图 2-10-29 前方内置的移植膜的内侧明胶海绵支撑

部则固定在鼓沟外侧（图2-10-31）。由于不用放入明胶海绵，所以可以避免咽鼓管口的暂时性阻塞。

4. 鼓膜亚全穿孔的手术操作技巧 对于鼓膜亚全穿孔，残余鼓膜和相邻的外耳道皮肤仅仅局限于前方的鼓耳道角（图2-10-32）。在用小刮匙在残余鼓膜和邻近骨质内侧面搔刮后，将筋膜放置

在残余鼓膜和锤骨柄内侧（图2-10-33）。

前部由鼓室内的明胶海绵支撑，后面由鼓沟支撑，上方由覆盖在锤骨颈的筋膜交叉重叠固定（图2-10-34），锤骨柄末端位于筋膜外侧，鼓耳道瓣恢复原位，以固定覆盖于鼓沟外侧的筋膜（图2-10-35）。

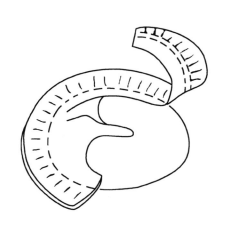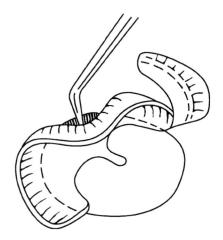

图2-10-30　分离1点至2点处鼓环

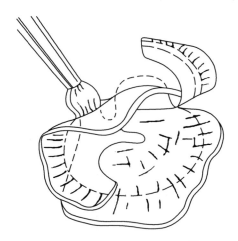

图2-10-31　固定移植膜

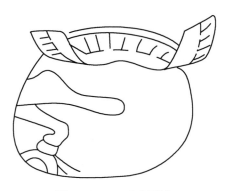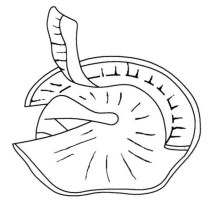

图2-10-32　手术区域　　　　　　图2-10-33　移植膜位置

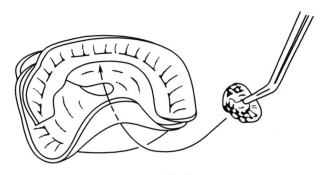

图 2-10-34　明胶海绵支撑

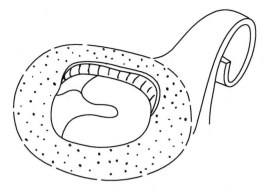

图 2-10-36　外置法适用于前方鼓环缺失后的术野

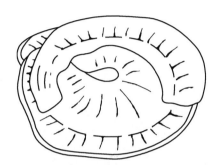

图 2-10-35　鼓耳道皮瓣复位

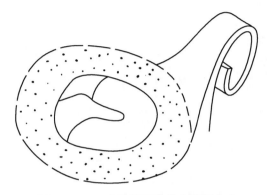

图 2-10-37　去除外耳道前方残留上皮

（五）外置法鼓膜成形术

外置法鼓膜成形术用于鼓膜全部穿孔（没有鼓环残留，图 2-10-36），颞肌筋膜放置在环形鼓沟上。

前部的鼓环已经缺如时，残存的外耳道皮肤应当去除以利于移植组织的放置（图 2-10-37）。用小号金刚石钻头磨出一环形的鼓沟（图 2-10-38）。

用新鲜的颞肌筋膜作为外置的移植组织覆盖鼓室腔。而锤骨柄末端通过颞肌筋膜上小切口置于筋膜外侧（图 2-10-39）。将外耳道皮肤重新复位并覆盖在颞肌筋膜的下后方（图 2-10-40）。

用含有抗生素的明胶海绵块压在移植组织和外耳道皮瓣上起到固定作用（图 2-10-41）。

（六）James Sheehy 鼓膜成形术

1. 优点　James Sheehy 鼓膜成形技术具有以下优点：①移植组织铺植于残留鼓膜，多数情况下为鼓环外侧面以及外耳道壁上，与移植床接触面大，易于成活；②移植组织能够较快建立血运，愈合率高；③移植组织和鼓岬的距离相对较远，较少

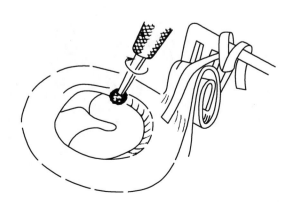

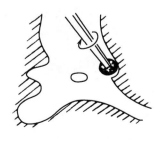

图 2-10-38　磨出新鼓沟

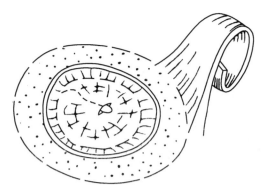

图 2-10-39　移植膜外置于鼓沟及锤骨柄末端

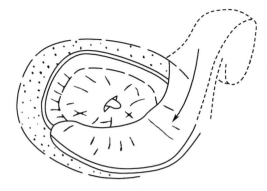

图 2-10-40　外耳道皮肤复位

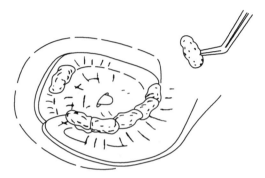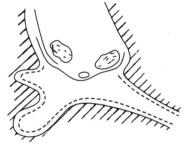

图 2-10-41　移植膜固定

发生中耳腔变窄而导致粘连；④术中耳道内没有皮圈，极大地方便了耳道成形及鼓室探查的操作；⑤放置移植物十分方便。移植鼓膜易于愈合，术后 3～4 周内完全上皮化。由于术中操作方便，因此，手术时间缩短，如不做鼓室探查，通常手术时间多在 1h 以内，如行鼓室探查、听骨链重建，整个手术也多能在 1.5h 内结束。

2. 手术方法

（1）耳镜下行鼓乳缝及鼓鳞缝放射状切口，切口内侧距鼓环 2mm，外侧至外耳道软骨部全程，然后再做距鼓环 2mm 的环形切口，将两个放射状切口在距鼓环 2mm 处相连，将皮瓣从鼓环侧向外分离，形成外耳道后壁带血管蒂皮瓣（图 2-10-42～图 2-10-45）。

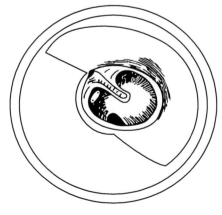

图 2-10-42　耳镜下切口

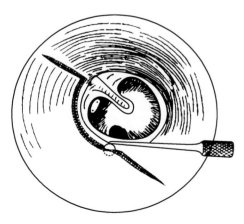

图 2-10-43　分离外耳道内后方带蒂皮瓣

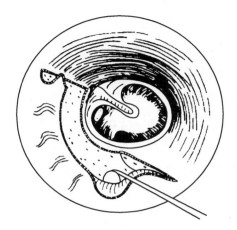

图 2-10-44　分离外耳道内后方带蒂皮瓣（1）

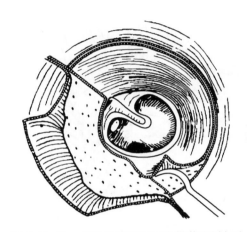

图 2-10-45　分离外耳道内后方带蒂皮瓣（2）

（2）行耳后切口，分离皮瓣至耳道后壁带血管蒂皮瓣游离，从而将皮瓣及耳郭以撑开器向前方撑开（图 2-10-46，图 2-10-47）。

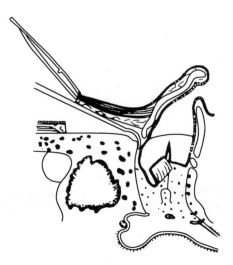

图 2-10-46　耳后切口（1）

（3）在耳道前壁骨与软骨交界处下方 2mm 行环形切口，分离耳道前壁皮瓣直至与鼓环表面上皮层一同脱离后取出，置于生理盐水纱布上备用（图 2-10-48～图 2-10-50），行耳道成形术至一个显微镜视野下能够看到整个鼓环。

（4）必要时探查听骨链，探查时只需磨除外耳道后上壁部分骨质，直至完全显露镫骨区，通常达到镫骨暴露的标准，即显露面神经水平段、镫骨及镫骨上结构、镫骨肌腱及锥隆起。

（5）颞肌筋膜外置修补鼓膜，上方置于残余锤骨柄下方，注意使颞肌筋膜与纤维鼓环紧密贴合，以保证愈合后的鼓膜形态，耳道前壁游离皮肤及耳道后壁带血管蒂皮肤复位，耳道填塞，耳后切口缝合，耳部加压包扎。

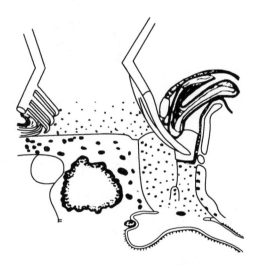

图 2-10-47　耳后切口（2）

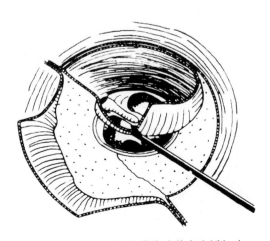

图 2-10-48　分离耳道前壁游离皮瓣（1）

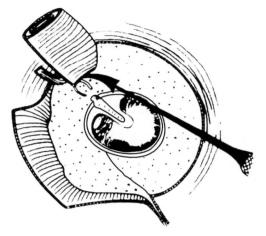

图2-10-49 分离耳道前壁游离皮瓣(2)

（七）脂肪鼓膜修补术

1. 脂肪鼓膜修补术的手术技术 手术采用局部麻醉或吸入性全身麻醉,常规备皮,消毒,去除穿孔边缘上皮,在耳垂背面做小切口,取2倍于穿孔大小的脂肪组织,注意勿穿到耳垂正面皮肤。修剪边缘,将脂肪组织置于穿孔中,送入中耳腔,通过穿孔回拉,使约一半脂肪组织位于穿孔外侧,呈哑铃状（图2-10-51～图2-10-55）,明胶海绵置于移植物上,置少量抗生素药膏于外耳道。耳垂切口用细线缝合。

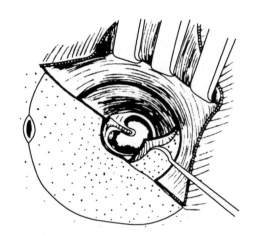
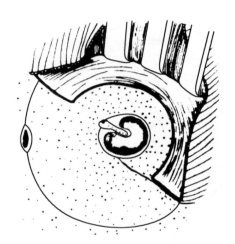

图2-10-50 先完成外耳后带蒂皮瓣,再切取外耳道前壁游离皮瓣

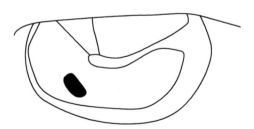

图2-10-51 鼓膜中央型小穿孔

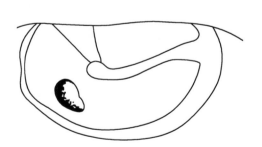

图2-10-53 植入的脂肪组织

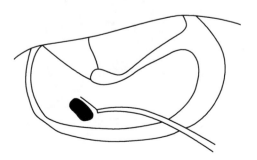

图2-10-52 去除穿孔边缘上皮

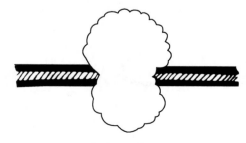

图2-10-54 植入的脂肪呈哑铃状镶嵌于穿孔内(鼓膜切面观)

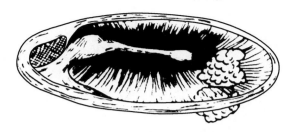

图 2-10-55 植入的脂肪呈哑铃状镶嵌于穿孔内

2. 耳内镜的应用 耳内镜下行脂肪鼓膜修补术不失为耳内镜技术和脂肪鼓膜修补术的良好适应证。手术于局部麻醉下进行。常规消毒，耳垂背面小切口，取脂肪组织。耳内镜下去除穿孔边缘上皮，将脂肪组织置于穿孔中并回拉，使脂肪组织呈哑铃状镶嵌在穿孔外即可。详见第二章第十一节。

3. 应用脂肪鼓膜成形术应当注意的问题

（1）该术式失败的主要原因为：①患者选择不当，穿孔过大；②中耳炎复发；③未曾发现的中耳疾病；④术后患者配合不佳。脂肪鼓膜修补的适应证应掌握在穿孔大小在 30% 以内；其次，应选择干燥无炎症的患耳。

（2）根据情况可在耳垂、腹壁、头皮及臂部等处取材。根据光镜下的观察结果，耳垂部位的脂肪组织较其他部位的脂肪组织更紧密，含有更多的纤维支架，将更有助于支撑上皮细胞和内皮细胞。

（3）同颞肌筋膜相比，脂肪移植的总体愈合率在 86%，低于筋膜移植的 95% 的愈合率，然而对于小穿孔，脂肪移植鼓膜修补具有较高的治愈率，且新生鼓膜与原鼓膜厚度一致，鼓膜运动好，有利于听力提高。

（八）关于鼓膜成形手术中技巧的提示

1. 所有的鼓膜前部和亚全穿孔采用经耳后入路，并行外耳道形成术。经耳内入路可采用耳屏软骨膜，经耳后入路建议采用颞肌筋膜。

2. 细致止血有助于对移植组织和皮瓣的操作。掀起外耳道皮瓣时需要特别注意保持它的完整性。在将皮瓣从骨面上分离时可以借助于小棉球或浸有肾上腺素的小棉球，鼓乳缝需要锐性分离。在暴露鼓环时有必要保留外耳道皮瓣下方的蒂以确保充足的血运。

3. 扩大骨性外耳道至能在一个显微镜视野下（无须移动显微镜）看到整个鼓环，以便于移植组织的放置。不要留下突起的外耳道壁，以利于术后护理及外耳道的自洁。充分的外耳道成形有利于术中放置移植膜、后期的听骨链重建。外耳道成形不足以致鼓环水平不能准确辨认是移植膜外侧愈合的原因之一。

4. 在鼓耳道角处不应当将鼓环从鼓沟中掀起。若前面的纤维鼓环消失就磨出一个新的鼓沟，以利于防止鼓耳道角变钝。

5. 对于镫骨上结构、锤骨柄缺失，或者是两者都缺失者建议分期手术。在锤骨上操作时应当将砧镫关节分离，以防止术后出现感音神经性听力损失和耳鸣。

6. 中耳腔内的明胶海绵放置在缺损的黏膜上会引起瘢痕，并妨碍进一步的听骨链重建，因此中耳腔内应尽量少放明胶海绵。如果中耳黏膜缺损，应当放置硅胶片。

7. 只有在穿孔未达到鼓膜的前上部时，移植膜可放置在锤骨柄末端的外侧。前上鼓膜穿孔需要将内置的筋膜固定在鼓耳道角上方的鼓环和鼓沟之间。在亚全穿孔将移植膜放置在锤骨柄内侧。在行外置法时，移植组织放置在锤骨柄内侧，锤骨柄末端要从移植膜中央穿出以利于固定。

8. 如果术前中耳通气不良则采用上鼓室切开，暂时性乳突引流。如果怀疑上鼓室通气障碍，术中应予确认，如果证实上鼓室通气、引流障碍，则应当摘除砧骨和锤骨头，并行上鼓室切开术，如果需要，应当行后鼓室切开。

【术后处理】

1. 术后全身应用抗生素 7 天左右。

2. 术后隔天换药，第 7 天拆除耳部缝线，10～14 天后逐渐抽出外耳道的填塞物，并用消毒的耳纱条重新填塞,每天根据耳纱条潮湿情况增加1~2次,直到渗出停止,移植组织表面干燥。

【并发症及其防范】

1. 鼓膜内置法

(1)前部鼓膜重新穿孔:在应用内置法时,如没有清楚地看到鼓膜穿孔的前边缘,则容易发生此并发症(图2-10-56)。术中应仔细确认穿孔前边缘,并仔细检查移植膜与残余鼓膜是否有足够的重叠,明胶海绵支撑是否确实、有效。

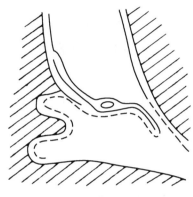

图 2-10-56　前方穿孔

(2)鼓耳道交界处的胆脂瘤:主要由于鼓耳道角处的皮肤向内翻折引起。术中应仔细检查以防止鼓耳道角处的皮肤向内翻折,用于固定外耳道皮肤的明胶海绵在2周内应当去除,以防止鼓耳道交界处的胆脂瘤形成(图2-10-57)。

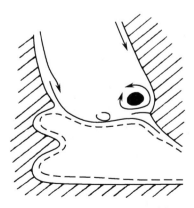

图 2-10-57　鼓耳道角胆脂瘤

(3)鼓耳道角变钝:如果分离鼓耳道角处的鼓环和鼓沟,就容易发生此并发症(图2-10-58)。

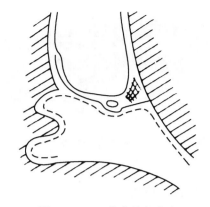

图 2-10-58　前方钝角愈合

2. 鼓膜外置法

(1)移植组织外侧移位:新鼓沟不够深、外侧明胶海绵固定不牢,或者移植膜没有放置在锤骨柄内侧,就容易出现此并发症(图2-10-59)。

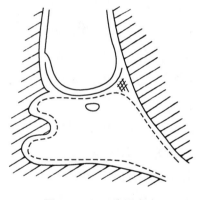

图 2-10-59　外侧愈合

(2)继发性胆脂瘤:术中鼓膜上皮未彻底分离或者遗留在中耳腔内,就容易形成继发性胆脂瘤(图2-10-60)。

(3)内陷囊袋形成:主要是由于咽鼓管功能不良所致(图2-10-61)。

3. 鼓膜外侧愈合及钝角愈合　移植鼓膜与锤骨柄脱离,鼓膜外侧愈合鼓膜便失去正常的锥形形态,影响鼓膜的传音功能,术中可采取将移植鼓膜放置于锤骨柄下方的措施来防止鼓膜外侧愈合。笔者早期的做法是先在颞肌筋膜的上方做一裂口,将裂开处嵌入锤骨柄内侧,四周放置于残留鼓膜的外侧和外耳道壁上。经过反复的临床实践,

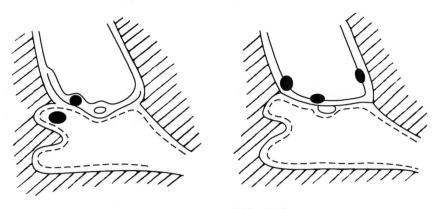

图2-10-60 继发性胆脂瘤

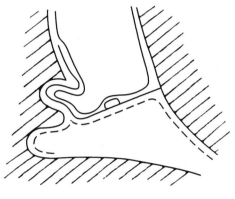

图2-10-61 内陷囊袋形成

多年来笔者已不再做颞肌筋膜上方的裂口，而是直接将颞肌筋膜以一直角钩针置入锤骨柄内侧，双侧筋膜在锤骨柄上方合拢覆盖锤骨柄，其余部分同样置于残留鼓膜或鼓环的外侧和外耳道壁上。内置法术中分离鼓耳道角的鼓环以及外置法另外一个最常见的术后并发症为前方钝角愈合，其原因是前方移植筋膜未能与残余鼓膜、鼓环或鼓沟紧密贴合，因此，术中应当仔细将移植膜与残余鼓环或鼓膜压紧，并以明胶海绵固定，每一步操作均要充分考虑如何保证前方锐角。此外，发生前方钝角愈合的一个重要原因是外耳道前壁凸出，影响移植鼓膜与残余鼓环或鼓膜以及外耳道前壁的紧密贴合，因此，在术中常规进行外耳道成形术有助于确保移植鼓膜时准确无误。

（殷善开　时海波　陈正侬）

第十一节　耳内镜下鼓膜修补术

【概述】

耳科疾病由于病变部位深藏于外耳道内，不容易观察，其诊断治疗较普通外科要困难得多。在现代耳科学走过了漫长的历程，但耳科学真正的快速发展是在近60年，是伴随着手术显微镜和各种光学内镜的出现而迅速发展起来的。

硬性耳内镜是近年来笔者所在医院所有耳疾患者的必查项目。由于亮度高且摄像头贴近病灶，由耳内镜拍摄出来的鼓膜非常清晰，便于存档，而且可以用带角度的内镜通过鼓膜穿孔观察鼓室内结构，极大丰富了耳科疾病的诊断学内容。和诊疗台附带的显微镜相比，耳内镜操作更加简便易行。而且逐渐取代了传统手持型电耳镜，成为耳科大夫喜爱的体检工具。

最早出现的耳内镜其实就是鼻内镜，直径为4mm，由于耳道狭小，很难同时容下一个以上的器械，耳内镜用于治疗目的报道还不多见。后来长11cm、直径2.7mm的儿童鼻窦镜问世，担当了重要的耳内镜作用，目前常用直径3mm的耳内镜，基本能满足临床需求。

20世纪90年代初期，笔者开始在耳内镜下试着做一些简单的中耳操作，如中耳通气管植入术；还有外伤性鼓膜穿孔时，常见有破损的上皮卷入穿孔缘内，可在内镜下将其展平复原，由于外伤性鼓膜穿孔的自愈率高，这方面的数据没有统计发表；还有上鼓室局部内陷形成的早期胆脂瘤，有人发明出一种高负压吸引的治疗方法，受其影响，笔者开始在耳内镜下吸引清除病灶，然后随访观察，观察到内陷袋并没有进一步扩大，这就让一些原本需要准备做改良乳突根治术（Bondy 式手术）的患者得到了更微创的治疗。由于没有手术显微镜，1997 年王震在承德开始在鼻内镜下做鼓膜修补术，也取得了不错的疗效，其相关成果在 2002 年发表。

1997 年来自阿联酋迪拜的 Tarabichi 发表了耳内镜胆脂瘤手术的经典文献，用一个队列研究详细比较了与传统耳后入路的异同，引发国际耳科学同道的重视。陆续有 20 多名各国专家加入耳内镜手术阵营，成立了一个跨地区的耳内镜手术协作组，而且几个国际知名的医疗器械厂家也加入进来，随着耳内镜制作工艺的进步，耳内镜被制作得更细更短，同时亮度和视角却有了较大的提升，一些耳科专家尝试在内镜下去完成一些常规显微镜下的手术操作，逐渐摸索并生产出适合耳内镜操作的手术器械，耳内镜手术渐渐得到耳科医师的喜爱。

从目前发展水平上看，耳内镜手术可以涵盖从外耳道到内耳道这一直线区域内的若干种疾病，常见的如外耳道骨瘤切除、鼓膜修补术、人工镫骨植入术、颞骨骨折后面神经水平段的局部减压操作、局限性上鼓室胆脂瘤、中耳较小的肿瘤、人工耳蜗植入，以及内耳道底的小听神经瘤等。随着超声骨刀技术的出现与成熟，目前经扩大的外耳道入路，医师在耳内镜下已经能切除位于鼓窦处的胆脂瘤等病变，耳内镜手术的适应证正在逐渐拓展。

我国推广耳内镜手术有着积极的意义。随着医疗改革的推进，分级手术管理制度的执行，县级医院未来的地位和作用将越来越大，会逐渐承担

鼓膜修补术、中耳炎、人工耳蜗植入等常见的耳科手术。

【解剖概要】

1. 鼓膜穿孔的产生机制与鼓膜修补材料的选择　鼓膜穿孔之所以能够长期存在，是因为鳞状上皮细胞分裂生长的速度远远高于纤维层和中耳黏膜细胞，有丝分裂的鳞状上皮细胞跨域穿孔边缘到达了鼓膜内侧，与黏膜上皮接触而停止生长，从而在穿孔缘形成一种稳定的状态（图 2-11-1）。要促进穿孔愈合，一定要打破这一稳定，切除穿孔缘的上皮，在穿孔上放置一片状的支架，让上皮细胞在鼓膜的外侧面分裂增殖，直到铺满鼓膜表面，穿孔就愈合了。明白这一道理后，如何选择移植物就简单多了，只要无排异、结实耐久即可。笔者倾向采用颞肌筋膜，其次为软骨膜，如果穿孔大小在 3mm 以内者，预计在 2 周之内能生长覆盖完全，也可选择脂肪块。松弛部穿孔伴上鼓室外侧壁骨质缺损者，可以选带软骨膜的耳屏软骨。

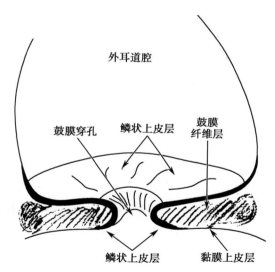

图 2-11-1　鼓膜外侧的鳞状上皮长入穿孔内侧，形成永久不愈的穿孔

2. 值得警惕的解剖结构　①在鼓膜的后上象限内侧面有鼓索发出，走行在锤骨后韧带的内侧，继而行于锤骨柄与砧骨长脚之间。在手术中掀起鼓膜时，要避免过度牵扯和损伤鼓索。②锤骨柄与鼓膜三层结构联系紧密，鼓膜穿孔涉及锤骨柄

尖端时，常有外层鳞状上皮细胞在此处向内爬行覆盖鼓膜内面对黏膜层，在手术时一定要将其仔细刮除，此时要注意力度，避免动作过大，造成镫骨移动损伤内耳。③紧张部后上象限的内侧有砧骨长脚和镫骨及两者之间的砧镫关节，手术时尽量要在明视下操作，禁用超长的钩针在鼓膜内侧盲目性探查。

3. 外耳道的血供特点与术中出血的处理 耳内镜手术一般是单手操作，术者对可能发生的术中出血会心存畏惧。其实，外耳道的滋养血管来自颈外动脉系统，几乎都在软骨部，而经耳道内镜下的鼓膜修补术，手术过程一般只涉及外耳道骨部和鼓膜，没有外耳道软骨部切口，术中出血用肾上腺素棉球压迫，一般均可控制。笔者在术中常规备双极电凝器，以备止血时使用。

4. 鼓膜钙化斑的处理 鼓膜上的钙化斑一般是炎症的后遗状态，如果离穿孔缘远或面积较小，可予保留。但当其位于鼓膜后上象限或者紧贴锤骨柄时，需要将其去除，这对提高术后听力有帮助。

【术前提示】

1. 耳内镜下鼓膜修补术主要优势 耳内镜下鼓膜修补术主要优势有：①不依赖手术显微镜，仪器设备价格低廉；②手术基本上在耳内镜下完成，耳后、耳道口附近没有切口，术后无须包扎头部；③患者术后疼痛感明显较低；④创伤小，愈合快，住院时间短，甚至可无须住院而通过日间手术路径完成。

2. 术者的准备 要开展耳内镜手术首先要掌握手术适应证，精心地挑选患者。医师要熟练辨识颞骨CT影像，熟练掌握内镜下器械尖端移动的轨迹及力度，由简到难，逐步过渡，重视学习曲线的存在，才能把手术操作风险降到最低。

和其他内镜下手术技术一样，准备开展耳内镜鼓膜手术的医师一定要有一个培训过程。笔者团队建议拟开展耳内镜手术的医师应该有主治医师及以上的职称，最好有足够的鼻内镜手术经验。

建议首先完成耳内镜检查500例，耳内镜下耵聍取出或异物取出100例，耳内镜下取分泌物培养或擦拭换药100例。有些操作可以使用模拟教具来缩短培训过程。结合医师自身条件，应至少完成2～5个尸头解剖训练。动物实验对提高耳内镜技术也很有帮助。

3. 内镜鼓膜修补手术适应证 内镜鼓膜修补手术适应证包括：①慢性化脓性中耳炎静止期后遗的干性鼓膜紧张部穿孔，干耳1个月以上；外伤性鼓膜穿孔要观察3个月，如未愈合，也可以手术；②颞骨CT影像显示，病变局限在中鼓室；鼓窦、乳突无病变残余；③外耳道宽敞平直；④咽鼓管通气功能良好；⑤近2周内无上呼吸道感染；⑥无其他常规手术禁忌证。

4. 患者术前准备 术前修剪耳毛，耳内镜下清理外耳道，重点清除耵聍碎片。鼓膜摄像存档。

【手术操作与技巧】

1. 消毒、麻醉 用一个无菌的小棉球堵塞鼓膜穿孔部位，用聚维酮碘消毒外耳道。一般采用气管插管全麻。

2. 内置法 内置法适合紧张部中央穿孔，步骤及其操作技巧如下。

（1）为预防手术感染，术前30min静脉滴注抗生素。

（2）耳郭、外耳道用聚维酮碘液体消毒，拟取颞肌筋膜或脂肪处也用聚维酮碘消毒两遍。

（3）用含有少量肾上腺素的1%利多卡因2mL在耳轮角切迹内做局部浸润麻醉。

（4）用上述局麻药在耳道骨部、软骨部交界处皮下上下左右4处各注射0.3mL。

（5）耳内镜观察鼓膜及穿孔，拍照，用尖针沿鼓膜穿孔边缘外侧0.5mm行多点穿刺，贯穿鼓膜全层，将产生的环形上皮层钳除。这一步骤很关键，必须耐心细致地完成。

（6）耳内镜下，用各种角度的刮刀将鼓膜创缘内侧的可疑上皮刮除干净。这一过程完成后，穿孔要比原来的大 2～3mm,而且边缘不整,所以此时再根据面积取筋膜等移植物。

(7)用非耳毒性抗生素冲洗鼓室腔。

(8)鼓室内填入明胶海绵颗粒,并使之达到穿孔缘。要注意鼓室腔的容积比想象中要大得多,尤其是近咽鼓管处,明胶海绵要填得足够多。

(9)用直针将颞肌筋膜片等移植物内置入穿孔,用短钩针将其铺平,不能有裂隙存在。

(10)将明胶海绵片按鼓膜的形态修剪成比鼓膜略小,将其贴敷在鼓膜外表面。

(11)耳道骨部填塞明胶海绵颗粒。

(12)外耳道软骨部填塞含有非耳毒性抗生素油膏的小纱条 1 根,结束手术。

3. 穿孔脂肪嵌入修补术 鼓膜穿孔脂肪嵌入修补术的手术步骤和技巧如下。

(1)前面的手术步骤与本节中"2. 内置法"(1)～(6)相同。

(2)聚维酮碘消毒后,在耳垂后方用尖刀刺破皮肤,用眼科剪切取小块完整的脂肪,直径在 3～4mm。耳后皮肤用 6-0 丝线缝合 2 针。

(3)耳内镜下,将脂肪球嵌塞在穿孔处,使之内外成哑铃状。

(4)鼓膜外及耳道深部填塞明胶海绵颗粒 7 天,无须填塞纱条。结束手术。

4. 夹层法 夹层法适合修补大穿孔及边缘型穿孔(图 2-11-2)。手术步骤和技巧如下。

(1)前面的手术步骤与本节中"2. 内置法"(1)～(6)相同。

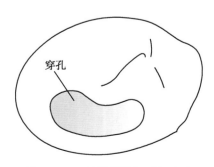

图 2-11-2 鼓膜紧张部后部穿孔

(2)耳内镜下,做外耳道骨部 V 形皮肤切口,用纵切刀在鼓膜 6 点、11 点处向外侧斜形切开 8mm,两切口交汇于外耳道骨部中部(图 2-11-3)。

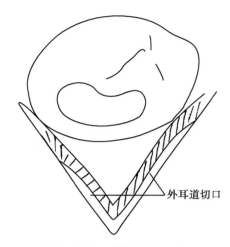

图 2-11-3 内镜下用滚刀做外耳道 V 形切口,深达骨面

(3)切口边缘的出血可以用肾上腺素棉球压迫止血。

(4)耳内镜下用宽度为 2mm 的剥离子向内侧推起皮瓣,在鼓膜纤维层外侧分离抬起鼓膜上皮层,直至穿孔前缘,形成外耳道 - 鼓膜上皮瓣(图 2-11-4)。注意贴近鼓膜边缘时,动作要轻柔,不要把鼓环剥起而进入鼓室。

(5)将移植物放置于鼓膜纤维层上,调整位置,使之完全覆盖穿孔(图 2-11-5)。此时注意移植物的面积也不宜过大。

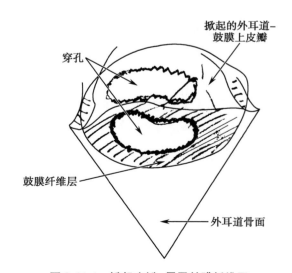

图 2-11-4 掀起皮瓣,暴露鼓膜纤维层

（6）还纳皮瓣，使之覆盖在移植物上（图2-11-6）。切口边缘外敷明胶海绵片压迫。

（7）其余步骤及填塞方法同内置法。

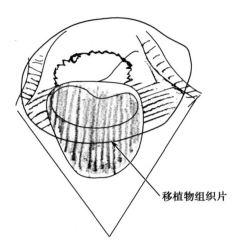

图2-11-5　放置移植组织片

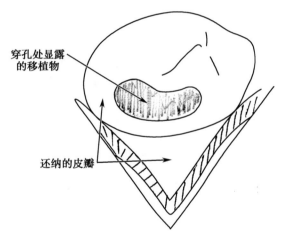

图2-11-6　还纳皮瓣

5. 用带软骨膜的软骨修补松弛部鼓膜穿孔　当有鼓膜穿孔位于松弛部，上鼓室外侧壁有骨质缺损者，如果单用筋膜等软组织修补，远期多再次形成内陷袋（图2-11-7），胆脂瘤也会复发。此时需要取带软骨膜的耳屏软骨，初学者容易出现的问题是软骨切取太大，一般4mm×5mm大小均能满足需求。

（1）带软骨膜软骨的切取和制备：用拉钩向前牵引耳屏（图2-11-8）。距耳屏缘内侧5mm处，上下纵行切开耳屏后面皮肤，深达软骨膜；用眼科剪锐性分离，切取软骨及一侧的软骨膜（见图2-11-8），切口用3-0无损伤线缝合1～2针。如图2-11-9所示修剪，用生理盐水纱布包裹备用。

（2）在内镜下，于鼓膜11点处T形切开外耳道皮肤，形成前后2个皮瓣，用钩针和弯吸引器将内陷袋上皮剥除干净，用电钻或刮匙将穿孔周围骨质刮净，将雕刻的软骨面朝内嵌入上鼓室的穿孔内，将软骨膜展平，还纳松弛部耳道皮肤，覆盖在软骨膜外侧（图2-11-10，图2-11-11）。

（3）外敷明胶海绵块。

（4）其余步骤及填塞方法同内置法。

【术后处理】

1. 术后使用抗生素3天。

2. 耳道口填塞无菌棉球，耳郭用无菌敷料包裹，无须绷带加压包扎。术后第1～2天，耳道口会有少量血水渗出，要及时更换耳道口棉球。

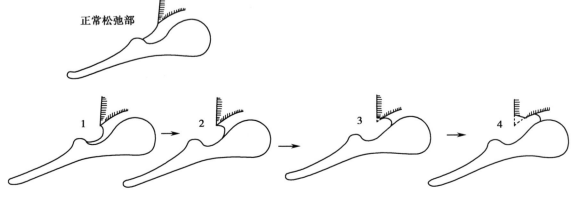

图2-11-7　松弛部内陷入上鼓室，逐渐形成胆脂瘤

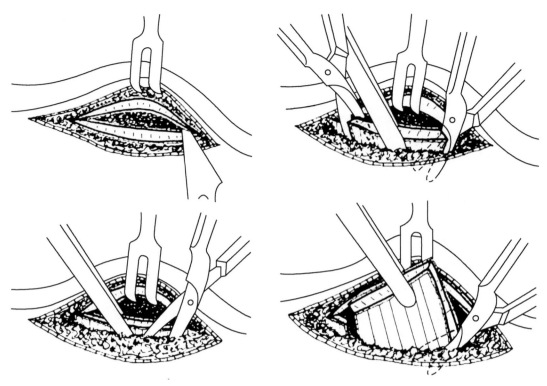

图 2-11-8　带软骨膜软骨的切取

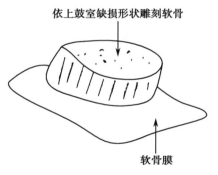

依上鼓室缺损形状雕刻软骨

软骨膜

图 2-11-9　带软骨膜软骨的修剪

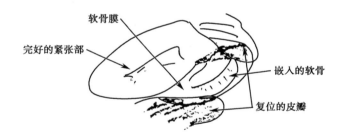

软骨膜

完好的紧张部

嵌入的软骨

复位的皮瓣

图 2-11-10　软骨嵌入穿孔示意图

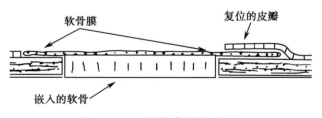

软骨膜

复位的皮瓣

嵌入的软骨

图 2-11-11　软骨膜位置示意图

3．如果在耳屏后方切取软骨，可以在术后 6 天拆线。

4．术后 10～14 天复查，抽去耳道口油纱条，此时患者明胶海绵处于部分液化状态，一般可看到鼓膜及修补处筋膜，筋膜基本已经成活，但血供仍然不充足，所以色泽比周围健康鼓膜略浅。无须特殊处理。保持耳道清洁，一般 7 天后再次复查，鼓膜与移植物的色泽基本均一化，手术即成功。

【并发症及其防范】

1. 热损伤　初学者容易忽略内镜导致的热损伤。目前市场上的冷光源其实并不冷，是有热量的，可通过光纤、内镜传导到镜体前方的空间里，某些大功率氙灯光源使用 15min 后镜体前端温度可能升高到近 60℃，成为医源性烧伤的隐患。全麻后术者失去了来自患者的回馈信息，新手操作慢,如果光源热量长时间集聚在中耳,患者术后会有耳鸣、听力下降等症状,笔者所在医院也接收过外院耳内镜手术后面神经瘫痪的患者,同时热损伤也会影响移植物的成活。

2. 高频听力下降 原因不明,可能与进入中耳的消毒剂、药物、明胶海绵等有关,也可能与涉及听骨链的操作有关。熟练、快速、精细的操作是防范的重点。

3. 鼓膜穿孔愈合不佳 和显微镜手术相比,内镜下鼓膜修补手术失败的很少见。原因首先是采用内镜手术的患者病变相对较轻,合并乳突病变的多采取显微镜下联合入路鼓室成形术。其次内镜下视野更加清晰,能更好处理移植物与穿孔缘的位置关系。笔者曾接诊2例,1例是穿孔前缘为钙化斑,术者未对其进行足够的处理,因血供较差导致该处未愈合;另1例是颞肌筋膜与鼓岬创面愈合,导致移植物内移,穿孔后缘开裂。防范的重点在于术者不要存侥幸心理,对移植床、鼓膜外层上皮方向等细节的处理一定要认真。不要怕因去除钙化斑造成穿孔的变大,要明白真正左右愈合成功率的是人体的修复能力,医师只须去除病变,制作无鳞状上皮细胞的移植床。对鼓岬有损伤的患者,鼓室内要填入足够多的明胶海绵,以防止粘连。医师应熟知各种传统术式,针对术中的各种变数灵活应用及时变通,即可有效保证穿孔的愈合。

(李健东)

第十二节 听骨链重建术

【概述】

听骨链重建术可获得十分理想的听力提高效果。在慢性中耳炎患者中,有许多因素可影响听骨链重建的效果。其中患者的自身因素,如咽鼓管功能、中耳病变的严重程度,以及残存听骨链的状况等,是决定手术效果的关键。这些问题在目

前情况下,有时很难或者根本无法解决。治疗相关的过敏性疾病,以及选择手术分期或许对手术成功有所帮助。另外医师的手术技巧及经验、选择合适的人工听骨等均会影响治疗的效果。

鼓室成形及听骨链重建的预期目标应为:①彻底清除中耳及乳突内的病变组织及鳞状上皮;②保存骨性外耳道后壁;③尽可能使中耳及乳突成为含气的腔;④保存及恢复听力,消除骨气导差值;⑤永久性修补鼓膜,保持中耳干燥。

【解剖概要】

1. 听骨链结构图 听骨链结构见图2-12-1。有关中耳解剖内容参考第二章第九节。

2. 常用的人工听骨 常用的人工听骨见图2-12-2。

【术前提示】

1. 慢性中耳炎分类标准及治疗原则 截至目前,尚无统一的慢性中耳炎分类标准。明确这一问题,对了解慢性中耳炎的发展规律及转归、选择手术方法具有重要的临床意义。结合国外研究进展和笔者的经验,推荐以下慢性中耳炎分类标准及治疗原则。

(1)鼓膜穿孔,不伴其他病变:临床特点为:①紧张部穿孔可大可小,或针尖大,或仅留纤维性鼓环;②鼓室及乳突内没有鳞状上皮,听骨链完整而且活动,听力下降程度与穿孔大小有关;③一般情况下干耳,无其他不适;仅在耳内入水或上呼吸道感染、过敏时可发生无痛性耳漏,并反复发作。治疗原则以恢复听力和防止中耳感染为主。

(2)传导性听力损失,鼓膜完整或伴有穿孔:慢性中耳炎可造成听骨链固定或破坏,部分患者鼓膜穿孔自然修复,临床可表现为干耳,无感染。仍有部分存在鼓膜穿孔,但少有流脓史。听力下降可由听骨链融合固定、中断、缺失以及鼓室硬化所致。治疗原则以恢复听力为主,经外耳道行听骨链重建术,类似镫骨手术。

(3)粘连性中耳炎:临床特点为咽鼓管功能障

碍,中耳及乳突无充气或充气不良,该型的早期阶段或伴有鼓室积液,进一步发展鼓膜内陷与鼓岬粘连,可封闭中、上鼓室,松弛部明显内陷,鳞状上皮侵及上鼓室,可造成听骨链固定、破坏。治疗原则为去除感染,重建鼓膜,听骨链重建,设法改善咽鼓管功能,试通咽鼓管,建立经上鼓室、后鼓室

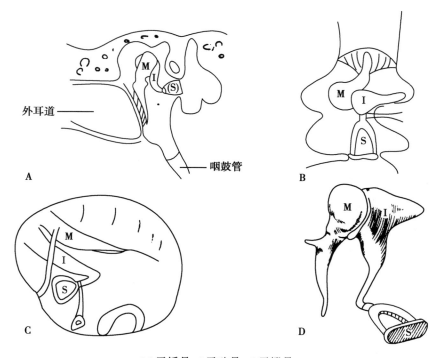

M 示锤骨;I 示砧骨;S 示镫骨。

图 2-12-1 听骨链结构示意图

A. 冠状位听骨链结构图;B. 轴位听骨链结构图;C. 常规耳科手术位的听骨链结构图(右耳);
D. 听骨链的立体结构。

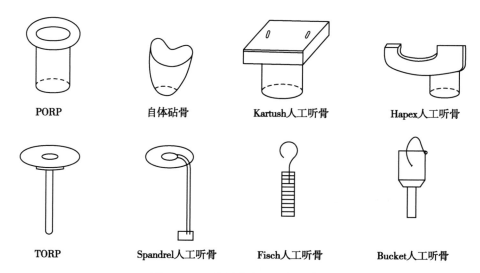

图 2-12-2 常用的人工听骨示意图

PORP. 部分听骨链重建假体,主要用于锤砧骨缺失情况下的听骨链重建;砧骨. 将自体砧骨修成如图状,用于单纯砧骨缺失情况下的听骨链重建;Kartush 人工听骨. 由软骨帽及 Teflon 管构成,使用同 PORP,尤适用于咽鼓管功能障碍的患者;Hapex 人工听骨. 用于砧骨缺损,尚有锤柄的患者;TORP. 全听骨链重建假体,用于仅有活动镫骨足板的患者;Spandrel 人工听骨. 用途同TORP;Fisch 人工镫骨. 用于耳硬化症;Bucket 人工镫骨. 用于耳硬化症,足板切除后重建镫骨。

及乳突的空气循环途径，用软骨修补鼓膜及鼓室的薄弱部分，加强这些区域的抗负压能力。

（4）上鼓室胆脂瘤：胆脂瘤由松弛部扩展到上鼓室，一般情况下紧张部不受影响，干耳，不流脓。特点为内向性发展，表现为进行性传导性听力损失，最终可出现迷路瘘管和面瘫。治疗应经联合入路手术，可经外耳道及乳突入路切除所有胆脂瘤，保留紧张部和外耳道后壁。重建上鼓室外侧壁可防止复发。

（5）非胆脂瘤病变，涉及上鼓室、鼓窦及乳突：临床特点为广泛难治性感染涉及鼓窦、上鼓室及乳突，伴有紧张部大穿孔及黏膜息肉样增生。治疗原则为经乳突、面隐窝建立引流，修补鼓膜穿孔，而不处理阻塞上鼓室的水肿黏膜及听骨链，可获得很好的治疗效果。

（6）上鼓室、鼓窦及乳突广泛胆脂瘤：临床特点为持续性耳流脓，抗生素治疗无效。耳部检查可见鼓室内胆脂瘤及肉芽组织侵及中耳。治疗原则为彻底清除胆脂瘤，可经耳内及耳后入路，行乳突根治、改良乳突根治或二期听骨链重建术。

2. 听骨链状况评估 在慢性中耳炎患者中，听骨链是继黏膜之后最常遭受破坏的结构。主要表现为听骨链的粘连、固定、中断或缺失。

3. 中耳黏膜状况评估 是否分期手术常取决于中耳黏膜的状况。良好的黏膜状况应为黏膜正常无破损，包括广泛的黏膜充血及水肿，无鳞状上皮。对黏膜破损区域较大、胆固醇肉芽肿、息肉以及鳞状上皮、胆脂瘤等不可逆性黏膜病变，应首先切除病变黏膜，应用 Silicon 或 Gelfilm 铺于中耳腔内，帮助中耳腔恢复黏膜覆盖，6～12 个月后择期行二期手术。

4. 咽鼓管功能评估 咽鼓管功能对听骨链重建效果有很大影响。良好的咽鼓管功能有利于术后愈合及听力的提高。相反，则术后听力效果较差，甚至导致鼓膜重新内陷粘连、听骨脱出等并发症。因此对咽鼓管功能较差的患者，听骨链重建的方式应有所变化。

在术中试通咽鼓管的前提下，可在鼓室内使用软骨，如软骨块、栅栏状软骨片修补及加强薄弱区域（如鼓室窦、上鼓室外侧壁等处）的抗内陷能力，防止术后鼓膜内陷、与鼓岬粘连或内陷形成囊袋、听骨链固定甚至听骨脱出等并发症。

5. 外耳道及鼓膜状况评估 对外耳道及鼓膜状况评估是手术评估的重要组成部分。鼓膜穿孔的位置及大小将决定手术入路的选择（经耳内入路或经耳后入路等）。对外耳道狭窄的患者，先行外耳道扩大成形术，将极大地利于鼓膜修补的可靠性，加快术后外耳道的上皮化及自洁能力。

6. 手术方式的选择 根据听骨链状况、咽鼓管功能以及中耳黏膜状况等选择合适的成形方法。笔者推荐的手术方案为：①单纯听骨链重建术和/或鼓膜修补术——适用于听骨链病变，伴或不伴鼓膜穿孔；②听骨链重建＋上鼓室切除术——适用于上鼓室胆脂瘤伴听骨链破坏；③听骨链重建＋完壁式乳突切除＋外耳道成形术＋经乳突腔引流术——适用于Ⅴ型中耳炎伴听骨链破坏；④听骨链重建＋开放式乳突切除＋耳甲腔成形术＋乳突术腔封闭术——适用于Ⅵ型中耳炎；⑤二期手术——适用于中耳黏膜广泛破坏，且咽鼓管功能较差，可应用薄层硅胶管或 Gelfilm 铺于中耳腔及咽鼓管口处，然后鼓膜修补，6～12 个月后二期手术。

【手术操作与技巧】

1. 单纯听骨链重建术

（1）锤骨正常、砧骨缺失、镫骨正常、咽鼓管功能正常的听骨链重建术：可选用图 2-12-3 所示的 4 种方法。

（2）仅有活动镫骨足板或有锤骨的听骨链重建术：可选用图 2-12-4 所示的 3 种方法。

（3）锤骨正常、砧骨正常、镫骨及其足板缺失的听骨链重建术：可选用图 2-12-5 所示的 2 种方法。

2. 上鼓室切除术 上鼓室切除术的适应证为上鼓室胆脂瘤。手术方法如下。

（1）耳后弧形切口，保留皮下肌骨膜瓣，横断外耳道，耳郭前翻。

（2）对外耳道狭窄者，先行外耳道扩大后，去除部分外耳道后上壁，暴露听骨链。

（3）轮廓化乳突腔，上鼓室切除，较完整地暴露上鼓室胆脂瘤（图 2-12-6）。

（4）完整切除胆脂瘤，特别注意清除管周气房、迷路周围气房，面隐窝内的胆脂瘤，探查听骨链（图 2-12-7）。

（5）确定听骨链重建方式（图 2-12-8）。

（6）对鼓室黏膜广泛破坏的患者，应用薄层硅胶片或 Gelfilm 置于鼓室腔，帮助鼓室黏膜修复，

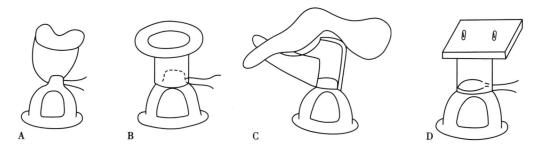

图 2-12-3　锤骨正常、砧骨缺失、镫骨正常、咽鼓管功能正常的单纯听骨链重建术

A. 将自体砧骨修成圆墩状，底部磨一浅凹，嵌入镫骨头，表面磨一浅槽，嵌入锤柄；B. 将 PORP 放置在镫骨头上，完成听骨链重建；C. 用 Hapex 重建砧骨；D. Kartush 人工听骨，用法同 PORP，主要用于咽鼓管功能障碍的患者，软骨板可防止新鼓膜内陷，也可在鼓室腔内放置软骨块，加强新鼓膜的抗负压能力。

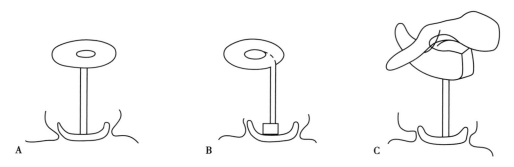

图 2-12-4　仅有活动镫骨足板或有锤骨的听骨链重建术

A. 将 TORP 放置在活动的镫骨足板上，完成听骨链重建；B. 将 Spandrel 听骨放置在活动的足板上，头部的角度可按新鼓膜的倾斜度随意调整；C. Hapex 听骨，适于仍有锤骨柄的患者。

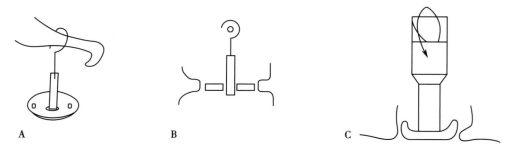

图 2-12-5　锤骨正常、砧骨正常、镫骨及足板缺失的听骨链重建术

A. Fisch　Piston 人工镫骨，用于耳硬化症的患者，足板钻孔或激光打孔后，将 Piston 挂在砧骨长脚上，尾端放入钻孔内，并以小块肌肉封堵足板钻孔周围；B. A 图的侧面观；C. Buchet 听骨，将硬化的足板切除后，前庭窗铺设筋膜，将 Buchet 挂在砧骨长脚上，尾端放置在筋膜上，形成新镫骨。

择期二期手术重建听力。

3. 完壁式乳突手术＋经乳突腔引流术 完壁式乳突根治术的适应证为：①广泛的中耳炎性病变，如Ⅴ型化脓性中耳炎（Pulec 分类）；②中耳胆固醇肉芽肿；③中耳乳突胆脂瘤。手术方法如下。

（1）耳沟弧形切口，保留皮下肌骨膜瓣，横切外耳道上后壁，耳郭前翻。

（2）制作外耳道皮瓣，扩大骨性外耳道至暴露全部鼓膜穿孔边缘，将外耳道皮肤 - 鼓膜瓣前翻。

（3）取出部分外耳道后上壁，暴露并探查听骨链。

（4）乳突轮廓化，完整取出乳突、鼓窦、上鼓室及中耳腔内胆脂瘤，开放后鼓室（见图 2-12-7）。

（5）在探查听骨链基础上，选择听骨链重建及其方式。

（6）对中耳黏膜广泛破坏者，中耳腔内放置硅胶片或 Gelfilm，择期二期听骨链重建（图 2-12-9）。

（7）耳后肌骨膜瓣复位，切口缝合，可经乳突腔放置引流管。

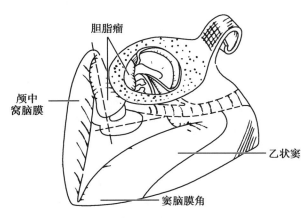

图 2-12-6 上鼓室切除并较完整地暴露上鼓室胆脂瘤

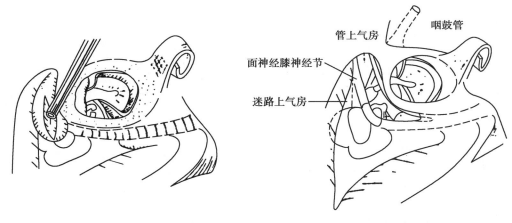

图 2-12-7 清除管周及迷路周围气房和面隐窝内的胆脂瘤，探查听骨链

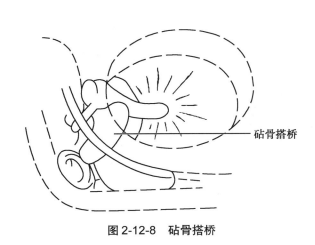

图 2-12-8 砧骨搭桥

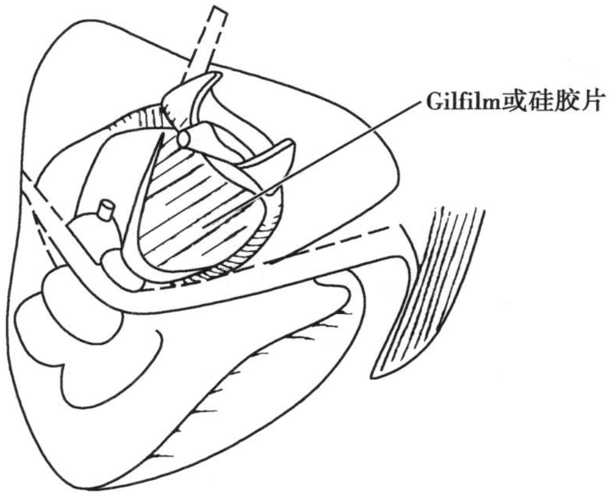

图 2-12-9 中耳腔内放置硅胶片或 Gelfilm

4. 开放式乳突根治术 适应证为：①中耳乳突广泛胆脂瘤；②合并颅内外并发症者。手术方法如下。

（1）耳沟弧形切口，保留皮下肌骨膜瓣，横切外耳道上后壁，耳郭前翻。制作耳道皮瓣。

（2）经乳突做乳突切除，乳突轮廓化，去除外耳道后壁，彻底清除乳突、鼓窦、上鼓室及中耳腔内胆脂瘤，尤其注意清除管周气房、迷路周围气房及面后气房内的病变。

（3）探查听骨链，去除破坏的锤、砧骨，探查镫骨及足板情况，注意清除隐藏于此的胆脂瘤。

（4）取 PORP 做镫骨加高，颞肌筋膜修补鼓膜（图 2-12-10），可内植或外植，将耳后肌骨膜瓣置于乳突腔，耳道皮瓣复位，耳道内抗生素条填塞。

5. 外耳道成形术 适应证为：①外耳道狭窄；②中耳探查术的合并手术，扩大对鼓膜穿孔的暴露。手术方法如下。

（1）自鼓环外 2mm 处环形切开外耳道皮肤，从时钟 3 点处（左耳 9 点处）弧形向上外切开至耳道口切口，形成蒂于前下的外耳道皮瓣，外耳道皮肤 - 鼓膜瓣前翻。

（2）磨除骨性外耳道至显微镜下一个位置能看清鼓膜穿孔全貌（图 2-12-11）。

（3）皮瓣复位。

6. 二期手术 适应证：①中耳黏膜广泛破坏；②感染术腔的镫骨手术。手术方法如下。

（1）取硅胶片或 Gelfilm 修剪成如图状，置于中耳腔，尖端置于咽鼓管口（图 2-12-12）。

（2）鼓膜修补。

【术后处理】

1. 每天换药，以吸引器吸出外耳道内渗出液，并以干棉球置于外耳道口处，利于耳道内渗出液的吸出。7 天拆线，2 周抽出耳道内填塞物（抗感染油纱条、止血棉等）。

2. 以吸引器仔细吸出近鼓膜处的明胶海绵及抗生素软膏，避免对新鼓膜的创伤。检查耳道内皮瓣，去除增生肉芽，可疏松填入抗感染油纱条或抗生素软膏，促进耳道尽快上皮化。

3. 术后定期随访，半年复查听力。对咽鼓管功能较差，术后出现鼓室积液或鼓膜明显内陷导致听力较差者，可行鼓室置管术，以改善中耳腔的通气引流。

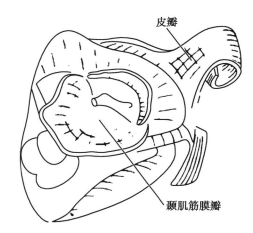

图 2-12-10　颞肌筋膜修补鼓膜

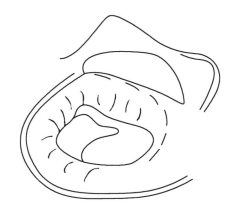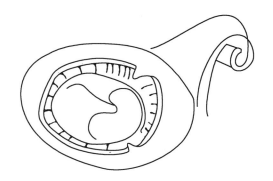

图 2-12-11　磨除骨性外耳道看清鼓膜穿孔全貌

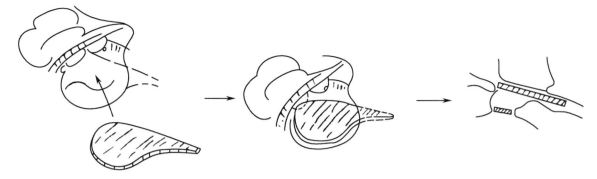

图 2-12-12　中耳腔置入硅胶片或 Gelfilm

【并发症及其防范】

1. 鼓膜穿孔 鼓膜修补方法不当或术后感染最常见的原因：未做外耳道 - 鼓膜皮瓣，或皮瓣制作不良，单纯将移植筋膜置于鼓膜残边下，常导致新鼓膜血运较差、成活困难。另一原因是移植筋膜放置位置不当，常因外耳道狭窄，不能看清鼓膜穿孔边沿。因此对显微镜下位置不能看清全部穿孔边沿的患者，应行外耳道成形术。

2. 听骨脱出 听骨过高、术后咽鼓管功能障碍、鼓膜内陷可致听骨脱出；人工听骨生物相容性差可排异脱出。

3. 外耳道狭窄 外耳道成形术后可出现外耳道再次狭窄，多因皮瓣放置不当，术后感染，肉芽增生等因素所致。

4. 感音神经性听力损失及耳鸣 术中过度触动听骨链，特别是镫骨，造成内耳损伤可并发术后感音神经性听力损失及耳鸣。

（王海波）

第十三节　开放式鼓室成形术

【概述】

开放式鼓室成形术实际上是开放式乳突切除术和鼓室成形术两种术式合并后的简称。包括开放式乳突切除技术和鼓室成形技术，常规需要做耳甲腔成形术。主要用于处理病变已经侵犯鼓窦、乳突的情况，目前对胆脂瘤、术后复发者和某些肿瘤多采用这种术式。

【解剖概要】

1. 颞骨鳞部 中耳、乳突位于颞骨内，颞骨为一复合骨块。由鳞部、鼓部、乳突部、岩部和茎突所组成。开放式鼓室成形术涉及鳞部、鼓部和乳突部骨质。

鳞部中颧突前根连接颧突的下缘，向内有一圆形突起，称关节结节；后根从颧突上缘经过外耳门上方向后延伸为颞线，为一略隆起的骨嵴，颞肌下缘即止于此，是乳突手术的重要解剖标志线之一。是颞叶硬脑膜下界的指示线。颞线之下、骨性外耳道口的后上缘处有一骨性小棘，称外耳道上棘，它深部的投影，由浅而深依次是上鼓室外侧壁、外半规管。外耳道上棘的后方、外耳道后壁向上的延长线与颞线相交所形成的三角形区域，称为道上三角区，此处骨面有许多小孔样结构，故又名筛区。筛区和外耳道后壁为乳突手术中寻找鼓窦的重要参考标志。鼓窦位于筛区深处，平行于外耳道后壁的垂直轴线上（图 2-13-1，图 2-13-2）。

2. 颞骨鼓部 鼓部位于鳞部之下、岩部之外和乳突部之前，为一表面不规则的 U 形骨块，构成骨性外耳道的前壁、下壁和后壁下份。其前上方以鳞鼓裂与鳞部相接，后方以鼓乳裂与乳突部相接，内侧以岩鼓裂与岩部相连。岩鼓裂位于下颌窝中，在鼓室前壁，长约 2mm，内有鼓索穿出，并有颌内动脉的鼓室支进入鼓室，此外还有锤骨前韧带穿过，有时候在松解锤骨时，需要切断锤骨前韧带。鼓部的前下方形成下颌窝的后壁，鼓部内端有一窄沟名鼓沟，鼓膜边缘的纤维软骨环嵌附于沟内。上部有缺口，即鼓切迹，此处无鼓沟及纤维软骨环，是鼓膜松弛部的附着处（图2-13-3）。

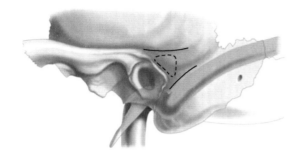

图2-13-1 颞骨外侧面模式图（虚线显示道上三角区）

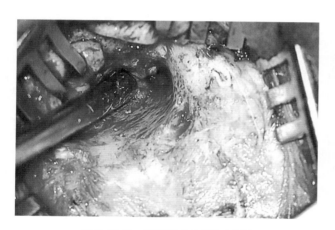

图2-13-2 暴露乳突表面（左侧）

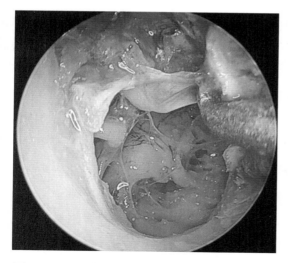

图2-13-3 尸头标本显示鼓索、鼓膜松弛部（右侧）

3. 颞骨乳突部 乳突部位于鳞部的后下方，呈一锥状突起，故名乳突。乳突外面粗糙，有肌肉附着，外下方有胸锁乳突肌等肌肉附着。其后方近枕突缝处有乳突孔，乳突导静脉穿过，此孔的位置和大小因乳突导静脉的变异而变化较大。由于乳突导静脉与乙状窦相通，因此乙状窦静脉炎会出现耳后该区域的水肿。乳突尖部的内侧面有一骨沟名乳突切迹，有二腹肌后腹附着。在乳突腔的尖部可见一与二腹肌沟相对应的骨嵴，名二腹肌嵴，以二腹肌嵴的向前延长线与面神经颞骨垂直部相交，依此作为术中确认面神经垂直段的标志。乳突腔后下方有乙状窦，乙状窦上份与颞叶硬脑膜相交成窦脑膜角，也是判断鼓窦方位的标志（图2-13-4）。

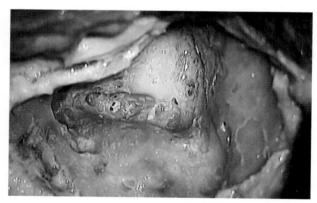

图2-13-4 二腹肌嵴和窦脑膜角（左侧）

乳突依据其气化的程度分为4型：气化型、板障型和硬化型，以及以上任何2型或3型俱存的混合型。乳突气化情况对于判断中耳炎的发病时间有帮助。乳突在出生时已经初具雏形。

【术前提示】

1. 手术适应证 下述情况适合采用开放式鼓室成形术：①病变广泛破坏了外耳道后壁；②可以进行完壁式鼓室成形术但鼓室盖和/或鼓窦盖过低，乙状窦向前突出明显没有足够的操作空间；③中耳胆脂瘤；④二次复发患者的手术。

2. 手术方法的选择 对于手术的选择，除了病程病史，术前对薄层 HRCT 影像的阅读是重要的评估手段，当然许多情况下，需要术中评估最终做何种手术。

【手术操作与技巧】

1. 耳甲腔成形术　该术式目的是扩大外耳道口，使术后有足够的空间观察术腔和清理术腔内的痂皮，对防止术后再次感染、胆脂瘤复发有重要作用，主要有 2 种术式。

（1）第一种最为常用，在耳后切口和肌筋膜瓣完成后，沿着外耳道骨与软骨交界处，从后面用尖刀片自外耳道 12 点方向切至 6 点方向，全层切开外耳道后壁皮肤，注意避免切到前壁皮肤。然后复位耳郭，左手向后拉耳郭中部，暴露外耳道口，尖刀探入外耳道口，自第一切口中部朝向外耳道后上方做外耳道后壁皮肤全层的竖切口，向外止于耳甲腔软骨内缘水平，重新前翻耳郭，助手将鼻中隔剥离子从外耳道探入竖切口，并用拉钩拉住耳后切口切缘，从而充分暴露耳后切口前部的耳甲腔软骨后面的软组织，用电刀以鼻中隔剥离子为标尺，切开该处软组织至耳甲腔软骨膜，不要切开软骨膜，与竖切口连通，然后向两边分离，暴露更多的耳甲腔软骨，此时在距离耳甲腔软骨内缘 3mm 左右用尖刀做环形软骨切开，去除该处软骨（留做重建用），使用 3-0 丝线分别从后面穿入竖切口上下切缘皮下组织，分别与颞肌筋膜下缘和乳突尖的皮下组织缝合，将竖切口向上下分开，完成耳甲腔成形术，新的外耳道口一般以可顺利探入小指为度（图 2-13-5～图 2-13-10）。

目前由于骨粉缩小乳突腔技术的推广以及美观的需要，切除软骨步骤可以省略，所需重建软骨改由耳道下壁软骨代替（图 2-13-11，图 2-13-12）。

（2）第二种术式，是采用耳内切口手术时使用。常规耳内切口从外耳道软骨部和骨部交界处起始，沿着耳甲腔软骨和耳屏软骨之间的无软骨区向外延至耳轮脚前方，深达骨面，但是不切开颞肌。需要做耳甲腔成形术时，自耳甲腔软骨内缘

从耳内切口起始向后下做环形切口，分离耳甲腔表面皮肤组织，切除部分耳甲腔软骨，分离的皮瓣复位，完成耳甲腔成形术。

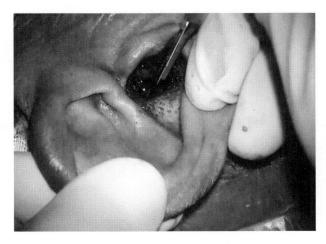

图 2-13-5　耳甲腔成形术切口

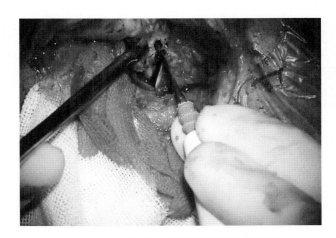

图 2-13-6　耳甲腔成形切口后方组织切开

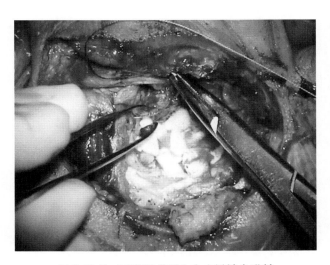

图 2-13-7　耳甲腔成形上方皮瓣缝合进针

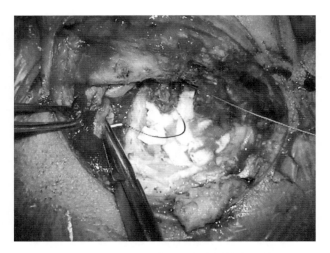

图 2-13-8 耳甲腔成形上方皮瓣缝合进针

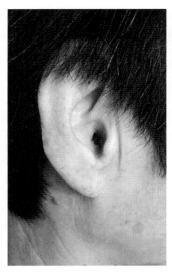

图 2-13-11 耳甲腔成形术者对侧照片

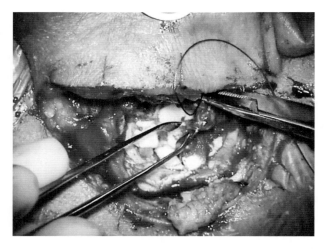

图 2-13-9 耳甲腔成形下方皮瓣缝合进针

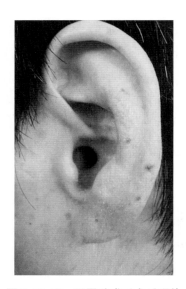

图 2-13-12 耳甲腔成形术后照片

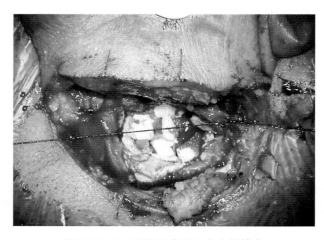

图 2-13-10 耳甲腔成形下方皮瓣缝合

2. 开放式乳突切除术 该术式是为了彻底清除乳突和鼓窦的病变组织，通畅引流。手术使用电钻完成，耳后切口完成后，掀起肌筋膜瓣，耳科撑开器三把，前后方向放置两把带关节的撑开器，上下方向放置一把不带关节的撑开器（图 2-13-13～图 2-13-15），充分暴露乳突骨皮质和外耳道骨性后壁，范围上至颞线上 0.5cm，前方至骨性外耳道后壁，后至乙状窦表面，下至乳突尖，前方上缘至外耳道骨性前壁垂直线，前方下缘与骨性外耳道下壁平行。

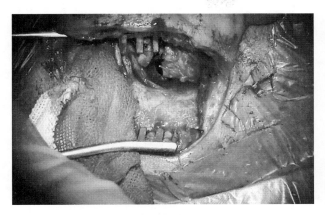

图 2-13-13　放置第一把撑开器

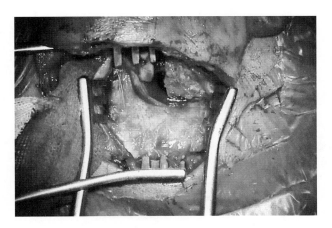

图 2-13-14　放置第二把撑开器

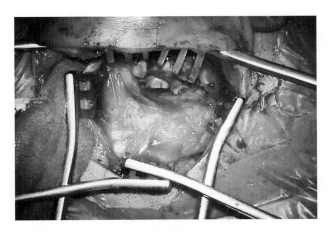

图 2-13-15　放置第三把撑开器

切除乳突气房，达到消灭所有气房后的轮廓化效果，上鼓室外侧壁是否切除，视上鼓室病变程度和清理咽鼓管上隐窝（也称为前上鼓室）的需要，如果切除上鼓室外侧壁，前方磨除骨质达外耳道前壁垂直线，从而形成光滑的术腔（图 2-13-16）。

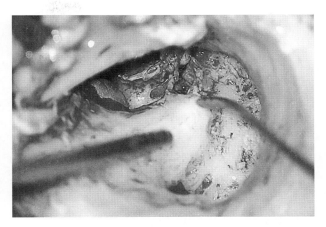

图 2-13-16　轮廓化后光滑术腔，可见保留的鼓索和锤骨柄

该处注意在磨除外耳道后壁的时候，面神经嵴（就是磨除外耳道后壁的残留骨质，因为其深处是面神经故称为面神经嵴）的高度不能低于鼓膜所在平面向后的延长线，防止损伤面神经锥曲段和垂直段，鼓索视后鼓室和听骨链周围病变清理的难易决定是否切除，原则上尽量保留鼓索，但在需要磨除后鼓室外侧壁的时候，保留鼓索是有困难的，而且操作过程反复牵拉鼓索有伤及面神经的嫌疑。初始使用最大的切割钻头，自前向后，自上而下，一层层地磨除骨质，注意收集骨粉，积于纱布内挤干备用或使用专门的骨粉收集器安装在吸引管上。

靠近鼓室盖和 / 或鼓窦盖时采用前后方向或由内向外平行于鼓室盖和 / 或鼓窦盖操作电钻，在乙状窦表面采用上下或内外方向平行乙状窦的走行操作电钻，最深处始终是筛区平行于外耳道后壁的位置，直到磨开鼓窦，然后自内向外扩大磨除骨质，暴露鼓窦盖、窦脑膜角，也可以先找到辨别清楚窦脑膜角，从窦脑膜角沿着鼓室盖和 / 或鼓窦盖做延长线找鼓窦入口。面神经嵴处的电钻操作与面神经走行方向平行，防止磨出面神经造成过度损伤，这些操作的要求目的是从技术角度避免损伤重要结构。理论上需要完全磨除所有气房，但由于骨粉技术的使用，气房黏膜病变不重时，可以保留部分气房。

3. 门形瓣 所谓门形瓣是为了暴露外耳道上壁、后壁和下壁骨质而做的蒂在外耳道下壁前方的外耳道骨部的皮肤瓣，只在耳后入路时采用，完成耳甲腔成形术第一切口后，撑开器暴露乳突和外耳道，视野中可见外耳道骨部皮肤，使用环切刀距离骨环 2～3mm，从 1 点环形切至 6 点位置，切开外耳道骨部皮肤，进一步使用环切刀将皮肤与外耳道骨质分离，然后使用眼科剪刀从前述 1 点至耳甲腔成形术第一切口 12 点（右侧耳，该点在术者左侧）剪开皮瓣的上缘，至此，蒂在下壁的门形瓣完成，门形瓣前翻，使用铝箔或撑开器固定于外耳道前壁，结束（图 2-13-17，图 2-13-18）。

的一则充分暴露乳突骨质，二则用来填充乳突或封闭术腔用。蒂可以位于耳郭一侧、前方，也可以位于耳后切口后部的乳突表面。完成耳后切口，沿皮下分离切口前方的皮瓣，暴露外耳道的组织轮廓后，自骨性外耳道口的上方，沿颞线，向后切开肌筋膜深达骨质，止于耳后切口处，完成第一切口，从外耳道口下壁向后做平行于第一切口的第二切口，第三切口在耳后切口处将两个切口连起来（如果蒂在前面，则第三切口在耳后切口的深面），然后用扁桃体剥离子的剥离端将肌筋膜瓣从乳突骨皮质表面分离开，部分区域需要使用电刀分离。完成肌筋膜瓣（图 2-13-19，图 2-13-20）。

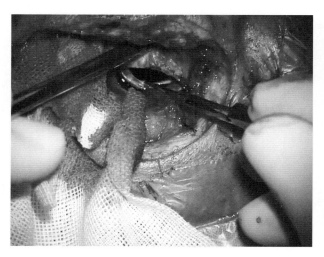

图 2-13-17　门形瓣第一切口

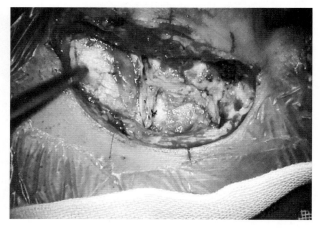

图 2-13-19　乳突表面切口

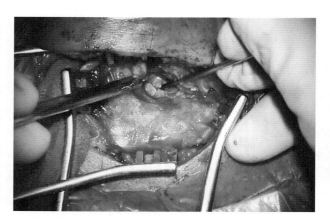

图 2-13-18　门形瓣第三切口

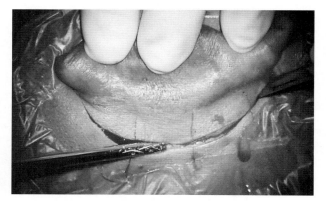

图 2-13-20　耳后切口

4. 肌筋膜瓣 这里的肌肉指的是耳后肌，筋膜是耳后皮下至乳突骨面的筋膜组织，该瓣的目

5. 重建手术 包括鼓膜修补和听骨链重建，完成门形瓣后，在显微镜下，使用钩针将鼓膜穿孔的边缘去除 0.5～1mm，做新鲜的创面，便于上皮

生长,如果锤骨柄裸露在穿孔中,需要将柄上的上皮使用钩针仔细去除。然后使用环切刀沿着门形瓣的内侧切口分离残留的外耳道皮肤至鼓环,如果出血多,可以使用浸有肾上腺素的小纱布片(也称为"小鱼")止血,暴露鼓环后,使用环切刀从6点至9点的部位掀起鼓环,然后使用钩针挑破后鼓室的黏膜,随后用显微剥离子探入自下而上分离鼓环,此时会看到位于外耳道后壁内侧向上前方走行的鼓索,注意保护,掀起鼓膜下方至6点位置、上方至1点位置,如果鼓室无病变,就可以进行鼓膜修补。将颞肌筋膜铺在原有鼓膜内侧、锤骨柄内侧或外侧,使用压紧的明胶海绵块将边缘压实,鼓室内填满明胶海绵用于固定颞肌筋膜,复位原有鼓膜,外侧填塞明胶海绵。如果鼓室有病变,则处理病变后做鼓膜修补。

6. 切口 主要采用耳后切口,也可以采用耳前切口向上后延长来完成,但已经较少采用。这里主要讲耳后切口(见图2-13-20)。使用20号大圆刀,切口为弧形一般距离耳郭后沟0.1~1cm,上方距耳轮根部上方0.5~1cm,前方接近耳屏的垂直线,下方止于耳垂后方的凹陷处,深达皮下脂肪层。耳后切口适合需要做乳突切除的手术或鼓膜前缘无法在显微镜下从外耳道口看到鼓膜前缘的鼓膜修补手术。但因为耳内镜的发展,这种情况已经可以不用显微镜来操作。

7. 取颞肌筋膜 颞肌筋膜是比较优良的常用的修补鼓膜的材料,大小随意,取材方便,有两种使用方法。

(1)一种是耳前切口手术时取颞肌筋膜,此时一般需要另外做耳上切口。使用20号大圆刀距离耳郭根部上方3cm左右的位置,做垂直于耳屏切线的水平切口,长度3~4cm,深达耳上肌,上撑开器,止血,切开耳上肌,扁桃体剥离子剥离端分离肌肉深部的组织后就可以暴露光滑的颞肌筋膜,设计大小后,用尖刀在筋膜上切开一个小口,勿伤及颞肌,否则出血多、影响操作。使用鼻中隔剥离子从切口探入上下分离颞肌筋膜内侧与颞肌的联系,然后用组织剪剪下所需大小的颞肌筋膜,平铺在硅胶板上,在助手使用血管钳辅助的情况下,使用大圆刀清理筋膜上残余的肌肉组织和脂肪组织,然后使用纱布两块折叠后夹持筋膜,挤干水分,复平展于硅胶板上备用,使用时可以用水浸润,变软后用。

(2)第二种方式是耳后切口手术时从切口内上部直接取颞肌筋膜,在乳突表面肌筋膜瓣的上方切口上方,使用耙式拉钩拉起皮肤显露皮下,使用尖刀,刀面平行于颞肌表面,切开皮下组织,即可显露颞肌筋膜表面,用扁桃体剥离子剥离端进一步分离颞肌筋膜表面获得足够的面积,使用尖刀在靠近肌筋膜瓣切口做与之平行的切口,切开筋膜,至颞肌表面,切忌过深,切开肌肉则易出血,然后用鼻中隔剥离子探入,将颞肌筋膜与肌肉分离,技巧是紧靠筋膜内面用力分离,不要进入肌肉,然后使用组织剪收获所需的颞肌筋膜如上处理备用(图2-13-21)。术腔塞入纱布止血或双极电凝止血。

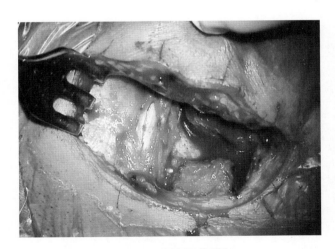

图2-13-21 取颞肌筋膜切口

8. 处理软骨片 软骨片的作用广泛,最常用来修薄后覆盖在听骨假体表面,防止假体外凸脱出(图2-13-22,图2-13-23)。

软骨片的来源包括耳甲腔软骨、耳道下壁软骨

（图 2-13-24）。一般厚度为 0.2mm，大小 2mm×2mm。让助手使用血管钳适当用力夹持软骨片竖立，侧面朝上，术者使用大圆刀切去软骨两面的软骨膜，切取合适厚度的软骨备用（图 2-13-25）。

9. 清理鼓室内病变 鼓室内有许多重要的结构，清理病变时需要非常仔细和耐心，首先需要对病变有大体了解，这需要事先认真阅读颞骨薄层 HRCT 影像，其次对鼓室解剖结构要熟悉，原则是直视下不清楚的地方不要贸然动手，从清楚的地方入手，从次要结构向重要结构推进。确认鼓环，掀起鼓膜后，首先需要明确是否保留鼓索，这和是否磨低面神经嵴有关系，如果清理病变需要磨除后鼓室外侧壁，削低面神经嵴，鼓索基本无法保

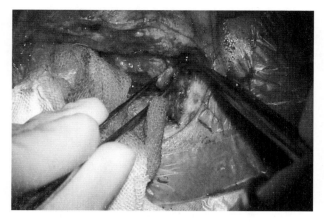

图 2-13-24　取耳道下壁软骨

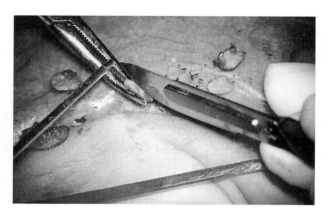

图 2-13-25　修剪软骨片

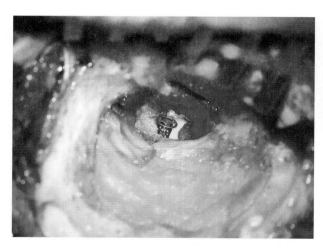

图 2-13-22　PORP 安装完毕

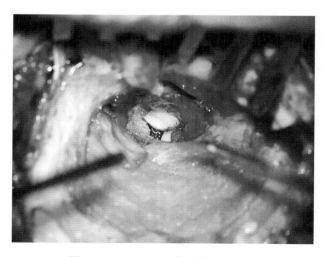

图 2-13-23　PORP 表面覆盖软骨片

留，可以在后方起始位置用显微剪刀剪断，该操作尽量不要牵拉神经，避免过度牵拉损伤面神经引起面瘫。

听骨链的完整性和活动度决定了是否保留部分听骨和重建方式，原则是尽量保留原有的听骨。胆脂瘤对听骨链的破坏大多集中在砧骨长脚，因此砧骨去除的可能性最大。上鼓室的病变清理可以在明确鼓索和听骨链的处理后进行，原则是从后往前，从上向下，吸引器吸引提拉组织，使用环切刀推压肾上腺素小纱片，将病变组织与内侧的骨质分离，鼓室吸引器随时吸净视野的血液和游离的病变组织，上鼓室清理关键是注意面神经水平段，有 40% 的概率该处是裸露无骨质覆盖的（图 2-13-26）。

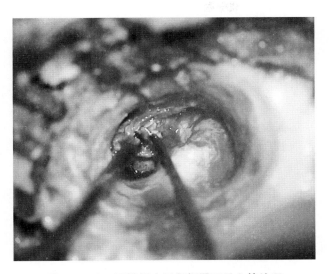

图 2-13-26　面神经水平段裸露可见血管纹理

面神经水平段的辨认主要是伴行的滋养血管，大多数非常清晰，有时轻压阻断血流可以明确。找到滋养血管基本可以确定面神经的走行。最为困难的情况是此处生长肉芽和面神经表面气房狭长的情况，此时很容易与面神经混淆。面神经表面狭长的气房内有肉芽组织呈现长条形非常类似面神经，此时仔细阅读 CT 影像有助于帮助鉴别，具体判断技巧为：使用 1mm 金刚钻在暴露的面神经气房下方磨除部分面神经嵴骨质，如果发现气房中止没有继续下延，可以排除此处为面神经。因为面神经是连续走行的，此时深磨少许部分后从磨出的断面向上剥离，去除面神经气房肉芽。

辨认清楚面神经水平段，开始清理镫骨周围的病变组织，该过程尽量避免扰动镫骨，一般用吸引器吸引组织（中耳手术操作拿吸引器的手法是关键，助手切忌触碰手术者拿吸引器的手），然后用环切刀或钩针分离去除，注意钩针不能朝向面神经水平段，而应该与之平行，切勿太用力，肉芽组织不需要刻意去除，胆脂瘤必须清理干净，若预估风险极大，则不要强求，可以二次手术处理。胆脂瘤有较高的复发率，复发再次手术相对容易，若损伤重要结构，是无法挽回的。

清理完镫骨周围组织后，手术过程大部分已完成，最后需要仔细检查咽鼓管上隐窝、咽鼓管口

及下鼓室有无残留病变组织。尽量保护鼓室黏膜，包括水肿增厚的黏膜，不到万不得已，不要随意去除。

10. 处理残余鼓膜　对于残余鼓膜，最重要的是穿孔边缘需要去除，制作新鲜的创面（图 2-13-27），这样才能刺激上皮新生并沿着贴补的筋膜组织爬行，最终弥补穿孔，并吸收重塑贴补组织，形成新的鼓膜。残余鼓膜上的钙化斑非必须处理，若钙化斑连接听骨链与周围结构，造成听骨链活动受限，则需要去除。

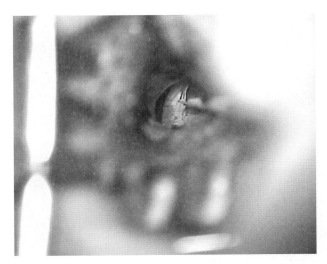

图 2-13-27　鼓膜修补做新鲜创面

11. 清理乳突病变　乳突病变的清理以使用金刚钻为主，附以钩针、环切刀和肾上腺素小纱片。力求切除所有的病变气房，多数情况下三个半规管都有致密泛黄的密质骨包绕，与气房骨质不同，半规管不容易损伤，最为实用关键的操作方法是切除乳突时，层层向下推进，使术野保持盆形，才能将所有结构暴露于视野中，不容易损伤。目前由于骨粉填充技术的使用，加之乳突气房的引流通气可以通过多种途径，如果不是胆脂瘤，不强求切除所有的气房，并不影响术后的恢复。

12. 上鼓室的处理　上鼓室的处理涉及上鼓室外侧壁的存留和咽鼓管上隐窝的处理。当上鼓室病变难以清理或咽鼓管上隐窝需要清理时，往

往需要磨除部分上鼓室外侧壁，以暴露视野，病变清理后，可以使用骨粉和软骨片垫高上鼓室内侧壁以便保持鼓膜的高度，利于听骨链的活动，同时防止形成内陷袋（图2-13-28，图2-13-29）。

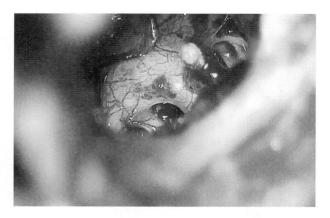

图2-13-30　可见蜗窗龛内积血便于判断蜗窗膜活动

如果无法获得满意的活动度，需要去除固定的听骨，多数是砧骨，镫骨固定无法通过清理周围硬化灶恢复，需要二期做镫骨手术，一期如果有把握，可以尝试镫骨撼动术，但是后期效果不好。多数情况下，为了清理前上鼓室病变需要使用锤骨头剪刀切除锤骨头（图2-13-31），锤骨头切除后锤骨的活动度大大改善，如果仍然没有改善，需要切除位于锤骨颈前方的锤骨前韧带，使用钩针沿着锤骨柄前缘可以挑断，这种情况往往也可能伴随着鼓索的切断。

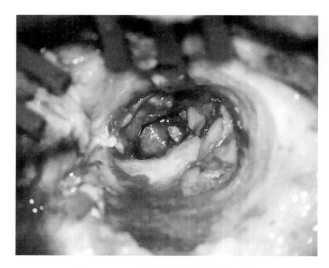

图2-13-28　骨粉覆盖带筋膜软骨片

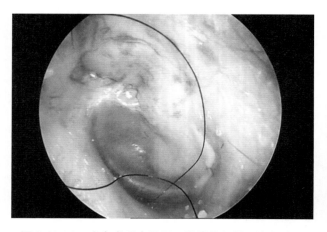

图2-13-29　患者术后内镜显示软骨片和骨粉恢复情况

13. 听骨链的处理　听骨链的处理，考虑两点，第一是否完整，第二活动度是否受限。如果不完整，需要使用自体残余听骨、乳突骨皮质或人工听骨重建；如果活动受限，需要清理病变，看是否可以恢复，恢复以轻触锤骨可以见到蜗窗膜的波动来判断。多数情况直接看不到蜗窗膜，以血液或水填满蜗窗龛，通过间接观察液体波动的反光来判断（图2-13-30）。

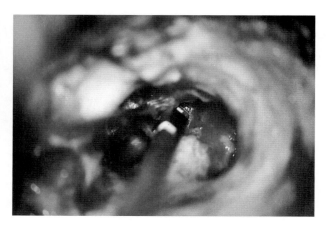

图2-13-31　锤骨头剪刀断锤骨头

14. 咽鼓管口的处理　咽鼓管口黏膜的完整性非常重要，直接关系咽鼓管的功能和中鼓室的通气，尽量不要去除咽鼓管口的黏膜。

15. 鼓室黏膜的处理　尽量保留，即使黏膜极度肿胀肥厚，若去除通常会引起中鼓室与鼓膜的粘连，导致术后听力恢复不良。保留这些黏膜，在炎症控制后，多数可以很快恢复正常状态（图2-13-32，图2-13-33）。镫骨周围的肉芽组织，如果不影响镫骨的活动，也不必强求去除，过度操作反而容易损伤听力，而炎症控制后肉芽组织自然会消失。

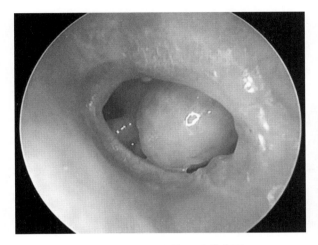

图2-13-32　术前鼓室黏膜增厚

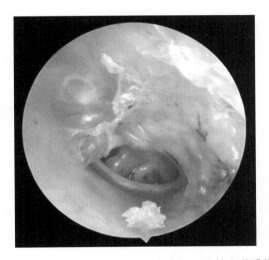

图2-13-33　术后1.5个月修补失败但可见鼓室黏膜恢复正常

16. 重建前的准备　病变清理结束，准备重建之前，使用大量生理盐水冲洗术腔和皮下，去除残留骨粉、游离组织碎片及血液，直到术腔干净。有利于减少感染机会、检查出血点等（图2-13-34）。

17. 骨粉填充技术　在开放乳突这一步，使用最大号切割钻头，收集骨粉，聚拢挤干备用（图

2-13-35），注意无菌操作，而且避免收集混有胆脂瘤上皮的骨粉。在完成重建前的准备工作后，使用骨粉封闭缩小乳突腔、鼓窦，垫高上鼓室内侧壁（图2-13-36），靠鼓室侧使用带筋膜的软骨覆盖，筋膜面靠骨粉，防止骨粉未成活牢固前解体移位（见图2-13-28）。鼓窦、乳突区的骨粉表面由带筋膜软骨、修补鼓膜的颞肌筋膜和复位的门形瓣皮肤三者覆盖。如此使术腔形成一个光滑平整的扩大的外耳道（图2-13-37）。

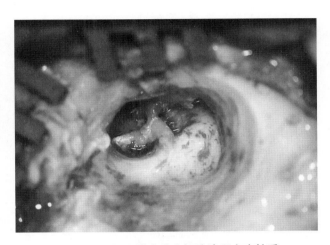

图2-13-34　开放式乳突切除清理完病灶后

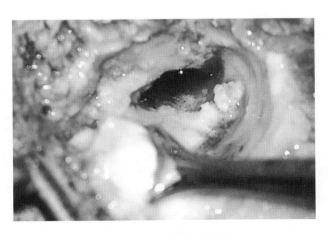

图2-13-35　保留收集骨粉

18. 避免耳郭后沟深陷　耳后入路开放式乳突切除术后，有时由于乳突切除过多，导致耳后皮肤悬空，引起内陷，影响美观。为了避免这种情况，可以采用原位缝合肌筋膜瓣的方式消除这一不良后果（图2-13-38）。

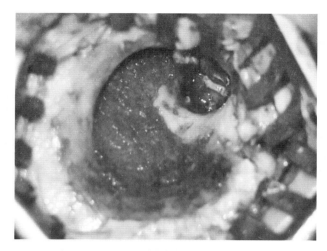

图 2-13-36　填塞骨粉重建上鼓室、缩小乳突腔

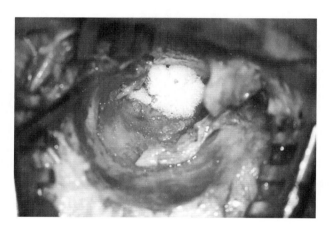

图 2-13-37　门形皮瓣覆盖缩小的乳突腔

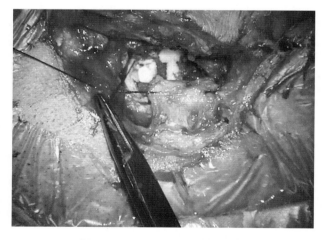

图 2-13-38　耳后肌筋膜瓣缝合

【术后处理】

1．术后一般加压包扎 2～3 天，如果渗血不多，不需要频繁更换辅料。

2．耳道内填塞的油纱条（红霉素或金霉素眼膏均匀涂抹纱条制成），目的是形成外耳道相对封闭的无菌环境，利于结构的位置固定和生长，一般 2 周左右拔除，填塞的明胶海绵可以部分去除或不去除，任其自由水化流出或结痂，可以加用滴耳液加速其流出并预防感染。如果发现填塞油纱条散发出很重的臭味，色灰，则需要及早抽出，使用抗生素滴耳液治疗，这种情况往往是厌氧菌感染，但是不影响预后。有时，患者不小心将油纱条提前去除，会出现覆盖的筋膜浮起团缩的情况，这时可以使用无菌膝状镊子，夹持铺开，仍可以长好，切忌当作异物用力拉扯。

3．多数情况下术后 1 个月分泌物可以流尽，接近干耳，有时会产生局部肉芽引起渗液较多，可以使用铬酸涂抹肉芽表面，一般 2～4 周肉芽萎缩上皮化。

【并发症及其防范】

1．面瘫　面瘫的发生原因有电钻的热损失、电钻损伤面神经外膜引起面神经部分损伤和电钻引起面神经断裂。面瘫包括面神经损伤引起的部分面瘫或全瘫，这种面瘫术后即刻出现，部分面瘫可以观察用药，全瘫需要尽快做面神经减压移植处理。面神经断裂需要面神经端端吻合或神经移植，移植材料包括耳大神经和腓肠神经。第二种为迟发性面瘫，为术后 72h 后出现的面瘫，包括部分和全瘫，经过合理保守治疗，比如脱水、糖皮质激素和营养神经都可以好转，不需要手术干预。

2．局限性迷路炎（迷路瘘管）　迷路瘘管的形成可能是胆脂瘤或病变本身的破坏，也可能是由于手术医师对解剖不熟悉。对于胆脂瘤或病变的破坏，多数是外半规管，多数情况膜迷路尚完整，防止迷路瘘管的技巧是禁止使用吸引器直接吸引。瘘管一旦产生，切忌吸引器吸引，在病变未清理干净前覆盖筋膜保护，待病变清理结束，冲洗术腔后，筋膜外面再覆盖骨粉加固。

3．乙状窦损伤或颈静脉球出血　乙状窦的损伤会引起较多出血，一般覆盖明胶海绵或可吸收止血纱，片刻就会止血，可以继续手术。若暂时无明胶海绵或可吸收止血纱，也可直接用手指压迫，等待上述材料备好，再边移开手指边覆盖明胶海绵。颈静脉球出血，同样可以使用明胶海绵和可吸收止血纱填塞，如果出血较多影响手术进行，建议术腔填塞，择期手术。若出血可以控制，则继续手术。

4. 感音神经性听力损失 感音神经性听力损失可能与听骨链受到过度扰动或电钻的噪声有关，极少数是全聋，具体原因不明。术后建议常规床边音叉试验检查，及早发现，按照突发性聋处理。

5. 耳郭化脓性软骨膜炎 耳郭化脓性软骨膜炎处理比较棘手，多数需要反复换药月余，包括利多卡因加糖皮质激素加庆大霉素软骨膜处封闭，切开皮肤软骨膜深达脓腔，放置皮片引流，改善微循环。

（韩　朝）

第十四节　完壁式鼓室成形术

【概述】

完壁式鼓室成形术是相对于开放式鼓室成形而言的。二者的区别在于：进行中耳手术时是否保留或重建了外耳道后壁、上鼓室外壁（即盾板）。

完壁式主要优点是保留了耳道壁（上壁、后壁），没有残存的巨大乳突腔，外耳中耳都是正常的生理解剖状态，鼓室气腔容易重建，听骨重建后周围较少发生粘连，因而术后有较好的听力结果。没有经常结痂、进水易感染或吹风易头晕等不良反应。主要适合已有较多手术经验、熟悉中耳及面神经解剖的术者施行。

其主要缺点是手术难度较开放式要大。经验不足时胆脂瘤残留比例可能多些。

本手术的适应证含中耳胆脂瘤及可疑者，需要听骨重建者。所需要的条件为：比较高级的手术显微镜和具备纤细解剖作用的各种精细耳科手术器械；患者能够耐受 1～2h 局麻下手术；过于年幼或不耐受者宜全麻手术。

【解剖概要】

1. 寻找筛区 耳内切口，首先要找到骨性外耳道后上方的筛区。其深部投影是鼓窦。也是完壁式手术取骨、探孔的部位。

2. 寻找面神经投影 进入探孔后，沿胆脂瘤包膜弯钩探入，有空腔方可扩大骨孔。面神经管位于外耳道后壁（垂直段）、上壁略上方（水平段）的鼓室内壁中。如下方没有空腔则提示底下可能是面神经。

3. 寻找镫骨足板 在剥除胆脂瘤包膜到镫骨区时，要注意镫骨上部结构是否存在。仔细辨认，不要随意碰触。镫骨上部结构尚存时，要沿其轮廓缓缓剥出，其过程不要使其有幅度稍大的活动。如无镫骨上部结构时，剥除胆脂瘤要用细小钩针，不要过度深入，以免足板被一起钩出。

【术前提示】

尽管中耳手术是比较安全的手术，但因中耳有复杂的解剖结构，涉及面神经、硬脑膜、内耳听觉感受器等，仍是风险较大的手术。初学者必须有比较丰富的解剖基础，有一定手术训练，有高年资医师带教。必须牢记：胆脂瘤有残留，不足以危害生命。如果没有把握，在涉及面神经或内耳损伤出血时，手术可以分期，待 1～2 个月后再进行。强行操作，引起面神经瘫痪或颅脑损伤，不易弥补。

【手术操作与技巧】

1. 麻醉 手术除个别术前眩晕疑迷路瘘管者和儿童外，都在局麻下进行。

2. 切口 耳内切口，可从切口处取下尽可能大的骨膜备用（图 2-14-1，图 2-14-2），作为修补鼓膜材料。

3. 骨片制备 在骨性外耳道口，用微型气钻和自行研制的铣刀式钻头（图 2-14-3），切割下弧形

（10mm×8mm×2mm）、薄片形（8mm×4mm×1mm）骨片 3～4 片（图 2-14-4），作为自体植骨材料备用（图 2-14-5）。

4. 暴露术腔、清除病变 切割至距离松弛部穿孔缘约 1cm 时，保留耳道薄壁（骨桥），呈探孔钻入上鼓室和鼓窦，发现上鼓室鼓窦空腔后，逐步扩大，直至完全暴露上鼓室顶壁和胆脂瘤在乳突、鼓窦的最后缘（图 2-14-6）。

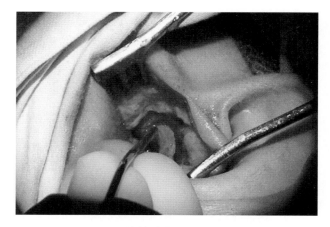

图 2-14-4　用铣钻铣出欲取用的骨片的骨缝

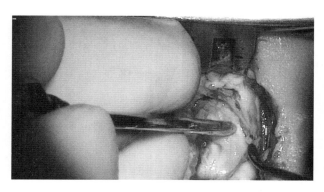

图 2-14-1　暴露外耳道切口并显露要取的骨膜

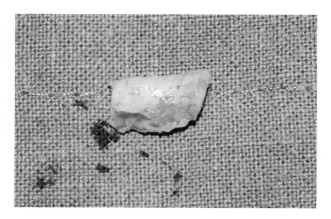

图 2-14-5　用铣钻取下整块骨片

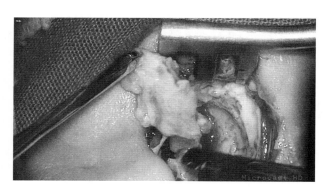

图 2-14-2　取下外耳道口骨膜

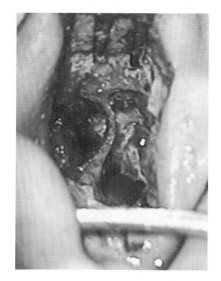

图 2-14-6　探孔进入鼓窦并扩大直至暴露全部胆脂瘤包囊

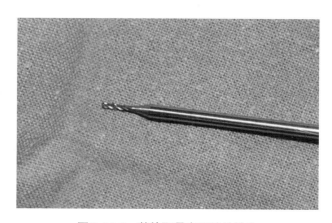

图 2-14-3　整块取骨专用的铣钻头

遇到硬脑膜低位，取下骨片后上鼓室探孔困难，难以从外耳道上壁的探入、暴露上鼓室时，也可以卸除上鼓室外壁的骨桥，即盾板，使能完整地看到上鼓室前上壁(此处最容易发生上皮残留)、最上壁(鼓室盖)骨壁。遇到该处硬脑膜暴露、与胆脂瘤粘连时能直视下剥出胆脂瘤上皮而不损伤硬脑膜。但其后壁即与外耳道后壁延续的骨质宜妥为保存,从鼓窦的外侧标记——筛上区探孔直接进入鼓窦,形成位置稍后的骨桥。如此,在以后盾板修复时,就有支撑,修复的骨片不会塌入内腔。

进入上鼓室后,如看到在听骨周围有胆脂瘤包囊,须仔细、完整剥出。遇到胆脂瘤包囊延伸进入锤骨头、砧骨体深面时,使用弯钩,先分离包囊与听骨的粘连,再剔出剥离;其中仍有残留可疑的,可用 Er:YAG 激光或 CO_2 激光消融一部分锤骨头和砧骨体,暴露胆脂瘤残留物,再行完整剥出。这样的做法,可防止过度扰动听骨链,避免导致难以弥补的感音功能损害。再查看锤骨头前方、上方是否有足够的通气道,如果不够宽敞,也用激光消融锤骨头、砧骨体或上鼓室上壁的骨质,使其具有较充裕的通气道。

5. 听力重建 仅有砧骨长突少量坏死者,可采用自体耳道骨质作骨套连接,使砧镫骨重新连接完整。砧骨缺损过多而镫骨尚完整、活动时,可取出砧骨残体,改用耳道口取下的骨质片,修出可套接镫骨头的臼枪柱状小骨,相当于中华医学会耳鼻咽喉学分会和《中华耳鼻咽喉头颈外科杂志》编委会发布的《中耳炎的分类和分型(2004年,西安)》中的Ⅲa型,即部分听骨重建假体,如果鼓索还保留完好,听骨假体外侧可磨出小凹槽,嵌入鼓索,用鼓索弹力弹压假体以增加听骨的稳定,避免移位(图2-14-7)。

镫骨上部亦缺如者,用自体耳道骨片修出尖状枪式小骨,尖立于足板(相当于前述中耳炎手术方法分型中的Ⅲb型,即全听骨植入),也用鼓索或残余鼓膜弹压(图2-14-8)。

修复上鼓室外壁缺损,在缺损的前后耳道骨壁上,磨出与耳道轴平行的凹槽,把已保存的耳道骨修成弧形骨片嵌入。因为自体骨片相容性极好,

也可以省略凹槽,骨片直接置于盾板处,不会跌入坍塌即可(图2-14-9)。

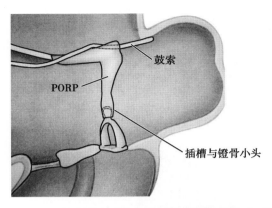

图2-14-7 用鼓索弹力弹压假体以增加听骨的稳定,避免移位

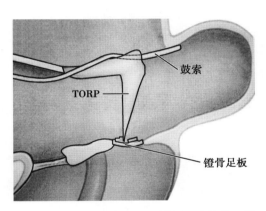

图2-14-8 用鼓索或残余鼓膜弹压枪柱状听骨

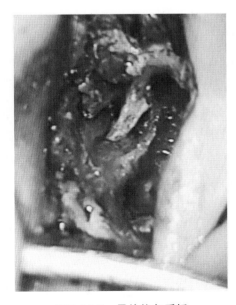

图2-14-9 骨片修复盾板

骨片外用骨膜或软骨膜覆盖。另选择较厚的弧形骨块，覆盖耳道后上方向鼓室、乳突的探孔。外耳道皮瓣复位。如有鼓膜穿孔，同时用耳屏软骨膜夹层法修补（图2-14-10）。

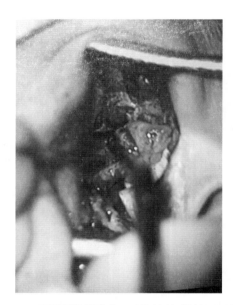

图 2-14-10 用耳屏软骨膜夹层法修补鼓膜缺损和封闭探孔

6. 咽鼓管的处理和中耳通气 术前有鼓室积液而鼓膜紧张部完整者，可在 1mm 硬膜外麻醉导管插入咽鼓管鼓口直至 4cm 以上，提示咽鼓管未有明显机械性阻塞者，可作鼓膜置通气管，该管术后留置至自行脱落。

重建外耳道壁（盾板）后，上鼓室、鼓窦会积聚渗出液，如不能通过有效的通气道和通气压力排出，就会逐渐机化，形成局部阻塞，进而产生负压，导致胆脂瘤再发，重建的听骨也会移位、失效。因此，术后给予及早通气很有必要。可以通过自身捏鼻鼓气，但常常难以成功。也可以利用术中插入的细管用针筒充气，每次 3～5mL 足够。手术 1 周后可以用咽鼓管金属导管充气。

笔者专门设计了中耳充气机（图2-14-11）以解决这一难题。实际使用确实能大大提高术后听力恢复率。这一通气机已经获得专利（专利批准文号 ZL2009 2 0212541.5），并正进入药监局医疗器械准

入审批程序。使用方法为术中从探孔引出 2mm 硅胶管进行充气（图2-14-12）。

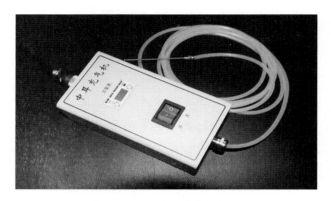

图 2-14-11 中耳充气机样机

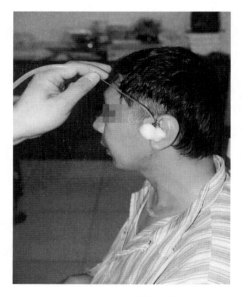

图 2-14-12 中耳充气机的使用方法

7. 复发患者再手术 原切口、原探孔（原植骨均愈合，须钻开或凿开）进入乳突腔，把胆脂瘤包囊完整剥出，寻找出胆脂瘤上皮来源和鼓室峡部的粘连予分离剪除和外翻，开通闭塞的峡部和锤骨前通气道，检查原置听骨是否移位或被侵蚀，给予相应处置，内置（软骨膜或骨膜）修复剪除胆脂瘤后的穿孔，骨片修复盾板和探孔。

通过这些综合技术应用，胆脂瘤术后随访 1 年以上，复发率 5% 左右，听力成功（气骨导差 20dB 以内）可以达到 85% 左右。随访 8 年以上，复发率

10% 左右，听力成功则为 83% 左右。而且近 50% 可以达到气骨导差 10dB 以内，即达到了气骨导差闭合的最佳效果。

图 2-14-13 为 1 例术后 5 年随访患者的外耳道鼓膜照片，可见耳道保持了生理性状态，没有根治腔遗留。

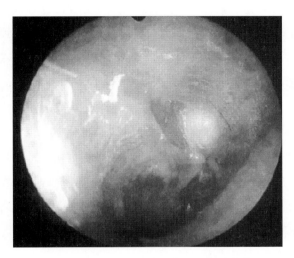

图 2-14-13　随访完壁式术后 5 年的照片
鼓膜完整，上鼓室和鼓膜松弛部有软骨板封闭。

8. 手术相关技巧提示

（1）外耳道上壁薄片状保留与重建：有学者描述完壁式做法是保留薄片状外耳道上壁。为了既能暴露上鼓室病灶又保留外耳道上壁，强调将上壁磨到非常菲薄，但这样增加了手术难度和风险，遇到硬脑膜低位者，就容易磨破硬脑膜，发生脑脊液漏，却仍然无法暴露上鼓室最前气房的病灶，这是术后最易发生残留的部位。现改为将外耳道上壁（即盾板）先整块（或分数块）取出，再复位重建。整块取骨，有一定厚度，且直接暴露上鼓室最前壁，病灶易于显露。最后用整块有一定厚度的骨片修复外耳道上壁（即盾板），只需轻轻放入，略有填托，操作相对容易，术后愈合效果好。

（2）骨片修复盾板：如果手术中外耳道上壁是保留的，因为胆脂瘤深入上鼓室必定侵蚀了部分盾板，使其失去原有对上鼓室应有的遮蔽。如果仅用软膜封闭，会难以抵御负压，造成内陷袋，是

高复发率的原因之一。最终仍然需要盾板修复，且必须另置合适的薄骨片。

（3）外耳道后壁的保护：必须保护外耳道后壁。完壁式与开放式的不同其实仅在于后壁保护。对于鼓窦和乳突气房的胆脂瘤病灶，可以采用从筛区探孔进入，完全暴露胆脂瘤囊壁后完整剥出。外耳道后壁始终保存。探孔还可直接插入硅胶管以利引流和通气。

（4）取胆脂瘤包囊时要保护紧贴骨壁的黏骨膜：在取出胆脂瘤包囊时注意保护底层有可能与之分离的菲薄的黏骨膜。术者必须明白，手术须获得"再气化"的乳突腔，而没有腔内黏骨膜覆盖是不可能形成再气化腔的。要么瘢痕形成，要么骨质增生重塑变小。

（5）中耳各部分互相间建立连续可靠的通气通道：鼓窦、乳突腔必须与上鼓室、中鼓室、咽鼓管鼓口有连续的可靠的通气道。

【术后处理】

1. 术后出血　术中注意妥善止血，不要过多损伤颞肌，必要时妥善加压包扎。

2. 术后中耳充气　术后每天 1~2 次，每次 5~10s 用充气机充气，是减少粘连、利于中耳腔气化、保证术后听力提高的重要步骤。

3. 术后定时换敷料　术后 2~3 天内可能有伤口渗出，应及时更换敷料，避免感染。

【并发症及其防范】

1. 面神经损伤　面神经损伤是行中耳手术者的噩梦。中耳胆脂瘤可能术前已有面神经管被胆脂瘤侵蚀，术中去除胆脂瘤包囊时须倍加小心，时刻注意辨认面神经是否面神经管缺损、鞘膜水肿，避免损伤。如有面神经监护仪则更好。

2. 硬脑膜、乙状窦损伤及其预防　在探孔寻找鼓窦或深部看到胆脂瘤包囊，需要扩大暴露时，要时时用大弯剥离子探及深部是否空腔。如遇实质性骨壁，要防止盲目扩大，硬脑膜和乙状窦通常在骨壁下。也有脑膜鼓室盖、鼓窦盖或乙状窦骨板

已经被蚀，不见空腔且触动到软壁，要高度警惕。

3. 内耳功能损伤 中耳清除胆脂瘤手术到听骨周围，尤其是镫骨足板上的胆脂瘤（此时镫骨上部结构可能已经不存在）包囊时，可能损及内耳神经功能。切忌动作粗糙。要用纤细的钩，缓慢勾出。注意辨认胆脂瘤包膜下的黏骨膜，注意保护。要做到勾出包囊而保持镫骨足板不被扰动。否则胆脂瘤手术即使做得很彻底、很干净，术后听力也遭到严重损害。

（陈文文）

第十五节　外耳道鼓室成形术

【概述】

先天性外耳道闭锁或狭窄是常见的先天性畸形，常伴小耳及中耳畸形，也称先天性小耳畸形，是引起先天性传导性听力损失的原因之一。绝大多数先天性外耳道闭锁患者为散发，在有家族史的患者中，9% 为常染色体显性遗传，90% 为常染色体隐性遗传，其余的 1% 为 X 染色体遗传。其发病率因种族不同而有差别，我国有文献报道其发病率为 0.17‰～0.208‰，城镇发病率高于农村，并且存在地域差异。男性多于女性，男女比例约为 2.5∶1，单耳畸形占比为 70%～85%，双耳占比为 15%～30%，右耳畸形比左耳畸形发病率略高。先天性外耳道闭锁中骨性闭锁比膜性闭锁更常见，骨性闭锁通常合并中耳畸形，外耳道闭锁合并中耳畸形的比例占 11%～47%。手术为重要的治疗方法，手术目的是提高听力、改善外观和重建一个通畅的、无感染的外耳道。目前其主要术式为耳郭再造、外耳道及中耳成形术等，本节介绍外耳道及中耳成形术。

【解剖概要】

1. 胚胎学基础 先天性外耳道闭锁其发病是胚胎发育过程中第一鳃沟发育障碍所致，多合并第 1、第 2 鳃弓及神经嵴细胞发育不全所致的小耳畸形、耳前瘘管、第 1 鳃裂瘘，且常伴第 1 咽囊发育不全导致的鼓室、咽鼓管甚至乳突等中耳结构的发育畸形，畸形的程度取决于胚胎发育障碍的程度或停止发育的时间，其耳郭和外耳道畸形程度与中耳畸形程度呈正相关。由于外耳、中耳和内耳的胚胎来源和形成时间（内耳发育在外耳道及中耳形成之前即已完成）不同，故内耳多不受累或内耳畸形独立发生，但也有部分患者合并内耳畸形和感音神经性听力损失。

先天性外耳道闭锁的发生是多因素共同作用的结果，可能与遗传因素、母亲孕期因素、地理环境等因素有密切关系。可分为两种类型：先天性获得性畸形和先天性遗传性畸形。前者是胚胎发育过程中，受母体或外界因素影响而导致的畸形；后者是染色体和基因异常所导致的。

2. 外中耳畸形

（1）耳郭畸形：多表现耳郭畸小，少数为无耳畸形。目前仍采用 1926 年 Marx 分型法：①Ⅰ型耳郭稍小、形态结构清晰；②Ⅱ型耳郭较小、保留部分解剖标志；③Ⅲ型耳郭缺少正常形态，仅存部分耳郭软骨和耳垂或呈皮赘状；④Ⅳ型为无耳郭。

（2）外耳道狭窄或闭锁：外耳道横断面直径小于 4mm 即为狭窄，外耳道口至鼓膜之间任意部位有完整分隔将其完全封闭者即为闭锁。据此其临床表现多样化，既可表现骨性狭窄和闭锁，也可表现软骨部狭窄和闭锁，且常与耳郭畸形程度有一定程度关联（图 2-15-1）。

（3）中耳畸形：只能从影像学和术中所见来判断，多表现为小鼓室、听骨畸形、锤砧融合固定、镫骨畸形或缺如、前庭窗和/或蜗窗发育不良、面神经发育及走行异常；乳突发育较好，多呈气化或板障型等。

【术前提示】

1. 听力言语障碍 先天性外耳道闭锁有以下的听力言语障碍表现。①传导性听力损失：多为

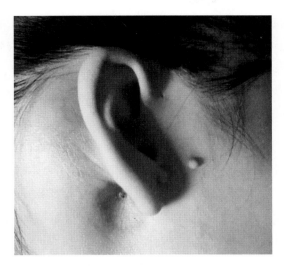

图 2-15-1　右侧先天性外耳道闭锁、耳郭Ⅰ度畸形、外耳道狭窄伴副耳、耳前瘘管、外耳道胆脂瘤及耳后瘘管

中重度，纯音测听气导平均听阈与畸形的程度呈正相关；②混合性听力损失：常见于听骨严重畸形且伴活动障碍；③感音神经性听力损失：多在合并内耳畸形时出现；④言语障碍：常表现不同程度的构语和言语交流障碍、言语发育迟滞、言语清晰度较差，尤以双侧畸形和外耳道闭锁者为多，并与平均言语听阈损失呈正相关；⑤声源定位障碍：单侧畸形者定位声源的能力较差，常须通过转头来弥补。

2. 注意全身多器官先天性畸形　先天性外耳道闭锁可分为非综合征型和综合征型两大类，前者占 65%。先天性外耳道闭锁其外中耳畸形可以分别独立发生，但多数同时发生；也可以伴发多种器官的先天性畸形，如耳前瘘管、唇腭裂、鳃裂囊肿（瘘管）、多指 / 趾畸形、小颌畸形及颌面部畸形等先天性疾病。综合征型先天性外耳道闭锁的外中耳畸形常是全身多器官畸形的局部表现之一。

3. 先天性外耳道闭锁的并发症　部分患者伴外耳道胆脂瘤并感染、先天性中耳胆脂瘤、面瘫等。

4. 外观畸形的观察和听力学评估　合并小耳畸形的先天性外耳道闭锁诊断较容易，患者出生时即可被发现，并常能即刻咨询医师；外耳道狭窄的诊断则稍晚一些，而中耳畸形则须求诊专科医

师并行相应的影像学和听力学检查方能确定。此外，还需对全身各部位进行检查，以了解是否合并畸形。

单侧先天性外耳道闭锁患者出生后应常规进行新生儿听力筛查（耳声发射检查），出生 3 个月后行听性脑干反应、听性多频稳态诱发电位反应等电生理检查，年长后进行纯音测听和声导抗检查；其目的是了解听力损失的程度、性质及咽鼓管的功能并判断内耳的功能状态，了解畸形对耳生理功能的影响，同时指导患者家属选择手术时机。

5. 颞骨 HRCT 检查　颞骨 HRCT 影像是了解、确定先天性外耳道闭锁患者中耳和内耳发育状况的重要检查手段。通常采用多排螺旋或双源 CT 检查，技术参数至少满足以下条件：①层厚 1mm 以下；②骨算法成像；③靶扫描；④多层面扫描，至少常规进行轴位、冠状位及矢状位等三个方式的扫描，必要时可行三维重建。对于疑有内耳畸形者，尚须行 MRI 内耳水成像，MRI 检查可清晰地显示耳蜗、前庭的大小和形状、半规管中淋巴液的含量及面神经的走行。

上述影像检查的目的是：①明确外耳道、鼓室、鼓窦、乳突及听骨、半规管、面神经、乙状窦、前庭窗和蜗窗等外、中、内耳的发育及颞骨乳突部气化程度等状况；②是否合并外耳道或中耳胆脂瘤等并发症；③颅中窝底、颈静脉球窝及乙状窦的位置是否异常，以便对外、中、内耳畸形的程度进行精确地诊断，为确定手术入路和手术方式提供重要依据，以减少术中不必要的意外损伤（图 2-15-2～图 2-15-4）。

6. 先天性外耳道闭锁的分类、分级　先天性外耳道闭锁根据耳郭、外耳道及中内耳的畸形和受累情况而有不同的单独或综合的分类、分级方法，但常用的有以下两种，可用于指导临床选择治疗方法。

（1）Altmann 三级分级法：Altmann（1955）结合耳郭畸形程度、外耳道狭窄或闭锁、乳突气化、

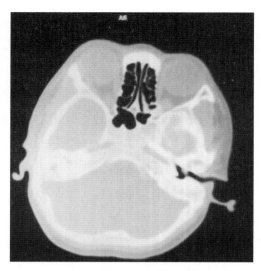

图 2-15-2　右先天性外耳道闭锁、双侧乳突硬化型、鼓室腔较小

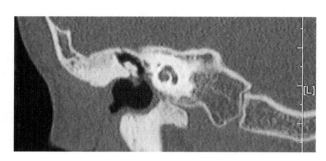

图 2-15-3　右外耳道闭锁、乳突板障型、锤砧融合

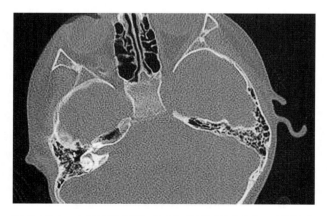

图 2-15-4　右外耳道闭锁、乳突气化型、锤砧融合、听骨较小

鼓膜和听骨的畸形程度及内耳是否畸形作为标准将先天性外耳道闭锁分为一至三级畸形，且沿用至今并指导先天性外耳道闭锁的治疗。①一级畸形：耳郭正常或Ⅰ度畸形、外耳道狭窄、中内耳无畸形；②二级畸形：耳郭Ⅱ～Ⅳ度畸形、外耳道狭窄或闭锁、中耳畸形、传导性听力损失；③三级畸形：二级畸形伴内耳畸形、感音神经性听力损失。

（2）Jahrsdoerfer 评分法：Jahrsdoerfer（1992）根据颞骨 HRCT 结果，并结合外、中耳发育形态进行 10 分法分级：镫骨形态和功能记 2 分，前庭窗开放情况、中耳空间、面神经发育、锤砧复合体、乳突气化情况、砧镫骨连接、蜗窗情况及外耳外观各记 1 分。根据分值选择治疗方法，低于 5 分一般不考虑行中耳成形手术。

7. 手术方案的制订和手术时机的选择　目前外耳道鼓室成形术仍然是治疗先天性外耳道闭锁的有效手段，因其可重建外耳道并获得明显的听力提高。其适应证是先天性外耳道闭锁二级以下畸形或 Jahrsdoerfer 评分 6 分以上者，即无严重的内耳畸形、无感音神经性听力损失。先天性外耳道闭锁由于解剖复杂、变异大，可供重建的颞骨空间有限，其手术治疗属高难度和高风险的耳显微外科手术，稍有不慎极易误伤面神经、前庭窗、蜗窗、半规管、乙状窦和硬脑膜，且易致术后再狭窄或闭锁等。

随着颞骨解剖技术及颞骨 HRCT 的普及，高速耳科电钻（动力系统）、带高清视频的高分辨率手术显微镜、显微手术器械及面神经监护仪等发明和应用，其手术效果和安全性大为提高，但仍有部分患者术后远期发生外耳道再狭窄或闭锁、鼓膜外移等并发症，从而导致听力改善不理想或远期听力再下降。因此，防治并发症是提高远期听力的关键，另外，术前应综合分析外中耳畸形的程度及听力损失情况，做出系统的评估，并针对不同个体制订个性化的治疗方案，力求将手术风险及并发症的发生率最小化，达到听力和外观同步提高的目的。

手术时机的选择经常困扰先天性外耳道闭锁患者的家长，在学界也有争议。确定手术时机应该根据先天性外耳道闭锁所造成的听力言语障碍程度、外中耳畸形程度、是否合并其他并发症及患者的依从性（术后换药的配合程度）来综合考虑。

（1）双侧外耳道狭窄或闭锁：因双耳听力均有不同程度下降而影响言语学习，常致反应迟钝、吐词不清等构音障碍。因此应在学龄前期对听力较好或影像学显示畸形较轻的一耳行手术治疗，另一侧可等年龄稍大后再治疗。尚未达到外耳道中耳成形手术最佳时机的婴幼儿，软带骨锚式助听器可视为此阶段的最佳选择，Verhagen 通过回顾性研究认为佩戴软带骨锚式助听器的儿童言语发育与听力正常的同龄人同步。但其外观易见，佩戴不舒适，患者依从性较低，不能代替传统的鼓室成形术，如果患者的颞骨发育良好，听力重建手术仍然是首选。Murphy 等认为，应在学龄前进行手术，因为乳突气房在 6～7 岁后才发育较完全，过早手术发生面瘫和内耳损伤的风险较大。而且此时可进行准确的听力学检查，若患儿还能积极配合术后的处理，则可在上学前获得实用听力。

（2）单侧外耳道狭窄或闭锁：单侧闭锁且对侧耳有实用听力的患者，由于不存在亟须解决听功能障碍的问题，是否需手术治疗完全取决于患者及家属的意愿，手术时机可适当推迟。有些耳科专家因为患者对术后听力提高的过高期望值和潜在的并发症而反对对单侧外耳道闭锁进行手术。但此类患者对声源定位能力差，常靠转动头位来寻找声源，而且大部分患者因外观畸形而产生心理压力甚至心理障碍，故客观上也有手术的必要。其手术目的除提高听力、矫治言语和改善外观外，还可获得双耳立体听觉效应。目前单侧闭锁者治疗时机尚无一致意见，多数学者认为手术可在成年后进行，此时患者有能力通过了解手术的优势和风险决定是否手术。

（3）有并发症的先天性外耳道闭锁：当合并外耳道和中耳胆脂瘤、中耳乳突感染、面神经瘫痪等并发症时，无论是单侧畸形还是双侧畸形，无论年龄大小，均应尽快手术治疗，不仅可以挽救部分中耳传音结构，恢复面神经功能，还可以避免发生因胆脂瘤侵袭、破坏周围组织结构而产生各种颅内外并发症。

8. 手术适应证 ①传导性听力损失；②气化型或板障型乳突；③单侧或双侧Ⅰ～Ⅱ级畸形；④咽鼓管功能良好。

9. 术式的选择 根据能否找到鼓室腔、是否同时行鼓室成形术分为单独外耳道成形术、外耳道成形术+单纯乳突开放术、外耳道成形术+鼓室成形术三大类。鼓室成形术还可根据听骨发育状况进一步分型，通常以Ⅲ型鼓室成形术为多见。

鼓室成形术的术式选择及注意事项如下：①多数情况下先天性外耳道闭锁的锤砧骨多融合成一个畸形、粗大的复合听骨，如果镫骨及两窗发育正常，听骨链活动正常，仅须行Ⅰ型鼓室成形术，即保留所有听骨，二级以下畸形多选择此术式；②若锤砧-镫关节固定或砧镫骨不连接，但镫骨足板活动正常，则去除固定的畸形融合的锤砧骨，行大鼓室Ⅲ型成形术；③若术中未发现听骨及两窗，或镫骨固定无法撼动，可行Ⅳ型成形术即半规管开窗术；④若未发现镫骨，前庭窗未发育但位置可模糊辨认，可行前庭开窗术；⑤若听骨与闭锁板或鼓室内侧壁有骨性融合，磨除闭锁板及与鼓室壁融合的骨质再行成形，断离的同时保留周围的韧带及可保留的听小骨。

（1）单纯外耳道成形术：适用于中耳畸形程度较严重、乳突发育呈混合型、开放乳突后未能找到鼓室及听小骨、解剖标志不清者，为避免盲目手术损伤面神经及内耳结构，仅行单纯的外耳道成形。此术式术后听力通常无改善，目前该术式少做。

（2）外耳道成形+单纯乳突开放术：因未行中耳成形，术后听力无明显提高。

（3）外耳道成形+鼓室成形术：指征为乳突发育良好，多呈气化型，少数为板障型，术后听力有明显改善。

【手术操作与技巧】

1. 麻醉、切口选择 采用气管插管静脉复合麻醉。

切口根据耳郭畸形程度来选择,并应兼顾日后进行耳郭再造而进行调整。①耳前切口:适应于耳郭畸形较轻,有明显的耳甲腔者;②耳郭Ⅲ度畸形以上者则多取耳后切口(图2-15-5),并应根据耳郭畸形的形态、术野的暴露及外耳道口造型的需要变更,以免手术瘢痕影响外观;术中应注意尽量保留残耳的皮肤及软骨等组织,以便将来行耳郭再造术。

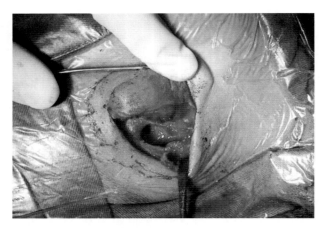

图2-15-5 右先天性外耳道闭锁伴先天性耳前瘘管及小颌畸形
采取耳后切口乳突鼓窦入路。

2. 手术入路的选择 外耳道鼓室成形术关键在于能够顺利、准确地找到鼓室腔,因此合适的手术入路至关重要;和手术切口一样,通常有经耳前入路和经乳突-鼓窦入路两种入路可供选择。一般多根据患耳的发育情况、影像学检查结果及术者的手术技术水平进行选择。包括:①经乳突和/或鼓窦入路——适用于外耳道闭锁者;②经外耳道入路——适应于外耳道狭窄者。

从安全性来说选择鼓窦入路安全性最高,暴露范围上至颞线、下至乳窦尖、前近颞下颌关节、后至乳窦后缘,颞线、筛区残迹及颞下颌窝通常作为开放乳突的体表标志。

3. 乳突轮廓化切除 不管采取何种切口和入路,均须行乳突轮廓化切除。因先天性外耳道闭锁的乳突多数发育正常,以尚能辨认的筛区、颞线及颞骨鳞部颧突为标志,在颞线下方、筛区周围磨除乳突骨皮质及气房。找到鼓窦后,了解其大小及毗邻关系,完成乳突轮廓化切除。应注意将所有的气房磨除干净,以使成形后的外耳道腔足够大,提高植皮一期成功率并避免术后术腔感染发生。如乳突区上述标志不清,寻找鼓窦发生困难,宁可在颞线周围操作,甚至暴露颞叶硬脑膜(但切勿损伤硬脑膜)以便引导(在其前下方操作)寻找乳突和鼓室,也不应贸然盲目操作,以免误伤面神经。

4. 中耳成形 找到外耳道闭锁骨板或鼓窦入口后即可向内或向前开放并探查鼓室,确定听骨畸形情况、听骨链活动度,面神经、半规管及两窗的发育情况,以便据此选择合适类型的中耳成形术:①如果听骨畸形(多数锤砧骨融合成一较粗大听骨),活动良好(即锤砧镫关节及镫骨足板活动良好),则保留听骨行Ⅰ型鼓室成形术;②如果锤砧镫关节活动障碍或固定,但镫骨足板活动良好,则去除畸形的锤砧骨,行Ⅲ型鼓室成形术;③听骨链重建材料可用自体乳突骨质塑形,也可采用人工听骨。

5. 鼓膜成形 移植材料就近切取颞肌筋膜或乳突骨膜,筋膜或骨膜的大小应比鼓室表面积大,铺放筋膜时应注意将筋膜紧贴在听骨外侧,在锤骨头下方呈凹形,周边铺放于乳突鼓窦腔的周壁上,并保持前下壁的锐角,以使新成形的鼓膜最大程度接近正常鼓膜形态,以免术后发生鼓膜的外侧或钝角愈合。

6. 外耳道、耳甲腔成形及残耳移位 取股内侧中厚皮片做成筒状游离皮瓣移植于乳突鼓窦腔的周壁上,覆盖并固定于移植的鼓膜上。耳郭畸形严重者,残耳可能遮盖已成形的外耳道或位于其前方,因此须行转移皮瓣将残耳移位,同时把切口皮肤与外耳道移植皮片进行间断缝合以形成新的耳甲腔。

7. 面神经的保护　先天性外耳道闭锁的乳突表面常失去正常标志，且50%先天性外耳道骨性闭锁患者伴有面神经走行异常。在寻找鼓室时易损伤面神经，但一般面神经总在鼓窦和鼓室相邻处，此时应改用微小的金刚钻头磨除气房；对鼓室内软组织团块切忌盲目摘除，遇有可疑组织时则应仔细鉴别以免损伤面神经，因先天性外耳道闭锁有可能并发面神经管裂缺造成面神经裸露。在寻找鼓窦入口或鼓室有困难时，宁可在颞线附近操作，甚至暴露鼓窦盖或颞叶硬脑膜作为标志，再进一步向下向前寻找鼓室，也不应盲目操作而损伤面神经。此外，熟练的CT影像阅片能力、精通颞骨解剖和精湛的耳显微操作技术也是避免面神经损伤的关键。有条件者术中可使用面神经监护仪。

8. 外耳道成形的关键　通过经乳突-鼓窦入路将乳突和鼓窦气房完全开放所形成的术腔将作为新的外耳道，为保证术后外耳道宽畅，术腔直径通常要大于正常外耳道的2～3倍，植皮后的术腔直径要大于正常外耳道的1.5～2倍，这样才可以有效地避免因瘢痕增生或挛缩造成术后再狭窄或闭锁。术中还应注意新形成的外耳道与颞下颌关节之间必须保留一层骨壁以避免颞下颌关节囊损伤、腮腺等耳前软组织向外耳道腔塌陷而造成外耳道再狭窄。此外，要尽量磨除乳突所有气房，以免增加术后外耳道和中耳腔感染率。外耳道移植皮片应取游离中厚皮片，卷成筒状铺放于术腔，其内端覆盖于移植的鼓膜筋膜上，外侧端应和外耳道口的皮肤进行缝合以形成耳甲腔。

9. 影响手术疗效的相关因素　先天性外耳道闭锁理想的手术效果是患者获得一个通畅、较宽大且干燥洁净的外耳道，听力明显提高至实用听力水平，且未造成面神经损伤，对于患者来说这三者都很重要。手术疗效多与患耳畸形程度、手术方式、术者经验及术后并发症有关。

患耳畸形程度是影响手术疗效的重要因素，有研究显示Jahrsdoerfer评分与术后疗效正相关，

其中中耳的通气引流情况是评估术后听力提高最重要的指标。对于颞骨完全硬化型无气房发育的患者，因手术困难，其效果多不满意，多数学者不主张手术，或仅于外耳道区做一浅耳道，以利于佩戴助听器。另外，术前听力学检查结果也预示着手术后的听力改善结果。如果术前为混合性听力损失甚至是感音神经性听力损失，行外中耳成形术对听力的提高多难以达到预期效果，应尽量避免选此术式。

先天性外耳道闭锁中耳畸形最多见的是锤砧骨融合，听骨链固定出现的概率也很高，对于听骨链固定者术中应仔细探查，进行必要的松解。对听骨链的直接操作或行半规管钻孔时，颞骨对电钻转动时产生的噪声的传导可能造成内耳损伤而引起感音神经性听力损失，因此应该给予有效地防护，有学者术中使用氩激光处理听骨链及纤维韧带，可有效地减少机械性操作和潜在的噪声影响，避免了高频听力下降的发生。

充分的颞骨解剖训练、准确的阅片能力、耳显微操作技能及手术技巧是手术成功的关键。术中应根据中耳畸形类型灵活机动处理，选择合适的鼓室成形方法，以提高听力。另外，应使新形成的外耳道直径达2.5～3cm，以免术后发生再狭窄。术后随访换药也很重要，及时清除外耳道积聚上皮、严格禁止外耳道内进水、加强换药可有效地预防术后并发症的发生。

【术后处理】

1. 伤口处理　外耳道常规填塞的碘仿纱条，通常在2周后拆除，此时若移植的中厚皮片的表皮尚未全部脱落，则重新填塞碘仿纱条。通常4周后外耳道腔植皮成活，表皮完全脱落，如未发生皮片感染、脱落或坏死，即可开放外耳道进行观察，否则应再重新填塞扩张，以防外耳道再狭窄。

2. 外耳道或耳甲腔肉芽的处理　应定期清理外耳道，如果发生皮片感染及肉芽组织增生，可对肉芽组织进行局部切除，并采用含非耳毒性抗生

素和糖皮质激素的滴耳液滴耳，再进行填塞；为得到确实的扩张效果，可用涂有非耳毒性抗生素软膏的膨胀海绵进行填塞。正确处理肉芽和扩张外耳道是有效减少外耳道再狭窄甚至闭锁的重要方法。

3. 长期随访　先天性外耳道闭锁患者术后因外耳道移植的皮肤失去了正常外耳道皮肤独特的迁移、自洁能力，需要终生随访，定期清理痂皮，防止炎症发生和继发狭窄。因此，对先天性外耳道闭锁患者来说术后随访尤为重要，应该作为整个先天性外耳道闭锁患者治疗过程的一部分，特别是术后1个月内的检查和处理非常关键。此后应每半年至1年进行复查，以便及时清理外耳道腔积聚的上皮角化物，以免造成外耳道或中耳的感染，最终导致外耳道的再狭窄或再闭锁。因成形后的外耳道腔经过瘢痕收缩，形态呈宽短直，且因无耵聍腺、皮脂腺的保护作用，术后应尽量避免游泳、跳水，以免外耳道或鼓膜受伤。

【并发症及其防范】

1. 外耳道再狭窄或闭锁　外耳道再狭窄是术后最常见且较难处理的并发症，也是影响术后听力提高的主要因素。发生外耳道再狭窄的原因主要有：新形成的外耳道直径不够大、术腔感染、术后不干耳、移植薄层皮片、外耳道瘢痕形成等原因。再狭窄率文献报道不一。

避免外耳道狭窄或闭锁的关键在于使新成形的外耳道足够大，术中要完全磨除闭锁板，尽量扩大外耳道，至少使外耳道的直径超过2cm。笔者认为使新成形的外耳道大于正常外耳道的1.5~2.5倍可减少再狭窄率。另外，手术中应将外耳道口创口的皮肤与其下方的骨膜间断缝合，以扩大外耳道口。

一般认为发生于术后半年内的外耳道再狭窄多数是由于术腔感染使移植皮瓣上皮脱落或坏死、局部肉芽组织增生所导致，故术后应注意保持新形成的外耳道清洁和干燥，定期进行外耳道痂皮的清理，加强换药。部分术后外耳道狭窄或再闭

锁是因瘢痕增生导致，因此，在术前应注意了解患者是否属瘢痕体质，以便及时防患、评估并告知。

当发现新形成的外耳道有狭窄趋势时就应该及时采取适当方式扩张处理，以防止狭窄加重甚至闭锁。延长外耳道中碘仿纱条的压迫时间（2周更换1次，持续压迫3~6个月）可降低术后外耳道再狭窄的发生率。可用带孔的硅胶管及碘仿纱条长期填塞（硅胶管放置于外耳道中央，周围填塞碘仿纱条），硅胶管既可起扩张作用，又有利于术腔的引流、自洁及空气的传导，管周碘仿纱条有防止术腔局部感染的作用，且有利于硅胶管的固定，同时可避免硅胶管与移植的皮瓣直接接触，减少摩擦。近年采用钛网支架植入以防治外耳道狭窄是可供选择的方法。

先天性外耳道闭锁术后出现的外耳道狭窄或闭锁，再次手术仍是主要解决方法，但对于因瘢痕体质造成外耳道再狭窄甚至闭锁的患者，二次手术须谨慎，因仍有可能再次发生狭窄或闭锁的风险。

2. 术腔感染　表现为反复流脓、不干耳。以下各种因素可造成术腔感染：①年龄因素——外耳道感染或再狭窄的发生率与患者年龄呈负相关，因小龄儿童无法更好地配合换药；②采用经乳突-鼓窦入路的患者因术腔过大、乳突气房残留，也易导致感染，术中彻底磨除乳突气房可避免此并发症发生；③术腔遗留异物；④并发胆脂瘤者。

3. 鼓膜外侧移位或穿孔　鼓膜外侧移位可发生在术后早期或中远期，是妨碍术后听力改善或导致听力再下降的主要因素之一，其发生多与术中铺放筋膜时未与听骨及新生的鼓沟形成有效贴合有关，也与鼓室内压力增高（如打喷嚏、用力擤鼻等）、外耳道植皮瘢痕挛缩等因素相关。术中预防鼓膜外侧移位比术后移位后再处理更为重要，术中可在外耳道骨壁上磨出一条容纳颞肌筋膜的沟槽或将外耳道皮瓣覆盖在颞肌筋膜边缘，可防止新建的鼓膜发生移位。

4. 面瘫　面瘫的发生与中耳畸形程度密切相

关，畸形越严重、解剖标志越不清晰，面神经受损的概率越大，因此术中应尽量利用可辨认的解剖结构进行手术及面神经定位。术前仔细阅读颞骨CT影像、术中谨慎操作、进行实时面神经功能监测及对裸露于术腔的面神经用颞肌筋膜予覆盖保护，可有效地减少面神经损伤。

（黄 方 陈艳丽 黄斯诚 黄湘秦）

第十六节 先天性小耳畸形的功能性再造手术

【概述】

小耳畸形，又称先天性外中耳畸形，是头面部除唇腭裂之外最常见的畸形。其发生机制和致病原因仍不明确，研究发现可能与胚胎时期第1鳃弓、第2鳃弓和神经嵴细胞发育不良相关。绝大多数患者为散发，临床表现为耳郭结构畸形、外耳道闭锁或狭窄、中耳畸形，对美观和听觉功能以及心理健康产生不良影响。

近20年来对畸形耳郭的再造整形和听力重建技术取得长足进步，效果越来越令人满意，表现在耳郭再造从早期无法呈现足够耳郭亚结构细节的"大饼耳"，到追求和突出细节的"浮雕耳"阶段，以及随着美容器官再造的理念引入，再造"自然耳"成为必然；而各种听觉康复技术的出现，使得"功能耳"联合再造的概念逐渐成为可能，耳郭再造与听觉康复技术不断突破和完善。然而，这仍然是一项带有遗憾的艺术医术，充满困难和挑战。

一、全耳郭再造术

【术前评估】

目前 Marx 分型（1926）仍然是常用的耳郭畸形分类方法：①Ⅰ型为轻度畸形，耳郭稍小、结构清晰可辨；②Ⅱ型为中度畸形，耳郭较小、结构部分保留；③Ⅲ型为重度畸形，仅存部分耳郭软骨和耳垂；④Ⅳ型为无耳畸形。

同时需要评估患侧的面部发育状态、皮肤的松紧与厚薄程度以及发际位置等。由于先天性耳郭畸形多伴耳道闭锁或狭窄的病理状态，应进行耳鼻咽喉科的专业评估。

【术前提示】

1. 耳郭再造手术时机的选择 全耳郭再造手术通常选在6周岁以后，患儿发育良好，身高1.2m以上，胸围（剑突平面）大于55cm。该年龄段患儿能够提供足量的肋软骨用于雕刻耳郭支架，且对侧耳郭大小已接近成人，可以作为制作耳郭支架的模板。Nagata 法全耳郭再造对肋软骨需要量较大，一般选择的手术年龄是10岁或平剑突胸围超过60cm。

2. 耳郭支架材料的选择 耳郭支架材料首选自体肋软骨。自体肋软骨的优点是无异物排斥反应、再造耳郭可以耐受轻微外伤；缺点是可能出现气胸、肺不张、胸廓变形等胸部供肋软骨区并发症。多孔高密度聚乙烯材料是肋软骨不足或根据患者的意愿的一种补充选择。具有不吸收变形、易塑形加工、避免取肋软骨带来的创伤及其并发症等优点；缺点为不耐摩擦和压迫，有排异问题，外伤后容易出现部分支架外露和感染等。

【手术操作与技巧】

1. 自体肋软骨分期耳再造法 自体肋软骨分期耳再造法一般获取的是患耳同侧或对侧的第6、7、8肋软骨。1959年 Tanzer 完整报道了分期耳郭再造技术。后来，Brent 将自体肋软骨耳郭再造技术分为四期：①Ⅰ期，自体肋软骨雕刻耳支架及植入；②Ⅱ期，耳垂转位；③Ⅲ期，颅耳角的再造或立耳；④Ⅳ期，耳屏再造、耳甲腔重塑。

Nagata、Firmin 采用的两期全耳郭再造是目前较理想的方法。Nagata 提出 W 形切口设计，Ⅰ期行全耳郭再造及耳垂转位，Ⅱ期行颅耳角再造。Nagata 法再造耳郭的外形、结构与正常耳郭更为接近，而且两期手术减少了手术次数和患者的风险（图2-16-1）。

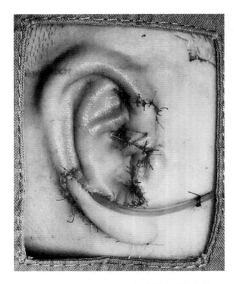

图 2-16-1　Nagata 法全耳郭再造术

2. 颞浅筋膜瓣耳再造法　颞浅筋膜瓣耳再造法将颞浅筋膜瓣转移并覆盖自体肋软骨或多孔高密度聚乙烯制作的耳郭支架上，在颞浅筋膜表面植皮。颞浅筋膜瓣通常需要包含颞浅动脉和颞浅静脉，用于困难的Ⅰ期或Ⅱ期全耳郭再造。此瓣既不能太厚（影响外观），也不能太薄（影响血运）。常见的并发症包括：筋膜瓣坏死、损伤面神经额支出现面神经麻痹、耳郭支架（软骨或多孔高密度聚乙烯）外露感染。

3. 乳突区皮肤扩张分期耳再造法　乳突区皮肤扩张方法有多种技术，其基本原理：Ⅰ期将扩张器置入残耳后方乳突皮下，随后进行注水扩张，直至获得足够覆盖耳郭支架的皮肤；Ⅱ期行耳郭支架埋入。该方法的优点是改变乳突区皮肤过厚或过紧的状态，使再造耳郭形态轮廓更加清晰。

【并发症及其防范】

全耳郭再造术的严重并发症包括：皮瓣坏死、耳郭支架外露、感染等。其他并发症还包括耳郭支架吸收变形、缝合材料外露等。防范措施包括合理设计切口保证皮瓣血运，分离囊袋时留取合适厚度的皮瓣并保留合适的皮下蒂，选择合适的缝合固定材料以便牢固固定耳郭软骨支架，根据皮肤松紧厚薄选择合理的耳再造方式等。

二、外耳道狭窄或闭锁的听觉重建技术

小耳畸形常伴有外耳道闭锁或狭窄和 / 或中耳畸形，常常表现为传导性听力损失，可通过手术重建听力。目前有两类方法：一类是外耳道成形术伴（或不伴）鼓室成形术；另一类是人工听觉植入，包括骨锚式助听器、骨桥及振动声桥。

【术前提示】

1. 术前评估　小耳畸形患者均需要接受耳科学相关评估。评估内容包括耳郭畸形、耳道闭锁或狭窄、中耳畸形、内耳畸形、听力状态、是否伴有胆脂瘤及其并发症等。伴有双耳听力下降的患儿应尽早进行无创性助听干预。

Jahrsdoerfer 评分系统被认为是评价外中耳发育情况的重要指标。在过去很长的一段时间内，Jahrsdoerfer 评分被认为是衡量能否进行耳道成形与鼓室成形术及预测术后听力恢复程度的金标准。根据大量文献报道结果及笔者长期的外科探索与随访，发现耳道闭锁患者术后出现外耳道再狭窄或闭锁、鼓膜外侧移位、外耳道慢性感染的发生率可达到 20%～40%，且术后远期听力提高的效果和比例远低于骨锚式助听器植入手术。而耳道狭窄的患者术后出现并发症比例低，77% 患者术后气骨导差在 30dB 之内，且远期听力效果稳定。因此笔者首先提出将先天性外耳道发育不良分为狭窄和闭锁 2 大类，分别采用外耳道成形手术和振动人工听觉植入手术进行干预。这种观点逐渐成为目前广泛接受的共识和方向。

2. 手术时机　多数学者认为外耳道成形术应该选择在 6 岁以后，因为此时颞骨气化已大部分完成，患急性中耳炎机会减少，且术后护理配合较好。如果患者还需要进行耳郭整形手术，考虑到耳郭整形手术的成功依赖于周围皮肤和皮瓣的血运，而耳道手术的切口会破坏耳郭周围的皮瓣血运，因此应优先施行耳郭整形手术，这是近年来整形外科和耳外科医师达成的重要共识。然而，如

果发现外耳道胆脂瘤较为严重，甚至伴发炎症状态，则需要提前安排耳道成形手术，笔者最小施行耳道成形的手术患者年龄为2岁。

骨锚式助听器、骨桥需要术前评估颅骨厚度，要根据各类产品的要求选择合适的手术时机。

【手术操作与技巧】

1. 外耳道成形术 外耳道成形的手术入路分为前方入路和经乳突入路。前方入路由 Jahrsdoerfer 在1978年首次报道，又称为上鼓室鼓窦切开入路，该入路的优点包括重建的外耳道形态接近正常状态，能最大限度地减少乳突气房的开放，循上方的硬脑膜和前方的颞下颌关节窝作为标志可以避免损伤锥区段走行异常的面神经；经乳突入路与开放性鼓室成形术相似，多已放弃。手术切口的选择取决于外耳道闭锁或狭窄的分型及手术入路的选择，采用耳内耳甲切口应作为首要的选择方案。再造外耳道要比正常外耳道大，以减小术后发生外耳道再狭窄的概率，通常直径约1.5cm。采用裂层皮片植皮覆盖重建的外耳道皮肤缺损处（具体参见第二章第五节）。

2. 植入骨导助听装置

（1）骨锚式助听器：骨锚式助听器的工作原理为将声音信号收集并放大后经植入颅骨的钛合金植入体振动颅骨，通过骨传导的方式刺激耳蜗毛细胞，从而提高植者听力。骨锚式助听器分为植入部分和体外部分，植入部分是钛合金植入体和基座，其钛合金植入体可以与颅骨发生骨性融合，体外部分则固定在基座上。

骨锚式助听器的主要适应证是传导性听力损失、混合性听力损失以及单耳全聋，而且患者无法佩戴气导助听器或无法通过佩戴气导助听器提高听力。几乎所有外耳道闭锁伴传导性听力损失或混合性听力损失的小耳畸形患者都是骨锚式助听器植入的合适人选。骨锚式助听器植入手术时机：因为钛植入体的植入深度要求达到3～4mm，所以儿童颅骨厚度要发育到3mm以上才能植入骨锚式

助听器。美国和加拿大批准的骨锚式助听器植入的最低年龄是5岁。在3～5岁植入骨锚式助听器前，需要使用软带骨锚式助听器来改善听力，避免因听力损失影响言语发育。软带骨锚式助听器与传统骨导助听器相比，具有稳定、舒适、易被患儿接受等优点。

骨锚式助听器植入术后的并发症主要有植入体脱落和皮肤并发症，其他还有术中出血、硬脑膜或乙状窦损伤等。

（2）骨桥：骨桥为主动式骨导助听器，其基本原理与骨锚式助听器类似。由于其振子体积较大，一般适用于12岁以上乳突气化好的患者。

（3）振动声桥：是一种中耳植入式助听装置（也称人工中耳），是通过电磁感应原理将声音信号收集后转化为飘浮金属传感器的振动信号，经听骨链、前庭窗或蜗窗将声音信号传入内耳的一种装置。如果患者中耳腔解剖条件允许，建议将植入的飘浮金属传感器放置在可振动的听骨链上。2008年国际上专家共识公布的儿童和成人振动声桥植入适应证包括感音神经性、混合性或传导性听力损失。先天性外耳道闭锁/狭窄患者振动声桥植入的术前评估可采用 Jahrsdoerfer 评分系统，4～9分的患者均可以成功植入。Frenzel 等提出的新评估标准也是重要的参考。研究表明，先天性外耳道闭锁或狭窄患者植入振动声桥后听力有明显改善。

【并发症及其防范】

外耳道成形术的严重并发症包括面神经麻痹和感音神经性听力损失，常见并发症包括外耳道感染、鼓膜外移、外耳道狭窄、听骨链固定等，少见并发症有颞下颌关节功能障碍、涎腺瘘管等。外耳道感染是术后最常见的并发症，再造外耳道的移植皮肤缺乏耵聍腺分泌耵聍的保护和正常外耳道的自净功能，术后容易出现慢性炎症状态。由于术后外耳道再狭窄、感染，鼓膜外移，听骨链固定伴传导性听力损失等原因，大约30%～50%的

患者需要修正手术。因此外耳道成形术需要慎重选择合适的适应证。

无论是外耳道成形术还是骨导助听器植入术，掌握解剖结构及变异是减少并发症的唯一方法。

（张天宇　傅窈窈）

第十七节　人工耳蜗植入术

【概述】

人工耳蜗植入主要用于治疗双耳重度或极重度感音神经性听力损失。语前聋患者的选择标准：年龄通常为 12 个月至 6 岁。目前不建议为 6 个月以下的患儿植入人工耳蜗，但脑膜炎导致的听力损失因面临耳蜗骨化的风险，建议在手术条件允许的情况下尽早手术。6 岁以上的儿童或青少年需要有一定的听力言语基础，自幼有助听器配戴史和听觉言语康复训练史。双耳重度或极重度感音神经性听力损失者先经综合听力学评估，重度听力损失儿童配戴助听器 3～6 个月无效或者效果不理想，应行人工耳蜗植入；极重度听力损失儿童可考虑直接行人工耳蜗植入。语后聋患者的选择标准：各年龄段的双耳重度或极重度感音神经性听力损失，依靠助听器不能进行正常听觉言语交流。

手术的绝对禁忌证包括：内耳严重畸形，例如 Michel 畸形；听神经缺如或中断；中耳乳突急性化脓性炎症。相对禁忌证包括：癫痫频繁发作不能控制；严重精神、智力、行为及心理障碍，无法配合听觉言语训练。

【解剖概要】

面隐窝位于面神经颞骨垂直段与鼓索之间的后鼓室部的骨性气房，有开口朝上鼓室。面隐窝在耳科手术中具有重要的临床意义，是以下手术的重要途径：经面隐窝入路人工耳蜗植入、完壁式中耳乳突手术、开放式中耳乳突手术以及其他需要暴露后鼓室的手术（声桥、人工中耳植入、耳硬化症人工镫骨植入和可植入式助听器等）。

【术前提示】

1. 常规人工耳蜗植入手术的概念　经国内外临床手术医师的多年临床实践和总结，常规人工耳蜗植入手术的操作流程，基本上按以下步骤达成共识：通过开放乳突、打开面隐窝、暴露蜗窗或鼓阶、将人工耳蜗电极通过蜗窗或蜗窗前下打孔植入到耳蜗内。

2. 重视颞骨解剖基本训练和中耳手术经验　为了提高手术安全性和手术质量并缩短手术时间、减少出血，常规人工耳蜗植入应该按准确的解剖流程进行手术。每一手术过程都应该按规定的量化标准进行，避免因手术过程中暴露得不到位，使得下一个手术步骤的解剖标志和视野不清导致盲目进行或无法完成，甚者因手术过程中暴露过度而损伤一些重要的结构，如：鼓室盖、鼓窦盖、乙状窦、外半规管突、骨性外耳道壁、鼓膜、鼓索、面神经等。

在人工耳蜗植入手术过程中，面隐窝充分暴露的前提下才能清晰、准确地定位蜗窗，蜗窗或蜗窗下方鼓阶开口的准确判断和清晰的视野与植入电极足够的操作空间，才是顺利、准确、无损伤植入电极达到规定的位置和深度的必要条件。在人工耳蜗植入手术过程中，面隐窝的开放和打开鼓阶植入电极，是整个手术过程中最重要的环节，因此对初期接触人工耳蜗植入手术的术者来讲，应具备熟练的颞骨解剖基础和一定的完壁式中耳手术经验。

尤其要注意的是，在打开面隐窝前，必须将面隐窝前、后的鼓索和面神经边缘清晰地暴露出来，否则会容易造成以下不良后果：①鼓索或面神经损伤；②外耳道壁损伤；③电极损伤或植入位置错误导致手术失败（由于面隐窝开放得不够大，后鼓室解剖视野不清楚无法准确标记蜗窗，植入电极盲目进行）。

3. 规范颞骨高分辨CT检查

（1）中耳乳突的相关结构情况：①是否有鼓室盖或鼓窦盖的低位、乙状窦前移，骨性外耳道极度宽大。如果在CT影像上出现这些不利因素，将使开放乳突的手术空间变小，增加手术难度。②中耳乳突腔气化情况、是否有炎症现象，这也是影响人工耳蜗植入手术的一些不利因素。

（2）面神经颞骨段的走行与鼓索的间距情况：是否有面神经垂直段的高位并前移、面神经垂直段上的血管包膜是否粗大，这些因素不利于术中辨别面神经的走行和手术操作，影响手术进行，造成开放面隐窝和暴露蜗窗困难。若鼓索直径不足0.3mm，CT片的层间隔大于0.3mm，则鼓索无法辨认。术中如果鼓索与面神经在颞骨的垂直段之间的间距小于1mm，直接影响面隐窝的开放，面隐窝开放不够宽大，对暴露蜗窗、耳蜗鼓阶打孔和耳蜗电极的植入增加难度，易出现电极植入困难乃至植入的位置错误并易损伤电极。为了开放面隐窝、增加手术视野，应从面神经管内游离出鼓索并推向外耳道壁。牺牲鼓索并不可取，应尽量保留和保护。

（3）耳蜗的发育状态、是否伴骨化与骨化程度：耳蜗的发育状况是区分常规与非常规耳蜗植入的重要判断依据，耳蜗的各种发育异常都不在常规人工耳蜗植入的手术适应证中。应观察耳蜗是否伴骨化，如果有骨化，判断其骨化的程度是影响手术的重要因素。任何有骨化的耳蜗，都不是人工耳蜗植入手术的常规适应证。如果骨化的程度广泛，超过了耳蜗底转的8mm长的范围，耳蜗将开始向深部旋转，无法直视下操作，且电钻无法弯曲进行深部骨化部分操作，较难达到非骨化部分的部位，若未准备其他方法，手术将以失败而告终。

（4）蜗神经管、骨螺旋板、内耳道的发育情况：术前评估这些信息对保证术后效果非常重要。如果按规范的方法拍摄CT图像，使得CT提供的形态信息分辨清晰，就可能做到对蜗神经管、骨螺旋板的发育程度以及是否存在蜗神经管狭窄或骨性闭锁、骨螺旋板发育不良的准确判断。蜗神经管狭窄或闭锁、骨螺旋板的发育不良是影响人工耳蜗植入手术后效果的最重要原因。内耳道狭窄通常存在蜗神经的发育不良，通过CT影像很容易诊断。这些问题是术中神经反映遥测检测无法检出，术后耳蜗效果很差的重要原因之一。

【手术操作与技巧】

1. 体位和皮肤切开 体位要求使颞骨表面呈水平状态。

（1）切开前准备：皮下注射止血水。切开前10min应在术区皮下注射1/10万的肾上腺素盐水（5mL生理盐水＋5滴肾上腺素），最好不加局麻药（会发生面神经出茎乳孔部阻断而造成暂时性面瘫，或肾上腺素生理盐水的注射范围不够，止血效果不好）。

（2）皮肤切开：切口长度一般在25～35mm，该长度适用于目前的所有钛金属壳的人工耳蜗植入体，该长度下都可以达到术区充分暴露。切口应距耳郭后沟5～10mm，切口的上缘应平耳郭后沟的上方，向耳后发迹弯曲约5mm至发迹的边缘，切口的下缘应平耳郭后沟的下缘，向前下方弯曲约5mm指向乳突尖，不应过于向前超越乳突尖垂线的前方，也无须超过乳突尖的长度，否则，面神经出茎乳孔部易造成损伤，且易出血。

切口形状接近S形。为了减少切口的出血，切口应按层次进行，一般按两层切开，第一层切开的深度是以颞肌筋膜为标志。当切开达到颞肌筋膜表面后，不应再向深层切入。

切口止血要点包括：在切开皮肤层时，通常有3支位于皮下表浅血管由耳后皮肤通过耳郭后沟通向耳郭，首先用6把小弯钳在切开皮肤时由边缘夹住这3支血管，每边3把小弯钳，轻轻提起，在提拉下应无出血，如果仍有出血，可以再增加血管钳直接夹住出血点，一般不使用电刀和电凝，不宜使用吸引器吸血，最好是使用干纱布压迫止血。

（3）第二层暴露：深度为颞肌筋膜表面层。此层面不宜暴露过大范围。用手指触及骨性外耳道口，于此 12 点方向沿颞线平行的下缘为切开的标志。于该线的中点——距 12 点位 1.5cm 左右，向下至乳突尖中点，两刀切开，呈一 T 形切口。或以顶切迹至乳突尖中线呈弧形直达骨面。

（4）颞骨表面的暴露：按上两刀切开、或弧形切开直达骨面，贴骨面进行剥离。暴露的范围为前缘——自骨性外耳道口 12 点位至外耳道口下缘乳突尖的外耳道口缘，深见鼓乳缝；后上——能将顶切迹与骨性外耳道 12 点位和乳突尖之间的三角形范围的骨面暴露出。

减少出血的要点包括：①保护颞线处颞肌下缘的颞浅动脉耳后上缘的分支血管；②皮肤层与颞肌表面层在外耳道和乳突尖方向不宜剥离，此区为腮腺浅叶边缘，血管丰富；③乳突尖附着的胸锁乳突肌、后下边缘的项肌不宜触碰剥离，血管丰富；④来自乙状窦的导血管位于乳突表面的后下边缘，一般手术不涉及，如果涉及有出血可用金刚砂钻止血、骨蜡封闭。手术总出血量控制在 2mL 以下。

（5）暴露术区的注意事项：暴露术区骨面的标准是其上方应该达到骨性外耳道口的 12 点位置，沿颞线达顶切迹，前下骨性外耳道口边缘向下，见到鼓乳裂。后方处理则以植入体模板贴骨面向后插入，找到使模板放置得比较平滑并且无间隙的位置，模板远端的线圈部位距耳郭后沟达到规定的放置言语处理器的宽度为好。

颞骨表面，尤其是近乳突尖和后下方骨表面的软组织用刀刮干净。用两把乳突撑开器撑开术区，将术区暴露清楚。前后撑开使用三关节三齿撑开器撑开，撑开器把手方向在左侧，当右手使用电钻操作时，不影响撑开器操作。使用双关节两齿乳突撑开器将术区左右撑开，撑开器把手方向在术者对侧。注意左右撑开器的齿部不应超过乳突尖的前缘，否则对面神经出茎乳孔部易造成牵拉损伤。

2. 乳突切开

（1）切割钻的使用：乳突切开是在高速耳钻下进行，耳钻的速度应该在 30 000～40 000r/min，应有自动注水功能。首先使用切割钻头切开乳突，可以是直径 6～7mm 的普通圆钻头或直径为 4～6mm 的橄榄球状钻头。笔者对儿童的手术使用 4mm 直径橄榄球状钻头，对成人使用 5mm 直径橄榄球形钻头。以保护钻头的寿命为目的，吸引器头最好为一次性塑料头，约为 3～4mm 直径。

（2）乳突表面切开的解剖标志：乳突切开时，首先将颞骨表面需要切开的范围磨出，不宜过深磨入。乳突表面切开范围的解剖标志为前上为骨性外耳道口表面 12 点处，然后沿骨性外耳道口边缘向下近乳突尖的前方边缘，深度接近鼓乳裂，再沿乳突尖向后接近乙状窦，自后下向后上转向后上的颞线高度。

（3）乳突腔切开：将表面轮廓暴露后，突入到乳突或鼓窦气房内，向四周扩大。首先贴近乙状窦将乳突腔的后缘打开，沿乙状窦边缘向上到达窦脑膜角，沿鼓窦盖后缘暴露并辨认出鼓窦盖骨板，沿鼓窦盖后缘骨板向前与骨性外耳道口上缘交汇，直视前上方的鼓窦盖骨板前缘，将骨性外耳道上缘的骨壁保留 1.5mm 厚度，磨向鼓窦入口的深部直达砧骨短脚。鼓窦入口处外耳道骨壁自浅入深部的厚度均为 1.5mm。切割方法是在直视骨性外耳道口使得外耳道骨壁厚度为 1.5mm 的同时，避免上缘的鼓窦盖骨板损伤，向其深部也磨薄至 1.5mm 厚，当到达深部的外耳道骨壁的悬空部位（鼓窦入口的上缘）可显露出砧骨短脚（图 2-17-1）。

砧骨短脚暴露清楚后，应该先将骨性外耳道壁表面磨低，标志是鼓乳缝的高度，然后磨薄骨性外耳道壁。骨性外耳道壁（乳突腔的前缘）处理方法为自砧骨短脚尖前缘 1～2mm 指向鼓乳裂作为一假想连线，将其内侧乳突面的骨切除，深度达砧骨短脚高度。此时，骨性外耳道骨壁大约为 1～1.5mm 厚，深度达砧骨短脚尖的平面，应该注意保护该部位的骨内鼓乳缝深部的鼓索。

接下来的手术,在手术显微镜下操作。将显微镜调至低倍视野(2~4倍)、更换电钻手柄为弯手柄、更换最佳直径为 2.3mm 的粗金刚砂钻头(或使用切割钻头)、更换直径 2mm 的吸引器头,进行精细乳突切开。

(4)乳突腔切开范围的解剖标志:包括前、后、上、下(乳突尖)和乳突的底面。应遵循以下切除标准。前方(骨性外耳道壁)——以鼓乳裂为标记,将鼓乳裂高度上方的骨性外耳道壁切除,鼓乳裂后方的乳突部分切除,仅保留鼓部的外耳道骨壁;上方——于颞线下缘见到鼓窦盖;后方——接近乙状窦;下方——3 岁以下儿童达到乳突尖的边缘,6 岁以上儿童和成人达到距砧骨短脚尖 15~20mm 长;底面(即:乳突的底面)——首先以砧骨短脚尖为深度的参照,将乳突的底面磨成一平面并与骨性外耳道壁、乳突尖、乙状窦骨壁呈直角(图 2-17-2)。

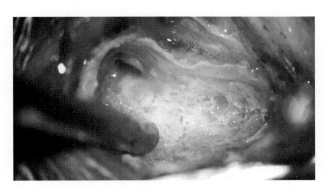

图 2-17-1 乳突切开,暴露砧骨短脚

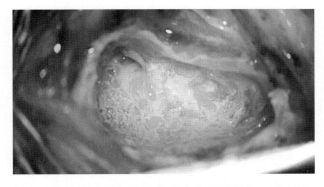

图 2-17-2 精细乳突切开,将乳突的底面磨成一平面并与骨性外耳道壁、乳突尖、乙状窦骨壁呈直角

乳突底面操作须注意,面神经垂直段在该平面的深部,其最高点应是与锥曲段的交汇区,通常位于砧骨短脚尖下方 2.0mm、后方 1.0mm,深度的变异较大多数深 1mm,该点有面神经包膜上的滋养血管,通常会出现搏动性出血。面神经垂直段在乳突底面的走行,可以用 CT 进行准确判断。切除乳突底面平面的深度是否到位,应以面神经垂直段和鼓索的高度为标志。

(5)乳突腔切开时的神经与血管的保护:鼓索在乳突内的标志,其恒定的位置是在砧骨短脚尖指向乳突尖垂直假想直线的前方、位于鼓乳裂的后方深处,其深浅度是不恒定的。面神经的垂直段恒定的标志是砧骨短脚尖假想直线的后方,不恒定深浅度,一般情况面神经垂直段的深度与年龄有关,年龄越小面神经垂直段远端的深度越深并呈弧形向外耳道壁,但是也有例外。面神经与鼓索的间距,也就是面隐窝的宽度,是不恒定的,但不受年龄的影响。

一般在鼓窦盖中部骨内,有一细小动脉来自岩乳管内的弓下动脉的分支,易出血,可使用金刚砂钻打磨止血,或避免伤及该区域。乳突尖是易出血区域,尤其 1~2 岁儿童的乳突尖的发育仍未成熟,在切开乳突的过程中会有一些出血,应及时骨蜡封闭。

3. 面神经、鼓索透明化 面隐窝切开是人工耳蜗植入手术过程中最关键的一个环节,对术者的技术水平的要求较高,需要仔细地保护面神经、鼓索、外半规管突、外耳道骨壁。面隐窝的切开范围应足够宽敞才能为下一手术步骤创造有利的条件。此时,手术显微镜应放大到 6~10 倍。

面隐窝切开前,应对乳突的底面进行彻底处理,乳突的底面应是一平面,并与外耳道骨壁、乳突尖、乙状窦壁呈直角。首先进行术前的颞骨 CT 影像评估,判断面神经的锥曲段至垂直段的细致特征表现,面神经垂直段与砧骨短脚尖高度的关系及是否高于砧骨短脚尖的平面。

（1）切开面隐窝的前界：面隐窝的前界的标志为鼓索。鼓索的暴露，可由其远端开始，大约距砧骨段脚尖约 10mm 的位置开始。先在该部位的上方，即骨性外耳道口，以鼓乳缝为标志，首先将骨性外耳道壁的高度切除至鼓乳缝的高度，然后将外耳道壁的厚度按鼓乳缝的标志，切除组成骨性外耳道骨壁的鼓乳缝的乳突部并保留鼓部，垂直向深部切除，大约达到砧骨短脚尖高度。在切除过程中可以使直径约 0.3mm 的鼓索透明化，再将其继续进行透明化达到砧骨短脚尖部位。

在使鼓索透明化的过程中，可更换直径 1.6mm 金刚砂钻头，将鼓索表浅和后方的骨质切除，注意保护前方的骨质。切除过多鼓索前方的外耳道骨壁骨质，会损伤外耳道骨壁。应该充分保护鼓索，以免被切断，保护鼓索完整，就会防止损伤外耳道骨壁。

（2）切开面隐窝后界：面隐窝后界的解剖标志为面神经垂直段的前缘。在处理乳突底面、开放面隐窝后界过程中，应按层次大面积降低乳突底面。面神经管垂直段透明化的长度，距砧骨短脚尖约 10mm。尤其面神经管垂直段的内侧缘应清晰准确可见。使面神经透明化方法为参考暴露出的骨性外耳道壁深部、内侧的鼓索，将鼓索与乙状窦之间的乳突底面按前后顺序磨低并形成一骨性平面，当可以清晰地窥见面神经垂直段的轮廓后，将其与鼓索对应的面神经的边缘进行仔细透明化，在面神经表面仅仅保留一层透明的薄薄的骨衣。

面神经管垂直段的内侧边缘作为面隐窝的后界，鼓索为前界，开放面隐窝。此时根据面隐窝的前后宽度，更换直径为 1.6mm 或 1.8mm 金刚砂钻头和对应的 1.5mm 直径吸引器头。在开放面隐窝时，应该按程序切开。首先将砧骨短脚尖与鼓索之间的骨切除暴露出面隐窝上方的开口，后拱柱不宜保留过宽，使用直径为 1.6mm 或 1.8mm 金刚砂钻头紧贴砧骨短脚尖，可低于砧骨短脚尖 1mm，此部位深部安全，如达到外半规管突应停止深部操作。向下方加长为危险区，为面神经垂直段起始。

（3）面神经与鼓索透明化：以砧骨短脚尖平面参照，将乳突底面降低至面神经与鼓索平面上。面神经位于乳突底面的最高点位锥段与垂直段交界，于砧骨短脚尖下方 2mm、后 1mm，其深度个体有差异，该点多有血管包膜，触及易出血（图 2-17-3）。

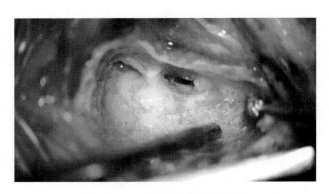

图 2-17-3　面神经、鼓索透明化

4. 面隐窝切开

（1）面隐窝切开方法：使用 1.6～1.8mm 金刚砂钻头，先位于砧骨短脚尖与鼓索之间开放面隐窝起始的开口，在准确、充分窥见面神经水平段后，以水平段为参照，将高于水平段面神经表面和内侧缘的锥曲段隆起的骨质切除，然后继续向垂直段切除，始终以面神经水平段表面的高度为参照切除高出面神经管锥曲段、垂直段表面的骨质，保留一层薄薄的骨衣使面神经呈透明状态，面隐窝开放的长度为右侧大约距砧骨短脚尖 7～8mm、左侧应距 6～7mm。然后将对应前缘的鼓索边缘骨质切除。如果于砧骨短脚尖远端 5～7mm 处面神经与鼓索之间狭窄小于 1mm，提示面隐窝过窄，此时应从面神经管内游离出鼓索并推向外耳道壁侧，将使面隐窝变宽超过 1.5mm，可以满足下一步的操作要求。

（2）面隐窝切开的标准：面隐窝切开是否到位达到标准，应看是否精细处理好三条弧线。第一条弧线为自面神经管水平段至锥曲段、垂直段的透明骨管，尤其是朝向面隐窝侧的边缘骨壁光滑，面神经表面为一透明状光滑的骨衣覆盖。第二弧线为对应于鼓索的面神经管,尤其是朝向面隐窝侧的边缘的骨质应光滑、鼓索清晰、边缘几乎无骨质存在。第三条弧线为镫骨肌骨管的边缘,自锥隆起开始将镫骨肌骨管朝向蜗窗边缘的骨切除,使镫骨肌内侧缘呈光滑透明状态。三条弧线做到光滑无瑕疵后,为手术的下一步操作创造了有利的条件(图2-17-4)。

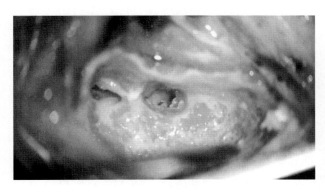

图2-17-4　面隐窝切开

如面神经垂直段的位置较高并前移,将不易显露蜗窗,此时应将面隐窝上方的外耳道骨壁表面的内侧缘继续磨低、磨薄,显微镜的光线和镜下视野可以得到明显的改善。如果此时仍不能满意窥视到蜗窗,应该利用镫骨肌的解剖位置定位蜗窗龛,蜗窗龛与镫骨肌的解剖关系是:距镫骨肌下方1mm鼓岬的隆起部起始,下方直径2mm的范围为蜗窗龛的骨性隆起,其深部将是蜗窗膜。蜗窗膜直径约为1.2mm,体表标志可参照蜗窗膜的平面与鼓岬的平面接近呈直角关系,与鼓岬的假想垂直平面呈约45°。

5. 蜗窗暴露并植入口开放　在确定蜗窗的位置时,应该用周围解剖结构定位,否则很容易将下鼓室气房错误地认为是蜗窗,导致植入电极的失误。

(1)植入口的解剖定位:当蜗窗膜直接暴露在蜗窗龛的下方,可以以蜗窗膜定位人工耳蜗电极植入耳蜗鼓阶的入口(蜗窗入路或蜗窗前下开口鼓阶入路)。蜗窗膜可以直接被窥视到的概率并不大,仅有约30%。约65%以上的患者开放面隐窝

后,蜗窗膜不能直接暴露在视野中。通常很容易将下鼓室气房视为蜗窗,因为下鼓室气房的解剖位置正好位于蜗窗的下方。它与蜗窗的最大区别在于蜗窗表面有膜性结构的蜗窗膜,而下鼓室气房却无此结构,因此在判断蜗窗时,一定要见到蜗窗膜的结构,才不会误判。因此,当开放面隐窝后如果不能直视蜗窗膜的存在,需要用固定的解剖结构的标志定位蜗窗的位置(图2-17-5)。

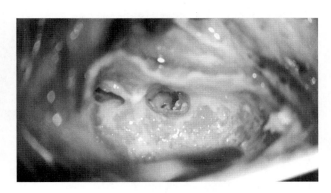

图2-17-5　暴露蜗窗,开放植入口

(2)判断蜗窗的位置:主要有以下3种方法。

1)用镫骨肌定位蜗窗的方法:以镫骨肌为标志,距镫骨肌下方1mm、以镫骨肌的前后长度为切除蜗窗龛的前后范围,以镫骨肌垂直下方1mm为起始,自起点向下方2mm左右的范围,该区域即为蜗窗龛在显微镜下的投影范围,将该范围隆起的骨磨除,将显露出暗色的蜗窗膜,将蜗窗膜周边的骨磨平滑并与蜗窗膜的平面平行,此时可以选择两种电极植入入路的方法(蜗窗入路、蜗窗前下方打开鼓阶入路)。

2)用前庭窗定位蜗窗的方法:如果镫骨肌定位蜗窗的方法因畸形等原因无法进行,可以用前庭窗来定位蜗窗的位置,前庭窗的下缘在解剖上应该是前庭的下缘、也是耳蜗的前庭阶的起始,沿前庭阶继续向下方开放就是穿过了基底膜鼓阶所在的部位,继续向下开放可见鼓阶的外侧壁,沿鼓阶外侧壁向深部窥视,可见鼓阶的外侧壁呈一弧形向前上方旋转。了解这些解剖结构,定位耳蜗鼓阶将不会失误,这种暴露耳蜗鼓阶的方法,一般

是在中耳、内耳存在严重畸形及打开耳蜗鼓阶极为困难的情况下使用。

3）用面神经定位蜗窗的方法：如果无法直视蜗窗膜、且伴有镫骨与镫骨肌的发育异常，使用以上两种方法都无法定位蜗窗的情况下选择此方法。使用该方法的前提是，按以上常规人工耳蜗植入的手术方法，首先将面神经的水平段、锥曲段、垂直段解剖标志清晰透明化后，明确面神经自水平段的起始至锥曲段的末端的解剖部位。一般情况下解剖区域的面神经管是暴露在上鼓室下缘的，将这一区域分成三段，以中间的一段为标志定位蜗窗，以中间段垂直向下方约 2mm 为起始，磨除其下直径 2mm 的范围，其深部应暴露出暗色耳蜗的前庭阶和部分前庭下缘，此时应继续向下方开放，直至可见耳蜗鼓阶的外侧骨壁光滑向前、上、深部呈半圆形旋转，7～8mm 长，切记不要一见到有淋巴液流出的深洞就误认为耳蜗鼓阶，必须窥见耳蜗鼓阶外侧壁呈旋转向前、上、深部。

（3）人工耳蜗植入电极入路的选择（蜗窗入路、蜗窗前下方开口入路）：根据多年的人工耳蜗植入经验，针对目前一般常规人工耳蜗植入，选择电极的入路。通常一般使用两种方法：

1）蜗窗入路：通常用于奥地利的各长度的电极、目前澳大利亚某品牌的方向性超细长电极。首先按上述方法将蜗窗膜暴露清楚，使用长针将蜗窗膜划开，将有鼓阶内的外淋巴液自口部溢出，将耳蜗电极用电极镊送入耳蜗鼓阶内，植入的方向为指向鼻尖方向。

2）蜗窗前下方开口入路：用于除以上两种产品外的所有人工耳蜗电极，包括：力声特的环形电极、诺尔康的方向性电极、美国品牌的预弯电极和弯电极、澳大利亚的弯电极等。如果进行蜗窗前下方开口，开口的准确位置应该是：距离蜗窗膜边缘 0.5mm 的 5 点的位置（右侧耳）。一般除了美国的产品需要将开口开大，使用直径约 1.4mm 钻头，植入电极后需要用肌肉将植入口填塞，其他产品可以不在植入口填塞肌肉，但开口的直径不同。澳大利亚品牌的弯电极、力声特的环形电极，使用直径 1.0mm 钻头开口；诺尔康的方向性电极使用直径 1.2mm 的钻头开口。除某些美国的产品外，这些产品均不使用肌肉填塞。因为这些产品都设计有植入到达深度的标记，该标记都有膨大的设计部分，目的是使用膨大部分封闭植入开口。植入电极也应该使用专业的电极镊，沿鼓阶外侧壁指向鼻尖，达到各耳蜗规定的植入深度。

（4）保护内耳内环境的手术方法：如果使用保护耳蜗内环境技术（保留残留听力技术），可以将术区彻底止血后，在蜗窗周围注入一滴透明质酸，在透明质酸下划开蜗窗膜或蜗窗前下方开口，都能保护耳蜗内的内环境，使外淋巴液完全不渗漏、不接触外环境，而且内耳在植入耳蜗电极后透明质酸具有压力的缓冲作用。该技术对无论是否存在残留听力患者，无论是否需要保护残留听力，对所有人工耳蜗植入患者减少对内耳功能的不良影响，尤其是前庭功能，都具有一定的意义。

6. 制作耳蜗植入体骨槽

（1）耳蜗植入体骨槽位置的选择：耳蜗植入体骨槽选择的位置，应该在切开的乳突后方，通常在顶切迹后下方颞骨鳞部后与颅骨枕部相交的区域，这一区域通常有一较平整的骨面。使用金属模板进行位置的精细调整，调整目的是寻找一植入体的平面与颅骨的平面相吻合，中间无间隙，不易形成无效腔。

（2）植入体放入术区的流程：将骨槽磨完后须认真冲洗术区伤口、更换手套、加铺新的洞巾，形成清洁术区。将植入体放入骨槽，用撑开器撑开乳突腔，清理干净乳突与面隐窝深部的蜗窗周围，使用含肾上腺素的明胶海绵擦拭术区，尤其是有渗血或出血的区域，使植入区视野清晰并无血迹渗出，在高倍显微镜视野下将电极送入耳蜗内。

7. 植入耳蜗电极　不同产品人工耳蜗植入的深度标准是不同的，但绝大多数都有达到位置的膨大标志。除需要使用专用的辅助装置，如美国的预弯电极需要使用专用的推进器推进，一般可以使用电极镊将电极送入耳蜗内。有地线的耳蜗可以将地线放到乳突上方颞骨的表面。以往植入体放入骨槽需要用线固定，如果骨槽的位置选择合适、颅骨表面与植入体的平面无间隙不易形成无效腔、骨槽制作得严丝合缝，不需要进行固定（图2-17-6）。

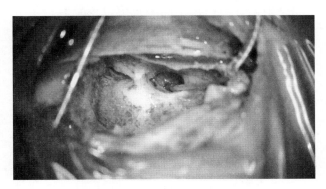

图2-17-6 植入人工耳蜗电极

下面介绍各种人工耳蜗产品电极植入的方法。

（1）蜗窗植入：以上已描述奥地利的电极、澳大利亚的422方向性细长电极可以蜗窗植入。首先，通过蜗窗膜上的透明质酸可以清晰地窥见蜗窗膜，使用细圆针或尖针通过透明质酸将蜗窗膜划开，将耳蜗电极通过划开的蜗窗膜透过透明质酸缓慢向耳蜗内植入，电极始终指向鼻尖方向，不应有弯曲度，当电极植入到1圈半、大约在25mm深植入的阻力会加大，此时电极不能有弯曲角度、应该将电极镊在距植入口1mm处缓慢多次向耳蜗内推进，达到电极深度的标记处后停止植入，一般无须在植入口填塞肌肉等任何组织。

（2）蜗窗前下打孔植入：因不同的人工耳蜗的手术操作技巧均有所不同，故以下分别介绍。

1）诺尔康电极：使用直径1.2mm钻头打开蜗窗膜前下方的耳蜗鼓阶。因为是方向性电极，切记将电极的方向找准，有电极的方向要指向蜗轴，使用电极镊钳住电极的深度标记处，将电极与镊子呈一条直线，首先指向鼻尖方向缓慢植入，目的在于防止电极错误植入到前庭。当植入深度超过5mm后可以调整方向，使电极的方向指向蜗轴，当顺利通过植入口深度的标记达到植入口就停止植入，标记处的膨大可以达到直径1.2mm，因此无须在口部填塞肌肉，诺尔康电极的深度标记是25mm。

2）力声特环形电极：该电极因为是环形电极，可以打开1mm直径口植入电极。植入时如果碰到鼓阶的外侧壁，会出现很大的阻力，导致尚未达到规定的深度电极就打折，如果出现该问题时，可以将耳蜗的开口开大，将电极镊子送到耳蜗内缓慢向前推进，如果仍有打折，将打折处电极送入小肌肉块，使用电极叉连同肌肉一同推进，直到达到规定的深度。如果不能顺利植入到预定的深度，应该将植入口开放，达到口部的鼓阶完全打开，可以将很小块肌肉或肌筋膜在口部包裹电极，电极镊和电极叉同时使用在鼓阶内操作，在鼓阶内将电极植入到深处达到预定的深度，口部用肌肉填塞、无须过多或过度填紧。力声特环形电极是17mm。

3）澳大利亚弯电极：植入口开放直径为1mm。不应小于1mm，否则会出现电极嵌顿在口部不能推进也无法拔出，如果发生该问题，应在植入口的旁边再打开一直径0.7mm的侧口，将两口间仔细用钩子钩开。也不需要超过1mm，如果超过1mm，植入电极后就要在口部填塞肌肉，填塞肌肉时切忌使用尖锐的针，应用直径0.5~0.7mm的圆头长针（耳蜗手术特殊器械）。由于是方向性电极，因此需要将电极的方向朝向前上方而不是蜗轴，如果是朝向蜗轴，电极将以自然弯曲角度进入前庭内，当指向上方的电极进入到5mm左右，可以任电极按自行矫正的方向指向蜗轴，可以在中途标记处开始逐渐抽出钛金属丝，或电极完全植入后抽出钛金属丝。抽出钛金属丝时需要用电极叉在植入口部压住电极，使抽出钛金属丝时不将电极脱出耳蜗。压迫时不要将耳蜗电极压迫过紧，只要保证电极不向外滑出即可，标记的膨大处直径为 1.2mm，正好封闭植入口，无须填塞肌肉。

4）美国的预弯电极和弯电极：预弯电极是要使用推进器推进的，预弯电极最好将塑料的电极套管换成备用的金属管，因为金属管的直径比塑料的小，塑料的直径为 2mm、金属的直径为 1.5mm。植入电极时推进器应放在植入口略向内，因为是方向性电极，电极的方向首先指向前外侧、当电极进入约 8～10mm 深时，将电极的方向指向蜗轴，目的在于避免电极进入到前庭内，推进到位后将提前准备好的耳蜗植入叉在植入口部轻轻压住，避免电极向外滑脱，将推进器缓慢取出，如果有 2～3mm 的电极向外滑出，可以使用电极镊子和叉子将电极缓慢推进，使电极的推进部的直角平面嵌入到植入口的内侧骨壁，口部使用肌肉封闭。美国的弯电极的植入方法则为将电极侧指向耳蜗内的前外方向，使用专用推进器缓慢推进，如果有较大阻力时，观察电极是否在进入口部有嵌顿，此时不能强行推进，应轻轻移动位置，并使用电极叉协助不让电极弯曲，当植入达到深度后，使用电极叉轻轻压住电极的植入口部，轻轻取出推进器，包括钛金属丝。美国的预弯电极打开的植入口直径为 1.4mm，新型的 MS 电极开放植入口的直径可以在 1.2mm。美国这两款电极植入后都需要在口部填入肌肉。

8. 缝合切口、人工耳蜗电极的检测和包扎

（1）缝合切口：耳蜗电极植入后，将电极长出的部分盘入乳突腔的骨性外耳道壁深部，如果电极贴在骨性外耳道壁切除的浅部，日后电极易自外耳道皮肤穿出。小心取出撑开器，先用 3-0 可吸收圆针线缝合封闭伤口，一般分 3 层缝合：①第一层缝合将打开的乳突表面封闭，再使用后方的颞肌和骨膜瓣将植入体覆盖封闭，一般只需要 2 针。②第二层为皮下切口的对合，使用 3-0 可吸收线圆针，于皮下进行间断缝合。因为目前的人工耳蜗手术切口较小，皮下可以缝合 4～5 针。③最后一层为皮肤表面下方的连续缝合，缝线埋藏于皮

下，日后不拆线。皮肤表面间断缝合，拆线时有发生伤口裂开、增加伤口感染和植入体外露的机会。缝合后的切口表面使用无菌敷贴贴于表面。

（2）人工耳蜗电极的检测：在缝合的过程中可进行术中人工耳蜗的检测。人工耳蜗电极的检测方法主要有两种。

1）电极阻抗检测：目前所有人工耳蜗产品都可以进行人工耳蜗电极的阻抗检测。检测的正常结果，根据各产品规定的阻抗值范围判断。阻抗检测正常只说明人工耳蜗是正常的，如果某电极出现的阻抗值超出规定值，大多情况下是耳蜗内气体充填造成的，可以等待片刻后复检。如果怀疑人工耳蜗异常，可以将人工耳蜗取出，用盐水纱布包裹进行检测，检测结果若仍出现异常阻抗说明人工耳蜗出现故障，需要更换耳蜗植入体。

2）术中行听神经的神经反映遥测检测：除目前环形电极（力声特）不能进行蜗神经的神经反应遥测检测，其余人工耳蜗都可以做到。这一检测如果所有电极都能出现标准的神经反映波形，说明三个意义。①人工耳蜗的工作正常；②患者的蜗神经功能良好、患者的听神经对人工耳蜗植入电极的刺激反应有效；③人工耳蜗植入的电极位置正常、手术成功。如果检测不出听神经的神经反映遥测，则需要进行具体分析，多种情况下是患者的螺旋神经功能有问题，也应考虑检测的方法是否正确，另外还要考虑手术中植入电极的损伤或植入位置的问题。因此，不出现神经反映遥测检测波形，需要考虑各种因素。

与患者的自身问题有关时，一般常见以下情况：术前患者患有听神经病、内耳道狭窄、蜗神经管狭窄或闭锁、骨螺旋板发育不良、耳蜗畸形蜗轴缺失或消失、蜗轴骨化等。这些原因通常使神经反映遥测检测出现无反应波形。术前有无残留听力与术中有无神经反映遥测检测结果不相关联，如：听神经病、蜗神经孔狭窄、骨螺旋板发育不良，术前多数是有残留听力的，但是术中一般检测不

出神经反映遥测的结果。

（3）包扎：术后伤口的包扎不能过松，否则伤口周围容易出现血肿。一般伤口包扎后可以放置5～7天，这期间无须打开伤口，待患者出院时，需要进行包扎敷料的更换。

【术后处理】

1. 术后当天可以离床活动，术后第2天可以恢复术前部分生活习惯，不需要加以过多限制。

2. 术后用药 ①在手术当天和术后两天，静脉滴注糖皮质激素共3天，用量按公斤体重计算的常规用量；②从手术当天开始静脉滴注第三代头孢类抗生素，共5天，用量按常规量的公斤体重计算；③静脉使用抗生素结束后，口服第二代或第三代头孢类抗生素7天。

3. 术中的伤口包扎 敷料不需要更换，待术后第5～7天出院时更换一次，出院7天后打开。

4. 术后开机 术后2～4周开机使用人工耳蜗。

【并发症及其防范】

1. **伤口裂开** 伤口裂开是人工耳蜗植入术较为常见的并发症，一旦发生该并发症，约0.8%的患者需要取出人工耳蜗装置。认真的皮瓣设计是防范该并发症的关键，皮瓣必须有充分的动脉供应和静脉回流、使手术视野充分暴露，手术中磨骨槽时避免磨伤及过分牵拉皮瓣，皮瓣要有足够的皮瓣覆盖人工耳蜗装置。手术操作中要逐层减张缝合切口。

2. **面神经损伤** 面神经损伤是人工耳蜗植入术的严重并发症，发生率较低。据报道，面神经损伤最常见的原因是在暴露面隐窝时钻头产热造成的，因而强调要不断冲水，在面隐窝部位的面神经表面保留一层薄的骨质，操作中使钻头与面神经保持一定的角度，避开面隐窝的底面。一旦发生面神经麻痹，应用糖皮质激素治疗。面神经麻痹一般能完全恢复，手术中透明化面神经有助于避免神经损伤。

3. **感染** 术后感染若感染累及埋植部件时，

后者可导致机体产生异物排斥反应，须取出埋植部件方可治愈感染。

4. **人工耳蜗装置相关并发症** 电极未能植入耳蜗或仅部分植入耳蜗，电极移位，装置机能障碍或失效等。

5. **其他** 有些患者术后出现耳鸣，但有报道77%的患者人工耳蜗植入术后耳鸣减轻或消失。人工耳蜗植入术后患者可有不稳定感或眩晕感，真性眩晕者少见。其他，如外淋巴漏、脑脊液漏以及迟发性乳突炎等文献中也有报道。

（张道行 付 涛）

第十八节 面神经减压术

【概述】

面神经麻痹亦称面瘫，临床分为中枢性和周围性两类。中枢性面瘫系颅内核以上病变所致，治疗归属神经内、神经外科；周围性面瘫在临床上最多见，如贝尔面瘫和外伤引起者。Fisch报告的365例面瘫中（儿童75例，成人290例），病因占比分别为先天性3.6%、贝尔面瘫39.7%、外伤24.7%、耳带状疱疹6.8%、急性中耳炎4.1%、慢性中耳炎1.4%、肿瘤12.5%及其他7.1%，与国内发病情况大致相同。近年来贝尔面瘫和外伤性面瘫有日渐增多之趋势，几乎占周围性面瘫的90%。由于面瘫的病因、损伤的部位和程度各不相同，所以修复的方法亦因人而异。

面神经损害可由直接外伤、感染毒素引起缺血坏死所致。在病理上按损伤的程度分为3度。①Ⅰ度（神经失用），损伤累及髓鞘而神经纤维正常，表现为暂时性传导阻滞，短期内可恢复正常，无须手术治疗；②Ⅱ度（轴突崩解），神经鞘膜正常而轴突断离变性，纤维水肿，需要手术解压消肿，使轴突再生，功能可恢复大部；③Ⅲ度（神经崩解），神经干完全断离，近端往往形成神经瘤，远端则坏死变性,完全失去功能,必须及早行神经吻合或神经移植术。

【解剖概要】

1. 神经核 ①运动核:位于脑桥下部,上橄榄体的背外侧,发出粗大的躯体运动纤维,绕展神经核内侧出脑桥,支配面部表情肌。②涎上核:位于运动核尾部背侧,发出内脏运动纤维,传导副交感神经冲动,司泪腺、下颌下腺和舌下腺体分泌。③孤束核:位于延髓第Ⅸ、Ⅹ对脑神经核外侧,由膝神经节发出的内脏感觉和少量躯体感觉纤维即中间神经,经三叉神经脊束背侧到味觉皮质,与内侧纵束连合,终于孤束核,传导面肌深部、鼓膜、外耳道、鼓室内的感觉及舌前2/3的味觉。面神经核上部接受两侧大脑皮层中枢控制,而下部仅接受对侧单一的大脑皮层控制,故中枢面瘫时两侧额区均出现皱纹,而周围性面瘫时,则患侧额区皱纹消失。

2. 面神经在颞骨内的走行 面神经在颞骨内分为4段。①迷路段:位于听神经的前上方,从颅后窝进入内耳道,跨行于前庭和耳蜗之间,呈驼峰状弯曲,走向鼓室前内方,长2.5~6mm,其长轴几与外耳道平行,止于膝神经节。在新生儿,此神经节尚未被骨质覆盖,并紧靠颅中窝的硬脑膜。在成年人,有5%~15%的膝神经节表面也无骨质覆盖。②鼓室段(水平段):自膝神经节开始,相当于匙突的前上方,面神经拐弯后成为水平段,长约8~11mm,匙突为面神经水平段前界的重要标志。该段面神经与外半规管大致平行,其前部位于外半规管壶腹的下方,两者相距0.1~1mm,其后部渐向后下移行,与外半规管相夹成30°角,二者后界相距2~3mm。③锥段:介于水平段和垂直段之间,长2~6mm,该段和外耳道后上棘的距离为14~20mm,为颞骨内面神经最向外凸出的一段,手术时易致损伤。④乳突段(垂直段):从外半规管后端下方开始,于相当于锥隆起的高度垂直向下,止于二腹肌沟前端的茎乳孔。此段全长9~12mm,愈

接近茎乳孔,其位置愈表浅,距鼓乳裂仅6~8mm。面神经由茎乳孔出颅,颅骨内面神经管全长约30mm。茎乳孔位于外耳道与乳突前缘所形成的钝角处,二腹肌后腹为其深层,面神经出颅后向外、前、下,在外方跨过茎突进入腮腺(图2-18-1)。

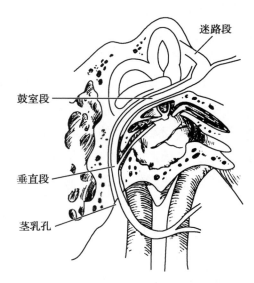

图2-18-1 面神经在颞骨内的走行

3. 面神经血管供应 内耳道里的面神经为内听动脉供应,膝神经节处有脑膜中动脉之岩支穿面神经管进入远端与茎乳动脉相吻合,茎乳动脉鼓室支又在鼓室及鼓膜的后部与颌内动脉、咽升动脉、脑膜中动脉及颈内动脉之鼓室支相吻合,故贝尔面瘫由于鼓室段侧支循环较好,舌前味觉和听觉过敏早期可能得到恢复,而鼓索支以下则缺乏侧支循环而不易恢复功能。

4. 神经纤维 神经外有3层结构。①外层为坚韧的灰色骨衣;②中间为疏松的结缔组织,内有丰富的小动脉和静脉丛;③坚实的纤维层与神经束衣相贴附,在内耳道里神经外膜与脑膜相融合,在茎乳孔出口处与骨衣、筋膜相融合,故神经外膜显得特别肥厚。神经为混合型,约有纤维10 000根,70%为运动纤维。在颞骨内穿行长达31~35mm,是穿行在颅骨内最长的神经,神经粗细仅为面神经管容积的30%~50%,余为神经束外的血管和结缔组织充填,沿途接受周围的血管供应,因

不同平面均有血管穿入供应,故允许神经在有较大幅度位移的情况下而不致发生缺血坏死。每根神经纤维中间为原形质轴索组成,其外被覆一层绝缘的髓鞘,其外又被覆一层很薄的施万细胞组成的神经膜,一根神经可被很多施万细胞膜密封起来,以便贮存髓磷脂和输送氧气。很多神经纤维组成神经束,许多神经束再被结缔组织包绕形成神经干,最外层的鞘膜与神经束之间有一定间隙存在,一般切开鞘膜不会损伤神经束。临床上由于面神经的行程长和鼓室段的解剖变异,最易发生损伤和感染。面神经麻痹的发生率是脑神经中最高的一个,因神经走行在颞骨体内,故在麻痹的诊断和治疗时,应熟悉其解剖和生理,要掌握手术的基本操作。

【术前提示】

1. 面瘫定性试验

(1)电刺激法:高频间断电流刺激神经干或用持续电流直接刺激面肌,对感应电刺激有反应者,提示神经纤维正常,为Ⅰ度损伤;无反应时即示神经变性,属Ⅱ度损伤;如对直流电无反应时即示肌肉萎缩,为Ⅲ度损伤。

(2)神经兴奋性试验:用神经刺激仪以 0.1~0.3ms 矩形波透皮刺激茎乳孔下神经干,先测健侧神经刺激阈,一般为 3~8mA,如患侧刺激阈增大,与健侧相差 3.5mA 时,则示患侧神经部分变性,需要手术治疗。

(3)神经电图测试:为目前比较客观的精确检查法,是用超强电刺激测试两侧面肌复合动作电位的振幅比值百分数,即患侧神经未变性的神经纤维的百分数,如变性纤维超过 85%,即应及时进行手术治疗。该试验应在伤后 2~28 天内采用,并应 2~3 天复查 1 次,以观察损伤的动态变化。

2. 面瘫定位试验

(1)泪腺分泌试验:用 0.5cm×3cm 酸碱度试纸在无麻醉下悬挂在两下眼睑穹窿中部,观察 5min 内试纸浸湿的长度,如患侧比健侧减少 30%~50%

或两侧相加不到 2.5cm 时,即示为功能减弱。损伤部位在膝神经节以上水平。

(2)唾液腺分泌试验:多用下颌下腺测试,以粗细适宜的塑料管插入舌下两侧下颌下腺导管内,令受试者口含酸性食物,然后收集 1min 内两侧下颌下腺分泌涎液量,如患侧比健侧减少 25% 时即示为异常。此法比泪腺分泌检查法麻烦,但诊断价值较高,遇有泪腺分泌检查可疑时,可用此法进一步核实。

(3)镫骨肌反射测试:用声导抗仪测试、正常以 85~90dB 纯音即可引出镫骨肌反射,如镫骨肌支以上损伤时,声反射即消失。此试验偶有假性反应,应和其他试验共同参考。

(4)味觉试验:用酸甜苦辣等味刺激一侧舌尖,令其辨认,最好用电味觉仪测试。正常人为 50~100mA,如患侧味觉明显减退或消失时,则示损伤部位在鼓索分支部位之上。

3. 适应证与禁忌证

适应证:①贝尔面瘫和耳带状疱疹发病 3 周后面瘫不见好转,或患病 2 周后兴奋性试验患侧阈值大于健侧 3.5mA 以上或神经电图显示神经变性已达 85% 以上;②颞骨骨折和手术后损伤,虽神经无明显断裂,但因神经水肿、充血、面神经管压迫而无明显改善者。

面神经减压术禁忌证为面瘫时间过久、神经变性而出现面肌严重萎缩者。

4. 术前准备 剃头备皮,如为颅内段减压术应剃去半侧或全部头发,如为乳突段减压,应剃去耳后上各 5 指宽的头发。

【手术操作与技巧】

(一)鼓室及乳突入路(颅外)面神经减压术

1. 麻醉和体位 最好全身麻醉,成人能合作者亦可采用局部麻醉,取仰卧侧头位。

2. 外耳道内进入法 颞骨骨折或中耳炎引起者,损伤处多在鼓室段,故取外耳道内进入为好,同时也适用于硬化型乳突。外耳道内切口略向前些,如右耳切在 1 点处,将外耳道皮瓣和鼓膜翻向前方,电钻去除鼓室外侧壁,然后临时取出砧骨,磨去部分外耳道后壁,使术野扩大,再将鼓室段面神经管外侧壁及锥体下的垂直段面神经管的外侧壁骨质磨除,暴露出神经,然后用镰状刀切开鞘膜,使水肿的神经纤维得到减压,最后将砧骨放回原位,或根据情况做鼓室听骨链重建,取颞肌筋膜或明胶海绵覆盖在面神经上,回纳外耳道皮瓣及鼓膜,外耳道用明胶海绵和碘仿纱条填塞。术后听力可能略有减低。

3. 经乳突入路 经乳突入路比经外耳道入路操作方便,手术视野大,硬化型或气化型乳突均适用。该法适用于听力和平衡功能良好的患者。一些贝尔面瘫的水肿病变就在茎乳孔与鼓索支之间,用此入路更为方便。先行乳突开放术,用凿或电钻将乳突尖和鼓窦入口下的乳突小房骨质去除,后方暴露出乙状窦板及二腹肌隆突,上方暴露出外半规管和砧骨短脚。一般先由茎乳孔向上追踪,去除二腹肌隆突骨质,切开骨膜,向前即可查见茎乳孔内的面神经,循此神经向上追踪直达砧骨短脚下方,然后再向前,用 2～3mm 金刚石钻头经面隐窝入路(图 2-18-2),进而暴露面神经管鼓室段(图 2-18-3)。

亦可先由砧骨短脚后下,用电钻先磨低面神经嵴,再暴露出面神经水平段转弯处,直至追踪出整个垂直段。为方便起见,亦可临时摘出砧骨,或磨去部分上鼓室外侧壁,充分暴露出上鼓室,这样就可毫无阻碍地处理水平段,向上直达膝神经节。磨面神经骨壁时应先用切削钻头,顺面神经长轴削磨,当发现骨壁出血或发红线条时,表示已接近面神经,应改用金刚石钻头,一边用水冲洗钻头减热,一边用吸引器吸水,使术野清楚,将面神经管的三面骨壁磨薄如蛋壳状,然后,用钩针或刮匙将面神经管壁撬除,显露面神经外、前、后 3 面(图 2-18-4)。一般两端应暴露到正常神经 0.5cm 以上为止。

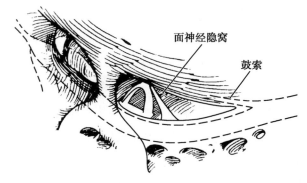

图 2-18-2 暴露面隐窝

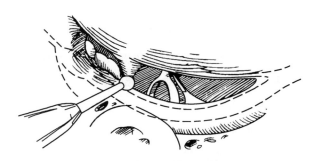

图 2-18-3 暴露面神经管鼓室段

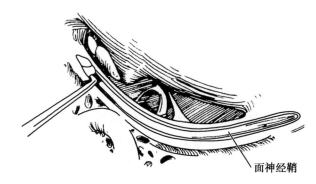

图 2-18-4 去除薄骨片暴露面神经

用刀将神经鞘膜纵向切开以减压神经。贝尔面瘫术中可能见到乳突小房呈灰色,坏死软化,有黏液或黄水,切开鞘膜时水肿纤维即可胀出鞘外,神经本身可能水肿,有出血点,有时有少许浆液流出。晚期神经鞘有萎缩、粘连、神经变细,表面粗糙呈结节状,如发现神经断离或严重萎缩时,应采用神经吻合或移植术。早期患者术终时只冲洗术腔,逐层缝合,不必填塞,但晚期患者为改善神经的血液循环,可采用带蒂颞肌瓣或胸锁乳突肌瓣植入乳突腔内,使肌片覆盖在神经干上,放橡皮条引流,逐层缝合。耳内切口经乳突入路时,外耳道皮片不能将面神经全段覆盖,可将外耳道后壁皮肤纵向切成两半,分别铺压在面神经的上下方,不足处另取 Thiersch 皮片植入,另用明胶海绵轻轻填塞。术后 1 周患者即有可能感到面部口角肌肉跳动,逐渐扩向鼻翼、颊部和眼睑,额肌恢复最晚,时间可长达 1 年以上。

4. 探查面神经的标志 解压探查神经标志有:①匙突后方 2mm 左右为水平段前界;②外半规管前 2mm 左右为后界;③砧骨窝下方为水平段转垂直段之膝部;④锥隆起、前庭窗后上 3mm 即垂直段上端;⑤二腹肌沟嵴前外与外耳道后骨壁相交处即为茎乳孔,也是垂直段之下端。面神经如有变异、损伤和断离时,沿途应循此标志寻找。

5. 手术注意事项 手术操作中勿损伤外半规管及听骨链。鼓索理想情况下亦应解压保留,因过于纤细,手术中甚易损伤断离。解剖面神经管时,忌用骨凿,应采用电钻在显微镜下磨削,目前以微型电钻最好,术中应边磨边冲洗,以免产热损伤神经。

(二)颅内外联合全段面神经减压术

颅内外联合全段面神经减压术适用于耳带状疱疹、颞骨岩部肿瘤、颞骨骨折等。经迷路入路全段面神经减压术,仅适用于内耳功能完全丧失者。

1. 体位和入路 取仰卧侧头位,于颞侧耳屏前 2cm 颧弓上纵向切开 6cm,深达骨膜(图 2-18-5),分离颞肌骨膜,暴露出颞骨鳞部,牵开器撑开伤口,用凿或咬骨钳将颞骨切除形成 3cm×4cm 方形骨窗(图 2-18-6),尽量贴近颅底,以剥离子将硬脑膜仔细由颅底分离抬起,首先寻找棘孔和弓状隆起,骨缘及脑膜上出血用骨蜡和双极电凝止血。

2. 寻找面神经法则和面神经减压 ①棘孔后 0.5~1cm 即有 2~3mm 细长白色的岩浅大神经由前内斜向后外穿入骨孔内,该孔即面神经裂孔,沿此向外磨去骨层 2~3mm 即可暴露膝状节。②用

电钻将弓状隆起骨层磨薄到发蓝色线条状,即前半规管,于该管前端向后内做一与蓝线呈 60° 夹角的虚线,该虚线即为内耳道长轴,用电钻沿此虚线向后内磨去浅层骨质,即可暴露内耳道顶部(图 2-18-7)。

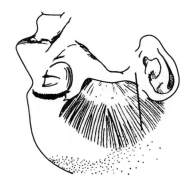

图 2-18-5 切口

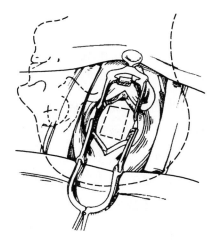

图 2-18-6 暴露颞骨鳞部

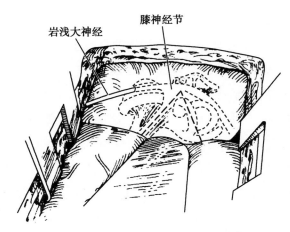

图 2-18-7 内耳道长轴与前半规管成 60° 角(虚线显示)

内耳道底前方即膝神经节，一般只要将膝神经节、迷路段或水平段骨质去除、使神经暴露出1/2或2/3即够，膝神经节和迷路段一定要减压，严重时可追踪减压到鼓室水平段，酌情进行鞘膜切开，整复断离纤维，即使严重骨折亦很少有神经断离者（图2-18-8）。

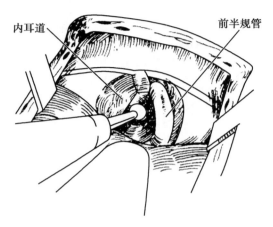

内耳道　　　　　　　　　　前半规管

图2-18-8　内耳道底处减压

内耳道底是面神经通道中最狭窄处，迷路段减压时一定要将该处面神经管磨开，脑膜只宜切到内耳道底处，不必切开内耳道内脑膜，以免脑脊液漏出。术后止血、复回颞叶，放引流条，逐层缝合。

3. 乳突段神经减压术　上述为第一阶段手术，接着再进行第二阶段手术即乳突段神经减压术，如前所述，做耳后切口，经乳突入路进行垂直、水平段减压，直接与颅内减压相贯通，如是即完成了全程面神经减压术。

（三）经迷路入路全段面神经减压术

经迷路入路全段面神经减压术，仅适用于内耳功能完全丧失者。取耳后切口，暴露乳突，用电钻将乳突小房磨除，扩大鼓窦，去除砧骨和锤骨头，先将面神经垂直段开放，继而将三个半规管骨性部分切除，直到内耳道底，沿面神经水平段将迷路段开放到内耳道底，使全段面神经暴露在一个术野内，然后用纤刀将鞘膜切开，对撕裂、血肿等损伤酌情进行整复，再用自体腹部脂肪块或颞肌肌瓣

填塞术腔，并将咽鼓管鼓口加以搔刮，以骨片或骨蜡和肌肉块填塞闭合，以免发生脑脊液耳鼻漏。

【术后处理】

1. 各种方式的面神经减压术后，为防止术区可能的感染，应常规使用5～7天抗生素，多为青霉素类或头孢类抗生素。经颅中窝或迷路入路进行减压时，特别是术中发生脑脊液漏者，应优先选择宜通过血脑屏障的抗生素，如头孢曲松等，可以很好地预防颅内感染。经颅中窝入路者，术后应常规使用20%甘露醇和糖皮质激素（如地塞米松5～10mg，每天静脉滴注1次，共计1～2天或2～3天，同时应注意补钾）。

2. 为减轻面神经水肿或脑水肿（经颅中窝入路），可给予适量糖皮质激素，如地塞米松，用量掌握在15～20天，使用中应注意掌握适应证及可能的毒副作用。

3. 同时可以使用改善微循环、营养神经等药物，也可加用活血化瘀类中成药。

4. 神经有部分萎缩者，面肌运动不可能完全恢复，为促进术后恢复，可采用维生素类、糖皮质激素以及改善微循环等药物治疗，可进行康复治疗。

【并发症及其防范】

1. 感音神经性听力损失　多因术中损伤迷路、前庭或耳蜗，或由于钻头去除砧骨周围骨质时振动传至内耳所致。为避免内耳损伤，建议采用经面隐窝入路，磨骨前先将砧镫关节分离。

2. 传导性听力损失　多因以下因素而致。①术中分离外耳道后壁皮瓣或鼓室内操作时误伤而致鼓膜穿孔，可用筋膜修补穿孔；②术中为便于鼓室段面神经减压而移动砧骨或锤骨头，术毕应行听骨链重建；③术中出血及术后渗液吸收不彻底并机化而影响听骨链的传导。

3. 脑脊液漏　主要是经颅中窝入路时致硬脑膜撕裂或迷路段面神经减压时钻头不慎将内耳道底骨质磨穿而发生脑脊液耳漏、耳鼻漏或切口漏。

（樊兆民）

第十九节　半面痉挛的手术治疗

【概述】

半面痉挛为一侧面神经受某种激惹后产生的运动功能障碍综合征。半面痉挛分为特发性和继发性两类，后者较少见。本病表现为突发电击样抽搐发作，有间歇，发作间期长短不一，无法控制，短则数秒钟，长则十余分钟，多累及单侧，双侧者极少。发作时眼睑紧闭，口角歪斜，以左侧多见，早期多由眼睑跳动而逐渐扩展到上下颌部半侧面肌。40岁以上成人多见，女性多发，发病率为0.6%。

半面痉挛的治疗包括药物治疗、A型肉毒毒素局部注射和手术治疗等。手术治疗是常用的方法，手术方法虽多，均属治标非治本之法，如压榨术、部分切断术、选择性分支切断术等，而且压榨、切断的安全度难以掌握，轻则易复发，重则易遗留永久性面瘫。樊忠（1978）创用茎乳孔下面神经干钢丝绞扎术，使绞扎的程度可以得到控制，为此类手术的重大突破。但缺点是术后有短期的面瘫，且亦不能根除病因，复发率在30%左右，优点是手术创伤小，局部麻醉操作，简便易行，老弱患者适用，易于推广，基层医疗单位可作为首选术式。至于颅内显微血管减压术虽有根除部分病因的意义，但并非100%成功，因为有些患者查不到压迫血管，而且手术要有先进的医疗设备、精湛的手术技能，手术也有一定的危险性，同时复发率较高。樊忠（1991）创用面神经干颅内贯通梳理术后，减少或避免了分离隔垫血管的危险性及并发症，又能对术中找不到压迫血管而无从减压的患者进行同样有效的治疗，显著提高了治愈率，减少了复发率，在目前可被认为是该病最理想的治疗方法。神经干颅内梳理术的优点是适应证较减压术宽，特别适用于无血管压迫的患者，危险性小，并发症少，治愈率高，复发率较少；经对110例患者的长期随访，术后发生轻度面瘫者约占10%，1个月后都恢复正常，听力损失发生率不及1%，总治愈率达99%，复发率为10%～20%。

【解剖概要】

1. **面神经的解剖**　参见第二章第十八节。

2. **半面痉挛发病的解剖学因素**　面神经出脑桥根处到进入内耳道段，常有小脑前下或后下动脉支伴行，或前后交叉压迫，有时呈襻状缠绕于神经周围，有时穿行于第Ⅶ、Ⅷ脑神经之间，没有血管伴行压迫者约占1/3；静脉同样也有伴行和/或压迫现象。因此动静脉均可作为压迫诱因导致神经痉挛，该处动脉为脑干的主要供血者，不能损伤，否则可引起脑干缺血水肿或梗死。单纯刺激血管可引起小脑前下动脉的分支即内听动脉痉挛或栓塞，进而引起听力损失。Jannetta认为，治疗半面痉挛要进行血管减压，即将压迫面神经的血管分离开，使走行方向改变到不压迫或少压迫神经，可选用硅胶膜或肌肉片等将血管神经隔垫开。这些操作因具有一定的困难和危险，故一定要由有经验的显微手术医师承担，否则手术不易成功。

【术前提示】

1. **明确诊断**　根据病史及体征，诊断一般不难。30岁以下患者应怀疑脑桥小脑角占位性病变，应进行CT检查或MRI检查，排除时应与其他性质抽搐鉴别，可用电刺激患侧眶上神经，如患侧眼轮匝肌与其他面神经支配的面肌同步发生收缩即为该病；否则，如仅单纯眼轮匝肌收缩即可排除，考虑为眼轮匝肌痉挛等。其他尚有习惯性痉挛，该病多见于儿童，为一侧单纯地反复眼睑或口角跳动。

2. **术前用药**　症状轻者早期可采用镇静剂、安定剂及抗癫痫药物如地西泮、苯妥英钠、卡马西平等治疗，而且一般从低剂量开始，以后根据临床反应确定最佳用量。

3. **面神经干绞扎术钢丝的制作**　为便于取材，易于手术推广，可不用特殊术用钢丝，采用避孕环钢丝经酒精灯加热拉直即可使用。

【手术操作与技巧】

（一）面神经分支选择性切断术

1. 手术目的、适应证和禁忌证　手术目的是将眼轮匝肌或口轮匝肌的主要痉挛神经支切断而解除痉挛，代之为局部肌肉麻痹。该手术适用于年老体弱不宜行开颅手术者，但不适用于青年患者或严重痉挛者。

2. 麻醉与体位　局部麻醉，采取仰卧侧头位。

3. 手术方法　于耳屏前 1cm 起沿下颌骨后缘作弧形切口，将皮瓣分离翻向前方，暴露腮腺，于其后缘深层乳突前找出面神经总干及其分支，注意勿损伤颧弓下方的腮腺导管，然后用神经刺激电极分别刺激其分支，以查出眼轮匝肌和口轮匝肌痉挛的主要分支，给予选择性切断，并剪除 0.5～1cm 的一段神经，以防神经再生而接通（图 2-19-1）。术后痉挛基本消失，面瘫轻度，可数年不复发，但久之仍有复发的可能，仅为症状减轻。慎勿切断主要干支，以免引起严重眼和口轮匝肌麻痹。

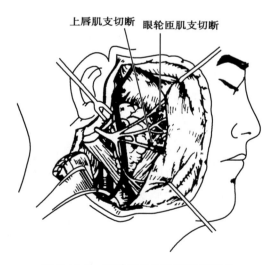

上唇肌支切断　眼轮匝肌支切断

图 2-19-1　面神经分支选择性切断术

（二）不锈钢丝面神经绞扎术

1. 手术目的及适应证　该手术采用不锈钢丝将茎乳孔下面神经干予以捆绑式绞扎，使纤维部分坏死变性，发生传导阻滞，减少异常神经冲动传导，达到消除痉挛之目的。适用于一切痉挛患者，

特别适用于基层医疗单位、设备条件或技术水平有限者。缺点是该术为对症治疗而非根除病因，故不适用于因脑桥小脑角占位性病变而继发的半面痉挛。

2. 手术方法　局部麻醉，仰卧患侧偏上位。于耳垂前沿下颌骨后缘做弧形切口（图 2-19-2）。

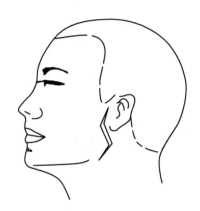

图 2-19-2　皮肤切口

于腮腺后缘深层找到面神经主干，或于腮腺间先找到分支再向后追踪找到主干。用血管钳游离其远心段，然后用大三角针将不锈钢丝缝穿于面神经主干后的乳突骨膜上并扭紧固定，再将钢丝的另一端绕过面神经主干，然后把两端钢丝按顺时针方向扭紧，将神经绞扎到半面痉挛消失并出现轻度面瘫为止，以患眼闭合时眼裂为 1～2mm 为佳，口角在咧嘴时明显歪斜。若仅绞扎到痉挛消失时则压榨力度不够，2～3 个月后痉挛可能复发；故力求绞扎到矫枉过正，2～3 个月后面瘫会逐渐消失，而痉挛亦不复发，达到理想的效果。相反，如绞扎过度，则面瘫难以恢复正常。当绞扎到闭眼时睑裂达 1～2mm，可将钢丝尾端留在伤口外，缝合切口，待次日观察，如痉挛消失、睑裂在 1～2mm 时，即将钢丝近皮处剪断，将断端扭转压入皮下，不再取出，作为永久压榨之用。

如次日仍有痉挛，则用血管钳夹持，重新扭紧；如面瘫较前严重，亦可用血管钳夹持钢丝作逆时针扭转松解，以缓和过度的绞扎。特别是术后

0.5～1年后,痉挛复发者仍可将伤口重新打开,找到钢丝扭紧处重新顺时针加固扭紧,可再度治愈;若面瘫6个月以上仍不恢复者,也可将扭紧的钢丝作逆时针扭转松解(图2-19-3)。此法绞扎轻重易于调控,是该手术的优点;缺点是术后短期内出现轻度面瘫,长期随访中仍约有1/3患者出现痉挛复发。

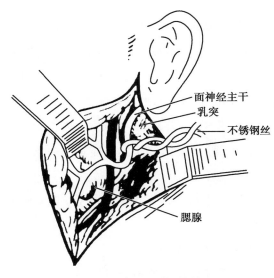

图2-19-3 钢丝绞扎面神经

（三）面神经显微血管减压术

1. **手术的目的和适应证、禁忌证** 手术目的是用物品隔垫血管与神经,最好能将压迫的血管由神经干上移开,力求解除压迫,使变性的鞘膜再生,杜绝轴索传导的串电现象。适应证为面神经干颅内段有血管压迫者,但此项诊断很难用现有手段确定,约有1/3患者在脑桥小脑角看不到压迫的血管。禁忌证为继发性半面痉挛(诱因为脑桥小脑角胆脂瘤或蛛网膜囊肿等占位性病变)和年老体弱或严重高血压病者。

2. **麻醉和体位** 全身麻醉,采用仰卧或俯侧卧患侧偏上位。

3. **手术方法** 于患侧枕部做枕下入路切口如(┐或∩状切口),耳科多采用经迷路后或乙状窦后入路切口。将枕部皮瓣分离,扩创器牵开,用凿和咬骨钳将枕骨咬除3cm×4cm大小骨窗,尽量靠近

乙状窦和横窦,导血管用骨蜡涂抹止血。U形脑膜切口翻向前方固定。切开脑膜前应抬高头部,并快速静滴20%甘露醇250～500mL以降低颅压,然后用脑压板将小脑向内下牵拉,逐渐放出脑桥小脑角池中的脑脊液即可进入脑桥小脑角。首先找到第Ⅶ、第Ⅷ脑神经,在显微镜下察看面神经有无血管压迫,并注意血管的走行方向和压迫神经的角度,用显微剥离子将压迫的血管由神经干上游离使之离开神经,至少把压迫成90°角的走行方向改为30°以下锐角走行,神经分离困难时可用特氟隆绵、锦纶薄膜或颞肌肉片(压榨处理后)等材料垫在血管与神经之间,须厚薄适宜而稳固,以免滑脱,然后逐层缝合切口。

（四）面神经干颅内梳理术

1. **手术目的、适应证和禁忌证** 神经干的纵向多层次贯穿劈开梳理,无疑是对神经干的一种严重的创伤,一则切断了一些正常的神经纤维,减少了正常传导的神经纤维;二则又破坏了已建立的变性神经纤维间的串电现象,如此则明显地减少了异常神经兴奋而达到治愈痉挛的目的。该手术适用一切半面痉挛患者,禁忌用于年老体衰不宜开颅手术患者。

2. **体位和麻醉** 全身麻醉,采用俯侧卧位或仰卧侧头位。

3. **手术方法** 按上述乙状窦后入路作切口,于枕骨做3cm×4cm大小的骨窗,然后抬高床头,并快速静脉滴入20%甘露醇250mL后,作硬脑膜U形切口并翻向前方,用脑压板轻压小脑,逐渐进入脑桥小脑角,先找到第Ⅶ、Ⅷ脑神经,注意有无血管压迫,如有压迫血管,最好临时给予游离,用纤刀在高倍显微镜下将面神经顺其长轴纵向贯穿劈开,从内耳道口到脑桥神经根处,如是进行多层次劈开达数十次,使神经干变成很多细的平行束丝,就像梳理头发一般,故名为梳理术。梳理的次数与痉挛的轻重程度成正比,轻者10次左右,重者数十次,通常在20次以上。由于次数过少,易

于复发,故宁可适当多予梳理。如血管横行压迫,无法游离移位时,可在横行血管的内外进行梳理,没有血管压迫者则手术更易进行。一般血管不用移位和隔垫,从而避免了减压术的危险,也避免了在减压术中找不到压迫血管的窘境(图 2-19-4~图 2-19-6)。术后痉挛即时消失者在 85% 以上,另有患者仍可出现轻度抽搐,但也逐渐减少,一般 2 周后都可完全治愈,有效率较减压术高,复发率亦明显减少。

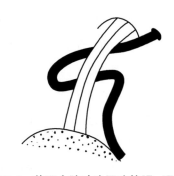

图 2-19-4　前下小脑动脉压迫第 Ⅶ、Ⅷ 脑神经

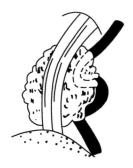

图 2-19-5　用肌片垫于神经与血管间

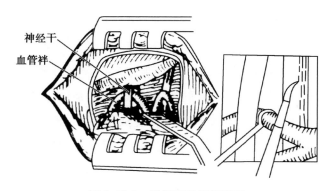

神经干
血管襻

图 2-19-6　神经干的纵行梳理

【术后处理】

1．术毕应及时用骨蜡封堵暴露的乳突气房,严密地逐层组织缝合,伤口适宜加压包扎是预防术后脑脊液耳漏、耳鼻漏或刀口漏的重要环节。

2．术后 24~48h 内密切关注患者生命体征如血压、呼吸、脉搏、瞳孔、神志等变化,及时了解有无原发或继发颅内出血、颅内水肿甚至颅内高压的发生。

3．选用易透过血脑屏障的抗生素如青霉素或头孢曲松等预防颅内感染,并根据手术入路、脑组织受压时间长短适当使用 2~4 天的 20% 甘露醇及糖皮质激素减轻脑水肿降低颅内压。

4．术后 5~7 天或 6~8 天内,患者的突然发热头痛等(排除感冒等诱因)可能是颅内感染的征象,应予重视。

5．注意术后面瘫期患眼的保护,以防继发感染发生。

【并发症及其防范】

1．感音神经性听力损失　由于术中牵拉面神经造成内听动脉痉挛,使内耳缺血、听毛细胞受损而致聋,发生率在 6% 左右。

2．共济失调　术中损伤小脑或使供应血管部分栓塞,术后可发生头晕、共济失调或走路不稳等,3 个月后可逐渐代偿消失。隔垫物压迫前庭神经亦可产生术后眩晕、走路不稳;压迫耳蜗神经可能产生耳鸣等不适。

3．脑水肿和颅内血肿　手术时间过长,牵拉小脑或挤压脑干,可引起术后脑水肿,出现意识不清或昏迷;由于术中脑脊液丢失过多发生低颅压,可使幕上大脑下垂,撕破脑表层血管而发生幕上硬脑膜下血肿;因压迫或刺激脑血管可导致脑干栓塞。这些颅内并发症是严重的,甚至可引起死亡。据 Hanakita(1988 年)报告,278 例减压术中发生严重颅内并发症 9 例,均发生于半面痉挛患者,其中 2 例死亡。

(樊兆民)

第二十节 颞骨内面神经肿瘤切除术

【概述】

面神经肿瘤是一类少见肿瘤，约占周围性面神经麻痹门诊患者的 0.5%，发病率上无明显男女性别差异，均为良性肿瘤，面神经肿瘤生长很慢，多数长期无症状。一经发现，可采取手术方式治疗。

面神经肿瘤病理学分类包括面神经鞘瘤、面神经纤维瘤和面神经血管瘤三种类型，临床发生率之比是 10∶1∶2。面神经鞘瘤和面神经纤维瘤的区别主要是前者有明显的包膜，常呈局灶性球形生长；而后者多沿面神经的长轴匍匐状生长。面神经血管瘤多起源于膝神经节，组织学上兼有良性肿瘤和错构瘤两种形式，常侵犯骨质，形成血窦样骨松质，治疗方法首选也是手术。

面神经瘤理论上讲可起源在面神经全程任何一段纤维上，但笔者没有遇到过位于脑干区的肿瘤，也没有遇见过位于面神经分叉远端的肿瘤。肿瘤最常累及的部位是膝神经节区域，其次容易累及迷路段。

90% 的面神经肿瘤源自颞骨，所以耳鼻咽喉头颈外科医师在这种疾病的诊治上肩负着责任。肿瘤原发在颞骨内者，因面神经管的存在，肿瘤生长空间有限，容易出现面瘫，而位于内耳道、腮腺部位的肿瘤，可以长期无症状，直至门诊或影像学检查无意中被发现。

面神经肿瘤的治疗原则是首选手术切除，再根据面神经缺损情况，用身体其他部位的神经移植弥补面神经的缺损，也可用舌下神经、三叉神经等中枢端转位与面神经远端桥接吻合，让患侧面肌恢复运动。

随着影像学的飞速发展，以及临床医师警觉性的提高，越来越多的小肿瘤被诊断出来。笔者所在医院诊断出一些该类患者，其面瘫经过各种保守"治疗"后有部分恢复，肿瘤直径仅 2～4mm，

位于迷路段和膝神经节，尚未累及听骨，患者听力完全正常但又对听力问题很在意。此时手术选择就陷入两难的境地。尽管耳内镜技术和颅中窝入路可以完整切除肿瘤，但是目前的技术条件不能保证确切的神经吻合与移植的进行。面对这些患者，笔者的意见是等待观察，带瘤生存，定期观察随访，直至病情进展，或患者在可以接受后果和切除肿瘤之间进行取舍，做出肯定明确的选择。

【解剖概要】

因颞骨解剖较复杂，建议参考解剖学和耳科主要教科书。术者要熟知颞骨解剖，了解面神经管及其周围结构，熟练掌握鼓膜、听骨链等中耳重建技术，最好接受过神经外科与显微外科修复技术的培训。

【术前提示】

1. 面神经肿瘤的临床特点 面神经肿瘤的临床表现，60% 的患者首发症状是面瘫或者面神经功能减退，而且多为进行性的，一般起病缓慢，早期常为面神经刺激症状，如眼角抽搐、面肌痉挛，逐渐表现出面肌无力、面部感觉迟钝等，面瘫症状多在发病 2～5 个月后逐渐定格，不一定是完全性面瘫，但患者会主诉用了各种治疗手段均无效。而贝尔麻痹在发病 3～5 个月后必然会出现一定程度的好转，当然会伴随着联动等各种并发症。30%的面神经肿瘤患者诉听力逐渐下降。当肿瘤接触到硬脑膜上的血管等重要部位后会出现间断性头痛。尽管肿瘤有时会侵犯破坏迷路骨质，但询问病史时，承认有眩晕史的患者极少，味觉障碍也不常受到患者的注意。

2. CT 与 MRI 在面神经肿瘤影像学中的价值 影像学诊断是面神经肿瘤诊疗过程中的关键，推荐颞骨 HRCT 检查（图 2-20-1～图 2-20-3）和增强的 MRI 检查（图 2-20-4）检查组合。MRI 较 CT 有更好的软组织对比度，且具有直接多平面成像和成像参数多等特点，能直接显示肿瘤本身形态、部位、范围和内部结构，高分辨 MRI 有助于发现

直径 2mm 的面神经瘤。CT 影像表现为面神经管局部骨质变薄、不连续、膨胀性骨质破坏，骨破坏的残端可呈现特征性呈抱球状改变，也可呈半月形局限光滑的骨缺损，对听骨链的外移和对中耳、内耳骨结构的破坏也能准确地显示。MRI 和 CT

不能相互替代，二者结合能较准确地显示面神经瘤累及的部位、范围，提高对面神经瘤的诊断准确性，对确定手术入路和切除肿瘤有重要意义。

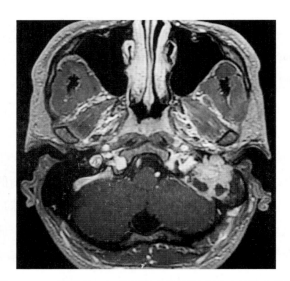

图 2-20-4　增强的 MRI 可更清晰地显示出肿瘤的真实边界

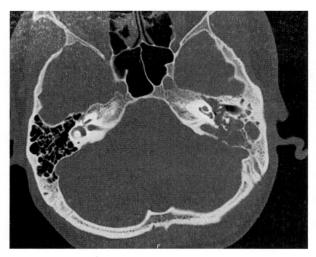

图 2-20-1　轴位薄层 CT 影像可以显示面神经肿瘤的轮廓和大小以及骨质破坏程度

3. 面神经微鞘瘤　随着 HRCT 和 MRI 检查技术的进步，使面神经瘤术前确诊成为可能，而且被发现的肿瘤越来越小。小于 5mm 的肿瘤可称为微鞘瘤（图 2-20-5，图 2-20-6），笔者尝试将微鞘瘤从面神经干上剥离，由于保留了患者面神经大部分原有的神经束，部分患者得到了非常好的效果。

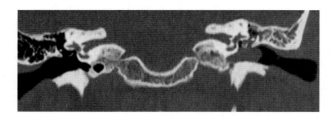

图 2-20-2　CT 冠状位重建显示肿瘤和内耳、内耳道、鼓膜、颈内动脉、茎突的关系

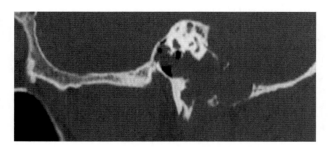

图 2-20-3　CT 矢状位重建可看清肿瘤前后侵犯的范围，以及对前上鼓室、乙状窦、颅底骨质的破坏

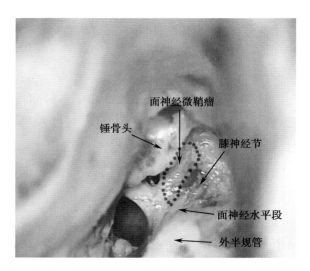

图 2-20-5　起源于膝神经节外下方鞘膜的面神经微鞘瘤，术中被完整剥离下来

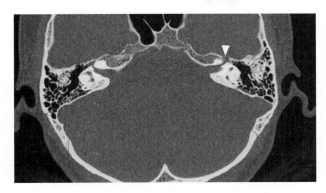

图 2-20-6　起源于膝神经节前方的微鞘瘤（三角箭头所指处，直径 0.38cm）

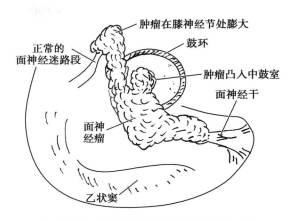

图 2-20-7　例 1 肿瘤侵犯生长范围示意图

【手术操作与技巧】

颞骨内面神经肿瘤均可通过经乳突颞下入路切除。当肿瘤较大，从茎乳孔长出，进入腮腺的情况下，只须向下延长耳后切口，切除乳突尖，一般均能顺利完成切除。个别位于内耳道底上方的肿瘤可以选择对听力干扰少的经颅中窝入路。有些肿瘤体积较大，波及内耳道及上、中鼓室，MRI 轴位上肿瘤呈哑铃状或蘑菇状外观，肿瘤多已侵犯耳蜗底转同时挤压了内耳道里的前庭神经，患者听力常有不同程度下降，此时可以选择耳囊入路，可以完整切除肿瘤，笔者常规用耳大神经一期修复面神经缺损。当面神经鞘瘤向上侵犯挤压颞叶时，要注意颅底硬脑膜血管的保护与止血。

移植神经首选耳大神经，因为它就在术野旁，根据笔者的经验，身高超过 155cm 的汉族患者，均能获取到 40mm 长的耳大神经供体。只有体积超大的肿瘤、已令颅内外沟通的肿瘤患者，才需要腓肠神经移植。笔者的耳大神经与腓肠神经使用率之比约为 9 : 1。

例 1. 面神经肿瘤切除 + 耳大神经移植术（肿瘤位于膝神经节、水平段和第二膝部）

患者女，50 岁。右脸进行性面瘫伴听力下降 8 个月，术前 Suunybrook 评分 0 分，面神经肿瘤侵犯生长范围如图 2-20-7。手术过程如下。

（1）经口气管插管全麻。放置面神经监护电极。放导尿管。

（2）仰卧侧头，患耳向上，2% 聚维酮碘常规消毒，铺无菌巾，贴手术膜。

（3）用含有少量肾上腺素的 1% 利多卡因作耳后局部浸润麻醉。

（4）常规耳后切口，做蒂在前的肌骨膜瓣，单、双极电凝止血，暴露乳突皮质。

（5）筛区入钻，切割乳突骨质，气化好，鼓窦内有少量黏液。

（6）开放上鼓室外侧壁，外半规管上方可见暗红色肿瘤。锤砧骨外移，部分骨折已被吸收，扩大开放面隐窝，分离砧镫关节，取下砧骨，见面神经水平段膨大到正常 3 倍大小，用电钻暴露迷路段起始部。锥段肿胀膨大，与镫骨头相接触。

（7）电钻逐渐暴露并磨削面神经管垂直段，见该段上部膨大，距茎乳孔 5mm 处逐渐移行为健康鞘膜组织。3mA 电刺激无明显动作电位。术中面神经鞘瘤累及迷路段、膝神经节、水平段及垂直段上部，瘤体长度约 22mm。

（8）监护仪下留 2mm 安全缘切断面神经垂直段，将瘤体向上分离，剪断镫骨肌支和岩浅大神经，在迷路段近内耳道处剪断神经，将肿瘤取下送病理检查。双极电凝止血。

（9）同侧上颈部第一横纹做 2cm 长的小横切口，在胸锁乳突肌表面解剖并切取 30mm 的耳大神经备用。

（10）非耳毒性抗生素药液冲洗术腔。清点敷料器械无误,检查无活动性出血及脑脊液漏,将耳大神经修剪后置于面神经管缺损内,下端与面神经垂直段用 8-0 尼龙线吻合 1 针,上端与迷路段断端对接,用含有地塞米松的可吸收止血海绵固定。

(11)取 1.75mm 钛制部分听骨链假体 PORP,放置于镫骨头上,另一端贴敷一片压扁的面神经管的骨片后与鼓膜相接触,以免金属听骨与鼓膜直接接触使听骨日久脱出。

(12)用无损伤线对位缝合肌骨膜瓣,皮肤切口垂直褥式缝合。绷带包扎,结束手术,出血 50mL。

(13)术后情况:术后病理为面神经纤维瘤。术后 8 个月面部静态外观明显好转。9 个月颧肌出现运动,伴下睑肌肉不自主跳动。术后 10 个月面部各个肌肉逐渐出现运动。术后 1 年,可闭眼但有轻度的口眼联动。可轻度抬额,无耸鼻动作,闭嘴微笑两侧对称,嘬嘴和张嘴微笑仍有明显歪斜,示齿仅露 1 颗上牙,Sunnybrook 评分 43 分。术后 1.5 年 Sunnybrook 评分 58 分,抬额、嘬嘴、鼓气明显好转,但静态双眉仍有 8mm 的高度差,进食时患侧口腔内偶有食物嵌塞现象。复查纯音听力与术前基本一致。

例 2. 面神经垂直段鞘瘤剥离切除术

患者男,22 岁。右脸进行性面瘫 1.5 年,术前 Suunybrook 评分 0 分,面神经肿瘤源自鼓索,破坏外耳道后壁(图 2-20-8)。手术过程如下。

(1)经口气管插管全麻。放置监护电极。

(2)仰卧侧头,患耳向上,2% 聚维酮碘常规消毒,铺无菌巾,贴手术膜。

(3)用含有少量肾上腺素的 1% 利多卡因作耳后局部浸润麻醉。

(4)常规耳后切口,做蒂在前的肌骨膜瓣,单、双极电凝止血,暴露乳突皮质。

(5)筛区入钻,切割乳突骨质,气化差,骨质渗血,操作困难,手术时间延长。

(6)开放上鼓室外侧壁,见锤砧关节稳定,面神经水平段色泽结构正常。打开面隐窝,可见锥

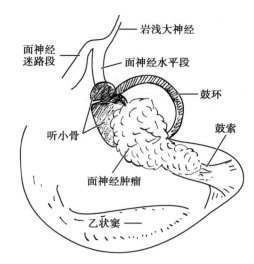

图 2-20-8 例 2 肿瘤范围示意图,示源自鼓索,破坏外耳道后壁

段裸露,内下 1/2 被白色肿瘤充满,锥段的外上部分为正常鞘膜结构。

(7)电钻逐渐暴露并磨面神经管垂直段,见该段异常膨大,直径达 9mm,向前侵犯外耳道后壁,鼓索被侵蚀。面神经干鞘膜色泽苍白,血管稀少,2mA 电刺激传导正常。术中确诊,面神经鞘瘤部分源自鼓索。

(8)监护仪下在茎乳孔上方找到瘤体与正常神经鞘膜之间的界限,切开鞘膜并稍作分离,可见肿瘤组织起源于面神经干前部及鼓索的束膜(见图 2-20-8)。逐渐将不导电的肿瘤组织切除,送病理检查,双极电凝止血,用金刚石电钻将肿瘤床抛光,可见耳道后壁局部骨质有类圆形缺损,直径约 4mm,存留的面神经鞘膜色泽恢复正常,3mA 刺激可诱发反应。

(9)非耳毒性抗生素药液冲洗术腔。清点敷料器械无误,检查无活动性出血及脑脊液漏,用含有地塞米松的可吸收止血海绵覆盖面神经。

(10)切取小块颞肌筋膜,置于耳道皮肤与骨质之间,修补加强耳道后壁骨质缺损。

(11)用无损伤线对位缝合肌骨膜瓣,皮肤切口垂直褥式缝合。绷带包扎,结束手术,出血 100mL。

(12)术后情况:术后病理为面神经鞘瘤。术

后 5 个月口角肌肉张力恢复,术后 7 个月口角可见运动,术后 1 年,闭眼运动出现,但仍有 2mm 空隙闭合不严,无抬额运动,颧大肌运动完全恢复,闭嘴微笑两侧对称,示齿可露 3 颗上牙,用力鼓气仍有漏气,Sunnybrook 评分 64 分,听力正常。

面神经鞘瘤起源于神经鞘膜或束膜,只有起源于最外侧鞘膜的肿瘤才可以剥离切除。本例肿瘤部分源自鼓索,更为罕见,它在早期即可破坏外耳道,但是对主干刺激较小,所以术后面肌功能获得了良好的恢复。

【术后处理】

1. 耳后切口经乳突颞底入路的手术,术后处理与耳科常规手术一样。术后常规抗生素 3 天。术后 3 天拆绷带,清洁伤口渗出物,术后 7 天拆线出院。耳大神经获取区 6 天拆线,腓肠神经获取区 12 天拆线。

2. 术中出现脑脊液漏,修补后常规使用甘露醇 3 天。

3. 术中更换人工听骨,静卧 3 天,2 周内避免剧烈运动。

4. 只有术区涉及腮腺区时,才放置引流管。一般为负压引流管,连续 2 天引流量在 10mL 以下时拔出引流管。

【并发症及其防范】

1. **外耳道封闭后的问题** 做外耳道封闭的手术后,一定要向患者交代清楚日后封闭耳道口,在病历上记录清楚,避免被不了解手术情况的医师做出不恰当处理,造成难以修复的后果。

2. **听力下降** 为暴露膝神经节,完整切除肿瘤及修复神经缺损,常须去除砧骨,剪下锤骨头,才能获得足够的手术操作空间。即使用人工听骨修复听骨链,也会有 15～30dB 的听力下降,应提前告知患者。

3. **脑脊液漏、出血与感染** 根据笔者 300 余例肿瘤性面瘫手术的经验,除患者术前有严重的心肺肝等重要脏器病变,或者术中硬脑膜缺损面

积大于 1cm², 一般术后患者不进重症监护病房;也未见到围手术期脑脊液漏、出血、感染等情况。

4. **鼓膜撕裂** 鼓膜撕裂发生过 2 例,均发生在去除锤骨头时。与高加索人种不同,部分中国人的锤骨颈粗大坚硬,目前市售的锤骨头剪钳很难一次将其剪断,会造成锤骨柄的移位,导致鼓膜局部撕裂。表现为术区内见只应存在于外耳道的黄色聚维酮碘液体。但是由于角度的原因在手术显微镜下很难发现撕裂点,笔者所在医院用 2.7mm 70° 耳内镜行镜下下观察,多数撕裂发生在锤骨颈断端的后外侧,采用局部填塞小块乳突骨膜组织即可修复。

5. **患侧味觉减退与泪腺分泌障碍** 患侧味觉减退与泪腺分泌障碍是由于切除肿瘤时,岩浅大神经与鼓索同时被切断,而修复时,只吻合了面神经的运动支。该并发症现阶段无法避免,应在术前对患者进行充分的告知。不同的是,镫骨肌支同时也被切断了,但很少有患者主诉术后有听觉过敏的现象。

6. **术后人工听骨移位** 术后 1 年复查,术后人工听骨移位的发生率约 9%,并不少见,而且也非术后即刻发生的,术后 3～5 周耳内镜检查听骨位置基本正常,这种听骨移位常发生在术后 3～4 个月甚至更晚一段时间。术中发现,由于肿瘤的存在,上鼓室和中鼓室的体积变大,鼓膜外膨或者局部变薄,这种现象在术后有一个"自然回归"的过程,表现为鼓膜会整体塌向鼓室内壁,其目的应该是重塑一个"经济"的鼓室换气空间,这一过程常牵引人工听骨的帽状端倒向鼓岬。但是患者很少诉听力变化。听力图显示患者的气导听力损失也很少超过 40dB。

7. **迟发性脑脊液漏** 迟发性脑脊液漏与修复不牢有关。曾有 1 例,患者术后 3 个月乘坐飞机后,耳后皮下出现可以游走的液体,未予特殊处理,2 周后消失。

8. **手术中无法找到面神经近心端** 这种情况

见于迷路段面神经完全被破坏，而患者听力又完好的情况。要找到近心端必须打开内耳道，一般须磨除一部分内耳骨质，很多患者不愿意在面瘫的基础上，再损毁一侧的听力。此时的解决办法是交换运动神经元，用舌下神经的中枢来支配面神经远端。笔者常将颞骨内面神经残端从面神经管内剔除，咬开茎乳孔，解剖腮腺段面神经，获得面神经最大的松解度，将其与舌下神经主干进行端侧吻合。由于该术式只有一个吻合口，神经再生的效率高，术后 2 年 Sunnybrook 面肌功能评分在 70 分左右，优于神经移植术的 65 分，而且基本不损伤舌肌运动和功能。在笔者所在医院，该术式已基本取代了传统的面神经 - 舌下神经端 - 端吻合术。

（李健东）

第三章 | 鼻部手术

第一节 隆 鼻 术

【概述】

隆鼻术是最常用的鼻区美容手术。

1. 适应证 鼻梁平坦或凹陷的各类低鼻、无骨支架及鼻内损伤的鞍鼻畸形，且年龄在 18 岁以上者。

2. 禁忌证 ①急慢性鼻区感染未愈者、面部有感染性疾病者；②有外伤性贴骨瘢痕者；③心理状态不佳，对极小的问题要求修整者、对手术结果抱有过大的期望者以及对手术抱有过度不安和疑虑者。

【解剖概要】

1. 外鼻的皮肤 外鼻皮肤厚薄及皮下的组织多少随其部位而不同。

（1）外鼻的中上部：皮肤较薄，皮下组织也少，与其下组织连接疏松，易于推动。

（2）外鼻下部：皮肤较厚，皮下组织发达，有少量脂肪并有大量汗腺和丰富的皮脂腺，与鼻尖、鼻翼连接较致密，无移动性。

2. 外鼻骨和软骨支架 外鼻骨支架由硬质骨和软骨构成，其上部左、右各一鼻骨，鼻骨上缘坚厚，有齿与额骨鼻部相嵌连，下缘较薄，呈切迹状，与鼻外侧软骨相连，两侧与上颌骨额突相连（图 3-1-1，图 3-1-2）。鼻骨在中线部分与鼻中隔的筛骨正中板连接（图 3-1-3）。骨支架下部为软骨部分，分别由鼻外侧软骨和鼻翼软骨构成，鼻外侧软骨左右各一，上与鼻骨相连，下与鼻翼软骨相连，两侧固定于上颌骨。鼻翼软骨分为内侧脚和外侧脚，两侧鼻翼软骨的内侧脚靠拢共同支撑鼻小柱及鼻尖，外侧脚则支撑鼻翼形成鼻孔（图 3-1-1～图 3-1-3）。

3. 外鼻的肌肉 鼻区肌肉为不发达的表情肌，主要有以下几组（图 3-1-4）。

（1）皱眉肌：起于额骨鼻突，止于眉头皮下，有皱眉功能。

（2）降眉间肌：起于鼻骨下缘与鼻外侧软骨上缘筋膜，附于额下部两眉间皮肤深层，收缩时可提鼻向上。

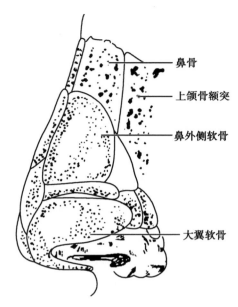

图 3-1-1 外鼻的骨和软骨支架

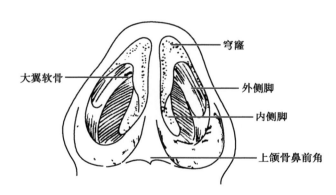

图 3-1-2 鼻小柱和鼻孔

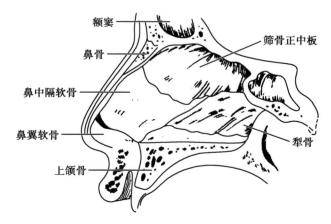

图 3-1-3 鼻中隔的骨和软骨支架

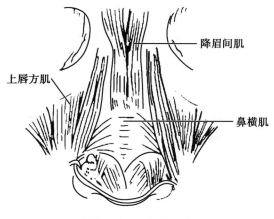

图 3-1-4　外鼻的肌肉

（3）上唇方肌：内眦起始于颌骨下部止于鼻翼的扩鼻肌，可扩张鼻孔并协助上提鼻。

（4）鼻横肌：起于鼻孔外侧的上颌骨，于鼻外侧软骨鼻梁部与对侧横肌会合，收缩时可缩小鼻孔。

4. 外鼻的血管　鼻区的血液供应极丰富，来自颈外动脉的面动脉发出外侧支供给外鼻、鼻中隔、鼻翼（图 3-1-5）。

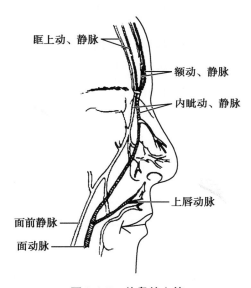

图 3-1-5　外鼻的血管

（1）上唇动脉：在人中的外侧向上进入鼻小柱，在鼻尖处成为终末支。

（2）内眦动脉：为面动脉终末支，给鼻下部组织供血。

（3）鼻背动脉：为颈内动脉的眼动脉分支，供应鼻根部组织，其静脉血部分经内眦静脉到眼静

脉回流到海绵窦，另一部分经鼻翼静脉丛、面前静脉回流到海绵窦。

5. 外鼻的神经　外鼻皮肤感觉神经来自三叉神经的第一支和第二支。滑车下神经和鼻睫神经分布于鼻翼的两侧，眶下神经分支分布于鼻翼和鼻前庭皮肤。外鼻的肌肉均受面神经支配（图 3-1-6）。

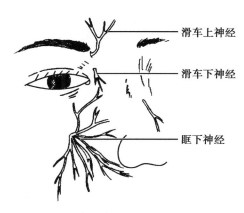

图 3-1-6　外鼻的神经

6. 外鼻美学特征

（1）长度：面部器官协调，鼻长为面长的 1/3（图 3-1-7）。

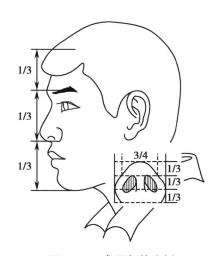

图 3-1-7　鼻面部的比例

（2）位置：为以鼻根为中点，以鼻根至外眦距离为半径画圆，此圆的弧度经过鼻小柱、鼻翼缘。

（3）高度：鼻梁挺直，高度适中。鼻根部鼻梁的高度女性约 11mm，男性约 12mm；鼻尖高度为鼻长的 1/2，女性鼻尖稍翘为美。

（4）长宽比：鼻的长宽（两鼻孔外侧缘的距离）比为1∶0.7。鼻唇角90°，鼻面角30°，额鼻角120°，鼻颏角130°（图3-1-8）。

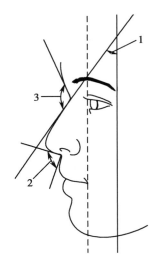

1. 鼻面角；2. 鼻唇角；3. 额鼻角。

图3-1-8 外鼻的常用测量角度

【术前提示】

1. 选择充填材料

（1）固体硅胶假体：常用于低鼻者，有柳叶形和L形2种，前者适用于鼻尖、鼻翼发育较好而鼻梁低陷者，后者还可对鼻底、鼻尖稍作美化。

（2）自体肋软骨或髂骨：常用于外伤后鞍鼻畸形或重度鞍鼻者。

（3）异体软骨及冻干、脱钙骨。

（4）羟基磷灰石微粒人工骨。

（5）膨体聚四氟乙烯。

固体硅胶假体充填隆鼻术和自体肋软骨隆鼻术为临床较常用的方法。

2. 手术前、后拍摄照片 手术前、后拍摄鼻面部正面、双侧侧面、双侧45°斜面、基底面及俯视图的鼻区医学照片。

3. 术前设计 术前必须弄清患者要求的鼻形，根据外鼻美学特征，依据患者的要求、鼻区的基本条件以及整个面部五官的形态予以设计。设计时要有整体感，力求真实自然。详细向患者及其家属说明设计方案和预期疗效，达成共识，使之对手术效果有一个恰当的认识，并签署知情同意书。

4. 其他术前准备 术前1天剪除鼻毛，清洗面部和鼻腔。术前包头铺单时要使全脸暴露，以便手术时观察鼻形是否与整个面部协调。

【手术操作与技巧】

1. 标记 用医用记号笔标出鼻梁正中线、鼻根黄金点（即眉间中点与内眦间中点连线的中点）、假体植入位置及切口线（图3-1-9）。

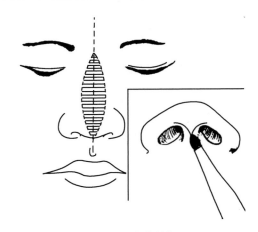

图3-1-9 术前的标记

2. 固体硅胶假体隆鼻术假体的准备

（1）计算固体硅胶假体的有关参数：根据术前对患者外鼻参数测量值和理想值计算固体硅胶假体的各参数。经验公式如下。

1）假体长度＝外鼻长度－2mm。

2）假体鼻根宽＝$\frac{1}{4}$×内眦间距。

3）假体鼻根高＝$\frac{1}{2}$×（眉弓高－原鼻根高）。

4）假体的厚度：从鼻根黄金点做与通过该点的垂线成约30°夹角（该角度要根据预定的理想鼻梁高度增减）的直线，此线与鼻背阴影间的距离为假体的厚度（图3-1-10）。

（2）雕刻硅胶假体：按上述参数在已消毒的硅胶假体上雕刻，此为隆鼻术中最主要的技术之一。要求假体边缘及鼻根部菲薄，鼻尖端圆钝，雕刻尽量在假体的阴面（与鼻骨接触面）上进行，并在患者外鼻上试样、修整。

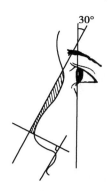

图 3-1-10　测量硅胶鼻梁假体厚度的方法

3. 自体肋软骨隆鼻术软骨的准备

（1）切取肋软骨：常用局部麻醉。一般自右侧肋缘做斜切口，切开皮肤及皮下组织后，再分开腹直肌前鞘和腹直肌暴露软骨膜，切开软骨膜并行分离，根据鼻背受区需用软骨大小，自第 6～9 肋软骨的融合部位切取。依次缝合切口，加压包扎（图 3-1-11）。切取肋软骨时要格外小心，勿撕破胸膜，一旦撕破胸膜应立即缝合，必要时行胸腔闭式引流。

（2）雕刻肋软骨：雕刻软骨时其上端稍宽，底部呈弧形，可使其与下面的骨面接触而较稳定；下端较窄呈垂直弧形且较薄，置于鼻翼软骨两中央脚之间，使其稳定而不致左右移动。

（3）注意事项：肋软骨容易感染，术中切取、雕刻和植入过程中，均应防止污染；肋软骨易于雕刻成形，但移植后容易弯曲变形，取材时应注意肋软骨自然弯曲方向。

4. 麻醉　局部浸润麻醉。

（1）用含有 1/10 万～1/20 万肾上腺素的 1% 利多卡因溶液由鼻尖向鼻背在皮下及骨膜下浸润麻醉，直至鼻根部，再由鼻尖向鼻小柱浸润麻醉，直至鼻小柱的基部。

（2）用量要少（约 2mL），若用量过大则鼻背部易产生皮下肿胀，影响术中观察外形。

（3）麻醉药物注入后用纱布揉捏 2min，促使药物均匀分布于鼻区。

5. 切口

（1）鼻翼缘前庭切口：是隆鼻术最常用的切口，该切口隐蔽，无明显瘢痕。于右鼻孔内缘 2mm 处行弧形切口，长约 8mm，如充填 L 形假体，则切口向鼻小柱内侧下缘延长 3mm 左右（图 3-1-12）。

（2）鼻尖部翼状切口（蝶形切口）：优点是暴露充分，操作方便。多适用于 L 形假体隆鼻术，鼻小柱皮肤可 V-Y 方法向上推进缝合以抬高鼻尖。从一侧鼻翼前缘横过鼻小柱至对侧鼻翼，切开皮肤及皮下组织（见图 3-1-12）。

（3）鼻小柱正中切口：操作方便，可固定假体及抬高鼻尖，但切口瘢痕短期内较明显。

6. 潜行分离隧道　鼻背的皮下组织与鼻背附着肌肉交织，形成坚实的鼻背筋膜组织，鼻背筋膜与鼻骨骨膜之间存在一个间隙，在其最上端有骨膜反折与筋膜相连，这一筋膜后间隙是放置假体最理想的部位。步骤如下。

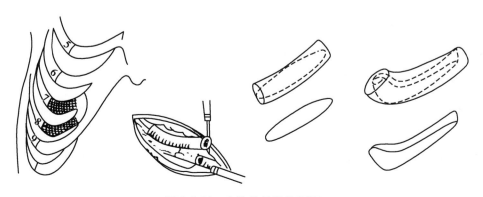

图 3-1-11　自体肋软骨的切取

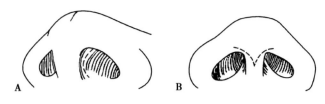

图 3-1-12　切口

A. 鼻翼缘前庭切口；B. 鼻尖部翼状切口。

（1）经切口用钝头眼科小剪刀在鼻翼软骨表面钝性分离，并用左手拇指和示指按压鼻尖以减少出血，剥离时应选择适当大小的直剥离子，在鼻背筋膜下，紧贴鼻骨骨膜向上笔直分离，注意不要从鼻背软骨与鼻骨之间穿入鼻腔。

（2）在黄金点附近剪开骨膜反折，将骨膜连同鼻背筋膜一起掀起，以使假体上端嵌入。分离的隧道要大小适宜，使假体植入后不紧不松。

（3）向上分离至鼻根黄金点上方 2mm，这样方可将假体放到黄金点的位置。分离时应避免剪刀或剥离子反复进出，以免形成多层隧道，影响准确植入假体。

（4）分离后压迫 5min，以达到止血及排除浸润麻醉带来的假象。如充填 L 形假体，需用蚊式钳在鼻小柱处沿两鼻翼软骨内侧脚之间向下剥离至鼻前棘，千万不可剥离过浅。

7. 植入假体　挤出积血，将剥离子插入隧道内做引导，将假体平稳放入分离好的隧道中，抽出剥离子，局部再压迫数分钟。观察外形，必要时取出假体再予修整。

8. 缝合　挤出隧道内积血，美容缝合线缝合切口。可酌情将大翼软骨内侧缝合靠拢以抬高鼻尖。注意：缝合时两侧高度要相同，以免两侧鼻孔不对称。鼻尖部翼状切口可做 V-Y 缝合以抬高鼻尖，增加鼻小柱长度（图 3-1-13）。

9. 包扎固定

（1）打样胶固定：将打样胶置于 70～80℃热水中浸软，捏成与鼻外形相仿的板状，内衬两层凡士林纱布后置于鼻上塑形，压迫固定 48h。

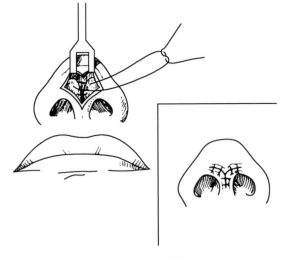

图 3-1-13　缝合

（2）纱布卷固定：卷直径为 1cm、长 4～6cm 的纱布卷，分别置放在鼻的两侧，用长胶布妥善固定，将鼻根与鼻尖部皮肤外露，以便观察血运情况（图 3-1-14）。

（3）鼻夹板固定：目前有热塑鼻夹板及铝塑鼻夹板，可根据术后外鼻形状进行塑形固定。

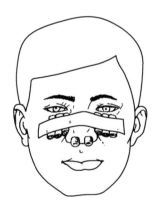

图 3-1-14　纱布卷固定法

【术后处理】

1. 术后取半卧位或头高位以利肿胀消退。冷敷可减少出血渗出，减轻鼻面部肿胀，建议持续冷敷 48h。需注意冰袋勿直接接触皮肤，定时更换位置，以免冻伤。

2. 切口处保持清洁，涂抹促进上皮生长的乳膏，术后 7 天左右拆线。1 个月内严禁擤鼻和按摩外鼻。

【并发症及其防范】

1. 血肿　多发生在鼻根部，其次为鼻尖部，原因如下。

（1）术中伤及血管，最常损伤的血管是内眦动脉，其次为面动脉的鼻翼支，多为分离隧道时锐性分离所致。

（2）未行加压包扎或加压包扎不当。

（3）术后鼻区受到碰撞或因面部活动剧烈。

为预防血肿形成，术中应尽量减少锐性分离，尽量贴鼻骨骨膜或骨膜下分离。有活动性出血者电凝止血，渗血多者应在切口处留 1 针缝线不打结，以便术后引流，或者安放负压引流管，并予妥善加压包扎。

2. 感染　偶有发生。多为手术时无菌操作不严格或面部、鼻腔有感染造成。感染应以预防为主，要严格无菌操作，严格消毒，对鼻面部有炎症者须待症状消失后择期手术。

3. 穿孔、假体外露　多发生于鼻尖部，有时也发生于鼻根部或鼻孔内。由于假体过大、过长、过尖或皮肤过少、过紧而引起局部张力过大所致。只要遵循假体长度合体，厚薄适中，植入 L 形假体时鼻小柱部不应长于其实际长度使鼻尖过高，剥离隧道大小适中，这一并发症就不难避免。局部化脓性感染处理不及时可继发穿孔、假体外露。

4. 排异反应　偶有发生。如术后局部水肿持续 3 周以上仍不消退，且从切口内流出黄色液体，可能为排异反应。硅胶假体性能良好、组织相容性好，预防排异的要点为在假体植入前不可与沾有滑石粉的手套接触，也勿使假体黏附棉花、纱布纤维等，植入时应使用蚊式钳夹持，以免引起排异反应。一经确诊必须取出假体，同时应用抗生素和糖皮质激素短程治疗。

5. 外形不佳

（1）鼻歪斜：是隆鼻术后最常见的并发症。多因分离隧道过浅（皮下隧道）、过于宽大或歪斜致假体漂浮、透光、鼻歪斜，也可因术后加压包扎时两侧压力不均等所致。预防的主要方法是手术操作时在鼻背筋膜下分离隧道，且剥离范围要合适；术后加压包扎时两侧压力要相等。

（2）假体两侧凹陷或阴影：多为隧道分离过浅或剥离范围不足，或隧道内纤维条索未剥断造成术后条索收缩所致。应注意充分剥离隧道。

（3）各种畸形：由于假体修雕不合体可出现各种畸形。

1）假体阴面与鼻骨面未很好贴合可出现鼻根部上翘，鼻背部过分突出，呈现假体浮动感。

2）假体阳面弧度不自然可出现阶梯状畸形，鼻背有阴影。

3）假体阳面有孔、不光滑可造成机化组织长入，牵拉鼻背皮肤形成凹陷性小坑，应注意硅胶假体阳面不应打孔。

（王岩青）

第二节　下鼻甲手术

【概述】

从早期的下鼻甲黏膜和骨质的部分切除，到当今的尽量保留下鼻甲黏膜的手术方法，下鼻甲手术经历了多次的不同的演变。这表明下鼻甲手术不仅要解决鼻腔的通气问题，还要尽量保留鼻腔黏膜的正常完整性，使手术后尽早恢复鼻腔黏膜的功能。

1. 适应证　一般来讲，非手术治疗不能好转的慢性肥厚性鼻炎，可行下鼻甲手术。至于选择何种手术，要根据设备和技术条件考虑，要尽量在解决鼻腔呼吸问题的同时，保留鼻腔的黏膜，少留创面，以便手术后早日恢复。

2. 禁忌证　一般认为具有全身的手术禁忌证的患者不宜手术，在鼻腔急性炎症、鼻窦炎症未完全控制的情况下，不应手术。慢性单纯性鼻炎不是手术适应证。

【解剖概要】

1. 下鼻甲的形态和位置

（1）形态：下鼻甲为一来自上颌骨的独立的疏松骨片，内侧面有血管穿行的纵行细沟，边缘借不规则的突起与鼻腔外侧壁各骨板相连。由前向后依次为：上颌骨的鼻甲嵴、泪骨的隆突、筛骨的钩突、腭骨的鼻甲嵴。

（2）位置：下鼻甲与鼻腔外侧壁的附着处呈线形，从前向后弧状隆起，约前中1/3为最高点，此处骨质最薄。下鼻甲表面的黏膜很厚，其游离缘突向鼻底，最低点距鼻底19mm左右，侧壁和鼻中隔之间最短距离7mm。下鼻甲距前鼻孔约2cm，后端距咽鼓管咽口约1cm。

2. 下鼻甲的血管

（1）下鼻甲动脉：为蝶腭动脉的分支，于中鼻甲后端附着处稍下方起于鼻后外侧动脉，起始后垂直下行，经中鼻道后方黏膜下进入下鼻甲后端，在下鼻甲近内侧面与上面交界处的黏膜下前行，沿途分支分布于下鼻甲与下鼻道，并有分支与中鼻甲动脉吻合。

（2）下鼻甲静脉：静脉腔较大，如海绵组织的窦状，由动脉经毛细血管而达此种静脉窦，故与其他处静脉组织略有不同。

【术前提示】

1. 术前检查和病情分析　临床上，有些患者鼻腔某些结构明显异常，但却没有自觉症状；相反，无明显结构异常者，有时也有明显的自觉症状。故在手术治疗时，仔细检查，全面衡量，解除引起症状的病因，方可获得满意的治疗效果。

2. 根据不同的病情选择术式

（1）下鼻甲部分切除术：适用于下鼻甲黏膜肥厚或黏膜及骨质均肥厚者。

（2）下鼻甲黏骨膜下切除术：适用于单纯性下鼻甲骨肥大者，具有保持下鼻甲黏膜的完整性而不破坏其生理功能的优点。

（3）下鼻甲骨折外移术：适用于下鼻甲骨局部肥大或向内过度伸展者。

（4）鼻甲成形术（功能性下鼻甲手术）：适用于所有的慢性肥厚性鼻炎。

【手术操作与技巧】

（一）下鼻甲部分切除术

1. 切除范围　根据下鼻甲的肥大程度及肥大部位决定所应切除的下鼻甲的大小及部位。前端肥大则剪除前端肥大的下鼻甲；若下鼻甲后端肥大则先用下鼻甲剪剪一切口，然后用圈套器套除之；整个下鼻甲肥厚者，自下鼻甲游离缘由前向后剪除肥大的部分黏膜。

2. 注意事项　由于术中肾上腺素的作用，手术时下鼻甲处于收缩状态，难以正确估计下鼻甲切除的范围，可术前用15号刀片在下鼻甲黏膜上做一切口作为标记，术中按此标记切除即可正确掌握切除的范围。此外，由于下鼻甲黏膜处于收缩状态，在切除下鼻甲后端肥大的黏膜时由于手术部位深在、视野不清不易切除，可局部注射生理盐水使局部膨大而利于切除，若利用鼻窦钳则可以在直视下顺利地钳除残余的肥大黏膜。

3. 远期效果　郑立友（1998）对下鼻甲部分切除术远期疗效观察，其采用下鼻甲部分切除术治疗慢性肥厚性鼻炎162例，随访10～16年，结果提示患者年龄不同下鼻甲切除的多少亦不同。39岁以下，下鼻甲切除2/3效果好；40岁以上，下鼻甲切除1/3～1/2已达到治疗效果；50岁以上可只切除下鼻甲1/3。切除2/3有发生萎缩性鼻炎之虞。

（二）下鼻甲黏骨膜下切除术

根据下鼻甲的形态不同而采取不同的切口。

1. 下鼻甲伸向内下方者　下鼻道宽敞，易于手术操作，则在下鼻甲前端作垂直切口长约0.4cm。

2. 下鼻甲垂直向下或弯曲斜向外下　可将上述的切口向下鼻甲下缘延长，达下缘的中点或直接在下鼻甲的下缘用镰状刀自后向前切开黏膜直至骨质。骨膜下分离黏骨膜，先分离下鼻甲内侧黏骨膜，再分离下缘，然后分离下鼻甲外侧面黏骨膜，形成一上达下鼻甲根部,后达下鼻甲后端的口袋状的黏骨膜瓣,剪除部分下鼻甲骨,凡士林纱条鼻腔填塞将下鼻甲内外两层黏骨膜瓣紧密贴合压紧。

3. 于振坤等(1995)对2中所述切口进行了改进,下鼻甲下缘做一纵向切口,仅分离切口以上的下鼻甲内侧的黏骨膜,剪除肥大的下鼻甲骨及其下方的黏膜,翻转下鼻甲内侧的黏骨膜瓣覆盖创面,凡士林纱条自中鼻道压向鼻底方向,防止黏骨膜瓣移位,其操作简便,克服了下鼻甲黏骨膜下切除术术野狭小、操作困难的缺点,特别适用于下鼻甲垂直向下和偏向外下者。

(三)下鼻甲骨折外移术

在下鼻甲的内侧面用扁桃体剥离器向外施压使其骨折,或用鼻钳钳夹下鼻甲后向外扭转使其骨折,将骨折的下鼻甲向外移位,以下鼻甲距鼻中隔及鼻底的距离为3～5mm为宜。此方法不损伤下鼻甲黏膜,对鼻腔的生理功能无影响,术中术后一般不出血,术后无须填塞,恢复快,但对下鼻甲骨质肥厚者鼻通气改善效果较差。柯云海等(1996)对其进行了改良,于下鼻甲前端做垂直切口,分离下鼻甲内外侧的黏骨膜,鼻甲剪于黏骨膜下剪断下鼻前端附着处,于下鼻甲根部折断之,凡士林纱条固定下鼻甲至所需的位置,若下鼻甲黏膜肥厚严重,宜将下鼻甲内侧壁的黏骨膜分离的范围适当大一些,使术后瘢痕收缩,提高手术疗效。若仍不满意,适当切除肥大的黏膜或下鼻甲骨;术中骨折要确实,触探下鼻甲呈可塑状,无抵抗感,鼻腔妥善填塞相当重要。

(四)鼻甲成形术(功能性下鼻甲手术)

1. 局部麻醉鼻内镜直视下手术 万发义等(2002)先垂直切开下甲前端黏膜分离下鼻甲骨,剪开下鼻甲下缘黏膜,翻转下鼻甲内侧黏膜瓣,钳夹下鼻甲骨并切除多余的下鼻甲骨,骨折残余的下鼻甲骨并移至适当的位置,距鼻中隔、鼻底约5mm,修薄下鼻甲内侧黏膜瓣,同法修薄下鼻甲外侧黏膜瓣,对合两侧黏膜瓣,无骨质裸露,术毕,成

形后的下鼻甲距鼻中隔、鼻底均为3mm。其优点为术后创面愈合快而好,无鼻腔粘连、鼻腔干燥、结痂,疗效确切可靠。

2. 功能性下鼻甲手术 乐建新等(2000)根据鼻甲的生理功能及解剖结构设计了功能性下鼻甲手术,即下鼻甲黏骨膜下分离、下鼻甲前端骨质切除加下鼻甲后部骨质部分切除和/或残留骨质骨折外移术。其手术有以下优点。

(1)黏骨膜下分离切断了由鼻甲骨向黏膜层分支的小动脉及自主神经纤维,可以减轻下鼻甲黏膜肿胀。

(2)正常的鼻腔最狭窄的部位位于下鼻甲前端附近,下鼻甲肥大者此部位多明显狭窄,于下鼻甲前端做垂直切口。不仅可以去除下鼻甲骨前端,而且切口部位瘢痕化可以明显地改善此部位的狭窄程度。

(3)将下鼻甲骨后部部分切除和/或残留骨质骨折外移,基本保持了下鼻甲在鼻腔内的几何结构,避免了因下鼻甲骨完整切除后下鼻甲堆积于下鼻道内而影响黏膜的功能,又能扩大鼻腔后部的空间改善鼻腔的通气状况。

(4)手术对黏膜损伤小,术中术后出血较少,反应轻,后部下鼻甲骨的支撑及充填作用避免了术后术腔积血,鼻腔功能常在术后1周基本恢复,术后0.5～3个月所有患者恢复正常。

3. 电钻在下鼻甲切除术的应用 陈晓章(1998)利用白玉石钻头加长后制成能插入下鼻甲黏膜下的磨削器,将磨削器与齿科钻相连,磨削下鼻甲骨至所需大小和形状。

4. 切割吸引器在鼻甲切除术的应用 王相等(1998)利用Hummer切割吸引器切削肥厚的黏膜下组织使之变薄而完成下鼻甲成形术。

5. 不同手术类型的比较 乐建新等(2002)对各种下鼻甲手术进行了比较。

(1)下鼻甲部分切除术:由于切除了含有鼻塞感觉受体的部分下鼻甲黏膜,扩大了鼻腔的容积,

故鼻塞得到改善，其有效率为 92.6%，但下鼻甲部分切除术损伤程度较大，术后出血较多，术后创面干痂一般 10～15 天脱落，术后易并发鼻腔干燥。

（2）下鼻甲黏膜下切除术：有效率为 85.7%，黏膜损伤程度小，术后 7～10 天切口愈合，但易发生下鼻甲黏骨膜下积血。

（3）下鼻甲多处骨折外展术：黏膜无损伤，无出血，术后 5～7 天恢复，但手术效果差，手术有效率为 63.6%。

（4）下鼻甲前端切除术：黏膜损伤小，出血少，术后创面 10～15 天愈合，但手术效果有限，手术有效率为 77.8%。

（5）功能性下鼻甲手术是最理想的下鼻甲手术，黏膜损伤小，出血少，术后创面 7～10 天恢复，虽然其报道的有效率为 88.9%，低于下鼻甲部分切除术（92.6%），可能与其采用的功能性下鼻甲手术未处理（削薄）肥厚的下鼻甲黏膜有关。

【术后处理】

1. 鼻腔填塞　下鼻甲手术后的鼻腔填塞要注意，以前所做的下鼻甲黏膜和鼻甲骨一起切除时，下鼻甲的创面较大，在用凡士林纱条填塞前，应先用可吸收性明胶海绵铺于创面，这样，凡士林纱条不直接接触创面，在取出凡士林纱条时，可以减少创面的出血。尽量用膨胀海绵气囊纱布填塞，以减少手术后的出血和痛苦。在行下鼻甲骨切除或切除部分黏膜，将其黏膜对合的情况下，填塞应以下鼻甲的上下面压迫为主，而前者则以内侧面压迫为主。

2. 术后用药　术后适当应用抗生素。在高血压的患者，合理应用降压药物控制血压十分重要。

【并发症及其防范】

1. 出血　下鼻甲手术后抽取填塞物时的出血是下鼻甲术后的常见并发症，笔者根据经验总结：下鼻甲手术后纱条在 48h 后可以少量抽取，如有出血则停止取出，延至 72h 取出，则出血量可明显减少。另外对高血压的患者，手术后应注意使用降压药物。

2. 萎缩　下鼻甲手术到底应该切除多少，传统的观念认为应掌握在切除下鼻甲的 1/3，最多不应超过 1/2，切除过多则可致鼻腔萎缩。但有的学者经过临床观察，认为下鼻甲手术可以切除 2/3 或 4/5，不至于引起萎缩。近年来经过研究认为，还是应该强调适度切除，切除的范围和大小应根据下鼻甲肥大的程度和患者的病情而定。笔者认为，不应片面追求呼吸通畅而忽视其他功能。

（张庆泉　张天振）

第三节　鼻中隔偏曲的手术治疗

【概述】

鼻中隔偏曲系鼻中隔形态上向一侧或两侧偏斜或局部突起，影响鼻腔生理功能，并引起一系列病理变化，在发育过程中受某些因素影响所致的结构上的畸形。

1. 病因　引起鼻中隔偏曲的因素较复杂，以外伤和发育异常为主。

2. 流行病学　此病以成年人多见，新生儿及婴儿亦可有之。恒牙萌生后，其发病率随年龄而增长，男性比女性多，左侧较右侧多。因判断标准不同，报道的发病率亦甚悬殊，我国调查其发生率为 11.1%～12.7%。

3. 相关概念　鼻中隔部分呈尖锐突起者称骨棘或矩状突；呈长条状隆起者称嵴；若鼻中隔软骨突入鼻前庭则称鼻中隔软骨前脱位。事实上鼻中隔正直者甚少，常有不同程度的偏斜且上述各种形态可同时存在。如无功能障碍，可不做任何处理。

4. 适应证　鼻中隔偏曲引起持续性鼻塞者、鼻中隔偏曲妨碍鼻窦通气及引流者、鼻中隔嵴或矩状突压迫鼻甲引起反射性头痛者、鼻中隔偏曲引起反复鼻出血者、鼻中隔偏曲伴一侧鼻腔有萎缩者、鼻中隔偏曲影响咽鼓管功能而发生耳聋及耳鸣者、鼻中隔偏曲伴有歪鼻者、鼻中隔偏曲妨碍行鼻腔或鼻咽部手术或治疗等。

5. 禁忌证　急性炎症期、合并全身性疾病、儿童时期鼻区发育未全者应慎重。

6. 分类　由于鼻中隔在新生儿时为软骨，以后犁骨与筛骨垂直板先后逐渐骨化，在生长发育过程中，受外界影响而使中隔的形态变异，可出现各种症状。兹将各种类型分述如下。

（1）按部位分类

1）软骨部偏曲：多为外伤所致，常引起鼻呼吸障碍。软骨部尾端偏曲，向一侧鼻前庭突出，称鼻中隔软骨脱位，该处黏膜干燥，易致鼻出血。

2）骨部偏曲：多因发育异常或肿块压迫所致。筛骨垂直板偏曲，常压迫中鼻甲，阻塞中鼻道，影响该侧呼吸和引流。犁骨偏曲则形成鼻中隔嵴。

3）混合型偏曲：多由于幼年鼻外伤。偏曲随生长而发展。其偏曲不仅累及鼻中隔各部分，且伴有鼻腔侧壁畸形，故严重影响鼻区生理功能，并成为耳鼻咽部并发症的重要病因。

（2）按形态分类

1）C形偏曲：鼻中隔软骨与筛骨垂直板均向一侧偏曲，与该侧中、下鼻甲接触，阻碍鼻腔呼吸和引流。

2）S形偏曲：筛骨垂直板向一侧偏斜，中隔软骨向另一侧偏斜。常致两侧鼻腔呼吸和引流障碍。

3）嵴：鼻中隔的长条形突起，自前下向后上方倾斜。多为鼻中隔软骨、鼻嵴或犁骨上缘混合偏曲。有的为鼻中隔软骨边缘脱位与犁骨重叠所致。伸入中鼻道的嵴，可阻塞上颌窦和筛窦开口，一般对呼吸的影响不大。位于前下方的嵴常为鼻出血的局部原因。

4）矩状突（骨棘）：为局限性尖锐突起，常位于鼻中隔软骨的后端，或其与筛骨垂直板、犁骨交接处。其尖端压迫鼻甲黏膜，可引起反射性头面部神经痛。

（3）按高低分类

1）高位偏曲：常阻塞中、上鼻道，压迫中鼻甲，常为鼻窦炎的病因。

2）低位偏曲：除阻碍分泌物引流外，影响较小。

（4）按偏斜方向分类：有纵偏、横偏及斜偏，除鼻中隔偏曲外，常伴有鼻外形歪斜。

【解剖概要】

1. 鼻中隔的软骨与骨　鼻中隔由骨部和软骨部组成。

（1）骨部：由筛骨正中板、犁骨、上颌骨和腭骨的鼻嵴、蝶骨的蝶嵴构成。

（2）软骨部：由隔背软骨的鼻隔板、犁鼻软骨和大翼软骨内侧脚构成。

（3）犁骨：如犁状薄骨板，居鼻中隔后下部，由前向后依次衔接鼻中隔软骨、筛骨正中板的下缘构成前缘，并与上颌骨和腭骨的鼻嵴相接。上缘向两侧伸展为犁骨翼，翼间深沟中嵌入蝶嘴、蝶嵴；后缘向后游离，为后鼻孔之内缘。犁骨后上至前下斜沟内，容纳鼻腭神经、血管。

2. 鼻中隔易出血区　在鼻中隔前下部分的黏膜内血管汇聚成丛，称利特尔区。此处黏膜常发生上皮化生，并呈现小血管扩张和表皮脱落，因此最易出血，大多数的鼻出血皆发源于此，故亦称鼻中隔易出血区。

3. 鼻中隔嗅区黏膜　于上鼻甲内侧面及与其相对应的鼻中隔部位为嗅区，嗅黏膜为假复层柱状上皮，与呼吸黏膜的纤毛上皮不同，不含基底膜及杯状细胞。嗅黏膜由支持细胞、基细胞及嗅细胞所组成，此处黏膜下含有嗅腺，可溶解含气味的物质，以刺激嗅毛传递到嗅细胞（双极神经细胞）汇入嗅丝到嗅球。嗅黏膜中血管丰富，其静脉血回流入上矢状窦。

4. 鼻中隔呼吸区黏膜　为假复层柱状纤毛上皮，占鼻中隔的绝大部分，平均厚0.5～4mm，外侧壁最薄不及1mm。有时此种黏膜中亦出现小岛状嗅黏膜，或亦有呼吸黏膜见于嗅黏膜之中者，因此呼吸黏膜与嗅黏膜之间无明显界限。其固有层为纤维结缔组织，内有多数淋巴细胞、浆细胞及杯状细胞，此外含有黏液腺、浆液腺及混合腺体。黏膜下有丰富的静脉构成的海绵状组织或海绵体，内有丰富的含血腔隙。如有病理改变时，黏膜可较正常增厚4～6倍。

【术前提示】

1. 术前检查　鼻中隔偏曲的诊断一般不难，但鼻中隔偏曲的诊断标准差异甚大，检查应注意以下几点。

（1）矩状突或嵴是否压迫相对的鼻甲黏膜。

（2）偏曲部分是否影响鼻道引流。

（3）鼻腔侧壁的相应变化，如鼻甲肥大、黏膜增厚等。

（4）注意后部的偏曲及高位偏曲。

2. 根据偏曲的程度及部位选择手术方式

（1）Killian 鼻中隔黏膜下切除术：适用于鼻中隔后段偏曲，即鼻中隔骨性偏曲。

（2）鼻中隔黏膜下矫正术（鼻中隔整形术或鼻中隔成形术）：适用于鼻中隔前段、高位偏曲主要是鼻中隔软骨部偏曲。此手术可以克服鼻中隔黏膜下切除术切除鼻中隔软骨及骨过多而造成的鼻小柱收缩、鼻尖塌陷及鼻中隔黏膜松弛，呼吸时鼻中隔随气流而飘动，患者仍有鼻塞感等缺点。

（3）转门法手术（swing door method）：适用于鼻中隔软骨段偏斜，合并有软骨段歪鼻及鼻中隔软骨前下缘脱位者。其特征是鼻中隔软骨本身尚平直，但偏离中线，并与鼻中隔后段相交成钝角，故影响鼻呼吸功能及鼻梁外形，可通过手术同时矫正鼻中隔偏曲、鼻中隔软骨脱位及歪鼻。

（4）鼻中隔鼻成形术：适用于鼻中隔偏曲合并骨性歪鼻。

【手术操作与技巧】

（一）鼻中隔黏膜下切除术（Killian 手术）

1. 体位和麻醉　一般采用局部麻醉，鼻中隔手术以黏膜麻醉为主，切口处可应用黏软骨膜下浸润麻醉，也可采用全身麻醉。局部浸润麻醉时，应准确地注射局部麻醉药物于黏软骨膜下，在安

全范围内，注射越多越好，这样有利于剥离鼻中隔黏软骨膜，而且切口出血少。体位通常为坐位或半卧位。以往传统的鼻中隔黏膜下切除术用额镜或头灯照明，当前主要采用鼻内镜辅助手术。

2. 切口和分离软骨膜　于鼻中隔左侧或偏曲凸侧面皮肤黏膜交界处做弧形切口（图 3-3-1），上起鼻中隔前端顶部，下至鼻中隔底部，并适当向鼻底部延长，切开同侧黏软骨膜及鼻腔底部的黏骨膜，将黏软骨膜向后推，看清确在软骨膜下时方能平行分离同侧的黏 - 软骨膜及黏骨膜，分离范围至少要超过偏曲部位 lcm，便于撑开黏软骨膜，使术野清楚而便于操作（图 3-3-2）。

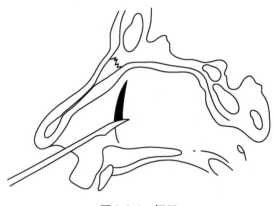

图 3-3-1　切口

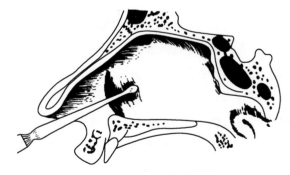

图 3-3-2　分离同侧的黏软骨膜及黏骨膜

黏膜刀可在原切口之后约 2mm 处自上而下斜行切开软骨，深 1/3～1/2，然后自一处切透软骨，剥离器挑开确认位于对侧黏软骨膜下，则伸入对侧，软骨即可顺切痕分开。

分离对侧黏软骨膜及黏骨膜（图 3-3-3），分离

过程中宜确保在黏软骨膜下分离，若在黏软骨膜及黏骨膜下，分离时轻松无阻力感，且不易出血。剥离器凹面朝向鼻中隔软骨及骨面，并紧贴鼻中隔软骨与骨面，利用剥离器的两侧缘上下划动逐渐向后深入进行分离，而不是用剥离器的顶端去分离，否则易造成黏膜撕裂。

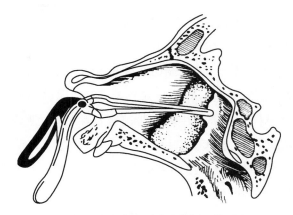

图 3-3-4 咬除偏曲的筛骨垂直板和犁骨

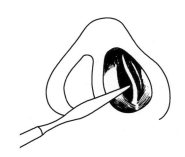

图 3-3-3 分离对侧黏软骨膜及黏骨膜

3. 分离鼻中隔软骨 分离鼻中隔软骨与上颌骨鼻嵴和犁骨连缝处，由于接缝处骨膜纤维反折穿到对侧并与对侧骨膜连接，不易分离且易撕破黏膜，可用刀刃纵向切开纤维粘连带再向深部分离。

分离棘或嵴时，可从四周向棘或嵴的最突起处进行分离。如仍难以分离，将棘或嵴的凹面黏骨膜分离，切除已游离的软骨，使两侧的黏软骨膜间的腔隙变宽，再分离棘或嵴的最锐利部分，即使一侧黏膜受损，若对侧相对的黏膜正常也不至于造成鼻中隔穿孔。

4. 切除偏曲的软骨和骨 鼻中隔两侧的黏软骨膜及黏骨膜分离后则放入鼻中隔自动撑开器，撑开两侧黏膜，用鼻中隔旋转刀沿软骨切口上端与鼻梁平行向后上推进，达筛骨垂直板后转向后下达犁骨，沿犁骨前上缘转而向前，沿上颌骨鼻嵴上缘向前拉出，则可切除大部分的鼻中隔软骨，咬骨钳咬除剩余的偏曲软骨及偏曲的筛骨垂直板和犁骨（图 3-3-4），凿除靠近鼻腔底部的骨性嵴突（图 3-3-5）。

5. 缝合切口 清除鼻中隔两侧黏膜间的血液及碎骨片，复位黏膜，观察鼻中隔偏曲矫正是否满意，如有未尽之处，继续切除矫正，为防止鼻中隔穿孔，切除的鼻中隔软骨尽量塑形后重新放入黏

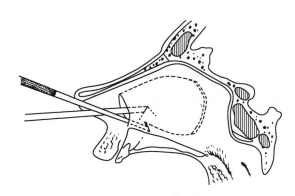

图 3-3-5 凿除鼻腔底部的骨性嵴突

膜瓣下。切口间断缝合 2～3 针，或不缝合，双侧鼻腔凡士林纱条填塞，术毕。

6. 鼻内镜的应用 目前鼻内镜在鼻中隔黏膜下切除术中已广泛应用，其有如下优点。

（1）有助于彻底矫正偏曲的鼻中隔，对较深的偏曲软骨、筛骨垂直板、犁骨能直视追踪直至完全被矫正。

（2）鼻内镜亮度强且具有放大作用，操作精细准确，在分离棘或嵴时更能突出其优点，直视下操作，能确保在黏骨膜下进行。

（3）能同期行鼻窦炎、鼻息肉手术，免除了再次手术的痛苦。

（二）鼻中隔黏膜下矫正术

1. 切口和分离黏软骨膜、黏骨膜 于鼻中隔凹侧面做半贯通切口，用鼻中隔牵引钩将鼻小柱拉向凸侧面，沿鼻中隔软骨前侧自上而下切开直达上颌骨鼻嵴，分离鼻中隔凹面一侧的黏软骨膜、黏骨

膜以及鼻底部黏骨膜,对侧的黏软骨膜不分离。

怀德等(1998)对手术切口进行了改进,取鼻小柱前下水平横切口,切开后向内约0.5cm后近中隔软骨前缘垂直向上至鼻前庭顶,翻揭鼻小柱呈"象鼻样",暴露鼻中隔软骨前缘及黏膜,钝性分离中隔两侧的黏膜。其优点如下。

(1)便于选择局部麻醉及全身麻醉;术野清楚,止血迅速,便于助手配合;切口位于鼻小柱前下、缝合后一般不留疤痕,不影响美容。

(2)特别适用于鼻外伤鼻梁塌陷后合并鼻中隔偏曲者,通过同一切口可一次手术完成。

有人对鼻中隔成形术中的软骨切开进行了改良,在鼻中隔软骨的凹面做几个与鼻背相平行的全厚层切口,再做几个与之相垂直的切口,楔状切除凸面;改良的软骨切开法对降低术后鼻腔阻力和防止术后鞍鼻的发生是一种安全有效的方法。

2. 分离软骨和骨　先将鼻中隔软骨下缘与上颌骨鼻嵴及腭骨鼻嵴连接处分离,再离断鼻中隔软骨后缘与筛骨垂直板及犁骨的连接处,分离筛骨垂直板、犁骨、上颌骨鼻嵴及腭骨鼻嵴对侧面的黏骨膜,采取凿、咬、钳、扭等法去除偏曲的骨质,条形切除偏曲的软骨,矫正后保留的软骨呈现"田"字形(图3-3-6)。

对构成鼻小柱的鼻中隔软骨和与筛骨垂直板最高处连接并与鼻梁平行的鼻中隔软骨均应保留,以防术后鼻尖塌陷和鼻梁中部凹陷。对高龄患者

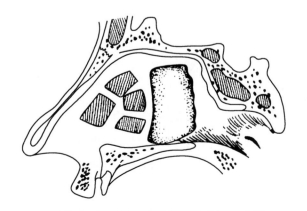

图3-3-6　矫正后保留的软骨呈现"田"字形

已骨化的鼻中隔软骨可以切除得稍多些。

3. 缝合切口　复位偏曲的鼻中隔,矫正的鼻中隔可用可吸收无创缝合线褥式缝合,避免切开的软骨条错位偏曲,切口间断缝合,鼻腔凡士林纱条或膨胀海绵填塞。

4. 鼻内镜的应用　由于鼻内镜具有直视、准确、简单的特点,增加了手术的准确度,减少了术中并发症,易于掌握应用,便于教学;创伤小,减少了手术的盲目性,不仅可以满意地矫正偏曲的鼻中隔,而且可以一期完成鼻窦手术;其步骤为先做偏曲对侧鼻窦手术,然后行鼻中隔矫正,再完成偏曲侧的鼻窦手术,从而可以减少手术次数和医疗费用,减轻患者的痛苦,目前已广泛应用。

5. 注意事项　此手术保留了大部分的鼻中隔软骨,术后鼻中隔较坚硬,不会随呼吸气流而扇动。并且不影响鼻及面部的发育,故亦适合于尚在生长发育的青少年。李佩忠等(1997)对鼻中隔偏曲与鼻腔阻力的关系进行了模拟试验和临床观察,发现不同位置、不同程度的鼻中隔偏曲对鼻腔阻力的影响不同,两种方法相吻合,提示在挑选鼻中隔偏曲手术患者时,应根据其部位、程度和复杂性综合考虑,尤其对位于鼻腔前部的偏曲,应引起足够的重视,术中应对此部位的偏曲彻底矫正,才能取得满意的手术效果,为防止鼻尖塌陷,对于鼻中隔前段的软骨应保留5mm,或将其畸形修整后推到正中,在鼻小柱处贯穿缝合固定。

(三)转门法(swing-door method)手术

1. 切口　取左侧或右侧切口均可。

(1)切口在偏曲的对侧(即鼻腔宽阔侧):当合并有鼻中隔软骨脱位时,切口宜在脱位的鼻中隔软骨的前下缘后1～2mm处且与之平行切开黏软骨膜。

(2)如切口在鼻中隔偏曲侧:沿鼻中隔软骨前下缘做切口,切开皮肤-软骨膜,不论何侧,切口应向下延向同侧鼻腔底。

(3)切口在鼻腔宽阔侧者:先自切口处向前方

稍分离，使脱位的鼻中隔软骨前下缘完全暴露，然后将切口同侧的鼻中隔软组织从鼻中隔软骨及骨部分离，直达鼻腔底，切口对侧的鼻中隔软组织不加分离。

2. 鼻中隔的分离和矫正 切口在鼻腔狭窄侧则从切口处越过鼻中隔软骨前下缘分离对侧的鼻中隔软组织，切口同侧的鼻中隔软组织则完全不加分离。在鼻中隔软骨开始偏离中线处，即偏斜的鼻中隔软骨与平直的鼻中隔后段所成的交角处，垂直切除一窄条软骨，然后再沿鼻中隔软骨的鼻背缘和犁骨缘做切口，使鼻中隔软骨与鼻外侧软骨及犁骨脱离联系，此时的鼻中隔软骨仍附着于鼻腔狭窄侧黏软骨膜上，并可左右转动。如发现鼻腔宽阔侧的侧鼻软骨过宽而超越中线，可将鼻中隔软骨前下缘的切口向上外延长，经此分离过宽部分的前后两面，使与皮下组织及黏软骨膜游离，中鼻甲剪将过宽部分剪去，如鼻中隔软骨除偏斜外尚伴有弯曲，可再切除一窄条软骨使之变平直，甚至可将弯曲的筛骨垂直板或犁骨咬去一部分。

将可以自由转动的鼻中隔软骨推回中线，鼻梁也随之回到中线。如鼻中隔软骨游离完全成功，整形后鼻中隔及鼻梁均不会弹回原来的偏斜位置。如因偏斜的一侧鼻腔黏膜面积较小，鼻中隔复位后觉张力较大，可将该侧犁骨及鼻腔底的黏骨膜从骨面分离后纵向切开，以减轻张力，创面可不用特殊处理。用锐性分离器或蚊式弯血管钳，自黏软骨膜切口伸入，在两侧大翼软骨内侧脚之间进行分离，使成一凹槽，然后将脱位的鼻中隔软骨前下缘回纳此槽中，为防止其脱出，可在鼻小柱处加以贯穿缝合固定。

3. 切口的缝合和鼻腔填塞 鼻中隔手术切口是否缝合，一是取决于手术者的习惯，二要看手术中切口黏膜是否有撕裂和后移。

（1）切口整齐，复位后对合较好，则仅行鼻腔填塞即可。

（2）如果切口撕裂，或黏膜复位容易后移，则

需要缝合切口1～2针，或妥善止血后，应用耳脑胶黏合固定。双侧鼻腔以均匀的压力填塞凡士林纱条或其他填塞物，外鼻固定至少1周。

4. 术式的改良 李国伟（1996）采用改良常规术式治疗鼻中隔偏曲与歪鼻，其方法是在单侧中隔皮肤黏膜交界处做弧形切口，有歪鼻者则在歪鼻的对侧做切口，上起自中隔顶部，下止于鼻底与侧壁交界处，暴露出鼻中隔软骨的四个缘，且一侧黏骨膜不剥离，并松解鼻中隔软骨的前后、下缘及鼻顶、鼻背，使一侧上缘与侧鼻软骨脱位，对偏曲的筛骨垂直板、犁骨及上颌骨鼻嵴采取凿、咬、钳、扭法等使之骨折、错位、松动，最后铺平移到正中位，少数患者凿除凸出明显的嵴（棘）突。此时，被松解的软骨变平、变直、变富余，对凸起的软骨，在其一侧做纵行板层划痕或楔形切除1～2mm宽骨条，歪鼻的矫正是在鼻中隔成形的基础上，把后上缘富余的软骨交替地卡在靠鼻顶的筛骨垂直板上缘及前鼻嵴处，术后一般不做外固定。

（四）鼻中隔鼻成形术

1. 麻醉 静脉复合全身麻醉或局部麻醉。以含1/20万肾上腺素的生理盐水外鼻皮下浸润。

2. 切口 沿一侧鼻前庭外下方，即大翼软骨外侧脚尾部前缘外下，向上向内沿鼻前孔缘稍内，切至大翼软骨穹窿部及内侧脚前缘，按同法再行对侧鼻前庭切口，两内侧脚前切口贯通切开，最后在鼻小柱中部水平做∧形切口，∧形切口与鼻前庭切口相接处加小横切口，并略上斜，上翻鼻小柱皮瓣。

该切口的优点有诸多优点。

（1）由于鼻前庭切口两侧向大翼软骨外侧脚尾缘外下延伸，切口加长，术野宽阔，鼻骨锥及软骨锥暴露完全，根据需要上颌骨额突亦可清楚暴露。鼻中隔各部均能清楚窥视，故各种偏曲直视下手术，操作十分方便，优于鼻前庭切口。

（2）由于多数人鼻小柱较窄，将∧形切口下端相连的小横切口改在鼻孔缘内，并且略向上斜，使小横切口与大翼软骨内侧脚前缘切口相接处不

易出现尖形皮瓣,切口所形成的五个角均大约呈90°,避免了皮瓣的愈合不良或坏死。

(3)小横切口改在鼻前庭内,切口更加隐蔽,瘢痕不明显。

(4)采用鼻小柱内贯通切开,操作方便,切口对称,不容易损伤鼻小柱皮瓣及大翼软骨内侧脚。

3. 暴露软骨锥及骨锥 以锐利眼科钝头弯剪,沿外鼻软骨膜及骨膜浅面锐性分离,上达鼻根,两侧至上颌骨额突及鼻侧软骨外侧缘。以平板直角小拉钩或钝齿小拉钩牵拉切口,禁用镊或钳夹牵拉,以避免损伤鼻尖组织。

4. 鼻中隔成形 中线暴露鼻中隔软骨背缘,仅分离中隔凹面侧黏软骨膜,达中隔软骨后缘时分离其与筛骨垂直板及犁骨两侧黏骨膜,视偏曲情况进行矫正。软骨部偏曲矫正,采用鼓室成形器械行软骨水平、垂直或 X 形切开,或软骨 1mm 宽楔形条状切除,以达到彻底解除软骨弹力的目的。鼻中隔脱位可采用转门法手术,以可吸收线将中隔软骨前缘固定于前鼻棘。骨部偏曲采取骨折移位或部分切除,均保留筛犁角处的连接,否则外鼻及中隔支撑作用减弱可能形成鞍鼻。

采用鼓室成形器械行中隔软骨成形,器械细长,操作灵活,不遮挡视野。仅分离中隔软骨凹面黏软骨膜,不仅术野较大便于操作,而且术后瘢痕形成有将软骨向凹面牵拉趋势。

5. 外鼻成形 骨锥偏斜塌陷者行骨凿开术,中线凿开鼻骨间缝,再凿开鼻骨鼻颌缝,必要时将上颌骨额突外侧缘凿开。以骨钳夹持鼻骨扭转使上端骨折,鼻外挤压复位。轻度驼峰鼻凿除其隆起,重度者行鼻骨凿开修整后重新复位。多数患者存在两侧鼻外侧软骨和/或大翼软骨外侧脚不对称,术中需将多余的软骨部分切除,可将多余部分移至对侧对位缝合。

鞍鼻需行矫正术者,采用横切大翼软骨外侧脚,使上部分上内旋转中线缝合矫治。或采用切除的中隔软骨条及骨片置入鞍形部分,可吸收线

缝合固定。鼻尖裂者分离大翼软骨穹窿部及内侧脚,中线并拢缝合矫治。鼻尖扁宽圆钝者,将大翼软骨外侧脚上半部分切除,同时切断穹窿部中线缝合。鼻前孔不对称者,将大翼软骨三部分充分游离,修整并调整位置后可吸收线缝合。

鼻软骨锥由致密纤维结缔组织连接附着到骨锥,此两锥的连接区即为拱石区,它是鼻梁的重要支撑点之一,手术切开后应修复重建,避免形成阶梯样畸形。笔者采取中线切开分离向两侧翻的操作,分离容易且便于对位缝合。鼻外侧软骨与大翼软骨外侧脚之间形成的鼻尖上区,此处仅有中隔角支持,切开后应严密修复,避免术后出现鞍鼻畸形。

6. 缝合、鼻腔填塞及外鼻固定 切口以无创缝合线缝合。鼻腔先以超薄无毒聚乙烯薄膜铺成袋状,再以凡士林细纱条对称性填塞。外鼻贴透气胶布。外加 T 形铅夹板固定,夹板横行部分在额区以胶布固定(铅夹板内面贴一层胶布);或采用打样胶或鼻夹板塑形固定。2 周拆除外固定。鼻腔填塞 3～5 天逐渐分次抽出。

(五)儿童的鼻中隔手术

长期以来,人们一直认为鼻中隔在鼻及面部骨骼的发育中起重要作用,许多学者相信未成年儿童行鼻中隔手术会影响鼻及面部发育。Hayton 在 1948 年曾仔细观察 31 例 6～14 岁儿童采用经典的鼻中隔黏膜下切除术,其中有 10 人发生鼻区变宽、鼻尖塌陷。从此建立 16 岁以下儿童勿施行鼻中隔手术的概念。近年来,一些学者通过动物实验研究,质疑这一观点。Bernstein(1973)用不满周岁的幼犬做鼻中隔黏膜下切除术,保留两侧的黏软骨膜完整,部分动物将切下的软骨作移植瓣植入两侧黏软骨膜中,经观察没有对任何一只犬鼻区及面部的骨骼发育发生影响,故认为软骨膜在鼻中隔的生长过程中起重要作用,儿童如采用保守的鼻中隔成形术,并不影响鼻及面部的发育。目前认为,儿童如因鼻外伤或其他原因造成鼻骨

骨折鼻中隔脱位偏曲时,应及时将鼻骨复位,鼻中隔偏曲可采用鼻中隔成形术,以避免以后骨折畸形愈合、瘢痕粘连造成手术困难。

新生儿鼻中隔脱位的发生率为1.9%~4%,应尽早手法复位,最好不要超过出生后3周。其复位方法为:左手拇指及示指牢固地捏住外鼻的软骨部,提起外鼻,与此同时用剥离器伸入脱位的鼻中隔软骨下缘,抬起鼻中隔软骨并向后推入中线,这时可听到一响声,即软骨已回到正中位。

(六)鼻中隔偏曲的二次手术

1. 手术时机的掌握 鼻中隔第一次手术时因种种原因手术矫正不足、症状未消除,应行第二次手术。第二次手术最好在第一次手术后1~2周内施行,此时鼻中隔腔粘连不牢固,可自原切口进入,分离两侧的黏软骨膜再进行矫正。如在1~2个月以后,中隔腔已粘连牢固,分离困难,易造成穿孔。

2. 手术方法 用鼻中隔剥离器先仔细探查偏曲部位的软骨和骨情况。在原切口前有软骨处切口,切口上、下尽量大,向下可达鼻底,先将有骨质的鼻腔底面的黏骨膜分离,从骨膜下做隧道式向后上分离,再从鼻中隔前上部沿残留软骨向后下分离,至骨部与下面分离相接,依法分离对侧,然后从四周向中央逐步用12号小圆刀锐性分离粘连的鼻中隔黏软骨膜或黏骨膜。如有穿破,可在穿破侧沿粘连边缘切开黏骨膜,保留岛状粘连。分离暴露偏曲部分软骨或骨质后予以适当去除,达到矫正目的。

(七)鼻中隔偏曲的其他手术

1. 铲除法 对于鼻中隔软骨部锐利的骨棘,由于其比较薄而锐利,通常采用铲除法。鼻镜直视下,探明骨棘后部的伸延范围,然后用扁平钝型剥离器将棘尖端向下压折,用锐利的鼻中隔椭圆形铲除刀越过棘折裂处直达其后缘,使刀刃紧贴棘突中部,稍用力向前压并向外拉,将棘突连同小部分鼻中隔黏膜同时切除。也可以用弯形扁薄管

剥离器剥离棘突折断的四周黏软骨膜或骨膜,露出棘突根部,用锐利的小的平凿铲除残余基部,至与鼻中隔软骨平面接近齐平为止,将棘突周围黏软骨膜覆盖于创面上,用一片凡士林纱条压平创面防止黏软骨膜翻起,鼻腔填塞。

2. 切除法 适用于鼻中隔嵴的切除,采取小圆刀于鼻中隔嵴的前外侧下方切开黏软骨膜及骨膜,分离嵴表面的黏软骨膜及黏骨膜直达嵴的基底部。若前端的嵴影响后端的黏骨膜剥离时,可用小平凿将前端嵴铲除,再继续分离后端的黏骨膜,凿除嵴的后部,修平其边缘,将经过修剪的黏软骨膜及黏骨膜复位覆盖创面,鼻腔填塞。

3. 鼻中隔次全重建术 严重的鼻中隔偏曲且伴有鼻尖塌陷者,则可考虑采用Joriumi(1994)介绍的鼻中隔次全重建术,其手术方法为在鼻小柱做倒V形切口,向上分离鼻中隔背侧及鼻侧软骨皮肤,鼻中隔按整形法贯穿切口,分离鼻中隔两侧黏软骨膜和黏骨膜。从鼻中隔骨与软骨连接处到鼻中隔前缘都充分暴露,勿伤鼻中隔软骨,将鼻中隔软骨与犁骨及筛骨垂直板分离,切除鼻中隔骨后下L形软骨片,其长度根据鼻尖高度和鼻小柱长度而定,约1.5cm。切除偏曲的骨与软骨,前端软骨必须保留0.5cm与移植软骨重叠固定,将L形软骨移植到鼻尖及鼻小柱区,调整软骨位置,使鼻尖保持正中,外鼻挺拔,上端与保留软骨,下端与鼻嵴骨膜褥式缝合,鼻腔抗生素油纱条填塞固定,1周后取出纱条。

【术后处理】

1. 手术填塞时注意力度要适当,避免过紧或过松,凡士林填塞时,最好先填可吸收性明胶海绵铺底,然后填塞。

2. 手术后换药时,取出填塞物,仅在鼻腔内喷入1%麻黄素滴鼻液即可,不要轻易取出假膜,不轻易触动鼻中隔组织或填塞支撑物。

3. 鼻腔填塞物如为凡士林纱条,一般在48~72h取出,如填塞时间过长,可应用碘仿纱条。

【并发症及其防范】

1. 鼻中隔血肿 止血不彻底，填塞过松，或有高血压、凝血功能障碍等出血倾向，是手术后形成鼻中隔血肿的主要原因。防范手术后出血要注意以下几点。

（1）术前辅助检查要全面，询问病史要详细，必要时请有关科室会诊，做好围手术期处理。

（2）手术中止血要彻底，除了应用麻黄素、肾上腺素纱条止血外，还可以应用电凝止血，骨面出血可以用骨蜡止血。

（3）填塞鼻腔时，力量要均匀，避免过松或者某一部位过松。

（4）切口缝合勿过紧，使渗血可经切口排除。

2. 鼻中隔穿孔 鼻中隔穿孔常见有 3 种情况。

（1）手术中剥离黏软骨膜损伤较重，而且撕裂的黏软骨膜的部位两侧都在一个位置，手术中未能发现，或者发现后修补不得力重新穿孔。

（2）手术后填塞过紧，鼻中隔黏膜受压缺血坏死而穿孔。

（3）鼻中隔手术后感染而形成穿孔。

主要有以下几种防范措施。

（1）手术中要仔细分离黏软骨膜，一旦一侧黏软骨膜破裂，则必须保证对侧黏软骨膜的完整；一旦两侧相同部位破裂，可利用取下的软骨填于穿孔处，也可以切取游离组织膜填塞。

（2）填塞时一定不能过紧，避免压迫坏死而穿孔。

（3）手术后适当应用抗生素防止感染。

（张庆泉　张天振　邢建萍）

第四节　内镜辅助下鼻中隔鼻整形术

【概述】

外鼻隆起于面部中央，是人类外貌的重要组成部分。外鼻和鼻腔有机组合在一起，不光在面部形态上具有举足轻重的地位，而且发挥重要的通气功能。各种原因导致的外鼻畸形，常常伴有鼻腔结构的异常并影响鼻腔的通气功能，表现为鼻塞、张口呼吸等鼻腔功能障碍症状，这部分患者到医院就诊的目的是希望既能矫正鼻畸形又能改善鼻腔通气功能。近年来，耳鼻咽喉头颈外科医师不仅专注于鼻腔通气功能的重建，也越来越注重鼻外形的整复。在手术矫正鼻腔通气功能的同时改善患者的鼻外形，更是受到患者和家属的欢迎。鼻内镜技术的引入，使视野更清晰，鼻中隔矫正术中取下的软骨片、骨片，可以用来充填鼻梁的塌陷处，既节省了人工填充材料的费用，也避免了排异反应发生的风险。对伴有下鼻甲肥大、中鼻甲气化影响鼻腔通气功能者可以在内镜下一并处理，使鼻腔通气功能得到充分改善。

【解剖概要】

参见第三章第一节。

【术前提示】

1. 全面了解患者情况 详细了解病史，特别是有无外伤史及前期鼻部手术史。与患者深度沟通，了解其期望值以及精神状态是否正常。查看以往皮肤损伤后遗留的瘢痕愈合情况，判定是否为瘢痕体质。

2. 鼻腔检查 查明鼻中隔偏曲情况、有无伴随下鼻甲肥大、中鼻甲气化、鼻腔粘连、鼻中隔穿孔等情况，有无异常分泌物，并对鼻腔通气情况进行初步判断。

3. 常规鼻窦 CT 检查 鼻骨水平位加冠状位CT 检查（图 3-4-1），以期对鼻骨的形状、鼻腔结构异常情况进一步了解。若条件允许，应加做鼻骨CT 三维重建（图 3-4-2）。

4. 鼻腔功能的检测 如条件允许，做鼻阻力检查、声反射鼻测量、嗅觉检查。

5. 术前、术后拍照 拍摄患者照片，包括：正位、俯位、仰位、左侧位、左斜位、右侧位、右斜位七个位置的照片。这一点非常重要，所有与整形有关的手术,都应该有术前、术后的照片资料。

6. 其他 根据患者的具体情况,进行个体化的其他与手术相关的检查。

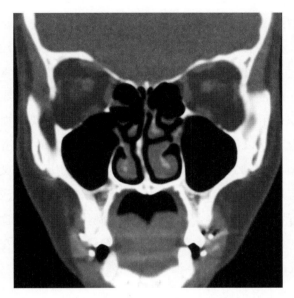

图 3-4-1 术前冠状位 CT 示鼻中隔明显向右偏曲、左侧下鼻甲肥大

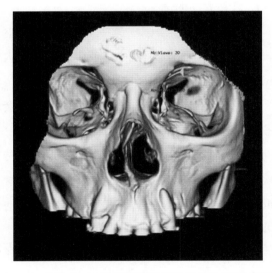

图 3-4-2 术前 CT 三维重建示两侧鼻骨扭曲、鼻中隔偏曲

【手术操作与技巧】

1. 麻醉与体位 手术均在气管插管全麻下进行。患者取仰卧位,将鼻内镜显示器置于患者头端,术者及助手分立于患者两侧。使用 0° 鼻内镜。

2. 切口、暴露、复位 于鼻小柱下段做 V 形切

口,然后向两侧鼻前庭内相当于大翼软骨的前缘弧形延伸,沿软骨膜的表面分离,暴露大翼软骨内、外侧脚,以及鼻外侧软骨软骨膜、鼻骨骨膜,中线处纵行切开骨膜及软骨膜。从软骨膜、骨膜下分离鼻外侧软骨及鼻骨下端,内镜下分离鼻骨及上颌骨额突,暴露需要矫正部分的骨质,根据需要以骨凿截骨,使偏歪的鼻骨复位,骨锥两侧对称。

3. 矫正鼻中隔偏曲 自鼻外侧软骨与鼻中隔软骨交界处切开,分离黏软骨膜,于内镜下分离鼻中隔软骨与筛骨垂直板连接处,切除偏曲部分的筛骨垂直板、犁骨骨质及其形成的棘突或嵴,条状切除鼻中隔软骨的下部及尾端,使偏曲的鼻中隔软骨复位。C 形偏曲的软骨可在凹面划痕减张。彻底止血,恢复鼻中隔黏软骨膜和黏骨膜。

4. 其他相关手术 对伴有下鼻甲肥大、中鼻甲气化者,同期行下鼻甲成形术与中鼻甲成形术,改善鼻腔通气功能。以碘仿纱条、膨胀海绵填塞双侧鼻腔,起到支撑和压迫止血的作用。

5. 外鼻成形术 骨锥与软骨锥矫正后皮瓣复位观察整复效果,必要时将切下的骨片或鼻中隔软骨片修整后放置于鼻背缺损处或用来填充提升鼻尖及鼻背。鼻小柱支撑力不足的,可将软骨条置入两侧大翼软骨内侧脚之间贯穿缝合加固。冲洗术野,5-0 可吸收线缝合骨膜、软骨膜,再次观察外形满意后,用 6-0 无创缝合线缝合鼻小柱 - 鼻前庭切口,用鼻夹板或打样胶外固定,结束手术。

【术后处理】

1. 术后鼻面部冷敷 48h。

2. 常规应用抗生素预防感染。

3. 鼻小柱切口暴露,每天清洁消毒后,涂抹促进切口愈合的软膏(如湿润烧伤膏)。3～5 天去除外固定,5～7 天取出鼻腔填塞物,拆除鼻小柱 - 鼻前庭切口缝线。

4. 术后 2 周鼻内镜下清理鼻腔,随访 3～6 个月。

【并发症及其防范】

1. 鼻中隔血肿 因鼻中隔矫正切口是从鼻外侧软骨与鼻中隔软骨交界处切开进行的,中隔的鼻腔面没有切口,所以中隔黏骨膜间的渗血没有引流途径,容易形成血肿。此时应在低位黏骨膜上做一小切口,使渗血可以流到鼻腔,防止血肿的发生。

2. 阶梯状鼻畸形 鼻骨下端与鼻外侧软骨之间有致密的纤维连结,该区域又称为键石区(key stone area)。分离后若处理不当容易形成"台阶",导致阶梯状鼻畸形。术中应保护好此处的骨膜与软骨膜,避免撕脱碎裂。骨与软骨整复后,用5-0可吸收线仔细缝合骨膜使平伏。若仍有凹陷,可将鼻中隔矫正术中取下的骨片或软骨片修整后于骨膜下搭在此区域,使其平稳过渡即可避免。

(李 娜)

第五节　鼻中隔穿孔修补术

【概述】

鼻中隔穿孔系鼻中隔软骨部或骨部因外伤、感染、化学药物刺激或其他原因使之穿破,形成大小不等的穿孔,也可为某些疾病的症状或后遗症。鼻中隔穿孔使两侧鼻腔相通,造成患者自觉有头痛、鼻塞、鼻出血、鼻腔干燥、呼吸时哨音等等症状,鼻腔后部的穿孔症状并不一定明显。

1. 不同穿孔部位和大小

(1)梅毒性穿孔:多破坏较大,侵犯软骨部和骨部,多为大穿孔,甚至鼻中隔全部损毁,重者可有鞍鼻畸形。

(2)结核性穿孔:多发于软骨部,穿孔边缘黏膜增厚或有肉芽组织或呈潜行性溃疡。

(3)麻风性穿孔:黏膜常呈萎缩样,鼻腔宽大,黏膜干燥,但无臭味。

(4)化学性穿孔:例如铬酸刺激造成穿孔,常发生于软骨部,伴有鼻黏膜肿胀、干燥、溃疡等变化。

(5)外伤性穿孔:边缘多光滑,可有黏膜干燥,穿孔多位于软骨部,患者多有长期挖鼻习惯或有鼻中隔手术史,部分患者由于其他外伤,穿孔常不规则,并伴有其他外伤痕迹。

2. 治疗原则 主要应查明原因,进行对症治疗,例如抗结核治疗、抗梅毒治疗。化学性刺激者应改善工作环境,避免再受刺激。局部有肉芽组织可用药物烧灼或电灼。鼻内经常结痂或鼻出血者可涂以抗生素软膏。因铬酸引起的溃疡穿孔,须涂以5%硫代硫酸钠软膏。对无炎症反应的又有明显鼻功能障碍或临床症状的鼻中隔穿孔,应行手术修补,但全身病因尚未控制,鼻内尚有炎症时,不宜施行手术。一般认为,鼻中隔穿孔直径在1cm以上者为大穿孔,手术修补较为困难。

【解剖概要】

参见第三章第三节。

【术前提示】

1. 修补方法的选择

(1)单层游离组织瓣:鼻中隔前部直径小于0.5cm的穿孔,不适用于前中部或中后部直径大于1cm的穿孔。

(2)采用带蒂组织瓣需行二期手术断蒂,会增加患者痛苦。

(3)笔者采用鼻中隔本身的带蒂的或翻转的黏软骨膜瓣先封闭穿孔,然后将大于穿孔的游离组织瓣覆盖于创面或夹于其间形成两层严密的修补,取得较好效果。

2. 手术入路的选择 较早期的鼻中隔穿孔手术时基本都采用经前鼻孔入路,因视野狭小,操作不便,固定困难。目前手术入路如下。

(1)鼻翼切开:使手术入路变得宽大,操作方便。在局部麻醉后,顺鼻翼全层切开,牵拉固定,然后行鼻中隔穿孔修补手术。因切口在鼻翼沟处,无明显瘢痕,切口处可以不缝合,应用耳脑胶等黏合。

（2）蝶形切开：笔者在处理复杂的鼻中隔偏曲合并穿孔时，采用鼻小柱、鼻翼缘蝶形切开。这样可以充分暴露偏曲的鼻中隔和穿孔处，既可矫正鼻中隔偏曲，又可修补鼻中隔穿孔。切口在鼻尖、鼻翼处，瘢痕不明显，亦可使用黏合剂。

（3）唇龈沟切口：鼻中隔穿孔在前部近鼻底处时，可以采用此切口。局部麻醉后，在上唇系带处向两侧切开约 4cm，分离至骨面，然后顺梨状孔向鼻底至鼻中隔穿孔分离，进行修补手术。

（4）鼻内镜下入路：采用鼻内镜下进行手术，可有清楚的视野、准确的操作，缺点是单手操作、配合较差。对鼻中隔后部的穿孔，鼻内镜下操作可以和其他入路结合进行，取长补短，保证修补手术的成功。

（5）显微镜下手术：在手术显微镜下行鼻中隔穿孔修补，有双手操作、视野清楚、修补仔细的特点。

3. 术前准备 鼻中隔穿孔外科手术修补前，鼻腔滴入 1% 呋喃西林滴鼻液、复方薄荷油等。每天 1～2 次进行鼻腔局部冲洗，清除鼻腔痂皮，操作中应注意不能损伤鼻腔黏膜。

【手术操作与技巧】

（一）应用游离组织瓣修补鼻中隔穿孔

应用游离组织瓣封闭鼻中隔穿孔是常用的修补方法。

1. 手术入路和麻醉 手术可以在前鼻镜下、前鼻孔撑开器下入路，目前多采用鼻内镜下入路。在局部麻醉下，先做穿孔前的纵行切口，分离至穿孔的前、上、下、后缘，每个边缘 3～5mm。

2. 修补及填塞 将穿孔边缘切开，然后将预制的大于穿孔的游离组织瓣填塞于分离的黏软骨膜和软骨之间，妥善止血后，应用耳脑胶黏合固定，适当压力填塞。对游离组织瓣的固定，以往是前部缝合固定，后部平压于创面之上，这样填塞时容易移位，近年来采用耳脑胶固定后部组织瓣，具有组织瓣不移位、成活好的优点。

3. 常用的游离组织瓣 有颞肌筋膜、骨膜、软

骨膜等，但这些组织修复后黏膜变为正常所需的时间较长。笔者采用自体下鼻甲黏膜瓣作为游离组织瓣修补鼻中隔穿孔取得良好效果。

（二）应用带蒂组织瓣修补鼻中隔穿孔

应用带蒂组织瓣封闭鼻中隔穿孔早年有过学者报道，其中有旋转的带蒂黏软骨膜瓣修补鼻中隔穿孔、应用带蒂的下鼻甲黏膜瓣转移修补鼻中隔穿孔，均取得了较好的效果。

1. 手术入路和麻醉 手术在局部麻醉下进行，选择大于穿孔的上部或下部做瓣，先在穿孔前方做纵行切口，分离黏软骨膜，特别是做旋转瓣的部位要充分分离，分离至穿孔边缘，穿孔的各个边缘亦需分离切开。

2. 修补及填塞 将大于穿孔的旋转瓣转移至穿孔处，对位缝合或黏合固定，适当填塞。应用带蒂的下鼻甲黏膜瓣转移修补鼻中隔穿孔，需要二期断蒂且手术操作较为复杂。

Karkan 报道应用带单蒂或双蒂的鼻中隔黏软骨膜瓣修补鼻中隔穿孔，血运供应好、成功率高，但有内上端固定困难、边缘易出现裂隙等缺点。Rettinger 报道应用旋转鼻中隔黏软骨膜瓣修补鼻中隔穿孔，对 1cm 以内的较小鼻中隔穿孔较为适宜，而用以修补 1cm 以上的鼻中隔穿孔则较为困难。勾大君报道应用双蒂鼻腔外侧壁黏膜瓣修补鼻中隔穿孔效果好，治疗 16 例全部愈合，但有鼻塞，而且需要二期断蒂。

（三）应用复合组织瓣修补鼻中隔穿孔

1. 手术入路和麻醉 手术入路包括经前鼻孔、鼻翼切开、蝶形切开、经鼻内镜手术等方法。手术多在局部麻醉下进行。经前鼻孔入路者置前鼻孔撑开器。鼻翼切开者沿一侧鼻翼沟切开（图 3-5-1），牵拉固定，必要时取出部分梨状孔缘骨质。蝶形切开者沿鼻翼边缘和鼻小柱行蝶形切开（图 3-5-2），先沿鼻梁皮下分离至鼻骨软骨交界处，再沿正中一侧分离至穿孔处进行修补。鼻内镜下修补先置入前鼻孔撑开器，然后在鼻内镜下操作。

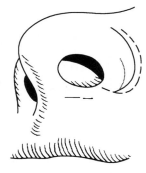

图 3-5-1　经鼻翼切开入路

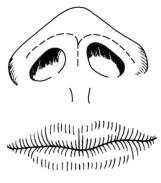

图 3-5-2　蝶形切开入路

2. 修补　修补鼻中隔穿孔的复合组织瓣有多种形式，如单侧黏软骨膜瓣加游离组织瓣（图 3-5-3）、双侧黏软骨膜瓣加游离组织瓣（图 3-5-4）等。

先做蒂在穿孔边缘的翻转黏软骨膜瓣，双侧翻转的黏软骨膜瓣在正中缝合；单侧翻转的黏软骨膜瓣需在对侧边缘先缝合创面，然后取大于穿孔各缘 2～3mm 的游离组织瓣覆盖于创面，缝合固定。对不能缝合的部位，止血后用耳脑胶固定。

对蝶形切开者采用旋转黏软骨膜瓣加游离瓣形成的复合瓣修补（图 3-5-5、图 3-5-6）。

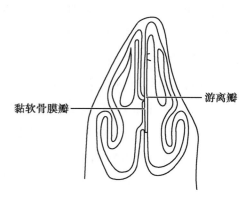

图 3-5-3　单侧黏软骨膜瓣加游离组织瓣修补

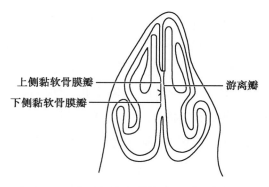

图 3-5-4　双侧黏软骨膜瓣加游离组织瓣修补

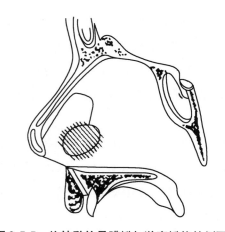

图 3-5-5　旋转黏软骨膜瓣加游离瓣修补侧面观

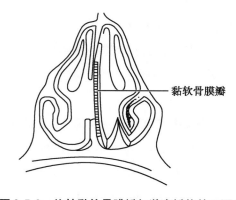

图 3-5-6　旋转黏软骨膜瓣加游离瓣修补正面观

一般行蝶形切开，分离至穿孔周围后，预先剥离制作宽于穿孔一侧的黏软骨膜瓣，然后旋转至穿孔处固定，从前方游离瓣膜固定。游离瓣膜可为前述各种组织，但均需大于穿孔边缘 2～3mm，以便缝合固定，将所取的游离组织膜覆盖于旋转黏软骨膜瓣形成的创面上或夹于旋转黏软骨膜内，周边缝合或用耳脑胶固定。

3. 填塞 用可吸收性明胶海绵敷贴创面，依次填塞凡士林纱条、碘仿纱条，缝合切口。术后用抗生素。5 天取出填塞纱条，观察组织瓣成活情况和穿孔封闭情况。

4. 其他复合组织瓣封闭鼻中隔穿孔的方法

（1）耳后中厚皮片：采用耳后中厚皮片 2 片，再刮除鼻中隔穿孔边缘 5～10mm 的两侧黏膜上皮，使形成新鲜创面，继将皮片分贴于鼻中隔穿孔的两侧，填塞固定 1～2 天。

（2）双蒂黏骨膜瓣：先在一侧鼻中隔穿孔之前做弧形切口，沿穿孔周围分离黏骨膜。在另一侧鼻中隔穿孔的上下行 2 个横切口，上切口位于鼻中隔近顶部，下切口沿鼻底外侧，形成上下两个双蒂黏骨膜瓣。用细可吸收线缝合两黏骨膜瓣，封闭一侧穿孔。将备用的颞骨骨膜塞入黏骨膜和鼻中隔软骨之间，覆盖鼻中隔穿孔，并超过穿孔边缘 5～10mm，摊平铺贴。然后在原来侧鼻底做黏膜瓣，旋转至鼻中隔穿孔处，缝合固定，填塞鼻腔，7 天取出。

（3）复合软骨移植片：Woolford 报道先切除耳后岛状皮肤比鼻中隔穿孔稍大，切口紧贴耳甲腔切除耳甲腔软骨备用。在鼻中隔穿孔前方正常黏膜弧形切开黏膜，向下至鼻底，向后上及后下方分离黏膜瓣，通常分离至鼻底或至下鼻甲下表面纵向切断黏膜瓣，蒂留于鼻中隔穿孔的后方，利于上面的黏膜瓣向下推进与下面的黏膜瓣对合封闭鼻中隔穿孔。用可吸收线缝合封闭穿孔。同法切除对侧鼻中隔黏膜瓣，将复合软骨移植片镶嵌在穿孔的软骨与将近封闭穿孔的黏膜瓣之间，皮肤面放在对侧掀起的黏膜瓣下，可吸收线缝合固定软骨移植片，软硅胶鼻夹板无张力地缝合在下面黏膜表面，填塞鼻腔。术后第 2 天抽出填塞物，术后 10 天取出鼻夹板。

【术后处理】

1. 术后用药 术后可采用改善微循环药物等。抽出鼻腔填塞物后，用 1% 麻黄素滴鼻剂、复方薄荷油滴鼻剂等滴鼻。

2. 术后换药 3～7 天抽出填塞物后，应每天鼻腔换药，移植组织瓣处最好应用湿的可吸收性明胶海绵贴敷，保持湿润。应避免组织瓣干燥，以免影响组织瓣成活。

3. 移植物的观察和处理 使用筋膜、软骨膜等游离组织瓣，成活后先呈灰白色，然后逐渐转变为淡红色。黏膜上皮的恢复则需要 2 个月以上，故要定期复查换药。鼻息肉、下鼻甲黏膜则成活即为淡红色，但操作时已损伤了黏膜上皮，恢复也需要 1 个月以上的时间。皮片的恢复时间更长，而且很难变化至与鼻腔黏膜一样，已很少用。

【并发症及其防范】

1. 鼻畸形 鼻中隔穿孔修补术的手术入路和修补方法有一定并发症。鼻翼切开可以并发鼻阈狭窄。蝶形切开可以并发鼻尖低平、鼻梁凹陷畸形。鼻阈狭窄必须用切口错位、填塞扩张解决。鼻梁低平者要注意不要去除组织过多才能避免，在缝合时，将两侧大翼软骨上缘向中央缝合即可避免鼻梁、鼻尖低平发生。

2. 修补失败 修补失败多与以下因素有关。

（1）由于手术入路狭窄，视野不清。

（2）修补缝合不严密，边缘遗留缝隙。

（3）带蒂瓣膜或游离瓣膜血供差。

（4）粗暴的操作和填塞可以造成游离瓣膜脱位。

（5）填塞过紧可致瓣膜缺血而致瓣膜坏死。

克服以上原因，可提高手术成功的机会。

（张庆泉 孙 岩 张 华）

第六节 鼻内镜下上颌窦手术

【概述】

鼻内镜手术是 20 世纪鼻科学领域的一场革命。对于慢性上颌窦炎的治疗，内镜下功能性鼻窦手术基本上取代了传统的上颌窦根治手术

（Caldwell-Luc 手术）。Caldwell-Luc 手术的鼻内引流是根据重力引流的理论行下鼻道开窗，手术未涉及原发的中鼻道与前筛病变，却过分强调手术的根治性、窦内黏膜切除的彻底性，使 Caldwell-Luc 手术的临床效果并不理想。目前已有研究证明上颌窦内黏膜纤毛运动方向是由窦腔周围朝向窦口的，所以，中鼻道上颌窦自然开口的通畅引流对于治疗上颌窦炎是十分重要的，也是该手术的关键所在。内镜下上颌窦手术的范围因病变不同而异，对于一般炎症来讲，清除中鼻道病变，适度扩大上颌窦口，吸除窦内积液即可。而对于真菌性上颌窦炎、上颌窦的某些良性肿瘤则要尽可能地扩大上颌窦口，彻底暴露与清除窦内病变。临床上疑诊上颌窦恶性肿瘤的患者，可在鼻内镜下经中鼻道的上颌窦口取活检。

【解剖概要】

1. 上颌窦　上颌窦形似横置的锥体，锥体的底即上颌窦内侧壁，锥体尖部在上颌骨颧突处，15 岁时上颌窦的大小几乎与成人相同，约 23mm×33mm×34mm，容积约 15mL。

2. 上颌窦顶壁　上颌窦顶壁为眶下壁，故眶内与窦内疾病可相互影响，顶壁有眶下神经及血管的骨管通过。

3. 上颌窦前壁　上颌窦前壁中央最薄并略凹陷称尖牙窝，尖牙窝上方有眶下孔，与眶下管相连，为眶下神经及血管通过之处。

4. 上颌窦内壁　为鼻腔外侧壁的一部分，后上方有上颌窦窦口通入中鼻道，下方下鼻甲附着处骨质薄，可经此行上颌窦穿刺术。上颌窦内侧壁的骨性窦口称为上颌窦裂孔，为腭骨鼻突、下鼻甲上颌突、筛骨的钩突及泪骨下端不完全封闭处（图3-6-1）。

鼻腔与上颌窦腔的黏膜借骨膜纤维层相隔，将上颌窦裂口的骨质缺如处大部分封闭，称为鼻囟。下鼻甲的筛突和钩突尾端又将其分隔成前囟、后囟。前囟位于钩突骨板的前下方；后囟位于钩

突骨板的后上方，多有上颌窦副口，临床上常扩大后囟，以利于引流。上颌窦自然开口多为椭圆形、圆形或裂隙状，直径约 3mm，位于前囟的上部、上颌窦腔内侧壁中点的最高处，紧贴眶下壁下方（图3-6-2）。

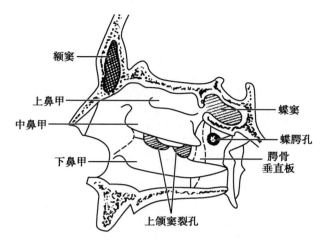

图 3-6-1　鼻腔外侧壁的结构（显示上颌窦裂孔的位置）

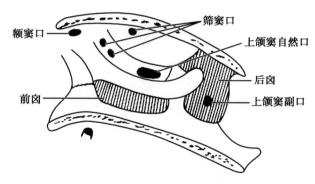

图 3-6-2　前囟、后囟示意图

5. 上颌窦底壁　上颌窦底壁为牙槽突，常低于鼻腔底部，与上颌第 2 前磨牙及第 1、2 磨牙根部以菲薄骨板相隔，有的磨牙的牙根直接埋藏于窦内黏膜下，故牙根感染可引起牙源性上颌窦炎；反之，上颌窦炎症或肿瘤的侵犯亦常引起牙痛、牙松动等症状。

6. 上颌窦后外侧壁　上颌窦后外侧壁由后向前斜行，与前壁相连，构成翼腭窝和颞下窝的前壁。

7. 窦口鼻道复合体　窦口鼻道复合体是一个功能性实体，包括中鼻甲、钩突、半月裂、筛漏斗、筛泡、额隐窝、前筛窦及上颌窦自然开口和鼻囟

区。这一解剖部位是额窦、前筛窦和上颌窦通气、引流的共同通道。因其解剖部位的特性，所以极易受到鼻腔、鼻窦疾病的侵犯，从而造成此区的通气、引流障碍，而该区域的解剖异常，亦会影响前组鼻窦的通气引流，导致鼻窦炎的发生（图3-6-3）。

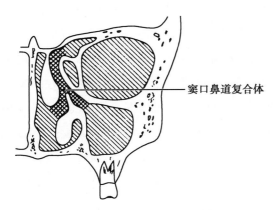

图 3-6-3　窦口鼻道复合体示意图

【术前提示】

1. 术前 CT 检查　鼻内镜下上颌窦手术前应常规行冠状位 CT 检查，以显示病变范围、鼻窦结构及与周围结构的关系等。有条件的应同时加照水平位 CT 检查。

2. 鼻腔检查　术前鼻腔检查，有鼻中隔偏曲、中鼻甲肥大或气化等病变时，手术同时处理。

【手术操作与技巧】

1. 麻醉　局部麻醉与全身麻醉均可。

（1）含肾上腺素的 1% 丁卡因棉片做鼻腔黏膜表面麻醉与收缩。一般用浸有 1% 丁卡因 20mL 加入 0.1% 肾上腺素 2mL 的棉片或纱条，在内镜直视下分别放入中鼻甲后端、中鼻道、下鼻道、嗅裂及总鼻道，间隔 5～10min 换 1 次，表面麻醉 2～3 次后开始局部浸润麻醉。

（2）1% 利多卡因溶液注射于鼻丘、钩突前方黏膜下，做局部浸润麻醉。

（3）在中鼻甲后端刺入，回吸无血注入局部麻醉药 2mL，阻滞麻醉蝶腭神经节。

即使在全身麻醉时也应加表麻和局部浸润麻醉，有利于操作和减少出血。

2. 寻找上颌窦自然口　通常情况下上颌窦自然口位于筛漏斗的后下，下鼻甲附着缘的上方，被钩突尾端所遮蔽，内镜下不容易观察到，钩突切除后才能充分暴露。先用剥离子或钩突刀钝面轻压钩突与鼻腔外侧壁相连接处的黏膜，确定大致的切口轨迹（图3-6-4）。以较锐利的剥离子或专用钩突刀自中鼻甲前端根部钩突附着处插入，沿钩突与鼻腔外侧壁的附着缘，自前上向后下弧形划开黏骨膜，直至钩突的后下附着缘处。

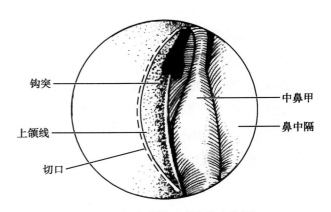

图 3-6-4　鼻内镜下观察钩突位置

持剥离子沿切口将钩突向内侧剥离，使其仅上下两端与鼻腔外侧壁相接。然后以弯剪剪断钩突上下端与鼻腔外侧壁接合部，以筛窦钳将钩突取下。应用 30° 鼻内镜，镜头前端斜面朝向上颌窦（摄像头上下方向保持不变）观察，可见上颌窦的自然口。有时该口可被息肉或水肿黏膜覆盖而不易找到，此时可用弯头吸引器，沿钩突切缘外侧筛漏斗形成的沟槽自前上向后下滑行，弯吸引器头可滑入窦口。有些有过前期手术史的患者，上颌窦口被纤维瘢痕完全封闭，常规方法难以找到上颌窦口，此时可先辨认后囟门，在中鼻道的中部、下鼻甲附着缘的上方轻触鼻腔外侧壁的黏膜，可探及较韧的膜性结构，以剥离子或弯头刀将此处切开即可进入上颌窦，此时可见有黏液性分泌物溢出，更换弯吸引器头沿切开处插入上颌窦，吸除窦内积液并探明上颌窦开口周围情况，修正并扩大上颌窦开口。

3. 上颌窦口的处理 上颌窦口的处理是上颌窦开放术的关键。窦口开放的大小应因人因病而异。若上颌窦自然口开放良好且窦内未见病变，则不必破坏其自然结构，这种情况下，即使很小的自然口也能满足上颌窦通气引流和黏液清除功能的需要。若窦口狭小、窦内有分泌物潴留或有囊肿、息肉等病变则应扩大上颌窦开口。

手术操作技巧如下。

（1）首先要注意在切除钩突时，是否将钩突尾端一并切除。因其参与上颌窦自然开口和鼻囟门的构成，切除钩突后遗留的尾端不稳定，易堵塞窦口，致窦口狭窄。临床上在第二次开放上颌窦时，常能遇到钩突尾端残存、窦口闭锁的情况。

（2）扩大的上颌窦开口缘应保留部分原自然口黏膜，这能有效防止术后开口闭锁，也有利于上颌窦经中鼻道引流的功能需要。通常保留自然口

的前下部。术中在 30° 鼻内镜下探明窦口后，以黏膜剪向后下剪开后囟，然后将反张咬骨钳置于后囟处张开，由后向前咬除后囟及前囟黏膜，扩大上颌窦开口（图 3-6-5、图 3-6-6）。

（3）修整切缘：有条件的话用吸切器修整切缘最好，可以避免周围结构的损伤。没有吸切器时，应尽量使用带咬切功能的手术钳，将多余的黏膜咬切掉，要避免用钝头钳子撕扯，以免将窦内黏膜撕脱，影响手术疗效。有时窦口后上方或窦内的黏膜易与骨壁分离，需仔细复位填压，可减少粘连的形成。需提醒的是，在没有骨质增生的情况下，鼻内镜下扩大上颌窦开口，无须咬除骨性裂口周边骨质而扩大窦口，且可避免鼻泪管及眶纸样板的损伤。

鼻泪管位于上颌窦裂口的前方，所以去除前囟黏膜后不要再向前咬除骨质，以免损伤鼻泪管。

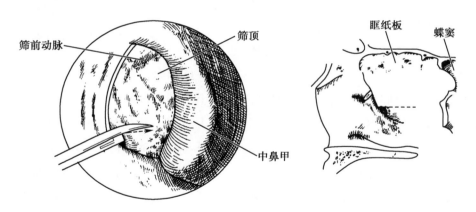

图 3-6-5　开放上颌窦口（虚线示剪开后囟）

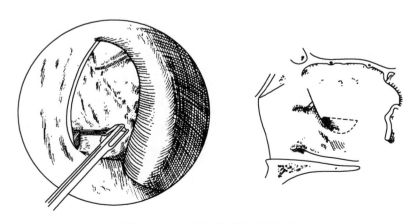

图 3-6-6　由后向前咬除后囟黏膜

上颌窦自然口上缘靠近眶下壁,术中应注意向上不要损伤眶下壁,向后下咬除后囟时应注意避免损伤蝶腭动脉的鼻后外侧支。上颌窦开放后,以弯头吸引器吸除窦内积液,水肿的黏膜不必清除,引流通畅、炎症控制后多能恢复正常。上颌窦内的息肉或囊肿可经窦口以带角度的弯钳予以摘除。

4. 窦口周围的处理 切除钩突开放上颌窦后,若窦口周围有解剖异常的因素存在,仍可妨碍上颌窦口的引流,如 Haller 气房(图 3-6-7)、中鼻甲气化(图 3-6-8)或增生等,因此术中应一并处理。

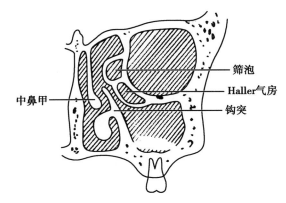

图 3-6-7 Haller 气房与上颌窦的关系

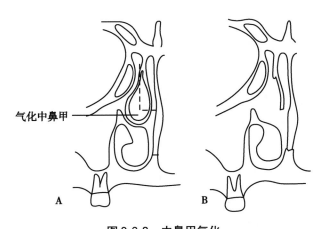

图 3-6-8 中鼻甲气化
A. 虚线示切口;B. 中鼻甲气化手术后。

(1) Haller 气房的处理:Haller 气房的大小在术前阅读 CT 片时已明了,术中应将 Haller 气房的内下壁去除,使之与上颌窦及窦口融为一个大腔(图 3-6-9)。对较大的 Haller 气房,在术中应注意

辨别其与上颌窦的关系,勿将 Haller 气房开放误认为上颌窦开放。一般来讲,有较大的 Haller 气房时,窦口位于其前下方,受挤压变窄,30° 鼻内镜下观察较费力,此时可换用 70° 鼻内镜下观察窦口的位置。开放 Haller 气房时应重视对自然开口黏膜的保护,保持窦口黏膜的完整性。同时应注意 Haller 气房的外上壁为眶壁,避免损伤。

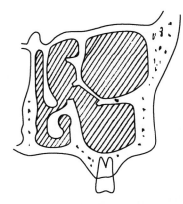

图 3-6-9 筛窦、上颌窦开放术后(将 Haller 气房的内下壁去除)

(2) 气化中鼻甲的处理:中鼻甲为鼻腔黏液纤毛系统的重要组成部分,又是鼻腔鼻窦的解剖屏障,具有重要的生理功能。同时中鼻甲还是鼻内镜鼻窦手术的重要解剖标志,因此术中保留中鼻甲具有重要的临床意义。但当中鼻甲出现异常时,常导致鼻腔鼻窦功能障碍,并成为鼻窦病变的起源,术中应进行处理。

1) 处理原则:修整后的中鼻甲前缘与上颌骨额突(钩突垂直段前缘)距离≥5mm,中鼻甲下缘前 1/2 与下鼻甲上缘距离≥5mm。保留中鼻甲内侧面黏膜,保持良好的中鼻甲形态。

2) 气化中鼻甲的处理:将气化中鼻甲纵行剖开,去除外侧部分,修整切缘(见图 3-6-8)。

3) 反向曲线中鼻甲的处理:将弯曲部的前下缘剪除。

4) 肥大中鼻甲的处理:以圆刀、咬钳或吸切器将肥大中鼻甲的外侧面及下缘去除,使之符合上述要求。

【术后处理】

1. 上颌窦开放术后窦口狭窄或闭锁的患者多发生在术后 2～4 周，因此强调术后 1 个月内的随访。抽出鼻腔填塞物后，患者自己每天 2 次用生理盐水冲洗鼻腔，可减少鼻内干痂的形成。

2. 每次复查应常规鼻内镜检查，用弯头吸引器清除堵塞窦口的干痂与纤维素渗出物，吸除窦内积血积液，观察上颌窦口、窦内黏膜情况，发现问题，及时正确处理。应用鼻内糖皮质激素喷鼻，可减轻鼻腔鼻窦黏膜水肿，有利于上颌窦内黏膜恢复、防止窦口狭窄和闭锁。发现粘连带要及时处理，保持窦口引流通畅。发现上颌窦口狭窄或未完全闭锁，应在鼻内镜下寻找狭窄或闭锁的窦口，经窦口冲洗上颌窦，密切随访。如果完全闭锁，则应重新造口，内镜下严密监视窦口愈合情况 1 个月，定期随访 6 个月以上直至局部上皮化。

【并发症及其防范】

1. 眶壁损伤 切除钩突时手法不对或用力过猛，可导致眶纸样板前部损伤，或扩大上颌窦口时向前上咬除过大，损伤眶下壁及内下角，术后出现眼睑肿胀淤血，一般术后数天可消退。切除钩突上部时以不损伤后方的筛泡为原则，避免过深。

2. 鼻泪管损伤 扩大上颌窦口时向前咬除过大所致，术后出现溢泪或内眼角溢脓。术中应注意上颌窦自然口位于上颌窦骨性开口的前上象限，再向前的开放余地不大，而其后下方的后囟区开放余地较大且较为安全。在用反张咬骨钳开放上颌窦口时，应先将后囟剪开，然后从后向前咬除后囟部组织，避免从自然口直接向前咬除骨质的做法。

（李　娜　张念凯）

第七节　鼻内镜下筛窦手术

【概述】

1921 年 Mosher 最先描述鼻内筛窦技术，认为鼻内筛窦手术是所有手术中最盲目和最危险的。20 世纪 70 年代，Messerklinger 倡导鼻内镜下手术，把筛窦切除术推向了一个崭新的阶段。随着鼻内镜的推广应用，筛窦手术经过了由轮廓化向个性化、以通畅引流为目的、尽可能保留结构与功能方面的转变。过去强调手术彻底，而现在更重视综合治疗。随着技术的熟练与提高，手术的并发症已大大减少，有效率则不断提高。

适应证为：①慢性筛窦炎、鼻息肉经保守治疗无效者；②筛窦或额筛囊肿；③筛窦异物；④筛窦肿瘤的探查活检；⑤蝶窦手术可经筛窦进行开放蝶窦前壁；⑥眶纸样板整复、视神经减压等手术经筛窦入路时需先开放筛窦。

筛窦手术可作为鼻窦开放术的一部分，在某些局限性筛窦病变亦可单纯开放筛窦。筛窦手术又包括开放或切除前组筛窦和开放或切除后组筛窦。

【解剖概要】

1. 筛窦 筛窦又称筛迷路、筛骨复合体，位于鼻腔外上方和眼眶内壁之间的筛骨内，呈蜂房状，结构复杂，变异很大。筛窦出生后已具雏形，青春期发育成熟。筛窦气房 3～18 个，成人筛窦前后径 4～5cm、上下径 2.5～3.0cm，前部宽 <1cm、后部宽约 2cm，容积 8～10mL。筛房因开口不同分为开口于中鼻道的前组筛窦和开口于上鼻道的后组筛窦，中间有中鼻甲基板相隔，前、后筛房互不相通。

2. 中鼻甲基板 前部垂直附着于前颅底，中部向后下方走行，几乎成额平面附着于筛骨纸样板，后部成水平位附着于纸样板和 / 或上颌窦内壁，构成中鼻道后 1/3 的顶壁，分隔前后组筛窦。

3. 筛顶 即筛窦的上壁，为额骨眶板内侧部，也称筛凹、筛小凹，是前颅窝底的一部分。筛顶内侧与筛骨水平板延续，外侧与眶上壁延续。筛板常较筛顶略低，所以筛窦内侧壁顶部一部分的薄骨板直接毗邻前颅窝。此处骨质薄弱，一旦损伤会导致脑脊液鼻漏。Keros 将筛顶分为 3 型。

（1）Ⅰ型：嗅窝平坦，深 1～3mm，筛顶与筛板几乎在同一平面。

（2）Ⅱ型：嗅窝深4～7mm，筛板的外侧板比较高，筛顶陡峭。

（3）Ⅲ型：筛顶明显高于筛板，筛板的外侧板高，而且菲薄，嗅窝深8～16mm。

此外，两侧嗅窝（颅底）还可以不对称，表现为一侧嗅窝深，另一侧嗅窝浅。手术前CT若发现有这种解剖变异，手术中应格外小心，以免造成颅底损伤，引起术中脑脊液漏的发生（图3-7-1）。

筛顶骨质与筛窦气房相比色泽略呈淡黄色，疼痛感觉比较敏感，即使在很严重的慢性鼻窦炎患者，筛顶黏膜通常也是光滑的。这些特征可以作为手术中判断筛顶的参考，但不是绝对可靠的指征。

4. 筛前动脉管（眶颅管） 眼动脉的分支——筛前动脉，由视神经孔沿眶内侧壁前行距Dacryon点15.5～20.4mm处穿筛前孔出眶。在骨性管内（眶颅管）走行于筛房顶至嗅窝前端穿入颅底。筛前动脉管是筛窦顶的重要标志，手术中见到筛前动脉管预示着接近前颅底。筛前动脉管还是寻找额隐窝的重要标志，额隐窝位于筛前动脉管的前方。正常情况下，筛前动脉位于骨管之中，有时骨管不完整或缺如，容易在手术中损伤。误伤筛前动脉不仅出血较多，而且如果血管的近心端缩回眶内，且继续出血，可以引起严重的眼部并发症（眶内血肿），导致视力减退或失明，亦可引起颅底血肿（图3-7-2）。

5. 眶纸样板 筛窦的外侧壁即眼眶的内侧壁，由眶纸样板和泪骨构成。眶纸样板菲薄，可以有先天性裂隙或缺损，其外侧即为眶筋膜。手术中突破眶筋膜可以造成眼睑瘀斑、眶内血肿、内直肌损伤甚至视神经损伤等并发症。

6. 筛窦的其余各壁

（1）筛窦的下壁：即中鼻道外侧壁的结构，有筛泡、钩突、筛漏斗等。

（2）筛窦的前壁：由额骨的筛切迹、鼻骨嵴和上颌骨腭突组成。前方与额窦相接而不相通。其重要结构为额隐窝，额隐窝顶可见额窦开口。

（3）筛窦的后壁：即蝶窦的前壁，有时后组筛房可扩展到蝶窦外侧和上方，甚至越达蝶窦后界。筛窦的后壁外上方仅借一菲薄骨壁与视神经孔相隔。

（4）筛窦的内壁：即鼻腔外侧壁的上部，以上鼻甲和中鼻甲为界。

7. 筛窦气房发育过度问题 筛窦气房发育过度，可引起一系列病症。

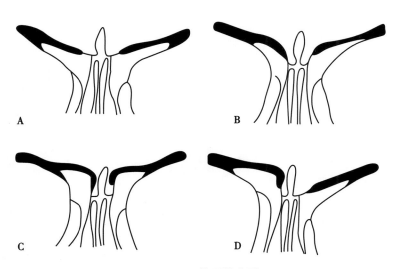

图3-7-1 筛顶的分型
A. Ⅰ型；B. Ⅱ型；C. Ⅲ型；D. 混合型。

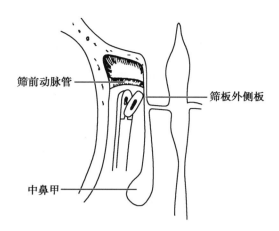

图 3-7-2 筛前动脉位置示意图

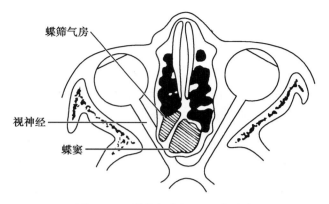

图 3-7-3 蝶筛气房（Onodi 气房）

（1）鼻丘气房向上发展至额隐窝，可影响额窦引流，向后发展，可挤压筛泡导致筛漏斗狭窄，引起前组鼻窦炎。

（2）气房向上颌骨及眶下壁发展，形成眶下筛窦气房（Haller 气房），使上颌窦缩小，上颌窦口狭窄而引起上颌窦炎（图 3-6-7）。

（3）筛窦气房还可使泪骨气化为筛泪气房，使鸡冠气化为筛鸡冠气房，致筛板的前后、高低不一，术中易损伤颅底。

（4）后组筛窦过度发育，可使气房向蝶骨大、小翼、蝶窦前方或前上方扩展，形成蝶筛气房（Onodi 气房），使蝶窦挤压缩小，此时后组筛窦的外侧壁即为视神经管的内侧壁，也可能邻近颈内动脉，手术中应十分小心，避免意外（见图 3-7-3）。

8. 后组筛窦与视神经的关系 视神经与后组筛窦的关系密切。若以 Zinn 环为标志，后组筛窦可以止于 Zinn 环之前，也可以止于 Zinn 环之后。

（1）间接型：后组筛窦止于 Zinn 环之前，视神经与筛窦之间有内直肌、脂肪等眶内组织相隔。

（2）直接型：后组筛窦止于 Zinn 环之后，则视神经与后组筛窦之间仅有纸样板相隔。直接型还可以再分为以下 2 型。

1）Onodi 阳性：后组筛窦内可以见到视神经管隆起。

2）Onodi 阴性：后组筛窦内无视神经管隆起（图 3-7-4）。

【术前提示】

1. 术前 CT 检查 术前通过 CT 影像学检查，来明确病变的性质和范围，了解局部的解剖变异，

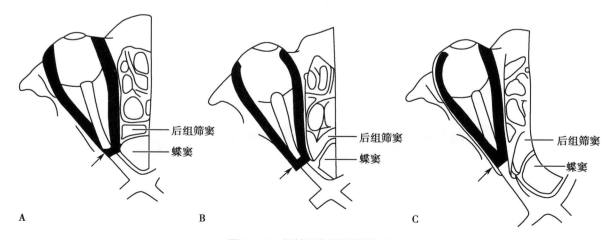

图 3-7-4 视神经与筛窦的关系
A. 间接型；B. 直接型，Onodi 阴性；C. 直接型，Onodi 阳性，箭头所指为 Zinn 环。

决定手术的术式。冠状位 CT 片中可清晰显示筛窦顶壁与颅前窝之间、筛窦外侧壁与眼眶之间的解剖位置关系以及筛窦与上颌窦之间的毗邻关系，给术者提供与手术方位一致的解剖断面。水平位 CT 检查结合冠状位可显示筛窦内部气房气化发育的情况及筛窦与蝶窦、视神经管的关系。

2. 筛窦手术应遵循的原则 筛窦手术应遵循以下原则操作。

（1）辨认眶纸板，处理术腔外侧壁时，筛窦钳侧缘应始终与眶纸样板平行。

（2）手术始终保持在中鼻甲根部外侧进行，避免损伤筛板引起脑脊液鼻漏。

【手术操作与技巧】

1. 开放筛窦 鼻内镜筛窦手术采用从前往后的步骤，先切除钩突（参见第三章第六节），切除钩突后，可见其后方的筛泡，从鼻内镜下观察，筛泡在钩突后方，上颌窦口位于筛泡之下，因筛泡的外壁即为眶纸样板，所以开放筛泡应从靠近鼻中隔侧入手，以免损伤眶纸样板。先以小刀或锐性剥离器切开筛泡前壁，用不同角度的筛窦咬切钳自前往后开放前组筛窦。开放筛泡后要先辨认中鼻甲基板。中鼻甲基板构成筛泡的后壁，为前后组筛窦的分界。若后组筛窦正常，不必打开中甲基板进入后筛。鼻内镜镜头移向前上（或使用 30° 鼻内镜）继续开放鼻丘气房及额隐窝周围气房，上至筛顶，外侧至眶纸样板，后下为中鼻甲基板，为前筛切除的界限。打开中鼻甲基板即进入后筛。沿中鼻甲根部外侧向后，开放后组筛窦直至蝶窦前壁，然后按顺序由前向后清除眶纸样板和中鼻甲根部及蝶窦前壁的残余气房。

2. 几个重要结构的辨认

（1）眶纸样板的辨认：眶纸板为筛窦的外界，开放筛泡后即可见到外侧的较平的骨壁，略透淡黄色。其他筛房开放后，其外侧房隔均止于眶纸样板，处在一个平面结构上，该平面结构即为眶纸样板。开放上颌窦自然口后，上颌窦开窗口上缘，即眶纸样板和眶下壁交界处形成一嵴，可作为定位眶纸样板的解剖参考标志。

（2）筛前动脉管的辨认：筛前动脉管位于前筛顶、额隐窝的后壁，在气化良好的窦腔内有时可以见到，两侧筛前动脉管呈八字形排列（图 3-7-5）。术中不必有意识寻找筛前动脉管，但若在前筛顶见到乳白色管状隆起时，不可用钳夹。

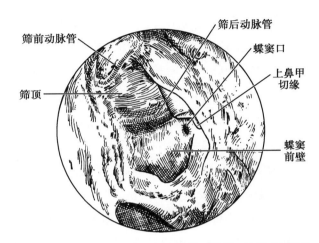

图 3-7-5 筛窦切除后内镜观察筛前动脉管、筛后动脉管位置示意图

（3）筛顶：呈淡黄色，较平坦，局部麻醉时触痛明显。见到筛前动脉管说明已到筛顶，不可再向上开放，以免损伤筛顶、引起脑脊液鼻漏。

（4）筛后动脉管：筛后动脉管在术中不易见到，但术中在处理后筛顶部气房时，若出现动脉搏动性出血时应考虑损伤筛后动脉，说明已到筛顶，不可再贸然前行（见图 3-7-5）。

【术后处理】

1. 术后 48h 抽出鼻腔填塞物后，生理盐水或生理海水鼻腔冲洗，常规应用鼻内糖皮质激素喷鼻、口服黏液促排剂等。

2. 术后 1～2 周后内镜下清理鼻腔的分泌物及结痂，观察筛窦术腔内黏膜情况，发现粘连、肉芽可及时处理，较大囊泡可吸破放出渗液使黏膜平复，保持术腔引流通畅。但应注意：术后复查时不要过多干扰术腔黏膜，对不影响窦口引流的水肿黏膜和囊泡不必去除,给予鼻内糖皮质激素喷鼻多可以逐渐恢复正常。

【并发症及其防范】

1. 出血 术中出血是筛窦手术最常见的并发症之一,一般为筛前动脉、筛后动脉及鼻后端的蝶腭动脉出血。由于筛前、筛后动脉在筛顶骨管的管壁菲薄或先天缺损,术中的撕扯很容易伤及此动脉。术中发现动脉搏动性出血时,应立即以肾上腺素纱条压迫局部止血,多数情况下压迫止血均可奏效,较明显的搏动性出血应行电凝止血。个别情况下动脉断端缩至眼眶继续出血,引起眶内血肿,为较严重并发症,处理不当可引起失明。多次手术慢性炎症刺激使骨质增生黏膜呈慢性充血状态,也是造成手术出血的原因。对多次手术后复发患者主张全身麻醉控制性低血压下手术。

2. 眶纸样板及眶筋膜损伤 眶纸样板损伤在筛窦手术时较易出现,一是因为眶纸样板与筛窦关系密切;二是因为眶纸样板菲薄甚至部分区域眶纸样板缺如。单纯眶纸样板损伤没有症状,但由于其紧邻眶筋膜,往往一起损伤。术中一旦损伤眶筋膜,血液会流入眶内,引起眼睑肿胀、眼眶淤血。多数情况下肿胀淤血可自行吸收、消退,不留后遗症。术中若发现眶筋膜破损,应以可吸收性明胶海绵贴覆保护,注意不要填塞过紧,嘱患者勿擤鼻,打喷嚏或咳嗽时也要注意勿增加鼻腔鼻窦压力,以免气体进入使眼眶肿胀加重。同时应用强有力抗生素预防眶内感染。有些患者术前有眼外伤史,眶纸样板有陈旧骨折,甚至眶脂肪部分疝入筛窦,可被误认为息肉。所以术前阅片十分重要,若 CT 片显示两侧筛窦不对称、眶纸样板不完整,术中应加倍注意。筛窦内取出物若怀疑为眶脂肪时,可将其置入生理盐水中,若飘浮于水面上,即为眶脂肪;若沉入水底则为息肉或黏膜组织。

3. 球后眶内血肿 筛前、筛后动脉断裂缩回眼眶可引起严重的眶内血肿并导致视力障碍。表现为眼睑水肿、瘀斑,球结膜水肿、出血及眼球突出,视力下降。此时应立即抽出术腔内填塞物,以缓解眼眶及视神经压力,同时开始做眼球按摩,使进入球后的血液重新分布以缓解对视网膜中央动脉及视神经的压迫。进行眼科会诊,及时给予利尿剂、糖皮质激素等药物治疗,若症状不能缓解,出现视力下降及瞳孔变化时,应施行眶减压术以挽救视力。

4. 复视 有一过性复视和持久性复视两种情况。一过性复视是鼻内筛窦手术引起的短时间的眼球活动受限,患者术后即感觉有复视,一般在 1~2h 内恢复正常。眼球一过性外展受限为术中眶骨膜受到刺激,反射性引起与筛窦相邻的内直肌痉挛所致,应与严重眶内并发症相鉴别(一般这种并发症不伴有结膜下出血、结膜水肿),确诊后应给予镇静剂或糖皮质激素治疗、术前鼻腔局部麻醉必须充分,黏膜表面麻醉外还需蝶腭神经黏膜下浸润麻醉,以避免眶骨膜受到较强的刺激。这种并发症在全身麻醉下少见。持久性复视见于眼外肌损伤、断裂或嵌顿时,或者其支配的神经损伤。轻度损伤可在伤后 3~6 个月经功能锻炼逐渐恢复,神经损伤可以在 6~12 个月内恢复。眼外肌损伤严重复视不能恢复者需与眼科医师协作进行手术矫正。

5. 视力障碍 由于造成的原因不同,视力障碍可以出现于术中或术后数天内。主要有以下情况。

(1)视神经直接损伤:视神经进入眶内在蝶窦与后组筛窦相交处紧贴在眶内壁,一般情况下这个部位骨质比较坚硬,但若此部位有先天缺损、高度气化及病变侵蚀等原因加之手术者的不慎,可能造成视神经的直接损伤。手术中单极电凝止血也可造成视神经损伤。临床表现为局部麻醉患者主诉突然眼痛,视力迅速下降至消失。检查可见患侧的瞳孔直接对光反射消失,间接对光反射存在(Marcus Gunn 征阳性)。患侧的瞳孔直接对光反射消失或减弱,而持续光刺激瞳孔反而散大,是神经损伤的重要客观指征。

(2)视神经间接损伤:视神经管开放,视神经裸露后，局部压迫或刺激所致。可在视神经受刺激后立即出现或数小时后出现。发现视神经间接损伤后应立即终止局部操作，减少刺激，并及时应用糖皮质激素、脱水剂，术中少填塞或不填塞。术后发现视力下降者，应立即松解局部填塞，应用糖皮质激素、脱水药、神经营养药物及促微循环药物等，必要时行视神经减压术。

（3）视网膜中央动脉痉挛：可能与局部麻醉用药有关。在局部麻醉剂中加入过量的血管收缩剂，有可能导致视网膜中央动脉痉挛、缺血而出现视力障碍。表现为视力一过性急剧下降，偶有球后疼痛感，无眼球肿胀淤血等表现。因有永久性失明的记载，一旦发现应及时应用血管扩张剂等积极治疗。

6. 泪道损伤　筛窦手术引起泪道损伤主要发生于钩突切除或开放鼻丘气房时。钩突垂直部分附着于泪骨，在进行钩突切除时，镰状刀或剥离子过分向外侧用力可损伤泪道。鼻丘气房可占据泪骨的内侧面，此时泪骨较薄，开放鼻丘气房时不慎亦可损伤泪囊。泪道损伤可出现溢泪症状，泪道冲洗不通。术后 3 个月症状无缓解时，可考虑行鼻腔泪囊造口术。

7. 脑脊液鼻漏　筛顶骨壁的先天性缺损与解剖变异、前期手术时的颅骨骨壁撕脱、外伤后愈合的颅骨骨折等为颅底损伤的潜在隐患。脑脊液鼻漏较常见的发生部位一是在后筛与蝶窦后穹窿部位，此处位置较深，气化程度不一，窦腔变异很大，术中又缺少明确的骨性标志，较容易损伤颅底的硬脑膜，引起脑脊液鼻漏。另一个常见部位是筛板。筛顶分型为Ⅱ型、Ⅲ型者，筛顶明显高于筛板，筛板的外侧板高而且菲薄，术中稍有不慎即易损伤（见图 3-7-2）。中鼻甲前部附着于筛顶与筛板交界处的前颅底骨上，是筛窦切除术的内界。术中若切除中鼻甲动作粗暴，可损伤与中鼻甲根部相接的筛板，筛板的筛孔内有嗅神经随硬脑膜从颅内进入鼻腔，损伤很容易撕破硬脑膜引起脑脊液鼻漏。所以，手术前要细致阅片，对解剖变异要做到

心中有数。手术中应严格遵循在中鼻甲外侧操作的原则，对判断不清的结构不要盲目操作。术中一旦发现有脑脊液漏，应停止局部操作，先以棉片压迫漏口，待手术结束时检查漏口大小。小的漏口先以可吸收性明胶海绵贴敷，外面用碘仿纱条填压即可。较大的漏口可就地取鼻甲黏膜或鼻中隔黏骨膜修补，然后再以可吸收性明胶海绵、碘仿纱条填塞。碘仿纱条在术后 1～2 周逐渐取出。术后半卧位卧床 1 周以上，注意应用强有力抗生素与脱水药物预防颅内感染和降低颅内压。

8. 术腔粘连闭塞　主要为中鼻甲与鼻腔外侧壁的粘连，导致术腔闭塞。粘连最容易发生于术后 2～8 周。手术损伤及病变黏膜处理不当、手术中黏膜撕脱过多、术后残留组织增生或瘢痕化均易引起术腔封闭。术后术腔血痂、增生的肉芽组织、渗出的纤维素等都可成为瘢痕修复的支架，若未及时清除，极易导致粘连发生和术腔闭塞。因此，预防术腔粘连闭塞，一方面应注意术中操作要轻柔，妥善决定黏膜的取舍，正确处理肥大或气化的中鼻甲；另一方面要强调手术后随访处理的重要性，术后定期、细致地清理术腔与用药对提高手术成功率具有十分重要的意义。

（李　娜　张念凯）

第八节　鼻内镜下额窦手术

【概述】

尽管额窦手术仅是鼻窦手术的一部分，但开放和处理额窦，尤其是额窦最外侧部分尚有困难，为保持额窦引流口的通畅和减少术后再阻塞，手术技术在不断改良。即使在今天，借助先进的现代鼻内镜外科技术，额窦开放手术仍是所有鼻窦开放手术中较难把握的技术之一。追溯过去 100 多年，额窦炎手术治疗方法发生了很大变化。19 世纪末，提倡环钻术的外部引流方法；20 世纪初，Killian 方

法被普遍应用；20 世纪 20 年代，Lynch 及其变通术式成为额窦手术的主流；20 世纪 50 年代后，骨成形手术逐渐盛行，但额窦及额隐窝的胚胎发育和解剖学的研究内容未广泛见于文献中。在 20 多年后，由于内镜的改良、CT 检查和鼻内镜鼻窦手术的进展，采用经鼻内镜额窦开放手术较传统方法越来越显示出技术和疗效的优势，也促使许多临床医师关注鼻额区解剖的临床重要性。同时，经鼻手术概念有了更新。鼻额区额窦引流系统，包括额窦、额窦自然口、额隐窝或额鼻管及前筛区等，成为额窦胚胎学、解剖学、病理生理学、影像学检查及鼻内镜手术的焦点和核心。额窦的鼻内镜手术的关键也是要在充分了解额隐窝解剖结构，尤其是内镜下额隐窝解剖特征的基础上，以额窦开口为中心，以钩突为重要解剖参考标志，定位和开放额窦。

【解剖概要】

1. 额窦引流系统 鼻额区最为重要的解剖结构是额窦引流系统，包括额窦、额鼻峡（额鼻管）及额隐窝等有关内容，许多学者形象地将额窦引流系统比作"沙漏（hourglass）"。

2. 额窦及其自然口 额窦自然口位于额窦下壁后内面，鼻丘气房可为额窦下壁的一部分或与之毗邻，其后壁形成额鼻管的前壁，额窦通过自然口经鼻丘和眶上筛房后内方，向中鼻道前上的额隐窝引流。额窦有 60%～70% 引流到额隐窝，其余为直接或间接引流至筛漏斗。额窦引流方式分为两种主要类型，86% 额窦引流至筛漏斗的前、上或后方。当引流至筛漏斗内侧，钩突通常附着于眶和筛漏斗上末端的眶纸样板，此时，额隐窝在钩突和中鼻甲之间引流至中鼻道。另外 14% 的额窦直接引流至筛漏斗，此时钩突附着于筛顶或中鼻甲附着处上外侧（图 3-8-1）。

3. 额鼻峡 额窦自然口为额窦引流系统中最狭窄的部分，是额窦窦口和鼻腔窦口（额隐窝最上部分）接壤部，构成"沙漏"的瓶颈部分，即额鼻峡（图 3-8-2）。

4. 额隐窝 中鼻道前上凹陷形成额隐窝，内界为中鼻甲前端外侧面，外界是眶纸样板前上部，额窦自然开口常位于额隐窝向前上延伸处。额窦的鼻腔开口与钩突位置有关，即可开口于中鼻道或直接至筛漏斗。矢状位上，额隐窝似一倒置的漏斗，额隐窝的底变异很大。额窦及其引流通道

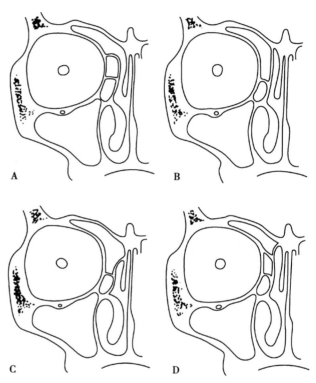

图 3-8-1 钩突附着方式与额窦引流方式的关系
A. 钩突上部附着于眶纸样板，额窦直接引流到中鼻道；B～D. 钩突上部分别于中鼻甲根部及钩突上端分叉，额窦引流到筛漏斗。

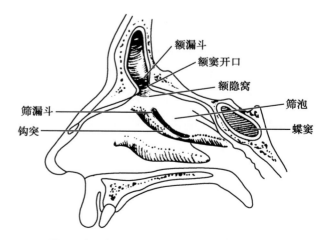

图 3-8-2 额漏斗、额窦开口和额隐窝的关系

周围气房分布规律,有助于了解它们之间的解剖、功能及病理生理关系。以下气房可能出现在额窦及其引流通道周围。

(1)鼻丘气房:鼻丘气房在筛窦复合体的最前部,中鼻甲附着点的前方。鼻丘气房很小,解剖时容易忽视,但在 CT 检查中常不会被遗漏,这是许多报告不同的主要原因。另一原因是对鼻丘气房的定义不同。Davis(1996 年)观察鼻丘气房是前筛气房气化至泪骨形成,前面与坚硬的鼻骨接壤。鼻丘气房形成泪后嵴。鼻丘顶壁常常为额窦的底板,发育良好的鼻丘可向上突入额窦,形成额泡。额窦引流通道位于鼻丘气房后内侧,这种现象在矢状位 CT 影像中尤为清晰。鼻丘气房亦形成额隐窝和引流通道的前壁。

(2)筛漏斗:常用的筛漏斗一词因其呈漏斗状而得名。解剖学定义筛漏斗的内侧界是钩突,外侧界是眶纸样板,前界与钩状突融合(图 3-8-3)。筛漏斗向后扩展至筛泡前面,经下半月裂开口于中鼻道。筛漏斗的病理生理学意义最重要。钩突决定了筛漏斗与颅底及与额隐窝的关系。若钩突弯向外侧并附着眶纸样板,则筛漏斗向上止于终末隐窝,向上为盲端;若钩突达颅底或向内侧与中

鼻甲融合,则筛漏斗可向上进入额隐窝。

1)熟识额隐窝解剖:确定钩突为主要解剖参考标志;筛前动脉是颅底的解剖参考标志,后者不能作为定位额窦开口的解剖参考标志。

2)熟悉内镜下额隐窝解剖特征:同样以钩突为主要参考标志,根据 CT 影像提示钩突上部附着方式,确认额窦引流是在钩突的内或外侧,指导术中开放额窦。

5. 额窦口闭锁　主要原因是额窦口黏膜损伤大、局部骨质增生、黏膜病变,或术中未充分开放(包括未彻底清理额隐窝周围气房)。防范的主要措施依靠上述技巧中的方法。

(周　兵)

第九节　鼻内镜下蝶窦手术

【概述】

急性蝶窦炎蝶窦内蓄脓时常会头顶部后枕部头痛,或乳突深部疼痛,并伴有头昏或眩晕。慢性蝶窦炎多与其他鼻窦病变同时发生,有鼻塞、流脓涕、头顶部或枕部疼痛等。蝶窦由于位置深在,周围毗邻关系重要、复杂,通常被认为是一特别危险和容易导致严重并发症的区域,但实际上,如果有了充分的术前准备、得手的手术器械与设备、熟悉的解剖知识与熟练的手术技巧,蝶窦手术操作并不困难。鼻内镜下经鼻腔开放蝶窦,手术全部过程在直视下完成,是目前最好的手术入路。

1. 适应证

(1)慢性全组鼻窦炎、鼻息肉,经保守治疗无效者。

(2)孤立性蝶窦炎,经保守治疗无效,蝶窦自然开口阻塞,引流不畅者。

(3)蝶窦内良性肿瘤。

(4)蝶窦病变的手术探查与活检。

(5)视神经减压、翼管神经切断术的入路。

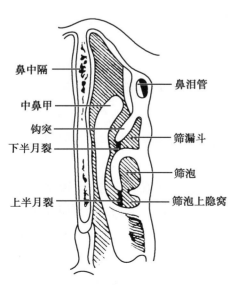

图 3-8-3　鼻腔 - 鼻窦轴位(水平位)
切面显示上半月裂与下半月裂。

图中标注:
鼻中隔　鼻泪管
中鼻甲
钩突　筛漏斗
下半月裂
筛泡
上半月裂　筛泡上隐窝

2. 禁忌证

（1）鼻内急性炎症较重时等炎症控制后再进行手术。

（2）高血压、血液病、心肺功能不全者。

【解剖概要】

1. 蝶窦的各壁 蝶窦位于蝶骨体内，由蝶骨中隔分为大小不等的左右两腔。成人蝶窦容量 $0.05\sim30mL$，平均 7.5mL，高 20mm，宽 18mm，前后径 12mm。蝶窦各壁的解剖要点如下。

（1）前壁：为筛窦后壁，向前隆凸，为各壁最薄者。此壁上 1/3 部有蝶窦开口，距筛板 $5\sim7mm$ 处，窦口呈圆或卵圆形。15 岁以下儿童，窦口呈裂隙状。前鼻棘至蝶窦前壁的距离平均 $5.20\sim5.58cm$。前、下壁交界处有蝶腭动脉分支经过。

（2）后壁：隔骨板与颅后窝相邻，此为颅底平台的一部分。此骨壁的薄厚程度与蝶窦的发育有关，如蝶窦过度气化，此壁可菲薄。后上与脑桥和基底动脉相邻。

（3）外壁：隔骨板与颅中窝相邻，此骨壁可有缺如。Bansberg 等（1987）报道约 50% 神经与蝶窦相接，骨板右厚 1.0mm，左厚 0.9mm。Fujii 等（1979）报道骨板先天性缺如者占 4%。其外侧即海绵窦，窦内有颈内动脉和展神经纵行穿过，海绵窦的外侧与硬脑膜间有动眼神经、滑车神经和眼神经穿过。骨壁上有多个小孔，其内有小静脉穿行借此蝶窦与海绵窦相通（蝶窦疾病可引起以上部位和神经的相应症状）。蝶窦发育较好者，此壁向外凸出，可使双侧视神经管突入窦腔，甚至管壁可缺损，由颈内动脉及海绵窦构成蝶窦的外壁。极易引起术中大出血、视神经损伤等并发症发生，导致严重后果。

（4）内壁：为蝶窦中隔，将两侧蝶窦分开，此隔菲薄，常有偏曲。国外报道（1987）偏离中线者占 28%，无间隔达 $47\%\sim55\%$。如右蝶窦发育较好可包绕左蝶窦。

（5）上壁：鞍底骨壁的薄厚与蝶窦的发育有关。呈前高后低状，前部与视神经交叉相邻，后部与垂体窝相邻，临床上根据此壁的发育情况，决定垂体部位的手术入路。

（6）下壁：骨质较厚，为鼻咽顶部，此壁外侧有翼管纵行，内走行翼管神经。如蝶窦向下过度发育，翼管也可突入蝶窦的下壁，有骨质缺损时，管内神经暴露于窦内，炎症可通过翼管或已气化的大翼前方扩散到翼腭窝处的蝶腭神经节，引起蝶腭神经节综合征。蝶窦气化扩散到后下的枕骨基部，可与脑桥、延髓、基底动脉、侧窦和岩下窦相接近。

2. 视神经管隆突 如蝶窦腔发育过大，视神经孔周围骨质向内侧隆起，此隆起可突入后筛内、后筛与蝶窦交界处或蝶窦外侧壁成为骨性隆突。隆突于蝶窦内较明显者约占 40%，紧邻者占 80%，蝶窦内穿过者占 1%。隆突骨板厚 $0\sim3.0mm$。

3. 颈内动脉隆突 位于蝶窦外侧的中部、后部，出现率为 53%，骨板厚 $0\sim1.5mm$。术中不慎损伤可导致大出血，后果严重。

4. 蝶窦分型 蝶窦根据气化程度分型尚未统一。

（1）卜国铉（1965）分 8 型：未发育、甲介、鞍前、半鞍、全鞍、枕鞍、额面分隔和冠面分隔。

（2）林尚泽（1984）分 6 型：未发育、甲介、鞍前、半鞍、全鞍和枕鞍。

（3）Hammer（1969）分 3 型：甲壳型、鞍前型、鞍型。

1）甲壳型（硬化型）：蝶窦未发育或较小，其后壁距蝶鞍骨质超过 10mm，约占 3%。

2）鞍前型：蝶窦部分发育，后壁位于蝶鞍前方占 $11\%\sim24\%$。

3）鞍型：蝶窦发育充分，包绕蝶鞍的前、下及后部，占 $75\%\sim86\%$，此型适合蝶鞍手术。

5. 蝶窦发育过度 蝶窦可向蝶骨各部伸展，如大、小翼，前、后床突及蝶嘴。与大、小翼基底部的视神经、颈内动脉、海绵窦、三叉神经、眶上裂处的动眼神经、滑车神经和展神经相接近。蝶窦的病变可致以上神经、组织的损伤，引起眶尖、海绵窦、垂体等部位的并发症和综合征。蝶窦还可借气化的眶下板与额窦相通；伸入筛骨阻碍后组筛窦的发育；超越翼腭窝与上颌窦后壁相接，如骨质缺损时可相通。

6. 蝶窦发育不全 较少见，发生率约1%。蝶窦的内壁可缺损，使两腔相通，仅有一个开口。蝶窦发育和气化存在许多变异，影响周围毗邻结构的关系，成为决定手术难度及发生并发症的重要因素。

【术前提示】

1. 术前常规CT检查 手术前应常规行鼻窦的冠状位与水平位CT检查，根据影像学检查确定蝶窦与周围结构的关系，是否存在蝶上筛房、蝶窦外侧壁骨质是否部分缺如以及视神经管的骨质是否完整等，以指导手术。

2. 明确重要结构之间的关系 因蝶上筛房居于蝶窦的前上方，改变了蝶窦顶壁与蝶鞍的解剖关系，术前应予明确。蝶窦外侧壁与颈内动脉、海绵窦、视神经毗邻，第Ⅲ～Ⅵ对脑神经亦位于此壁与硬脑膜之间。蝶窦气化良好者，此壁菲薄或部分缺如，上述重要组织可裸露于窦腔之内，手术时如盲目夹取或搔刮窦黏膜，将引起不可挽救的并发症。

【手术操作与技巧】

1. 麻醉 多采用全身麻醉。

2. 经蝶窦自然口开放蝶窦 术中先寻找蝶窦自然口，然后沿自然口开放蝶窦的方法是较为安全可靠的。蝶窦自然口位于蝶窦前壁距后鼻孔上缘10～12mm处的蝶筛隐窝内，即上鼻甲附着蝶窦前壁处的内侧，因此手术中定位蝶窦自然口的比较恒定的解剖参考标志是上鼻甲（图3-9-1）。

术中将鼻内镜置于中鼻甲与鼻中隔之间，将中鼻甲向外侧轻移，即可见到上鼻甲。在上鼻甲与鼻中隔之间以较细的直头吸引器寻找蝶窦自然口。若上鼻甲肥厚或蝶筛隐窝狭窄，可将上鼻甲后下部分切除，有助于暴露蝶窦自然口（图3-9-2）。

找到蝶窦自然口后，先以带角度的筛窦钳或专用咬骨钳向内向下扩大蝶窦口，探明蝶窦大小及开口与窦腔周围各壁的关系后，再进一步扩大蝶窦口（图3-9-3，图3-9-4）。术中如果中鼻甲较大影响视野或操作，可将中鼻甲的中后部切除。

3. 经后筛入路开放蝶窦 鼻内镜下开放前、后组筛窦，去除筛房隔后，后组筛窦后壁即暴露在视野中，此壁为筛窦与蝶窦的共用骨壁，蝶窦前壁

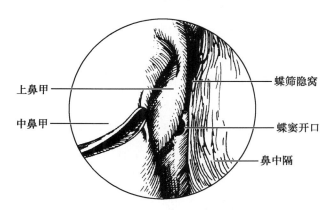

图3-9-1 蝶窦自然口与周围的关系

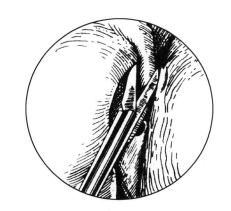

图3-9-2 剪开上鼻甲前上部

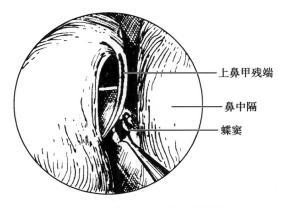

图3-9-3 向内、向下扩大蝶窦口

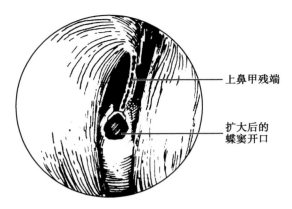

上鼻甲残端

扩大后的
蝶窦开口

图 3-9-4 蝶窦开放后扩大的蝶窦口

通常呈淡蓝色,提示在骨壁后面有一个含气空腔。而筛窦顶由于与硬脑膜相接,通常呈淡黄色或白色,可以鉴别。术中用吸引器头在蝶窦前壁轻轻加压即可进入蝶窦。打开蝶窦时应在靠近鼻中隔的部位向内下方操作。开放后筛后,如蝶窦较小或术中对蝶窦前壁不能把握,经蝶窦自然口进入蝶窦为更安全的方式。此时,可先将中鼻甲向内侧移位,用剥离子沿中鼻甲外侧向后插入,进入上鼻道,显露上鼻甲。用鼻甲剪刀剪开上鼻甲上部附着处,以直头咬切钳咬除上鼻甲,然后用吸引器头在上鼻甲残端内侧的蝶筛隐窝内可找到蝶窦自然口,循此扩大蝶窦开口。

蝶窦炎症时,一般根据蝶窦发育大小,开放扩大蝶窦口 5~10mm,吸除窦内积液即可。蝶窦内有息肉可用吸切器将其切除,或用息肉钳轻轻咬除。若为黏液囊肿,开放蝶窦前壁和囊肿壁,充分引流囊液即可,不必摘除所有囊壁。蝶窦良性肿瘤应在直视下小心剥除。

4. 术中注意事项

(1)蝶窦变异较大,术前应仔细阅读 CT 片,做到心中有数。

(2)蝶窦开口位于蝶窦前壁的内上方,扩大开口时向内下操作是安全的。向上扩大时应格外小心,以免打开蝶窦顶壁,引起脑脊液漏。向外侧扩大时,应注意不要损伤视神经和颈内动脉。

(3)蝶腭动脉的分支鼻后中隔动脉自蝶窦前、下壁交界处经过,损伤出血影响操作应尽量避免或电凝切断。

(4)切忌盲目撕脱蝶窦外侧壁的黏膜。

【术后处理】

参见第三章第八节。

【并发症及其防范】

1. 视力障碍 由于管段视神经与蝶窦关系十分密切,解剖变异或手术操作不当均可引起视力障碍。先天或病理性视神经骨管缺损,增加了术中损伤视神经的危险。手术中蝶窦外侧壁的单极电凝止血也可造成视神经损伤。

(1)视神经直接损伤:造成的视力障碍均为不可逆,表现为视力急剧下降至失明。

(2)视神经间接损伤:原因是视神经裸露或视神经管开放由于局部压迫或手术中操作刺激造成,可以在视神经受刺激后即出现视力下降,亦可在手术数小时后出现。发现视神经间接损伤后应立即终止局部操作,减少刺激,并应用糖皮质激素、脱水剂等。手术中少填塞或不填塞。术后发现视力下降则应立即松解局部填塞,应用糖皮质激素、脱水剂、神经营养药物及促微循环药物等。

2. 出血

(1)向外下咬除蝶窦前壁时,若损伤蝶腭动脉的分支,可引起较明显出血,经填压多能止住,应注意术后抽纱条时要比通常情况下晚 1~2 天,以免术后出血。

(2)出血较明显者应电凝止血,术后复查时对此处的结痂不要硬性去除,以免再次出血。

(3)术中若损伤颈内动脉,可导致致死性的大出血。应立即以纱条填塞出血部位,赢得时间采用数字减影血管造影行血管栓塞或带膜支架置入,以挽救患者的生命。

3. 脑脊液鼻漏 术中损伤蝶窦顶壁可引起。轻者经填塞后能自行愈合,重者应行修补术。可就地取黏膜下组织塞于漏口处,外面贴敷一层黏骨膜,然后以可吸收性明胶海绵、碘仿纱条填塞蝶窦。术后嘱患者半卧位卧床 1 周以上,注意预防感染,碘仿纱条 1～2 周逐渐取出。

(张念凯 李 娜 梁大鹏)

第十节 鼻窦囊肿切除术

【概述】

常见的鼻窦囊肿主要有鼻窦黏液囊肿和鼻窦黏膜囊肿两大类(另有气囊肿极为罕见)。黏液囊肿多发于筛窦,其次为额窦,上颌窦与蝶窦较少见。多为单侧发病,囊肿增大时可累及其他鼻窦,甚至眶内和颅内。继发感染演变成脓囊肿,破坏性更大。黏膜囊肿多发生于上颌窦,有一定自然破裂倾向,无症状或症状轻微。根据囊液性状及有无分泌功能,又分为黏液潴留囊肿与浆液囊肿。

鼻窦囊肿的治疗原则为通过手术使囊肿与鼻腔建立通路,通畅引流,防止复发。传统的手术有鼻外入路、鼻内入路、经尖牙窝上颌窦入路等术式开放鼻窦,或者术中损伤大、术后反应强烈、遗留面部瘢痕,或者手术视线差、视野不清、带有一定的盲目性。自鼻内镜手术开展以来,鼻窦囊肿的手术治疗变得相对简单起来,治愈率高,并发症出现率极低。

对于鼻窦黏液囊肿,手术是唯一的治疗方法。而鼻窦黏膜囊肿多在拍鼻窦 X 线片时发现,较小时无症状,对人体无害,且有一定的自然破裂倾向,一般不必手术,可随访观察。若有明显症状或患者精神压力难以承受,可行鼻内镜下手术切除。鼻内镜下鼻窦囊肿切除术是目前最简捷、安全、恰当的方法。能够在直视下开放病变鼻窦,减少了手术的盲目性。可以清晰观察窦口甚至整个窦腔的全貌,完成对囊肿的切除。同时对周围结构的破坏少,避免了传统方法遗留的面部瘢痕。还可以同期处理鼻腔鼻窦的病变,如鼻窦炎、鼻息肉、鼻中隔偏曲等。

【解剖概要】

1. 鼻窦解剖与鼻窦囊肿的临床特点

(1)额窦底壁与筛窦外壁(眶纸样板):较薄,额、筛窦囊肿往往先出现眼球移位表现。根据囊肿的位置,眼球可向外、向前、向下移位。后组筛窦与视神经关系密切,后组筛窦囊肿可引起视力下降。

(2)上颌窦前壁:尖牙窝处骨质较薄,发生黏液囊肿时,此处隆起或呈乒乓球样改变。重者眼球向上移位。

(3)蝶窦:蝶窦顶壁与颅前窝及颅中窝相隔,外侧壁即海绵窦,窦内有颈内动脉和展神经纵行穿过,海绵窦的外侧与硬脑膜间有动眼神经、滑车神经和展神经穿过。若蝶窦发育较好,此壁向外凸出,可使视神经管凸明显突入窦腔,甚至管壁可缺损,因此,蝶窦囊肿可出现头痛、视力障碍。

2. 其他手术相关解剖 参见第三章第六～九节。

【术前提示】

1. 术前 CT 检查 术前应常规行鼻窦冠状位 CT 检查,累及后筛及蝶窦的病变则应同时行水平位 CT 检查,以了解病变范围、鼻腔结构改变情况、与周围组织的毗邻关系及骨质吸收情况。鼻窦黏液囊肿在 CT 显示为鼻窦密度均匀增高,向周围扩大并有骨质吸收。位于后筛及蝶窦的囊肿应特别注意其与视神经和颈内动脉的关系。鼻窦的黏膜囊肿表现为隆起于窦壁的半圆形或类圆形密度均匀增高影,边缘光滑,多见于上颌窦的下壁与侧壁。若 CT 不能明确诊断,可加做鼻窦 MRI 检查协助诊断。

2. 术前常规准备 参见第三章第六～九节。

【手术操作与技巧】

1. 麻醉 手术多全身麻醉下进行。

2. 筛窦黏液囊肿 在 0° 镜下将钩突切除,开放筛泡,开放前、后组筛窦的同时,将前、后组筛窦的黏液囊肿底壁切除,并尽可能扩大。

3. 额窦黏液囊肿 将前筛彻底开放,特别是鼻丘气房开放后，可充分开放额窦开口，引流额窦囊肿，并在30°或70°镜下将额窦底壁扩大咬除，充分引流，必要时可切除中鼻甲头端，以利于额窦的开放和引流。窦前壁如果骨壁厚硬，可用磨钻磨开前壁。

4. 蝶窦囊肿 可采用将中鼻甲后端1/3部分切除，切除上鼻甲，暴露蝶窦前壁，直接开放蝶窦。

5. 上颌窦黏液囊肿 经中鼻道上颌窦开窗，扩大上颌窦开口，吸除囊液。若囊肿巨大将鼻腔外侧壁内移使鼻腔变窄，可经下鼻道上颌窦开窗，用咬骨钳和黏膜剪扩大窗口至直径2cm左右。因上颌窦自然孔多受压变形和引流不畅，故须经中鼻道扩大上颌窦自然孔。

6. 手术中注意事项

（1）保留黏液囊肿囊壁：囊肿壁为鼻窦原内衬黏膜，有助于手术后愈合；对许多伴有骨质缺损的囊肿，则可避免有些并发症的出现。

（2）囊壁忌强行撕脱，术中造瘘口尽量用咬切钳切除或用吸引切割器切除，避免暴力撕扯，以免因骨质缺损、周围器官壁与囊壁粘连而造成严重并发症。

（3）窦口开放要适度：尽可能扩大造瘘口，防止术后瘢痕粘连闭锁，继发囊肿形成。但亦不可过大，以免损伤窦口周围重要结构。

（4）窦口黏膜如果小面积撕脱或与骨缘不齐，应用鼻窦切割吸引器或黏膜剪将游离的黏膜缘切除，防止黏膜肿胀粘连。

（5）矫正影响手术入路或术后引流的鼻中隔偏曲。

（6）保护相邻鼻窦自然孔：术中如果其他鼻窦不合并病变，则术中涉及的相邻窦口不做处理，只须暴露自然口即可。

（7）对巨大颅底黏液囊肿，在手术中造瘘缓放黏液时要十分小心，特别是毗邻颅底或脑干，局部骨质吸收而缺乏保护，应警惕过快放液引发脑疝的可能。

【术后处理】

术后处理与其他鼻内镜手术相同。取出填塞物后进行鼻腔清洗，可将窦腔内分泌物冲洗干净。定期内镜下检查清理术腔，保证窦口通畅以防止复发。

【并发症及其防范】

1. 术腔粘连闭塞 主要因手术损伤及病变黏膜处理不当，手术中撕脱黏膜，手术后残留黏膜增生或瘢痕化，致术腔被封闭。重视手术后随访处理，及时清除增生的肉芽组织与渗出形成的伪膜，可减少发生粘连和术腔闭塞的机会。

2. 囊肿造瘘口闭塞 瘘口闭锁发生原因主要是手术中开口太小，另一方面和术后的处理有很大关系。术后正确随访处理，及时清除造瘘口周围纤维素渗出物与血痂可以预防。

（张念凯 李 娜）

第十一节 经鼻泪囊鼻腔造孔术

【概述】

慢性泪囊炎的传统手术治疗方法为Toti在1904年首次采用的经鼻外入路行泪囊鼻腔吻合术，该术式为以后临床广泛应用，并有较好的临床疗效。但鼻外泪囊鼻腔吻合术后易遗留面部瘢痕，手术操作较复杂，国内外许多术者探索经鼻内行泪囊鼻腔吻合术，但经鼻孔直接观察操作，术野小，照明差，操作不便。由于解剖上泪囊与鼻腔仅相隔两层结构，即鼻黏膜和骨性泪囊窝，泪囊在鼻腔外侧壁的投影位于中鼻道前端，提示经鼻行泪囊造孔手术较传统经皮手术更为简捷、易行和安全。1988年Rice首次进行内镜监视下经鼻行泪囊鼻腔造孔术的尸体解剖研究。1989年后McDonogh等相继在内镜监视下实施经鼻泪囊鼻腔造孔术，为慢性泪囊炎手术治疗提供了一条的新途径。该手术避免了经皮手术损伤内眦血管和韧带的弊病，无面部瘢痕，手术并发症少，同时可矫正影响泪囊造孔引流、导致手术失败的鼻腔及鼻窦疾病或解剖异常等因素，如鼻窦炎、鼻息肉、泡性中鼻甲及鼻中隔偏曲等，临床效果良好，较鼻外泪囊鼻腔吻合术有明显的优点。周兵（1994）报告了对 35 例慢性泪囊炎患者应用鼻外科新技术——鼻内镜手术技术，在鼻内直视下完成了泪囊鼻腔造孔术的初步疗效。1995 年对 59 例（69 眼）3～13 个月的随访，总有效率为 90.0%。以后国内相继有类似报道。

【解剖概要】

1. 泪道等构成 泪道由泪点、泪小管、泪囊和鼻泪管组成。泪点是泪道的起始处，位于内眦睑缘的乳头状突起处，上下各一。泪小管由上下泪小管和泪总管组成，连接泪点与泪囊（图 3-11-1）。

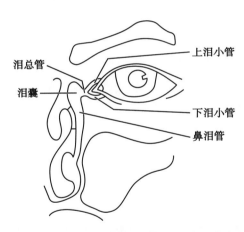

图 3-11-1 泪囊、鼻泪管与鼻腔解剖结构的关系

2. 泪囊 泪囊长 12～15mm，宽 4～7mm，位于前后泪嵴之间的泪囊窝内，前泪嵴由上颌骨额突形成，后泪嵴属泪骨。泪囊在鼻腔外侧壁的投影位于中鼻甲的前端、鼻丘的外侧（图 3-11-2）。水平位切面见组成泪囊骨性内壁有两部分：上颌骨额突和泪骨，二者间有一接合骨缝。泪骨依钩突附着处而分为前后两部分，泪骨前部参与泪囊骨性内壁的组成，后部参与眶内壁的组成，因此上界平中鼻甲附着处，前界为上颌骨额突，后界是钩突。

3. 鼻泪管 鼻泪管长 12～24mm，由泪囊至鼻

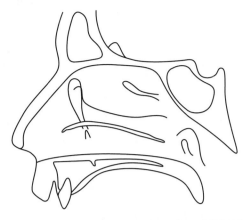

图 3-11-2 泪囊、鼻泪管在鼻腔外侧壁的投影

腔外侧壁，骨性泪道由上颌骨、泪骨和下鼻甲组成。鼻泪管向下开口于下鼻道，下鼻甲弯曲部的下方，一般距前鼻孔 3～4cm。鼻泪管开口常呈裂隙状。鼻泪管在下鼻甲上缘水平距上颌窦自然口约 1cm。

【术前提示】

1. 明确手术适应证和禁忌证

（1）适应证：①慢性及复发性泪囊炎；②泪囊黏液囊肿；③泪囊结石；④外伤性泪囊炎，包括鼻科手术损伤后泪囊炎。

（2）禁忌证：①泪小管狭窄或阻塞；②泪点狭窄或阻塞；③全身疾病不能耐受手术者；④鼻腔、鼻窦急性炎症。

2. 完善手术前检查

（1）泪道冲洗：可用生理盐水经下泪小点或上泪小点冲洗泪道。

（2）泪囊碘油造影：选择 3% 碘油，经下泪小点注入后摄颅骨正位平片。

（3）鼻腔鼻内镜检查。

（4）鼻窦 CT 检查：尤其是外伤性和伴有鼻窦炎患者。

3. 手术器械准备 0° 或 30° 硬性鼻内镜，常规内镜手术器械，骨凿（或电钻）、泪点扩张器、泪道探针、扩张用硅胶管等。

【手术操作与技巧】

1. 泪囊的解剖定位 泪囊在鼻腔外侧壁的投

影基本恒定，即中鼻道前端，平中鼻甲水平。泪囊内壁与鼻腔相隔有两层结构，包括上颌骨额突与泪骨前部和鼻黏膜。凿除上颌骨额突与泪骨前部，即可暴露泪囊内壁，此时可用探针经泪小管明确泪囊内壁是否已暴露。钩突为泪囊后界，向后进入筛骨迷路，向外可入眶，所以，钩突前触脚应视为安全后界。

2. 做大骨窗 在暴露泪囊内壁时，尽可能将骨窗做大，以利较大地做泪囊鼻腔造孔，有助于提高造孔的开放率。做大骨窗，可借助电钻或骨凿。如果骨质增生明显，则可以先找到泪囊的后界，由后界再向前扩大。

3. 术后泪道放置扩张管 目前如果泪囊比较大，能够做出向后的黏膜瓣，就无须放置泪道扩张管；若泪道狭窄或小泪囊，则需要放置扩张管。扩张管的放置和固定有以下几种，可比较应用。

（1）环扎法：用直径 0.5mm 的硅胶管分别经上下泪小点导入，从鼻腔造孔引出，在鼻腔内打结。优点是固定在鼻内，不影响日常生活。但硅胶管太细，扩张范围有限。

（2）鼻外固定法：国内有作者采用在内眦部穿刺或经下泪小点引出丝线连于鼻内扩张管，固定于面部。操作简单，但有碍生活和工作，不能长时间放置。

（3）鼻内缝扎于中鼻甲固定法：将末端带针线的硅胶扩张管经鼻逆行导入泪道，上端留置在泪小管或泪总管，下端经鼻腔造孔引出，缝扎固定于中鼻甲（骨）。操作略复杂，但可长期保留，若泪小管或泪总管狭窄，扩张管的上端可起扩张作用，并且不影响患者的日常生活和工作。

【术后处理】

1. 坚持术后复查，1 个月内每周 1 次，以后每月 1 次至痊愈。

2. 术后进行泪道冲洗，主要经上泪小点以 1% 地塞米松 - 庆大霉素眼药水冲洗泪道，每周 1 次。

3. 术后在鼻内镜下清除鼻腔内的血痂、分泌物、水肿黏膜及肉芽，注意鼻内泪囊扩张管的位置。如果扩张管脱落，可在鼻内镜监视下再次放管。

4. 鼻腔使用减充血剂、鼻内糖激素的喷雾剂，全身应用抗生素 2 周，并可口服泼尼松（每天剂量 0.5～1mg/kg，晨起空腹顿服），以减少瘢痕形成。

5. 扩张管一般于手术后 3 个月取出。如果造孔周围尚未上皮化或局部有肉芽，可将拔管时间延长，拔管后至少再观察 3 个月。

【并发症及其防范】

1. 眶纸样板损伤 手术操作范围偏中鼻道内，在暴露泪囊或切开泪囊时，容易损伤眶纸样板。防范的原则是手术操作一定要在中鼻道外。

2. 出血 泪囊表面有动脉网，所以在暴露和切开泪囊时，有时会遇到明显的局部出血。为防止出血导致手术无法操作，可以预先准备肾上腺素棉片充分收缩后，再进行下一步操作；若出血较剧，应终止手术，局部填塞。

3. 面部组织损伤和感染 主要由于暴露泪囊时，过于远离中鼻道，结果在咬除上颌骨额突时，在梨状孔缘或经鼻骨进入面部肌肉组织，导致面部软组织损伤，严重者会发生感染。

（周　兵）

第十二节　鼻骨骨折的手术治疗

【概述】

鼻骨是鼻面部骨软骨支架的重要构成部分，突出于面部的中央，在保持呼吸道通畅的同时，亦是面部美学中的一个重要结构。由于鼻骨结构菲薄，在外力的作用下极其容易发生骨折。当鼻骨发生骨折，患者面部外观受损的同时，鼻的通气功能也受到了影响，甚至许多毗邻的重要器官例如眼、脑、神经等也可能受累。

鼻骨骨折的发生受多种因素的影响，包括各种致伤病因、外力的作用大小和部位，甚至患者的性别和年龄等。运动、日常生活中外伤所致的鼻骨骨折比较多见，钝性的创伤如机动车交通事故、运动损伤及发生肢体冲突是鼻骨骨折的主要原因。在上海交通大学医学院附属第九人民医院 2011 年 1 月至 2013 年 12 月观察资料完整的 352 例鼻骨骨折患者中，生活意外（包括撞击伤、摔伤）居首位，共 188 例（占 53.4%），其次为拳击伤和钝性打击伤 60 例（占 17%），交通事故 49 例（占 14.1%）。随着人们对生活质量要求的提高，近年来鼻骨骨折的治疗日益受到关注。

【解剖概要】

1. 外鼻和鼻骨 外鼻由骨性鼻锥、软骨性鼻锥和鼻底部构成。所谓外部呈"锥"状而其内部呈"穹窿"状，"锥"是指鼻子的外形，体现在美观功能；"穹窿"则是在解剖上保障了通气功能，故鼻器官是形态和功能的混合体。一旦骨折导致鼻锥畸形，则影响鼻的通气和美观功能。因而，鼻手术或鼻整形术应当具有功能性和重建性。正如 Kern 所说的，要通过重建正常结构恢复鼻正常的功能。

2. 鼻部的皮下软组织层 鼻部皮肤和软骨之间有 4 层不同的组织，包括浅表肌腱膜系统（superficial musculoaponeurotic system，SMAS）、纤维肌肉层、深部脂肪层和骨（或软骨）膜层。紧贴皮肤下面尚有一浅表脂肪层，其中含有大量垂直纤维连接着皮肤和浅表肌腱膜系统层。该层在鼻根处较厚，在鼻中部变得非常薄，到鼻尖上区域又变得较厚。鼻部浅表肌腱膜系统层以横跨的鞘膜形式延续于面部上 1/2 的浅表肌腱膜系统层。

浅表肌腱膜系统层以下是薄的纤维脂肪层，分隔包绕浅、深鼻肌。在无肌肉分布的区域，该两层即融合为一层组织。

鼻部的第三层为深部脂肪层，分布于纤维肌肉层和深部的框架结构之间。主要的浅层血管和运动神经位于该层。该层无纤维韧带分布，可增加框架结构和纤维肌肉层之间的活动度。

第四层软组织为鼻骨上覆盖的骨膜和软骨支架上覆盖的软骨膜。软骨与软骨之间存在纤维连接，鼻翼软骨外侧脚和上外侧软骨之间、鼻籽状软骨相互之间都存在纤维连接。连接着一侧外侧脚到对侧鼻尖上区域有一纤维韧带，鼻中隔尾端和内侧脚之间也存在致密的纤维韧带，两侧内侧脚之间也有纤维韧带分布。

3. 鼻骨的解剖特点与骨折 鼻部易遭受各种外伤导致鼻骨骨折，与其解剖密切相关。鼻部突出于颜面部正中，呈上窄下宽的锥形，鼻骨占鼻上部 1/2，鼻下部为软骨及软组织。鼻骨由左右各一的长方形薄骨片于中线结合组成，骨质从鼻根到鼻尖逐渐变薄，所以鼻骨中下部最易发生骨折。有文献报道鼻骨骨折占面部外伤后骨折的 37.7%，约占面部外伤骨折的第 1 位（Hwang 等，2010）。鼻中隔起支撑外鼻的作用，故塌陷状骨折常伴有鼻中隔骨折。在上海交通大学医学院附属第九人民医院 352 例鼻骨骨折的病例中，有移位的鼻骨骨折计 121 例（占 34.37%），同时伴有鼻中隔骨折计 231 例（占 65.62%）。

【术前提示】

1. 鼻骨骨折的诊断 目前鼻骨骨折的诊断主要依赖于病史、临床检查和影像学检查。传统的影像学检查主要依靠 X 线片，但由于 X 线片的分辨率相对低，容易造成漏诊或误诊，可能延误临床诊治。张秋航等（1999）认为，即使在临床上 X 线检查结果为阴性，亦不能完全排除鼻骨骨折。

近年来由于 CT 的发展，尤其是多层螺旋 CT，其对于图像的处理方面有了质的飞跃，在临床上已经得到了广泛的运用。相对于 X 线而言，其密度分辨率有了明显的提高，能够观察到鼻骨骨折相关的局部细微改变。此外，原有图像经过后期的三维重建，损伤部位情况以立体的方式显现。螺旋 CT 对鼻骨骨折的诊断有重要的临床意义，是目前检查和诊断鼻骨骨折的最好方法，具有很高的分辨率。水平位、冠状位薄层 CT 检查鼻骨损伤有如下优点。

（1）准确判断有无鼻骨骨折。

（2）明确显示骨折的位置。

（3）确定骨折的类型。

（4）了解鼻腔内情况：有无合并邻近组织损伤，如同侧眼眶内侧壁、同侧上颌窦前壁等。

（5）帮助了解鼻窦腔内有无积血征象。

（6）对复杂的多处鼻骨骨折三维重建，使临床医师更直观地了解病变在三维立体空间的实际大小、形态、位置及周围组织结构的立体解剖关系。

CT 结合自带的软件可重建三维图像，从而可准确判断鼻骨骨折的类型、移位的状况，同时便于观察面中部上颌骨、额骨和眼眶以及鼻腔内鼻中隔的状况，为进一步治疗提供更好的依据。目前国内大多数鼻骨骨折影像学检查依靠 CT，进而表明国内的各级医院 CT 设备的普及率甚高，且 CT 平扫的费用不昂贵而诊断价值很高，故建议在鼻骨骨折的诊断中首先考虑。

近年来，B 超作为一种影像学的检查方法，也逐渐应用于鼻骨骨折的诊断。有研究表明，高频灰阶超声与 CT 在诊断敏感性和特异性上无显著统计学差异。

2. 骨折的临床分型　国内外有关鼻骨骨折的分型并未统一，均侧重于建立在 CT 检查基础上的分型。

（1）姜传武等（2008）根据直接骨折征象（direct signs of fracture，D）、间接骨折征象（indirect signs of fracture，I）和有无伴发邻近骨骨折（complicated fracture，C）；提出了鼻骨骨折的 DIC 分型：

1）D 型：D_0 看不见骨折线，但可以看到间接征象，如"气泡征"；D_1 线形骨折；D_2 粉碎骨折。

2）I 型：I_0 无移位；I_1 伴有偏移；I_2 伴有塌陷（或上翘）；I_3 既有偏移又有塌陷（或上翘）。

3）C 型：C_0 无伴发邻近骨骨折；C_1 伴发邻近骨骨折。

至于鼻骨骨折是单侧（unilateral，u）还是双侧（bilateral，b），可在 DIC 分型的前下方标注 u 或 b。

（2）舒荣宝等（2013）根据骨折线的侧别、骨折线形态及骨折断端错位成角程度，以及是否合并鼻中隔骨折及相邻部位骨折分为 4 型。

1）I 型：单侧和 / 或双侧鼻骨线性骨折，无或轻度错位成角。

2）II 型：分两个亚型，I 型的基础上出现骨折线明显错位成角为 IIa 型，单侧和 / 或双侧鼻骨粉碎性骨折为 IIb 型。

3）III 型：I 型、II 型伴鼻中隔骨折，分两个亚型，不伴发周围骨折为 IIIa 型，伴发周围骨折为 IIIb 型。

4）IV 型：I 型、II 型伴有鼻骨周围骨折但不伴鼻中隔骨折。

（3）赵宇等（2014）根据鼻骨骨折患者的 CT 影像学资料进行观察及测量后将鼻骨骨折分为 3 型。

1）I 型：单侧外鼻骨折，Ia 型为鼻骨或上颌骨额突骨折，Ib 型为鼻骨及上颌骨额突均骨折。

2）II 型：双侧外鼻骨折，IIa 型为鼻骨或上颌骨额突骨折，IIb 型为鼻骨及上颌骨额突均骨折。

3）III 型：伴外伤性鼻中隔偏曲。

（4）国内临床常用分型方法为苏振忠（2004）关于鼻骨骨折的临床分型，简单明了、实用性较强，建议临床上使用。该分型根据骨折程度、鼻外形的改变程度、累及周围结构的范围，将鼻骨骨折分为 4 型。

1）I 型：单纯鼻骨骨折，影像学检查可见有一条或一条以上的骨折线，但无明显移位，鼻梁外形正常。

2）II 型：I 型的基础上出现骨折对线不良，鼻梁外观变形。

3）III 型：II 型或 I 型的基础上伴鼻中隔软骨骨折、脱位、血肿或鼻黏膜严重撕裂伤。

4）IV 型：I 型、II 型或 III 型的基础上并有鼻骨周围骨质骨折，如上颌骨额突、额骨鼻突或鼻窦骨折等。

本书在介绍鼻骨骨折手术治疗时采用该分型。

（5）临床上也可参考的国外分型，如 Rohrich 和 Adams（2000）有关鼻和鼻中隔骨折的分类，也分为 4 型。

1）Ⅰ型：单纯线性骨折（单侧或双侧），未导致鼻中线偏曲或移位的骨折。

2）Ⅱ型：单纯错位性骨折（单侧或双侧），并导致轻微的鼻中线偏曲或错位或是有继发性中隔骨折或脱位。

3）Ⅲ型：严重的鼻骨及中隔骨折，a 为单侧骨折，b 为双侧骨折，c 为粉碎性骨折并伴有严重鼻中线偏曲或移位的单侧或双侧鼻骨骨折，且继发严重的中隔骨折或脱位。粉碎性的鼻骨或中隔可能会妨碍骨折复位。

4）Ⅳ型：鼻骨及中隔复合骨折，严重的外伤可能会导致鼻骨及中隔粉碎性骨折、严重的撕裂伤、软组织撕脱伤、严重的鞍鼻、开放性复合型损伤以及组织撕脱。

3. 鼻骨骨折分期　目前国内相关文献中常常提及有关鼻骨骨折分期的名称有：早期、初期、急诊期、陈旧期，甚至还有新鲜、晚期等等描述，但是关于各期的具体划分，并未明确。传统教科书上写有复位术一般不宜超过 10 天，但未写明 10 天后如何治疗，此分期方法固化了复位术的时间，易造成医患矛盾。

骨折的病理学愈合过程通常分为 3 期：①血肿炎症机化期，约骨折后 2 周；②原始骨痂形成期，4～8 周，此期钙化不断加强，骨折可达到临床愈合；③骨痂改造塑型期，8～12 周，此期在成骨细胞和破骨细胞同时作用下完成。

综合骨折愈合的病理学分期，结合笔者近 5 年 2881 例资料完整的鼻骨骨折的住院病历，按适应证和术式选择的治疗思路，笔者认为临床分期分为 3 期较为合理，3 期分别为：①鼻骨骨折初期，对应病理学上的血肿炎症机化期，约外伤后 2 周；②骨痂期，对应病理学上的原始骨痂形成期和骨痂改塑期，外伤后 2～12 周；③陈旧期是指外伤后

12 周以上，已达临床愈合后的时期。

4. 手术最佳时间的选择　选择恰当的手术时机，对于鼻骨骨折的整复而言至关重要。关于手术时机的选择，目前国内存在许多不同理念。根据王炳良等（2001）观点，鼻骨骨折整复的黄金时间为外伤后 6～8h，此时间段特别适合单纯性鼻骨骨折复位。但大部分研究者的观点，鼻骨骨折最佳复位的时机集中在外伤后两周内，超过两周由于骨痂形成，增加了整复的难度。亦有学者认为外伤后 30 天内可行鼻骨复位，因为此时的骨痂是不牢固的原始骨痂，通过外力仍可复位。

按照目前的医疗条件，鼻骨骨折的复位是以形态复位为主，若能在伤后（软组织尚未肿胀前）就诊则可尽快行复位术。李良波等（2003）通过研究发现，伤后 2～3h 内即来诊治，外鼻肿胀前进行手术，效果良好。在骨折后 2～3h 内，软组织尚未出现明显肿胀，可以比较准确地判断外鼻畸形程度，即刻行鼻骨闭合复位术。若患者就诊时鼻面部明显肿胀，则先须局部消肿，一旦肿胀消退，能观察到外鼻形态时，即行复位手术。

5. 术式的选择　鼻骨骨折手术治疗的关键是矫正外鼻畸形和恢复鼻腔的通气功能。现阶段国内应用最广泛、最直接的依然是闭合性复位术。该操作简单易行，无须做鼻内切口，改善鼻畸形的同时也能改善鼻腔的通气功能，在 60%～90% 的手术病人中最终都提供了一个可以接受的结果。

若患者无明显通气障碍，鼻外形未见明显改变，影像学检查提示无明显骨质移位，此类患者可随访。反之，则需要进行手术治疗，其术式选择的思路取决于骨折的分型和分期。

（1）Ⅱ型鼻骨骨折初期呈成角畸形：首选鼻骨闭合复位术。

（2）Ⅱ型鼻骨骨折初期呈骨折错位、Ⅲ型初期：可行鼻内切口鼻骨开放复位术。术中用剥离子暴露骨折区域，拨动骨折片回复至伤前位置。

（3）Ⅱ型和Ⅲ型骨痂期：可行鼻骨矫正术，或

在内镜辅助下行鼻内切口鼻骨矫正术。骨折超过2周，术中要用剥离子锐性切断或骨凿截断骨痂，然后拨动骨折片回复至伤前位置。

（4）随着鼻内镜技术的广泛应用，对鼻骨闭合复位难以达到效果、伴上颌骨额突和筛窦等骨折、继发外伤性鼻窦炎或鼻中隔血肿、穿孔等情况的患者，均考虑内镜辅助下行骨折复位。合并复杂性鼻颅底骨折的患者，鼻内镜亦是不可或缺的。

笔者的经验是：内镜辅助下的鼻内切口鼻骨开放复位术可精准地暴露骨折部位，观察到骨折错位等情况，可锐性切断或截断骨痂，清晰观察复位的全过程，减少手术的盲目性。与传统的术式相比，内镜图像通过显示器上放大，更容易观察骨折错位偏离等情况，然后再使用鼻骨复位器，准确复位；内镜辅助下的术式还能及时发现伴有的鼻中隔骨折，而行同期中隔矫正，减少发生继发性的鼻畸形和鼻中隔穿孔的危险，避免严重并发症的发生。

6. 手术的目标要求　目标要求是通过鼻骨复位术恢复到外伤前的形态与功能，但临床上有部分患者总是认为自己外伤前的外鼻是又正又直的，这就需要患者提供外伤前的资料，如高清晰的正侧位照片等，以供医师参考。

目前的医疗条件和手术方式能达到两种复位要求，分别是：形态复位和解剖复位。鼻骨闭合复位术（不做切口）和鼻内切口开放鼻骨复位术是依据患者的二维或三维 CT，使用鼻骨复位器，通过术者的"望"外观、"触"鼻骨形态，来观察手术的即时效果，这是依赖术者经验的复位方法，能达到形态复位的要求。内镜辅助下的鼻内切口开放鼻骨复位术和鼻骨矫正术，能直视下看到骨折移位，清晰看到骨片复位的全过程，能达到解剖复位的要求；但复位后如何固定骨片的位置，分离骨折区域所造成的新的创伤是否会影响骨片的血供进而影响骨折的愈合，还须临床进一步研究，故目前还应严格掌握适应证。

7. 鼻骨骨折分期与术后效果　一般来说，复位术疗效的满意度是随着术前等待时间的延长而下降，即初期、骨痂期、陈旧期的术后疗效满意度是随着分期而下降。

【手术操作与技巧】

（一）鼻骨闭合复位术

Ⅱ型鼻骨骨折初期有成角畸形的，首选鼻骨闭合复位术。该术式因为简单而且快速，不做鼻内切口，可门诊进行，临床上应用广泛。在改善鼻部畸形的同时也能够改善鼻腔通气功能（Chung 等，2009），但是 Rohrich 和 Adam（2000）报道约有 50% 的患者后遗外伤后鼻畸形而需要再次手术。该术式可以在内镜辅助下完成。

1. 麻醉和消毒　成人患者可以考虑局部麻醉或者全身麻醉，儿童患者建议全身麻醉。局麻患者，鼻外选择 1% 或 2% 利多卡因双侧眶下神经局部阻滞麻醉，鼻内可用含 1% 丁卡因的棉片行黏膜表面麻醉。

鼻骨闭合复位术的术区消毒范围涵盖整个面部，但在消毒前眼部贴膜，以免消毒过程中擦伤角膜，或消毒药水损伤眼球。

2. 手术技巧　手术操作前可将含有丁卡因和血管收缩剂的棉片塞入鼻腔，以收缩黏膜血管。在鼻腔穹窿顶上放置一片折叠好的凡士林纱条有助于术中保护鼻腔黏膜。

对照患者的鼻骨三维重建图像，通过触诊和多角度的视诊来明确鼻骨骨折区域。用鼻骨复位器在鼻部粗略估计鼻孔到骨折位置的距离，然后将复位器伸入凹陷骨折侧的鼻孔内，并置于鼻骨下方，复位器进入鼻腔深度不超过内眦平面。右手持鼻骨复位器挑起塌陷的鼻骨，左手示指指腹触摸移位的鼻骨，在复位过程中通常可以听到清晰的咔嚓声表明骨折复位，同时左手示指指腹可以感受到骨片的移动和与周围骨质的落差。复位后，视觉上的凹陷也会消失。

对于凹陷性骨折往往在鼻骨塌陷同时伴有上

颌骨额突的外移，这就要求复位抬升过程中将外移的上颌骨额突内收挤压，以免产生宽鼻。

3. 填塞　鼻腔顶部及侧壁填塞，有助于稳定粉碎的鼻骨，并防止鼻骨锥支架向内塌陷，同时填塞还可以控制出血，及防止血肿的形成，防止鼻腔黏膜粘连。

（二）鼻内切口开放鼻骨复位术

Ⅱ型鼻骨骨折初期有骨折错位的、Ⅲ型初期的患者，适用此术式。

Burm 和 Oh（1998）介绍了一种在鼻骨复位术中比闭合复位较为激进的应用鼻内切口的术式，取名侧面开放复位术式。Kim 等（2012）分别在患者和医师中应用 5 分法比较了鼻内切口开放鼻骨复位术和鼻骨闭合复位术的术后满意度，患者组分别是 4.2 和 3.8 分，医师组分别是 4.3 和 3.6 分，患者和医师对侧面开放复位术式的满意度都高于鼻骨闭合复位术。

1. 麻醉和消毒　全身麻醉。术前修剪鼻毛，利于内镜操作，消毒面部、鼻前庭和鼻腔。

2. 手术技巧　术前仔细阅读鼻骨三维重建CT 片，可能的话，在计算机相关软件（如 mimics、osirix 软件等）的指导下，多角度观察骨折情况，做好手术方案。

选择合适大小的鼻内镜，先进行良好的鼻腔黏膜收缩，对鼻腔进行全面的检查，包括鼻中隔形态、鼻底的情况、鼻甲的大小，内鼻阀的通畅性，以及软骨结构的完整性。

在鼻腔梨状孔边缘行 1cm 左右的弧形切口，切口的位置和大小既要方便内镜、器械的置入，制作手术隧道和组织分离切割，而且止血、吸烟、组织去除和视腔的支撑也要通过这个切口来完成。用剥离子在骨膜下分离皮下组织，软组织分离范围上超越骨折区的上缘，内侧近鼻骨中线，外侧达到上颌骨额突的鼻颌沟或额突骨折区的外侧。对于切开的鼻骨复位而言，所有的软组织分离都应该限制在骨膜下，不能进入浅表肌腱膜系统层中，

可最大限度地避免血管神经的破坏，减少恢复期瘢痕。软组织分离的范围应足以容纳内镜及其他操作器械。

在鼻骨骨折手术操作过程中，也应避免骨膜的过度分离，以保证重建鼻骨结构的牢固固定，而更为重要的是骨膜具有悬吊和支撑鼻部骨骼的作用，过度分离骨膜可能会在术后出现骨折不连续和严重的骨性区塌陷。

置入中等长度的拉钩，显露鼻骨骨折错位的区域，将错位的鼻骨进行分离，特别是将形成的骨痂小心剥离去除，操作要轻柔，勿对鼻骨造成二次损伤，拨动骨折片回复至伤前位置。通过内镜观察复位后效果，撤出拉钩，观察外鼻的复位效果。用可吸收线缝合鼻前庭切口。

合并鼻中隔骨折所致偏曲者，须同期在内镜辅助下矫正。

3. 填塞　鼻腔顶部及侧壁填塞时动作轻柔，切勿填塞过度，造成复位的鼻骨再次错位。

（三）鼻骨矫正术

Ⅱ型和Ⅲ型骨痂期的患者，笔者的经验是选择鼻内切口行鼻骨矫正术，有条件的可以行内镜辅助下的鼻内切口鼻骨矫正术，可精准地观察到骨折部位。Kim 和 Kim（2001）报道了内镜方法可以解决传统鼻整形中手术中的盲区。与传统的鼻骨矫正术相比，可以在内镜直视下清晰看到复位的全过程，减少手术盲目性，避免严重并发症的发生；同时通过显示器上放大，更容易观察鼻骨骨折移位偏离等情况。然后使用鼻骨复位器，准确复位。

1. 麻醉和消毒　全身麻醉。术前修剪鼻毛，利于内镜操作，消毒面部、鼻前庭和鼻腔。

2. 手术技巧　术前仔细阅读鼻骨三维重建CT 片，若有可能则在计算机相关软件（mimics、osirix 软件等）的指导下，多角度观察骨折情况，做好手术方案。

选择合适大小的鼻内镜，先进行良好的鼻腔黏膜收缩，对鼻腔进行全面的检查，包括鼻中隔形

态、鼻底的情况、鼻甲的大小，内鼻阀的通畅性，以及软骨结构的完整性。

按照骨折单侧或双侧，在外伤侧鼻腔梨状孔边缘行 1cm 左右的弧形切口，合并鼻中隔畸形（偏曲或骨折）也可行鼻内半贯通、全贯通切口，如果同时伴有软骨锥畸形，可行鼻小柱切口的鼻外入路手术。

参照鼻内切口开放鼻骨复位术，行骨折区域软组织分离，制作手术腔隙，内镜下显露骨折区域，探查骨痂的牢固程度。如果骨折处于原始骨痂形成期（伤后 2～4 周），一般可用剥离子锐性切断骨痂；如果骨折已处于骨痂改造塑形期（伤后 8 周以上），则需要使用骨凿截断骨痂，松动骨折的骨片，使之回复至伤前位置。

此时 CT 上骨折的三维重建图像和内镜上的图像，差异较大，必须仔细区分。尽可能在原骨折线上进行截断，提高手术疗效。

【术后处理】

1. 鼻骨术后，软组织和骨组织因手术操作而不稳定，易引起鼻部肿胀和血肿，应用短条胶布压迫固定术区皮肤，短条胶布横行粘贴在鼻部皮肤上，从鼻尖上端开始至眉间叠瓦状粘贴，在此基础上应用铝塑板加强固定，可减轻术后肿胀和血肿，防止术后骨片移动，常规使用铝塑板固定 4 周。前 2 周全天佩戴，后 2 周晚上佩戴，以免误伤骨折区域，再次发生骨片移位。

2. 鼻骨骨折的治疗不仅取决于成功的复位技术，良好的鼻腔填塞内固定法和足够的内固定时间是减少并发症发生、提高临床治愈率的保证。鼻腔填塞物一般术后 3 天取出。

3. 术后须随访和评估患者鼻气道的通畅性、鼻中隔的对称性及美观程度。

4. 患者应避免在鼻骨、软骨及黏膜 4～6 周愈合过程中进行剧烈的体育运动，必须提醒那些术后短期内进行体育运动或其他活动患者存在鼻出血的风险。

【并发症及其防范】

1. **鼻出血**　术中出血多由于鼻骨复位器操作时损伤鼻腔黏膜，可使用含有血管收缩剂的脑棉片充分收缩鼻腔黏膜和血管，起到良好的止血效果，必要时双极电凝止血。

2. **鼻部肿胀变形**　手术分离操作要轻柔，特别是在做鼻骨切开复位的切口剥离时，注意保护皮下软组织，以防止过度损伤软组织和血管。术后鼻部胶带呈叠瓦状压迫包扎，鼻夹板固定可以有效减少鼻部的肿胀变形。

3. **鼻部血肿或者脓肿**　如术后发现鼻部出现血肿，应该立即重新打开切口，吸引排出残余的血，并留置引流片，否则容易引发鼻部感染。而当鼻部脓肿形成的时候，必须要打开切口引流脓肿，吸引清除脓肿，充分冲洗术腔，切口留置引流片，并使用抗生素进行抗感染治疗。

4. **鼻腔狭窄、鼻塞**　术前须评估鼻腔通气道，包括外鼻阀、内鼻阀、鼻阈、鼻中隔尾端和下鼻甲情况，必要时可考虑鼻孔成形、鼻中隔矫正、下鼻甲外移等手术以改善鼻腔的通气功能。

5. **鼻腔粘连**　鼻内粘连是鼻腔手术常见的并发症，大多无症状，也应尽可能预防。①避免相对位置的黏膜双侧损伤；②在手术后鼻腔内使用鼻内的填塞物；③仔细调整和关闭鼻内切口。

6. **鼻泪管断裂**　骨性鼻泪管上口相当于眶下缘平面，鼻内开口位于下鼻甲的顶端，其走行路径是朝眼眶内下方，偏鼻内侧方向，与鼻颌缝的走行路径有一定距离，且骨性鼻泪管外、前、内骨壁由上颌骨额突构成为坚硬的密质骨，故在该部位复位、截骨术时，距眶内下缘至少保留 3mm 的距离，以防造成医源性损伤。

7. **鼻骨的偏斜和不对称**　该并发症的发生往往与诸多因素有关：①鼻骨不完全复位；②鼻中隔的不完全复位；③皮下软组织的损伤；④骨性鼻锥不充分移位和固定；⑤术后保护不够。

8. **脑脊液鼻漏**　这是一种很少见但很严重的

并发症，有可能在术中实施骨性结构操作时损伤筛骨垂直板或者水平板，所以鼻骨骨折复位的时候，鼻骨复位器的深度勿超过内眦平面，以防损伤颅底。同时在截骨操作中，仔细保护筛骨垂直板。

（王珮华 孙艺渊）

第十三节 眶壁骨折整复术

【概述】

眼眶爆裂骨折指眼眶内、下壁骨折，即筛、蝶窦外侧壁及上颌窦上壁骨折，属鼻眼相关疾病。眼眶仅占人体表面的 2%，但在人类日常活动中头面部遭受外伤（如车祸外伤等）时，这类骨折却往往在外伤抢救中易被忽视而漏诊或误诊。直到现在，仍有一些眶下壁骨折的患者被误诊为眼肌麻痹而延误治疗。眶壁骨折可以单独发生也可以是复合性颜面外伤的一部分。该病由 Mackenzie 于 1884 年首先描述，1957 年 Smith 等通过在尸体上做损伤试验，明确了该病的发病机制，从此把这种由纯外伤引起的眶壁骨折而不合并眶缘凹陷性骨折者命名为眶爆裂骨折。

随着社会的发展、车辆的增多，交通事故和其他意外事故的发生率有上升趋势，眼眶爆裂骨折也越来越多见。伴随着 CT 断层对骨折定位诊断水平的提高，耳鼻咽喉头颈外科及眼科医师对该病的认识越来越深入，临床诊断率明显提高并得到及时治疗，其治愈率亦大大提高了。

【解剖概要】

1. 眼眶 眼眶为一个四棱锥体，尖端向后与颅内相通，以宽大的底面向前向外，从形状上看，如果以视神经作为把柄，整个眼眶恰似一个鸭梨，眶容积为 30ml，眼球容积为 6ml。眶口宽 40mm、高 35mm，眶深由眶尖算起 40mm。故球后麻醉时或进入眶内器械勿超过 40mm，否则有可能损伤视神经或误入颅内。

2. 眶壁 眶壁由 7 块骨骼组成，分别为额骨眶区、蝶骨大翼、颧骨眶面、上颌骨眶面、腭骨眶突、筛骨纸板、泪骨。眼眶分上、下、内、外 4 个壁，其中上、下、内 3 个壁分别被额窦、上颌窦及筛窦、蝶窦所包围。

（1）上壁：也叫眶上壁。

（2）眶内壁：主要为筛骨纸板，很薄，眶内壁骨折，眶组织很容易嵌入筛、蝶窦内。

（3）下壁：也叫眶下壁，眶下壁由上颌骨、颧骨及腭骨组成，其骨壁厚度为 0.5～1mm。眶下壁并非一个平坦之面，稍向外侧倾斜，中央部稍隆起，在外力作用下这部分很容易发生骨折。眶下壁的下方为上颌窦，眶下缘内角处有一浅凹，为下斜肌起始部分，眶下裂的内侧为眶下沟，由后向前变成一骨管，此管在前方沉没于下壁中，约在眶下缘下方 4mm 处开口，即为眶下孔，有同名血管与神经通过。

【术前提示】

1. 复视、眼球运动障碍 为本病的主要症状，根据复视程度和眼球运动障碍的情况判断骨折的部位和程度。骨折程度与骨折部位、范围和软组织嵌顿情况有关。

术前检查：

1）眼位检查：可发现眼球运动障碍。

2）Hess 屏检查：比复视像检查更可靠，单靠复视像检查分析有时可误诊。例如眶内壁骨折，内直肌嵌入筛窦，引起外展受限，此时向患侧的颞侧注视时复视像分离最大，并不是由于外直肌麻痹，而是由于内直肌受到牵制，而引起外展运动障碍。

3）眶 CT 检查：显示眶壁骨折部位、程度和范围，眼内肌肥大增粗，与眶内容物一起可经骨折眶壁疝入或嵌顿在鼻窦内（图 3-13-1）。

2. 鼻出血及鼻骨骨折 眶壁骨折常伴颅面部复合伤和骨折，应行鼻窦及颅脑影像检查，注意有无颅底骨折和脑脊液鼻漏。

3. 手术方式选择

（1）眶下壁骨折：眶下壁骨折的手术方法有 3

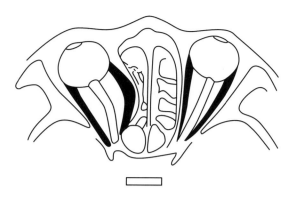

图 3-13-1　水平位 CT 显示眶内壁骨折

种。①从下睑下皮肤切口入路；②Caldwell-Luc 手术上颌窦入路；③以上二者联合入路。

（2）眶内壁骨折整复术：手术方法主要有两种。①鼻外入路；②鼻内镜下筛窦开放行眶内壁骨折整复术。

4.眶壁修复赝复物的选择　可选择的修复材料除了自身鼻中隔软骨或筛骨垂直板外，可以用作修复赝复物的有硅胶板、羟基磷灰石及钛钢板或钛网等。

【手术操作与技巧】

（一）鼻内镜下筛窦开放行眶内壁骨折整复术

1.麻醉和体位　局部麻醉或者全身麻醉均可，患者仰卧位。

2.手术技巧　患侧眼内直肌处带线缝合 1 针，用于牵拉内直肌，辅助还纳眶内容。常规方法由前向后开放筛窦，可见筛房破碎和窦内陈旧性积血，内镜下仔细检查眶纸样板破碎和从眶内嵌入的眶组织及内直肌的情况。同时用线牵引内直肌，观察嵌顿的组织是否向眶内移动。沿嵌入的眶组织四周钝性分离，将嵌顿的眶组织还纳回眶内，用 1mm 厚的硅胶板修补孔洞，将硅胶板沿孔洞的四周压入眶内铺平。

3.填塞　充分止血后，术腔填塞庆大霉素可吸收性明胶海绵和凡士林油纱条。术后 2～3 天取出术腔内纱条，1～2 周后清理术腔内可吸收性明胶海绵。

（二）鼻外入路眶内壁骨折修复术

1.麻醉和体位　局部麻醉或者全身麻醉均可，患者仰卧位。手术在显微镜下进行。

2.切口　内眦角皮肤弧形切开深达骨膜，钝性分离暴露眶纸板，距眶缘 1.5～2.0cm 可见筛前动脉，结扎或双极电凝固。

3.筛窦开放　开放部分筛房，将嵌顿在筛房内眶组织及内直肌还纳回眶内。

4.眶壁修复　应用硅胶板及人造骨修复孔洞，代替筛骨纸板。优点为视野大，易复位，同时可进行鼻骨整复术。手术时注意硅胶板不要超过筛后动脉水平，不要接触视神经，以免损伤视神经导致失明，切口缝合。

【术后处理】

1.术后填塞物的取出时机　经鼻手术后，通常在术后 2～4 周取出术腔填塞的碘仿纱条。上颌窦内充填的水囊则可以在同样时间内，先放水，观察眼球位置和活动情况无异常后，再经下鼻道取出水囊。

2.训练　当嵌顿的肌肉及软组织从鼻窦还纳回眶内后，局部不可避免地产生水肿。若术前嵌顿时间长，可使肌肉水肿变形，术后早期复视不会立即消失，有时反而略有加重。术后运动训练有助于肌肉运动功能恢复和复视的消失。

眼球运动训练，即让患者仰卧，距面部 1.5 米高处悬吊一有色彩的圆球，让患者双眼注视往返摆动的圆球，双眼随球的运动而反复运动。眶下壁骨折的患者术后行垂直方向摆动训练，眶内壁骨折的患者术后行水平方向摆动训练。训练为每天 3～5 次，每次 5～10min，摆动频率为每分钟 40～60 次。

运动训练是强制性地让肌肉收缩、舒展，可以改善局部血液循环，有利于水肿渗出吸收消退。反复运动可以使刚刚从嵌顿中解脱出来的肌肉舒展开，有利于双眼单视的重新建立，使复视尽快消失。

【并发症及其防范】

1.出血　术中出血多由于骨折片伤及眶内较

大血管，取骨片时血管破裂出血，应找到出血部位，结扎或双极电凝。

2. 视力减退或丧失 术中视力丧失多由于器械分离时触及视神经或使用肾上腺素止血致视网膜中央动脉痉挛、阻塞，术后视力减退或丧失多由于充填物硅胶板移位、压迫视神经。故手术时要观察患者视力情况，手术操作不可粗暴，不要损伤视神经，硅胶板填充后要缝合固定在眶缘骨膜下，防止移位。

3. 眶下神经损伤 眶下神经损伤较多见，表现为颊部、鼻翼、上唇、牙龈麻木感，痛觉迟钝。骨折本身可造成眶下神经损伤，手术刺激或手术损伤以及充填的硅胶板压迫眶下神经均可引起，手术时操作要小心，不要损伤神经，充填赝复物做成"凹"形，使之不嵌顿压迫眶下神经。

4. 硅胶排异反应 下睑肿胀，局部压痛。硅胶板填充之后其上缘不能高出眶缘，骨膜缝合要严密，使硅胶片全部在骨膜与骨面之间，固定牢靠，可避免排异反应发生。

5. 术后复视残留 其原因取决于多方面因素，如外伤的轻重、骨折范围的大小、肌肉与眶组织嵌顿的程度及伤后接受治疗的时间等。

（周 兵）

第十四节 鼻内镜下经鼻视神经减压术

【概述】

视神经管减压术主要用于因头颅外伤时视神经管骨折导致的外伤性视神经病，亦可用于包括医源性损伤在内的其他因素导致的管段视神经损伤、视力严重受损者。

外伤性视神经病的病理生理机制尚未完全阐明。管内段视神经损伤常源于多因素所致复合性颅面外伤，可分为可逆性或不可逆性两种情况。不可逆性损伤包括视神经撕脱伤和血供阻断所致

的突盲；可逆性损伤包括反应性水肿、血肿的压迫、微血管痉挛与血栓形成。临床上，相当一部分视神经管骨折易位轻微，因为血肿压迫、血管痉挛或视神经水肿而影响视力，引起渐进性或延迟性视力损失。此时及早施行减压手术或可挽救视力。

外伤性视神经病表现为颅脑外伤后出现严重的视力障碍甚至无光感，可在伤后立即发生或数分钟、数小时后出现。患侧瞳孔直接对光反射迟钝或消失，间接对光反射存在（Marcus-Gunn 瞳孔）。视野缺损或不能测出。眼底检查正常或视盘苍白水肿。视觉诱发电位表现为患侧 P 波降低、潜伏期时间延长。视神经管水平位及冠状位 CT 可显示视神经管有不同程度的骨折，后组筛窦和蝶窦外侧壁因骨折而变形或出现黏膜下血肿、窦内积血等征象。须指出的是，CT 片中未发现视神经管骨折者，手术探查时亦有可能见到骨折线，一般情况下，CT 检查诊断率在 50%～85%。

外伤性视神经病的主要治疗手段为大剂量糖皮质激素和视神经减压术。20 世纪 60 年代以后，神经外科、眼科、耳鼻咽喉头颈外科医师曾通过不同入路进行视神经减压术，收到一定效果。手术方式主要包括开颅视神经管减压术和经鼻窦视神经管减压术。开颅减压术通过颅前窝做视神经管减压手术，适用于神经外科开颅手术时同时进行，而近年来在耳鼻咽喉头颈外科领域逐步开展的鼻内镜下经鼻视神经管减压术，手术入路直接，标志清楚，视野清晰，术后处理简单，且面部不留瘢痕，已受到广大鼻科医师的推崇，也更容易为患者所接受。

【解剖概要】

视神经 视神经全长 4～5.5cm，分为 4 部分，颅内段、管内段、眶内段和眼内段（图 3-14-1）。视神经的分段详述如下。

（1）颅内段：自视交叉至视神经管颅内口，长 1.0～1.5cm，有颅骨和脑组织保护，一般不易遭受间接损伤。

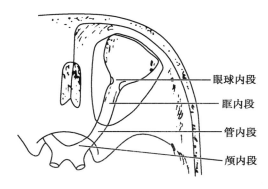

图 3-14-1　视神经及其分段

　　（2）管内段：长 5.5～11.5mm，平均 9.22mm，位于后组筛窦和蝶窦的外侧壁，固定于骨管内，由颅内动脉软脑膜支供血。

　　视神经管为蝶骨小翼两支柱构成，横切面约呈圆形。视神经管的前口较狭窄，直径 4～6mm，平均约 4.8mm，后口较宽，直径 5.0～9.5mm，平均 7.1mm。视神经骨管平均厚约 0.5mm，以视神经孔处骨质最厚，约 0.6mm，靠近蝶窦侧壁处最薄，约 0.2mm。其外侧为前窗突的根部，上界为颅前窝底，下壁为蝶骨小翼根部，与眶上裂相隔。视神经管常位于蝶窦侧壁的上部，但有 12%～25% 视神经管直接走行于后组大筛房（Onodi 气房）内，而与蝶窦隔离。一般在蝶窦内可见外壁有视神经管和颈内动脉走行的压迹，形成向前下开放的八字形，居于前上者为视神经管（隆起率为 70%），居于后下者为颈内动脉（隆起率为 62%），视神经管在蝶骨翼下由内上走向前下，与水平面成 15° 角，与垂直中线成 39° 角。入眶前硬脑膜与蛛网膜融合形成坚韧鞘膜环（Zinn 环），该处为诸眼直肌起始处，为视神经管最窄处，减压术应将此环切开。近视神经管颅口处有眼动脉，由颈内动脉分出，在神经下方走行到外侧，到眶尖后再走向内侧，分出前后节动脉等分支。

　　先天变异中约有 4% 视神经管和 8% 颈内动脉管缺少骨壁，仅为一层黏膜与筛蝶窦腔相隔，所以减压术一定要在显微镜或内镜直视下进行，否则有损伤视神经和颈内动脉的危险（图 3-14-2、图 3-14-3）。

　　视神经的颅内段仅由一层软脑膜包绕，而在视神经管的入口处，则由软脑膜、蛛网膜和硬脑膜包绕。在出口处硬脑膜分为两层，外层与眶骨膜相连续，内层为包绕视神经的鞘膜。在眶内与骨管内，视神经由 3 层包绕。由于骨管内的蛛网膜下腔较狭窄，使血管易于遭受切力损伤或血栓形成，从而引起神经供血障碍。又因视神经在管段无活动余地，故头部外伤时易遭受间接损伤。

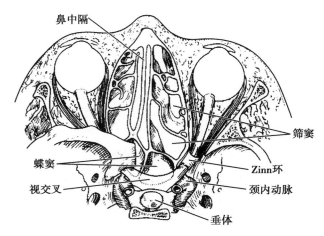

图 3-14-2　视神经与周围结构的关系

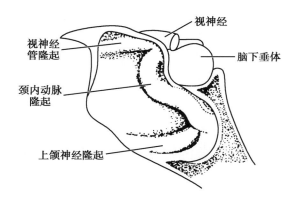

图 3-14-3　蝶窦外侧壁的重要解剖标志

　　（3）眶内段：位于视神经管以外的眶内深处，长 23～30mm，周围有脂肪和眼外肌保护，且有一定的活动余地，不易遭受间接损伤。但眼眶血肿可以引起压迫性视神经病，伴眼球突出和眶内压增高。

　　（4）球内段：位于眼球内，长约 1mm，容易因眼球扭转或易位造成球内段视神经撕脱伤。

【术前提示】

1. 适应证　关于视神经管减压术的适应证，目前仍无统一标准。以往有学者认为，伤后立即失明常因视神经离断或轴索离断引起，手术效果不佳；完全视力丧失超过24h者手术效果不佳，从而放弃手术。亦有学者认为，伤后在4周以内，CT影像有明确骨折，且骨折片对视神经有压迫者，不论有无光感，应尽早手术。青岛大学附属医院曾有过对伤后9天无光感的患者实施该手术，术后视力恢复至0.6的实例，也有一例患者伤后57天手术，术后视力仍有所提高。故主张只要患者条件允许，应尽力挽救视力，而不把伤后时间作为制约因素。

下列适应证可供参考。

（1）外伤后迟发性视力减退或丧失，用大剂量糖皮质激素治疗1~2天无效者，或视力障碍一度改善复又加重者。

（2）闭合性颅面外伤导致严重视力障碍，CT检查显示筛、蝶窦骨折，积血和视神经管骨折，而房水清、眼底检查无明显异常者。

（3）外伤后出现Marcu-Gunn征或VEP波幅明显减低及潜伏期明显延长者。

（4）球后视神经炎、鼻窦肿瘤压迫破坏视神经管以及鼻窦手术中出现的视神经管损伤诸因素导致的严重视力障碍等。若条件成熟，手术应在病情允许的情况下尽早进行，以争取最大程度视力恢复的机会。

2. 禁忌证

（1）患者有严重颅脑外伤，意识不清者。

（2）CT检查显示严重颅底骨折波及颈内动脉、不能排除颈内动脉假性动脉瘤或海绵窦瘘者。

（3）眼球严重挫裂伤、视网膜剥离，瞳孔直接、间接反射全消失者。

（4）其他不能耐受手术的情况。

3. 术前CT　术前常规行鼻窦、眶尖、视神经管的水平位加冠状位CT检查，在眶尖、蝶窦部位应采用1~2mm层面连续扫描，有条件者应做视神经管靶扫描，可清晰地显示视神经管走行及骨折移位情况（图3-14-4）。术者术前应详细阅片，除了判断视神经管有无骨折外，还要重点了解鼻窦的发育情况，视神经管与蝶、筛窦的关系，有无颅底骨折及骨折累及范围等。对蝶窦外侧壁的骨折线应高度注意有无颈内动脉隆凸受累。因为在视神经管骨折无移位的情况下影像学上往往难以辨认

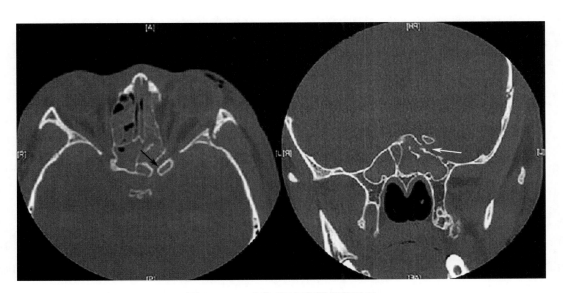

图 3-14-4　术前CT示视神经管骨折
箭头所示为视神经管骨折部位。

骨折线，所以 CT 检查阴性并不能否定视神经管骨折的诊断。而蝶窦、后筛内的积血影、窦壁黏膜因血肿导致的增厚软组织影可作为间接征象，提示有视神经管损伤的存在。

4. 眼科检查

（1）视力检查：应详细记录患者双眼的视力情况，如无光感、光感、指数 /30cm 等。

（2）瞳孔对光反射：包括直接对光反射与间接对光反射，若患者非损伤眼视力正常，而伤眼的直接对光反射与间接对光反射均消失，说明损伤部位不仅仅在于视神经管，反射弧中的其他部位亦有损伤，提示视神经管减压术效果不佳。

（3）眼球运动情况：若伴有动眼神经受损，则会出现眼球固定。

（4）视野：对严重视力障碍者常无法检测。

（5）视觉诱发电位：为重要的视功能客观检测指标，当视神经受损时，P 波降低、潜伏期延长或完全消失。据观察，同样是无光感患者，P 波完全消失者较 P 波可引出者，视觉恢复率更低。

5. 术前药物治疗 术前静脉应用大剂量糖皮质激素冲击治疗，酌情给予神经营养药物、抗生素，高颅压者应用甘露醇降压，并可减轻视神经水肿。关于糖皮质激素的应用问题，尽管临床表明有效，但尚缺乏循证依据，有待于进一步的研究。

6. 手术器械 应用 0° 4mm 广角或 30° 4mm 鼻内镜。在鼻内镜手术常规器械的基础上，应配备高速鼻颅底磨钻（金刚砂磨钻头）、镰状刀、长柄小刮匙等。有鼻咽喉切割吸引动力系统者，增加一金刚石磨钻头即可，可以集冲水、磨骨、吸引为一体，操作方便。

【手术操作与技巧】

1. 麻醉和体位 手术均在气管插管全身麻醉下进行，术中控制性低血压。麻醉成功后将患者头部抬高约 30°。

2. 开放鼻窦和寻找视神经管隆凸 可根据鼻窦外伤情况及术者的经验采用 Messerklinger 术式或 Wigand 术式先开放鼻窦，寻找、暴露视神经管隆凸，辨认视神经管走行方向。

（1）从前向后法：若术前 CT 检查显示存在较明显的筛窦骨折、积血，可采用 Messerklinger 术式，由前向后依次开放前、后组筛窦与蝶窦，清除筛窦内积血及碎骨片，详细检查筛顶、眶纸样板及蝶窦外上壁，注意有无骨折线或骨质破坏。筛顶或蝶窦顶若有骨折，应仔细检查有无脑脊液漏。以筛顶、眶纸样板和眶底壁（上颌窦口后上方）三者的连线定位眶尖，自眶尖向内向后上以电钻磨开视神经管内壁。由于视神经管的走行有一定变异，直接在蝶窦外侧壁上辨认视神经管隆突存在一定误差，若误将颈内动脉隆突磨开则有大出血的危险，所以先找到眶尖、再循眶尖找寻视神经管的方法更为安全。

（2）从后向前法：若筛窦无明显异常可采用 Wigand 术式直接开放蝶窦。去除部分上鼻甲，暴露蝶筛隐窝及蝶窦自然开口。以蝶窦咬骨钳自蝶窦口进入，咬除蝶窦前壁，充分开放蝶窦。吸出窦内积血，暴露蝶窦顶壁、外侧壁、后筛顶与眶纸板后部，沿眶纸样板向后内寻找眶尖，并根据影像学检查所示在蝶窦外上壁或 Onodi 气房内寻找视神经管隆凸。

3. 磨开视神经管 注意辨认视神经管与颈内动脉隆凸二者之间的距离、相对位置及骨折情况（图 3-14-5）。以剥离器将视神经管隆凸表面黏膜剥开，暴露骨管后，以电钻从眶尖开始磨薄、磨开骨壁。期间要不断用生理盐水冲洗术腔，以防止电钻发热损伤视神经。骨管磨开后，以小钩与刮匙去除磨薄的骨片，暴露视神经，尽可能开放视神经管周径达 1/2。应注意在刮除骨片时，从视神经管隆突的内下方向内上方轻轻翘起并去除之，不可向下方用力，以免器械滑脱意外损伤颈内动脉。若钳取骨壁过程中鞍底随之一起活动，勿强行钳除以防发生脑脊液漏。禁忌左右旋转咬钳以试图折断骨片，以免对视神经造成新的损害。

4. 视神经减压 视神经管开放后，先按压眼球确认视神经随之活动，然后以镰状刀自眶尖处切开总腱环（图3-14-6）。关于是否切开视神经鞘膜还存在一定争议。早期有学者认为沿视神经走行方向纵行切开鞘膜方能达到彻底减压的目的。近年来，国内多数学者认为无须切开视神经鞘膜，以免影响视神经的血供或造成视神经的进一步损伤。笔者认为，若患者术前视力无光感，术中探查视神经鞘膜有损伤、肿胀、淤血明显的情况下，可从总腱环开始，沿视神经表面偏上位置平行切开鞘膜，手法上注意挑起鞘膜划开，避免下压损伤视神经。因眼动脉分支走在视神经的下方，所以切开位置偏上为宜。其他情况下，可以只切开总腱环。

视神经减压后，以地塞米松喷布表面，尽可能复位蝶筛窦黏膜覆盖视神经。使用蘸地塞米松的可吸收性明胶海绵轻轻填塞蝶窦、后筛术腔，然后以膨胀海绵填塞鼻腔。

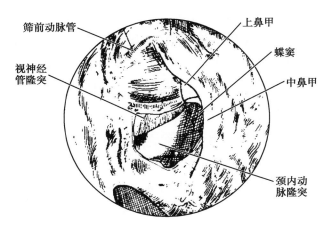

图3-14-5 蝶窦前壁切除术后

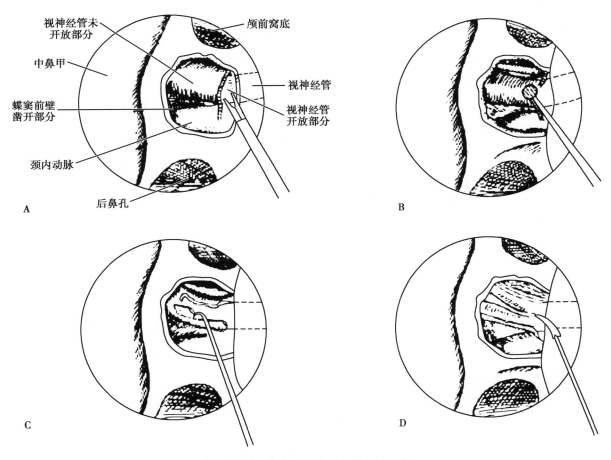

图3-14-6 鼻内镜下左侧视神经减压术

A. 认清视神经管及其附近解剖关系；B. 用电钻头磨开视神经管骨壁；C. 用小钩除去视神经管开放部分的残余边缘，使该管周径暴露1/2；D. 用小刀切开视神经鞘膜。

5. 手术注意事项

（1）视神经管的辨认：初学者正确辨认视神经管走行方向十分重要。视神经管常位于蝶窦外侧壁的上部，但有 12%～25% 的视神经管直接走行于后组大筛房（Onodi 气房）内，而与蝶窦隔离。一般在蝶窦内可见外壁有视神经管和颈内动脉走行的压迹，形成向前下开放的"八"字形，居于前上者为视神经管（隆起率为 70%），居于后下者为颈内动脉凸（隆起率为 62%）。术前仔细阅片，可以对视神经管的大概位置做到心中有数。术中先找到眶尖，沿眶尖找寻视神经管，则不会偏离方向。因视神经与眼球相连，所以按压眼球时会随之联动，可协助判断视神经。

（2）黏膜处理：开放鼻窦时，宜采用咬切钳，尽量避免对正常黏膜的不必要损伤。亦应避免其他窦口黏膜损伤、闭塞引发鼻窦炎。剥离的视神经管表面黏膜尽可能保留，待减压术后再予以复位覆盖视神经。视神经表面宜放置可吸收性明胶海绵保护，术腔不宜填塞过紧或不填塞，否则达不到减压目的。

（3）脑脊液漏的处理：术中有可能发现颅底骨折和脑脊液漏，多能自愈，不必特殊处理。若漏出比较严重，则按照脑脊液漏修补原则，建议选择鼻腔黏膜做局部修补，但填塞时不宜过紧。

（4）颅底骨折的处理：对严重脑外伤患者，应注意骨折是否累及颈内动脉等重要结构。必要时行脑血管造影以明确诊断，及时处理。

【术后处理】

1. 合并有脑脊液漏的患者，术后半卧位 1 周左右。禁止用力、擤鼻等动作，保持大便通畅。

2. 继续应用大剂量糖皮质激素并逐渐减量，酌情应用神经营养类药物、能量合剂及抗生素等。

3. 若无特殊情况，鼻腔填塞物 1～3 天抽完，窦内可吸收性明胶海绵可待其自行排出或 1 个月后在鼻内镜下清理。

4. 术后 1 个月内一般不冲洗，可应用局部鼻内糖皮质激素喷鼻、口服黏液稀释促排剂。给予定期清理术腔，防止粘连。

5. 密切注意眼部情况，包括瞳孔大小、直接和间接对光反射及视力恢复情况。随访 6 个月以上。

【并发症及其防范】

1. 脑脊液鼻漏 常因颅底骨折严重或术中切开视神经鞘膜所致。术中若发现有脑脊液漏，轻者多能自愈不必特殊处理，重者可取自体肌肉组织和筋膜予以修补，因术腔填塞会影响视神经减压效果，术中应权衡利弊，尽量避免填塞物对视神经的压迫。术后患者半卧位卧床时间延长至 1 周以上。可适当应用甘露醇脱水并应用强有力抗生素预防感染。

2. 颅内感染 鼻腔鼻窦的感染可循视神经管骨折及颅底损伤处进入颅内，引起化脓性脑膜炎。表现为发热、项强、头痛、呕吐等症状。腰穿、脑脊液常规与生化检验可帮助诊断。治疗应给予大剂量的可透过血脑屏障的广谱抗生素，有细菌培养药敏试验结果者选用敏感抗生素静脉滴注，结合降颅内压及其他对症处理。必要时请神经外科会诊协助处理。

3. 大出血 颈内动脉破裂可引起严重甚至致命的大出血，见于严重颅底骨折累及颈内动脉者。患者术前即有假性动脉瘤或颈内动脉海绵窦瘘而没被发现，抑或骨片刺中颈内动脉，术中取出骨片时诱发大出血。处理方法如下。

（1）保持吸引管通畅，可以双吸引管吸血，保持操作视野可辨。

（2）立即以长纱条（碘仿纱条更佳）进行术腔填塞先控制出血。如果条件允许，迅速取肌肉填塞，外压碘仿纱条。

（3）介入治疗：局部处理后迅速联系介入放射科行 DSA，根据情况采用可脱性球囊栓塞术或带膜支架血管封堵术。

（4）快速补充血流量，控制出血性休克。

（李　娜）

第十五节　鼻腔异物（纽扣电池）的急症手术

【概述】

鼻腔异物是耳鼻咽喉头颈外科常见病，多见于儿童，以 2～5 岁最常见。常见异物有豆类、果核、玻璃球、纸团等，一般经取出异物和对症处理后预后良好。近年来，纽扣电池的使用日趋增多，据国内外统计占就诊儿童鼻腔异物的 10%～20%。纽扣电池作为一种特殊的异物已成为当今儿童健康的危险因素之一。由于纽扣电池具有较强的电化学特性，本病若不能得到及时、正确诊治，将会导致鼻腔粘连、鼻中隔穿孔及后鼻孔狭窄闭锁等并发症，若清理不及时甚至可以导致患儿中毒。因而鼻腔异物（纽扣电池）属危险的疾病，必须急症处理。

鼻腔异物（纽扣电池）会导致严重的后果，在日常生活环境中应避免儿童与纽扣电池及相关玩具的接触，从根本上避免或杜绝该病的发生。

【解剖概要】

参见第三章第二节、第三节。

【术前提示】

1. 纽扣电池对鼻腔黏膜的损害　根据纽扣电池的化学成分，通常分为锰电池、银电池、汞电池、锂电池和锌电池 5 种，现在绝大多数的纽扣电池为碱性的。文献报道纽扣电池损伤组织的机制有以下几种。

（1）电池内容物泄漏，直接腐蚀组织。

（2）电流对黏膜的影响和造成黏膜灼伤。

（3）局部组织长时间受压造成的压迫性坏死。

（4）毒物吸收造成中毒，常见于氧化汞电池。

损伤引起组织液渗出产生潮湿的环境，电池暴露在潮湿环境下会发生电解质溶液的自发泄漏，泄漏的碱性电解质溶液可深入组织，造成液化坏死，导致蛋白质的溶解、脂类的皂化、组织细胞的脱水，产生广泛的组织损伤。

鼻腔黏液为弱酸性，对金属有一定的腐蚀作用，纽扣电池作为一种特殊的异物进入鼻腔，被腐蚀后其内含的汞、镉、铅等重金属物质和碱性化学物会渗出。如果处理不及时，在短期内即可对患者鼻腔产生严重影响，造成鼻腔黏膜、鼻甲、鼻中隔软骨的破坏，甚至出现高热、疼痛、血白细胞升高等全身化学毒性反应。即使及时取出纽扣电池，这种强烈的腐蚀作用仍有持续组织损伤反应的可能，造成鼻腔黏膜糜烂、溃疡形成，进而形成鼻中隔软骨破坏，甚至穿孔或穿孔继续增大。此外，纽扣电池具有强碱性，误入鼻腔后以鼻腔黏膜作为导电介质接通电池正负极可使其释放电能，对鼻腔黏膜造成局部热损伤。因而几小时内即可导致鼻腔组织结构严重损伤。

2. 术前检查　患者就诊时患侧鼻腔内可见黄褐色分泌物和泡沫，病程长者为脓性或脓血性分泌物，伴有奇臭。清除分泌物后，大多数情况下经前鼻镜检查可窥见纽扣电池，病程长者表面有伪膜，周围可有肉芽增生。若前鼻镜检查未能窥清，进一步行鼻内镜检查。但鼻内镜检查使用的减充血剂和麻醉药等溶液中的电解质会加重组织坏死，尽量避免使用。怀疑鼻腔金属异物，可行头颅 X 线摄影，X 线片中可见纽扣电池为不透光异物，呈双环、环状双密度，或呈阶梯状类似椎间盘型异物阴影，要注意与硬币的鉴别。也可行鼻窦 CT 检查，有助于明确诊断（图 3-15-1）。

【手术操作与技巧】

1. 鼻腔异物（纽扣电池）的取出　靠近鼻腔前端的短时间滞留异物，有把握时可清醒状态下尽快取出，再全麻下做后续处理。取异物时要避免将异物推到鼻后孔，导致误吸入气管或误吞入食管或胃，从而形成气管或食管异物产生更严重后果。

多数患者（尤其 5 岁以下儿童）须急症全麻下行鼻内镜鼻腔异物取出术。取出纽扣电池异物后可见鼻腔黏膜出现不同程度的腐蚀伤，轻则黏膜

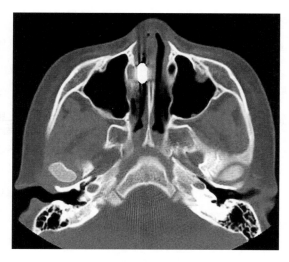

图 3-15-1　CT 示右侧鼻腔异物（纽扣电池）

稍肿胀充血，呈污浊的黄褐色，重则黏膜肿胀明显、糜烂、坏死，呈灰黑色（图 3-15-2），甚至对侧鼻中隔黏膜也呈灰黑色，病程长者可出现鼻中隔软骨坏死及鼻中隔穿孔。

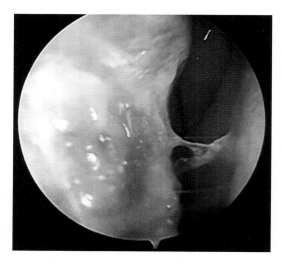

图 3-15-2　鼻腔异物（纽扣电池）致鼻腔黏膜损伤鼻内镜所见

2. 坏死物清理　因为纽扣电池在人体组织和生理盐水中可以产生电解反应，析出有毒有害物质造成鼻腔黏膜甚至黏膜下组织的腐蚀坏死，所以在电池异物未取出前以及取出后残余物质未彻底清除前，不应使用生理盐水或生理海水鼻腔冲洗。应在诊断后第一时间取出该异物，然后尽快在全麻气管插管鼻内镜下彻底清除纽扣电池残渣

（通常为黑色颗粒样物）、被腐蚀的鼻腔坏死组织。若有鼻中隔软骨的裸露、腐蚀等损伤，须予以刮除表面坏死物。注意，清理过程中用蒸馏水反复冲洗，待术腔异物残渣及坏死组织彻底清除后，术野涂布去腐生肌的药膏（如湿润烧伤膏）或抗生素油膏，保持术腔湿润，以利于组织的再生修复。经此处理，可以减少鼻中隔穿孔的发生。

3. 鼻腔用药和预防粘连　术后创面继续涂抹含抗生素的软膏或湿润烧伤膏等有助于清洁创面和促进创面愈合。定期在鼻内镜下清理鼻腔以防止鼻腔粘连。

【术后处理】

1. 术后口服抗生素预防感染。可以使用生理盐水或生理海水喷鼻。

2. 门诊随访 3～6 个月，按时清理鼻腔，直至鼻腔黏膜恢复正常，鼻腔通气良好，已有鼻中隔穿孔者不进一步扩大为止。陈国威等（2019）观察到纽扣电池鼻腔异物导致不同损伤程度的鼻腔黏膜，恢复需要 10～30 天。

3. 根据患者情况，择期进行后续处理，如鼻腔粘连松解术、鼻中隔穿孔修补和后鼻孔成形术等。

【并发症及其防范】

1. 常见并发症　纽扣电池误入鼻腔造成鼻腔损害的严重程度及其预后与其在鼻腔内存留的时间呈正相关，主要并发症为鼻中隔穿孔和鼻腔粘连及狭窄、鞍鼻畸形、软骨炎、萎缩性鼻炎、鼻翼塌陷、前鼻孔和 / 或后鼻孔狭窄及闭锁等。

2. 影响并发症发生的因素　鼻腔纽扣电池存留于鼻腔时间长和电池取出后术腔处理不当均可导致严重并发症，鼻腔损伤的严重程度与异物存留的时间长短有明显相关性，即使数小时内取出纽扣电池的患儿也应行鼻腔彻底清理手术。早期发现、早期合理治疗对减少术后并发症起关键作用。

（鞠建宝）

第十六节　Caldwell-Luc 手术

【概述】

经过 120 余年的长期应用，不断改进与完善，Caldwell-Luc 手术已成一个成熟的规范化手术，它既可直接处理上颌窦的各种相关病变，又可通过上颌窦途径处理邻近结构的病变。在全国自然科学名词审定委员会（1989）公布的医学名词中，Caldwell-Luc 手术被命名为上颌窦根治术（radical maxillary sinusotomy）。由于近年来对鼻腔鼻窦功能的深入认识和鼻内镜手术的应用，越来越多的学者在中文文献中不再使用"上颌窦根治术"这一术语。该手术治疗慢性上颌窦炎这一适应证，也已越来越多地被鼻内镜手术所取代，但 Caldwell-Luc 手术仍然是耳鼻咽喉头颈外科的常用手术，只是由于鼻内镜手术的广泛开展，其被采用的频度有所减少，适应证亦应做适当的调整。

黄选兆（2003）系统总结了该手术的适应证、手术要点和并发症，并称之为 Caldwell-Luc 手术，故本书中也使用 Caldwell-Luc 手术这一术语。黄选兆（2003）总结 Caldwell-Luc 手术的适应证如下。

1. 持续性（难治性）或复发性上颌窦炎性病变　有的患者可能已经施行过鼻腔和／或上颌窦手术甚至鼻窦内镜手术，而窦腔内有不可逆的瘢痕形成或息肉样变的黏膜炎症，伴有黏膜纤毛功能障碍。这类患者往往不宜再行鼻内镜鼻窦手术，因为应用单独的中鼻道上颌窦造口术，既不易彻底切除窦内严重病变的黏膜或瘢痕组织，又难以使遭受严重损害的窦腔黏液纤毛清除功能完全恢复到足以将腔内液体从中鼻道造口处及时完全清除的可能。日久，窦腔黏液停滞稠厚，一则清除更为困难，二则加重慢性感染。此时只有通过 Caldwell-Luc 手术入路，才有利于清除窦腔病变组织，并借上颌窦内侧壁的下鼻道开窗，以利窦腔引流与冲洗。另外，当患有如 Kartagener 综合征（一

种常染色体隐性遗传病，包括支气管扩张、慢性鼻窦炎及右位心三征）和影响黏膜纤毛功能的其他疾病，如原发性纤毛不动综合征，即具有黏膜纤毛清除作用延缓或丧失等缺陷时，其黏膜纤毛功能不可能恢复到足以通过自然窦口来清除窦内积液的程度，以至需要通过上颌窦下鼻道开窗以保持窦腔的引流。有时，通过下鼻道上颌窦内壁开窗术，采用内镜鼻窦外科技术，完成切除上颌窦窦腔内较广泛的病变，亦可达到治疗目的。

2. 某些上颌窦囊肿　如上颌窦多隔性黏液囊肿、含牙囊肿或牙根囊肿等。

3. 上颌窦部分良性肿瘤和已确诊或被怀疑的早期恶性肿瘤　良性肿瘤中如上颌窦骨瘤，虽较额窦和筛窦的骨瘤发生率低，但仍时有报道。如 Sudhoff 等（2001）及 Narozny 等（2000）所报道的上颌窦骨瘤，均系通过 Caldwell-Luc 手术切除的。

4. 真菌性上颌窦炎　此种患者采用内镜鼻窦手术或 Caldwell-Luc 手术治疗者均有报道。若病变范围较广，甚至有窦壁骨质变薄或缺损者，或鼻内镜设施及技术条件不够完善者，则以 Caldwell-Luc 手术为宜。上颌窦胆固醇肉芽肿等病变，亦可按照上述方法选用手术方式。

5. 上颌窦后鼻孔息肉　此种息肉起源于上颌窦自然窦口附近的窦腔内上角，或起源于上颌窦内侧壁，亦有起源于上颌窦壁囊肿者，然后以细长茎蒂通过自然窦口进入鼻腔，向后抵达后鼻孔或坠入鼻咽部，一般认为这是与通常鼻息肉不同的息肉病变。治疗时常采用圈套器等方法摘除后鼻孔及鼻腔息肉，通过 Caldwell-Luc 手术切除上颌窦腔内的根蒂附着处，效果较好。

6. 上颌窦异物　内源性异物如磨牙或前磨牙的断根；外源性异物系外伤进入上颌窦内的金属或非金属异物。如鸟枪子弹可能有一个或多个进入窦内不同部位，可嵌入骨壁或黏骨膜下方，Caldwell-Luc 手术探取较为方便。

7. 牙源性上颌窦炎、口腔上颌窦瘘管　牙源

性上颌窦炎甚至已形成上颌窦牙槽瘘管或口腔瘘管者，因窦底部骨膜感染，须行 Caldwell-Luc 手术，才能彻底清除病变，封闭瘘管。如 Goh（2001）曾报道右上颌一前磨牙突入上颌窦引起复发性上颌窦炎，有流脓涕等症状，通过 Caldwell-Luc 手术切除后，症状消失。

8. 经上颌窦入路鼻腔外侧壁内移加固定术 用以缩小鼻腔宽度治疗萎缩性鼻炎。先行 Caldwell-Luc 手术，颊龈黏膜切口向内延长至中线，尖牙窝处骨孔须向内及内上方扩大，充分暴露上颌窦内壁的前界及下界。沿梨状孔边缘伸入鼻骨膜分离器，分离下鼻道外壁及鼻腔底的黏骨膜。用平凿经前壁骨孔凿断上颌窦内壁的前缘及下缘，然后用扁桃体剥离器向内推压上颌窦内壁，使其上缘及后缘骨折，此时因上颌窦内壁连同下鼻甲内移，故能缩小鼻腔宽度。再置入医用有机玻璃片固定，以防日后外移。

9. 经上颌窦入路进入翼颌窝 经上颌窦入路进入翼颌窝，然后根据需要可行以下处理。

（1）颌内动脉结扎术：适用于严重的动脉型鼻出血，出血点位于中鼻甲下缘平面以下，尤其是鼻腔后段鼻出血，经用填塞法止血无效，而当压迫同侧颈动脉时鼻出血减轻者。

（2）翼管神经切断术：适用于严重的血管收缩性鼻炎。

（3）颅底病变或翼颌窝肿瘤活检及探查术。

10. 经上颌窦入路处理眶下壁骨折及颌面外伤 如眶下壁骨折、第三磨牙骨折、颧骨骨折及 Le Fort 骨折（双侧上颌骨横行骨折，可分 3 型）。

11. 经上颌窦入路行眼眶减压术 Rizk 等（2000）报道采取鼻内镜与 Caldwell-Luc 入路联合应用，为 9 例毒性甲状腺肿眼病患者同时进行了双侧眼眶减压术。

12. 其他 通过 Caldwell-Luc 入路处理上颌骨骨髓炎或上颌骨放射性骨坏死，切除上颌牙槽或硬腭的局限性肿瘤。

上述前 8 条所列举的适应证较常应用，后 4 条可于必要时选用。

【解剖概要】

1. 上颌窦前壁 上颌窦前壁中央最薄，略凹陷，即为尖牙窝，Caldwell-Luc 手术经此入路进入窦腔。尖牙窝上方有眶下孔，同名血管、神经经此通过。

2. 上颌窦自然开口 上颌窦自然开口为上颌窦的黏膜部开口，位于中鼻道，呈卵圆形或圆形。直径约 3mm，多位于筛漏斗的中部或后部。上颌窦常有 1～3 个不等的副口，多位于筛漏斗后方的后囟处，出现率为 25%～43%。Caldwell-Luc 手术时经此行中鼻道开窗。

3. 鼻泪管开口 鼻泪管开口于下鼻道的中 1/3，其确切位置约在下鼻甲前端的后方 16mm、鼻腔底部的上方 17mm 处。

【术前提示】

1. 鼻内镜检查和 CT 检查 术前行鼻内镜检查和 CT 检查是 Caldwell-Luc 手术前必要检查。CT 检查有助于评价鼻窦内黏膜的病变范围，使手术时更易进入鼻窦，并可以防止损伤眼眶、牙及眶下神经。

2. 抗生素的应用 有学者认为 Caldwell-Luc 手术属为二类切口的手术，对已存在感染、术前未进行抗感染治疗的患者，术前 1h 进行静脉滴注抗生素是有益的。

【手术操作与技巧】

1. 体位和麻醉 患者仰卧，头侧向术者，术者可以戴头灯以增加鼻窦内清晰度。通常应用局部浸润麻醉，也可全身麻醉。以含肾上腺素的 1% 丁卡因液鼻腔黏膜表面麻醉并减轻鼻腔充血。在切口处黏膜注入含 1/10 万～1/20 万肾上腺的 1% 利多卡因 3～5mL。同时行眶下神经和上牙槽后支神经的阻滞麻醉。为保障麻醉效果，应在做切口前 5～10min 进行局部麻醉。全身麻醉时气管内插管固定于下唇口角。如进行双侧 Caldwell-Luc 手术，插管应固定在中线。

2. 切口　切口位于唇龈沟上 5mm 切口位置（图 3-16-1），这样可便于术后关闭切口。过于靠近牙龈不易缝合且缝合后易裂开。以圆刀切口，切口与骨面垂直，直达骨膜下。用电刀切口止血较好，但损害周围黏膜。当切口通过黏膜下组织时应尽量保持低位以避免损伤眶下神经的分支。切口的一般长度从一侧接近中线（距系带约 5mm）到牙槽嵴，在不使暴露受限的情况下，切口应尽量缩小。

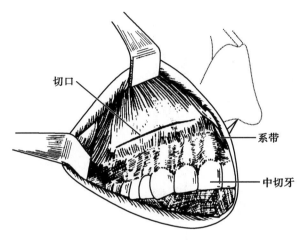

图 3-16-1　切口位置

3. 暴露上颌窦前壁　切口切开骨膜，以剥离器于骨膜下分离。充分暴露尖牙窝，范围一般为梨状孔缘至牙槽嵴以及眶下神经下方。眶下神经位置约位于瞳孔中线眶下缘 1cm（图 3-16-2）。术中应注意保护该神经，避免牵拉、压迫。

骨孔位于尖牙根的外上方，向上避免损伤眶下神经。骨孔可用电钻切开或用 4mm 宽小骨凿凿开骨质、切下骨片（图 3-16-3）。切下来的骨片保留，待术毕时将骨片复位，以封闭骨孔，并用细钢丝固定。这可避免日后面颊部软组织伸入窦腔内。

凿孔大小以能通过骨孔窥清上颌窦腔周围各壁即可，孔径一般约 12mm。骨孔的大小决定于手术的要求，如果手术的目的是处理窦内的分泌物或炎症，只需最小的骨孔。如处理黏液囊肿、广泛黏膜病变、眶壁减压、肿瘤切除则须扩大暴露，在此情况下可以去除上颌窦前壁，保留眶下神经（图 3-16-4）。

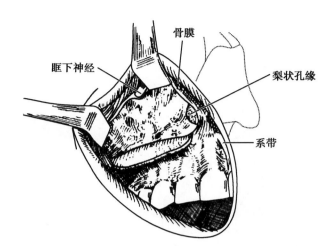

图 3-16-2　暴露上颌窦前壁

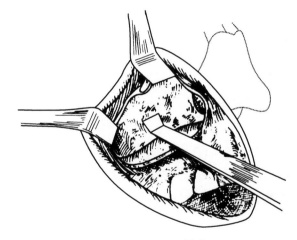

图 3-16-3　凿开骨孔

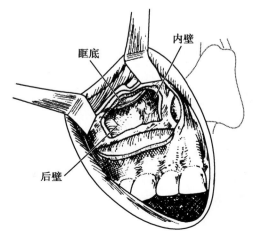

图 3-16-4　暴露上颌窦腔各壁

也可在上颌窦前壁制成骨瓣以代替骨孔。前一段方法基本同前，只保留上颌窦前壁骨质的骨膜。切开骨瓣并缓慢轻柔地分离，在眶下神经的下缘做一平滑的骨折线，必须注意避免伤及眶下神经（图 3-16-5）。

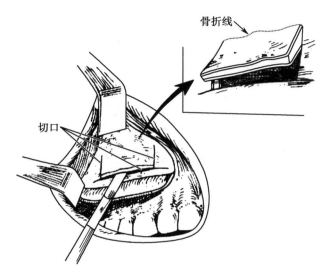

图 3-16-5　切开骨瓣

4. 病变组织的去除　用 30° 或 70° 鼻内镜仔细观察窦腔，特别注意自然开口处的情况。对窦腔明显的病变组织及不可逆病变的黏膜均应予以切除，但应避免损坏骨壁；而正常黏膜或有可能恢复正常的具有可逆性病变的黏膜应尽最大可能予以保留，尤其是自然窦口处的黏膜更应注意保留，以利于术后窦腔正常黏膜的生长和黏膜纤毛清除功能的恢复。

Marks（2000）强调处理炎症时，术中骨膜应予保留，可用刮匙刮除黏膜和黏膜下层，骨膜则得以保留（图 3-16-6）。这样可不暴露其下方的骨质，避免引起骨炎和继发骨质增厚。也可使用切割吸引器切除病变黏膜，保留骨膜。

5. 上颌窦开窗　去除病变黏膜后，行上颌窦开窗引流。传统上颌窦开窗于下鼻道，但于中鼻道开窗更符合生理特点，两者可根据具体情况选择。无论何种方法，上颌窦开窗要创造一开放得足够大的开口允许引流及易于移除填塞物。

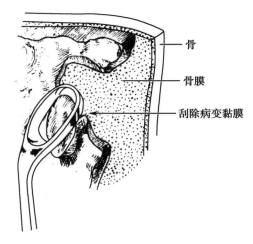

图 3-16-6　保留骨膜

（1）中鼻道开窗：中鼻道开窗始于上颌窦自然开口，切开并去除后囟（图 3-16-7）。使用钳或剪切开后囟，清除病变组织。再以钳切除钩突防止上颌窦开窗后瘢痕闭合，以完成造口，这些步骤可在鼻内镜或手术显微镜下完成（图 3-16-8）。

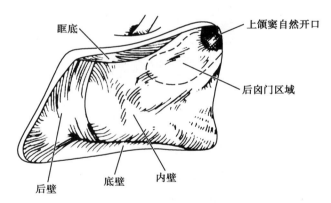

图 3-16-7　上颌窦开口与后囟

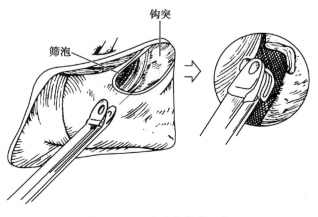

图 3-16-8　完成中鼻道开窗

（2）下鼻道开窗：先经鼻腔将该侧下鼻甲向内不全骨折并偏向鼻中隔，以扩大下鼻道空间。从下鼻道外侧壁造孔处（图3-16-9）上方切开黏骨膜，形成一基底在下的上下径约15mm、前后径约20mm大小的黏骨膜瓣，先将其向内翻至鼻腔底部。凿开取黏骨膜瓣部位处的上颌窦内侧骨壁，构成约15mm×20mm相应大小的骨孔，凿平骨孔下缘，并使之与鼻腔底壁齐平。再将黏骨膜瓣翻转，经骨孔下缘置入于上颌窦底壁，以减少骨孔狭窄的机会。造孔完毕后，将下鼻甲复位到原位。注意经下鼻道上颌窦内侧壁开窗的部位不宜太靠前，以免损伤中切牙。鼻泪管下端开口位于下鼻道外侧壁的前部，距鼻腔底约16mm，距前鼻孔外侧缘约30mm，上颌窦内侧壁开窗时须防止损伤此开口，以免引起术后流泪。

6. 术腔关闭 在关闭前充分止血，黏膜止血可用电凝，骨部出血可用骨蜡。然后窦腔内应用抗生素软膏并缝合切口。这种方法的优点是无须填塞，避免了取出填塞物的痛苦和填塞物可能带来的感染。

传统的方法是使用浸以凡士林及抗生素软膏的长纱条有序地疏松重叠填塞上颌窦腔，填塞物最后一段经过开窗处进入鼻腔（图3-16-10），将来经此取出。由于窦腔填塞纱条痛苦较大，有学者采用橡皮指套自制水囊压迫开窗处及窦腔，取出水囊时将其中的生理盐水放出即可，痛苦较小。

7. 缝合 切口间断或连续缝合（图3-16-11），应用可吸收及不吸收材料。若用3-0可吸收缝线缝合可不拆线，4～6周后将降解脱落。面部相当于切口处用纱布卷加压固定。

【术后处理】

1. 术后半卧位、冰敷、观察出血情况。术后第2天取下加压纱布卷，行口腔护理并保持切口的清洁。

2. 药物包括镇痛药及抗生素。根据病情不同，填塞物术后2～5天取出，并注意取出填塞物时可能出血。

3. 指导患者定期鼻腔冲洗。每1～2周复诊清理术腔，直至术腔上皮化。

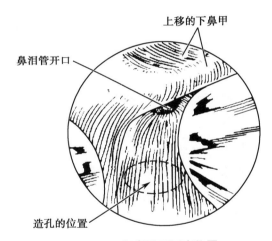

图3-16-9 经鼻腔观开窗位置

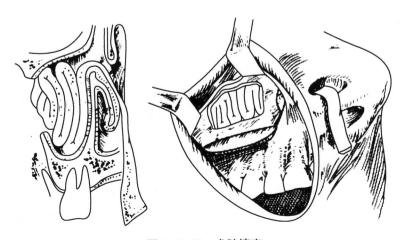

图3-16-10 术腔填塞

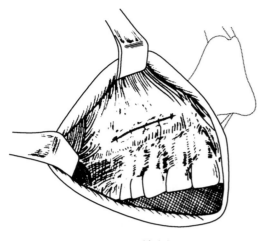

图 3-16-11　缝合切口

【并发症及其防范】

1. 血肿　Caldwell-Luc 手术后可发生血肿。在缝合伤口之前，认真仔细止血，可防范血肿的发生。有凝血机制障碍或术前服用阿司匹林者较易发生血肿。对严重或持续出血的患者，头部抬高，面部冰敷观察。若仍不能控制出血，必要时应打开伤口探查止血。

2. 神经损伤　眶下神经及其分支损伤最常见，发生率为 9%～46%。损伤神经是因为牵拉过紧受损或者被误切。此外，若去除骨质太低，上牙槽神经的分支可在上颌窦前壁受损。损伤后多数会引起上唇、面部、牙麻木，有些患者有与神经痛相关的慢性疼痛体征。

3. 流泪　流泪虽可发生，但不多见，是在下鼻道外侧壁前部的鼻泪管开口受损所致。持续流泪或泪囊炎者须行泪囊鼻腔吻合术治疗。

4. 眼部损伤　眼部损伤为最危险的并发症，发生率极低。可为直接损伤或者血肿压迫导致的间接损伤。出现该并发症后应请眼科医师会诊协助处理。

5. 其他并发症

（1）牙或牙龈疼痛或麻木，日久大多数可以消失。

（2）面部感觉异常或麻木感，常在眶下神经分布区域，但可望恢复正常。

（3）口腔上颌窦瘘管，很少见。

（4）切口处瘢痕形成，致颊龈沟消失而影响安装义齿。

（5）牙失活，有报道发生率约 0.4%。

（6）远期面部两侧不够对称，为术侧瘢痕组织影响所致。

（黄沂传　秦作荣　孙　彦）

第十七节　鼻侧切开术

【概述】

鼻侧切开术也称为内侧上颌骨切除术。该手术最早由 Michaux 在 1848 年报道。Moure 于 1902年首先介绍了沿用至今的切口。鼻侧切开术虽然是一种手术入路，但实际上是指内侧上颌骨切除术，即鼻腔外侧壁切除术。

1. 适应证

（1）鼻腔、鼻窦内较大的良性肿瘤：经鼻内途径不能彻底切除者，如血管瘤、内翻性乳头状瘤、骨瘤、鼻咽腔血管纤维瘤等。

（2）鼻腔、鼻窦恶性肿瘤：如筛窦恶性肿瘤、蝶窦恶性肿瘤、鼻中隔恶性肿瘤等，部分上颌窦恶性肿瘤也可采用鼻侧切开术。

随着鼻内镜手术的发展，以往需要鼻侧切开术才能切除的肿瘤，如内翻性乳头状瘤等，目前已逐渐被鼻内镜手术取代。

2. 禁忌证

（1）急性感染时，如急性上呼吸道感染。

（2）心肺功能差，不能耐受手术者。

【解剖概要】

1. 鼻腔　为顶窄底宽、前后径大于左右径、不规则的狭长腔隙，由鼻中隔分成左右两侧。鼻腔的内侧壁为鼻中隔，是由鼻中隔软骨、筛骨正中板（也称筛骨垂直板）和犁骨以及外覆的软骨膜、骨膜和黏膜构成。鼻腔外侧壁的构成较复杂，但主要部分是筛窦和上颌窦的内侧壁(图 3-17-1)。

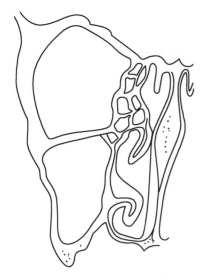

图 3-17-1 鼻腔外侧壁

鼻腔外侧壁自下向上有三个形似贝壳的长条骨片,呈阶梯状排列,外覆骨膜和黏膜。分别称为下、中、上鼻甲,其上缘均附于鼻腔外侧壁,游离缘皆向内下悬垂于鼻腔内。每一个鼻甲的下面与鼻腔外侧壁之间形成了一个间隙,分别称为下、中、上鼻道。下鼻甲附于上颌窦的内侧壁;中鼻甲附于筛窦,是筛骨的一部分;上鼻甲是最小的鼻甲位于鼻腔外侧壁的上后部,也是筛骨的一部分,上鼻甲后端的后上方有蝶筛隐窝,位于筛骨和蝶窦前壁形成的角内,是蝶窦开口的部位。

2. 筛窦及周围的关系 筛窦位于鼻腔外侧壁上部,是筛骨两翼骨体内的含气空腔。由 3~17 个小房组成的蜂窝状结构。

(1)筛窦外侧壁:为眼眶的内侧壁,由泪骨和纸样板构成。

(2)内侧壁:为鼻腔外侧壁的上部,附有上鼻甲和中鼻甲。

(3)筛窦顶壁:是颅前窝的一部分,内侧与筛骨水平板(筛板)相接,外侧与额骨眶板(眶上壁)的外侧部分相接。筛窦顶壁与筛板的连接有水平式和高台式 2 种形式,水平式是筛顶壁由外向内逐渐倾斜与筛板相接的,即外高内低;高台式是筛顶

壁和筛板不在一个平面,筛板与筛凹的内侧壁以相对陡直的方式连接。

(4)筛窦下壁:为中鼻道的外侧壁,由筛泡、钩突、筛漏斗等结构构成。

(5)筛窦前壁:与上颌骨的额突和额窦相连。

(6)筛窦后壁:借蝶筛板与蝶窦相邻,由于后组筛房的发育情况不同,使蝶筛板的位置变异较大。

筛骨水平板位于鼻腔顶壁中段,呈水平状。筛板是颅前底的一部分,其上有许多小孔,有嗅神经通过。筛板的体表标志为鼻额缝的水平,位于鼻额缝的后方约 2.5cm,为前组筛房向上的延伸所隔。后组筛房距视神经管仅 3~5cm,筛板的两侧仅隔一薄层骨板与筛房的上部相连,是筛凹的部位。筛凹的内侧壁极薄,在筛窦手术时极易伤及此处,是发生脑脊液鼻漏常见的部位。嗅神经在通过筛孔时由于硬脑膜包裹,而且此处的硬脑膜附着紧密,故在将其掀起暴露筛顶时,常常不能将硬脑膜完整的分离。术中须准备修复材料以便修复此处破裂的硬脑膜。

筛前动脉和筛后动脉穿行于筛窦中,筛前动脉于眶内侧韧带后方 4cm 处进入筛窦,其后 2cm 处则为筛后动脉入筛窦处。筛后动脉后 1cm(有时仅有数毫米)处为视神经管,其骨质坚硬。但在 10% 的患者中,该处骨质缺失,视神经直接暴露于筛窦中。

在筛 - 上颌骨全切除手术中,须切除 3 个鼻甲,亦即切除鼻腔的外侧壁;而在鼻侧切开术中仅切除中鼻甲和下鼻甲。

【术前提示】

1. 鼻腔、鼻窦 CT 检查 术前可判明鼻腔、筛窦肿瘤的范围,窦壁及鼻腔外侧壁的骨质有无破坏。判断上颌窦、额窦、蝶窦、眼眶有无肿瘤侵犯,骨质有无破坏,翼腭窝、颞下窝有无受侵。

2. 活检 术前如无禁忌的话应在局部麻醉下取活组织送常规病理组织学检查,必要时术中做快速病理组织学检查,以明确诊断。

3. 其他准备 常规进行面部准备包括剪鼻毛、剃胡须。但一般无须剃除眉毛，因为再生的眉毛稀疏、质量差，且经消毒后眉毛不影响手术野的无菌及伤口的愈合。

【手术操作与技巧】

1. 麻醉 手术采用全身麻醉，气管内插管。如肿瘤已侵犯翼腭窝而引起张口受限者，可经健侧鼻腔气管插管或在导光纤维喉镜引导下经口气管插管，如仍有障碍或困难者，可于术前行气管切开术，气管插管后全身麻醉。也有学者主张术前行气管切开术。

2. 体位 患者取仰卧位，肩下可垫小枕，头稍后仰，头两侧可用沙袋或无菌巾球固定。

3. 护眼 用 5-0 无创缝合线缝合眼睑，方法为自下眼睑进针，于上眼睑相对位置出针，也可穿过小段橡皮管以防缝线嵌入眼睑。然后再自上眼睑进针于下眼睑出针后，再穿过另一小段橡皮管，打结（图 3-17-2）。缝合前要用眼药膏敷于眼内。

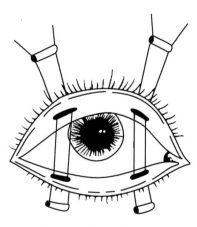

图 3-17-2　缝合眼睑

4. 咽腔填塞 用纱布条填塞下咽腔，以防止术中血液流入咽下进入胃内或流入气道。但应注意手术结束时取出，以免形成异物。

5. 切口 切口常采用 Moure 切口（图 3-17-3）。切口起自内眦与鼻根部之间的中点，系瞳孔上缘水平，沿鼻上颌沟向下于鼻翼下方转向内侧直到

鼻小柱。一般不需要切开上唇，但在某些联合术式（如颅 - 面联合入路等手术）时，可将切口延长到眉弓或切开上唇。

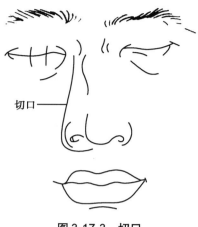

切口

图 3-17-3　切口

切口时刀尖应向下，与皮肤保持垂直，要直达骨膜，将骨膜一起切开。然后用大号的骨膜分离器将上颌窦前壁和同侧鼻骨的软组织自骨膜下向两侧分开，尽可能保留鼻骨的骨膜。将切口两侧组织以拉钩、自动拉钩或缝合向外固定。分离骨膜时如果需要可将泪囊移向外侧，可将内眦韧带稍分离并结扎筛前血管。

6. 扩大梨状孔 咬除或凿除同侧的部分鼻骨、上颌窦前壁（保留眶下神经、血管及周围的骨管），使梨状孔扩大。

7. 剪开鼻腔外侧壁的黏骨膜暴露鼻腔 自暴露的梨状孔缘剪开鼻腔的黏骨膜，或沿皮肤切口的方向剪开鼻腔的黏骨膜。将其与鼻背皮瓣一起向外、向对侧掀起，暴露鼻腔。

8. 探查鼻腔和上颌窦 了解上颌窦有无病变，尽可能明确肿瘤来源的部位、侵犯的范围、肿瘤的质地及是否易于出血。

9. 用骨凿凿断上颌骨额突 凿断（或剪开）鼻底处梨状孔外缘骨质至上颌窦后壁（图 3-17-4）。

10. 鼻腔外侧壁与肿瘤整块切除 切除时可用剥离子或骨膜起子，自额骨及上颌骨鼻突撬起

整块取出（图3-17-5）。尽量快速地切除肿瘤，这样可以减少出血量。如有出血可用纱布条压迫止血后，再继续手术。否则在出血时进行手术操作，既不能辨明肿瘤的部位和解剖结构，又增加了患者的出血量。

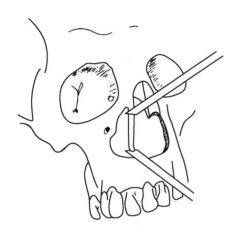

图3-17-4 凿断鼻底处梨状孔外缘骨质

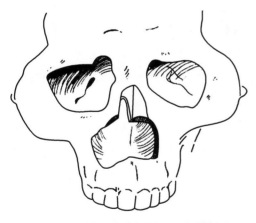

图3-17-5 鼻腔外侧壁与肿瘤整块切除

11. 探查筛窦和蝶窦 鼻腔外侧壁切除后，中鼻甲、大部分筛窦、上颌骨内侧壁已切除。应继续探查是否有筛窦气房及肿瘤残存，如有应予以彻底清除。可用刮匙刮除或咬骨钳咬除，包括前、后组筛窦。必要时切除蝶窦前壁的骨质，探查蝶窦。在彻底清理术腔的病变后，如有出血和渗血可用纱布或电凝充分止血。

12. 术腔填塞 采用碘仿纱条填塞术腔，填塞纱条的一端应从前鼻孔引出。填塞时应注意将碘仿纱条呈折叠状填塞术腔，从鼻顶到鼻底、从上颌窦到鼻腔、从后向前逐层填塞。这样可使纱条紧密不容易脱落到后鼻孔，又能起到充分止血的作用。要检查咽后壁和咽侧索有无血液流下，如有应重新填塞。

13. 缝合 缝合皮肤、皮下组织和黏膜层。要尽可能完全对位，进行美容缝合，尤其是鼻翼和鼻前庭处的皮下和皮肤层。伤口处要适当加压包扎。

14. 其他方法 前述的方法是保留梨状孔和眶缘内下方，而将切除的深度达到这些骨结构为止。另一种方法是切除整块内侧上颌骨，包括梨状孔上外侧壁、眶下壁和眶缘内侧的部分，以及部分眶纸样板、泪骨和泪囊窝、筛窦和鼻甲在内的鼻腔外侧壁（图3-17-6）。

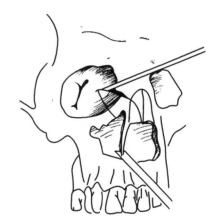

图3-17-6 凿开内侧上颌骨

剥离眼眶内下侧壁的眶骨膜，将眶内容物向外侧牵开，将泪囊移向外侧。上方切口正好位于额筛缝下方，暴露至筛后动脉区。视神经位于筛后动脉后方6～10mm处。可用骨凿将需要切除的标本组织从额骨上轻轻地撬起，还可以自眶下缘咬开骨质处向上向内切开，与上方切口的后端相连。如此可使内侧上颌骨整块切除（图3-17-7）。

【术后处理】

1. 患者送回病房后，仰卧位、头偏向患侧、不垫枕头。应注意患者的呼吸，密切观察填塞的碘仿纱条是否脱入后鼻孔，以防引起呼吸道阻塞。

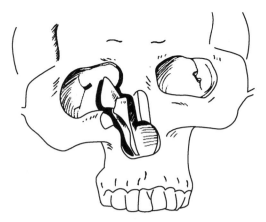

图 3-17-7　切除上颌骨内侧

注意患者前后鼻孔有无出血，如有少量的渗血，可以应用止血药物。如出血较多，应将术腔填塞的碘仿纱条加压。

2．术后应用抗生素 7 天，以预防感染。可联合应用抗生素和抗厌氧菌药物（如甲硝唑等）。术后第 2 天可以经口进食流质和半流质。术后 7 天拆线、取出术腔填塞的碘仿纱条。

3．鼻侧切开术后鼻腔的黏膜损伤和切除过多，致术腔干痂形成。术后可用生理盐水冲洗鼻腔，每天 1～2 次。术腔可使用薄荷油滴鼻剂。应定期清理术腔，同时也可以检查术腔有无肿物复发。

【并发症及其防范】

1．**出血**　多由于术腔止血不彻底，伴有渗血。少量出血可采用增加局部填塞碘仿纱条的方法加压止血。如出血较多或出血不止应回到手术室，寻找到出血点后重新止血。

2．**伤口感染**　伤口感染的原因很多。手术中应注意无菌操作，勿损伤软骨膜，术毕应用生理盐水冲洗鼻腔，术后应用适量的抗生素以预防感染的发生。

3．**脑脊液鼻漏**　清理鼻腔顶部病变时，操作要轻柔，要探查是否还存有骨质。应注意筛窦顶壁与筛板的连接方式，以免在清理术腔残留肿瘤组织时，损伤筛板及筛凹内侧壁并发脑脊液鼻漏。术中术后应密切观察，如发现脑脊液鼻漏时，应予

以修补。术后若发现鼻腔有清水样分泌物流出或滴出，应考虑脑脊液鼻漏的可能。应行分泌物的生化检查，如确定为脑脊液鼻漏，抽出鼻腔填塞的纱条，患者半坐位，同时应用抗生素治疗。小的破裂可自愈，如仍不能自愈可行手术治疗。

4．**脑膜炎**　继发于手术损伤筛板和筛凹内侧壁所致的脑脊液鼻漏未得到控制，进而颅内感染。也可由于鼻腔感染引起脑膜炎。术中应避免损伤颅前底的骨质，术毕应冲洗鼻腔。仔细检查有无脑脊液鼻漏的出现，术中应及时处理。

5．**术腔结痂**　手术切除鼻腔外侧壁和黏膜，使鼻腔过度通气所致。术后须定期清理及盐水冲洗术腔。

6．**溢泪**　溢泪为常见的并发症，但若行鼻腔泪囊造口，溢泪常为暂时性的。

7．**复视**　眶壁骨质破坏或因手术缺如，眼球脱位等可出现复视。也可由于眼肌受到损伤，眼球固定或运动不一致所致。

8．**内眦外移**　手术损伤或切断了内眦韧带、分离过多、术后皮肤缝合欠佳、术后瘢痕狭窄等所致。内眦外移可使眼睑与结膜分离，可出现溢泪等症状。术中应避免分离过多，切口时不要离内眦过近。分离皮瓣及缝合伤口时要轻柔、仔细，对位要准确。术后如出现内眦外移可请整形外科协助治疗。

9．**面容畸形**　影响美容的原因是术后出现鼻翼抬高、鼻翼扑动、鼻翼挛缩、鼻前庭狭窄、鼻梁歪斜、鞍鼻等畸形所致。手术中应注意避免伤及软骨、骨质切除要适当、缝合应对位整齐。术后防止伤口感染。

10．**面部感觉异常**　多因手术刺激三叉神经和眶下神经所致。术后数周或数月之内可逐渐恢复。

11．**继发性黏液囊肿**　术中损伤或术后瘢痕导致额隐窝阻塞所致，多见于额窦或蝶窦黏液囊肿。

（林　鹏　鲁宏华　李　丽）

第十八节　面中部掀翻术

【概述】

面中部掀翻术是由 Casbon 和 Converse 等于1974年首先报道的。

1. 优点　①手术后面部不遗留瘢痕；②手术适应证广泛；③可以暴露双侧鼻腔、上颌窦、筛窦，也可以暴露鼻中隔、鼻咽等部位；④手术还可以联合其他切口，如额区冠状、眉弓、腭部切口等手术入路。

2. 适应证　①鼻腔、鼻窦良恶性肿瘤，或累及双侧者；②面中部骨折的整复和重建手术；③鼻中隔大穿孔修补术；④部分累及鼻咽、翼腭窝的肿瘤切除术；⑤上颌骨骨纤维异常增殖症。

【解剖概要】

参见第三章第十七节。

【术前提示】

参见第三章第十七节。

【手术操作与技巧】

1. 麻醉和体位　麻醉同鼻侧切开术，另局部注射含 1/10 万～1/20 万肾上腺素的 1% 利多卡因于两侧颊龈沟及鼻前庭处。体位、缝合眼睑、下咽腔填塞纱布等均与鼻侧切开术相同。

2. 切口

（1）唇龈沟切口：唇龈沟正中切口深达骨膜，向两侧达上颌结节（图 3-18-1）。用剥离子或骨膜起子将软组织自鼻嵴由下向上掀起。

（2）鼻小柱切口：从鼻中隔前端自上向下贯通切开鼻小柱（图 3-18-2）。

（3）鼻翼软骨切口：然后分别做两侧的软骨切口，于鼻大翼软骨与鼻骨之间切口，在鼻前庭部分别向外侧环行切开，在鼻底与鼻小柱贯通切口相连，继续切向鼻底的深部与唇龈沟的切口相连（图 3-18-3）。

（4）完成切口：将上唇、鼻小柱、鼻尖、鼻翼的

切口连接在一起，自骨壁向上分离。将面部软组织自中线向上掀起，越过鼻区翻到眶下缘水平，从而使梨状孔、鼻骨、上颌窦前壁充分暴露（图 3-18-4）。

3. 切除病变　根据手术的需要适当凿除梨状孔的部分骨质。自两侧扩大的梨状孔缘，切开鼻腔外侧壁黏膜暴露鼻腔、上颌窦、筛窦，甚至包括

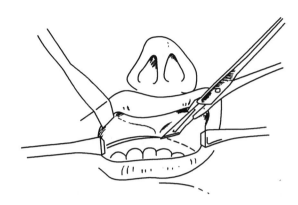

图 3-18-1　唇龈沟切口

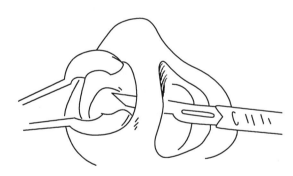

图 3-18-2　鼻小柱切口

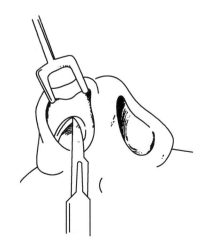

图 3-18-3　鼻翼软骨切口

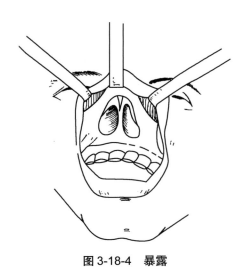

图 3-18-4　暴露

蝶窦、鼻咽。其他有关手术步骤和技巧参考第三章第十七节，但面中部掀翻术能够切除双侧病变。深部手术操作也可联合使用手术显微镜、鼻内镜等设备。

【术后处理】

1．注意患者的呼吸通畅，警惕发生窒息。观察前、后鼻孔有无出血，如有少量的渗血，可以应用止血药物。如出血较多，应将术腔填塞的碘仿纱条加压。

2．术后可联合应用抗生素和抗厌氧菌药物（如甲硝唑等），可给予适量的糖皮质激素，以减轻反应性水肿。

3．术后 5～7 天拆线，术后 7 天或于出血停止后 48h 后取出术腔填塞的碘仿纱条。

4．其他术后处理参见第三章第十七节。

【并发症及其防范】

1．面部肿胀　术中分离面部皮瓣时剥离或牵拉过度；对眶下孔部位的牵拉过度导致眶下神经和血管受到刺激；或因手术中止血不彻底等均可造成面部肿胀过度。或因分离皮瓣时进入皮下组织层。因此手术时分离皮瓣应紧贴骨质，牵拉皮瓣时要轻柔、止血要彻底。

2．鼻前庭狭窄　由于鼻前庭及鼻小柱切口后皮瓣的挛缩使鼻阈变小。或由于切口时损伤软骨，

使软骨感染和变形所致。手术中应仔细切口避免损伤软骨和鼻阈，分离时应在骨与软骨间隙之间和骨膜下进行。有报道采用鼻腔外侧壁双蒂黏膜瓣可以降低发生鼻前庭狭窄的风险。

3．眉间组织增厚　分离鼻骨时应尽量在骨膜下分离，避免损伤和减少刺激皮下软组织。术后可早期应用适量的糖皮质激素。

4．鼻面部畸形　面中部掀翻术后，皮肤挛缩使鼻区位置不正或缩短，故术中切除梨状孔的骨质和鼻骨应适当。术后皮肤要完整复位，对位缝合要准确。上颌骨额突切除过多，使外鼻患侧塌陷鼻区畸形。手术中切除鼻骨和上颌骨额突时要适当，不可过多，以能够暴露术野为宜。

5．鼻腔结痂、面颊部感觉异常、内眦外移　原因和防范方法参见第三章第十七节。

（林　鹏　鲁宏华　李　丽　张玉庚）

第十九节　上颌骨切除术

【概述】

上颌骨切除术是治疗上颌窦癌的有效方法之一，是上颌窦癌综合治疗的一个重要部分。国内资料报道上颌窦恶性肿瘤占鼻区恶性肿瘤的 40.3%，占全身恶性肿瘤的 1.2%。本病多见于 50 岁以上，男女发病比例为 2∶1。第一例上颌骨全切除术是在 1826 年由 Lizars 和 Gensoul 首先完成的，在 19 世纪初手术条件相当简陋的情况下，完成这一手术需要相当大的勇气。国内第一例上颌骨全切除术是由林必锦于 1947 年在天津完成的，此后于 1958 年林必锦报告了 18 例上颌窦恶性肿瘤的患者，其中 2 例行放射治疗、1 例行鼻侧切开术、15 例行上颌骨全切除术。

上颌窦癌的单纯手术治疗效果尚不太令人满意。目前多采用综合治疗的方法，主要的方法是手术治疗加术前或术后联合应用放射治疗和化学

治疗。有报道单纯手术治疗 5 年生存率为 21.7%；单纯放疗治疗为 15.6%；术前或术后放疗的综合治疗 5 年生存率为 40.1%；放疗加手术加同步化疗的综合治疗 5 年生存率为 59%。

1. 上颌骨切除术

（1）适应证：①原发于上颌骨的恶性肿瘤，包括上颌窦癌经术前放射治疗的患者，侵犯一处或多处窦壁，或窦壁有破坏者；②原发于鼻腔、筛窦的恶性肿瘤，累及并侵犯上颌窦。

（2）禁忌证：①年老体弱者、心肺功能差者，有全身疾病不能耐受手术者；②眼眶、颅底等重要结构有肿瘤侵犯者。美国癌症联合会（American Joint Committee on Cancer，AJCC）2017 年第 8 版上颌窦癌、鼻腔和筛窦癌分期方案中，T 分级中属于 T_{4b} 病变者[非常严重的局部病变，肿瘤侵袭下列任何一个部位：眶尖、硬脑膜、脑、颅中窝、颅神经（除外三叉神经第二支）]，肿瘤侵犯鼻咽部或斜坡者，通常不能手术切除。

2. 上颌骨全切除术加眶内容物摘除术　适应证为：上颌窦癌已侵犯并破坏眼眶下壁的骨质、穿破眶壁的骨膜进入眼内。目前认为眶壁的骨质受侵或破坏不是眶内容物摘除的手术适应证，只要眶骨膜不受侵犯即可保留眼球。

3. 上颌骨部分切除术　适用于早期的患者，肿瘤局限于上颌骨的前下结构。其适应证为：①局限于上颌骨底壁和硬腭的恶性肿瘤，或侵犯上颌骨的部分前壁；②上颌骨牙源性恶性肿瘤，牙槽突的恶性肿瘤，如牙釉质瘤、混合瘤等；③上颌窦恶性肿瘤眼眶下壁骨质无破坏及侵蚀者。

【解剖概要】

1. 上颌骨　上颌骨位于鼻腔的两侧，是成对的面骨，构成颜面中央部，几乎与全部面颅骨有关系。上颌骨分为一体四突（图 3-19-1）。一体为四面体，内含上颌窦。上颌窦是由眼、鼻、鼻咽、口腔、颊部和翼腭窝围起来的骨性空腔，类似一个盒子状（图 3-19-2）。这一四面体的上面为眶下壁，是

眶的下壁，此壁有眶下沟，向下引入眶下管。内侧面为鼻面，构成鼻腔的外侧壁，其前份有大的上颌骨裂孔，通鼻腔；其前份有纵行的泪沟，与下鼻甲合成泪管。后外侧面为颞下面，参与颞下窝和翼腭窝的组成。后外侧面中份有几个小的牙槽孔，此面后下角的突起，称为上颌结节。前面朝向前外，其上份有眶下孔，为眶下管的开口，此面的下份有明显的尖牙嵴，其后方的凹陷为尖牙窝。四突为额突、颧突、牙槽突、腭突（图 3-19-3）。

2. 上颌窦与血管的关系　上颌骨后侧、上颌窦后壁的后方有上颌动脉，其自颈外动脉发出后经下颌颈深面入颞下窝，向前内方行走，经过上颌

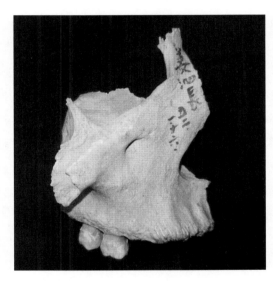

图 3-19-1　上颌骨标本

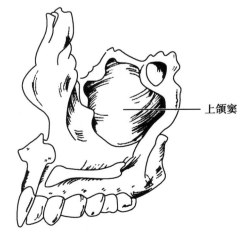

上颌窦

图 3-19-2　上颌骨内面观

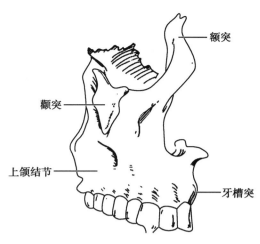

图 3-19-3　上颌骨外面观

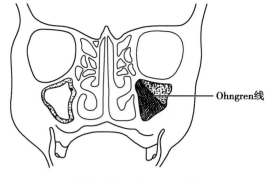

图 3-19-4　Ohngren 线

窦后方进入翼腭窝，手术中应注意勿损伤。如有损伤出血时应尽快取出上颌骨后钳夹、结扎止血，以防术中出血过多。

3. 翼腭窝和颞下窝　翼板与上颌窦后壁相连，翼板与上颌窦之间的小腔隙为翼腭窝，上颌动脉穿行于此窝内。颞下窝位于上颌窦后方，内界为翼板；外界为颧弓、下颌支和喙突；下后方与咽旁隙相连；上界为蝶骨、卵圆孔及棘孔。颞下窝内有三叉神经下颌支、咀嚼肌、上颌动脉及静脉丛。该处的肿瘤可以为原发性、转移性或从邻近部位扩散而来。

4. 鼻腔、筛窦和上颌窦的分区和亚区　上颌窦内黏膜病变的部位和范围具有预后意义。采用通过内眦到下颌角的连线（Ohngren 线）将上颌窦分为前下部分（下部结构）和后上部分（上部结构），发生于下部结构的癌预后较好，发生于上部结构者预后差（图 3-19-4）。后上部位的癌治疗效果差，表现在肿瘤易早期侵入重要的结构，包括眼、颅底、翼板和颞下窝。

Sebileau 从中鼻甲下缘做一假想的水平线，将上颌窦分为上下两部分，上部分发生的肿瘤易侵犯筛窦或眼眶，甚至颅底。可有鼻区和眼部症状。发生于下部者较发生于上部者的预后为好。

5. 眼眶及泪囊　在处理筛窦和上颌窦的肿瘤时，对眶区的处理是很重要的。眼球依靠内眦韧带和外眦韧带得以保持其正常位置。上斜肌和下直肌附着于眶骨膜，因此该部位手术时，如计划保留眼球，操作应尽量在眶骨膜下进行以免扰动这些肌肉。泪囊位于泪骨和上颌窦、额窦之间，内眦韧带的后方。在任何术式的上颌骨切除术中，由于手术切除导致鼻腔结构的缺损，形成了一个较大的鼻腔泪囊造口，因此患者术后常无明显的溢泪症状。眶内外的肿瘤可经眶上裂、眶下裂向眶内、外侵犯。眶骨膜对肿瘤的扩散似有阻碍作用。

【术前提示】

1. 临床和影像学检查　原发于上颌窦、鼻腔和筛窦的肿瘤的临床评估基于视诊和触诊，包括眼眶、鼻腔和鼻窦、鼻咽部检查和脑神经的神经学评价，推荐硬性或可曲性导光纤维鼻内镜检查。对鼻窦恶性肿瘤进行精确的治疗前分期，应采用 MRI 和 CT 检查进行影像学评估。MRI 和 CT 检查可判明上颌窦肿瘤的范围，窦壁有无骨质破坏，筛骨及筛窦、额窦、蝶窦、眼眶、翼腭窝、颞下窝有无肿瘤侵犯。MRI 能更精确地显示颅底和颅内受累情况，并区别液体和实质性肿瘤。

2. 备血　备红细胞，根据手术中的情况决定是否需要输血。手术中尽量彻底止血以避免输血，出血量达不到输血指征者不予输血。

3. 制作牙托　术前咬牙印制备牙托（图 3-19-5），或术中请口腔修复科医师于上颌骨切除术后制备上颌骨赝复体。可修复手术侧的硬腭缺损，封闭上颌骨切除术后的缺损，也便于术腔的填塞。同时可以维持正常的咀嚼功能、语言功能、呼吸功能和面部的外形。

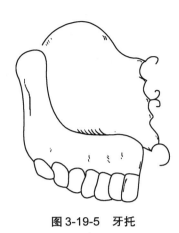

图 3-19-5 牙托

4. 备皮 术前下肢备皮，以股内侧为主要供皮区，备术中作为供区取皮之处。也可在同侧肋部取皮片，术中修复上颌骨切除术后的创面。常规进行面部准备包括剪鼻毛、剃胡须，但一般不须剃眉毛。

5. 颈外动脉结扎 以往某些学者认为，为减少术中出血可于术前行同侧的颈外动脉结扎术。但目前认为，一般不需要做颈外动脉结扎术。

【手术操作与技巧】

（一）上颌骨全切除术

1. 麻醉 手术采用全身麻醉，气管内插管。如肿瘤已侵犯翼腭窝而引起张口受限者，可经健侧鼻腔气管插管或在纤维喉镜指引下经口气管内插管。如仍有障碍或困难者，可于术前行常规气管切开术，气管内插管后全身麻醉。也有学者主张术前行常规气管切开术。

2. 体位 患者取仰卧位，肩下可垫小枕，头稍后仰，头两侧可用沙袋或无菌巾球固定。

3. 护眼 用 5-0 无创缝合线缝合眼睑。方法与第三章第十七节所述鼻侧切开术相同。

4. 切口 常用改良 Weber-Fergusson 切口。首先划出标示线，应在重要的缝合点两侧做标记，以备缝合时可以将伤口完全对位。术前在切口部位

的皮下注射含 1/10 万～1/20 万肾上腺素的 1% 利多卡因可减少切口的出血。

（1）第 1 切口：在患侧内眦内侧约 0.5cm 处起始，沿鼻侧向下行并弧状绕过鼻翼向内达鼻小柱，沿人中向下切开上唇至唇龈沟（图 3-19-6）。在鼻翼旁常有一小的动脉（鼻外侧动脉）应予以结扎、止血，也可用电凝止血。在切开上唇时术者和助手分别要用示指和中指压迫上唇以帮助止血，切开皮肤后要用电刀小心分离皮下和口轮匝肌，有时能将上唇动脉显露出来钳夹、切断、结扎。这样可以减少术中患者的出血量，又节省手术时间。

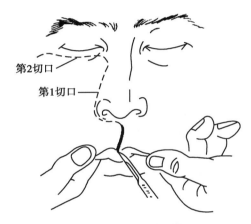

图 3-19-6 第 1、第 2 切口

（2）第 2 切口：从第 1 切口起始部沿下睑睑缘下 0.5cm 处皮肤切开达外眦部的外侧，然后再向外下延长 2cm（见图 3-19-6）。如肿瘤侵犯的范围较大，为了较好暴露术野可再适当延长切口，但要注意皮瓣的血运。切开下睑皮肤时应注意不要与睑缘太近，否则术后可引起睑外翻，太远又可能引起淋巴水肿。应注意勿损伤眼轮匝肌和眼眶骨膜。翻开皮瓣后至眶下缘应切开上颌窦前壁的骨膜。术后用细的无创缝合线缝合伤口，术后面部瘢痕轻微，且不易被发现，有美容的效果。

（3）第 3 切口：为口内切口，自唇龈沟正中线沿唇龈沟向患侧后方延伸，并尽量切至上颌结节的后方，绕过上颌结节后向内达软硬腭交界处中线，沿软硬腭交界处中线再向前切开与第 1 切口相

连，此部分软组织可以与骨质一并切除，切开时要直达骨膜（图3-19-7）。

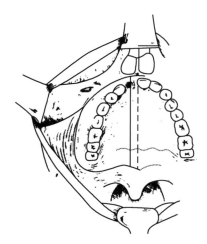

图3-19-7　第3切口

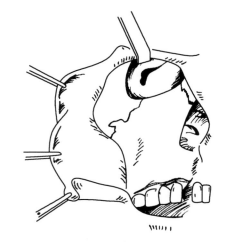

图3-19-8　剪开鼻腔外侧壁黏骨膜暴露鼻腔

如果患者术侧的上颌切牙完好，应在切口前将术侧上颌中切牙拔除。在软硬腭交界处的中线位置上切透患侧软腭进入鼻咽腔。

5. 分离皮瓣及暴露鼻腔　用骨膜起子或剥离子钝性剥离或用电刀沿切口切开，并自上颌骨骨壁分离包括面颊部皮肤、皮下组织及面颊部肌肉在内的颊瓣，向上、向外掀起，保留眼轮匝肌。钳夹、切断和结扎眶下神经和动静脉。分离颊瓣充分暴露上颌骨的前外侧。如果肿瘤已侵犯上颌骨前壁和外侧壁等处，应将面颊部的软组织或皮肤在肿瘤的外侧切除，保持一定的安全界线。应仔细地剥离暴露上颌窦前壁和外侧壁、颧弓、梨状孔边缘、鼻骨、眶下缘。在骨膜下仔细分离眶下壁，将眶内容物向上提，暴露到眶下裂。用咬骨钳咬除部分鼻骨，沿扩大的患侧梨状孔缘剪开鼻腔外侧壁的黏骨膜暴露鼻腔（图3-19-8）。

6. 锯断上颌骨颧突和额突　从上颌骨与颧骨连接处的下缘游离附着的软组织后，在眶下裂的前面放入线锯的一端。将一把弯血管钳自上颌骨和颧骨的后面进入眶下裂，夹住线锯的一端引出，使线锯穿过颧骨的后面，锯断颧骨。用骨凿自鼻骨下缘向外上至泪囊窝凿断上颌骨额突。也可用电锯锯断颧骨和上颌骨额突（图3-19-9）。

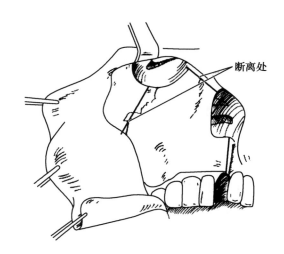

图3-19-9　锯断颧骨和凿断上颌骨额突

7. 锯断硬腭　将线锯的一端从患侧鼻腔放入鼻咽腔后，用一把弯血管钳自软硬腭切开处进入鼻咽腔，夹住线锯的一端后从口内引出。用线锯将硬腭于患侧鼻底鼻中隔稍外侧纵向锯开，有条件也可用电锯锯开硬腭（图3-19-10）。然后切开硬腭后缘至上颌结节软组织与颊龈沟切口相连，这样软腭就被分离开。以往也有用凿子自鼻棘正中凿开硬腭的操作，缺点是有时可使硬腭碎裂或后缘会劈开至健侧硬腭。

8. 离断上颌结节　用弯骨凿自上颌结节后方与蝶骨翼突内、外板之间将连接凿断（见图3-19-10）。注意尽量靠近上颌骨后壁，尽量勿损伤上颌动脉，以减少出血。

9. 取出上颌骨　用上颌骨持骨钳夹住上颌骨，检查上颌骨是否松动明显。如果松动明显可游离上颌骨，用弯组织剪刀剪断上颌骨周围与之连接的软组织，迅速取出上颌骨（图 3-19-11）。取出上颌骨后立即止血，手术操作要尽可能简单快捷，以便尽快取出上颌骨后止血，以减少出血量。如上颌动脉损伤出血，可于上颌骨取出后，在吸引器的协助下钳夹、结扎止血。如弥漫性出血可立即用热盐水纱布充填术腔，并压紧以达到止血的目的。

如上颌骨尚不能松动，应仔细检查其与周围的骨连接是否还有未断离之处，如有应予以断离。

10. 清理术腔　清理术腔检查有无残留的肿瘤组织，如有予以切除。如肿瘤已侵犯筛窦、蝶窦，应切除蝶窦前壁的骨质和残存的筛窦气房，刮除残存的肿瘤组织。特别是筛窦由于其与上颌窦比邻，在术前要仔细判明，如果可疑术中应彻底开放或切除。清除肿瘤后，要彻底止血。可用电凝或热盐水充分止血。然后用生理盐水仔细冲洗术腔。

11. 术腔植皮　取股内侧的全厚皮片，移植到面颊部皮瓣的内侧面、眶下壁和翼腭窝表面，可以减轻术后瘢痕挛缩的形成（图 3-19-12）。瘢痕挛缩可导致患侧面颊部明显塌陷变形和张口受限。

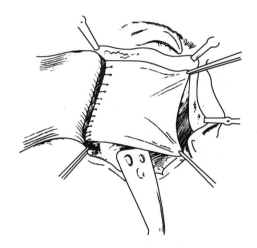

图 3-19-12　术腔植皮

取皮后首先将游离的皮片放到凡士林纱片上，注意要将皮肤面粘在凡士林纱片上。剪成所需修复创面的大小，并在皮片中央用尖刀戳几个小洞，以备引流之需，然后缝合至创面处。

12. 填塞术腔缝合皮肤　如术前已预制牙托，可先安放好牙托。然后术腔填塞碘仿纱条，将面颊部的皮瓣回位后，将碘仿纱条的一端自前鼻孔引出。缝合皮下和皮肤层。注意应首先将唇红、鼻小柱、鼻翼、内眦处皮肤对位缝合好，以保证勿使伤口错位缝合。缝合后伤口适当加压包扎。

13. 手术技巧提示　一些手术中的操作技巧，有助于改善手术的操作。

（1）上唇的切口可以切成斜形，其优点是缝合对位方便、准确，愈合好。

（2）下眼睑的切口：沿下睑缘大约 2mm 做弧

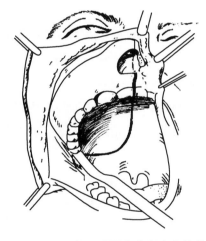

图 3-19-10　锯开硬腭和离断上颌结节

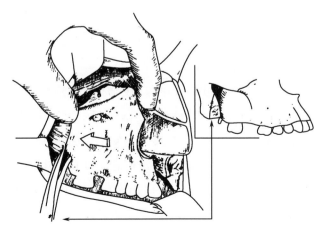

图 3-19-11　切除上颌骨

形切口,切至外眦外大约 5mm。

（3）采用微型电锯锯开硬腭、颧弓根、眶下上颌骨前壁,但不锯到后壁,以免切断颌内动脉造成出血过多。

（4）采用锅铲式的上颌骨骨凿,上颌骨切断移位后,便于直视迅速结扎出血点。

（5）采用电刀、双极电凝和无创缝合线,力争无血操作或减少出血,例如切断上唇,可以看到上唇动脉予以钳夹、切断和结扎。

（二）上颌骨全切除术加眶内容物摘除术

1. 术前准备、麻醉和手术体位　参考上颌骨全切除术。

2. 切口　基本与上颌骨全切除术相同,只是眼睑切口由内眦开始距上、下睑缘 2mm 的眼睑皮肤各做一切口,在外眦部汇合(图 3-19-13)。另一种切口是在结膜上做环行切开保留眼睑。

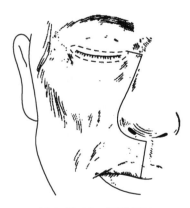

图 3-19-13　眼睑切口

3. 翻开皮瓣　用血管钳或剪刀自切口分离下眼睑皮肤使其与上颌骨切口的面颊部皮瓣相连,然后再自上眼睑切口分离皮肤至眼眶上缘。将分离后的面颊部皮瓣和眼睑皮瓣一起向外掀起。

4. 切开眶骨膜　沿眶上缘切开眶骨膜,包括眶内侧和外侧缘骨膜。用剥离子在骨膜下向眶深部剥离至视神经处,暴露视神经和眶下裂(图 3-19-14)。

5. 剪断视神经和血管　用弯血管钳在眼球后钳夹视神经及血管,用视神经剪剪断视神经,结扎、止血。注意不要过力牵拉,以防引起眼心反射。

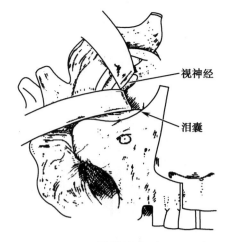

视神经

泪囊

图 3-19-14　暴露视神经和眶下裂

行常规上颌骨切除术,将眶内容物与上颌骨切除的标本及肿瘤标本一起整块切除。

6. 充分清理术腔　取出眶内容物与上颌骨后,用热盐水纱布填塞术腔,也可以用电凝止血。检查有无肿瘤残存,清理过程与上颌骨全切除术相同。

7. 缝合切口　上颌骨切除伤口缝合与上颌骨全切除术基本相同。眼睑缝合可以上下眼睑缝合,也可以将睑缘向内翻入紧贴于眼眶内壁上。以便于术后观察眼眶内有无肿瘤复发,也有利于术后安装义眼。

（三）上颌骨部分切除术

1. 术前准备、麻醉和手术体位　参考上颌骨全切除术。

2. 切口　根据肿瘤所在的部位、切除的范围选用切口。

（1）上颌骨全切除术的切口:适用于保留眶下壁的上颌骨部分切除术,也适用于保留硬腭的上颌骨部分切除术。

（2）单纯行患侧唇龈沟、硬腭切口:方法为患侧 Caldwell-Luc 切口向两侧延长正中可过中线。患侧向后可到磨牙后方,转向内侧沿硬腭后缘做一横切口到硬腭正中转向前,沿硬腭中线稍偏患侧达上颌中切牙后与唇龈沟切口相连(图 3-19-15),切开方法同上颌骨全切除术。这种切口适合做牙槽突及硬腭切除术。

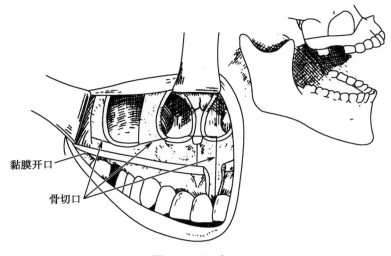

图 3-19-15　切口

3.　剥离黏骨膜

（1）保留眶下壁的上颌骨部分切除术，剥离黏骨膜，分离皮瓣与上颌骨全切除术相同。

（2）单纯行患侧唇龈沟、硬腭切口，用剥离子自切口的黏骨膜下剥离，向上牵拉暴露上颌骨的前壁、外侧壁、梨状孔的下部。咬除梨状孔缘部分骨质，剪开鼻腔黏膜暴露鼻腔下部。自梨状孔剥离鼻底和鼻腔外侧壁下部的黏骨膜。

4.　切除肿瘤　黏骨膜剥离后，用板式骨凿或电锯首先自硬腭中线稍偏向患侧自前向后凿断或锯断硬腭。从鼻腔底（见图 3-19-15）或眶下缘下（图 3-19-16）自前向后凿断鼻腔外侧壁、上颌窦前壁、上颌窦外侧壁。

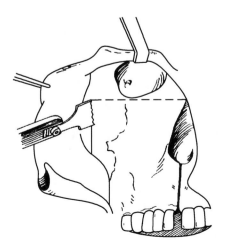

图 3-19-16　切除肿瘤

从上颌结节后方凿断与翼突的连接，取出切除的部分上颌骨及肿瘤。如肿瘤范围较小，可以沿肿瘤组织周围 1cm 以上的范围切除硬腭和牙槽突（图 3-19-17）。

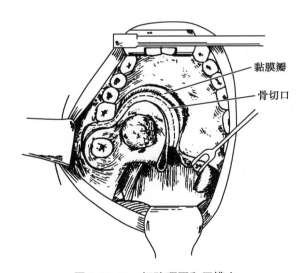

图 3-19-17　切除硬腭和牙槽突

5.　清理术腔缝合切口　彻底清理残存的肿瘤组织，术腔创面电凝止血，清洗术腔。安放牙托，术腔填塞碘仿纱条，自鼻腔引出。缝合伤口。

【术后处理】

1.　患者送回病房后，仰卧位，头偏向患侧，不垫枕头。应注意患者的呼吸，如没有在口腔内放置预制的牙托，应密切观察填塞的碘仿纱条是否脱入口腔内,以防引起呼吸道阻塞。放置预制牙托者,应防止牙托脱落。

2. 术后应用抗生素预防感染。可联合应用抗生素和抗厌氧菌药物(如甲硝唑等)。术后给予必要的支持治疗。术后第2天可以经口进食流质和半流质。也可经鼻饲法进流质。每天口腔护理2～3次,用无菌生理盐水擦拭。

3. 术后7天拆线。术后10～14天取出术腔填塞的碘仿纱条,然后每天用生理盐水清洗术腔,如术腔有感染征象,可用3%过氧化氢清洗术腔,直至控制创面感染,伤口愈合。

4. 上颌骨切除术后,术腔由于黏膜损伤和切除过多,导致形成术腔干痂。术后伤口愈合后应每天清理术腔,同时可以检查术腔有无肿物复发。应指导患者学会自行护理。

5. 术腔填塞纱布块可使面颊部的缩小、内陷畸形减慢。如术后放置人工支撑性假体,假体的上部可为中空的,既可减轻假体的重量,又可防止面颊部的畸形。同时能够维持口腔的正常生理功能。

【并发症及其防范】

1. 面部畸形 由于上颌骨全切除或部分切除,上颌骨全部或部分缺失,使颌面部失去支撑。又由于面颊部的皮瓣术后出现瘢痕挛缩导致患侧颌面部内陷畸形。可采用牙托、上颌骨赝复体等方法矫治。

2. 睑外翻 主要为瘢痕挛缩所致。可并发睑结膜干燥、角膜失去保护,治疗不及时可致角膜溃疡、白斑影响视力,甚至导致失明。预防睑外翻手术时切口不要与下睑缘太近。出现睑外翻后,应注意及时处理,局部用药以保护眼球。瘢痕挛缩期过后,可行整复手术治疗。

3. 眼睑淋巴水肿 是由于切缘距眼睑太远。一般术后一段时间后逐渐消退。

4. 口唇畸形 面颊瓣缝合不当或口轮匝肌萎缩可导致口唇畸形。术中缝合时应仔细对位。如术后出现了畸形,可采用一种Z字形成形术矫正。

5. 术腔肉芽肿形成 如修复的假体和牙托过大或不合适、植入的皮肤生长欠佳及伤口感染等原因,可导致术腔肉芽肿形成,有时肉眼观察与肿瘤复发相似,应将其切除活检,除外肿瘤复发。如假体不合适所致,应对假体进行调整。

6. 骨髓炎 多由术后放疗所致,处理方法为手术清除死骨,局部换药。

(林 鹏 李 丽 鲁宏华 张玉庚)

第二十节 上颌骨切除术后缺损的修复

【概述】

随着对患者生活质量的关注,近年来已有许多关于应用各种方法,修复上颌骨切除术后形成较大缺损的报道。

上颌骨切除术后缺损的修复、重建的目的包括:①手术关闭口腔内的创面并不使用腭阻塞器;②行颅面联合切除者,需要于前颅底分隔开鼻腔鼻窦;③提供支撑结构以保持眼球的恰当高度和恰当的眶容积;④重建上颌骨的支柱结构以承受垂直方向的咀嚼压力;⑤恢复牙列;⑥重建鼻泪管;⑦恢复面中上部对称性;⑧重建面部皮肤,色泽质地匹配;⑨恢复面部表情功能,或静态表情对称。

【修复重建方法的选择】

上颌骨切除术前,应计划好采用自体组织瓣或赝复体重建的方法,以改善患者术后的功能与外形,特别是封闭口腔-鼻腔通道、支撑眶底以改善患者术后生存质量。除佩戴义齿和牙托外,修复上颌骨缺损的方法有游离皮瓣、肌皮瓣或游离带骨和软骨的皮瓣,如游离腓骨皮瓣(参见第八章第十节)、股前外侧皮瓣(参见第八章第八节)、腹直肌瓣、前臂皮瓣(参见第八章第七节)以及小腿内侧皮瓣,也有带蒂的转移肌皮瓣(如颞肌瓣、延长下斜方肌皮瓣)等。也有学者报道应用局部转移黏骨膜瓣修复硬腭缺损,如利用鼻中隔黏骨膜瓣、同侧硬腭黏骨膜瓣、健侧硬腭黏骨膜瓣等方法修复患侧硬腭缺损。

眶下壁缺损的修复可用肋软骨，取一段肋软骨纵行锯开，制成弧形移植于眶下壁的缺损部位，外覆移植的皮肤。以此支撑眶内容物，避免术后眼球向下脱垂。

对于较大的术腔，可采用游离的软组织作为填塞物，以减小上颌骨切除术后的术腔，游离复合组织瓣也可带肋软骨以修复缺损。采用游离腓骨皮瓣移植（参见第八章第十节）修复上颌骨缺损重建外形效果较好。

眼球摘除的患者如术中保留了眼睑，术后可于眶内放置义眼。如眼睑已于手术中切除，可应用软组织修复充填术腔后，佩戴装有义眼的眼镜，效果逼真。

上颌骨切除术后缺损是否一期修复的问题，目前尚有争论。有的学者认为修复应等到术后二期，肿瘤无复发后进行。这一观点是源于有一部分患者，手术彻底切除肿瘤较困难，术后的复发率较高，修复后影响术后的观察。但天津市第一中心医院认为对肿瘤局限的患者或术中观察切除彻底者，有修复条件者应予以一期修复，以减轻术后患者的生理和心理负担，提高患者的生活质量。无论是采用移植组织修复或采用假体修复的方法，只要能够恢复患者的生理功能均可采用。但注意应不影响术后对患者病情的观察。

（张玉庚　林　鹏）

第二十一节　影像导航在鼻内镜外科中的应用

【概述】

影像导航系统是利用特殊设计的计算机软件，将患者术前影像资料进行三维重建，并通过术中定位系统与患者进行注册融合，从而对手术器械在术野中的位置进行精确追踪定位，在监视器上显示水平位、矢状位、冠状位的三维影像，观察手术器械在术区的三维定位的新技术。该技术的应用最大限度地避免手术风险，最短时间到达靶点病灶，最大限度地减少手术创伤及手术并发症，为鼻内镜微创手术提供精准安全的技术平台。

影像导航系统或手术导航系统作为一种精确定位、可视化的手术辅助工具，对上述临床问题的解决提供了一种可行的方案。其成功运用对精准手术实施、减少手术损伤、提高手术满意度有着深远的意义。

鼻腔解剖部位深在，空间狭小，结构复杂，又毗邻颅底、眼眶等部位，且与筛前动脉、颈内动脉等重要血管关系密切，手术操作较为复杂，特别当修正手术或侵犯较广的肿瘤病变破坏了正常的解剖标志时，更增加了手术难度，容易发生脑脊液鼻漏、视神经损伤等风险。影像导航系统为解决这一问题提供了很大帮助。

影像导航技术称无框架立体定向外科或计算机辅助手术，源于神经外科无框架立体定向技术，是将影像技术、立体定向与计算机工作站相结合，能够把术中器械的实际位置与术前 CT、MRI 的影像资料进行实时比较的一种计算机辅助技术。该技术目前广泛应用于神经外科、骨科、耳鼻咽喉头颈外科及口腔颌面外科等领域。

1985 年德国 Aachen 大学开发的机械臂型导航系统拉开了影像导航技术的序幕。Anon 等于 1994 年首次将影像导航应用于鼻内镜手术，报道了影像导航下进行 70 例鼻窦手术，定位准确度为 1～2mm，报道无一例并发症发生。随后该技术在鼻科手术领域取得了快速发展。韩德民等于 2001 年在国内首次报道了 28 例在影像导航下进行的鼻内镜手术。据不完全统计，邱建华等于 2004 年报道了 58 例影像导航鼻内镜鼻颅底手术；周兵等于 2005 年报道了影像导航下鼻内镜手术切除累及眶纸样板、颅底骨质的筛窦骨化纤维瘤 12 例；张秋航等于 2005 年报道了影像导航引导下鼻内镜经蝶入路垂体腺瘤切除患者 13 例；宋西成等报道了鼻内镜视神经减压术、鼻窦肿瘤手术等 12 例。复旦大学附属华东医院于 2008 年起将影像导航系统应用于鼻内镜鼻颅底手术及鼻内镜鼻窦手术。从复旦大学附属华东医院磁导航在鼻内镜鼻窦手术中的应用 239 例的临床分析及在鼻内镜鼻颅底手术中的应用 103 例的临床分析、张庆泉等将导航技术应用于慢性鼻窦炎鼻内镜鼻窦手术的大宗报告来看，影像导航在鼻内镜鼻窦及鼻颅底手术中同样具有十分重要的应用价值。

影像导航在鼻内镜鼻颅底及鼻窦微创外科中的临床应用走过了两个阶段。第一个阶段主要是应用于一些复杂性的颅底手术，包括：前颅底肿瘤，脑膜瘤，血管瘤，颅底骨质缺损，鼻腔和筛窦恶性肿瘤，如嗅神经母细胞瘤、筛窦癌侵犯颅底、脑脊液鼻漏及脑膜脑膨出等。第二个阶段逐步开展了以慢性鼻窦炎为主体的鼻内镜鼻窦手术中的影像导航技术的应用，并向常规及规范性应用发展，验证了影像导航作为鼻内镜鼻窦手术常规辅助技术的临床价值。

近 20 年来微创技术在医学领域得到了迅速发展及广泛应用。耳鼻咽喉头颈外科具有特殊的解剖学结构，如部位深在、管腔狭窄、解剖精细、构造复杂，这些都给临床观察和治疗带来了诸多不便，因此更适于微创技术的应用。以高清内镜影像系统、术中影像导航系统等为代表的微创外科技术使得本学科的发展进入了新的历史时期。

【影像导航应用的临床意义】

随着鼻内镜外科技术广泛应用和普及，使鼻腔鼻窦疾病的外科治疗进入了微创时代，但是如何预防和避免鼻内镜技术的并发症，尤其是避免严重并发症的发生，是摆在每一个鼻内镜手术者面前的一个重要问题。由于受到解剖变异、病变范围、手术出血及经验技巧等多种因素的影响，特别是手术涉及视神经、颈动脉、颅底等关键解剖结

构时，鼻内镜手术的病变残留或严重并发症仍时有发生。据美国全国范围调查报告显示，鼻内镜手术主要并发症包括脑脊液鼻漏、眼眶损伤、导致失血性休克，发生率仍在 1% 左右。

据日本诊治综合临床数据库抽取 2007 至 2013 年的慢性鼻窦炎患者功能性鼻内镜鼻窦手术 50 734 例临床资料分析，整体并发症发生率在 0.5%，其中脑脊液鼻漏、眼眶损伤、需手术干预的出血、输血及休克综合征的发生率分别为 0.09%、0.09%、0.10%、0.18% 及 0.02%，而蝶窦、筛窦手术者总体并发症发生率高至 1.40%。此外还有迟发型颈内动脉假性动脉瘤、上斜肌麻痹、硬化性眼睑脂肪肉芽肿等各种少见并发症的报道。然而，影像导航技术为提升鼻内镜手术的手术精度、预防手术并发症提供了重要手段。

【术前提示】

1. 影像导航系统的基本类型与特点　影像导航的工作原理大致有以下几个步骤：首先，通过 CT 或 MRI 等数字化扫描技术获取患者带有（或无）导航系统配准标定点的原始影像学资料。然后，将获取的影像学资料导入影像导航系统工作站，处理后得到该患者术区的 3D 模型图像。接着，用相关导航软件制订手术方案，在 3D 模型上清晰地显示模拟手术路径。最后，手术器械进行配准，运用光学、电磁、机械等原理将手术器械相对于患者术区解剖部位的现实坐标与事先建立的 3D 模型虚拟坐标进行匹配，从而在屏幕上清晰、动态地显示手术器械的位置，使手术医师更加精准地掌握手术进程。

影像导航系统可分为 4 种类型：声导型、机械臂型、电磁感应型及光感应型。目前临床常用的是电磁感应型导航和光感应型导航两种。电磁感应型导航的磁场位于手术区域上方，电磁感应器与手术器械连接，计算机通过对电磁感应器的探测来精确测算手术器械的位置。光感应型导航使用红外发光二极管作为定位标志，将反光标志安

装在手术器械上，通过探测头对红外反射光的探测来进行定位。光感应型导航利用光学信号进行定位，而电磁感应型导航利用电磁场信号定位，两者均适用于鼻科手术，但各有优缺点。但相对于光感应型导航系统，电磁感应型导航系统操作更加简便。

光感应型导航系统具有定位技术较为成熟、定位精度较高的特点，精度可达 1mm。但导航过程中光路不可被遮挡，一定程度上影响了医师操作的便利性，尤其在深部难以充分暴露的解剖结构导航方面存在困难。

电磁感应型导航系统具有精度高、感应器小巧、空间定位无死角、无光路遮挡、使用操作方便、注册简便快速等优点。电磁感应型导航内镜手术系统见图 3-21-1。

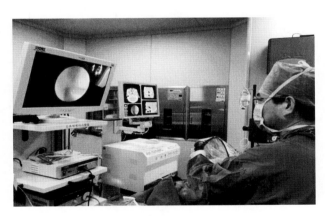

图 3-21-1　影像导航内镜手术系统

2. 影像导航鼻内镜手术适应证　美国耳鼻咽喉头颈外科学会建议的鼻内镜导航手术适应证为：①病变波及额窦、后筛及蝶窦；②病变广泛的鼻息肉病；③病变毗邻颅底、眼眶、视神经及颈内动脉；④脑脊液鼻漏或有颅底缺损；⑤鼻部良恶性肿瘤；⑥修正性鼻内镜手术等。

随着鼻内镜技术、影像导航技术的不断发展，影像导航鼻内镜手术已在我国逐步开展，但目前国内尚未形成导航鼻内镜手术适应证的专家共识及指南。根据复旦大学附属华东医院临床实践，

认为影像导航鼻内镜微创手术的适应证可有以下几个方面：①病变波及额窦、后筛及蝶窦；②弥漫性鼻息肉；③病变毗邻颅底、眼眶、视神经及颈内动脉；④脑脊液鼻漏或有颅底缺损或病变；⑤鼻窦颅底良恶性肿瘤；⑥修正性鼻窦鼻内镜手术；⑦因发育、手术或外伤导致的鼻窦解剖变异；⑧鼻窦骨纤维增生不良症。

【手术操作与技巧】

1. 影像导航鼻内镜手术基本方案　根据复旦大学附属华东医院的临床实践总结，导航鼻内镜鼻颅底手术的基本方案如下。

（1）术前规划：术前需要充分了解病情、掌握病变范围及手术区域解剖及毗邻，精密设计手术方案，准备各种预案，实现精准化、个体化手术。

（2）术中导航：手术开始时严格按操作规程，进行导航注册，保障导航定位精准，术中精细操作，提高手术精准性及安全性。

（3）围手术期治疗：围手术期精心管理，注意术后的观察与护理，促进患者康复。

2. 影像导航系统的基本操作

（1）获取影像资料：术前所有患者均以常规仰卧体位，行鼻窦薄层螺旋 CT 轴位连续扫描，层厚为 1mm，范围为发际线前中点至上牙槽层面，包含双侧全组鼻窦及前颅底区域范围。薄层 CT 影像以 DVD + 光盘刻录存储。手术当天将 CT 数据导入影像导航工作站，进行矢状位、冠状位三维重建。

（2）导入影像资料、显示参数调整及三维重建：手术当天，开启导航系统后插入 CT 影像光盘，登录操作系统，创建当前患者资料档案，系统自动辨识光盘内容并显示光盘目录。选取当前患者的薄层 CT 影像序列，在预览界面中调整显示参数，至手术区域显示清晰。将患者薄层 CT 影像序列读入导航系统（图 3-21-2）。导航系统自动进行矢状位、冠状位三维重建（图 3-21-3）。重建完毕后备术中应用。

（3）体表注册：将带有电磁发射器的头带固定

于前额,用定标器在患者头面部的内眦连线中点、鼻小柱根部及右侧耳屏基部3处皮肤表面依次取基准点。双侧眼眶周围及外鼻连续取体表用定标器进行表面划线注册(图3-21-4)。导航系统显示注册通过,CT影像已与患者体表标志融合注册成功(图3-21-5)。

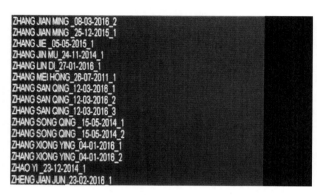

图3-21-2　影像资料导入导航系统的视频界面

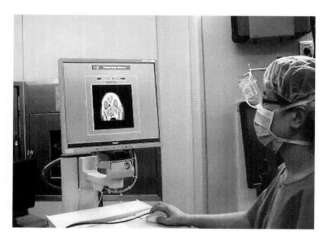

图3-21-3　导航系统矢状位、冠状位三维重建

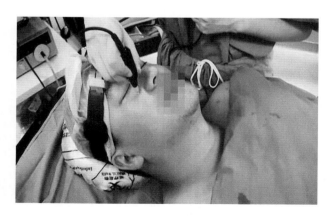

图3-21-4　用定标器进行体表注册

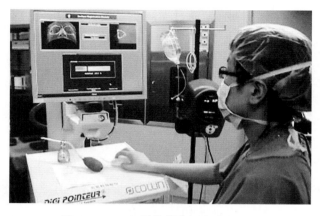

图3-21-5　CT影像体表标志融合注册

(4)器械配准:常规消毒铺巾,注意导航头带位置不移动。将无菌导航探头末端置于导航头带的器械配准点,进行配准。鼻内镜下将导航探头置于鼻腔内解剖标志点直视下验准定位。

(5)术中导航:术中导航探头前端可随时显示在导航系统的显示屏上,观察手术到达的解剖区域,帮助术者定位重要的鼻眶颅底毗邻解剖关系及病灶范围,手术全程随时确定手术范围及安全界。根据注册吸引器的头端显示,精确定位颅底、眶纸样板、颈内动脉管、视神经管及脑脊液鼻漏瘘孔处等重要结构(图3-21-6~图3-21-8)。

3. 手术提示和临床应用的认识　影像导航在鼻内镜鼻颅底微创外科的应用优势主要有:精确定位解剖标志,有效保护视神经,避免损伤纸样板,防止损伤颈内动脉,有效寻找蝶窦开口,减少手术时间,提高成功率,降低严重并发症。

导航技术应用于鼻内镜鼻窦手术具有很大的技术优势及临床应用价值,只要熟练掌握导航配准注册技术,操作十分便捷,多可在3~5min内完成,不会因导航操作而延长手术时间,而且可使手术更为便捷,有效缩短了手术时间。临床实践证明,由于有导航技术平台,可使手术更精准,尤其是在筛窦、额窦、蝶窦区域手术时,可避免损伤眶内及颅底结构,利于寻找并开放鼻窦窦口,尤其是蝶窦口寻找显得十分方便,降低了手术难度,提高了手术的安全性。

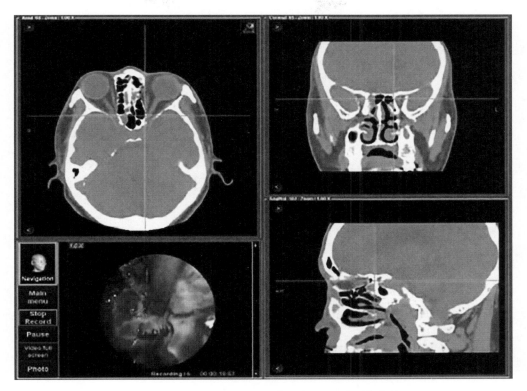

图 3-21-6　术中导航显示视神经的 CT 三维影像定位

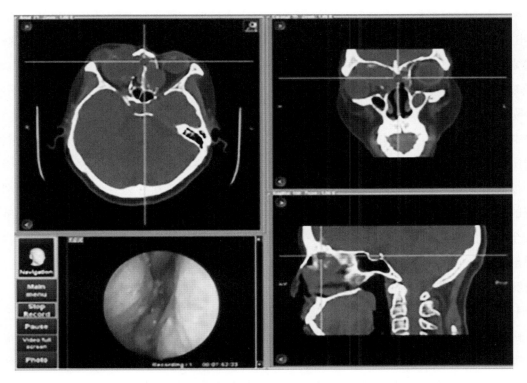

图 3-21-7　术中导航显示鼻眶颅底占位病变的 CT 三维影像定位

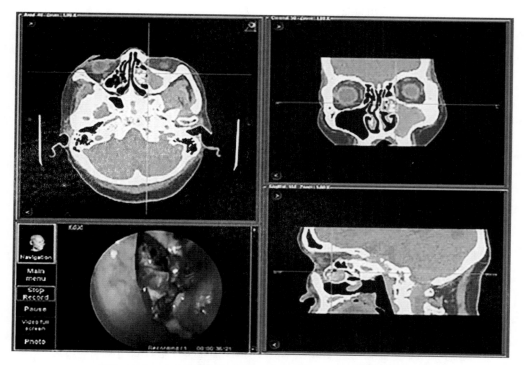

图 3-21-8　术中导航显示鼻窦结构及病灶的 CT 三维影像定位

影像导航技术在慢性鼻窦炎修正性内镜手术中具有重要的临床意义。由于修正性内镜手术面临解剖学标志缺失、瘢痕粘连、炎症反应重、伴发骨炎、易出血等问题，因此，术中常迷失方向感，病变清理摸索进行，重要结构如板障、眶纸样板、筛前动脉及视神经位置不易确定，影响病变的彻底清理，容易出现并发症。影像导航有助于在炎症修正手术中辨别重要结构，减少并发症的发生。

利用影像导航系统可以协助辨别肿瘤边界，确保病变彻底切除并防止出现并发症。鼻内镜下导航系统的应用对于侵犯眼眶及颅底的鼻窦病变是一个安全有效的方法。影像导航术中定位作用在一些解剖结构异常的常规鼻内镜手术中是重要补充。在解剖结构异常的慢性鼻窦炎Ⅱ型中，利用影像学导航可以在避免损伤眶纸样板及颅底板障的前提下快速有效地开放额窦、筛窦，提高手术的安全性及病变清理的彻底性，缩短手术时间。

开展导航鼻内镜鼻颅底外科，所需的技术平台包括鼻内镜专科手术室、术中导航设备、神经监护设备、高清成像系统、手术动力系统、多种止血材料等。同时需要有扎实的解剖学基础及熟练的手术技能。尽管导航在鼻窦外科领域的应用价值已得到体现，导航技术并不能取代对解剖知识的熟练掌握及手术训练。目前的影像导航多为术前影像术中导航，术中切除的组织通常不能在影像导航系统中变化显示，假如术中软组织移位则不能实时反映。这是使用导航技术必须掌握的基本要点。要防止术中因头部移动出现的指示偏差，术者要随时核实导航系统的准确性，一旦发现偏差，应立即配准。此外，手术导航设备昂贵，使得临床应用尚不普及。总体来说，随着科技进展及人们对导航技术的不断认识，其临床应用会得到进一步发展和完善。

影像导航系统作为一种新的术中定位手段，其应用为鼻内镜手术精确定位提供了很大帮助，达到减少术中并发症、缩短手术时间的效果，值得推广使用。随着新的计算机辅助手段和技术的出现，鼻内镜与影像导航技术临床实践的不断开展，适应证将不断拓展。

　　目前已有实时导航的增强现实技术的研发，该技术成熟后将更好地为鼻内镜鼻颅底微创手术提供强有力的支持。此外，智能机器人在鼻内镜鼻颅底手术中的应用，也是影像导航发展的一个重要方向。另一方面，随着影像导航技术的逐渐推广应用，鼻内镜导航鼻颅底微创外科质控标准的制定将被提上议事日程。影像导航技术作为一项新兴技术，在鼻内镜鼻颅底微创手术领域显示出重要的作用。

（章如新　黄　昱）

耳鼻咽喉头颈外科手术操作方法与技巧

Techniques and Skills in Operations of Otorhinolaryngology Head and Neck Surgery

第四章 | 咽喉部手术

第一节　扁桃体切除术

【概述】

扁桃体切除术是最常用的耳鼻咽喉头颈外科手术之一，但并非很安全的手术，死亡率 1/10 000～1/33 921。Julie 等（2013）对美国耳鼻咽喉科医生进行调查报道，在受访的 552 位医师中，有 58 位医师经历过共计 55 起扁桃体手术发生的不良事件，这 55 起不良事件包括死亡 51 例、缺氧性脑损伤 4 例，推测扁桃体手术术后死亡率为 1/27 000。

1. 适应证　①慢性扁桃体炎反复发作，或非反复发作但曾引起咽旁间隙感染或扁桃体周脓肿者；②扁桃体肥大影响呼吸、吞咽或发音功能者；③慢性扁桃体炎已成为引起其他脏器或邻近器官病变的病灶；④白喉带菌者保守治疗无效；⑤扁桃体良性肿瘤，可连同扁桃体一并切除；对扁桃体恶性肿瘤则应按现代肿瘤学概念和原则制订治疗方案；⑥茎突切除术等手术的前驱手术。

2. 禁忌证　①急性炎症时，宜在炎症消退 2～3 周后手术；②造血系统疾病及有凝血机制障碍者；③严重全身性疾病，如活动性肺结核、风湿性心脏病、关节炎、肾炎、高血压、精神类疾病等；④在脊髓灰质炎及流感等呼吸道传染病流行季节或流行地区，以及其他急性传染病流行时不宜手术；⑤经期前和月经期、妊娠期。

Reginald 等提出的 2019 年儿童扁桃体切除术临床实践指南更新版针对扁桃体反复感染的诊断标准推荐为：在过去 1 年内有 7 次及以上发作，或过去 2 年内每年有 5 次及以上发作，或过去 3 年内每年有 3 次及以上发作。

扁桃体切除术定义为，通过解剖扁桃体被膜与周围肌层之间的间隙，完整切除扁桃体的手术。扁桃体切除术的手术方法可分为冷切法和热切法。冷切法包括经典的扁桃体剥离法和挤切法，剥离法为目前最常用的手术方法，挤切法已很少采用。

热切法包括采用高频电刀、等离子射频等的扁桃体切除术。采用高频电刀切除扁桃体有许多优点，器材费用低廉，临床应用较多。近年来，采用等离子射频技术切除扁桃体被许多学者接受，目前初步认为具有术后疼痛轻、并发症发生率低等优点。

经典的扁桃体切除术，无论采用何种器械，切除范围都是相同的，手术技术也是最基本的，其他的手术方法可以理解为在经典手术方法基础上的变通。尽管采用电器械的扁桃体切除术已成为临床常用的手术方法，但本书仍着重介绍采用冷器械的经典的扁桃体切除术，这是扁桃体切除术的基本技术。采用电刀、等离子射频刀等器械的手术最好在熟练掌握经典手术技术的基础上实施。

近年有学者采用等离子射频刀头实施扁桃体部分切除术，对扁桃体进行囊内部分切除，保留扁桃体被膜，尚待进一步评估。也有采用超声刀切除扁桃体者，本书不做讨论。

【解剖概要】

1. 扁桃体的周围结构　扁桃体位于腭舌弓和腭咽弓之间三角形的扁桃体窝内。扁桃体窝的前界为腭舌弓，后界为腭咽弓，外侧壁为咽腱膜和咽上缩肌。扁桃体被膜为咽腱膜的一部分，其覆盖于扁桃体的深面。扁桃体与被膜附着较紧，但咽缩肌与扁桃体被膜间为疏松结缔组织，因而扁桃体与咽缩肌内侧之间相连并不紧密，特别是在上部尤为疏松，故扁桃体切除术通常从上极开始剥离。然而，一旦反复发生扁桃体周围炎，扁桃体与咽缩肌可发生粘连，很难分离。三角皱襞为腭舌弓下缘向后延伸，将扁桃体下段部分包绕的黏膜皱襞，包含少许淋巴滤泡。扁桃体切除时要求切除此皱襞，以免形成囊袋和淋巴组织增生。

2. 扁桃体与动脉　供应扁桃体的动脉均来自颈外动脉系统，包括起源于颈外动脉的咽升动脉、发自面动脉的腭升动脉和扁桃体动脉、起于舌动脉的舌背动脉、腭降动脉的分支腭小动脉等（图 4-1-1）。

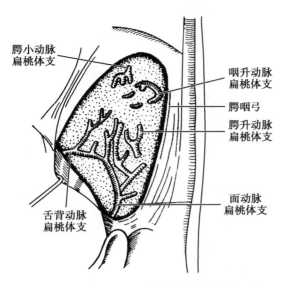

图 4-1-1　扁桃体的血液供应（扁桃体已切除）

标注：
腭小动脉扁桃体支
咽升动脉扁桃体支
腭咽弓
腭升动脉扁桃体支
面动脉扁桃体支
舌背动脉扁桃体支

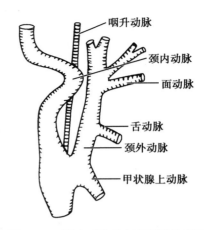

图 4-1-2　颈内动脉凸向咽侧壁的变异

标注：咽升动脉、颈内动脉、面动脉、舌动脉、颈外动脉、甲状腺上动脉

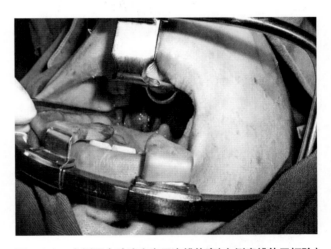

图 4-1-3　左侧颈内动脉突出于扁桃体窝（左侧扁桃体已切除）

张奎启等（1986）观察 101 例颈内动脉的走行，其中有 2 例颈内动脉明显弯曲，几乎贴近于咽侧壁（图 4-1-2）。咽旁间隙内颈内动脉距扁桃体外侧 10～20mm，平均（15.38±2.68）mm，但先天性颈内动脉迂曲者则紧贴于咽侧壁。了解这一变异的存在，有助于防止扁桃体切除术中发生大出血。此外，深度包埋、十分肥大的扁桃体的患者可能比其他患者咽侧壁结构更为偏向外侧，与大血管的关系更为密切。有时扁桃体切除术后，观察到颈内动脉突出于扁桃体窝内，可见明显搏动（图 4-1-3）。

面动脉与扁桃体的后下部有重要关系，其距扁桃体外侧的距离在成人为 10～16mm，平均（12.58±2.50）mm，但有时会形成动脉袢与扁桃体下部关系密切，行扁桃体切除术时可能误伤该血管，导致较严重的出血。扁桃体的动脉到达咽缩肌表面的筋膜时即变细呈网状，故分离时不损伤该层筋膜通常不至于损伤较大血管，可使术中和术后的出血大为减少。

3. 扁桃体的神经　扁桃体的神经支配主要来自三叉神经和舌咽神经。三叉神经的第二支（上颌神经）的分支经蝶腭神经节的腭中神经和腭后神经由上极穿被膜进入扁桃体内。舌咽神经末梢支的扁桃体支由下极穿被膜至扁桃体及腭弓的黏膜。此二神经的特点提示扁桃体切除术局部浸润麻醉时应以上、下极为重点在被膜外进行。由于舌咽神经的扁桃体支纤维在扁桃体周围形成环状，故须在扁桃体周围的黏膜下行浸润麻醉方可取得较好效果。

【术前提示】

1. 询问病史　术前应详细询问病史，包括近期上呼吸道感染史、月经史，有无过敏性疾病史、使用抗凝药物的病史和麻醉药物过敏史等。应特别注意有无容易出血的倾向，血友病患者扁桃体切除术后可发生术中难以凝止的大出血，屡见导致严重后果甚至死亡的报道，应通过详细询问既往病史、家族史找到线索，进行必要的检测，术前予以确诊并进行充分的术前准备。

2. 注意全身情况　心血管、脑、肾等全身性疾

233

病者以及病灶性扁桃体炎患者应进行充分的术前准备，经相关科室会诊，确定无手术禁忌时方可手术。对反复发作的扁桃体炎患者和扁桃体肥大的青壮年患者，应注意是否为 AIDS 或 HIV 感染患者。据推测扁桃体增生可能与 HIV 感染后扁桃体局部免疫激活有关，要注意患者免疫功能、感染风险、职业防护等评估，与传染病学家合作进行手术适应证和禁忌证的判断。

3. 避免误用麻醉药物 局部麻醉扁桃体切除术前常采用 1% 丁卡因咽腔喷雾表面麻醉以减轻咽反射，故手术中有将丁卡因和利多卡因混淆的潜在危险，一旦将丁卡因误做局部浸润麻醉则可能造成患者迅速死亡。将丁卡因或可卡因误用导致死亡的患者曾有许多报道，故手术者必须对麻醉药物进行认真查验。

4. 警惕异物和牙齿损伤 有人习惯在剥离扁桃体的过程中用棉球或纱球填塞扁桃体上极或扁桃体窝，此时应用一粗线缝于棉球或纱球，在口腔外妥善固定，严防棉球或纱球脱落而导致窒息。手术中使用的棉球数目必须严格记录，并与护士核对。术前应取下活动义齿，应注意检查有无已活动的牙齿，及时做好相应处理，避免麻醉或手术中牙齿脱落造成误吸。对乳牙近乎脱落的儿童，可征得其监护人同意请口腔科医师予以拔除。对牙龈萎缩、牙齿松动的患者应详细记录，术前可请口腔修复科会诊制作牙保护垫，以免术中损伤牙齿。术后要观察有无牙齿脱落，以免误吸进入气管支气管。

【手术操作与技巧】

（一）扁桃体切除术——剥离法

1. 麻醉与术野暴露 根据患者不同的年龄、病情选择不同的麻醉方法，包括全身麻醉和局部麻醉。近年来随着患者对手术的安全性、精细化和减少术中痛苦等要求的提高，局部麻醉有逐渐被全身麻醉所代替的趋势，但全麻手术时也常常需要注射局麻药物。

（1）局部麻醉：局部麻醉采用含 1/10 万～1/20 万肾上腺素的 1% 利多卡因通过腭舌弓注入扁桃体周围间隙内。局部麻醉药物中加入肾上腺素过多，虽术中出血较少，但掩盖了出血点，术中可能未能发现予以结扎，成为术后出血的原因。局部麻醉时嘱患者规律平稳地深呼吸，用压舌板轻压舌前 2/3 将舌压向前下，先于近扁桃体上极、中部和下极的腭舌弓分别注射麻药，将针尖刺入黏膜层下注入少许药液，再进针紧沿扁桃体被膜外注药；再于腭咽弓上、中、下分别注药；最后用扁桃体钳将注射侧扁桃体向内牵拉，腭舌弓处即出现下陷的小凹，平行刺入约 10mm，即可达到扁桃体外侧面，针尖不宜向外倾斜，缓慢注入药液。曾有扁桃体切除术注射局部麻醉药物时误将药物注入颈内动脉或其他血管内引起严重后果的报道，故于扁桃体外侧注射时进针不宜过深，推药前必须先回吸以防将药液注入血管，推药时要缓慢。当药液注入扁桃体被膜外的间隙内时，会将扁桃体从扁桃体窝内推，有利于分离；当注射时有药液从扁桃体隐窝口流出，提示药液注入扁桃体内，应退针重新向外注射。

（2）全身麻醉：全身麻醉采用气管插管静脉复合麻醉或吸入麻醉，采用开口器张开口腔，放置开口器时避免损伤上唇和牙齿。开口器的压舌板长度和宽度要选择适宜，以便充分暴露双侧扁桃体，避免损伤牙龈、咽部黏膜及会厌；开口过大时，可能损伤口角。整个手术相关操作中，必须确保气管插管的位置正确和安全，避免对气管插管造成牵拉，尽量选用螺纹气管插管，严防气管插管被压扁、移位或脱出声门，特别使用老式开口器时尤应小心。手术结束时，要仔细检查鼻咽部、喉咽部有无残留的血块、棉球、扁桃体残块等异物，以防拔出气管插管后发生窒息。

2. 切口 手持扁桃体钳，钳住扁桃体上部并轻向内下牵拉，使腭舌弓的黏膜皱襞充分伸展，切口从腭舌弓上端沿其游离缘外侧约 1mm 向下到达腭舌弓的最低点。切口宜紧靠扁桃体,不宜过于偏外,尽量减少切除过多的腭舌弓黏膜,以防术后腭弓变形。切口只切开黏膜及黏膜下层,太深有可能切入扁桃体内。腭舌弓切口后,将扁桃体向前内牵拉,将刀刃向上,从第一切口的上端起向上、后延长切口,自腭舌弓、半月襞至腭咽弓,刀刃转向下方,沿腭舌弓向下靠近扁桃体切开腭舌弓黏膜近下极;再将刀旋转向前切开下极三角皱襞的黏膜(图4-1-4)。

3. 剥离和切除扁桃体　用扁桃体剥离器沿切口将腭舌弓与扁桃体周围分离,暴露扁桃体被膜。此时识别和充分暴露扁桃体被膜极为重要,如果被膜暴露欠准确,手术很难顺利,且易造成损伤。首先沿被膜剥离扁桃体至其上端分离上级,抓持上极用扁桃体剥离器凹面自扁桃体上极向内、向下加压,使其与扁桃体窝中的疏松结缔组织分离。再用扁桃体钳夹持扁桃体上极,将扁桃体向内、下、向前适当牵拉,显露出扁桃体被膜与扁桃体窝之间的白色的结缔组织纤维,沿此间隙将扁桃体与扁桃体窝逐步分离。须紧贴扁桃体被膜剥离腭

舌弓、扁桃体外侧面和腭咽弓,直至只剩扁桃体下极附近连着扁桃体窝内少许较韧的组织为止。用扁桃体圈套器通过扁桃体钳自上而下套住扁桃体下极剥离的蒂状组织,慢慢收紧圈套器截断蒂状组织。

剥离扁桃体时,沿恰当的组织层次操作十分重要,关键是紧贴扁桃体被膜直视下分离,避免暴露和损伤肌肉,避免进入扁桃体组织内部。损伤肌肉或使肌肉纤维暴露,易造成渗血,术后疼痛剧烈、愈合差、形成瘢痕,严重时导致咽腔畸形。使用剥离器时,用力方向均应朝向扁桃体(图4-1-5),避免朝向咽缩肌和咽弓用力从而造成组织损伤,这样可使手术出血少、术后疼痛轻且愈合好。

扁桃体被膜与扁桃体窝粘连严重的患者,解剖层次不清,深度难以掌握,术中剥离扁桃体被膜时,易致扁桃体组织破碎或咽缩肌损伤,此时可用扁桃体剪在直视下小心地靠近扁桃体侧逐渐剪开瘢痕和粘连带,手术操作中应随时注意观察、不断校正深度,以便保持适宜的层次。剥离过程中也可适当采用止血钳分离较为坚硬的瘢痕。接近扁

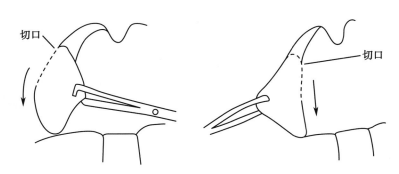

图4-1-4　剥离法扁桃体切除术的切口(患者坐位)

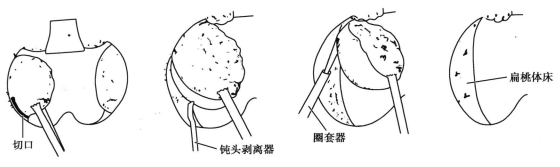

图4-1-5　切口、剥离、切除离扁桃体方法示意图(患者仰卧位)

桃体下极时禁忌使用锐器,以免损伤面动脉或其分支导致出血。

剥离扁桃体的方法常用的为使用剥离器剥离。在某些情况下可使用小纱球剥离,使用剪刀钝性、锐性结合剥离以及必要时用手指裹以纱布进行钝性剥离等手法。应根据不同情况采用不同的剥离技巧,始终以减少创伤为要。

4. 创面检查和止血 扁桃体切除后,迅速用纱球压迫扁桃体窝3~5min后取出。然后对扁桃体窝的创面进行仔细检查,用扁桃体拉钩将腭舌弓拉开,观察有无出血点,有无扁桃体残留。腭舌弓后面常被遗漏,应注意用扁桃体拉钩向前外牵拉,使之充分暴露。扁桃体窝的下端出血也易被遗漏,而此处是扁桃体切除术后出血较易发生的部位,应采用压舌板压低舌背,用拉钩充分暴露,同时须注意有无扁桃体残留。若有扁桃体残体,或三角皱襞未予切除,应钳夹后用扁桃体圈套器截除之(见图4-1-5)。全身麻醉手术时由于开口器、压舌板等的牵拉或压迫可暂时止血,故须松开Davis开口器后再检查有无出血。扁桃体内若有血凝块,应予清除并仔细检查,这种情况常常提示附近有出血点。

对已切除的扁桃体要进行检查,观察其上、下极是否完整,如果发现其不完整应及时切除其残余部分。

术后创面的止血是扁桃体切除术十分重要的步骤,对任何可疑的出血点均应妥善止血。术中止血花费的时间和给患者带来的痛苦远比术后出血后再处理时少得多。小的出血点可通过压迫止血,这种方法虽然简便,但常常并不可靠,应再对其双极电凝止血或结扎。对活动性出血、暂时不出血的游离血管断端均应用止血钳钳夹后结扎、缝扎或双极电凝止血。缝扎止血操作简便、迅速,咽部活动时不易脱落,再出血的可能性小,但缝针穿入咽侧组织不宜过深,以免损伤大血管。采用双极电凝止血较为精确可靠,可对小血管多点电凝。

(二)扁桃体切除术——高频电刀法

近年来,许多学者采用高频电刀行扁桃体切除术。该方法有术中出血少、术野清晰、大幅度缩短手术时间等优点,但要求熟练掌握经典的扁桃体切除术和高频电刀的使用技巧,切勿导致范围过大的热损伤。由于使用电刀技巧欠缺而导致的咽腔严重瘢痕形成者时有发生。精确使用高频电刀和双极电凝十分重要。

1. 麻醉 经口气管插管全身麻醉。置Davis开口器,妥善暴露双侧扁桃体,充分暴露扁桃体下极。

2. 切口 可按照上述常规切口。也可用扁桃体钳向内、向下轻拉扁桃体上部,用电刀在扁桃体窝腭咽弓和腭舌弓交界处切开黏膜皱襞,此时通常可清晰地看到扁桃体被膜的纤维,紧贴扁桃体被膜分离,易于暴露上极。该切口操作便捷,可最大限度地保留腭咽弓和腭舌弓黏膜,使术后腭弓形态近乎正常。当然,根据术中所见的扁桃体形态,也可先从下极切口,自下而上进行分离。

3. 分离和切除扁桃体 以扁桃体抓钳钳住扁桃体上极,向内下牵拉,充分显露咽缩肌和扁桃体被膜之间的疏松结缔组织,使扁桃体保持适当的张力、扁桃体被膜与咽缩肌保持适当的空间,以便于直视下精准操作。紧贴扁桃体被膜自上而下以电刀尖端电切或电凝模式切割分离,直至扁桃体下极;电刀的切割点应在扁桃体被膜上或紧贴被膜,切勿损伤肌肉或使肌肉纤维暴露。通常不必使用扁桃体圈套器,可在直视下将整个扁桃体连同三角皱襞的黏膜一并切除。

自下而上分离切除扁桃体的径路,使用电刀分离、止血的技法与自上而下的方法类同。

操作中应严格做到紧贴扁桃体被膜,避免过深而损伤扁桃体窝的组织,避免切除过多的黏膜,避免导致深部的血管出血。遇到粘连时,可结合钝性分离,也可用电刀精准地切开粘连带。遇到小出血点时应随时止血,可用扁桃体拉钩将腭弓向外牵拉，以扁桃体钳将扁桃体向内牵拉，尽快暴露出血点，电凝止血；使用单极电凝时应避免过深，以双极电凝止血更加准确、可靠、安全，对裸露在术野的小血管多点电凝使止血更为可靠。如果电凝多次未能止血成功，应及时结扎或缝扎，避免反复电凝造成深部组织的损伤；对较大的血管出血，电凝后可结扎或缝扎。曾有反复使用电刀电凝止血，最终导致深部大血管损伤，引起严重出血的案例。整个手术过程应保持在无血的状态下进行。手术结束时依旧要详细检查有无出血点或潜在的出血点，并及时予以处理。

4. 注意事项 高频电刀的模式可选用电切、电凝或混合模式，这些模式各有利弊、各有特点，要根据具体情况灵活采用，以达到切割和止血的双重目的。许多学者推荐低功率的电凝模式；笔者习惯较多地采用混合模式，其特点是在切割分离组织时伴有凝血效果。为避免电刀的热效应对咽缩肌、软腭、腭咽弓的损伤，电刀的输出功率宁小勿大。电刀刀头要加硅胶绝缘保护套，只露出尖端约5mm，避免误伤周围组织，特别注意避免损伤悬雍垂。整个手术过程中，要保持电刀的刀头朝向扁桃体被膜，直至将扁桃体完整切除。手术中可采用双极或单极电凝止血，但对几次止血无效的出血点，应采用结扎或缝扎。高频电刀扁桃体切除术后，咽痛持续时间可能较冷器械切除稍长，扁桃体窝的白膜持续时间较冷器械术后更长。

（三）等离子射频扁桃体切除术

1. 特点 等离子射频扁桃体切除术是近年来较常采用的技术，与冷器械的扁桃体剥离术相比，等离子射频切除扁桃体可缩短手术时间、减少术中出血量，减轻术后24h疼痛程度，术后较早恢复正常饮食，且白膜形成时间较早，但白膜的脱落时间延迟（2～3周）、一次性等离子射频刀头价格较为昂贵。

2. 麻醉和体位 采用全身麻醉。患者体位、置开口器同经典的全麻扁桃体切除术。使扁桃体

充分暴露在术野中。术前扁桃体周围可注射局麻药物，便于术中操作。术者一只手持扁桃体抓持器，另一只手持等离子射频刀。

3. 切口、暴露和分离 根据扁桃体的形态、大小、包埋情况以及手术者的习惯等，选用自上而下的切口、自下而上的切口或者先从腭舌弓切口再向上、下极延伸均可；也可自扁桃体窝腭咽弓和腭舌弓交界处切开黏膜。用扁桃体抓持器固定、根据需要向内下或内上充分牵拉扁桃体，充分暴露扁桃体周围的间隙，暴露扁桃体被膜，采用等离子射频刀头沿着扁桃体被膜切除，只有找准扁桃体被膜，沿被膜切割才能快捷、出血少。刀头的操作一定要在直视下进行，不能深入到盲区切割。

4. 等离子射频刀头的使用 根据等离子射频刀头的工作机制，等离子射频刀头与组织间要有一定距离，把握为似接触非接触（若即若离），采用橙黄色光的等离子层进行切割和消融，而不是用金属丝切割。刀头与扁桃体过分贴近则等离子层无法有效激发，反而越用力越不能有效切割组织。

刀头切割的速率不宜过快、宜稍慢，可边切割、边止血。刀头移动速率过快容易出血，要做到以平稳、精细的手法进行切割操作。切割刀头电极必须朝向扁桃体，远离扁桃体周围组织，避免扁桃体窝周围组织的损伤。止血时电极朝向出血点。

手握扁桃体抓持器，要不断地变换角度、方向、力量，使等离子射频刀头的操作具有充分的视野和空间。切除扁桃体下极时不宜太深，避免损伤周围的血管，造成术后出血。

5. 术中注意事项 口腔内多余的生理盐水要由助手不断吸除，保证口内为新鲜的生理盐水有足够的钠离子，便于手术过程中产生等离子体。避免等离子射频刀头在工作状态下触碰到其他手术器械等坚硬物体而损伤刀头前端金属丝。等离子射频刀头连接的吸引器的负压要适中，过大或者过小都容易导致刀头的阻塞。

通过脚踏板控制刀头切割组织、凝血处理等

操作,手脚要配合良好,避免过多反复启动。此外,要避免踩错踏板,特别是止血时,由于刀头朝向扁桃体窝,一旦踩踏切割踏板,会引起误伤深部组织。

出血时随时踩踏凝血踏板止血,待扁桃体完全切除后详细查看扁桃体窝,确认无活动性出血现象时结束手术。若术中遇到采用等离子射频刀头反复止血无效的出血点,应该采用传统的缝线结扎或缝扎。

6. 其他 参见第四章第三十一节。

(四)扁桃体部分切除术

扁桃体部分切除术是否可以广泛应用,尚在探索之中。采用等离子射频刀头呈准接触状态置于一侧扁桃体表面,拉钩牵开腭舌弓,于被膜内自下而上逐层切除扁桃体组织,只保留少许扁桃体被膜内侧的扁桃体组织,术中避免损伤腭咽弓及腭舌弓。同样方法处理对侧扁桃体。

法国耳鼻咽喉头颈外科学会(2018)在关于儿童阻塞性睡眠呼吸暂停各种治疗方法作用的指南中,推荐对于儿童单纯扁桃体肥大引起潜在阻塞性睡眠呼吸暂停者,推荐行扁桃体囊内部分切除。扁桃体部分切除可减轻术后疼痛,降低术后继发性出血的风险,患儿更容易接受,并且可以达到类似的治疗效果。

等离子射频刀头在扁桃体内操作遇到的血管主要是供血血管的终末段,比较细小,能较好发挥等离子射频同时兼顾切割、止血的功能。

【术后处理】

1. 局部麻醉手术后患者取半卧位或坐位,全身麻醉者取平卧侧头位,术后无出血者鼓励早期下床活动,2周内避免过重的体力活动。

2. 嘱患者将分泌物吐入弯盘中,避免吞咽入胃内,以便观察有无出血。如吐出大口鲜血提示有活动性出血,应采取止血措施;若仅有少量血丝,则属正常现象。

3. 若术后2天内的体温达到或超过38.5℃,

应进行全面检查和处理。术后第3天开始发热,提示可能发生并发症,应注意检查。

4. 术后第2天创面可见白膜生长,对创面有保护作用。

5. 术后当日仅能进流质饮食,术后第2天若创面白膜生长良好可进半流质饮食。

【并发症及其防范】

1. 出血 扁桃体切除术后出血的风险高达3%。扁桃体切除术后出血分为原发性出血和继发性出血。原发性出血通常发生于手术后24h内,多发于术后6h内,常见的原因包括术中操作欠精细、使用较多的肾上腺素、术中有未能发现的出血点导致止血不彻底、咽部活动过多、较剧烈的咳嗽、不良的情绪(焦虑、恐惧、紧张等)、长期吸烟以及全身因素(肝脏疾病、高血压、糖尿病、血液系统疾病、长期服用阿司匹林)等。继发性出血发生于手术结束24h后,常由于进食不慎造成创面擦伤而致出血。

扁桃体切除术后出血一旦发生,应及时积极处置。首先要仔细检查,明确出血点。要去除扁桃体窝内的血凝块,对少量的渗血可通过压迫的方法止血,对较为明显的出血点要结扎或缝扎止血。如果通过上述方法均不能成功止血,出血又较为剧烈,有传统的文献介绍可于扁桃体窝内置入一个无菌纱球将腭舌弓和腭咽弓对位缝合3~4针,将纱球缝合固定于扁桃体窝内压迫24h,以达到止血的目的;缝合于扁桃体的纱球必须妥善固定,由于腭舌弓、腭咽弓高度水肿时质地变脆,纱球有坠入喉内导致窒息死亡的潜在危险,临床上也有过这样的患者,采用该方法是应该十分慎重。对较严重的出血除局部处理外,还应重视全身情况的观察和处理。大出血时应考虑结扎颈外动脉等抢救措施。处理扁桃体切除术后出血时,还应高度重视呼吸道是否通畅,避免窒息。

扁桃体切除术中可能发生严重的,甚至致命的大出血。颈内动脉损伤导致的大出血可使患者迅速死亡，文献曾有许多报道，多为扁桃体切除术中在处理扁桃体下极时用钳子或镊子上提扁桃体，将扁桃体下极向内上方牵拉，并使用剪刀自根部剪除扁桃体时剪破颈内动脉所致。类似的操作还有损伤面动脉干、面舌干（国人中约28%出现，系面动脉和舌动脉共干的变异）导致严重出血的危险。因此，在扁桃体切除术中随便使用剪刀等锐器，特别是使用锐器修剪扁桃体窝下份是十分危险的操作，应属禁忌。扁桃体切除术中应注意观察扁桃体窝外侧有无搏动、必要时以手指触诊有无搏动感，一旦发现搏动，应高度警惕损伤动脉的危险。血友病患者行扁桃体切除术也可导致严重出血，术前对患者，特别是男性患者详细询问家族史和既往史、进行必要的血液学检查对防范该类出血甚为重要。

使用电器械切除扁桃体时，尤其是使用单极电刀止血时，要特别警惕损伤深部大血管。以往有使用电刀止血，导致颈内动脉破裂致死的情况发生。

2. 窒息与呼吸道异物 行全身麻醉扁桃体切除术时血液、血凝块可被误吸进入气管、支气管引起窒息。局部麻醉扁桃体切除术中扁桃体、纱球、棉球、注射针头及牙齿等坠入喉腔、气管导致异物甚至死亡者，文献均有报道。局部麻醉扁桃体切除术前，咽腔表面麻醉不宜过深。手术中使用的纱球、棉球应系一粗长丝线作为引线并妥善固定，一旦坠落可用线牵出。手术所需各种器械，如手术刀柄和刀片、扁桃体钳、扁桃体注射针头、扁桃体圈套器等，必须认真检查，确保完好。一旦发生此类并发症，必须紧急、果断、沉着地投入抢救，措施包括紧急气管切开、内镜检查等。

3. 创面感染 患者有较剧烈的咽痛和发热，检查时可见扁桃体切除术后创面没有白膜生长，或白膜色泽不匀、表面较污秽。处理方法为适当应用抗生素，必要时进行创面的清洁。

4. 肺部感染 常因手术中较多的血液和分泌物被吸入呼吸道内导致，通过临床检查和胸部 X 线检查证实发生感染时，应全身应用抗生素。

5. 扁桃体周围组织损伤及瘢痕形成 可造成腭舌弓或腭咽弓穿孔、悬雍垂损伤、颞下颌关节脱位、皮下气肿、纵隔气肿等扁桃体邻近组织损伤而发生的并发症，主要为操作欠精细、准确所致。

扁桃体切除术可导致腭舌弓、腭咽弓、悬雍垂等处广泛的瘢痕形成，术中应注意精准操作，尽量减少组织损伤。采用电刀切除扁桃体时尤应注意，电刀容易造成深部组织损伤，使用电刀的技巧需要专门训练，临床可见因电刀切除扁桃体导致的咽部瘢痕挛缩。

6. 咽异物感 咽部感觉敏锐，扁桃体手术后的瘢痕会导致咽干、咽异物感，这在成人患者的手术尤为常见。特别是成人单侧扁桃体切除，会导致双侧感觉不对称。该问题应在手术前向患者讲明。

7. 寰枢关节半脱位 寰枢关节半脱位是扁桃体切除术的少见并发症，相对多见于儿童，表现为颈痛、僵硬、头颈部歪斜和活动受限，严重者可出现神经压迫症状、晕厥、瘫痪及窒息等。扁桃体术后出现相关症状应及时请小儿外科会诊。扁桃体手术围手术期应注意保护患者颈部，该并发症发生原因有待进一步研究，并没有足够的证据表明是操作不当引起，但麻醉、手术和术后转运患儿等整个过程必须小心谨慎。

8. 其他并发症 扁桃体切除术还可引起应激引起胃黏膜病变、败血症、颅内感染等少见的全身并发症。

（孙　彦）

第二节　腺样体切除术

【概述】

腺样体切除术可单独进行，也可在腭扁桃体切除时同时进行。单纯腺样体肥大和慢性腺样体炎可以引起严重的并发症，需要单独行腺样体切除术。腺样体肥大可以引起颅面畸形、严重打鼾或其他与日常生活相关的问题（如嗅觉减退等），需要手术治疗。腺样体肥大可通过纤维鼻咽镜检查或鼻咽侧位片确诊。反复发作的鼻窦炎也是腺样体切除术的手术适应证。同时具有慢性鼻窦炎和腺样体肥大的患者，首先行腺样体切除术而不是鼻窦手术。慢性腺样体炎导致的慢性化脓性鼻窦炎，经药物治疗无效时须手术切除腺样体。闭塞性鼻音患者，除少数由肥大扁桃体影响软腭活动引起外，均需要腺样体切除。

尽管腺样体切除术是治疗腺样体肥大引起鼻塞的有效方法，也有研究表明鼻用糖皮质激素对腺样体肥大有效，对合并过敏性疾病的患者，有人报道抗组胺药物、抗白三烯药物等也有一定疗效。但迄今，这些治疗方法尚有待于进一步证实。

腺样体切除术有多种手术方法，Crowe、Watkins和Rothholz最早阐述了精细解剖、锐性分离的办法，近年来电切除技术更为流行，如等离子射频技术等。有资料说明，冷器械锐性分离术后疼痛较轻，而电切除技术可以减少出血和缩短手术时间。

【解剖概要】

1. 腺样体　腺样体位于鼻咽顶部与后壁交叉处，外形似半个剥皮橘子，表面不平，且有5～6条纵槽，居中的槽最深，形成中央隐窝。在其下端有时可见胚胎期的颅颊囊残余的凹陷称为咽囊，此处易存留细菌，有炎症时称咽囊炎。从其上皮尚可发生颅咽管瘤。腺样体黏膜上皮为假复层纤毛柱状上皮，间以复层鳞状上皮岛，基质与腭扁桃体及咽鼓管扁桃体相同，均为淋巴网状结构。腺样体的纵槽中有大量黏液腺的开口，其黏液有清洁纵槽的作用。腺样体与咽壁之间无纤维组织包膜，故行腺样体切除时不易彻底。若腺样体过大，则与两侧的咽鼓管扁桃体不易分开。腺样体自出生后即已发育，6～7岁时最大，一般10岁以后逐渐萎缩，成年后完全消失或仅有少许残余。

2. 腺样体大小的分度　腺样体大小的分度，根据电子纤维鼻咽喉镜的观察，依据阻塞后鼻孔的百分比分为四度：①1度为阻塞0%～25%；②2度为阻塞26%～50%；③3度为阻塞51%～75%；④4度为阻塞76%～100%（FRANCO J R等，2000）。

对于1～2度腺样肥大，不会引起鼻塞，出现鼻塞的症状可能是由于鼻腔形态异常、超敏反应或鼻腔炎症，不适合行腺样体切除手术。而对于4度腺样体肥大，则是手术绝对适应证。3度腺样体肥大的治疗，不仅关注鼻塞，还要同时关注鼻窦炎、中耳炎和阻塞性睡眠呼吸暂停等并发症。

【术前提示】

1. 排除出血性疾病　术前应特别注意有无凝血异常，家族史中有凝血异常的患者、有出血倾向者须行进一步的凝血功能检查。有学者对术前常规进行凝血功能的筛查有不同观点，但是凝血功能筛查在预防术中术后出血非常重要，必要时可请血液科会诊。血友病患者扁桃体切除术后可发生术中不能凝止的出血，常见导致严重后果甚至死亡的报道，应通过详细询问既往病史、家族史找到线索，进行必要的检测，术前予以确诊并进行充分的术前准备。

2. 注意患者全身情况　对于重度阻塞性睡眠呼吸暂停患者，在行腺样体切除前行多导睡眠监测等全面检查。必要时请心内科会诊。对于肺源性心脏病和高碳酸血症患者，术后需要气管插管呼吸机辅助呼吸，以防止术后肺水肿。有其他相关疾病时，请相应的专家进行治疗、评估。支气管哮喘患者术前须进行药物治疗。要除外患有全身情况患有心血管、脑、肾等全身性疾病，确无手术禁忌时方可手术。

3. 警惕异物和牙齿损伤　在术中止血时，将棉球或纱球填塞于鼻咽腔，应严防遗忘而导致窒息。手术中所有的棉球数目必须严格记录，并与护士核对。患者装有活动义齿术前应取下。手术前应注意检查有无已活动的牙齿，及时做好相应处理，避免麻醉或手术中脱落而误吸。对乳牙近乎脱落的患儿，可征得其监护人同意后请口腔科予以处理。

4. 腭裂患者的腺样体手术　对腭裂患者，除非必要，不宜行腺样体切除术。腭裂或隐性腭裂患者腺样体肥大患者即使切除腺样体，宜采用部分腺样体切除术，在行腺样体切除时要保留下面部分，以防止腭咽关闭不全。

5. 腺样体肥大与分泌性中耳炎　腺样体和中耳炎的相关性仍存在一些争议，但是有研究表明治疗腺样体肥大对儿童慢性中耳炎的诊断和治疗都有重要意义。如果手术中损伤咽鼓管，后期可能会有咽鼓管功能异常，并发分泌性中耳炎。对分泌性中耳炎儿童同时行腺样体切除加鼓膜置管术可有效减少中耳炎的复发。腺样体切除术对儿童慢性中耳炎的影响机制尚不明确，可能与清除了感染灶或机械性阻塞有关。已有的研究证明，腺样体体积与儿童分泌性中耳炎无明显相关性。

【手术操作与技巧】

（一）传统腺样体切除术

1. 麻醉、体位和术前探查　手术应在气管插管静脉复合麻醉下进行。儿童取仰卧位，垫肩头后仰，置入自动开口器（Crowe-Davis 开口器），暴露口咽腔。用细橡胶管经鼻腔插入，自口腔拉出，悬吊软腭，检查软腭及硬腭，排除黏膜下的隐性腭裂。

间接鼻咽镜下观察鼻咽腔内情况，包括腺样体肥大程度及与周边解剖结构的关系、鼻咽腔大小等。根据所观察到的情况，选用合适的手术器械。

腺样体切除器械有腺样体切除器和腺样体刮匙两种。腺样体切除器的优点为：①刀片藏在腺样体容器两侧的槽沟内，此器两边光滑无刃，在置于鼻咽顶部后，咽鼓管隆突适在其两旁，可以完全不损伤咽鼓管隆突；②切下的腺样体存留在容器内。器械的选择应根据手术者个人的习惯，可单独使用，也可二者结合应用。

2. 腺样体切除器切除法　间接鼻咽镜检查鼻

咽部，并引导腺样体切除器头置于患者鼻咽腔，使容纳器的末端紧贴鼻中隔后端及鼻咽腔顶壁。注意应使切除器准确保持在正中，不能偏向一侧。拉开腺样体切除器刀片，将切除器紧贴鼻咽顶壁并轻向下压，使腺样体切除组织进入容器内，将腺样体切除刀片下压，切除腺样体。取出腺样体切除器，用直角弯钳夹住棉球或纱球填入鼻咽部压迫止血。再次用间接鼻咽镜检查鼻咽部。如有残留，再如上法切除。如此反复，直至腺样体切除干净。吸净下咽腔内积存的血液，观察创面无活动性出血，手术即可结束（图4-2-1）。

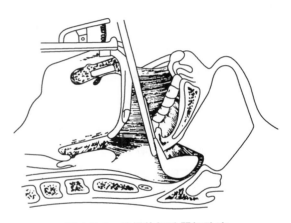

图 4-2-1　腺样体切除器切除法

3. 腺样体刮除法　根据患者咽腔大小选用合适的腺样体刮匙。右手持刮匙柄，在间接鼻咽镜引导下将刮匙置于鼻咽部，紧贴鼻咽顶及鼻中隔后端，保持刮匙在中线位置，左手置于刮匙刀柄中部，轻压刮匙，此时双手可感觉到刮刀切入腺样体组织内。右手固定刮匙于中线位置，左手沿鼻咽顶后壁弧度先向后下再向前下方向推动刀柄，刮除腺样体。刮除的腺样体组织由刮匙刀带出，脱落到咽腔内的腺样体组织随时钳夹取出。更换较小的刮匙切除残余的腺样体，特别是后鼻孔内的腺样体（图4-2-2）。鼻咽腔压迫止血。清除咽腔内血液及可能存留的腺样体组织。注意不要过于用力向椎前挤压，以免穿透椎前筋膜，不损伤两侧的咽鼓管圆枕及咽鼓管咽口。手术可以适当保留下

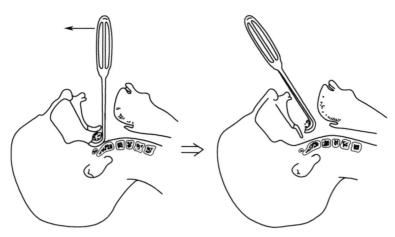

图 4-2-2　腺样体刮除法

面部分腺样体，以免出现开放性鼻音和鼻咽反流。同时注意减轻开口器压舌板对舌根的压迫，中间可适当放松，以减少舌体血液循环障碍，减少术后疼痛。在下咽部放置纱布和棉球能有效减少血液及分泌物流入胃肠道，减轻术后恶心、呕吐。渗出的血液可在气管导管周围形成血凝块，术后注意清理干净，以防清醒拔管后窒息。

（二）鼻内镜下腺样体切除术

传统的腺样体切除术，腺样体刮匙直接从口腔径路刮除，由于术中视野不清，加之刮匙的选择往往凭术者触诊或间接鼻咽镜观察后确定，如刮匙的宽度与角度和患者鼻咽腔不符，容易造成咽壁组织、椎前筋膜、咽鼓管咽口的损伤，导致咽鼓管功能障碍等并发症。另外，腺样体过度肥大可波及咽隐窝，盲目手术极易造成腺样体残体，特别是近后鼻孔或两侧咽鼓管圆枕处的腺样体组织容易残留，而致症状改善不佳或易于复发。鼻内镜应用于此手术，有以下优点：①手术由盲目变成清晰明视，易于掌握，可完整地切除肥大的腺样体，而不损伤鼻咽部其他结构，从而避免术后的多种并发症；②采用鼻内镜直视下手术，可彻底止血，避免术后出血可能引起的窒息等危险；③有利于手术示教和观摩，便于录像和资料保存。

1. 经鼻腔内镜腺样体切除术　患者呈仰卧位，气管插管静脉复合麻醉。用含肾上腺素的棉片收敛鼻腔和鼻咽黏膜2~3次。根据鼻腔大小选用2.7mm或4mm 0°或30°鼻内镜，自鼻腔插入，观察鼻咽腔结构及腺样体肥大情况。一手持镜，一手持切割器，鼻内镜和切割器应在同一鼻腔，术中根据观察术野的需要选用0°或30°鼻内镜和直或弯头切割器。自腺样体边缘开始切割，逐渐向正中推进，应始终保持切割刀刃朝向腺样体，这样的切割方式能始终保持切割缘清楚，出血少，不易残留腺样体。注意在切割咽鼓管周围腺样体时，应保持切割器距咽鼓管结构2~3mm，利用切割器的吸力将腺样体组织吸入刀内进行切割，从而避免咽鼓管及其周围结构的损伤。应避免无规则切割或从腺样体中央开始向周边切割的顺序，这样的手术方式容易导致出血多，切割缘显示不清，切割深度不易掌握，而增加咽部损伤的危险。完成一侧手术后，用纱条压迫创面止血，再从另一侧鼻腔进入，切除剩余的腺样体。取出鼻咽腔内止血纱条，创面无出血后吸净咽腔内血液及切下的腺样体组织。

这种方法适用于鼻腔结构无异常，鼻腔比较宽畅的患者。而且这种手术方法因鼻腔狭窄，对手术操作限制多，易损伤鼻腔黏膜，造成鼻腔黏膜的粘连。因此该手术方式的临床应用有减少的趋势。

2. 经口鼻内镜下腺样体切除术　患者取平卧仰头位，气管内插管静脉复合麻醉。置入自动开口器暴露口咽部。用两根导管分别从两侧鼻腔插入并由口腔牵出拉起软腭。将70°鼻内镜置入口腔，调整内镜的角度和位置，使鼻咽部结构显示在监视器上。一手持镜，一手持开口于外侧的弯头吸切器，保护好鼻咽两侧的咽鼓管圆枕，经口腔将腺样体吸切干净，同样注意不可损伤椎前筋膜。也可以在鼻内镜直视下将腺样体刮匙放入肥大的腺样体表面，切入刮除。止血后可清楚地看到刮除后鼻咽顶后壁手术创面及周边情况。如周边仍残存腺样体组织，可在直视下用小号刮匙刮除之。鼻咽顶部、咽隐窝及靠近咽鼓管圆枕处残留的淋巴组织，用刮匙难以刮除干净且容易损伤正常结构，可用90°鼻咽活检钳或额窦钳在直视下咬除。

3. 传统方法与鼻内镜下手术相结合的腺样体切除术　单纯内镜下手术，因手术需要更多的时间而使麻醉时间延长，增加了手术的危险性，因而有人采用传统的腺样体切除术与内镜直视下腺样体切除术相结合的方法。气管插管全身麻醉，儿童呈仰卧头后伸位，开口器张开口腔。常规消毒面部和口腔，将腺样体刮匙经口送入鼻咽，刮除大部分腺样体。随后经鼻插入直径4mm或2.7mm的0°或30°鼻内镜，直视下将剩余的组织完全切除。再用浸有肾上腺素的棉球经口或鼻腔压迫鼻咽创面直至出血停止。

（三）等离子射频腺样体切除术

传统腺样体刮除术出血较多，且容易残留复发，尤其是后鼻孔、咽隐窝等处不易刮除干净；切割吸引术虽能彻底切除病变，但不能减少出血量，等离子射频技术是近几年发展的一项新技术，在减少术中出血、保护黏膜、缩短术后恢复时间、减轻术后疼痛等方面较传统手术方式更具优势。

手术多经口进行，患者取仰卧位，经口插管静脉复合全身麻醉，头轻度后仰，置入自动开口器暴露口咽部。用两根导管分别从两侧鼻腔插入并由口腔牵出拉起软腭。将70°鼻内镜置入口腔，调整内镜的角度和位置，使鼻咽部结构显示在监视器

上。一手持镜，保护好鼻咽两侧的咽鼓管圆枕，以等离子射频刀头自椎前筋膜外切除腺样体，切割时如有少许渗血，使用等离子凝血功能予以止血。

在切除腺样体时，可以采用两种方法：①腺样体消融术，用等离子射频刀头在腺样体表面沿腺样体周边逐层消融腺样体组织，直至椎前筋膜，充分显露后鼻孔，咽鼓管圆枕，将腺样体切除干净；②从鼻咽后壁，腺样体下缘开始，用等离子射频刀切除腺样体，深部至椎前筋膜，两侧达咽鼓管圆枕并予以保护，沿椎前筋膜将腺样体成块切除，直至后鼻孔后缘，达到"轮廓化"切除腺样体的目的。

等离子技术具有自身优势：等离子射频消融系统的工作原理是该系统发出双极射频电流，以生理盐水作为递质形成等离子场，从而使周围组织分子分离，组织体积缩小，达到组织切割或消融的目的。由于工作温度低，手术创伤减少，手术所用的等离子射频刀头可连接生理盐水，术中不断冲洗，术野清晰，并进一步减少了周围组织的热损伤，等离子射频术中切割和止血由同一刀头完成，在切割的同时有止血功能，在遇出血点稍大时即踩踏止血踏板迅速止血，因此手术时间明显缩短，出血量明显减少。

其他参见第四章第三十一节。

【术后处理】

1. 手术后应平卧头侧位，直至患者完全清醒，严密观察有无出血情况发生。

2. 手术当天，由于存在一段时间的禁食，须通过补液维持患者水电解质平衡。根据患者的年龄、体重计算出适当的补液量。行单纯腺样体手术，不伴扁桃体切除术时，术后患者疼痛轻，一般不需要镇痛。如未同时行扁桃体切除术，术后可进普通饮食。

3. 术后按规范应用抗生素，避免和减少感染的发生。

【并发症及其防范】

1. 出血　术后出血是腺样体手术后最常见的

并发症，发生率在 0.5%~10%。由于手术器械的不同，术后出血的发生率差别较大。无论手术方式如何，术中仔细止血，是减少术后出血最有效的方法。通过术前检查发现有潜在凝血性疾病的患者，降低术后出血风险。术后若用乙酰水杨酸类药物镇痛，可增加出血风险。出血可于术后数小时内或数天发生。鼻咽部的血供来自双侧颈内外动脉系统，通常情况下，通过压迫和电凝可有较好的止血效果。在有些情况下，出血可用局部用止血药物。

因为血管变异，术中损伤可造成大出血。McKenzie 和 Wolf 曾经报道过一例颈动脉经过咽隐窝，术中造成大出血，最后结扎颈总动脉止血，该患者出现一过性偏瘫。

腺样体术后持续出血常与腺样体切除不彻底有关，需将腺样体残体切除干净。腺样体术后 24h 内的出血，可局部使用鼻内减充血剂，但对于出血严重的患者需要重新全身麻醉进行止血，明确鼻咽部出血部位、吸除血凝块、切除腺样体残体、电凝手术创面。

术后迟发出血通常没有术中出血和 24h 内的出血严重，然而，如果处理不当，也可有生命危险。在出院时交代患者，如果出现口鼻有鲜红色出血时务必及时就诊。术后迟发出血常常发生在术后 5~7 天。如果发现有明显活动性出血，应立即手术止血。

2. 腭咽功能不全　腭咽功能不全和开放性鼻音在腺样体术后并不常见。对同时进行扁桃体切除术的患者，由于扁桃体巨大，在切除扁桃体后，腭咽功能不全会加重。对腭裂或隐性腭裂患者，除非必要，一般不行腺样体切除术或只做保守一些的腺样体切除或部分腺样体切除。正常情况下腺样体切除术后腭咽功能不全的发生率为 1/750~1/1 459。术前应详细询问有无相关家族史，有无开放性鼻音史和在婴儿期有无鼻咽反流，这些皆为腺样体术后腭咽功能不全的危险因素。

术后出现腭咽功能不全，在经过仔细评估后请语言治疗师予以治疗。绝大多数患者为一过性，可自愈。对经过语言治疗 1 年以后仍不能痊愈的严重患者需要手术治疗。

3. 呼吸道梗阻和肺水肿　术后呼吸道梗阻发生于扁桃体加腺样体切除术后，尤其在 3 岁以内的患者。其原因可能与舌、鼻咽和软腭的水肿有关。可临时放置鼻咽通气道，同时静脉注射糖皮质激素治疗。术中将鼻咽腔和咽腔内的血凝块清理干净，以防止窒息。术后肺水肿可能与长期重度阻塞性睡眠呼吸暂停有关，对重度阻塞性睡眠呼吸暂停患者术后加强监护，血气分析示二氧化碳分压正常后再考虑拔管。

4. 鼻咽狭窄　术后鼻咽狭窄常与过度的热损伤有关，包括鼻咽部、鼻咽侧壁、腭咽弓上极。其他因素有在咽炎急性期手术、化脓性鼻窦炎未能控制等以及腺样体二次手术同时切除了咽侧索、鼻咽瘢痕形成等。

5. 寰枢椎半脱位　寰枢椎半脱位持久性颈枕部疼痛，颈部僵直，活动受限。一侧脱位时头多向健侧呈斜颈状，咽后壁可见到或触及寰椎前结节，头前倾时张口受限。常与感染和外伤有关，腺样体和扁桃体手术很少引起。唐氏综合征患者在腺样体和扁桃体术中容易引起创伤性寰枢椎半脱位，术前应拍颈椎正侧位片进行筛查。术中操作轻柔，防止寰枢椎半脱位的发生。根据患者的病史和临床表现，一旦怀疑寰枢椎半脱位应及时请小儿外科会诊处理。

（葛瑞锋）

第三节　茎突截短术

【概述】

茎突综合征是因茎突过长（超过 3cm）或方位、形态异常、茎突舌骨韧带骨化等刺激邻近的神经、血管而引起的咽喉部、耳部和头颈部疼痛等一系列临床表现的总称。发病原因还与扁桃体剥离术后扁桃体窝内瘢痕收缩，黏膜紧张牵拉附近神经；茎突周围血管畸形或其他原因引起血管和神经移位而与茎突抵触有关；另外附着于茎突的韧带腱鞘炎、退行性变、风湿性茎突炎、茎突肌腱止端炎症也是产生茎突综合征相关症状的因素之一。发病年龄多在 30~40 岁，女性多于男性。其临床症状复杂多变，长短不一。病因并非均是茎突过长，临床症状的轻重程度与茎突长短也不成正相关关系，但茎突过长仍是最主要的诱发因素，茎突截短术是目前治疗茎突综合征的主要方法。

茎突综合征患者发病年龄多为成年，常规咽部检查无明显异常改变，但常可在扁桃体窝触诊有一纵形束状隆起，有时突入扁桃体中，扁桃体剥离术后者可有一坚硬突起感觉，触诊检查可诱发或使患者咽痛等症状加剧；X 线茎突正、侧位片显示其偏斜情况和其长度超过 3cm，彩超还可观察茎突与颈动脉的关系，目前茎突冠状位、横断位 CT 检查，特别是 CT 检查茎突三维图像重建均有助于临床诊断。茎突综合征的诊断应与扁桃体内异物、咽部肿瘤、舌咽神经痛和颞下颌关节功能紊乱等鉴别。少数患者可为双侧茎突过长，通过手术切除部分过长的茎突有 2 种途径，即经口咽茎突截短术和经颈外茎突截短术。经口咽茎突截短术是最常用的手术方法，简便易操作、损伤小、颈部无瘢痕，并发症少；但手术视野小，不能接近茎突根部，一旦损伤血管，止血困难。适于在扁桃体窝能触及过长茎突的患者。经颈外径路其术野大，可切除足够长的茎突，不必切除扁桃体；但易伤及血管、面神经和腮腺等，颈部遗有瘢痕。适于在扁桃体窝内触不到茎突、茎突末端向外偏斜、年龄较大的患者，或经口咽径路术中暴露不清失败者。

【解剖概要】

1. 茎突的位置 茎突是颞骨的一部分，由第二鳃弓的 Recichert 软骨发育而来。茎突位于颞骨岩部底面和乳突区相接处，起自茎乳孔的前内方、颈静脉窝的外后方，呈细长条状或圆柱状骨性突起。

2. 茎突长度、形态和方向 国内外学者颅骨测量茎突平均长度为 2.5cm，茎突 X 线拍片测量长度约 2.5~3cm。多数为光滑圆直状和弯曲结节状，少数为粗糙扁平、双叉状等，还可见未发育型。茎突远端呈倾斜形，多伸向前、内、下方，位于颈内、颈外动脉之间，有时可伸向外下方，靠近下颌骨内侧。

3. 附着茎突的肌肉和韧带 茎突根部为茎突鞘包绕，附着茎突的肌肉和韧带有茎突舌骨肌、茎突咽肌、茎突舌肌、茎突舌骨韧带和茎突下颌韧带。与茎突过长症发生有密切关系的是茎突下颌韧带和茎突舌骨韧带，其常易骨化，尤以茎突舌骨韧带最为常见，Recichert 软骨一部分可成为茎突舌骨韧带，如其骨化，必使原茎突过长，茎突舌骨韧带可与舌骨小角呈骨性融合，并可向内、外偏斜，从而刺激压迫附近神经和血管。

4. 茎突比邻的血管和神经 茎突周围有丰富的血管和神经：茎突后内有颈内动脉，前外有颈外动脉，同时扁桃体窝外侧还有供应扁桃体的丰富血管；舌咽神经、迷走神经、副神经、三叉神经、交感神经等及其相关的神经丛均走行于茎突附近，尤其与颈内、外动脉和舌咽神经关系密切。

【术前提示】

1. 手术适应证 茎突过长无症状的患者绝对不做手术；临床症状较轻的患者可不必手术；即使症状明显或较重，最终是否手术应以患者有无迫切手术要求而定；患者虽有典型临床症状，但扁桃体窝触诊和放射学检查尚不能确诊时仍应慎重。也有学者建议常规先进行非手术的保守治疗，无效后再考虑手术治疗。要重视患者的心理状况，必要时与相关科室会诊，评估手术的必要性和可能的效果。

2. 术后效果 一般术后咽部症状首先消失或明显减轻，其他症状也逐渐消失，若术后无明显好转,应分析茎突截除不够长、术后瘢痕牵拉等。或考虑患者合并其他因素。术前要排除可能的其他相关疾病,严格掌握手术适应证,慎重做出判断。

【手术操作与技巧】

(一)经口咽茎突截短术

1. 麻醉 目前多采用全麻,也可局部麻醉,如扁桃体已切除者,应小心浸润麻醉局部黏膜、黏膜下组织和瘢痕组织,不可过深,随时回抽注射针管,避免出血。

2. 体位 全身麻醉者体位同全身麻醉扁桃体手术,局部麻醉者同局部麻醉扁桃体手术。

3. 切口 如未行扁桃体剥离术者,先行常规的扁桃体剥离术并充分止血。若扁桃体已切除,即从扁桃体窝开始手术。首先用手指确定茎突末端的位置,扁桃体后外侧壁为腭咽肌和咽上缩肌肌纤维,在扁桃体窝后外方触及有坚硬感的茎突末端,由此处向上做一长约1.5cm纵行切口(图4-3-1),切开咽上缩肌、钝性分离分开附着在茎突末端处的肌肉和纤维组织,直达茎突末端。在扁桃体窝内分离,注意随时手指引导,便于暴露茎突末端。

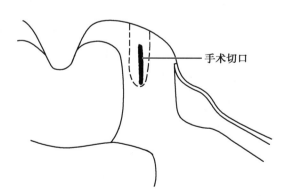

图4-3-1 手术切口(扁桃体已切除)

4. 分离茎突 暴露茎突尖后,先切断其末端的茎突舌骨韧带,使茎突尖端露出,无须分离过深,以筛窦刮匙等合适器械套入茎突末端,由下向上紧贴茎突钝性分离附着茎突的肌肉和其他软组织(图4-3-2),在手术视野内,尽可能向上分离靠近其根部,尽可能多地暴露茎突。

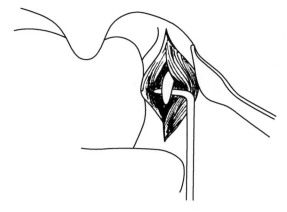

图4-3-2 分离暴露茎突

5. 切除茎突 分离暴露大部分茎突后,为避免截断的茎突滑落,先用血管钳夹住茎突末端部分,然后持咬骨钳或骨剪自近茎突根部最上端处将茎突暴露部分截断并取出(图4-3-3)。也可用止血钳由外向内将茎突折断。注意勿使茎突断端落入软组织内,否则不易寻找。

一般情况下,根据茎突舌骨韧带有无骨化,截除茎突的长度在0.5~4.6cm的范围内,多为1~2cm。因此,依患者不同情况,尽可能截断茎突,不能认为截断的茎突愈短愈好。术中分离要使用钝性器械,并紧贴茎突,茎突切除不必过多,不能过深,避免伤及深部组织和血管,否则大出血不易处理。

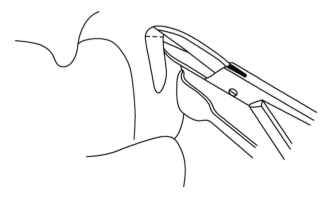

图4-3-3 剪除过长的茎突

6. 缝合切口 以细丝线缝合伤口,也有术者仅在术中出血或其他情况时缝合切口;伤口处组织常自行闭合,而可不予缝合。

（二）扁桃体前外侧进路茎突切除

张庆泉等（2014）报道一种扁桃体前外侧进路茎突切除术。患者全麻，取平卧仰头位，肩下垫枕，置开口器，在扁桃体前外侧的前弓游离缘外侧5mm 处做略带弧形的黏膜切口，如同扁桃体剥离切除一样分离至扁桃体窝内，后弓处不用切开分离，将扁桃体牵拉翻向内侧，此时在扁桃体窝内触摸茎突的尖端隆起，触摸确定位置后在隆起处分离扁桃体窝间隙组织，暴露茎突尖端，切开茎突骨膜，用腺样体刮匙套入茎突尖部，顺势向上分离，尽量贴近茎突根部予以截断，检查无活动出血后扁桃体窝内用可吸收线缝合 2～3 针，然后将扁桃体复位，原位缝合。

（三）经颈外茎突截短术

1. **麻醉** 多采用全身麻醉。

2. **体位** 仰卧位，头偏向健侧。

3. **切口** 沿胸锁乳突肌前缘自乳突尖至舌骨大角做切口，首先定位乳突尖、下颌角及舌骨大角，在乳突尖下 2～3cm，距下颌角约 2cm 向舌骨大角做弧形切口，长 4～6cm，切开皮肤和颈阔肌，寻找保护耳大神经，保护面神经的下颌缘支和腮腺下极，在胸锁乳突肌前方切开颈筋膜，将颈动脉鞘及其血管、神经拉向后方，确定舌骨大角与舌骨体的位置，向前向上分离寻找二腹肌后腹即白色肌腱膜和茎突舌骨肌。

4. **暴露并截断茎突** 在二腹肌后腹内上方用手指触及茎突后，沿茎突舌骨肌，分离茎突周围的肌肉组织，尽量向上分离至不能分离时用咬骨钳自根部剪断茎突并取出。

5. **缝合切口** 彻底止血后逐层缝合，颈部包扎或负压引流、皮下引流条等。

颈外径路手术要求尽可能不与咽腔相同，避免颈部感染。颈外径路的手术切口还有一种经颈下颌后凹径路的手术方法。在下颌骨体下缘为主的倒 L 形切口，即以下颌角为上端切口，在胸锁乳突肌前缘做弧形向前的切口，以下颌角后方切口

进行手术，于腮腺被膜的深面向上分离，钝性分离颈深筋膜，在二腹肌外侧向上进入咽旁间隙，触摸到茎突末端，然后循末端向上分离茎突，至不能分离时切断茎突。

【术后处理】

1. 无论经口或经颈外径路术后均应常规应用抗生素预防感染。

2. 经颈外径路术后 24～48h 后拔除伤口内引流条，及时更换颈部敷料，术后第 7 天拆线。

【并发症及其防范】

1. **术后出血** 术中要紧贴茎突分离，不可过深，根据术中情况，彻底止血，酌情缝扎伤口。有报告出血严重者行颈外动脉结扎术者。

2. **咽部异物感等不适** 咽部异物感等不适的发生可能与术后咽部瘢痕形成和咽部神经丛受刺激有关，予以药物治疗和理疗等。

3. **其他** 少见的面神经损伤、腮腺瘘和颈深部感染、颈部气肿等。多在颈外径路发生，如果面神经损伤离断一期修复吻合，有损伤腮腺应严密缝合包膜，以防腮腺瘘。

（李 梅 丁元萍）

第四节 悬雍垂腭咽成形术

【概述】

欧美文献报道阻塞性睡眠呼吸暂停的发病率为 2%～5%，主要症状是白天嗜睡、乏力、工作效率下降、睡眠时间增多、睡眠后不能解乏、性功能减退、睡眠时间歇性打鼾及憋气现象等。阻塞性睡眠呼吸暂停可发生于任何年龄，但以中年肥胖男性发病率最高。阻塞性睡眠呼吸暂停患者的特点是由于睡眠过程中上气道的阻塞狭窄导致反复发生呼吸暂停和低通气，并引起睡眠紊乱和低氧血症，进而引起一系列的病理生理变化。无创气道正压通气治疗是阻塞性睡眠呼吸暂停内科治疗

中最有效的方法。

悬雍垂腭咽成形术自 1981 年 Fujita 首次报道以来，已成为目前治疗阻塞性睡眠呼吸暂停的重要外科治疗手段之一。悬雍垂腭咽成形术的基本目的是充分扩大口咽腔，消除口咽部的阻塞因素，但同时需要良好保持口咽部的解剖生理功能。手术的基本切除范围是：部分软腭组织、双侧扁桃体、部分肥厚的咽侧壁组织。了解上气道的相关解剖生理学有助于安全切除咽部肥厚增生组织、减少或避免手术后并发症的发生和提高手术安全性。进行腭咽成形术前，要充分、认真、慎重地考虑手术的安全性和有效性问题。

1. 适应证 ①阻塞性睡眠呼吸暂停阻塞平面在口咽部，黏膜组织肥厚致咽腔狭小、悬雍垂肥大或过长、软腭过低过长、扁桃体肥大，或 Friedman 阻塞分型中以口咽部狭窄为主者；②重度阻塞性睡眠呼吸暂停患者术前行正压通气治疗 1～2 周，极重症患者可行预防性气管切开术，病情改善后可手术；③原发性打鼾、上气道阻力综合征患者存在口咽部阻塞。

2. 禁忌证 ①气道阻塞不在口咽平面；②急性扁桃体炎或急性上呼吸道感染发作后不超过 2 周；③合并常规手术禁忌证、瘢痕体质；④严重心、脑血管疾病；⑤重叠综合征。

腭咽成形术在临床上得到较长时间的应用，以呼吸暂停低通气指数下降 50% 为标准，其有效率大约为 50%。严格选择手术患者，即选择有明显口咽部狭窄的患者，有可能提高腭咽成形术有效率。在有条件的情况下，尽可能采用全身麻醉。在安全止血等前提下，尽可能缩短手术时间。

【解剖概要】

1. 具有扩大咽腔作用的肌肉 咽部为阻塞性睡眠呼吸暂停患者上气道阻塞的部位。咽部为吞咽呼吸等功能的共同通道，且咽部为缺乏骨和软骨直接支持的肌性管道，其肌肉为随意肌，在清醒状态下接受高级神经系统的监督，能保持良好的

通畅程度。而在睡眠状态下这种监督作用消失，咽部肌肉张力明显下降，咽部气道则倾向于进一步狭窄阻塞，如果存在咽部气道狭窄和咽部软组织塌陷性增强的因素，则可能发生阻塞性睡眠呼吸暂停和低通气现象。

咽部气道的大小和硬度的控制取决于一组成对肌肉的相对收缩，这些肌肉包括：腭肌、翼肌、颏舌肌、咽内肌和舌骨肌。翼内肌、颏舌肌和甲状舌骨肌均倾向于开放扩大咽腔，并且接受吸气相阶段性的激活。这些肌肉的收缩使软腭、下颌、舌体及舌骨向腹侧移动。咽部肌肉和相关结构接受吸气运动传输冲动后使咽部变硬并使咽腔扩大。任何肌肉的活动均取决于其他肌肉的活动和精密的解剖结构。例如，在张口时这些肌肉促使咽腔开放的作用明显受到影响，因为张口导致其腹侧肌肉起点的后移。这意味着颏舌肌、颏舌骨肌长度的缩短，因此，在特定的神经传出冲动水平下产生的肌力会下降。另外，颈部的后伸改变了作用于舌骨的肌肉的附着点（如颏舌骨肌、肩胛舌骨肌、胸骨舌骨肌），颈部后伸影响了这些肌肉的矢向作用，后者拉舌骨向前并扩大咽部的下端（图 4-4-1）。

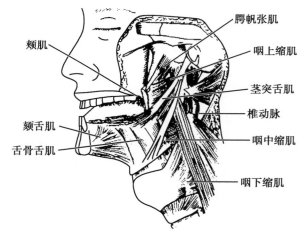

图 4-4-1 舌、咽肌肉

2. 口咽部相关解剖 软腭参与构语、吞咽防护等。软腭组织损伤可导致开放性鼻音、鼻咽腔反流等并发症。软腭约占腭部的后 1/3。由黏膜、

黏膜下、腭腱膜及腭肌等组成,厚约 1cm,起于硬腭的后缘,后面是游离缘,正中形成悬雍垂。软腭后方因游离向后下,称为腭帆。悬雍垂两侧黏膜下降形成前、后两条弓状皱襞,前者叫腭舌弓,止于舌侧缘,内有腭舌肌;后者较大,叫腭咽弓,内有腭咽肌,止于咽侧壁,两弓之间的三角形凹陷,容纳腭扁桃体。软腭部的黏膜下组织疏松,炎症、外伤或手术创伤易发生水肿。黏膜下的深处是腭腱膜和腭肌,腭腱膜占软腭的前 1/3,附于硬腭后缘,近硬腭处较坚硬,游离缘附近较薄,腭腱膜主要由腭帆张肌的腱膜组成,构成软腭的支架。

腭肌位于软腭的后 2/3,肌肉细小,共计 5 对(图 4-4-2,图 4-4-3)。

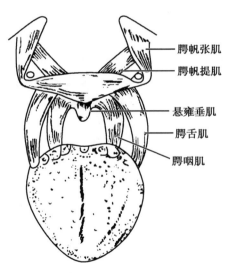

图 4-4-2 腭肌模式图

(1)腭帆张肌:其作用为紧张腭帆和开大咽鼓管,起自蝶骨的角棘、翼突的舟状窝和咽鼓管的软骨板下,呈扇状下行,至翼突钩附近变肌腱绕过翼突钩后呈水平状走行至腭骨的后缘,构成腭腱膜。

(2)腭帆提肌:其作用为上提软腭与咽后壁向内运动,是参与腭咽闭合的主要肌肉。起自颈内动脉后的岩尖下部,呈圆柱状走行于咽鼓管软骨部的下方,后呈扇状肌肉分散至腭腱膜、软腭中部和悬雍垂的上方,发音时将软腭提起并向后与咽后壁接触,腭咽闭合,因此,此肌也是言语功能的

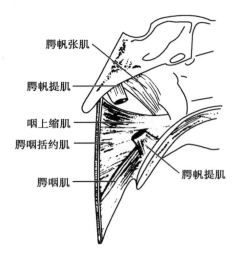

图 4-4-3 软腭左侧及咽壁矢状切面示意图

重要肌肉。发音时,软腭两侧常有两个凹窝,即两侧腭帆提肌附着点。

(3)腭舌肌:其主要功能是使腭帆下降,紧缩咽门。上方起自腭腱膜的口腔面,止于舌根后 2/3处,肌肉呈两端宽阔,其中间狭窄处位于腭舌弓之下。也是吞咽的肌肉。

(4)腭咽肌:其作用是上提咽喉和向前牵引腭咽弓,使两侧向中间靠拢。位于腭咽弓内,上下两端较宽阔,起于喉咽腔后壁的咽纤维膜和甲状软骨板的后缘,向内上方止于腭腱膜,有一肌纤维束止于咽鼓管的软骨——咽鼓管咽肌。在吞咽动作时鼻咽腔被隔绝,同时,可协助咽和喉上提。

(5)悬雍垂肌:其作用为上提悬雍垂,进食时有分流作用。起自后鼻棘和软腭的腭腱膜,止于软腭正中的游离缘。悬雍垂向后方提起,参加腭咽闭合,也参与言语功能。

以上 5 对肌肉,除腭帆张肌属三叉神经的上颌神经支配外,均属迷走神经的咽丛支配。

3. 腭的血管、淋巴管和神经 硬腭的动脉主要为颈外动脉分支——上颌动脉分出的腭大、小动脉;腭静脉和同名动脉并行,与邻近静脉丛吻合,如翼丛、咽丛等。腭的淋巴管汇入颈深上淋巴结。分布到硬腭黏膜的神经,主要是三叉神经的上颌神经,经蝶腭神经节,发出腭大、腭小神经。

4. 咽部解剖、生理与阻塞性睡眠呼吸暂停手术 研究表明,软腭组织的后移和咽侧壁组织的内移协同形成阻塞性睡眠呼吸暂停患者口咽部的阻塞。所以以解除口咽部狭窄为目的的腭咽成形术,需要在切除部分软腭组织的同时,切除双侧扁桃体,扩大口咽腔,使松弛肥厚塌陷的咽侧壁达到一定的紧张度。

腭帆张肌具有紧张软腭的作用,手术维持其完整性有助于提高手术疗效;腭帆提肌为关闭鼻咽腔的主要肌肉,其完整性的维持可以保证术后不发生鼻咽腔反流和开放性鼻音。临床上腭扁桃体分度划分的根据是扁桃体外露部分的大小,术中发现往往Ⅰ度大小的扁桃体切除后,也能明显扩大口咽腔的横径。

【术前提示】

1. 术前持续气道正压通气治疗提高手术安全性 林忠辉等(2003)报道重度阻塞性睡眠呼吸暂停患者围手术期危险性高,围手术期术后阶段病情有可能进一步加重,采用持续气道正压通气治疗能缓解病情,降低手术危险性。重症阻塞性睡眠呼吸暂停患者因夜间反复出现呼吸暂停,导致长期处于夜间低血氧和睡眠严重不足的病理状态下,对手术和麻醉药物的耐受性明显下降,特别是伴有高血压等合并症情况下,手术危险性更大。通过持续正压机械通气的方式可以防止阻塞性睡眠呼吸暂停患者睡眠时出现的上呼吸道机械性阻塞,即阻塞性呼吸暂停,通过 MRI 观察阻塞性睡眠呼吸暂停患者在应用持续正压通气治疗前后上呼吸道的改变发现,持续正压通气可使患者睡眠时上呼吸道的左右径明显增宽。研究证实持续正压通气能纠正阻塞性睡眠呼吸暂停患者夜间低血氧、改善睡眠结构、增强呼吸驱动性。经过持续正压通气治疗后,患者在一定的 CO_2 分压下每分钟通气量较治疗前明显升高。国外自手术前持续正压通气应用得到开展以来,已经基本代替了术前预防性气管切开术。围手术期持续正压通气治疗有以下优点:①简便易行,治疗本身危险性小,患者易于接受;②术前持续正压通气应用可以在家中进行,缩短了住院时间,减轻了患者经济负担。

2. 麻醉科医师的密切配合 阻塞性睡眠呼吸暂停患者多为插管困难者,而且因长期低氧、碳酸血症等导致对麻醉药物的耐受性下降,阻塞性睡眠呼吸暂停患者可能存在重要器官功能的损害。所以手术前必须进行充分的准备和重要脏器功能评估。由于种种原因及人们对阻塞性睡眠呼吸暂停的重视程度增加,腭咽成形术已成为常用的手术,因长期低氧和二氧化碳蓄积常导致该类患者发生多器官多系统的病理生理改变,使该手术的麻醉诱导、维持和管理难度增加,麻醉危险性较大。因此应提高对这一疾病病理生理改变性质的认识,重视术前会诊,对患者的呼吸、循环受损程度、气道困难程度有一准确的估计,据此确定正确的麻醉诱导方法。术中适时预防和处理好血流动力学的过剧波动,加强术中呼吸管理,术毕警惕拔管后可能发生的急性气道阻塞。也可根据患者病情术后转入重症监护病房进行治疗,病情平稳后拔管,可减少因急性气道阻塞发生的严重并发症。

3. 严格选择患者提高手术的有效性 腭咽成形术只适合于软组织所导致的存在口咽部明显狭窄的患者,如果患者无明显口咽部狭窄,甚至为双侧扁桃体切除术后的患者,一般不适合腭咽成形术。为提高疗效、减少风险、为患者提供更好的治疗,腭咽成形术的适应证必须严格掌握。要以当前循证医学的成果为参考,与患者充分沟通,充分考虑患者的意愿和病情的需要选择手术。在绝大多数情况下,腭咽成形术并非治疗阻塞性睡眠呼吸暂停的首选治疗方法。

【手术操作与技巧】

韩德民悬雍垂腭咽成形术(H-UPPP)

针对国内外传统腭咽成形术有可能造成鼻咽腔狭窄、闭锁、鼻腔反流、开放性鼻音等并发症的弊端,韩德民自 1997 年首先创用保留悬雍垂、扩大软腭切除范围的改良腭咽成形术（H-UPPP），有效地避免了并发症的发生，提高了腭咽成形术的效果和安全性，受到学术界的广泛重视并迅速推广。H-UPPP 带来的艺术感不仅仅是静态的和外观上的，作为一具有主动调节功能的器官，睡眠时通气功能良好的上气道更体现了一种平衡、自然和稳定的美，它蕴涵了临床医师对呼吸道自然解剖结构、生理功能和症状特征相关性的深入认识。

1. H-UPPP 的设计特点 手术设计强调了结构、功能与症状三者之间的关系，首次提出了腭帆间隙的概念，扩大了软腭切除范围，同时完整保留了悬雍垂、功能性肌肉和较完整的黏膜组织。

2. 腭帆间隙的基本概念 腭帆间隙为位于悬雍垂肌侧方、腭帆张肌和腭帆提肌下方的一肌肉组织间隙，为脂肪组织充填。因阻塞性睡眠呼吸暂停患者存在明显脂肪代谢障碍，所以阻塞性睡眠呼吸暂停患者的腭帆间隙明显增大，增加了软腭组织的塌陷性。切开间隙剔除其内脂肪组织，即可有效开放扩大咽腔，改变软腭肥厚、塌陷，形成小阻塞。软腭正常结构，腭帆张肌和悬雍垂肌可开大咽腔；腭帆提肌可提拉软腭组织向后上关闭鼻咽腔，与悬雍垂协同可防止鼻腔反流或开放性鼻音；悬雍垂还有吞咽反射防止误咽和湿化吸入气流之功能。这些正常结构并非形成咽腔阻塞，其完整性是软腭生理功能的重要保证，如果软腭组织过度增生，加之局部软组织松弛、塌陷，则可形成气道阻塞。

3. 麻醉 手术一般在鼻腔插管全身麻醉下进行。

4. 切口 分别于悬雍垂两侧近倒 U 形切开软腭口腔面黏膜，软腭切除最高点根据阻塞性睡眠呼吸暂停轻、中、重度取不同位置，其中中度的最高点位于上颌后磨牙平行向内与软硬腭中线的连线，重、轻度则分别位于上颌后磨牙与软硬腭中线的连线向上、下 15°～30°（图 4-4-4）。

5. 切除扁桃体 常规切除双侧扁桃体，向外侧缝合前弓黏膜、扁桃体窝及后弓黏膜，消灭无效

腔及扩大咽腔有效面积。

6. 解剖腭帆间隙 切开软腭黏膜后钝性分离、切除黏膜下腭帆间隙多余脂肪组织，保留腭帆张肌与腭帆提肌；沿悬雍垂两侧切开软腭咽面黏膜，切除咽侧壁与软腭相接处多余部分黏膜（图 4-4-5）。

7. 成形 完整保留悬雍垂黏膜及肌肉，将软腭咽面及咽弓黏膜前拉与软腭口腔面及舌弓黏膜缝合，以提高咽部组织张力，扩大咽腔，缝合时注意消除无效腔（图 4-4-6）。

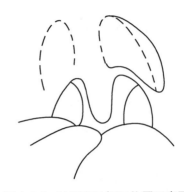

图 4-4-4 H-UPPP 切口位置示意图

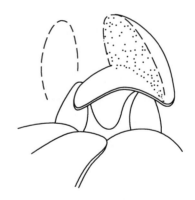

图 4-4-5 H-UPPP 解剖腭帆间隙示意图

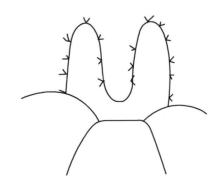

图 4-4-6 H-UPPP 成形后示意图

8. H-UPPP 手术技巧的提示

（1）保证腭帆提肌与腭帆张肌的完整性。在软腭切除的过程中，最重要的是保留完整的腭帆张肌和腭帆提肌。因为这两对肌肉具有重要的生理功能，其损伤可导致严重的并发症，并影响手术疗效。可于患者清醒状态下，让患者张口诱发其出现恶心动作，此时可发现在软腭线上出现一小凹陷，此凹陷即为横向腭帆张肌和斜向腭帆提肌的下缘与纵向悬雍垂肌交接处。在此凹陷处做标记，切除软腭组织时于此凹陷中心点下方 0.5cm 处，可保证手术不损伤腭帆提肌与腭帆张肌。

（2）关闭扁桃体术腔，消除咽侧壁的过度松弛，预防术后出血。对所有患者切除双侧扁桃体，在关闭扁桃体术腔时应特别注意消除扁桃体窝下极的无效腔，适当拉紧咽侧壁，并有效预防术后出血的发生。

（3）注意避免舌根的过度压迫。舌根部的下方为强大的颏舌肌，颏舌肌为开大咽腔最重要的肌肉。全身麻醉下腭咽成形术时需要使用 Davis 开口器暴露口咽腔，开口器的压舌板对舌根有强大的压迫作用，时间过长有可能导致颏舌肌的水肿，增加手术后呼吸道阻塞的危险。所以，应尽量缩短总的手术时间。另外，在对扁桃体窝等部位压迫止血等操作的过程中，松解压舌板的压力。

（4）操作轻柔、避免过多损伤组织。在整个手术过程中，注意轻柔操作，以减轻手术后口咽腔的充血水肿。

【术后处理】

1. 术后常规静脉给予预防性的抗生素治疗。术中或术后短期使用糖皮质激素（如地塞米松），可减轻术后早期黏膜肿胀和疼痛。

2. 腭咽成形术后的局部水肿、分泌物增多及麻醉药物的原因容易发生窒息等危险，应密切观察患者，及时吸除术腔内的分泌物，并做好再次插管、持续正压通气的应用或气管切开术的准备。

3. 许多患者术前存在高血压，或术后发生高血压（原因可能是输液中盐过量），因而经常需要抗高血压治疗。术后疼痛药物的应用应慎重，警惕呼吸功能抑制而加重呼吸暂停，甚至发生致命性的气道阻塞，特别是在麻醉后期或是在术后气道肿胀期更易发生。

4. 术后拔除气管插管的相关问题　无论阻塞性睡眠呼吸暂停患者术后是否清醒，均宜在观察室或重症监护病房进一步观察，直到气管导管拔除。由于全麻药的残留影响、气道内插管的刺激、呼吸道分泌物增加等使患者血氧饱和度下降，因此应常规给氧，必要时可同时给予雾化吸入治疗。术后如果延长拔管则一定要避免烦躁和非计划性气管拔管，因为出血、肿胀、声带压迫等原因常常使再次插管更加困难，即使清醒拔管后仍有窒息可能，故须加强监测。决定阻塞性睡眠呼吸暂停患者术后是否需要一定时间机械通气将取决于下列几方面：面罩通气和气管插管的难易程度、手术的时间和种类、患者的 BMI 及是否伴有其他重要器官疾患等。阻塞性睡眠呼吸暂停患者拔管时（无论是在手术室或是在重症监护病房），都应等到肌松剂完全被清除和完全清醒。

（1）术后拔除气管插管的参考指征包括：①完全清醒；②肌松剂作用完全消失，最好用肌松监测仪来判定，或患者抬头 >5s；③血气分析正常，吸入气中的氧浓度分数在 40% 时，pH 在 $7.35\sim7.45$，动脉血氧分压 >80mmHg 或血氧饱和度 >95%，动脉血氧分压 <50mmHg；④吸气力至少达 $25cmH_2O$，潮气量 >6mL/kg；⑤循环稳定。

（2）术后拔除气管插管前的注意事项包括：①拔管前尽量吸净气管、支气管及咽喉部的痰液、血液和分泌物；②拔管前静脉注射地塞米松 0.2mg/kg；③拔管时应准备好呼吸机、面罩、喉罩、气管插管用具和气管切开包；④拔管后密切观察至少 30min；⑤采用反屈位或仰卧位拔管可减轻腹腔内容物引起的膈肌压迫；⑥对于高血压患者，可于气管内适当滴注 $1\%\sim2\%$ 利多卡因 $1\sim2$mL 局部麻醉，减少拔管反应，或应用药物控制血压，保证拔管期间血流动力学的相对平稳。

麻醉苏醒期与诱导期同样重要。尽管术毕患者清醒，但麻醉药和肌松药的残余作用及手术创伤、气管导管压迫造成的水肿，使困难气道的患者仍有可能出现拔管后的急性气道梗阻。拔管后的重点是保证呼吸道通畅，观察循环功能状况及是否有大量的创口出血，及时清理口腔内分泌物及渗血。如拔管后患者自主呼吸良好，则通过鼻导管吸氧以提高氧分压。如果氧饱和度下降 90% 以下，也可以放置喉罩进行通气。

【并发症及其防范】

1. 术后窒息　阻塞性睡眠呼吸暂停患者处于长期低氧、碳酸血症状态，中枢呼吸驱动性明显减弱，腭咽成形术虽然能够去除口咽部的部分阻塞组织，但手术本身导致局部水肿，颏舌肌受压迫作用明显减弱，另外术后存在麻醉药物作用、局部分泌物增多等不利因素，所以在手术拔管过程和拔管后出现呼吸道阻塞、窒息的危险性增加。国内临床手术的死亡患者一般都出现在拔管过程和拔管后。

预防措施包括：手术前后持续正压通气应用、保证麻醉插管的顺利进行（必要时纤维支管镜引导）、手术时间尽可能缩短、注意手术技巧尽量减少手术中损伤、掌握拔除麻醉插管的时机、拔管时做好再次插管的准备。

一旦出现术后呼吸道阻塞窒息情况，应立即让患者头部后仰、托下颌、给予鼻面罩正压通气，以消除呼吸道阻塞。必要时再次插管，但再次插管可能十分困难，做到心中有数。

2. 术后大出血　多因手术中止血不彻底所致。手术中彻底止血是预防术后大出血的关键。腭咽成形术要求切除双侧扁桃体，在 Davis 开口器下能良好暴露扁桃体下极和三角襞。在完整切除下极后，需要良好关闭扁桃体窝下极和咽侧壁的创面，不留无效腔。建议在手术的止血过程中尽可能采取缝扎的方式。大出血为严重并且非常棘手的并

发症。在压迫不能止血的情况下，可考虑再次插管麻醉下彻底止血。

3. 心脑血管并发症　重度阻塞患者由于长期低氧，合并严重的并发症，如高血压、心律失常、充血性心力衰竭等术后极易并发心脑血管意外，应高度重视。术后 72h 心电监护，密切监测血压、呼吸、脉搏及血氧饱和度，及时发现各种危险征象及时处理。

4. 长期腭咽关闭不全　手术导致腭帆提肌的损伤可出现长期腭咽关闭不全，软腭切除范围应严格控制在腭帆提肌的下缘以下。一旦出现腭咽关闭不全，患者会发生鼻腔反流、开放性鼻音等症状。必要时可请口腔颌面外科医师按腭裂患者的术式进行修复。

5. 鼻咽腔狭窄闭锁　鼻咽腔狭窄的主要原因是：①手术中损伤过大；②患者为瘢痕体质。

预防措施有：①注意手术中避免过多地损伤黏膜和其他组织，保持残存软腭鼻咽侧黏膜的完整性；②尽量避免激光，尤其是对组织穿透力强的激光，如 Nd∶YAG 激光；尽量避免使用其他对组织损伤严重的方式；③注意患者的选择，若患者存在瘢痕体质，或其家族有瘢痕体质病史，建议不做腭咽成形术。

一旦发生鼻咽腔狭窄闭锁，其处理非常棘手。如果狭窄闭锁的主要原因是组织过多损伤，可考虑瘢痕松解局部修复；如果患者为瘢痕体质，其再次手术很容易导致再次瘢痕形成。对于反复瘢痕闭锁的患者，术后给予小剂量放疗，可取得较满意的效果。

（蒋光峰　韩　敏）

第五节　气管插管术在抢救中的应用

【概述】

随着社会人老龄化、工交建筑业的快速发展，以及危重疑难病的救治与突发性创伤事件的增多，

尤其呼吸骤停、心搏骤停患者时有发生。这使得院前急救、院内施救或身边抢救经常出现，伤病员及家属急切盼望把有效的救治方法和技术以最快的速度用于患者。而在紧急抢救中时间就是生命，当务之急则是建立有效人工呼吸道，因此紧急实施气管插管术不仅是对麻醉医师的必然要求，同样也是耳鼻咽喉头颈外科医师的责任和基本功，也体现出气管插管术在现代急救医学中所具有的重要意义。

【解剖概要】

1. 辨识会厌游离缘和声门　经口腔明视气管插管，无论使用弯喉镜片（镜片前端应抵达舌根 - 会厌交界处）还是直喉镜片（镜片前端应抵达前联合处），均应首先寻找解剖标志会厌，若喉镜明视下窥见横向"月牙形"反光者则是会厌游离缘（会厌顶端），此时稍用力抬起喉镜即可显露声门。

2. 经口腔气管插管插入的深度　一般情况下，经口腔气管插管深度在成年男性应插入 23cm、成年女性应插入 21cm 较为适宜，此标记是以上颌切牙为准。如身材高大者，男、女性可各增加 1cm；而身材矮小者，男、女可各减少 1cm。在男性插入 23cm、女性插入 21cm 时，实际上导管尖端距气管隆嵴仍有一段距离，因此，若成年男、女性插管稍深，如男性插入 24～25cm、女性插入 22～23cm，仍在安全范围内。此外，当插管完成后应使用胶布或缝线固定导管，手术或操作过程中应经常观察导管所对应上颌切牙的刻度是否发生移位，行头颈、咽喉等部位手术者尤应注意，以便发生移位时及时纠正。

【术前提示】

1. 气管内插管与喉罩等其他方法的关系　任何急救现场中，实施呼吸道插管进行有效通气，并不只是麻醉医师的工作，而是全体医护人员均应参与，因许多场合不一定有麻醉医师在场。对上呼吸道熟悉与掌控是耳鼻咽喉头颈外科医师的强项，对于上呼吸道阻塞，理应或更易学会气管插管，一旦需要即可全力以赴，及时就位进行气管插管（建立有效人工呼吸道方法之一），避免因未能学会和未掌握气管插管技术而痛失抢救良机，造成终身遗憾。需要强调的是，即使未能学会气管内插管，也必须掌安置喉罩、插入口咽或鼻咽通气道，以及口对口或口对鼻吹气等抢救的操作方法，这些操作更简便、快捷，更容易实现。

2. 气管插管术与气管切开术的关系　一些发生器质性病变所致上呼吸道急性梗阻而呼吸困难的患者（如咽腔肿物压迫或阻塞喉入口以及颌面部或口底间隙严重感染肿胀引起的上呼吸道通气受阻等），一旦需要紧急手术或气管切开，若能在手术或行气管切开之前先实施气管内插管缓解呼吸困难或窒息，在建立了人工呼吸道后再行手术或实施气管切开术，既能保障患者安全，又可使气管切开术有条不紊地操作。

3. 气管导管弯曲度在弯喉镜片经口明视插管术中的应用　由于人体口咽腔存在着生理解剖结构弧度与经口腔气管插管的"轨迹"，故弯镜片喉镜直视下气管插管一般直接利用气管导管的自然弯曲度进行，也可将金属管芯预先置入气管导管内，以使导管塑成所需弯曲度（类似鱼钩或 L 形状，若塑成曲棍球杆状更佳），有利于顺着口咽腔的弧度穿过声门插入气管内。现今临床多采用不需要使用金属管芯的方法，借助管芯操作者主要用于喉镜显露声门不理想或气管导管自然弯曲度过小（如金属弹簧圈气管导管）以及声门显露较困难者。由于非麻醉医师通常操作不及麻醉医师熟练，仍以安置金属管芯为宜。

【手术操作与技巧】

经口腔气管插管其规范化名称应为经口腔明视（直视下）实施气管内插管，该技术必须具备喉镜和气管导管，由于气管插管大都采用弯喉镜片，而该镜片前端是用来置入咽喉腔的舌根 - 会厌交界处，且弯喉镜片的弧度与气管导管弯度较为同步，故弯喉镜片抬起会厌显露声门后则有利于气管导管插入声门。此外,弯镜片一般设有大、中、小号,插管前应根据年龄和身高选择适宜型号的弯喉镜片。

(一)弯喉镜片经口腔明视气管插管术操作法

1. 体位和显露声门技巧

(1)术者左手握持喉镜柄,先用右手托住仰卧位患者的头顶部,且平行向前推移,遇有阻力说明颈椎后伸达到限度,患者头颅则处于最大后仰位,此时患者口裂大都自然张开,同时左手持喉镜将弯镜片置入口内,然后再用右手拇指将患者下唇推开,以免喉镜抬会厌时将下唇夹垫于下颌切牙与喉镜片之间致其损伤。而左手持弯镜片从口腔正中顺着舌体的弧度置入舌体后 1/3 处,直至弯镜片前端伸入抵达舌根 - 会厌交界处,然后上提喉镜间接抬起会厌,同时观察声门显露是否充分,如显露不清或不满意,可将喉镜稍推进或稍后退比较,再上提喉镜,以调节显露清晰为准。

(2)欲使弯喉镜片显露声门清楚,操作者视线应从患者的上颌切牙切缘处沿喉镜片中段切迹连线窥视声门(图 4-5-1),尤其声门显露欠佳时更应沿此连线窥视。此外,有些患者颈部较长、舌体较薄,头颅稍后仰,喉镜即可显露声门,从而使得气管插管更为容易。

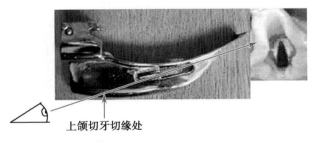

上颌切牙切缘处

图 4-5-1　当弯喉镜片置入咽喉腔抬起会厌显露声门

2. 气管导管插入的技巧

(1)一旦声门显露良好(图 4-5-2),握持喉镜的左手应平稳固定,而右手拇指与示指及中指夹持气管导管,将导管前端沿着右侧口角进入并延伸,且使导管与镜片之间拉开一定距离,在操作期

间始终使沿途空间处于最佳视野之中,当导管尖端已接近声门时,目视导管尖端处于声门裂之间则继续将导管轻柔推进或送入,见导管气囊也全部跟随进入声门下,再让助手给气囊注气,同时观察气囊充气后未脱出声门即插管成功。

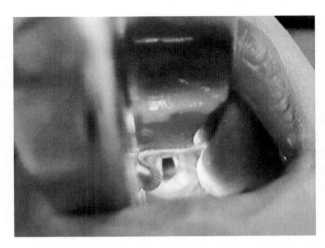

图 4-5-2　弯喉镜片前端置入咽喉腔的舌根 - 会厌交界处,将舌体压向口底再抬起会厌方可显露声门

(2)当直视下见导管气囊根部进入声门下时,不应提早退出喉镜,让助手给气囊充足气的同时继续观察喉咽腔情况,若未能见到膨胀的气囊,则同时右手捏住导管轻拔,当存在着回弹阻力时,说明导管不但插入气管内,而且导管气囊根部恰好处于声带下缘,表明导管尖端在气管内处于较理想位置。

(3)气管插管术操作中若不慎将气管导管插入食管内,尽管导管气囊已充气,但轻拔气管导管仍可将气管导管从食管上口拔出,可将气管导管气囊中气体抽出,再重新将气管导管经声门插入气管内。如此操作可处理误将气管导管插入食管内的情况。

3. 弯喉镜片经口腔明视气管插管术的实用技巧　弯喉镜片经口腔正中置入压舌法:此方法操作又有两种技巧,操作时可根据自身的习惯而选择,以便较好地显露声门。

(1)弯喉镜片从口腔正中与右口角之间置入

法：此法可将大部分舌体拨向口腔的左侧而扩大插管视野，然后使弯喉镜片回到口腔正中且顺应性延伸抵达舌根 - 会厌交界处，再抬起喉镜显露声门，此时舌体右侧缘不会因下垂而遮挡部分插管视线。但须提示的是，由于舌根与会厌根部相连接，若患者舌体较厚、舌背光滑，舌体容易过多移向左侧，故此方法可使会厌跟随偏向左侧，其声门也跟随会厌稍偏向左侧，尤其咽喉腔软组织结构异常而声门显露困难者则有可能增加声门暴露难度或显露不良。

术者也可将弯喉镜片从口腔正中置入，即直接沿舌背中线弧度抵达舌根 - 会厌交界处，再抬起喉镜使会厌反转而显露声门，此法虽有少部分舌体右侧缘下垂，但视线可从喉镜片与软、硬腭之间的空间直视显露的声门，笔者通常采取该技术进行气管插管，使用此法其舌体右侧缘通常不会阻挡插管视线，除非舌体宽大且肥厚者或喉镜片过窄接触舌体面积较少而使舌体右侧缘下垂过多。

（2）弯喉镜片经左口角处置入压舌法：该方法主要用于咽喉腔软组织结构异常而实施上述 2 种方法行气管插管困难的患者。笔者经过临床实践发现，经左口角置入喉镜显露声门较口腔正中入路有许多优点。

喉镜经左口角入路抬起会厌显露声门颇有益处，喉镜片侧缘以尖牙与第一磨牙为支撑点受力显著增强，牙齿不易损伤或脱落。

喉镜从左口角置入咽腔，其镜片的支撑点大多在左侧上颌磨牙与尖牙之间，一方面可缩短牙至声门的距离。另一方面，磨牙较上颌中切牙明显缩短，可使口轴线与咽轴线的夹角相对增大，且从磨牙切缘处观察喉部远较上颌中切牙处观察清楚。其次，喉镜片压迫舌体左侧缘，由于舌体侧缘较薄，有利于气管插管轴线的形成，致使声门相对容易显露，并提高插管视线。

喉镜从左口角置入口咽腔，尽管舌体被镜片推向右侧，并挤占口咽腔部分空间，但镜片与咽腔之间沿线无任何阻碍，可直接观察喉部，提高显露声门效果，故多数插管困难患者均可顺利完成气管插管。因此，当声门显露不清，只观察到会厌游离缘或杓状软骨间切迹时，可改为经左口角入路进行插管。

通常对于插管困难患者，有的术者使用喉镜往往以上颌中切牙为辅助支撑点，据统计，气管插管中造成牙齿损伤脱落者，约有 80% 以上是气管插管困难患者，若采取经左口角置入喉镜显露声门，以左侧磨牙与尖牙为支撑点，则不易损伤牙齿。另外，若从左口角置入喉镜显露声门不够充分，还可让助手在颈前区按压喉结，则有助于显露声门，以利于气管插管。

临床麻醉中，若术前误认为患者上呼吸道正常或由于麻醉医师在麻醉前未能进行上呼吸道详细评估，而在实施全麻诱导后才发现患者存在咽喉腔结构异常时，在没有心理准备或无应急预案的情况下，不应惊慌失措，可先行常规方法试探气管插管，插管失败后，则可考虑尝试喉镜经左口角置入显露声门，往往可插管成功。

（二）直喉镜片经口腔明视气管插管术操作法

1. 直喉镜片的特点　直喉镜片与弯喉镜片不同之处是将镜片前端置入会厌喉面，抵达喉前联合处直接抬起会厌（图 4-5-3），其操作类似弯喉镜片，但压迫舌体强度高，对咽喉刺激性较大，其操作也较有难度，故临床应用较少，但显露声门全貌较弯喉镜片充分，尤其耳鼻咽喉头颈外科医师常用来行喉镜检查或手术。

新生儿或婴儿的气管插管，大多采用直喉镜片，因喉与口裂距离近且应用直喉镜片较弯喉镜片灵活，故麻醉医师常采用。而在成人气管插管中，临床上使用弯镜片远较使用直镜片为多，主要为操作简便，有利于经口腔观察喉部，且能提供更大的口咽腔视野。而直镜片属类似管状视野，镜片前端须直接伸入抵达会厌的喉面，接近声带前联合处方可到位，若对咽喉腔解剖关系不熟悉者，

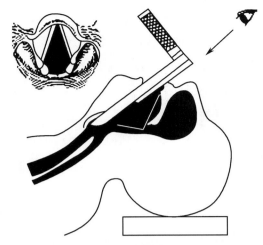

图 4-5-3　直喉镜片或直达喉镜其前端须置入咽喉腔会厌的喉面再抬起会厌显露声门示意图

往往难以抵达此处，上抬会厌显露声门的难度也较高。弯镜片是间接抬会厌，有时不易抬起过长的会厌或下垂会厌，及会厌软骨软化者。若熟练使用直镜片，用于此种患者可获得更佳的声门显露。有时弯镜片也可伸入会厌喉面，直接抬起会厌，但造成会厌受压单位面积小而受力较大（压强大），故容易损伤会厌。

2. 暴露声门的技巧　直喉镜片须从口腔正中置入，沿舌体中线延伸，若首先观察到腭垂，提示置入正确，并顺着口咽腔弧度继续延伸可窥见会厌。由于直喉镜片类似管状视野，可能只观察到会厌的一部分，因此，握持喉镜的左手应上下左右稍移动，以便"扫描"式寻找会厌游离缘。发现会厌后，喉镜片前端应低于会厌游离缘再继续推进，方可越过会厌游离缘，沿会厌喉面直达前连合处，然后上抬喉镜即可显露声门。直喉镜片在低龄儿童中的使用可抵达舌根 - 会厌交界处抬起会厌。

3. 操作技巧提示与注意

（1）关于放置管芯的问题：气管导管的弯度是根据人体口咽腔的弧度设计。因此，一旦弯喉镜片显露声门清楚，可不必硬性将金属管芯放置气管导管内用于塑形，不带管芯也可将导管插入气管内。若使用管芯插管增加导管的硬度，可加重

对声门和气管黏膜的机械性刺激。但是，若喉镜显露声门不良或患者开口度较小，不带管芯插管则有一定难度，尤其导管的弯度不足时，如此可放置管芯，将导管塑成一定弯曲度，以便于导管前端顺口咽腔的弧度插入声门。

（2）舌体肥大和头后仰受限患者的插管技巧：少数患者其舌体肥厚或口腔有其他异常，以及头后仰受限时，喉镜明视下观察声门难以得到满意的显露，如声门只显露 1/5 或只能观察到杓状软骨间切迹（声带后联合）。遇此种情况，可让助手帮助按压喉结，声门可略有下降（即仰卧位声门向颈椎移位），以利于导管插入声门。当无助手协助时则可利用管芯辅助插管，如将带有管芯的气管导管弯成鱼钩状、类似 L 状或曲棍球杆状，借助管尖的硬度抬起会厌，并紧贴会厌喉面（后面）向前上方插入（即沿喉轴线方向插入），便可较容易使导管尖端插进声门进入气管内。在使用管芯插管时，当导管尖端进入声门 2～3cm 处即可拔除管芯，拔管芯时应顺着导管的弧度外拔，以避免将导管尖端带出声门。

（3）口裂较小患者的插管技巧：对口裂相对较小的患者插管时，如无牙颌患者上下唇过长，弯喉镜片置入口腔内即被过长上下唇遮挡口咽腔视线，虽声门显露满意，但导管插入口腔内其上、下口唇可挡住大部分视野，从而影响导管尖端准确抵达声门，甚至易误插入食管。若将导管插入口腔前，右手握持导管先顺时针旋转 60°～90°，其管尖从右口角顺着导管的弧度进入口腔，避开阻挡视线，当导管尖端已接近声门时，再将导管回转 60°～90°，目视导管尖端处于声门裂之间时，继续将导管轻柔地推进，同时观察气囊跟随进入声门下，即插管成功。

（4）初学者的注意事项：初学气管插管操作者握持喉镜显露声门往往有些难度，更不会一步到位，应首先熟悉口咽腔及喉部解剖结构，即当弯喉镜片置入口腔可先看到悬雍垂，然后再使弯喉镜

片顺着舌背正中继续延伸则可观察到会厌,同时右手托住患者头部尽量使其后仰,左手持喉镜稍用力上抬,尤其左、右手配合协调且同步方能达到显露声门清楚。此外,初学者有时虽能抬起会厌,并已显露声门,但未能窥见声门,主要是视线未能与上颌切牙至声门连线重叠(见图4-5-1),即最佳窥视声门角度应为视线与上颌切牙缘、声门连线重叠。

【术后处理】

1. 插管完成后应给予气囊充气　临床上所使用的气管导管大多带有气囊,气囊是附着于气管导管前端外侧壁上的一种有形结构的防漏装置,与气管导管连体,主要是气管插管完成后,给气囊充气则能封闭导管与气管内壁之间的缝隙,以防止正压通气时漏气,以及避免上呼吸道分泌物或胃内容物反流至气管内引起误吸。

2. 插管完成后导管的固定　经口腔气管插管完成并安置到位后,则须给予导管固定,主要防止导管的移位、滑脱或被咬瘪。

(1)气管插管完成后,需将喉镜退出口腔,在退出喉镜前,应预先将适宜大小的牙垫与导管并行安置于患者上、下颌切牙之间,然后再将喉镜退出口腔,以防止牙齿突发性咬瘪导管,造成带管急性人工呼吸道的阻塞。

(2)通常采用胶布或胶带将牙垫与气管导管并行捆绑且交叉固定于患者的面颊部,防止和避免导管在气管内发生移动或意外性脱管。

(3)口腔内手术或口周围手术,其导管处于操作区域内,手术医师稍不慎容易将导管带出声门,术中可给患者造成危险,必要时应用缝线将导管固定于左或右口角处,或固定于专用开口器压舌板的凹槽中,甚至使用胶布双层方法固定导管,并随时观察导管在口腔内的位置。

(4)唇裂患儿气管插管完成后应将导管固定于下唇正中处,以避免将导管偏移固定而造成的口型受到牵拉,从而影响对称整形效果。

(5)腭裂与扁桃体手术患者气管插管后,可根据不同开口器固定导管,使用传统开口器时,导管应移至右侧或左侧口角处固定为妥。

【并发症及其防范】

1. 气管插管相关并发症　临床上气管插管并发症发生的部位大多在插管过程经过的部位,如口腔、鼻腔、咽腔、喉腔、气管等,这些部位主要以损伤占首位,分析其原因大致如下。

(1)对呼吸道解剖关系不清楚:若对正常的上呼吸道解剖关系不熟悉,操作中寻找会厌或窥视声门则有难度,如置入喉镜和气管插管除容易引起呼吸道损伤外,还易误插入食管内,即使插入气管内,也容易过深或过浅。

(2)操作技术不够熟练:气管插管期间,当操作手法不规范,尤其操作过度用力等均可引起相关并发症。如过于用力插入喉镜或置入过深且手法粗暴,特别将喉镜作为杠杆使用,则容易造成切牙损伤脱落、咽喉腔黏膜捅伤或挤压伤等。此外,若导管尖端尚未对准声门就急于插入,其管尖易顶在声带处或进入右侧喉室内,局部受损后,易导致术后声音嘶哑,严重者可杓状软骨脱位。

(3)气管导管选择不当:若导管选择过粗或气管导管存在质量问题,如导管老化、弹性差、硬度大,以及导管粗糙等,都能对喉与气管产生一定程度的损伤。

(4)气管插管完成后判断失误:当气管插管完成后不对照、不核实、不识别、不判断,则可引起相对应的并发症或不良后果。如气管导管插入过深,进入一侧主支气管内,则造成对侧肺不张。此外,气管导管插入过浅,术中导管脱出声门,以及气管导管误插入食管内,且又延迟发现、纠正处理滞后,以致引起患者不可逆性脑缺氧,则可导致患者植物状态或脑死亡。

(5)患者自身病理生理特点:若患者的呼吸道解剖结构异常或呼吸道存在占位性病变,往往在人工呼吸道建立期间容易产生或加重呼吸道损伤,乃至引起急性呼吸道梗阻,甚至促发窒息。

2. 气管插管并发症的防范措施 应针对上述并发症因果关系予以防范。

(1)熟悉上呼吸道解剖结构,首次进行气管插管须有上级医师或带教老师指导或协助方可实施。

(2)左手持喉镜置入口咽腔应顺着上呼吸道的弧度抵达舌根-会厌交界处再抬起会厌显露声门,切忌手法粗暴,气管导管其管尖对准声门中心方可插入声门下与气管内。

(3)尤其儿童气管插管的导管粗细选择除观察声门大小确定外,也可参照患儿手的小指的外径选择管径。

(4)尤其初学气管插管的医护人员,当插管完成后务必检查气管导管是否插深或插浅,特别须判断是否误插入食管内。

(5)对呼吸道解剖结构异常或呼吸道存在占位性病变的患者实施气管插管,仍以有插管经验的高年资医师或高职称的上级医师操作为妥,以策安全。

(王世泉 马红英 卢学法)

第六节 喉罩通气道在抢救中的应用

【概述】

喉罩通气道简称喉罩,为英国 Brain(1983)医师发明并提倡使用的一种新型人工呼吸道,是根据人体上呼吸道的解剖结构与特点研究、设计、制作的人工呼吸道器具,安置喉罩的患者既能自主呼吸,又可实施人工辅助呼吸或机械正压通气。普通喉罩主要是由一根稍带弧度的通气导管、一个薄膜橡胶精细制作的且近似树叶形状并可充气的罩囊,以及注气阀、衔接管、注气排气细管、小贮气囊等结构组成(图4-6-1)。

喉罩的临床应用有许多特点。

(1)喉罩作为介于面罩与气管插管之间的有效通气器具,非麻醉医师可将其用作过渡性人工通气道用于现场急救。

(2)喉罩比面罩通气更为有效,较气管插管操作简便、实用、快捷,不须借助喉镜和任何器具徒手即可进行,且安置成功率高。除麻醉科医师应用外,也可作为耳鼻咽喉头颈外科医师紧急建立人工呼吸道救援的有效方法。

(3)操作者将喉罩插入咽腔,第一次插入成功率即可达80%,若通气不满意,稍给予前后调整,通气效果则可提高,故非麻醉医师应用喉罩在急救复苏中插入成功率远高于气管插管,而通气效果则远优于面罩通气。

(4)对于危重、昏迷患者现场救治,尤其在狭小操作范围受限的空间内进行,常致使气管插管困难或面罩通气效果难以保障,若此时插入喉罩通气则更为快捷且通气效果较好。

(5)在医院内、外抢救呼吸骤停、心脏停搏患者,气管插管仍是建立人工呼吸道最为可靠的器

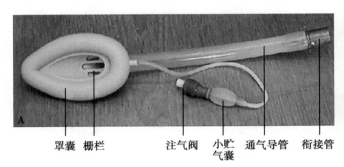
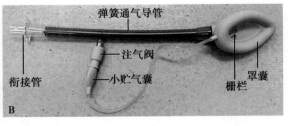

图4-6-1 喉罩的构造
A. 硅胶导管型喉罩其导管外径较粗;B. 金属弹簧导管型喉罩其导管外径相对较细且抗弯曲强。

具,但气管插管操作技术要求较高,尤其头颈部、口咽腔解剖结构异常,以及颈椎外伤患者,一般麻醉医师才能很好地完成,若在麻醉医师赶到实施气管插管之前,先由其他医务人员插入喉罩,建立临时性人工呼吸道,以提前保持呼吸道通畅,并给予连接纯氧实施人工呼吸,则可为心脏起搏与进一步气管插管赢得宝贵时间。

【解剖概要】

1. 喉罩与面罩、气管导管的比较　面罩是用于封闭呼吸道入口(鼻腔与口腔)实施通气,而气管导管则是用来封闭气管进行通气,喉罩则是用于两者之间的喉入口处进行通气,故喉罩通气较面罩通气优良,但其通气的密封性则稍不及气管导管。

2. 喉罩与咽喉部的结构　由于人体咽喉腔是一不规则的肌性软组织管道,具有一定的伸缩性,而且咽喉腔肌肉黏膜组织疏松,因此咽喉腔是可以扩张的,尤其咽喉腔前后径较窄,而左右径较宽,正符合喉罩的罩囊形态。

将喉罩经口腔插入咽喉腔安置后,其罩囊的最前端刚好处于咽喉腔最低位置的食管上口处,

给予喉罩的罩囊充气后,其较尖细的罩囊前端很容易嵌顿至食管上口(图4-6-2A),并阻塞食管上口而固定(图4-6-2B),且整个罩囊恰好封闭喉入口(图4-6-2C),但不可能插入声门口。

处于喉入口处的罩囊,其周边与咽喉腔四壁靠近固定,罩囊内开口则以约45°角正对喉入口,其会厌一般在罩囊内呈"直立"状态,故不会遮盖住声门。

罩囊充气后,其囊壁较薄,而周边光滑,且富有柔软弹性,容易与咽喉腔凹凸不平的黏膜组织相服帖,则能在喉入口周围形成一个密封圈,以减少漏气,并不易损伤咽喉腔周边黏膜组织。

自主呼吸或辅助人工呼吸以及机械正压控制通气时,气体很容易经罩囊内口通过声门,一般不会导致人为上呼吸道阻塞。

喉罩操作简便且实用,当喉罩置入咽喉腔后,即使不完全到位,通气时也有50%~70%的气体能进入肺内(声门被占位性病变挤压移位明显者除外),故能为气管插管困难患者提供良好的人工呼吸道(张口困难者除外),也是非麻醉医师的其他

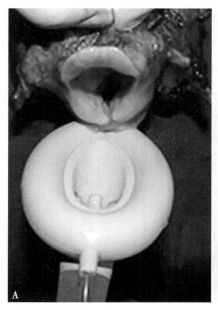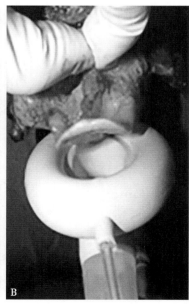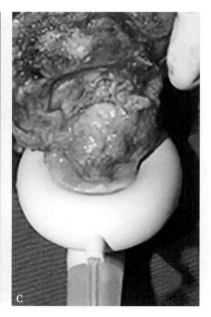

图4-6-2　喉罩罩囊与喉入口结构
A. 喉罩罩囊前端插入食管上口处;B. 喉罩罩囊阻塞食管上口而固定;C. 喉罩罩囊恰好封闭喉入口处。

医护人员抢救呼吸暂停、心脏停搏患者的有效临时性通气工具。

因喉罩插入后不接触声门,因此不可能对声带本身造成机械性损伤。

【操作前提示】

1. 喉罩的结构与特点 喉罩各个组成部分的结构及其特点如下。

(1) 通气导管:①该导管是由较软性硅橡胶材料制成,呈半透明状,壁厚约 1.0mm,弹性优良,其长度以不同大小型号各异;②该导管前端与罩囊根部融合,尾部则与衔接管相连;③喉罩安置后,通气导管约 1/2 长度处在口咽腔内,其他约 1/2 长度则在口外(见图 4-6-1);④该通气导管类似于普通气管导管,但内外径均较所选择型号的气管导管粗;⑤通气导管与罩囊两者间的夹角约为 30°,虽较口轴线与咽轴线的夹角 90° 相差甚远,但通气导管自身的弹性及柔软度在口咽腔内则能被动调节接近口轴线与咽轴线的角度,而且插入下咽腔后,基本处于咽腔中心位置,类似于气管插管的轨迹;⑥通气导管的功能主要在口咽腔软组织中起到管腔支架作用,以保障口咽腔的有效通气。

(2) 罩囊:①喉罩的关键部位是罩囊(图 4-6-3,图 4-6-4),只有罩囊安置到位且给予有效充气后,才能封闭喉入口,来自通气导管的外界气体通过罩囊内口可直达声门,并进入气管内。同样呼出的二氧化碳也经罩囊内口与通气导管排出体外。②在罩囊前面接近中心处有一内开口,其直径与通气导管内径大致相同,若声门口存在分泌物,吸痰管可穿过通气导管与罩囊内口吸出声门处分泌物。

(3) 衔接管:是通气导管后端的硬质接插件,用于连接麻醉机通气环路的螺纹管装置,也能与呼吸机通气环路以及简易呼吸器相对接。

(4) 注气阀与小贮气囊:①注气阀是气体进出罩囊的控制开关,其内设有弹簧装置,可自动锁定罩囊内气体的外漏,注气阀尾部又可与注射器对接,以利于将气体注入罩囊或将罩囊内气体排出;

②注气阀前端连接一小贮气囊,注气后可同步膨胀,操作者可通过触摸此小贮气囊以估计罩囊充气情况。此外,小贮气囊又与注气、排气细管相连。

(5) 注气与排气细管:罩囊内尾端有一圆形细小开口,且与注气细管密闭融合,注气与排气细管长度与通气导管大致相等,气体通过该细管可注入罩囊或将罩囊中气体排出。

2. 喉罩在抢救中的优点 喉罩在实施心肺复苏、建立人工通气道方面有着独特的优点,如:①插入安全、迅速、简便,且通气有效,并能被大多数普通医护人员所使用,即使经过使用过喉罩基本培训的医护人员,只要按规范操作,第一次插入成功率可达 80%,远高于气管插管或面罩通气;②喉罩插入时对上呼吸道基本无损伤,且能保障有效供

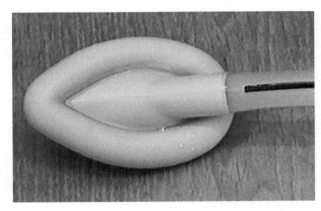

图 4-6-3 喉罩罩囊充气后其背面观
罩囊置入咽腔底部其背侧紧贴咽后壁。

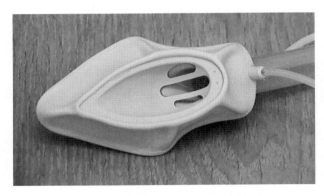

图 4-6-4 喉罩罩囊未充气其前面观
当罩囊置入咽腔底部充气后罩囊内口正对喉入口。

氧，并有利于进行人工呼吸；③即使颈椎、上颌骨及颅面部外伤的患者，只要呼吸道无损伤，也能应用喉罩。

【手术操作与技巧】

1. 喉罩徒手盲探插入法 喉罩盲探插入法是临床一种基本操作方式，不需要借助任何器具，徒手进行即可。

（1）喉罩使用前一般先将罩囊内空气抽尽（见图4-6-4），以便在张口度不大时也容易插入口内。而有学者研究认为，采用罩囊少量充气，能使置入成功率更高。笔者认为，罩囊插入前不宜充气，因为会厌在咽腔中约处于45°角，其会厌游离缘（顶端）可接近咽后壁，罩囊充气插入所需张口度较大，若张口度小者常致使罩囊插入困难，且易被尖锐牙齿刮破罩囊。此外，罩囊充气后其前、后径增大，置入后易顶在会厌的舌面（前面），从而导致会厌塌陷而半遮盖声门。

（2）患者取仰卧位，有时不必去枕，操作者站于患者的头端，左手托住患者头顶部前推，以使头颅后仰，颈部稍伸直，以利于喉罩顺利插入口内且容易到位。

（3）若患者张口度较小，插入罩囊时易被牙齿刮破，可用左手指伸入口内撑开口腔，或由助手协助轻轻按住下颌，操作者右手示指尖顶住导管与罩囊结合部处（图4-6-5），直至将罩囊置入口腔内。尤其钢丝圈型喉罩右手示指尖顶住导管与罩囊结合部处，不易使罩囊左右摆动和在口腔内移位，而其他类型喉罩也可类似持笔式握住喉罩的通气导管，先将罩囊置入口腔，以使罩囊紧贴患者的上腭延伸，依次沿着腭部与舌体之间继续推送置入，并顺着咽喉方向的顺应性推进，有利于罩囊抵达咽喉腔。当手感有阻力时即可停止，左手应先固定住通气导管，然后将罩囊充气，以免带出部分罩囊，最后检查通气效果。

（4）喉罩置入一般不可放入金属管芯使用，以保持其自然弯曲度插入即可。

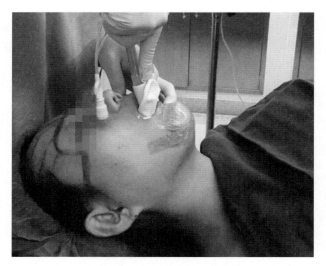

图4-6-5 左手撑开口腔右手持喉罩

徒手先将罩囊置入口腔内，右手再握持导管端使罩囊抵达咽腔底部。

（5）非全麻期间，若患者不予合作，根据其全身情况，可静脉给予少量咪达唑仑应用适量右美托咪定，使其达到适度镇静或浅睡眠状态，再结合给予充分口咽腔表面麻醉，如此喉罩置入后患者则很易耐受。

（6）全身麻醉患者可显著改善喉罩插入条件，由于不存在对抗，同时肌肉松弛满意，使得喉罩插入更为容易，且能提高一次性插入成功率。尤其复合使用肌肉松弛剂，则能使喉罩封闭喉入口更加理想。

（7）喉罩插入完成后，应根据喉罩大小规格注入一定容量的空气，以使罩囊膨胀。也可将拇指与示指触摸口外的小贮气囊的张力大小，以了解罩囊内气体充盈情况，一般在 $15\sim20cmH_2O$（$1cmH_2O=0.098kPa$）的通气压力下不漏气为宜。笔者自应用喉罩以来，将罩囊充足气后，再让罩囊内过多的气体将注射器针栓顶回，使罩囊内外压力平衡即可，若担心充气不足，则可再注入 $1\sim2mL$，平衡充气，患者拔除喉罩后咽喉疼痛明显减少。

（8）喉罩安置稳妥，可将适宜粗细牙垫与通气导管并行固定于上、下牙齿之间，防止患者朦胧状态咬管，然后用胶布将两者缠绕并固定于面颊部。

若使用气管 - 食管型喉罩，由于该喉罩自有牙垫的作用，故无须另加牙垫。此外，使用肌肉松弛剂患者可不用牙垫，以保持喉罩通气导管始终处于口咽腔的中心位置，可避免罩囊周边偏移而出现少量漏气，当麻醉术毕再安放牙垫，以防患者突然清醒咬瘪通气导管。

（9）连接麻醉机或呼吸机实施机械控制通气时，以听诊法判断喉罩安置是否达理想程度，以便决定是否调整。

2. 借助喉镜引导喉罩插入法　喉罩除盲探置入法外，还可在喉镜引导下置入，如全麻诱导后患者意识消失且肌肉松弛条件下可借助喉镜安置喉罩。左手借助喉镜置入口腔先使口裂开大，右手握持喉罩导管，再使罩囊置入口腔内，然后将罩囊置入咽腔底部（图4-6-6）。

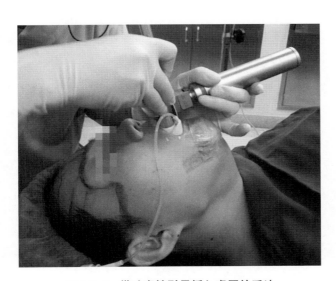

图 4-6-6　借助喉镜引导插入喉罩的手法

（1）喉镜引导插入喉罩法与徒手盲探插入法比较具有其特点。

1）正常生理状态下会厌在咽喉腔中通常向咽后壁呈倾斜位，约与声门呈45°角，呼吸时有利于气体进出声门，当吞咽时会厌则可倒向声门，然后关闭喉入口。会厌这种活瓣式功能也可在外力下产生，如常规法（盲探）插入喉罩，则容易将会厌推倒，从而半遮盖声门（图4-6-7），尤其会厌软骨较

长、较软时更易发生，致使会厌在喉罩的罩囊内处于半下垂状态（属轻度半梗阻状态），自主呼吸或控制通气时将听诊器放在喉结下方与胸骨上切迹之间可闻及随呼吸而出现的扇动呼吸音，这种扇动呼吸音的产生则是因为会厌的舌面（前面）正对罩囊内口（见图4-6-7），当正压通气时（吸气相）气流直接冲向会厌舌面（见图4-6-7），会厌呈活瓣形塌陷，气体再绕过会厌周边进入声门与气管内。

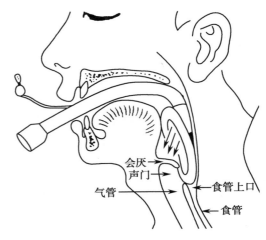

图 4-6-7　喉罩安置不良

2）由于口轴线与咽轴线具有一定角度（约90°），当平卧、头颅后仰位时，喉镜直视下从口腔观察会厌则是"趴在"咽后壁上，当弯喉镜片置入舌根 - 会厌交界处上抬会厌时，则可使会厌过度反转，此时从口外窥视，会厌"直立"起来，从而显露出声门，同时会厌与咽后壁间距显著拓宽，若此时插入喉罩，其抽尽气体后的罩囊则可顺利从拓宽后的会厌与咽后壁之间抵达喉入口，此时再将罩囊充气，其会厌喉面（后面）与罩囊对接，从而封闭喉入口（图4-6-8）。

3）肥胖、颈部粗短患者其口咽腔软组织相对增厚而咽喉腔狭窄，尤其舌根后坠常致使会厌贴近咽后壁，若徒手盲探插入喉罩，很易将会厌顶在声门口处，致使喉罩安置难以到位，甚至造成通气有所受阻。若借助喉镜插入喉罩，则一次性安置成功率可显著提高。其原因是：喉镜预先置入咽

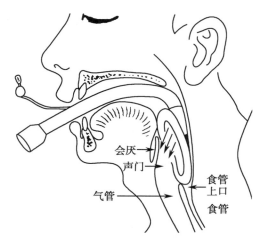

图 4-6-8　喉罩安置到位

罩囊前端顶在食管入口处，而进入喉罩导管内的气体通过罩囊内口进入声门下。

腔上抬会厌，即使无法显露声门，但喉镜可将舌体压向口底，会厌跟随舌根离开咽后壁，并使咽腔前后径明显增宽，咽腔空间容积扩大，喉罩则能顺利抵达下咽腔（喉腔），然后给罩囊充气，会厌则不会恢复原来位置，从而将喉罩安置到位（见图 4-6-8）。

4）喉镜引导喉罩插入法无论喉镜是否能显露声门，但肯定能扩大咽喉腔前后径，从而拓宽会厌与咽后壁之间的距离，这对于喉罩的罩囊顺利通过颇为有利，且便于喉罩越过会厌而封闭喉入口，退出喉镜会厌回位时则被罩囊挡住，其罩囊内口则正对声门（见图 4-6-8），外界气体经罩囊内口进出声门无阻挡。因此，喉镜引导下安置喉罩较常规法（徒手盲探插入）为佳。

（2）喉镜引导喉罩插入操作方法：其方法如同气管插管喉镜抬起会厌，即左手握持喉镜置入咽腔，并将舌体压向口底，以便使口咽腔空间增大，然后喉镜将会厌抬起显露声门，即使声门显露不清，此时会厌也能自然被抬起，即喉轴线与口轴线由锐角（小于 90°）变为约直角（两轴线约成直角关系），而喉轴线与咽轴线则由钝角（大于 90°）变为约 180° 或大于 180°，这时会厌游离缘则远离咽后壁。然后右手持笔式握持喉罩，使其罩囊从口裂最大处插入，并顺着硬腭、软腭及咽后壁直接送

至下咽腔，直至插入遇有阻力，提示罩囊前端已抵达食管上口处，此时喉镜仍保持原状，不使会厌回位，然后让助手再将罩囊充足气，注气完毕，会厌在罩囊内一般仍处于"直立位"，右手握持喉罩导管后端固定，左手缓慢退出喉镜，防止喉罩向口外移动。此目的就是让会厌不能回位（下垂），即会厌喉面（后面）平对罩囊内口，使气体从罩囊内口直接进入声门下。喉罩固定后，将听诊器安放于胸骨上切迹与喉结之间听诊，可闻及清澈且响亮的呼吸音，说明喉罩安置到位。

需要提示的是，喉镜引导下置入喉罩，由于喉镜片占有口裂一定空间，虽口裂上下已开大，但左右口裂较小，此时左手握持喉镜应向左口角稍偏移，以便增大口裂空间，从而有利于喉罩的罩囊进入口腔，然后再调整喉罩沿口咽腔中线延伸置入。

【术后处理】

1. 喉罩置入完成后其固定与通气完全类似于气管插管，固定完善后衔接通气设备（麻醉机或呼吸机等），以便实施机械控制通气或手法辅助呼吸。但需要说明的是，临床应用有可能出现喉罩安置不当或漏气，甚至反向安置，因此，需要清楚原因和采取相应处理方法。

2. 喉罩安置后其罩囊周边漏气的原因　在人工呼吸道建立中，喉罩有着许多优点，但临床上最为常见的缺点则是喉罩安置后有可能出现罩囊周边不同程度的漏气，其发生率为 8%～20%，这是因为无论采用何种类型喉罩，虽罩囊形状有所差异，但其构型基本是固定不变的，而人体咽喉腔和喉入口的解剖结构却存在不同程度的变化，且喉入口并非与喉罩的罩囊完全相吻合，与喉罩大小的选择、置入位置的深浅、置入的方法、咽喉腔软组织的松弛度，以及罩囊充气的多少等均有关系。此外，由于喉罩的罩囊是与喉入口呈对接形式相吻合，并非同气管插管一样是由气管导管插入气管内再通过气囊充气封闭气管，因此，对接形式的

吻合就容易引起相对错位、移位或出现缝隙。其次喉入口周边组织凹凸不平，加之两者（罩囊与喉入口）是平面对接式封闭，因此，喉罩安置后出现或多或少漏气是常态，所以，这就需要麻醉医师或操作者根据喉罩安置后所产生漏气的因素逐一排查，根据情况予以调整，以便解决漏气问题。

3. 提示与注意

（1）喉罩漏气是临床颇为常见的问题，轻微漏气一般不影响正常通气，可稍微调整患者头位即能解决（如头颅稍微后仰或前屈，乃至稍微活动喉罩前后距离以改变罩囊的位置）。此外，置入喉罩前应将罩囊圆周涂抹固体局麻药或红霉素软膏，喉罩置入后其罩囊容易封闭喉入口处凹凸不平的细小缝隙，从而可防止轻微漏气。

（2）对严重漏气者可拔出喉罩重新安置，重新置入也可借助喉镜抬起会厌插入喉罩。

（3）如漏气严重且反复给予调整以及重新安置喉罩仍未能改善，甚至已影响机体正常通气，必要时应更换气管插管。

（4）安置喉罩患者若须保持自主呼吸，即使存在喉罩少量漏气也无妨。

【并发症及其防范】

1. 喉罩安置失败　临床上可出现极少数患者安置喉罩失败，分析原因大致有以下两方面。

（1）会厌软骨软化：如会厌软骨较薄且宽大，则可出现松弛、下垂，容易在喉入口处塌陷而半遮盖声门。若徒手盲探法置入喉罩，置入后的罩囊容易将会厌顶住而使其更加下垂，会厌则处于封堵声门状态，从而导致气流无法进入气管内，除在口外听到明显的漏气外，其呼吸道通气阻力显著增大，即上呼吸道处于梗阻状态，以致造成喉罩安置失败。

（2）喉罩安置位置反向：若喉罩反向置入，则可出现罩囊内口在咽喉腔内正对咽后壁。若出现反向置入喉罩，可发现呼吸道阻力倍增，且听诊双肺无呼吸音，此时应拔出喉罩，重新安置。

2. 咽喉部疼痛　喉罩安置并发症极少，较为多见者为术后咽喉部疼痛，但比气管插管所产生的概率及疼痛严重程度明显降低，安置喉罩引起的咽喉疼痛其主要因素来自以下四方面。

（1）如患者咽喉腔较为狭窄，该患者尽管选择喉罩型号大小适宜，但由于咽喉腔空间容积较小，置入喉罩后即使罩囊充气适中，也有可能引起咽喉腔黏膜组织受压时间过长而引起麻醉术后咽喉疼痛。

（2）若选择喉罩型号较大，尤其将罩囊充气过度，其罩囊周边则压向咽侧壁黏膜组织，若长时间应用喉罩通气，易导致喉入口周边黏膜组织受压水肿，术后常引起咽喉疼痛。

（3）当采取喉镜引导下安置喉罩，喉镜过度显露声门而抬起会厌，金属弯喉镜片前端易造成舌根 - 会厌交界处挤压伤，同样可导致患者麻醉术后咽喉部疼痛。

（4）青年或中年女性其咽喉腔黏膜组织敏感，即使术后咽喉部轻微疼痛其临床症状也较明显。

应根据上述产生咽喉部疼痛的因果关系进行防范。

（1）肥胖且颈粗短患者其咽喉腔软组织也相对增厚，故其咽喉腔容积缩小，若按体重选择喉罩，喉罩型号则相对偏大，加之罩囊充气过多，从而咽喉部黏膜组织容易受压而产生术后疼痛，故对此类患者应采用小一型号的喉罩较为适宜，并减少罩囊内气体，以喉罩不漏气为妥。

（2）临床上安置喉罩患者，通常情况下给予罩囊充气大都存在不同程度的过量，欲判断罩囊内气体是否过多，只要将注射器顶住喉罩的注射开关阀门，如罩囊内气体过量，则会将注射器针栓顶回，此时罩囊内气体与咽喉腔黏膜组织受压则达到平衡。

（3）虽喉镜引导下置入喉罩效果满意，且降低漏气的概率，但金属喉镜质硬，显露声门时容易造成咽喉腔黏膜挤压，因此，借助喉镜引导置入喉罩,只要喉镜将舌体压向口底,使会厌抬起离开咽后壁,且将罩囊从会厌与咽后壁拓宽的间距越过会厌即可,不必用力显露声门而过度挤压咽喉腔软组织。

(4)喉罩置入前罩囊应涂抹少量固体局麻药。其一,可封闭罩囊与喉入口之间的细小缝隙;其二,可明显减轻术后咽喉部疼痛,尤其对成年女性患者。

(王世泉　卢学法　马红英)

第七节　气管切开术

【概述】

气管切开术是临床最常用的急救手术之一。气管切开术包括常规气管切开术、紧急气管切开术、环甲膜切开术、快速气管切开术及近年来开展的经皮扩张气管切开术等,本节重点讨论常规气管切开术。

气管切开术有以下适应证。①喉阻塞:任何原因导致的喉阻塞达三、四度时均应行气管切开术,当病因不能及时解除时更应尽早手术。②下呼吸道分泌物阻塞:昏迷、神经肌肉疾病、胸腹部大手术及肺部感染等疾病使分泌物潴留于下呼吸道,为清除潴留物,保持下呼吸道通畅,可考虑行气管切开术;近年来,常采用气管插管术代替气管切开术维持短期的气道通气,气管切开术主要用于危重患者。③某些头颈部手术的前置手术:为术中或术后提供气道,防止呼吸道阻塞和血液、分泌物等流入下呼吸道。④其他:如须全身麻醉但又无法经口或经鼻行气管插管者。

气管切开术常在急救中进行,因而快速、安全地实施手术才能保证手术的质量。

紧急气管切开术是在患者出现极度呼吸困难或窒息,并且没有条件行气管插管术或没有时间行正规气管切开术时施行的手术;术者必须十分

熟悉颈部、气管及其周围器官的解剖,必须具备常规气管切开术的基础,否则手术将会遇到困难,延误抢救时间。

【解剖概要】

1. 气管颈部　气管颈部指环状软骨下缘至胸骨颈静脉切迹之间的气管,通常有6~8个软骨环。在气管切开术体位(头部正中位并后仰),成人气管颈部有7~11个软骨环,其中以8或9个气管环者居多。气管被疏松结缔组织包绕,故具有较大的活动度。气管颈部的前方由浅入深有皮肤、浅筋膜、封套筋膜、胸骨上间隙及颈静脉弓、舌骨下肌群和气管前筋膜等。两侧的舌骨下肌在相当于气管正中的位置借深筋膜相连,形成一宽2~3mm的白色筋膜线,常称为颈白线,在深吸气时颈白线显示更清。气管切开术中沿此白线分离两侧肌肉即可暴露气管,且出血较少,故颈白线为寻找气管的手术标志之一。气管颈部与相邻器官的位置关系见图4-7-1。

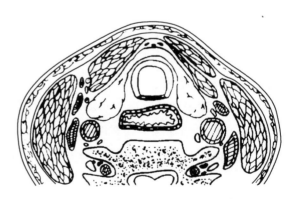

图4-7-1　气管颈部与相邻器官的位置关系

2. 甲状腺峡　甲状腺峡可作为气管切开术参考定位标志,其可覆盖第1~7气管环之间的任何部位。陈黔南(1993)观察到甲状腺峡的下缘绝大多数(92.2%)在第4气管环及其以上平面。

3. 气管前间隙　在气管前筋膜与气管之间,有一充满疏松结缔组织的间隙称气管前间隙。此间隙沿气管前壁向下直通纵隔,为气管切开术并发纵隔气肿的主要途径。

4. 气管颈部前方的血管　颈前静脉位于距颈前部正中线 0.5～1.6cm 处的浅筋膜内，在第 5～7气管环前逐渐穿过深筋膜转向外侧，约 72% 的人出现颈静脉弓。气管前间隙内有恒定地走行于气管前方的 2～4 支甲状腺下静脉和甲状腺奇静脉丛。甲状腺下动脉沿气管前方上行至甲状腺，外径约 2mm，出现率为 10%～18%，其位置和形态均不恒定，易被损伤。气管切开术中应仔细观察、妥善处理这些血管，以避免术后出血。此外，头臂动脉、左头臂静脉及主动脉弓等大血管均可能突至气管颈部下份前方，在成人出现率虽低，但低位气管切开仍可能引起损伤而导致严重后果。

5. 头臂动脉与气管的关系　头臂动脉在第 7、8 气管环处越过气管前壁向右后斜行，与气管十分接近，两者之间仅有少许结缔组织。年幼儿童的头臂动脉位置较高，常超出胸廓上口，若气管切口低于 5、6 气管环则颇为危险。

金昱（1998）通过尸体解剖研究气管与头臂动脉的位置关系，观察到头臂动脉起于主动脉弓，向右上方走行时，与气管发生如下关系（图 4-7-2）。

（1）不交叉型：头臂动脉下段经气管右侧上行，不与气管发生交叉关系（占 10%）。

（2）不完全交叉型：头臂动脉的下段经气管右半部的前面与其交叉行向右上方，但不与气管前正中线交叉（占 28%），这种类型的交叉位置较低，头臂动脉上缘和气管接触的长度为（0.75±0.22）cm。

（3）完全交叉型：头臂动脉与气管的前正中线进行交叉，这种类型较多（占 62%），头臂动脉上缘与气管接触的长度为（1.62±0.41）cm，交叉点的高度在第 7～10 气管软骨环任何平面上者为 62.5%，其中在第 8～9 环者最多（占 84%）。

6. 颈前安全三角　颈前部正中环状软骨下至胸骨颈静脉切迹和两侧胸锁乳突肌前缘之间的三角区域是气管切开术的安全区，此区内无重要的血管和神经。

【术前提示】

1. 掌握手术适应证和时机　根据病情进行个体化的、全面的考虑，恰当掌握手术适应证和手术时机。要考虑原发病的性质和特点、患者的全身情况、患者（或其委托人）的意愿及颈部的情况等。

2. 手术中的安全问题　气管切开术为一具有潜在的生命危险和较高并发症发生率的手术，有术中死亡的可能。目前国内对气管切开术的实施有时在病床边进行，由于病房的消毒隔离措施较差，极易造成交叉感染。除抢救外，气管切开术应在手术室内进行以保证无菌的环境和使手术者得以细致、规范地操作。若确因病情的原因必须在床边手术时，应做好充分的抢救准备，麻醉医师应在场监护、维持呼吸道通畅并给予其他必要的支持。术前和术中给予持续吸氧十分必要。在床边行气

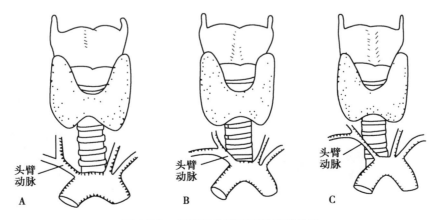

图 4-7-2　气管与头臂动脉的位置关系
A. 不交叉型；B. 不完全交叉型；C. 完全交叉型。

267

管切开术时，照明为重要环节。手术站灯照明常难达深部，佩戴头灯则十分方便。

肺功能障碍、低蛋白血症、贫血、血小板缺乏、免疫功能低下以及糖尿病等患者术中术后并发症发生的概率较高。肥胖患者并发症明显增高，Susan（2014）观察到55%的肥胖患者气管切开术中术后至少出现一种并发症。

3. 寻找气管困难时的处理 在窒息、颈部粗短、甲状腺癌累及气管、颈部再次手术等危机的情况下，实施气管切开术会遇到找不到气管的问题，这种情况下留给术者寻找气管的时间很短，不足1~2min，且患者气管可能已经移位。此时，环状软骨是十分重要的解剖标志，其体积大、质地坚硬、突出明显。找到环状软骨后，可以沿着环状软骨向下寻找气管。在十分危急的情况下，可以切开环状软骨、甲状软骨，然后设法插入气管插管，救治生命，造成的损伤可以后续修补。

4. 选择适宜的气管套管 选择适宜的气管套管十分重要，应根据患者的年龄、性别、身高以及是否使用呼吸机等具体情况选用气管套管，注意套管的大小、长度、弯曲度和质地（图4-7-3）。

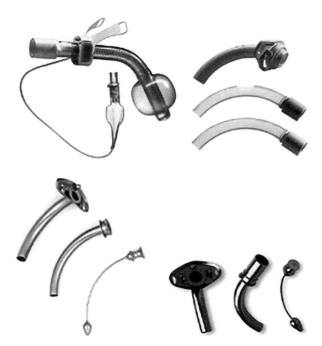

图4-7-3 几种常用的气管套管

5. 体外生命支持技术的应用 在十分危重、估计气管切开术没有可靠保障的情况下，可考虑在借助体外生命支持技术的基础上，实施手术。

【手术操作与技巧】

（一）常规气管切开术

1. 麻醉 成人气管切开术可在局部浸润麻醉下进行，麻醉中先在切口处皮下注射1%利多卡因，继而向深部，应注射至气管前方和两侧，以便在分离气管时不出现疼痛。先行气管插管可减少手术中的低氧和并发症的发生。用于头颈部手术前置性的气管切开术，条件允许进行气管插管时，尽量全麻。床边气管切开术，大部分是在患者危重的情况下实施，应该有麻醉科医师参与，因为耳鼻咽喉头颈外科医师虽然会注射局麻药物，但不具备足够的掌控全身情况的能力。儿童一般全身麻醉，若无禁忌，术前均应先行插入气管插管或支气管镜，以保证安全和便于手术。紧急气管切开术无须麻醉。

2. 体位 常规体位为仰卧、肩下垫枕、头后仰，使颈部尽量伸展。由于气管活动度大，手术时须保持下颌骨颏隆凸、喉结及胸骨颈静脉切迹三点位于一条直线，以使气管保持在正中矢状位上（图4-7-4）。儿童气管细软，头位稍有转动，气管即难以定位，要有专人在头侧固定头部，使头后仰保持正中，这是使气管保持位置表浅和不发生移位的关键。对某些呼吸困难严重的患者可采用半卧

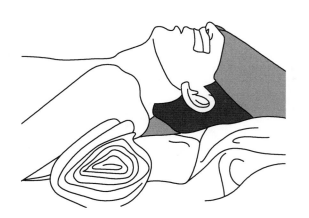

图4-7-4 常规气管切开术的体位

位，甚至坐位，但头位要求相同。

3. 手术者和助手的分工和配合　气管切开术常只有手术者和助手两人实施。如果助手有手术经验，在皮肤切开后，手术者和助手均用左手拉钩，右手持器械进行操作。如果助手无手术经验，则由助手双手各持一只拉钩进行暴露，手术者双手操作。

4. 切口

（1）横切口：在颈前环状软骨下方 2cm 处沿皮纹切口，长 4~5cm，切开皮肤、皮下组织及颈阔肌，切口两端组织要切透，方可有足够大的手术野。将创口上缘提起，在颈阔肌深面潜行分离皮瓣约 3cm，暴露胸骨舌骨肌和颈白线（图 4-7-5）。

（2）纵切口：于颈前正中线自环状软骨下缘至胸骨静脉切迹上方之间，纵行切开皮肤、皮下组织及颈阔肌，向两侧稍行分离，以钝拉钩向两侧牵拉即可见颈白线（见图 4-7-5）。对病情严重、全身情况差、颈部粗短或肿胀的患者，宜采用纵切口并使切口加长，尽量缩短手术时间。

横切口手术速度相对较慢，需要分离的组织较多，优点为较为美观。纵切口所需手术时间较短，分离组织少，受喉气管运动的影响小，但遗留瘢痕明显。在颈椎过伸困难、过度肥胖、颈部粗短、窒息、高龄危重等情况下，纵切口有更大的优势。在常规的预防性气管切开术中，纵切口已逐渐被横切口取代。

5. 分离两侧舌骨下肌群　结扎或推避颈前静脉，结扎吻合支。沿颈白线自正中分离两侧舌骨下肌群，因切口较小，应钝性分离，不宜锐性切割。

两侧拉钩要均等用力，勿偏向一侧，更勿将气管拉向一侧。拉开胸骨舌骨肌和胸骨甲状肌即可见甲状腺峡部（图 4-7-6）。拉钩时，要向两侧拉开，斜向外上约 45°，这样便于暴露组织层次，不影响患者呼吸；要避免拉钩时向下压。

6. 处理甲状腺　若甲状腺峡不妨碍暴露和切开气管，则无须处理。若无法暴露 3~4 气管环，则用小拉钩向上钩起，在峡部下缘和气管前筋膜之间稍行钝性分离，多可将峡部上拉以暴露 3、4 气管环。除非峡部位置过低，一般不向下拉甲状腺峡。切忌对甲状腺峡粗暴钳夹，遇甲状腺峡出血可缝合止血。若甲状腺峡过宽而影响气管的暴露，则须钳夹后切断并将断端"8"字缝合止血。有时可见到甲状腺左右两叶在气管前的正中部位相连，使气管的暴露十分困难，此时可从浅面的包膜外向下游离至其下缘，再牵开下缘钝性分离其深面，有时可找到两叶的分离处，充分游离后，方可顺利将甲状腺上翻，以暴露气管。

7. 暴露和确认气管　经上述步骤后，经气管前筋膜即可隐约见到气管环，用手指触诊可触及气管软骨的略带弹性的环形结构。试以空注射器穿刺，若有空气抽出，即可确认为气管。在成年患者，穿刺时可使用吸入 2% 利多卡因的注射器，吸

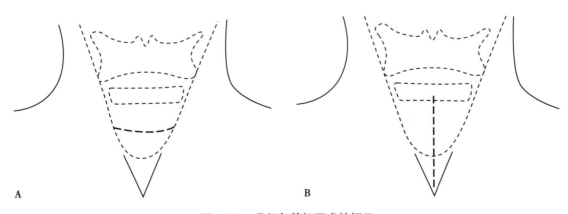

图 4-7-5　常规气管切开术的切口
A. 横切口；B. 纵切口。

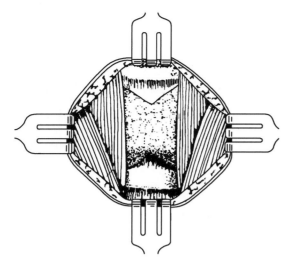

图 4-7-6　分离两侧舌骨下肌群

出空气确认气管后，较早注入利多卡因进行气管表面麻醉，可使切开气管时咳嗽反射消失。

颈总动脉一般均较气管细且有弹性、触之较软、有搏动感，但将颈总动脉误切者已有多例报道，在儿童尤不易与气管鉴别，故穿刺也有助于这些情况的鉴别。

注意牵开或切断、结扎甲状腺下静脉和甲状腺最下动脉。由正中线切开气管前筋膜，即可见到白色、光滑的气管软骨环。气管前筋膜不应过度分离，气管前筋膜的切口亦不宜小于气管的切口。为避免气体沿气管前间隙扩散而形成纵隔气肿，可将气管前筋膜与气管一同切开。在儿童，气管前方可能遇到胸腺，一般以拉钩向下推移即可暴露气管。患者咳嗽时胸膜可凸出于锁骨上方，若手术分离较深，有可能损伤胸膜而造成气胸，这

种损伤多发生于儿童，右侧多见；此时应用钝拉钩将胸膜拉向下方，妥为保护。

寻找气管遇到困难时，可以先寻找环状软骨弓，然后以环状软骨弓为标志，向下方寻找气管。

8. 切开气管　切开气管前须妥善止血、备好吸引器，以免血液被吸入气管，以及切开后用于吸引血液和分泌物。切开气管前，必须精确确认气管环的水平。气管切开的位置一般以 3、4 环为宜，第 1 气管环必须保持完整，过高易损伤环状软骨导致喉狭窄，过低有损伤头臂动脉而导致大出血和损伤胸膜顶而出现气胸的危险。无论采用何种形式切开气管壁，切口均不应过大，以减少瘢痕、避免狭窄。切开气管后应确保气管切口的通畅和气管套管的顺利置入。切开气管时应尽量争取在无咳嗽时进行。切开气管时刀尖刺入气管不可用力过猛，以免切入太深，刺伤气管后壁及食管前壁，造成气管食管瘘，尤其是咳嗽时和喉阻塞患者用力吸气时气管后壁前突，更易损伤（图 4-7-7）。

切开气管的常用方法有以下几种。

（1）纵行直切口：于正中线纵行切开气管，切开部位约为第 3、4 气管软骨环。切开时以刀尖自两气管环之间的环韧带刺入 3～4mm，然后刀刃向上自下而上地切开软骨环及环状韧带。切口的大小应根据套管直径大小的不同而选择适宜的长度，避免过大或过小（图 4-7-8）。切开气管软骨后，迅速用气管撑开器或止血钳插入气管切口，将切口撑开，以解除呼吸困难，吸净血液及分泌物，置入

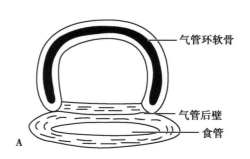

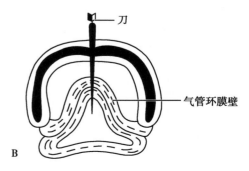

图 4-7-7　不同状态下的气管后壁与食管前壁
A. 正常状态；B. 咳嗽时。

气管套管。在儿童宜采取直切口，不应切除软骨，以免发生气管狭窄。切口左右两侧各缝一条线，便于牵拉切口，手术结束后用胶布将缝线固定于颈部皮肤，以便脱管时寻找和打开气管的切口。

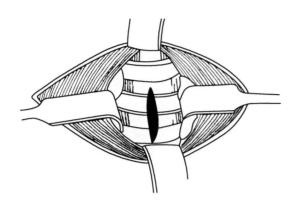

图 4-7-8　气管纵行切口

（2）舌瓣形切口：舌瓣形切口包括基底在下的倒 U 形气管切口（图 4-7-9）和基底在上的 U 形气管切口（图 4-7-10）。倒 U 形气管黏膜软骨瓣制作方法为先在第 2、3 气管环间的环韧带做一正中横切口，用组织剪或尖刀在横切口两端向下切开第 3 或第 3、4 两气管环，切口口径应与气管套外径相适应，形成一个舌形的黏膜软骨瓣，切开 1 个气管环通常足够。切口横径不应超过气管环周径的 2/5；用组织钳把黏膜软骨瓣向下拉开，也可将黏膜软骨瓣顶端用丝线做水平褥式贯穿缝合于下方软组织，或用较粗的丝线将组织瓣向前下牵拉，这样不使用气管撑开钳即可顺利插入气管套管（图 4-7-11）。U 形气管黏膜软骨瓣制作基本操作步骤同倒 U 形瓣制作，其区别为在第 3、4 或第 4、5 气管环间的环韧带作横切口，再弯向上方向作 U 形切开，切开 1 个气管环通常足够。舌形瓣气管切开的优点为置入气管套管或气管插管更为方便，尤其是插入带气囊的套管或气管插管时，气管前壁纵行直切口常有一定困难，气管环断端易刺破气囊，而采用气管舌形瓣者，由于气管造瘘口足够大，气管套管或气管插管均容易插入。此外，更换气管套管时更为安全、方便。

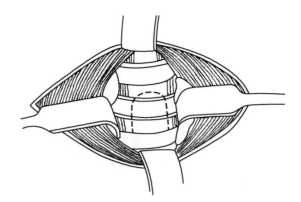

图 4-7-9　倒 U 形气管切口

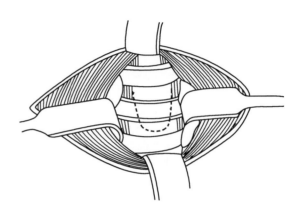

图 4-7-10　U 形气管切口

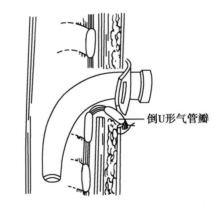

图 4-7-11　倒 U 形切开气管后置入气管套管

（3）H 字形切口：Dedo（1990）推荐横 H 形切口，其方法为在第 3 气管环的上、下环韧带相当于 10 点至 2 点处各切一横切口，再切除第 3 气管环前壁正中的一小块正方形（不是矩形）软骨，在儿童约 2mm，在成人约 3mm。这样，加之该气管环上、下环韧带的两个切口，气管套管易于置入（图 4-7-12）。Dedo 认为该方法不易并发气管切口处的狭窄。

Myers（2008）也推荐了类似的气管切口。切口上下两侧各缝一条线，便于牵拉切口，手术结束后用胶布将缝线固定于颈部皮肤，用途同前。

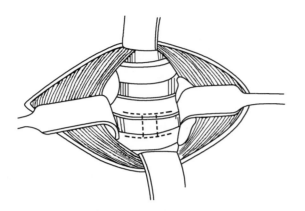

图 4-7-12　Dedo 推荐的横 H 形切口

（4）其他切口：Kato（1990）采用水平切口，其方法为在甲状腺峡下方两个相邻气管环之间的环韧带做水平切口达气管膜部，将皮肤和气管两断端分别行间断缝合；由于切开气管管径的 2/3 和断端气管环的弹性，气管切口可保持开放，这种切口能令对气管软骨的损伤最小。也有人采用 T 形、十字形切口等。

切开气管后，根据不同的切口方式，在气管切口的两侧，或气管瓣的前端都要用较粗的丝线贯穿、留置缝线。这样便于暴露气管切口、提高手术的安全性，也可以备出现脱管时寻找、暴露气管切口。该线保留到术后 7 天后，待窦道形成后拆除。

9. 插入气管套管与切口缝合　气管套管必须在直视下插入气管，并须证实有气流冲出，警惕误入组织间隙内。插入气管套管时首先使气管套管与气管成直角，然后边插入套管，边使套管前部与气管平行，以减少套管插入时的阻力。

气管套管插入后必须妥善固定，严防脱出而发生危险。两侧线带打死结固定，线带的松紧以可容纳一手指为宜。太紧会使颈部受压；太松套管则易滑出，引起窒息或磨损血管。手术结束时，若观察到套管有与脉搏一致的搏动，提示套管贴近或压迫大血管，应尽快更换合适套管，直至无搏

动为止。切口行间断缝合，缝合不宜过于紧密，以防发生皮下气肿。若分离气管时创腔过大，可用凡士林纱条填塞于切口四周，以防形成皮下气肿和出血，24h 后将纱条取出。

使用带气囊的气管套管时，气囊充气的压力应适宜。压力过大会损伤气管壁，压力过小则会漏气。先将气囊充气，开动呼吸机，然后将气囊内的气体逐渐缓慢放出直到刚好听到漏气声，随后再向气囊内注入少量空气至漏气声消失为止；漏气和不漏气之间的差别便仅为 1mL 空气。该方法有助于减少气囊对气管壁的损伤。

（二）紧急气管切开术

1. 时机和体位　紧急气管切开术适用于极度呼吸困难、无条件行气管插管和无时间不允许行正规气管切开术的患者，要根据所处环境、患者情况和术者的基础选择是行紧急气管切开术还是环甲膜切开术（参见第四章第八节）。实施紧急气管切开术者最好具有熟练掌握常规气管切开术的基础。

术中根据患者情况考虑是否来得及消毒和/或麻醉。患者平卧位头尽量后仰，颈部保持处于正中线。颈部歪斜可能使颈总动脉转到颈部的前方，存在手术损伤的潜在风险。

2. 气管的定位与暴露　术者用左手拇指及中指将喉及气管固定在颈前正中线上，使喉、气管充分向前突出，同时将喉、气管两侧大血管向后推（图 4-7-13）。用左手示指摸清气管的部位。在左手示指的指引下，用刀沿颈前正中线，自甲状软骨下缘一直切至胸骨上窝，将皮肤及皮下组织切开分离，其切口深达气管前壁。术者用左手示指触摸气管环，如遇有血管或甲状腺峡，则应将其推开或向下牵拉，使之能摸清气管 1～2 环（图 4-7-14）。

3. 切开气管和置入通气管道　确认气管后，立即将示指移至气管左侧，以此为标志，右手持刀切开第 1、2 气管环。切开气管时须警惕刀尖切入过深伤及气管后壁。切开气管后，迅速用刀柄撑开气管切口实现通气（图 4-7-15），清除气管的内分

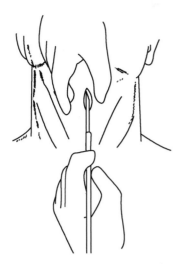

图 4-7-13　固定喉及气管于颈前正中线并开始切口

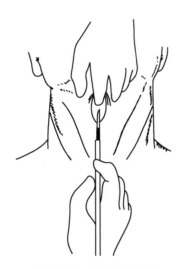

图 4-7-14　辨别气管位置

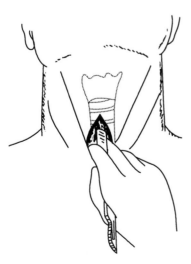

图 4-7-15　用刀柄撑开气管切口

泌物和血液。待低氧稍有缓解后，即可置入通气管道，如气管套管、塑料管等以维持气道通畅。

4. 后续抢救和处理　紧急气管切开术后，应首先抢救患者生命，待患者情况稳定后，再探查伤口、止血、置入气管套管，缝合切口。

（三）严重呼吸道传染病患者的气管切开术

气管切开术过程中血液和气管、支气管分泌物容易溅出，若无充分保护，医护人员被病原体感染的风险甚高。韦霖等（2003）在实施冠状病毒引起的严重急性呼吸综合征（severe acute respiratory syndrome，SARS）患者气管切开术经验基础上，制定了在 SARS 患者选择性和紧急情况下安全实施气管切开术的指南。在中国香港特别行政区，医师手术时通常着高筒的塑胶手术靴，这与内地医师手术时习惯着拖鞋不同，韦霖等（2003）提到的塑料鞋套，是指套在高筒手术靴外面者，在此补充说明。本书简要介绍该指南，供对其他严重传染病实施气管切开术参考。

1. SARS 患者的选择性气管切开术

（1）SARS 患者择期性气管切开术的适应证、手术环境和手术人员：当患者的气管内插管时间过长对患者不利或需要反复更换气管内插管时，可进行选择性气管切开术。选择性气管切开术在手术室或重症监护病房进行，最好在负压下进行。工作人员包括外科医师 1 人、重症监护专家 1 人和备用的医疗或护理人员 1 人。

（2）防护服：选择性气管切开术的防护服包括防水帽、防雾护目镜、N95 口罩、戴在外面的透明塑料全面罩和 N95 口罩、一次性防水手术服、双层外科手套、塑料鞋套。

（3）手术器械：一套气管切开术的器械。

（4）手术过程：择期性气管切开术的操作步骤如下。

1）建立充足的预充氧（100% 氧气 5min）。

2）须使患者肌肉完全松弛，以确保患者没有咳嗽或任何其他运动。

3）气管切开术前应停止机械通气。

4）将气管导管拔出到气管切开点的上方。

5）气管切开术在直视和患者无任何动作的情况下进行，插入气管套管，然后充气。

6）将气管套管与呼吸机连接，确认充分通气后，将气管套管与皮肤缝合，外加用绑带捆扎气管套管。

7）取出气管内的气管导管。

8）把所有仪器放回手推车。

9）在中间过渡区取下鞋套、外层手套、手术服和塑料面罩。

10）着标准的 SARS 预防性防护装备（包括帽子、护目镜和 N95 口罩）离开中间过渡区域，前往淋浴区，在淋浴区拆除所有防护设备。

2. SARS 患者的急症气管切开术

（1）SARS 患者急症气管切开术的适应证、手术环境和手术人员：气管插管失败，患者因肺功能迅速恶化而需要呼吸机支持，为急症气管切开术的指征。急症气管切开术在手术室或重症监护病房进行，最好在负压下进行，且不要转移患者。工作人员包括外科医师 1 人、重症监护专家 1 人和备用的医疗或护理员工 1 人。

（2）防护服：气管切开术的防护服包括防水帽、防雾护目镜、N95 口罩、戴在外面的透明塑料全面罩和 N95 口罩、一次性防水手术服、双层外科手套、塑料鞋套。

（3）手术器械：环甲膜切开术的器械和一套气管切开术器械。

（4）手术过程：急症气管切开的操作步骤如下。

1）充足的预充氧（100% 氧气 5min）。

2）患者和团队做环甲切开术的准备，皮肤切口应切至环甲膜。

3）须使患者肌肉完全松弛，以确保患者没有咳嗽或任何其他动作。

4）立即实施切开环甲膜，同时插入适当大小的带套囊的气管套管。

5）将经环甲切开术插入的气管套管与呼吸机连接，等待患者机械通气的情况下达到稳定。将环甲膜的气管套管边缘缝合于颈部皮肤。

6）为气管切开术做一个独立的切口。

7）确认气管前壁，并在气管切开前停止机械通气。

8）气管切开术在直视下进行，使患者肌肉完全松弛以避免任何运动；插入气管造口管，随后气囊充气。

9）将气管套管与呼吸机连接，确认充分通气后，将气管套管与皮肤缝合，并用绑带固定气管套管。

10）取下经环甲切开术插入的套管，缝合伤口。

11）把所有手术器械放回手推车。

12）在中间过渡区取下鞋套、外层手套、手术服和塑料面罩。

13）着标准的 SARS 预防性防护装备，包括帽子、护目镜和 N95 口罩，离开中间过渡区域，前往淋浴区，在淋浴区去除所有防护设备。

【术后处理】

1．术后须保持气管套管通畅，严防套管阻塞或脱出。室内保持安静、清洁以及适宜的温度和相对湿度。

2．高度重视气管切开术后的院内感染问题，强化无菌观念、切断感染播散渠道，监测细菌的动态变化，合理使用抗感染药物。

3．使用带气囊的气管套管的患者应按时放气，以减轻对气管壁的损伤。

4．当病情允许拔除气管套管时应及时拔管，拔管前须行导光纤维喉镜检查以了解喉和气管有无阻塞，经连续堵塞气管套管观察 24～48h 无异常方可拔管，拔管后伤口可不缝合，如缝合可使瘢痕缩小。瘢痕明显者可择期整形。

【并发症及其防范】

1. 原发性出血　发生的主要原因为术中止血不完善，颈前静脉、甲状腺下静脉、甲状腺下动脉和甲状腺峡为较常见的出血部位。轻者可用一凡士林纱条填塞压迫伤口止血；严重者提示可能伤及较大血管，应立即打开伤口探查、止血。

2. 皮下气肿、纵隔气肿和气胸

（1）皮下气肿主要由于气管前软组织分离过多、皮肤缝合过紧和术后咳嗽所致。单纯的皮下气肿一般危害不大，无须特殊处理。应警惕皮下气肿的信号性症状意义，其可提示存在纵隔气肿或气胸。

（2）纵隔气肿的发生可能是由于以下因素。

1）术中气管前筋膜分离过多。

2）喉阻塞时肺内压力增高导致肺泡破裂，空气经肺间质至肺门，进入纵隔。

3）皮肤切口过低达胸骨上窝或更低。

（3）气胸是较为严重的并发症，其发生原因主要有以下几种。

1）纵隔气肿时壁层胸膜破裂导致气胸。

2）严重呼吸困难时肺泡及脏层胸膜破裂。

3）手术中损伤胸膜顶，由于儿童胸膜顶较高，发生概率较大。许多学者的经验表明，气管切开术前插入气管插管可预防和减少气胸的发生。

3. 空气栓塞 空气栓塞为死亡率很高的并发症，主要是由于患者深吸气时颈部静脉内存在较高的负压，一旦静脉破损，将空气吸入形成空气栓塞。手术中应将甲状腺下静脉等颈部静脉妥善结扎。

4. 气管食管瘘 发生原因及处理包括：①手术中气管前壁切开时切入过深误伤食管，若术中发现应立即修补；若术后发现，瘘孔小者经鼻饲观察可能自愈，瘘孔大者则须手术修补。②气管套管的气囊长时间压迫和腐蚀气管壁，向后方破坏即可形成气管食管瘘，须待全身和局部情况允许时择期手术修复。

5. 套管误置 套管误置为严重并发症，具有潜在的致死性。患者肥胖、剧烈咳嗽时容易发生。常表现为出现呼吸困难、突然能够说话。发生套

管误置时，要打开伤口重新置管。如果在切开气管后做了缝线留置，重新置管便较容易，牵拉气管切口两侧或气管瓣的缝线易于暴露气管切口，重新进行插管。

6. 伤口感染 伤口感染是造成气管狭窄和继发致死性大出血的重要原因。其防范措施为注意无菌操作、适当的引流、加强支持治疗和合理应用抗感染药物。

7. 继发性大出血 尽管继发性大出血较少见，但后果极为严重，可造成患者迅速死亡。通过改善手术技巧和术后护理可减少发生的机会。头臂动脉是最常见的出血部位，颈总动脉、甲状腺下动脉、甲状腺上动脉、主动脉弓等部位也可发生。继发性大出血发生的原因有以下几种。

（1）低位气管切开：为继发性头臂动脉出血的重要原因，术中术野不清头过度后伸常造成低位气管切开，切口过低时，套管的凹面有可能直接触及头臂动脉，长时间摩擦可导致其损伤、坏死、破裂出血。由于颈部放疗或术后瘢痕形成等原因，可造成头臂动脉相对上移，即使切开气管的位置正确，也易发生头臂动脉的损伤。

（2）套管选用不当：为发生头臂动脉出血的另一重要原因。手术置入过长、过粗或弯度过大的气管套管，即使在第2、3气管环处切开，也有可能损伤头臂动脉。儿童的气管细小，若选用套管不当，引起大出血的危险性较成人高。

（3）气囊使用不当：气管套管的气囊压力过大时，气管黏膜、软骨的急性溃疡及感染可于术后24h出现，并很快发展为软骨的坏死及溶解。套管气囊对气管壁的压力大于气管黏膜毛细血管的平均灌注压力，阻断了黏膜的血流灌注，使气管壁的各种组织逐渐变性、坏死，进而直接刺激或感染头臂动脉；气管套管与头臂静脉的关系参见图4-7-16。使用呼吸机的患者，若使气囊的充气压力过大、时间过长，则较易导致气管壁缺血坏死。

（4）术后体位不当：带气管套管的患者活动时

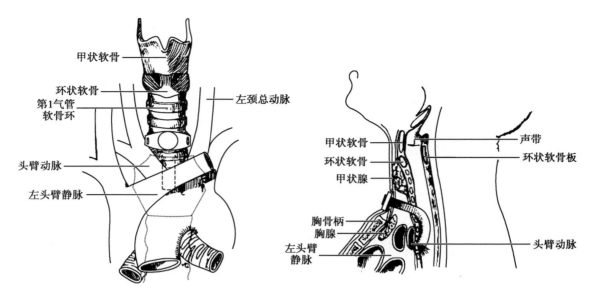

图 4-7-16　气管切开术、气管套管与头臂动脉的关系

造成颈部过伸、侧曲或头颈部扭曲，可使套管末端不可避免地抵于气管壁，而长时间或多次的摩擦、撞击可导致气管壁损伤破裂，进而波及头臂动脉。使用呼吸机时对气管反复摩擦或插入的气管套管多次脱出，可造成气管壁的重复损伤。

（5）其他：手术局部感染、败血症、营养不良以及肾上腺皮质激素的应用等都是本并发症的易发因素。

为避免继发性大出血的发生，应保持伤口清洁，预防和控制感染；对儿童、昏迷或瘫痪患者须密切注意其头位，避免过度屈曲、后仰或扭曲；患者的气囊压力不宜过大，每 4h 须放气 10～20min；呼吸机与气管套管应妥善固定，避免因套管摆动造成气管壁损伤。要警惕继发性大出血的先兆，主要为气管内出现血性分泌物和气管套管出现与脉搏一致的搏动。一旦发生继发性大出血，可立即将气管套管更换为气管插管，充起气囊，以保持呼吸道通畅和压迫止血，同时可用手指向下将头臂动脉压向胸骨柄以期暂时止血，为进一步开胸止血赢得时机。

8. 喉气管狭窄　喉狭窄主要为手术损伤环状软骨所致，气管切开术中不应损伤第 1 气管环。气管狭窄常发生于气管切口处和气囊所在部位。气

管切口处愈合后表面可形成肉芽肿导致管腔阻塞，气管切开口的瘢痕形成和凹陷也是气管狭窄的成因，这类狭窄多发生于气管前壁和侧壁。气管套管的气囊的压迫可损伤气管的各个壁，造成气管的环形狭窄。

9. 其他并发症　气管切开术还可发生急性肺水肿、套管阻塞、肺部感染、套管断裂等多种并发症。

（孙　彦）

第八节　环甲膜切开术

【概述】

环甲膜切开术是紧急处理上气道狭窄的最有效的方法之一，通常用于抢救危重喉阻塞患者。一般在病情严重又不允许采用气管切开术、气管插管术的情况下时可采用本手术。Marx 等（2014）提出环甲膜切开术的适应证为：①无法进行气管插管；②无法进行有效通气；③严重外伤以至无法进行口鼻气管插管。该术用于小儿要格外慎重。

【解剖概要】

1. 环甲膜　环甲膜位于环状软骨弓上缘与甲状软骨下缘之间。其位置浅表，解剖标志清晰，无

重要的血管、神经及特殊的组织结构,且终生不钙化。成年男性环甲膜的上下间距为0.3~1.3cm,女性环甲膜的上下间距为0.3~0.9cm。94%的环甲动脉行于环甲膜前部的上1/3,6%的行于中1/3,因而切开环甲膜时靠近环状软骨上缘有助于减少该动脉的损伤,减少出血。

康健(1998)在尸体上测量成人环甲膜高度平均(10.9±1.9)mm、上宽度(10.8±1.6)mm、下宽度(4.4±1.5)mm(图4-8-1)。

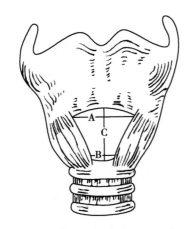

A. 上宽度;B. 下宽度;C. 高度。

图4-8-1 环甲膜前部的解剖示意图

2. 环甲膜与食管 在解剖上,环甲膜的后方、喉腔的声门下区,相应声门下区的后壁为环状软骨板,因而术中损伤食管前壁、导致气管食管瘘的风险较小。

【术前提示】

1. 把握手术时机 环甲膜切开术是在紧急情况下采用的开放气道、挽救生命的手术,可用于三度、四度喉阻塞患者的抢救。如果情况允许气管切开术、气管插管术则避免采用环甲膜切开术。但在临床实际工作中,在选择开放气道的方法时,往往没有万全之策,应以抓住时机救治生命为主。环甲膜切开术的关键是要把握切开时机。当行气管切开术不能顺利切开气管时,应迅速转为环甲膜切开,避免在严重缺氧状态下还坚持气管切开术,从而造成严重后果。

龙瑞清等(2018)总结环甲膜切开术作为紧急呼吸道管理首选方案的指征,认为当临床上发生以下情况时,应立即首选环甲膜切开,无须过多纠结于其他呼吸道管理方法而错过最佳抢救时间。①发生在上呼吸道平面(即喉以上)阻塞性病变且为四度呼吸困难或发生窒息呼吸暂停者;②发生在上呼吸道平面阻塞性病变虽为三度呼吸困难,但病情发展迅速,随时面临可能窒息风险者,如急性过敏导致喉头水肿等;③发生在上呼吸道平面阻塞性病变虽为三度呼吸困难,但原发病变存在气管插管或常规气管切开禁忌、困难或风险者,如颌面部复合外伤导致张口困难,颈椎骨折无法垫肩及头后仰体位等;④发生在上呼吸道平面病变而气管亟需获得有效保护者,如上呼吸道大出血或脓肿破裂等。

环甲膜切开术通常只适用于极其危重的患者。用文明等(2003)强调环甲膜切开术是公认的急救手术,但不是解救喉梗阻的常规手术,不宜广泛推广应用,以下情况不宜施行环甲膜切开术:①儿童喉部发育不成熟,环甲间距小,甲状软骨及环状软骨脆软,较难正确确认环甲膜;②声门下良性或恶性肿瘤,或者声门下炎症等病变;③预计患者需要长时间佩戴气管套管者。

2. 环甲膜切开术与喉狭窄 Brantigan等(1976)报道行环甲膜切开术患者655例,并发症发生率为6.1%,没有患者发生声门下喉狭窄者,其认为狭窄的患者是通过甲状软骨切开开放气道,而并非真正意义上的环甲膜切开术。环甲膜切开术中要尽量避免损伤环状软骨。但在救治生命的过程中一旦发生喉狭窄的并发症,多数可通过后续的手术予以治疗。

【手术操作与技巧】

1. 手术一般步骤 局部麻醉或无麻醉状态下仰卧暴露颈前部,患者头部后仰。若患者病情不允许平卧,也可取坐位或半卧位,头应尽量后仰。伸颈有利于准确定位环甲膜和快速手术。

术者立于患者右侧，先用左手摸清环甲膜（甲状软骨和环状软骨间的凹陷），并牢固夹持固定该部位并使皮肤保持张力（图4-8-2）。

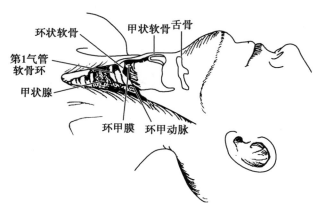

图4-8-2　摆好环甲膜切开术的体位、确定切口位置

右手沿环状软骨上缘水平，用尖刀横行切开皮肤、皮下组织和环甲膜（图4-8-3），采用15号小圆刀片或11号尖刀片。

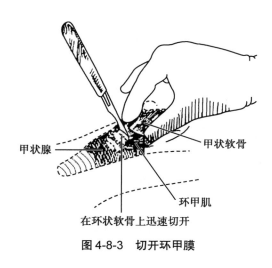

图4-8-3　切开环甲膜

立即以止血钳或刀柄撑开切口，解除呼吸困难。迅速以血管钳进一步钝性撑开并扩大切口。随即根据现场情况插入通气管道。

樊韵平等（2004）认为外径6mm金属套管基本可满足成人的急救需求。孟祥远等（2013）认为时间紧迫应依切口大小快速插入合适套管，外径为7mm金属套管满足需求，9mm、10mm金属套管便于吸出下呼吸道分泌物，也不会增加并发症。需要机械辅助呼吸者采用麻醉用的气管插管或带

气囊的气管套管。若条件不允许可用相应粗细的塑料管、金属管等代用，力争迅速恢复呼吸通畅（图4-8-4）。将通气管道外端妥善固定，以防通气管道滑入气管内或掉出。

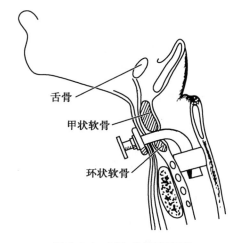

图4-8-4　置入并固定套管

2. Brofeld四步法　Brofeld（1996）提出环甲膜切开术的四步法，成为该术的标准方式：①触诊定位环甲膜；②横行切开皮肤及颈阔肌，切口2cm，切开环甲膜；③止血钳撑开切口，吸出痰液和血块；④插入带气囊的气管套管或麻醉插管，充满气囊，采用呼吸气囊人工通气。

3. 环甲膜切开术技巧的改良　杨静等（2017）对环甲膜切开术的手术技巧进行了改良和详细描述。

（1）第1步：快速定位并且固定喉部框架；站于患者侧面，左手（优势为右手时）拇指及中指合诊定位环甲间隙，并迅速固定甲状软骨左右两侧甲状软骨板，示指触摸到环甲膜。

（2）第2步：于颈正中环甲膜处做2～4cm的横形切口，一次性切开皮肤及皮下组织，由于颈前正中处浅静脉断裂造成出血，此时立即用示指按住出血位置，一方面可以止血，防止环甲膜切开后继续出血流至气管，另一方面还可以进一步确认环甲膜的解剖位置，由于此时已切开皮肤及皮下组织，故示指直接确认环甲膜更加容易；环状软骨

的前部较后部低，两侧有环甲关节，若横形切开过深，两侧逐渐增高的环状软骨弓会产生一定的阻挡作用，强行切开一方面损伤环状软骨造成喉狭窄，另一方面也会造成两侧甲状腺上动脉损伤；纵行切开虽出血较少，但一般需要2人完成，且术后瘢痕较横形大，因此不推荐紧急情况下实施。

（3）第3步：确认环甲膜后立即用尖刀片于颈正中处垂直刺入环甲膜，此步骤核心要点是果断垂直刺入；从此处刺入十分安全，没有大血管及重要神经，环甲膜后部有环状软骨后弓遮挡，一般不会伤及食道；切口左右两侧有环甲关节的保护，可以将切口向左右延长。

（4）第4步：尽量选用细的气管套管，从上往下插入气管套管；作为急救，可以尽量选择细套管，尽快进入气道，缓解呼吸困难，最大限度减少插入难度，同时从上往下插入可以避免患者躁动的情况下气管插管插入上气道的可能性。

【术后处理】

环甲膜切开呼吸困难解除后要及时止血，一旦患者的全身条件允许，应尽早重新改行正规气管切开术。

【并发症及其防范】

1. **出血**　出血是最常见的并发症，主要由颈前正中处浅静脉和环甲动脉断裂造成，此时立即用示指按住出血位置，多可止血。这种紧急手术还可能损伤环甲血管造成出血，这些血管位于环甲膜内，与环状软骨上缘平行。发生少量出血时，应首先考虑接触喉阻塞，待呼吸困难解除后再妥善止血。

2. **喉狭窄**　环甲膜切开导致喉狭窄的情况并不多见，但紧急抢救手术中可能损伤环状软骨，甚至引起环状软骨坏死，从而导致喉狭窄。由于环状软骨前部较后部低，且由颈前正中向两侧逐渐增高，横形切开时很可能损伤环状软骨导致喉狭窄。另外在紧张的急救过程中难以准确识别环甲膜位置也是导致喉狭窄的原因之一。

3. **其他**　皮下或纵隔积气、气胸和食管损伤等。

（孙　彦）

第九节　环杓关节拨动复位术

【概述】

环杓关节脱位是一种较为常见的声带机械运动障碍，包括杓状软骨全脱位和杓状软骨半脱位。杓状软骨全脱位是指杓状软骨与环状软骨关节面完全分离，而半脱位则指杓状软骨与环状软骨关节面接触异常。颈部钝挫性外伤和气管内插管损伤是导致环杓关节脱位最常见的原因，另外少数可由胃镜检查、胃管置入、剧烈咳嗽等原因导致。环杓关节脱位可发生于任何方向，以前脱位和后脱位最为常见。前脱位最常见于插管性损伤，喉镜咬合杓状软骨后唇，撕脱环杓后韧带，杓状软骨向前、内倾斜。也可见于胃镜或胃管置入时于环杓关节后方向前推挤造成关节脱位。后脱位最常见于拔管性损伤，杓状软骨向后外移位。环杓关节拨动复位术是环杓关节脱位的首选治疗，其目的为纠正脱位，恢复或改善声带运动状态及发音功能。杓状软骨拨动后声音嘶哑即刻改善则提示复位有效。

【解剖概要】

1. **杓状软骨的结构**　杓状软骨是喉部的重要软骨，可分为尖、底、两突及三面，底为半圆形凹槽，跨在环状软骨板上部的关节面上，组成环杓关节。大部分喉内肌起止于此软骨。杓状软骨的基底呈三角形，前角名声带突，系声韧带和声带肌的附着处；外侧角为肌突，环杓侧肌、甲杓肌、环杓后肌及杓肌等附着于此。

2. **环杓关节的运动**　环杓关节是由环状软骨板上部的关节面与杓状软骨底部的关节面构成。环杓关节是一对十分灵活的关节，对声门的开闭起重要作用。环杓关节的活动形式有两种：一种认为杓状软骨在环状软骨上活动，主要是以其垂直轴为中心，向外或向内做回旋运动以开闭声门；另一种认为杓状软骨是沿着环状软骨背板两肩上的关节面呈上下、内外、前后滑动，两侧杓状软骨相互远离或接近以开闭声门。回旋运动和滑动两者是密切相关的。与此同时，杓状软骨还有一定程度的向内或向外偏跨的配合运动。

【术前提示】

1. 环杓关节脱位的诊断 在环杓关节脱位的诊断中病史尤为重要。患者大多具有全麻插管或颈部钝挫性外伤的病史，少数患者可由胃镜检查、胃管置入、剧烈咳嗽等原因导致。患者本身可能存在环杓关节囊松弛等结构差异。

环杓关节脱位主要表现为声带运动不良及杓状软骨位置异常，声门闭合受到影响，从而导致声音嘶哑、发音无力，严重者合并进食呛咳而影响吞咽功能。部分患者通过间接喉镜或电子喉镜检查即可发现声带运动和杓状软骨位置的异常。频闪喉镜检查则可提供更多的信息。在频闪喉镜下以不同音调发音时，通过对慢速运动的观察很容易辨别声带突高度的差异，还可以发现杓状软骨脱位引起的声带膜部的僵硬与瘢痕，有时还会有声带出血。

喉神经诱发肌电图检查有助于鉴别声带机械性运动障碍和神经源性损伤，前者喉神经肌肉功能正常，喉肌电正常，无异常电位出现，募集电位为干扰相；而后者则呈现神经损伤或失神经性肌电表现，募集电位消失或根据损伤程度不同呈现为单纯相或混合相。喉部薄层CT扫描和三维重建可以反映杓状软骨脱位情况，环杓关节可消失或模糊。

2. 复位时机的选择 对于复位时机的选择，许多报道提出环杓关节脱位后24～48h是复位的最佳时机，如脱位病程较长，创伤的喉软骨面可能会纤维化而造成关节的僵硬而影响复位效果。徐文（2013）提出在脱位后6周进行复位术多可获得较为满意的发音效果及正常的声带运动。青岛大学附属医院的经验提示复位的时间限制可适当放宽，但总体而言复位时间越早，损伤时间越短，复位后声音改善和声带运动恢复的概率相对越高。

【手术操作与技巧】

1. 麻醉 环杓关节拨动复位可在全麻或局麻下进行。目前局麻间接喉镜下进行复位被较多地采用，它具有利于疗效观察、可重复操作、依据情况随时调节复位手法等优点，并且相对治疗费用较低、无严重并发症。

局麻复位常采用1%丁卡因或2%利多卡因咽腔喷雾表面麻醉以减轻咽反射，对于部分咽反射敏感的患者还可用喉部专用滴管于间接喉镜下滴喉3次以加强麻醉。复位器械可采用直角喉钳。

2. 复位方法 局部麻醉后，平静呼吸状态下于间接喉镜下行患侧环杓关节拨动复位术。对于后脱位者，将喉钳轻轻探入患侧梨状窝底，置于环杓关节后方，或用喉钳轻柔"握持"患侧杓状软骨上表面，向前、向内旋转复位；对于前脱位者则将喉钳置于患侧杓状软骨前方，或轻柔"握持"患侧杓状软骨上表面向后、向外旋转拨动。部分杓状软骨位置及活动难以判断或者病史较长关节僵化的患者，有时须双向拨动以促使关节复位。每次操作可反复拨动3～5次，拨动后让患者发音，于间接喉镜下观察患侧声带活动并评估发音改善情况，完全恢复正常则提示复位成功。如未成功或效果欠佳，也可依据关节黏膜肿胀程度间隔3～7天再次进行复位。一般可反复复位4～5次。

【术后处理】

术后应嘱患者适当注意发音，无须过度禁声，如能配合专业的发音治疗将会有利于更好恢复。拨动复位后可依据环杓关节周围黏膜实际情况给予雾化或口服药物治疗，以减轻黏膜肿胀充血。

【并发症及其防范】

环杓关节拨动复位术少见严重并发症，常见的并发症多为局部黏膜组织挫伤、肿胀，黏膜破溃出血,咽喉部疼痛等。常无须特殊处理或酌情应用雾化吸入或口服药物以缓解局部肿胀和疼痛。操作时应保证复位方向正确,动作规范、用力适度,可以最大限度地减少术后并发症的发生。

(韩　敏)

第十节　显微支撑喉镜手术

【概述】

喉显微手术是利用支撑喉镜暴露喉部组织结构,在显微镜及录像监视系统下对喉部病变施行的一种精细手术。自1960年Scalo首次将该技术应用于喉部疾病以来,随着激光等技术的应用、手术显微镜的改善,加上喉显微手术所具有的视野清晰、操作精细、便于掌握并能最大限度地保留患者发音功能的特点,符合微创技术的发展方向,目前已成为临床常规方法。其适应证主要包括:声带小结、声带息肉、任克(Reinke)间隙水肿、声带囊肿、声带白斑、喉蹼、室带肥厚、会厌囊肿、喉淀粉样变、喉乳头状瘤以及早期声带癌等。该术一般无绝对禁忌证,但对于伴有严重心血管、呼吸系统疾患、张口受限以及颈椎疾病所致颈部伸展困难者应综合考虑,决定能否手术。

【解剖概要】

1. 声带　声带由黏膜、声韧带和肌肉(环甲肌)组成,位于室带之下,左右各一。声带前端位于甲状软骨板交角的内面,两侧声带在该处融合形成声带腱(称前联合)。声带后端附着于杓状软骨声带突。

2. 声带的解剖层次　声带在解剖学上一般分为5层,即黏膜层、浅固有层、中固有层、深固有层及声带肌(图4-10-1)。声带的黏膜因其振动功能而高度分化。最浅表层为扁平上皮层。浅固有层即所谓的任克层,浅固有层基本无细胞成分,主要由细胞外基质蛋白、水、疏松的胶原蛋白和弹性蛋白构成;固有层浅层和中层之间的潜在间隙称为任克间隙。中固有层及深固有层构成声韧带。胶状的固有层浅层和扁平上皮层,在声韧带和声韧带上自由移动形成振动并发出声音。黏膜层和浅固有层的振动决定声音的音调。中固有层及深固有层主要起到固定声带的作用,使声带保持一定的张力,同时亦影响黏膜的振动。

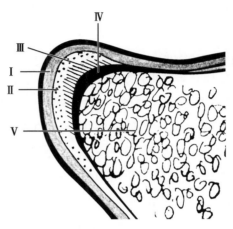

Ⅰ.黏膜层;Ⅱ.浅固有层;Ⅲ.中固有层;
Ⅳ.深固有层;Ⅴ.肌层。

图4-10-1　声带的解剖层次

喉显微手术的原则即是根据病变侵犯的不同层面(图4-10-2),在保证切除相应层面病变的同时,避免损伤其他层面的显微结构,最大程度保留发声功能。

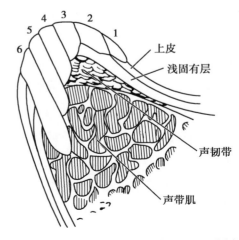

1.黏膜层;2.浅固有层;3.中固有层;4.深固有层;
5.声带肌浅层;6.声带肌深层。

图4-10-2　病变侵及声带不同层次示意图

【术前提示】

1. 一般手术器械准备 ①双目手术显微镜：物镜焦距选用 350~400mm 为宜，如有条件可连接摄录像系统。②支撑喉镜器械：由不同型号的直接喉镜及支撑架组成。③护胸板：为固定于胸壁上方的防护板，用于固定支撑架及避免胸壁直接受压。④牙保护装置：为防止上颌前牙直接受力损伤，术中应用牙托予以保护。笔者的经验是将口腔科用的白色弹性打样胶热水泡软后，置于上颌前牙处塑形覆盖，能起到良好的保护作用。⑤其他：如有条件可再装备 CO_2 激光等设备。

2. 喉显微手术器械 ①喉黏膜刀：用于划开黏膜或切割肿瘤。②喉剪：常用的有直型及左、右弯曲型 3 种，主要用于切割、分离黏膜或肿物。③喉钳：种类较多，包括用于切割肿物的杯状钳，分离、夹持黏膜的分离钳等，多根据术者经验及习惯选择。④吸引管：选用长度 23~25cm、直径 3~4mm 者为宜；激光手术时用的吸引管前端应有侧孔。

3. 术前准备 术前 2~3 个月减少用声需求，术前 7 天开始减少嗓音使用。女性在月经前 5 天至月经期不宜手术。术前应用内镜详细了解喉部病变的部位、程度及性质，做好术前评估；对伴有全身合并症者（如严重心血管疾病、呼吸系统疾患、张口受限及颈椎疾病伸展受限等）应作相应治疗。对存在心律失常的患者尤其应高度重视。对患有牙齿疾病者，要请口腔科做相应的处理，以免造成术中牙齿的脱落。其他按全身麻醉手术常规准备。

4. 嗓音矫治 嗓音矫治在嗓音显微手术的术前、术后具有重要意义，是手术成功和嗓音取得最佳恢复效果的重要环节，国内嗓音言语治疗师的队伍逐渐成长，开展的工作已日益重要。

5. 声带小结的手术问题 声带小结是一种主要以非手术方法治疗的疾病，非手术治疗主要包括嗓音矫治和声休等，对绝大多数患者是有效的。只有罕见的顽固性患者需要手术，因此在选择手术时必须慎重，手术要与嗓音矫治综合施治。

【手术操作与技巧】

1. 麻醉 喉显微手术目前多采用全身麻醉，对麻醉要求较严格，具体特点是：①喉部肌肉应高度放松，以利于插入喉镜，充分暴露声门；②术中要求声带保持绝对静止状态，以保证能在声带上进行精细操作；③气管插管直径要细，男性 6.5mm、女性 6.0mm，以免干扰手术操作；④麻醉深度要合适，麻醉过浅则咽喉反射过于敏感；过深则因手术时间短，术后不能及时苏醒。

气管插管的操作要精细、轻柔，粗暴插管可造成声带损伤，导致手术无法进行；有时会将声带肿物擦掉，脱落于下呼吸道而无法找到。

2. 置入喉镜 全身麻醉成功后，常规仰卧位。喉镜暴露喉腔最好的头位是颈部沿着躯干屈曲，头相对颈部伸展。肩下垫枕会使患者颈部仰伸，不利于喉镜的置入，通常不予采用。用牙托保护上颌牙齿，术者左手持喉镜，抬起舌根，吸净口腔内分泌物，然后沿麻醉插管表面缓慢推入，挑起会厌，逐步暴露声门，将支撑架与护胸板固定。置入喉镜时，手术者通知麻醉医师注意观察心率变化，要随时注意监护仪心跳声音的改变，警惕心率突然下降；若手术中心率突然下降，应立即暂停手术，由麻醉科医师做妥善处理。

置入喉镜是手术成功的关键，必须保持充分的耐心。保持上述正确的头颈体位十分重要。为便于手术，要设法置入相对大口径的喉镜。

置入口径相对较大喉镜遇到的做大困难是会厌向下反折，从而使喉镜的置入受阻和造成会厌损伤。以下方法可能有助于插管成功。

（1）如果口腔和咽部有足够大的空间，可直视下使喉镜通过会厌进入喉腔；这种方法比较容易造成会厌反折。

（2）将喉镜从咽后壁和气管导管之间通过，沿着咽后壁（即气管导管的后方）向下推进，当估计喉镜前端到达喉腔时，向喉前方空隙的方向拉起喉镜，这样气管导管就会沿着喉镜的侧面滑向后方，从而暴露声门。

（3）用一只手的示指伸入口腔和口咽部，探查到气管导管，再将气管导管挑离咽后壁，用示指固定住气管导管；另一只手持喉镜沿着咽后壁向下推入喉腔，然后借助拉起喉镜的力量或者用手指轻轻将气管导管拨至后方。

支撑喉镜置入后再调节支撑架的螺旋钮，直至完全暴露声带前联合，操作时应特别注意喉镜插入深度，过浅室带遮挡声带影响操作，过深易造成声带创伤。然后调节显微镜焦距及放大倍数，一般以8～10倍为宜。

3. 喉显微手术技术　治疗原则即根据声带病变侵袭的不同层次，在切除病变的同时，最大限度地保护正常组织结构，以期取得最佳发音效果，这种技术称为嗓音显微外科。嗓音显微外科的宗旨是根据声带的生理改善发音功能；手术方法是应用精细的器械在高性能手术显微镜下精准操作。要求保留正常的被覆上皮和浅固有层组织的同时，严格限制黏膜下病变的切除界限，使创面一期修复，术后达到最佳的嗓音质量。

微瓣技术是嗓音显微外科手术的关键技术，Rosen和Simpson（2008）提出微瓣操作的原则为：①在距离黏膜下病变尽可能近的位置，经上皮层做切口；②将对病变附近的声带组织的损伤降到最低限度；③操作的层次尽可能在浅层；④保留被覆于病变浅层的正常黏膜（上皮层及固有层浅层）。

常用喉显微手术技术有以下几种。

（1）显微切除技术：即应用显微刀、剪、钳等直接切除病变组织。若病变较小，可用喉钳直接咬除；若病变较大或基底较广，则用喉钳夹住病变组织向内牵引，再用刀、剪沿其基底部将病变切除。主要适用于突起于声带表面的病变，如声带小结、息肉等。

（2）外侧微瓣技术：先于声带表面外侧切开黏膜，再沿浅固有层向内侧分离，暴露病变后，将其完整取出，最后再将分离之黏膜复位（图4-10-3）。主要适用于声带囊肿、任克间隙水肿等。

（3）内侧微瓣技术：于声带内侧表面做一大于病变的切口，向外侧分离黏膜瓣，并将病变与其下的声韧带分离后切除，最后将分离之黏膜复位。主要适用于声带囊肿、任克间隙水肿等。

（4）黏膜下注射技术：用长针头将含有肾上腺素的生理盐水注入声带黏膜下浅固有层（即 Reinke 层），如果病变随周围黏膜一同浮起，表明病变仅局限在浅固有层以上，手术时可将病变于声韧带层次以上切除即可；相反如果病变不能随周围黏膜一同浮起，而呈现所谓的炸面包圈现象（doughnut effect，图4-10-4），则表明病变已侵及声韧带或更深层组织，此时须将病变连同声韧带甚至部分声带肌一并切除。该技术主要用于判断声带白斑及早期声带癌的浸润深度及切除范围。

（5）黏膜表皮剥脱术：应用 CO_2 激光扫描仪切除声带表皮细胞，而避免黏膜下结构受到损伤。激光工作条件依仪器情况和术者情况设定。主要

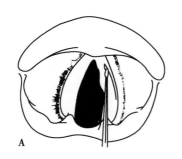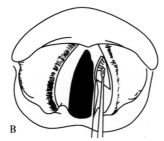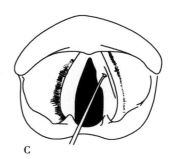

图 4-10-3　外侧微瓣技术
A. 声带外侧黏膜切开；B. 自固有层分离切除囊肿；C. 黏膜复位

适用于声带白斑、角化症等病变。

（6）黏膜剥脱术：在黏膜下注水的基础上，应用显微刀、剪、钳自固有层表面将黏膜全层剥脱切除。主要应用于重度声带白斑及早期声带癌。

（7）激光切除术：主要应用于喉乳头状瘤及早期声带癌等。

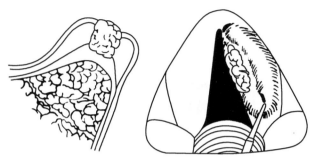

图 4-10-4　病变侵及中固有层呈炸面包圈现象

4. 几种喉部特殊病变的手术技巧

（1）声带息肉：声带息肉的切除必须精确，避免对声带的实质或主要成分造成损伤。大部分声带息肉表面的黏膜菲薄、萎缩，通常不宜保留；声带息肉周围部分的残余黏膜可予保留，通过将其重新复位使声带获得良好的愈合。

（2）声带小结：手术切除声带小结必须非常保守、精确且在黏膜下进行。用显微钳沿声带表面垂直方向，尽量浅表地钳夹牵引小结，自后向前用剪刀剪除病变，前、后端不能超过病变前后、缘，深部不能过深，然后仔细修剪残余病变。

（3）声带囊肿：在病变侧方或直接在病变上方作切口，轻轻地将刀尖向上（即向术者）挑起黏膜，以确保切口表浅保护深部结构。用 30° 的剥离器分离上皮与声带囊肿之间的间隙；由于黏膜菲薄，剥离器背部向外用力可以减少黏膜穿孔的风险。分离时首先分离黏膜与病变之间的内侧黏膜，然后分离病变与声韧带之间的外侧黏膜，尽量避免囊肿破裂。病变切除后复位黏膜微瓣。

（4）任克间隙水肿：药物治疗无效的发音困难者、引起气道阻塞者和不排除恶性者方可手术。采用内、外侧微瓣技术，翻开黏膜瓣，用吸引管吸除黏膜下胶冻样物质。可行双侧微瓣手术，但切口勿延至声带前端以防形成喉蹼。手术的关键是要保留部分固有层浅层组织，以重建任克间隙内成分，从而维持声带的振动特性。

（5）喉蹼：临床治疗通常较为棘手，可先用喉剪、喉刀将喉蹼分离修整后，用蘸有丝裂霉素溶液（丝裂霉素 -C 10mg 加生理盐水 1.0mL）的棉球于创面处压迫 3min，可有效地抑制纤维细胞增生，防止再次粘连。术中应注意丝裂霉素具有一定毒性，应尽量避免接触正常组织。

（6）会厌囊肿：应用展开式喉镜挑起舌根后，充分暴露会厌谷部囊肿，用喉剪沿囊肿基底部将囊皮完整切除，术中出血可通过吸引管电凝止血。

【术后处理】

1. 术后须严密注意保持呼吸道通畅，手术前后可酌情短期内应用糖皮质激素，应用质子泵抑制剂控制反流，雾化吸入每天 2 次。

2. 术后根据病情要有一段时间（2～14 天）严格声休，然后在言语病理师的指导下循序渐进地发声。

【并发症及其防范】

1. 牙损伤　可引起牙体的部分缺失、牙松动移位甚至脱落、上牙槽骨骨折等。插入喉镜时应当用手上提喉镜，切忌以切牙为支点上翘喉镜，同时上颌牙应用牙托保护。一旦发生切牙损伤，应请口腔科术中会诊处理。

2. 咽部黏膜创伤及撕裂　喉镜应沿中线轻柔插入，旋紧、抬起支撑架要用力轻缓、均匀，切忌突然用力。

3. 舌损伤　发生率为 10%～20%，表现为支撑喉镜术后出现舌麻木、味觉消失、伸舌偏斜。发生原因：①喉镜对舌根部的强大压力导致舌局部的血供障碍和味蕾及神经末梢的功能障碍。②导致舌神经和舌下神经的损伤，舌神经和舌下神经紧密伴行分布于舌下肌肉的浅层，因而有可能同时受损，因舌神经相对舌下神经更为表浅因而更易被镜体压迫造成损伤。舌损伤为一过性，一般 1～3 个月（多在 1 个月内）即可自行恢复。

4. 术中心律失常　多见于喉镜的置入和抬起支撑架时。其机制为主动脉压力感受器的传入纤维在喉的深部经喉返神经、交通神经及喉上神经传至中枢神经，由于支撑喉镜对喉部的扩张牵拉作用刺激了这些神经纤维导致心率减慢甚至停搏，这种心脏反射性后果可用阿托品控制。预防办法是在抬起支撑架前，咽喉部先喷入 1% 丁卡因表面麻醉，阿托品 0.5mg 静脉注射，同时旋紧、抬起支撑架用力要轻缓。若术中一旦出现术中心率过缓，应迅速放松支撑架，并予以静脉注射阿托品 0.5mg，同时加深麻醉。

5. 喉阻塞　多见于喉部创伤过重以及肥胖患者（这些患者可能患有阻塞性睡眠呼吸暂停）。手术结束前应常规静脉予地塞米松 10～20mg 预防组织水肿。肥胖患者拔除气管插管的指征必须严格掌握，要有充分的清醒和呼吸功能的恢复，拔管后可置入鼻咽或口咽通气管。若喉阻塞不能解除，应立即行环甲膜或气管切开术。

6. 颞下颌关节功能障碍　支撑喉镜术后颞下颌关节疼痛原因可能为关节被动过伸损伤了周围的韧带、肌肉所致，术后多能自然恢复。

（杨大章　刘　鸣　葛菊英）

第十一节　软性喉镜下肿物摘除术、活检术和异物取出术

【概述】

软性喉镜包括纤维喉镜及电子纤维喉镜，由于其柔韧、可弯曲性，在鼻咽、喉咽及喉部等隐蔽部位的检查及治疗发挥了不可替代的作用。1969 年纤维喉镜问世，主要用于鼻咽、喉咽及喉部疾病检查及诊断；1997 年电子喉镜的出现，由于其成像依靠镜身前端的微型电荷耦合器件，图像甚清晰，

亦方便保存。电子喉镜除用于检查及诊断外，还开展了多项内镜下治疗，目前电子喉镜有取代纤维喉镜的趋势。

软性喉镜下开展的手术主要有声带息肉和声带小结摘除术、声带囊肿囊袋造口术、声带白斑摘除术、喉部其他良性小病变摘除术以及新生物活检术等。声带息肉、小结及声带囊肿是喉部常见疾病，全身麻醉支撑喉镜下喉显微手术患者必须住院，医疗费用相对较高。软性喉镜下的手术，为声带息肉、小结、囊肿手术治疗提供了一种新方法，其费用少，患者不需要住院，效果和前者相似，因而颇受欢迎。

鼻咽及喉部较为隐蔽，常规间接鼻咽镜及间接喉镜下检查及活检带有一定盲目性，对咽反射敏感、舌根肥厚、咽腔狭小及张口困难的患者，无法完成检查及活检。软性喉镜具有取材准确、图像清晰等优点，在鼻咽、喉咽及喉部病变活检方面具有独特的优势，活检时患者痛苦小或基本上没有痛苦，但所取的组织块较小是其不足之处。

舌根、喉咽部（包括会厌谷、梨状窝）及喉部异物大多能在间接喉镜下取出，但对于肥胖、小下颌、不能伸舌及不能配合的患者，间接喉镜下发现和取出异物均十分困难。软性喉镜检查具有图像清晰、无死角、极易发现异物、痛苦小和方法简便等优点，对于间接喉镜下难发现或不易取出的异物，应行软性喉镜检查及取出异物。

【解剖概要】

参见第四章第十节。

【术前提示】

1. 声带息肉、声带小结手术适应证和手术时机　声带息肉是引起声音嘶哑常见的喉部病变，不同患者的声带息肉大小、形态、组织成分会有不同。按息肉体积可分为大、中、小 3 类；按息肉基底面积可分为带蒂声带息肉和广基声带息肉；按组织成分来分，主要为水肿型和纤维型息肉，水肿型息肉质地较软，纤维型息肉质地较坚韧；含血管

成分较多者称为血管型，这类息肉颜色较红，摘除时易出血。仅一侧声带有息肉者称为单侧声带息肉，两侧声带均有息肉者称为双侧声带息肉，一侧声带有 2 个以上息肉者称为多发性声带息肉。软性喉镜下最适合摘除中、小型水肿型息肉。一些质地较硬的纤维型息肉或巨大的息肉，可在软性喉镜下分次手术，也可在间接喉镜下摘除大块息肉，再行软性喉镜下基底部摘除。

声带小结也是引起声音嘶哑的喉部常见疾病，因其病变小，经软性喉镜将其放大，可以精确地将其摘除。声带急性炎症期间（急性充血、水肿、黏膜下出血）应暂缓手术，药物治疗及声休 2 周后再手术。

2. 声带囊肿囊袋造口、囊壁部分切除手术 声带囊肿位于黏膜下，位置较深，软性喉镜下使用囊肿造袋，去除部分囊壁（约 1/3）即可，去除部分囊壁后，囊液（囊内容物）流出，可以用活检钳对剩余的囊袋进行刮除，术后的凹陷可自行修复。近 20 多年来，笔者行软性喉镜下声带囊肿摘除数百例，少有复发。笔者认为没有必要将其整个囊壁摘除，因为软性喉镜下摘除部分囊壁后囊液（囊内容物）流出，很难估计囊壁的具体界限，摘除过多易损伤声带肌导致局部永久性缺陷。

3. 声带白斑的手术 声带白斑为癌前病变，病理为鳞状上皮不典型增生，软性喉镜适于片状的局限白斑手术摘除，术后必须定期随访。

4. 合理选择手术钳 息肉钳有多种型号，对于声带小结或小息肉，宜选用小钳子，而对于广基的大息肉或囊肿，宜选用大的钳子。

5. 术前准备 手术必须在餐后 2～3h 方可进行，不可进食过饱，以易消化的食物为佳，以防呕吐物误吸入肺。对于过分紧张的患者，术前半小时肌内注射地西泮等镇静剂有利于患者术中镇静，对于大息肉、基底广、预计操作时间长的患者，术前半小时可以肌注或静注止血剂（如血凝酶制剂），可以明显减少术中出血。

6. 活检前注意事项 软性喉镜下活检要注意以下事项：①考虑鼻咽喉部血管瘤，不宜轻易活检，以免术后出现难以控制的大出血；②喉咽或喉部活检术前需禁食 2～3h，必要时术前半小时肌内注射镇静剂及止血剂；③对于精神过分紧张的患者，术前向患者说明检查的目的及意义，以得到患者的支持及理解；④对于极不配合的患者及儿童，可在静脉麻醉下行鼻咽、喉咽或喉部活检术，必须由麻醉医师实施并监护，积极做好气管插管的准备，以防喉痉挛或出血较多引起窒息。

7. 异物取出术的注意事项 ①术前禁食 3h；②儿童不合作者或局麻异物取出困难者，可用全身麻醉；③术前了解异物的性质、形状、大小及存留时间；了解咽痛部位、程度，推断异物存留部位及选择合适异物钳。

【手术操作与技巧】

1. 麻醉 鼻腔用 1% 麻黄素及 1% 达克罗宁或 1% 丁卡因各喷鼻 2 次，每次喷鼻 3～5 下，两次喷药时间间隔为 3min，口咽及喉咽的麻醉用 1% 达克罗宁或 1% 丁卡因喷 2～3 次，间隔时间和喷鼻法相同，最后一次喷药后嘱患者咽下药液，以使喉咽表面麻醉。可用胃镜胶（含 1% 达克罗宁凝胶）10mL 含 5min 后慢慢咽下，口咽及喉咽部的麻醉效果均较满意。喉腔黏膜麻醉是整个手术中关键的步骤，喉腔黏膜麻醉不充分，便无法完成准确、细致的软性喉镜下手术。常用的喉部黏膜表面麻醉药有 1% 丁卡因、2% 利多卡因、1% 达克罗宁等，方法有以下几种。

（1）环甲膜注射法：患者平卧，头后仰，下颌抬高，用 75% 酒精行环甲膜皮肤消毒，用 2mL 或 5mL 注射器抽取 1% 丁卡因或 1% 达克罗宁溶液 1mL，穿刺环甲膜，回抽有空气，表示针尖已进入声门下区，迅速注入表麻药物，拔出针头，令患者坐起咳嗽，将咳出的药液吐出，此时患者的声带、室带、会厌喉面黏膜均被表麻，2～3min 后即可进行手术。针头通过环甲膜进入声门下后不可进针过深或进针过浅,以免患者在注药过程中剧烈吞咽及咳嗽使部分药液注入黏膜下,或针头滑脱使部分药液进入穿刺点周围组织。针头穿刺进入环甲膜后注药宜快不易慢,对小部分环甲膜钙化的患者可行环气管或气管环间隙进针注药,可达同样的效果。对注药一次麻醉效果不满意,可重复进行一次(图4-11-1)。

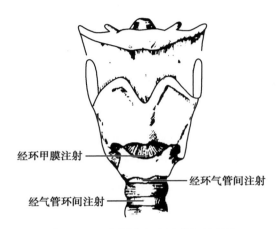

图4-11-1 穿刺注入麻醉药物的部位

(2)滴药法:由于喉镜管腔较大,因此滴药时镜管内将残留很大一部分药液。笔者使用2%利多卡因10mL分三次滴入声门,在千余例检查及手术时,均能达满意疗效。用20mL注射器抽利多卡因10mL后,注射器中抽入空气约3mL,注射器头对准喉镜活检孔,进镜过程中不可用吸引器吸引,滴药时,必须看准声门,沿着会厌喉面或直接滴注于声门上,每次滴药间隔时间约20s,滴药后嘱患者咳嗽,将药液吐出。第3次滴药时,将空气推入镜管内,以使镜管中残留的药液下流。使用利多卡因滴药表面麻醉时,1h内总量不可超出10mL,对于有房室传导阻滞的患者要慎用。使用1%丁卡因或1%达克罗宁滴药表面麻醉时,总量不超过4mL。为达到最佳的麻醉效果,利多卡因、丁卡因和达克罗宁三种药物交替使用,以达最佳的麻醉效果。

(3)环甲膜注射和滴药结合法:用上述两种方法中的一种麻醉后仍不能达较好的麻醉效果,可使用两者结合的办法。此种麻醉最适合于手术时

间较长,采用一种方法麻醉起效后随着手术时间的推移,麻醉效果逐渐消失,可以采用另外一种方法继续加强麻醉效果。

(4)喷雾法:患者端坐,张口,伸舌。术者左手用纱布裹住患者舌前1/3,右手持喷雾瓶,将喷雾瓶的喷嘴向下弯约70°,令患者发"衣"音,将表麻药物喷到喉部,每次喷3~5下,共3次,两次之间间隔3~5min。此种方法麻醉效果差,不能完全达到喉腔黏膜表面麻醉的效果,故很少单独采用。

2. 体位 平卧位、垫肩,头后仰使下颌抬高。对于老年人或颈椎有疾病时,可不用垫肩,平卧头后仰即可。

3. 消毒 前鼻孔周围及上唇皮肤用75%的酒精消毒,外鼻中部以上面部用消毒小巾覆盖。

4. 手术步骤

(1)经鼻腔插镜:通常选择鼻腔宽大的一侧插镜,镜子通过鼻咽、口咽,越过会厌缘到达喉前庭。

(2)经活检吸引孔插入息肉钳,接近病变时,将钳子口端送出管口,嘱助手张开钳口,将病变一次或分次摘除。

(3)钳子送出镜管后若局部有黏液附着,喉镜图像模糊不清,可退回钳子至镜管内,嘱患者作吞咽动作或在梨状窝、杓区将镜面和局部黏膜接触擦除镜面表面的黏液。

5. 手术原则 摘除病变前要根据病变大小、单侧还是双侧以及距前联合远近等情况考虑摘除方法。一般单侧小病变可一次摘除,距前联合远的双侧病变也可一次摘除,距前联合近的双侧病变必要时可分2次手术摘除,先摘除一侧病变,2周后再摘除另一侧病变,以防局部粘连。

6. 十种常见病变的手术操作与技巧 软性喉镜下手术,术者必须右手平稳持镜,左手操作钳子,眼睛注视显示屏进行手术,术者右手必须变动调整镜身,以达特定位置,准确摘除病变。这一操作技巧需要不断娴熟及提高。

(1)声带前、中1/3交界处的单侧广基小息肉:

位于声带前、中 1/3 交界处的单侧广基小息肉一般不随呼吸上下运动,摘除比较容易,当软性喉镜远端部接近息肉时,钳口张开,与声带基本上呈垂直状态,咬住息肉后稍用力,即可将息肉摘除。

(2)双侧声带广基小息肉:双侧声带广基小息肉均位于声带前、中 1/3 交界处,息肉不随呼吸上、下运动,可先摘除一侧,再摘除另一侧,一次同时完成。

(3)一侧声带前中 1/3 交界处的带蒂息肉:位于一侧声带前中 1/3 交界处的带蒂小息肉会随呼吸上下运动,由于息肉不易被咬住,因此处理稍困难。解决方法如下。

1)咬住息肉的蒂,连同息肉一起摘除。

2)要有耐心咬住息肉,分次将息肉摘除。

3)让患者发"衣"音,气流将息肉推到声带表面,此时息肉不易活动,便于咬钳将其摘除。

(4)近前联合处的双侧声带息肉:近前联合处的双侧声带息肉相对比较少见,手术时可先摘除一侧息肉,待 2 周后再摘除另一侧,这样可以避免前联合被损伤。因为前联合被损伤后可引起该处黏膜粘连,使声嘶不能改善。

(5)单侧声带较大的息肉:单侧声带较大的息肉部分摘除后创面出血较多,影响视野,无法继续手术,应先停止手术,可静脉推注或肌内注射止血剂,在单位时间内表麻药不过量情况下再次局部麻醉行手术摘除剩余的息肉组织。也可 1~2 周后再次手术摘除。

(6)质地坚韧的单侧声带息肉:质地坚韧的单侧声带息肉,软性喉镜活检钳无法将其摘除,可行全身麻醉支撑喉镜下喉显微手术或软性喉镜下激光手术。

(7)单侧或双侧声带息肉样变性:单侧或双侧声带息肉样变性可以摘除声带表面或边缘的息肉样组织,必要时还可以在术侧声带局部注射复方倍他米松注射液 0.5mL(1mg)。

(8)声带小结:声带小结非常适宜在软性喉镜

下手术摘除,摘除时钳子靠近小结后,钳口方向和术侧声带呈 30°~45°,手术时不宜过急,钳夹组织宁少毋多。咬住小结后不要急于拉钳子,先试拉咬住的小结,仔细观察是否钳夹组织过多,若过多则先放开,以免损伤过多的正常黏膜。

(9)声带囊肿:声带囊肿位于黏膜下,位置深在,钳子靠近囊肿表面后要适当地加压,咬破囊壁流出囊液(囊内容物)后再咬除部分囊壁(约 1/3)即可。

(10)局限性声带白斑:局限性声带白斑适合在软性喉镜下摘除。全部切除组织送病理检查,可避免恶变部分被漏检。白斑边界不清者则应在全身麻醉支撑喉镜下行喉显微手术或采用激光治疗。

7. 软性喉镜下活检的技巧

(1)从鼻腔较宽大侧插镜,达到欲活检的部位附近,从活检孔送入大号的活检钳,当活检钳到达肿块的表面时,助手张开钳口,术者右手持镜,左手稍用力下压活检钳,助手关闭钳口,一起退出镜子及活检钳,将取摘除组织放入固定液中固定以便送检,依同法再切取 2~3 块组织。

(2)当肿块表面附有大量坏死组织及伪膜时,易导致假阴性结果,因此尽量用吸引器吸除肿块表面的伪膜及分泌物后再行活检手术;若伪膜及坏死组织不易清除时,则先用活检钳夹除小部分肿块表面的伪膜及坏死组织,行深部组织活检术。

(3)对血供丰富的肿块,第一次准确钳夹甚为重要,第一次钳夹后有较多出血,稍后吸除血液再行活检。

8. 经软性喉镜异物取出术的技巧 经鼻插入软性喉镜,尽量吸尽咽喉部分泌物,仔细观察异物的位置、形状、大小及可能进入黏膜的深度。根据异物的不同形状,选择不同的异物钳,对准异物将钳口张开,钳住异物,将异物与喉镜一起退出。根据异物的形状,尽可能使异物纵轴与鼻腔长轴相一致,使异物容易通过鼻腔取出。较大异物不易从鼻腔取出者,可经口插入软性喉镜将异物取出。

【术后处理】

1. 术后 2h 后可进软食，但不宜太烫。

2. 术后 2 周内尽量少讲话，戒烟酒及辛辣饮食，有条件者每天 2 次给予布地奈德（1mg/2mL）加氨溴索注射液（15mg/2mL）雾化吸入，疗程 5～7 天，每次雾化吸入的时间为 20～30min。

3. 术后 1～2 天内痰中带血丝，无须特别处理。

4. 鼻咽、喉部活检后会有短时间的鼻咽及喉部出血，嘱患者勿用力回抽鼻及剧烈咳嗽，10～15min 后出血即能停止。活检部位出血不止，可静脉注射或肌内注射止血药治疗，或肾上腺素小棉球通过喉镜活检钳对出血点压迫止血，一般出血都能停止。严重出血时可考虑行鼻咽腔填塞、全身麻醉下喉部止血等。

5. 软性喉镜下喉咽、喉异物取出术后，若异物停留时间较长，局部黏膜有肿胀、溃疡及伪膜，须短期口服抗生素。术后要仔细观察有无咽喉黏膜出血、水肿等，以便及时对症治疗。

【并发症及其防范】

1. **声带局部缺损** 发音时声门有裂隙，声嘶程度无改善或较术前加重，系术中摘除范围过大，损伤声带肌层所致。因此，术中出血较多、病变范围及基底不清时，不可盲目地咬除声带组织，须用吸引器吸净血液或静脉滴注止血剂，待出血停止后再进行手术。术后 6 个月检查仍有声带局部缺损，发音时声门有裂隙，可行自体脂肪注射术。

2. **声带粘连** 双侧声带前部粘连，影响患者的发音。系术中损伤双侧声带前部近前联合处的黏膜所致。因此，值得强调的是，靠近声带前部的双侧声带息肉，要分次摘除，以免术后形成粘连。若术中不慎损伤双侧声带靠前联合处的黏膜，为预防粘连形成，可予糖皮质激素治疗 7～10 天，同时嘱患者术后作深吸气动作，每次做 10～15 个，每天 4～6 次，连续 1 周，以使双侧声带张开到最大程度。若粘连已经形成，则须行激光局部切开。

（温 武 黄益灯）

第十二节 软性喉镜下的激光手术

【概述】

医用激光器近年来发展很快，耳鼻咽喉头颈外科领域中使用较多的有 CO_2 激光、YAG 激光、KTP 激光、半导体激光等。激光器也趋于小型化、重量轻，可使用普通交流电。软性喉镜有一活检吸引管道，光纤可以插入该管道之中，用这种方法可以将激光引入到喉部及喉咽部，治疗喉及喉咽的某些疾病。如会厌囊肿、喉狭窄、喉乳头状瘤、声带白斑、早期声带癌等。其优点是手术可在表面麻醉或表面麻醉加局部麻醉下进行，创伤小、手术精确、患者痛苦小、操作简单、节省费用及术后局部反应轻等优点，一般不需要做气管切开术。

【解剖概要】

参见第四章第十节。

【术前提示】

1. **患者的选择** 术前必须选择合适的患者，对于精神过于紧张及不配合的患者不适合使用软性喉镜下手术。

2. **术中防护** 激光会引起视网膜损伤，在进行软性喉镜下激光手术时要戴好防护眼镜。激光产生高温，操作不慎会烧坏软性喉镜，因此在进行软性喉镜下激光手术时，术者、助手都应牢记这一点。操纵击发开关发出激光时一定要确认光纤已经伸出镜端之外，并在显示器上看到光纤的保护层。

【手术操作与技巧】

1. **麻醉** 通常采用黏膜表面麻醉，具体方法可参考第四章第十一节中有关麻醉部分的介绍。若黏膜表面麻醉不满意，还可加用局部麻醉，其方法是在软性喉镜引导下，经环甲膜或舌甲膜穿刺，在病变局部黏膜组织中注射 1% 利多卡因 1～2mL。

2. **体位、消毒和铺巾** 平卧位，头后仰。前鼻孔周围及上唇皮肤用 75% 酒精消毒，外鼻中部以上面部用消毒小巾覆盖。

3. 手术步骤 主要手术步骤包括：①经鼻腔插镜，将鼻腔、鼻咽、喉咽及喉部的分泌物吸除干净，看清病变部位；②将光纤插入到软性喉镜的吸引管道中，光纤头暂不伸出软性喉镜的远端；③再次经鼻腔插镜，到达喉部看清病变部位后将光纤头伸出喉镜远端约1.5cm，注意一定要将光纤的保护层伸出镜端之外；④启动激光器，发出引导光；⑤软性喉镜的吸引管口和吸引器连接，持续吸引，以便激光烧灼病变时产生的烟雾能被及时吸除；⑥将引导光对准病变部位，操纵击发开关，可用连续或脉冲方式发出激光，不同激光器采用不同的激光功率。

4. 喉部病变经软性喉镜激光治疗技巧

（1）会厌囊肿：黏膜表面麻醉或表面麻醉加局部麻醉后，使用激光将囊肿壁炭化或气化，切除大部分（三分之二）囊壁。

（2）喉狭窄：软性喉镜下的激光手术治疗膜状瘢痕组织引起的喉狭窄效果最好，激光照射到膜状瘢痕处，膜状瘢痕立即被气化，其周围组织收缩，喉腔很快变大，呼吸困难可迅速被解除。薄层皱襞状瘢痕引起的喉狭窄，也可以用这种方法。如果瘢痕很厚，可用激光的切割功能行瘢痕切开或全身麻醉支撑喉镜下激光瘢痕摘除术。如果喉气管均有狭窄，应采用传统的扩张术或喉及气管成形术等方法治疗。

（3）声带白斑：近年来随着软性喉镜下的激光手术用于临床，小的局限性声带白斑可以采用表面麻醉或表面麻醉加局部麻醉软性喉镜下激光手术治疗，当软性喉镜将光纤引入喉部时，先将白斑周围黏膜烧灼一小圈将白斑包围在内，然后再将圈内白斑病变气化。不同类型的激光器在相同的功率下对黏膜作用的深度和范围并不相同，所以要不断摸索，找出所用激光器的合适功率和作用时间。

（4）早期声带癌：软性喉镜下激光手术的适应证是病变范围较局限、边界较清楚的早期声带癌，术中声带要求基本保持不动，即患者能自我控制住声带的运动。这种方法的优点是，手术在表面麻醉加局部麻醉下进行，操作最为简单，具体方法和声带白斑摘除相似，但摘除范围要比白斑大，安全边界应在2mm左右，先将声带癌周围先烧灼一圈，形成一个"包围圈"，然后将圈内的病变组织气化，其深度可根据软性喉镜、喉CT或MRI的资料等进行估计。对侵犯范围较大、较深的声带癌或不能自我控制声带运动者，则应在全身麻醉支撑喉镜下进行激光手术。

（5）喉乳头状瘤：软性喉镜下激光手术使成人型的喉乳头状瘤手术操作变得简单，手术可在表面麻醉或表面麻醉加局部麻醉下进行，在软性喉镜的引导下，将光纤导入喉部，将乳头状瘤切割或气化，激光手术时注意只须将产生乳头状瘤的上皮层切割或气化即可，不必过深。如术中有出血或炭化使术野不清引起部分乳头状瘤残留，可数天后再次行软性喉镜下的激光手术。

【术后处理】

1. 激光术后局部会出现肿胀疼痛，3～5天激光手术区会有伪膜形成，术后2周伪膜开始脱落。期间须进软食，忌烟酒。

2. 每天2次给予布地奈德（1mg/2mL）雾化吸入，疗程7天。

【并发症及其防范】

1. 术区或手术周边区肉芽形成 术区或手术周边区肉芽形成可能和激光功率过大、局部激光暴露时间过长有关。术中须注意控制激光的功率及局部作用时间，肉芽形成后6个月时间内可自行消失，若长期肉芽不消失，可在喉镜下摘除肉芽或口服硫酸锌等治疗。

2. 双侧声带或室带前部粘连 双侧声带或室带前部粘连系术中激光损伤双侧声带前部或室带前部所致，若行一侧声带或室带前部、前联合病变手术时须注意保护对侧。粘连形成后观察3～6个月再次在支撑喉镜或软性喉镜下行瘢痕切开术。

3. 术区出血　激光术后很少有出血的报道。出血原因系术中激光功率过高，病变基底部血管损伤伪膜脱落后再出血所致。海军军医大学第一附属医院曾遇 1 例半导体激光会厌囊肿摘除术后 10 天，局部创面出血不止，静脉输注止血药无效，行全身麻醉支撑喉镜下检查，见会厌谷有一个小洞隙，通向会厌结节，洞隙周围渗血不止，行肾上腺素棉片局部压迫 5min 后血止，无再次出血。

（黄益灯　温　武）

第十三节　软性喉镜下喉内注射术

【概述】

据文献介绍，Bruning（1911）最早采用注射法治疗喉部疾病，其采用注射硬性石蜡于声带内治疗单侧声带麻痹，由于会引起石蜡瘤，此法不久即被放弃。此后不断有学者探索用不同材料行声带内注射。Mikaelian 等（1991）首次报道 3 例单侧声带麻痹患者声带内注射自体脂肪发音得到改善。之后，选用反应轻、有疗效的药物及自体组织为注射材料治疗喉部疾病的报道逐渐增多。以上多数为直接喉镜下开展的喉内注射。国外最早开展软性喉镜下喉部注射的是美国 Hirano，其于 1983 年即采用软性喉镜下经皮穿刺声带内注射硅胶治疗单侧声带麻痹。海军军医大学第一附属医院于 20 世纪 80 年代末即开展了软性喉镜下声带内注射液状石蜡、自体血、自体脂肪、倍他米松、地塞米松、平阳霉素等填充剂或药物，分别治疗声带麻痹、声门闭合不全、沟状声带、慢性喉炎及喉部血管瘤等喉部疾病，取得了良好的疗效。

自体脂肪声带注射术是常用的方法之一。自体脂肪由于取材方便、质地软、有弹性、无过敏反应、修补组织缺损范围较广、可反复使用等优点，是声带注射最常用的材料。其在喉部应用的主要适应证为：①弓形声带所致的声门闭合不全；②单侧声带麻痹（早期、晚期均可）；③沟状声带。

自体脂肪行声带内注射，由于脂肪细胞易存活，且对声带无损害，使患侧声带体积增大，有利于发音时声门闭合，从而提高嗓音质量。其近、远期疗效报告均较明显。Hill（1991）对 5 条狗进行自体脂肪声带注射，分别在 48h 后和 3 周后进行组织学研究，发现注射的脂肪内有血管再生。Bauer（1995）对声带自体脂肪注射后的患者进行了组织学研究，患者原有脑干梗塞史，注射自体脂肪 5 个月后因有长期误吸而行喉全切除术，组织学检查显示注射的声带内有正常脂肪团块，并有血管再生。Shaw（1997）报告 1 例患者在行迷走神经瘤摘除术后发生声带麻痹而进行自体脂肪注射，18 个月后该患者死于心肌梗死，尸检的组织学切片也证明注射的声带内有存活的脂肪团块。总之，自体脂肪声带内注射术是治疗声门闭合不全的有效方法。但对声带完全麻痹患者，由于其喉内肌萎缩，单行自体脂肪注射，疗效还不够理想，必须与神经再支配术及喉支架术联合使用。当然对一些晚期肿瘤引起喉返神经损伤及中枢性声带麻痹的患者行声带脂肪注射术，可改善其发音，防止呛咳及误吸，对提高其生活质量有一定意义。

软性喉镜引导下平阳霉素（博莱霉素）注射是治疗喉咽、喉血管瘤的有效、便捷的方法。喉咽及喉部血管瘤部位深，早期不易发现，多数在长大后引起咽喉不适时才被发现，也偶有体检时发现者。由于吞咽时食物摩擦，可能破裂出血，或肿大引起喉阻塞，导致呼吸困难，故应及时治疗。以往治疗方法多采用手术摘除、激光或注射硬化剂，由于局部损伤较大，未能推广。平阳霉素为国产抗癌药，在耳鼻咽喉头颈外科领域中，可用于治疗鼻咽、口咽、喉咽及喉部海绵状血管瘤和淋巴管瘤。平阳霉素药理作用是阻止胸腺脱氧嘧啶掺入 DNA 并与之结合而使其破坏分离，可迅速抑制内皮细胞增生，促使血管瘤的消退。软性喉镜下喉内注射术或经皮穿刺喉内注射平阳霉素治疗喉血管瘤，具有以下优点：①方法简便，门诊即可进行；②局部麻醉、微创，患者痛苦小；③可反复注射；④疗效显著，毒副作用小，使用方便。

复方倍他米松注射液声带内注射治疗慢性喉炎取得较好的疗效。该注射液是一种长效的肾上腺皮质激素，由二丙酸倍他米松与倍他米松磷酸钠的混悬液组成，具有强抗炎作用。可溶性的倍他米松磷酸钠在注射后很快吸收而迅速奏效，二丙酸倍他米松注射后难以溶解，成为一个供缓慢吸收的贮库，持续产生作用，从而长时间控制症状。

复方倍他米松注射液声带内注射适合于：①水肿型或肥厚型慢性喉炎药物治疗 1 个月以上疗效不显者；②水肿型声带息肉行息肉摘除者。复方倍他米松注射液声带内注射有以下优点：①操作简便，门诊即可进行；②疗效可靠，注射间隔时间长，无明显副作用；③在声带息肉样变的手术中使用，有利声带恢复正常。

【解剖概要】

1. 舌骨　位于下颌骨的下后方，其中间较宽大的部分称为舌骨体，由体向后外伸出的长突为舌骨大角。经一侧紧贴舌骨大角上径路可引导穿刺针达到舌根、舌会厌谷等部位。

2. 甲状舌骨膜　系连接舌骨和甲状软骨上缘的弹性薄膜，膜的中间部分增厚，为舌骨甲状中韧带，两侧较薄。经甲状舌骨膜进路可达梨状窝、杓区及喉咽后壁等部位。

3. 甲状软骨　声带的投影在甲状软骨板的中、下 1/3，可从软骨板中、下 1/3 处前部正中穿刺行声带内注射及声带黏膜下分离术。甲状软骨板在正中融和处上方有 V 形切迹，为甲状软骨切迹，为喉部注射时重要标记，此切迹正对会厌结节，可在喉镜引导下经此处准确达到室带、杓区及喉咽后壁等部位。

4. 环状软骨及环甲膜　环状软骨位于甲状软骨之下，第 1 气管环之上，形状如环，环状软骨前

部较窄，为环状软骨弓；后部较宽，为环状软骨板。在甲状软骨下缘和环状软骨弓上缘之间有环甲膜，经环甲膜进针是声带注射的最常用穿刺部位（图 4-13-1）。

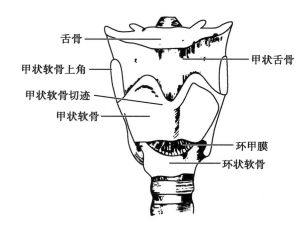

舌骨

甲状软骨上角

甲状软骨切迹

甲状软骨

甲状舌骨

环甲膜

环状软骨

图 4-13-1　可供喉内注射的穿刺部位

【术前提示】

1. 正确掌握适应证和禁忌证　①年龄过小不配合者不宜行喉镜下注射术，应行全身麻醉支撑喉镜下注射术。②声带或喉内注射可引起喉腔缩小，故可能引起呼吸困难的喉部疾病不宜采用注射法，如双侧声带外展麻痹（肉毒毒素注射除外）、声门裂狭小。③声带麻痹有可能恢复或以后准备进行开放性手术者不宜注射聚四氟乙烯（特氟隆）等永久性材料。

2. 采取自体脂肪的注意事项　自体脂肪声带注射术材料来自腹部或股内侧皮下脂肪，若此两个部位无明显皮下脂肪者慎用此法。腹部抽吸取脂肪时相对取材范围较广，有易出血性疾病者局部抽脂肪后容易形成皮下血肿，不宜用此法。妇女月经前期及月经期间不宜手术。

3. 平阳霉素的过敏反应　应用平阳霉素注射治疗脉管肿瘤偶可引起过敏性休克死亡者，故使用时应高度警惕。

4. 复方倍他米松注射液声带内注射治疗慢性喉炎的注意事项　有糖皮质激素的全身禁忌证者禁用，儿童及老年患者慎用。怀疑或病理证实不

典型增生或癌前病变者禁用。对倍他米松及其他糖皮质激素过敏者禁用。

【手术操作与技巧】

1. 准备注射材料及药物

（1）主要填充剂非生物注射材料：硅液、聚四氟乙烯（特氟隆 teflon）、钽粉、甘油、液体石蜡。生物注射材料：交链胶原、骨软骨糊、自体脂肪（目前最为常用）、自体筋膜等。

主要的药物有：平阳霉素、氟尿嘧啶、地塞米松及复方倍他米松注射液等。各种成品的注射材料及药物按说明书进行准备，自体脂肪主要取自腹部。

（2）自体脂肪的取材：脂肪主要取自腹部或股内侧，其原因是这些部位脂肪组织较丰富，易取。收集脂肪的方法有 2 种。

1）块状脂肪切取处理技术：术区常规消毒铺巾，含 1/20 万肾上腺素的 1% 利多卡因局部浸润麻醉后，在术区切开皮肤，切取一块 3～4cm³ 的脂肪，然后将其分为 2～3mm³ 的小块，去掉所有纤维组织，再将其放于一大的容器内，加入 30mL 注射用生理盐水，轻轻振荡 3min，使脂肪和血、游离脂肪酸及细胞残渣分离开来，重复此净化过程 4～6 次，直到脂肪呈现均匀的、没有血液残留的迹象，且清洗后的盐水清亮，然后将小脂肪块放在人胰岛素 100U/mL 液中 5min 以上，将纯化的脂肪放入海绵网中过滤后，装入注射器中备用即可。

2）脂肪抽吸术：含 1/20 万肾上腺素的 1% 利多卡因行术区皮下浸润麻醉，范围约 6cm×6cm 大小，抽吸术中患者若诉疼痛可以继续行周边范围内浸润麻醉。用刀尖在皮肤上做 1～2mm 横切口，用左手大拇指和示指捏起皮肤和皮下脂肪组织，60mL 注射器及 18 号针头通过小切口进入腹部脂肪组织，将空针抽成负压后，进行来回抽吸，在短时间内可以吸出带脂肪颗粒的悬液约 10mL，然后用生理盐水在注射器中反复清洗吸出的悬液，直至血液去净为止。去除液体后，留净化的脂肪颗粒放在 5mL 注射器中备用。

两种收集方法相比，各有利弊，后者简便，易于操作；前者由于其能增加脂肪合成酶的活性，且胰岛素能阻断脂肪分解酶，使脂肪细胞易于存活，提高疗效。

2. 体位与麻醉　平卧位，1% 麻黄素溶液及达克罗宁液喷鼻腔各 2 次，1% 丁卡因 1mL 环甲膜穿刺注射，行喉部黏膜表面麻醉。穿刺部位皮肤再用 1% 利多卡因 1～3mL 行局部浸润麻醉。

3. 根据病变的不同位置选择不同的穿刺进针点　常用的经皮穿刺点如图 4-13-2 所示。

（1）经舌骨上进针法：适合于舌根、舌会厌谷、舌会厌襞的血管瘤注射术。

（2）经舌甲间隙进针法：可分为经甲状软骨上角进针、舌甲膜中部进针、甲状软骨切迹上进针。经甲状软骨上角进针可达梨状窝、杓区，经舌甲膜中部进针可达室带、喉前庭及喉咽后壁，经甲状软骨切迹上进针可达环后稍上及杓区。

（3）经甲状软骨板进针法：可达声带、室带，常用于室带血管瘤注射术及声带沟黏膜下分离注射术。

（4）环甲间隙进针法：适合于声带内注射术。

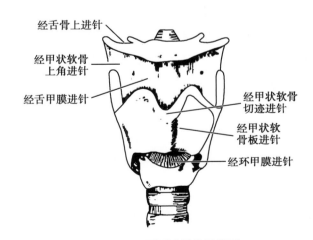

图 4-13-2　不同进针法示意图

4. 喉镜引导下穿刺针刺入声带或瘤体　助手持软性喉镜，观察到要注射的声带或瘤体，术者用 7 号长针头，经皮穿入喉腔或喉咽腔后，显示屏上能清楚看到穿刺针头，调整针头的方向，引导穿刺针准确地刺入声带或瘤体内。

5. 注射深度　根据不同病情掌握注射深度。

（1）声带内注射治疗单侧声带麻痹或声门闭合不全：非生物填充剂最好注入到声带肌深面，生物性填充剂应注射在声带肌表面。

（2）声带沟的注射疗法：先用特制的注射针在声带沟的黏膜下将黏膜和其下的组织分离，然后在黏膜下注射自体脂肪，使沟消失。

（3）喉及喉咽血管瘤注射疗法：深度则根据瘤体大小不同而定，一般注射在瘤体的中央。较大的血管瘤可分点注射，但要防止出血。对首次治疗的患者，笔者多采用瘤体中央单点注射，以防首次注射后出血过多；瘤体变硬后，再改为多点注射。

（4）其他药物注射疗法：一般注入喉部病变中央即可。

6. 注射剂量　根据不同病情掌握注射剂量。

（1）治疗弓形声带所致的声门闭合不全、单侧声带麻痹、沟状声带的声带内注射：依声带大小、位置、两侧声带的相互关系，声门宽度及声调高低而定。硅胶、液体石蜡每次注射量为 1.0mL，原则是宁少勿多，量少可再注射，量多则取出困难；自体脂肪每次注射量为 1～3mL。

（2）血管瘤内注射平阳霉素：平阳霉素一次注射量 8mg（配成 3～5mL 液体），注意以不引起呼吸困难和不超过药物的一次使用剂量为度，由于近年来平阳霉素药物缺乏，临床上可以使用博莱霉素取代平阳霉素，博莱霉素使用量首次宜使用 4mg，用利多卡因及生理盐水配成 5mL 的注射液备用。

7. 自体脂肪声带注射术的技巧

（1）平卧位，环甲膜进针或甲状软骨板中下 1/3 前部进针点局部皮肤及皮下用含 1/10 万～1/20 万肾上腺素液的 1% 利多卡因浸润麻醉，喉部黏膜表面麻醉同摘除法。

（2）在环甲膜或甲状软骨板进针点切开 1～2mm 的横行皮肤小切口，插入 18 号带针芯的针头，有明显落空感后表示针头已经穿透环甲膜进

入声门下，而经甲状软骨板进路穿透甲状软骨板后即停止，以免穿破声带黏膜。

（3）助手经鼻腔宽大侧插入软性喉镜，经鼻咽、口咽达到声门，术者和助手通过显示屏能清楚看见声门下的注射针或患者声带内注射针的活动。

（4）术者调整注射针的方向，针头达到患者声带下缘，刺入患侧声带内，注入自体脂肪颗粒约 1mL，若是声门后部裂隙，则注射针进针尽量靠近声带后部近声带突位置，若以声带中部裂隙为主则注射针头靠前，也可多点注射，以使脂肪均匀扩散。经甲状软骨板径路治疗声带沟，穿刺针仔细在黏膜下声带沟内潜行分离，切勿分破黏膜，分离后在患侧声带黏膜下注入 1～2mL 自体脂肪。

（5）注射完毕可见患者声门裂隙或声带沟消失，发音改善。

8. 平阳霉素治疗喉咽、喉血管瘤的手术技巧

（1）将平阳霉素粉剂 8mg 配以 1% 或 2% 利多卡因 4mL 备用。

（2）体位及麻醉：平卧位，鼻腔及咽喉部麻醉同前，颈前穿刺部位给予含 1/10 万～1/20 万肾上腺素液的 1% 利多卡因 1mL 局部浸润麻醉。

（3）穿刺部位：用 7 号带针芯长针头，根据血管瘤位置选择不同穿刺部位。

（4）注射方法：助手从鼻腔插入软性喉镜，经鼻咽、口咽及喉咽部能完全暴露血管瘤。在软性喉镜引导下，观察到针头刺入喉咽腔或喉腔后，调整进针方向，刺入血管瘤体内，在回抽无血处将药物注入瘤体内，可见瘤体肿胀且变苍白；视瘤体大小、部位及注射时局部隆起的范围，决定注射量（一般 2～4mL），防止注射过量，引起喉阻塞。注射完毕，拔出穿刺针，并注意观察瘤体针眼处的出血情况。

9. 复方倍他米松注射液声带内注射治疗慢性喉炎的技巧

（1）体位及麻醉方法同前。

（2）注射方法：在软性喉镜引导下，将 7 号长

针头自环甲间隙经皮穿刺入声门下区，针头向上向外侧进入患侧声带，接带有复方倍他米松注射液的注射器，将复方倍他米松注射液注入声带内。注射后见声带慢慢隆起。

【术后处理】

1. 一般处理　声带注射后由于声带肿胀，可引起声音嘶哑。注射治疗完毕后半小时内应禁声，避免咳嗽，术后1周内注意休声。

2. 自体脂肪声带注射术后注意事项

（1）术后30min内禁声及避免咳嗽，以免双侧声带剧烈运动后脂肪颗粒从注射点外漏。

（2）腹部抽脂或取脂后渗血较多时，可以静脉滴注止血药，术区用纱布及腹带加压包扎。

（3）1周内取脂区勿浸水。

（4）腹部24～48h内可形成青紫块，为术区局部皮下瘀血所致，不须特别处理，10～14天可完全吸收。

（5）口服抗生素3～5天。

3. 平阳霉素治疗喉咽、喉血管瘤的术后注意事项　术后应密切监测过敏反应。注射后嘱患者勿剧烈咳嗽，少量出血5～10min内即可停止，若出血量较多，不能自止，可用软性喉镜下活检钳夹持肾上腺素小棉片压迫针眼止血，同时静脉滴注止血药。若用以上方法出血仍不能停止，则行全身麻醉支撑喉镜下压迫止血。术后患者进流质饮食2～3天，口服抗生素口服3～5天。2周后再用上述方法重复注射平阳霉素。小血管瘤（1cm³以下）2～3次注射即可治愈。较大血管瘤须注射5～10次。平阳霉素血管瘤内注射总量一般不超过70mg。

4. 复方倍他米松注射液声带内注射治疗慢性喉炎的术后注意事项　术后禁声半小时，若同时行声带息肉摘除术则需休声1～2周，口服抗生素3～5天。

【并发症及其防范】

1. 肉芽肿形成　注射聚四氟乙烯或液体石蜡后，偶有远期引起杓区肉芽肿，可行软性喉镜或支撑喉镜下激光治疗。

2. 吞咽困难　注射肉毒毒素可引起暂时性吞咽障碍，吞咽时应注意防止误咽。

3. 自体脂肪声带注射术的并发症及其防范

（1）腹部取脂区出血及感染：一般术后取脂区出血较少，若经处理出血不能控制，血肿增大，须打开创面，结扎或电凝出血点。严格的术中无菌操作，术后取脂区勿浸水。

（2）术后声嘶加重：系术后声带肿胀、脂肪注射过量或声带肌局部损伤所致。一般一侧声带注射1～2mL脂肪，考虑注射后可以部分吸收，注射量可稍多，2周后声嘶即可改善。针头进入声带肌后，动作应轻柔，不可来回过度抽动注射针，以免声带肌损伤。

（3）喉部异物感：可能系注射点局部炎症所致，向患者解释，可短期试服有效抗生素。

4. 平阳霉素治疗喉咽、喉血管瘤的术后并发症

（1）注射引起的反应：喉部不适、喉痛、异物感，暂时性声嘶等，这些并发症均可能和穿刺后局部炎症反应及局部肿胀有关，不需要特别处理。

（2）少数患者有低热、胃肠道反应，偶见白细胞下降。此类并发症一般不会太严重，必要时可予对症治疗。

（3）文献报告长期使用平阳霉素可出现肺炎样症状和肺纤维化，但用于血管瘤注射治疗中，未见此严重并发症报道，可能与用药剂量小有关。

（4）偶见过敏反应性休克致死的患者。

（5）杓区注射次数过多或每次注射剂量过大可引起局部黏膜溃疡，患者有剧烈的喉痛；出现溃疡后须停止注射平阳霉素，予口服抗生素等治疗，待溃疡处黏膜愈合后局部仍有残留血管瘤可再次行注射治疗。

5. 复方倍他米松注射液声带内注射治疗慢性喉炎的并发症

（1）注射后声嘶加重：系注射后声带肿胀所致，48h后声带肿胀减轻，声嘶即可改善。

（2）呼吸困难：系双侧声带内同时注射复方倍他米松注射液所致。一侧声带内注入量约 0.5～1mL，双侧声带注射应掌握好注射量，勿注入过多，以防声门变窄，引起呼吸困难。

（3）声带萎缩：系局部注射过量所致。声带萎缩易导致声门闭合不全，声嘶加重；观察 6 个月后症状无改善，行自体脂肪注射术。

（温　武　黄益灯）

第十四节　甲状软骨成形声带内移术

【概述】

由于各种原因引起的声门闭合不良为发音障碍最常见的原因之一，因此，通过各种方法使声带内移，缩窄声门，改善发音症状的喉成形术应用最为广泛。各种声带接近术主要原理是使声带处于更为内收的位置，以改善声门闭合。

甲状软骨成形声带内移术是喉成型声带接近术的一种，属 I 型甲状软骨成形术（Isshiki，1974，1975），又称窗型甲状软骨成形术，即声带内移术。该手术的适应证为：①单侧声带麻痹不能内收，声门闭合不全；②喉肌软弱症；③声带萎缩。

天津医科大学第二医院在施行甲状软骨成形声带内移术的基础上，对手术操作加以改良。在甲状软骨上不作开窗，而是仅在甲状软骨的相应部位作一横行切开，随后置入、固定硅胶板，到声带内移的效果，因此又称甲状软骨"一"字形切开成形声带内移术。本手术有手术操作简单、术后声带位置不容易改变、植入物不易移位或脱出等优点。

【解剖概要】

1. 甲状软骨、环状软骨和弹性圆锥的主要标志　甲状软骨是喉软骨中最大的一块，位于环状软骨与会厌软骨之间，构成喉前壁和侧壁的大部。甲状软骨由左、右两块呈四边形的软骨板（或称翼板）构成。两侧软骨板的前缘互相愈着构成前角，前角上端向前突出为喉结。前角上方两软骨板之间的凹陷，称甲状软骨上切迹，常作为测定颈前正中线的标志。前角下方两板之间为甲状软骨下切迹。还有甲状软骨板的后缘、上方的上角、下方的下角等解剖结构。甲状软骨板内面光滑，甲状软骨上切迹下方内侧面借甲状会厌韧带与会厌软骨茎相连。在此下方中线两侧，可见一对不甚明显的小结节，为室韧带、声韧带、声带肌、甲杓肌和甲会厌肌附着之处。甲状软骨上缘的前部隆起，后部凹陷，近似"乙"字形，借甲状舌骨膜与舌骨相连。甲状软骨下缘，前部较平直，下结节为前、后两部的分界，借环甲膜、环甲肌与环状软骨相连结。

环状软骨向下与气管相连，并借两对滑膜关节与甲状软骨和杓状软骨相连接。它是喉软骨中唯一完整的环形软骨，它对保持喉和气管上端管腔的通畅和发音有重要作用，如有损伤，则可能引起喉狭窄。

弹性圆锥为一坚韧而有弹性的结缔组织膜，主要由弹性纤维组织构成。从侧面看近似三角形，故又称之为三角形膜。它位于环状软骨上缘、甲状软骨前角后面与杓状软骨之间，因此，可作为环状软骨、甲状软骨和杓状软骨间的韧带，活动性较大。弹性圆锥上缘游离增厚，紧张于甲状软骨至声带突之间，称声韧带，较室韧带稍短。两侧声韧带前端相融合成声带腱，或称前联合腱，附着于甲状软骨前角内面室韧带前端之下方，构成前联合的基础，表面覆以黏膜即成为前联合。男、女性前联合均位于甲状软骨下缘至上切迹的 3/5 处，即中份偏上。另外，男、女性前联合至甲状软骨下缘的平均距离均大于 10mm。

2. 国人喉腔结构测量的主要数据　我国成年人喉的高度：前壁（甲状软骨上缘至环状软骨下缘）为 4.3cm，后壁（杓状软骨上缘至环状软骨下缘）为 3.7cm，左、右径为 3.0～4.5cm，前后径为 2.5～4.1cm。

声门至甲状软骨下缘的距离及声门至环状软骨下缘的距离：Carter 等（1979 年）测定从声门至甲状软骨下缘的距离，男性平均为 12.28mm，女性为 9.64mm。从声门至环状软骨下缘的距离，男性为 25.96mm，女性为 23.12mm；其认为，前联合的位置在甲状软骨上缘至环状软骨下缘的 2/5 处。

郑秉学等（1993 年）测定由声带前端至甲状软骨下缘的距离，男性平均为（10.61±0.39）mm，女性为（8.49±0.60）mm，比 Carter 等所测得的值小，这可能与国人喉较小有关。

声带的长度：有关声带的长度，各国学者对声带的测量各有差异，可能与测量时所应用的方法不同有关。石义生等（1984 年）所测量声带的全长，男性为 2.17cm，其中膜间部长 1.7cm、软骨间部 0.47cm；膜间部占全长的 78%、软骨间部占 22%。女性声带全长为 1.75cm，膜间部长 1.34cm、软骨间部长 0.41cm，膜间部占全长的 77%，软骨间部占 23%。

【术前提示】

1. 手术适应证　本手术可用于所有类型的声门闭合不良及经发音矫治后发音改善不明显的患者。主要用于治疗：单侧声带麻痹，声带固定在外展位，经过 6 个月左右的治疗以及发声训练治疗无效的患者；喉外伤后或喉手术后声门关闭不全；声带沟，声带萎缩或喉肌软弱症等。

2. 术前评估　术前详细检查喉部、声带的闭合情况，通过用手按压甲状软骨板的方法做充分的术前估计。用手指按压甲状软骨板，看发音改善情况，或在内镜下观察患者声带内移和发音情况，如果发音明显改善，术后可能会获得良好的发音效果。

3. 填充物填塞的要点　定位声带体表投射标记十分重要。放置填充物的上限，若位置过高，会引起室带凸出；若位置过低，效果不好。前、后位置决定声带膜部最大内移程度，位置过于靠前会导致声带前部过度内收。放置应尽量靠近声带突

的一端，而且声带突端的硅胶应厚一些这样可使声带突内移效果更好一些。

【手术操作与技巧】

（一）甲状软骨成形声带内移术

1. 切口和暴露　在患者甲状软骨切迹与甲状软骨下缘连线的中点水平向外做皮肤横切口，将舌骨下肌群拉向后方，暴露患侧甲状软骨板。

2. 制作软骨窗　以甲状软骨上下切迹连线中点（即声带前端投影处）为中心线外，沿甲状软骨下缘平行线，制作一长方形骨窗（图 4-14-1）。通常男性上下径为 5～6mm，横径 10～13mm；女性上下径 3～4mm，横径 8～10mm；软骨窗前缘距中线 4～5mm。

3. 声带内移　用刀或电钻切开甲状软骨板，用剥离器向周围游离甲状软骨膜，使窗内软骨板能够向内外移动然后在活动的甲状软骨板外侧置入一块硅胶块（或软骨、医用陶瓷等），见图 4-14-2。

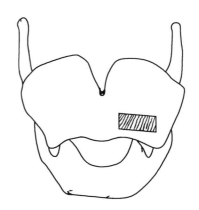

图 4-14-1　制作软骨窗

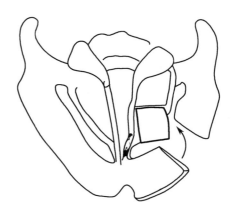

图 4-14-2　声带内移

在纤维喉镜的监测下使患者发音,根据声门闭合情况,调整填充物植入深度,以得到最佳发音为止。

4. 缝合　将舌骨下肌群复位,正中间断缝合肌筋膜,缝合皮肤切口。

(二) 改良甲状软骨成形声带内移术

1. 麻醉、切口　手术可以在局麻清醒下进行,可随时检查发音情况。自正中线甲状软骨上下切迹连线的中点上 3mm 处,与患侧甲状软骨下缘平行,向后做一约 5cm 长的切口。切开皮肤及皮下组织,上下分离颈阔肌,尽量暴露带状肌(图4-14-3)。

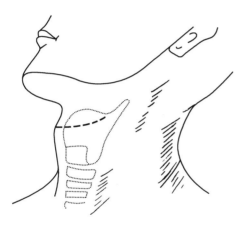

图 4-14-3　皮肤切口

2. 暴露甲状软骨　于甲状软骨板正中部位纵行分离带状肌,分离出甲状软骨板,暴露甲状软骨板上缘及上切迹,辨认相关的解剖标志。分离、保留甲状软骨膜,于甲状软骨上缘切开软骨膜向下分离至甲状软骨中间位置,暴露甲状软骨(图4-14-4,图4-14-5)。

3. 甲状软骨切口定位　确定甲状软骨上、下切迹,以此确定声带游离缘在甲状软骨表面的投影。甲状软骨上、下切迹连线的中点与前联合腱相对应,即为声带游离缘的体表投影。由于制作的硅胶板宽度为 4mm,要保证填入的硅胶正中部位正好在声带水平位置,因此于甲状软骨上下切迹连线的中点上 3mm 处,距甲状软骨正中 2mm 处

向后并与甲状软骨下缘平行,做一长约 20mm 的切口(图4-14-6)。切开软骨保留内软骨膜,用剥离子于软骨和软骨膜之间向下分离成袋状(图4-14-7)。

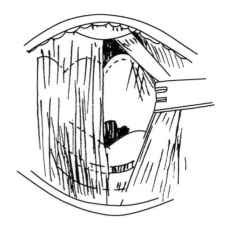

图 4-14-4　暴露甲状软骨

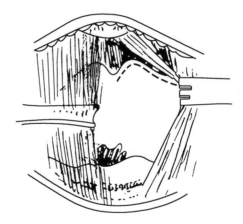

图 4-14-5　沿甲状软骨上缘切开软骨膜向下分离

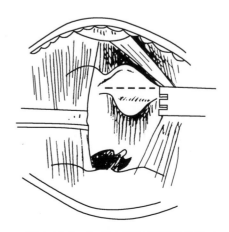

图 4-14-6　"一"字形切开甲状软骨

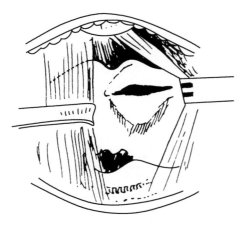

图 4-14-7 分离软骨和软骨膜成袋状

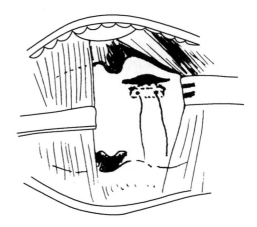

图 4-14-9 放入植入物

4. 制作硅胶填塞物 取硅胶制成长为 8～10mm、宽为 3～5mm、厚为一端 4mm 一端 3mm 的斜形（前部略薄，后部略厚）、一面半圆形的硅胶填充物，并于硅胶中点向两侧 3mm 处用 4 号丝线各穿出一针备用（图 4-14-8）。

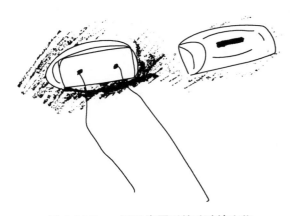

图 4-14-8 一面呈半圆形的硅胶填充物

5. 硅胶置入甲状软骨内侧 将硅胶填充物预留的线用圆针自甲状软骨内于甲状软骨上、下切迹间的中线水平声带膜部中间，后端在声带突部位内穿出后，硅胶填充物于甲状软骨切口放入，收紧丝线，硅胶填充物放入完毕，切口自动复原，将丝线在甲状软骨外扎紧。放入硅胶块时令患者发音，边发音边调节硅胶块，直到发音最佳时为止。如果发音欠佳，可重新修整硅胶块的厚度，再试行发音，将发音调到最佳状态（图 4-14-9，图 4-14-10）。

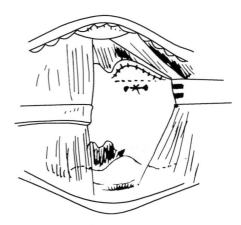

图 4-14-10 收紧固定线

要根据不同患者解剖学上的特点来决定甲状软骨的切口长短和填充物的大小。操作时避免损伤软骨内、外膜，这样有利于伤口的愈合，避免喉内感染和填充物的移位。

6. 固定和关闭术腔 复位甲状软骨膜，缝合带状肌、皮下及皮肤（图 4-14-11）。

【术后处理】

1. 术后每天换药观察伤口避免手术切口感染。

2. 术后第 2 天可以用布地奈德雾化，每天 1 次，每次 2 支。

3. 因为手术的创伤，术后患侧声带及室带会有不同程度的水肿或肿胀，因此须禁声或相对禁声 3～5 天，2 周内尽量少讲话。

4. 术后 2 周即可以进行嗓音训练，以增加声门闭合训练为主。

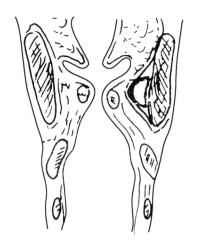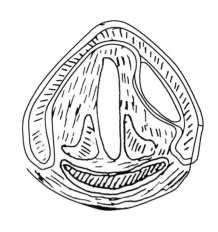

图 4-14-11　放入植入物

【并发症及其防范】

1. 感染　术后出现伤口感染，局部出现红肿或有脓肿的形成，因此在手术操作过程中注意无菌操作和避免粗暴操作，术后加压包扎和应用抗生素予以预防。

2. 声门缩窄不理想、声音改善不明显　这是由于对患者声门裂隙与发音之间的关系评估不足，植入体太小。可以在手术操作过程之前先准备几个尺寸不同的植入体，分别放入术腔内让患者发音直到满意为止，但也不要过大以免造成呼吸困难。

3. 呼吸困难　引起呼吸困难的原因可为术后感染、手术操作不够细腻以及剥穿喉内软组织使术腔与喉内相通，造成喉内出血或软组织肿胀；也可能由于植入体较大使声门狭窄造成呼吸困难。因此精细操作、避免将喉内软组织剥离破损，以及制作和选择适当的植入体，可以避免造成呼吸困难。

（黄永望）

第十五节　喉 裂 开 术

【概述】

喉裂开术系自正中线裂开甲状软骨、软骨膜和黏膜，直接暴露喉腔结构，直视下处理喉内病变的手术。喉裂开术是喉外科的基本的手术之一。

其适应证包括：①不能用支撑喉镜或直接喉镜切除的喉良性肿瘤；②喉外伤致喉软骨塌陷性骨折突入喉内者，或喉腔损伤较严重而须手术修复者；③须手术修复的瘢痕性喉狭窄；④某些先天性喉畸形的矫正；⑤无法经内镜取出的喉异物；⑥局限于声带中 1/3、向前未达到前联合、向后未累及杓状软骨声带突、声带活动正常的 T_{1a} 声门癌；⑦某些手术的进路，如一侧杓状软骨切除声带外移手术等。

近年来，随着喉内镜手术和激光手术的开展，许多以往须行喉裂开术的疾病可采用微创外科技术进行治疗。大多数声带原位癌、T_{1a} 病变的声门癌目前常首选显微撑喉镜下激光手术，对由于各种原因不适合激光手术者，也可采用喉裂开术，但该手术在喉癌治疗中的应用已十分局限。

【解剖概要】

1. 喉软骨与喉腔　我国成年人喉的左右径为 3.0～4.5cm，前后径为 2.5～4.1cm。女性喉体一般较小。喉是由软骨、肌肉、韧带、筋膜、纤维组织及黏膜等构成的锥形管腔器官，前有筋膜、肌肉、皮肤覆盖。喉软骨主要由会厌软骨、甲状软骨、环状软骨及杓状软骨等组成。甲状软骨由左右两块对称的软骨板在前端正中融合而成，其横断面呈 V 形称甲状软骨切迹（图 4-15-1）。

甲状软骨后缘向上形成较细的上角，借甲状

软骨侧韧带与舌骨大角相连；向下形成较短的下角，其内侧面与环状软骨外侧面形成环甲关节。会厌软骨借甲状会厌韧带附着于甲状软骨切迹后下方，如叶片状，上端游离，两侧黏膜与杓状软骨黏膜相连形成杓会厌襞（图4-15-2）。杓状软骨外形似三角锥体，其底与环状软骨后上侧关节面形成环杓关节（图4-15-3）。喉腔分为声门上区、声门区和声门下区。

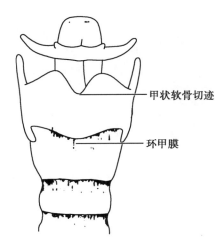

图 4-15-1　喉的前面观

（标注：甲状软骨切迹、环甲膜）

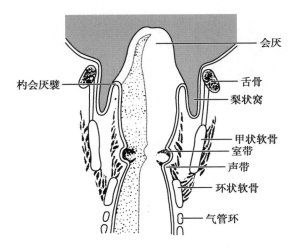

图 4-15-2　喉冠状位剖面示意图

（标注：杓会厌襞、会厌、舌骨、梨状窝、甲状软骨、室带、声带、环状软骨、气管环）

2. 甲状舌骨膜和环甲膜　甲状舌骨膜位于甲状软骨和舌骨之间，由弹性纤维组织构成，喉上神经内支与喉上动、静脉自其两侧穿过。环状软骨位于甲状软骨与第一气管环之间，是呼吸道唯一的完整软骨环，前部为环状软骨弓，后部为环状软

骨板。环状软骨弓上缘与甲状软骨下缘之间为环甲膜（图4-15-1）。

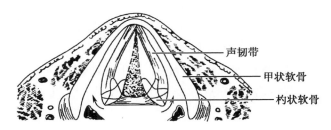

图 4-15-3　环状软骨、环杓关节与声带运动

（标注：声韧带、甲状软骨、杓状软骨）

【术前提示】

1. 注意喉裂开术对喉的损害　喉裂开术在一定程度上损害喉的结构，影响术后的发音质量，只有对不可能采用内镜手术和微创技术治疗的患者方可考虑采用喉裂开术。

2. 术前对病变的评估　手术前应采用电子纤维喉镜、CT 等手段对病变进行精确评估。适合喉裂开术治疗的喉癌患者并不多，对喉癌患者应充分了解其病变的位置和范围，避免采用喉裂开术无法切除病变而术中临时更改术式。

【手术操作与技巧】

1. 体位与麻醉　患者仰卧于手术台，肩下垫枕使其伸颈仰头，头枕于一圆枕之上以便头位固定。手术宜采用全身麻醉，全身麻醉的方法可选择：①采用内径 6～7mm 的经口气管插管全身麻醉，直至手术完成，术后行气管切开术；②采用喉罩全身麻醉，然后行气管切开术插入麻醉插管，继续进行手术；③先于局部麻醉下行气管切开术，插入带气囊的麻醉插管，然后开始全身麻醉。喉裂开术也可采用局部麻醉，但手术时咳嗽反射较重、声带及杓状软骨难能静止，故应严格选择适应证。

屠规益（1994）报道对经选择的患者，采用局部麻醉手术，不做气管切开术。

（1）适应证：①全身一般状况好，无严重心肺疾患，患者能承受局麻下手术；②一侧声门型喉癌（T_1），无前联合病变。

（2）禁忌证：喉内病变大，手术操作范围较广，术后有可能发生喉水肿或喉内出血者。

董频（2007）报道了全麻下非气管切开下声门癌的喉部分切除术。在实际临床工作中，应结合具体情况和主客观条件慎重选用。

2. 切口和皮瓣的分离　采用横切口。横切口的切口位置推荐沿颈部第二皮纹的切口，大约相当于环甲膜附近（图4-15-4）。切开皮肤、皮下组织和颈阔肌，两侧达到胸锁乳突肌前缘。喉裂开术的切口和气管切开术的切口及其术腔不宜连通，如果相通可适当缝合，以免喉手术区域发生感染。

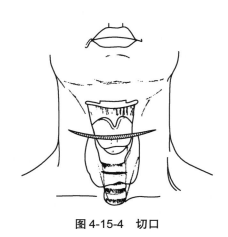

图 4-15-4　切口

3. 暴露和裂开甲状软骨　在颈阔肌深面分离皮瓣，上达舌骨中线下至环状软骨前方中线。分离皮瓣时应保持胸骨舌骨肌表面的颈深筋膜浅层的完整性，避免损伤。自颈白线居中纵行切开两侧的胸骨舌骨肌，在前方中线处暴露甲状软骨的软骨膜，于前方中线处自甲状软骨上切迹至甲状软骨下缘，纵行切开甲状软骨的软骨膜，以小的骨膜剥离器自切口将软骨膜向左、右两侧各剥离3～5mm。若为喉癌手术，应在此时切除喉前淋巴结及周围的结缔组织。

以摆动锯（也可采用骨剪）于前方中线自上而下切开甲状软骨，若甲状软骨甚软也可用刀切开。用摆动锯或骨剪切开甲状软骨时应以恰好锯开甲状软骨为宜，切勿损伤喉腔软组织（图4-15-5）。以尖刀自环状软骨上缘至甲状软骨下缘居中纵行切开

环甲膜，将止血钳自环甲膜切口插入（图4-15-6），其尖端向前上翘起并稍张开，在止血钳的引导下，精确地保持于前正中线逐步切开前联合软组织，上方达甲状舌骨膜（图4-15-7）。会厌根部不宜过度分离。用小拉钩向两侧牵开双侧甲状软骨，拉钩应置于声门上区以避免损伤声带。

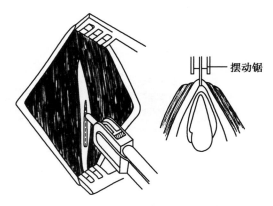

图 4-15-5　锯开甲状软骨而不损伤喉腔软组织

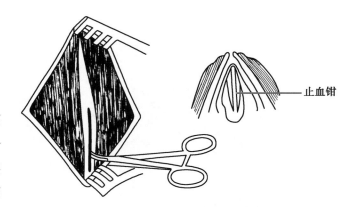

图 4-15-6　居中纵行切开环甲膜并插入止血钳

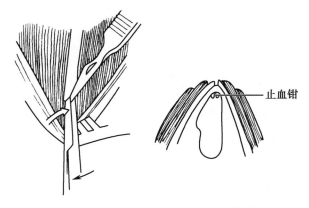

图 4-15-7　在止血钳引导下居中切开前联合软组织

4. 处理喉腔病变　甲状软骨板向两侧拉开后，可直视下处理喉腔病变。有出血点可采用双极电凝止血。根据病变的性质和范围采用不同的方式处理，如喉囊肿切除、异物取出、瘢痕的松解和整复、软骨骨折的复位、单侧杓状软骨切除等。喉良性肿瘤的切除要在充分考虑不同肿瘤的病理学特点等因素的基础上，进行不同范围的切除和相应的修复。

喉癌的切除包括上至喉室底稍上，下至声带之下，向后包括杓状软骨声带突，向前包括前联合的范围内的声带及其以外组织，应保留不小于0.5cm的安全边界进行切除（图4-15-8）；深部应在甲状软骨内软骨膜下充分剥离，切除甲状软骨内软骨膜在内的整块组织，声门旁间隙要一并切除；术中应行快速冰冻切片证实无肿瘤残留，若无足够的安全边界则应改行喉垂直部分切除术。

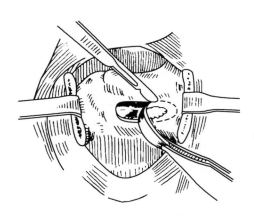

图 4-15-8　切除病变

5. 喉腔的修复　喉腔缺损小的可用细的可吸收线上下拉拢，间断缝合。缺损较大者可用室带修复，方法为分离室带使之形成蒂在后的室带瓣，分离时应保持深部软骨膜的完整，分离后向下扭转至原声带的位置对位缝合，以代替声带（图4-15-9），可获得较好的发音效果。

6. 关闭喉腔和缝合切口　将声带和室带向前方轻微牵拉，与同侧甲状软骨外膜的断端间断缝合（图4-15-10）。然后于颈中线自环状软骨上缘至舌甲膜，将两侧软骨膜、胸骨舌骨肌和胸骨甲状肌缝合，这样可有助于避免前联合蹼状瘢痕的形成。也可将声带和室带向前方轻微牵拉，与颈白线切口处的同侧胸骨舌骨肌表面的筋膜间断缝合，再将两侧的胸骨舌骨肌和胸骨甲状肌缝合于颈中线处缝合，这种方法更为便捷。环甲膜的切口在缝合肌肉时一并缝合即可，甲状软骨板无须再进一步缝合。喉腔内一般不予放置扩张子，关键是重视喉腔的修复。皮瓣下可放置细硅胶引流管引流，并以缝线固定于皮肤。缝合皮下组织和皮肤，皮肤间断缝合。

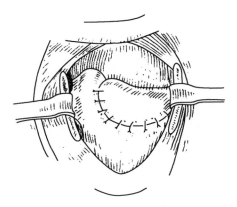

图 4-15-9　室带修复喉腔缺损

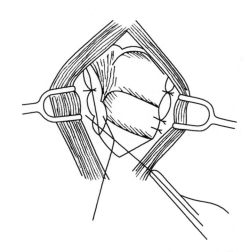

图 4-15-10　声带和室带断端与同侧甲状软骨外膜间断缝合

待呼吸恢复至不须辅助呼吸时，将带气囊的麻醉气管插管更换为气管套管，妥为固定。其他的麻醉方法已于前述，供参考。伤口适当包扎。

【术后处理】

1. 必要时可防止细的负压引流管，一般于术后24～48h拔除。术后鼻饲流质饮食，时间根据情况而定，鼓励较早经口进食。能经口进食时可拔除鼻胃管。

2. 待伤口愈合后或经评估无呼吸困难风险后试堵气管套管2～3天，若呼吸通畅、电子纤维喉镜检查喉腔无狭窄，可拔除气管套管。

【并发症及其防范】

1. 出血 多因术中止血不彻底所致。手术时妥善止血。出现较多的术后出血时应打开喉腔探查止血。

2. 感染 表现为伤口及其周围红肿、疼痛等。糖尿病患者发生感染的风险较大。放置引流条避免颈部皮瓣下积液，可有助于防范感染。感染发生后应拆开部分缝线以充分引流、冲洗。

3. 其他并发症 喉裂开术的其他并发症有皮下气肿、肺部感染、喉狭窄等，发生率均较低。

（孙 彦）

第十六节 喉闭合性损伤的手术治疗

【概述】

喉外伤分闭合性喉外伤和开放性喉外伤。喉外伤的常见症状主要是喉痛、声嘶、进行性呼吸困难或喉阻塞症状出现，主要表现为颈部或喉部的软组织闭合性挫伤或贯通伤，局部肿胀、压痛，颈部可扪及皮下气肿。开放性喉外伤者有时可见软骨暴露，间接喉镜、纤维喉镜下可观察喉内有无血肿、软组织撕裂、软骨暴露等。X线、CT、MRI检查可进一步明确诊断。值得注意的是，喉外伤常常可合并其他部位的复合伤，应仔细检查全身，尤其是脑、胸、腹等部位的脏器出血。如有颈部大血管活动性出血，须先结扎止血后继续检查。如伤者有明显的喉阻塞症状，应先紧急气管切开，保持呼吸道通畅。孰轻孰重，孰先孰后，须严格掌握。有报道颈部开放外伤死亡率可达15%，死亡原因多为窒息、重度出血性休克、气胸等。由于喉钝性伤颈前软组织无伤口，对外伤程度难以做到准确判断而延误治疗，出现喉狭窄，或因气道阻塞而致死。

喉外伤可根据轻重程度分级进行处理。

1. Gussack等（1986）提出的按喉外伤的分级

（1）对声带、室带轻度水肿或血肿者，只须姑息治疗，使用足量抗生素和糖皮质激素，控制局部肿胀，解除喉梗阻。

（2）中轻度声带、室带水肿或血肿伴骨折而无错位者，亦可暂取姑息治疗并密切观察。

（3）伴有黏膜撕裂、软骨暴露及骨折错位、气管断裂者须手术清创复位，并根据需要放置喉模。

（4）广泛的或较大的血肿或活动性出血时，需要正规清创处理。Schaefer等（1989）根据对喉内黏膜、喉软骨及环杓关节损伤情况的判断进行分度。

2. Fuhman（1990）加以补充并提出处理原则

（1）Ⅰ度：黏膜轻度水肿或血肿，甲状软骨、环状软骨、环杓关节无损伤者，采取非手术治疗。

（2）Ⅱ度：Ⅰ度加轻度黏膜裂伤，甲状软骨单发骨折无错位，环状软骨、环杓关节无损伤者，采取预防性气管切开术加非手术治疗。

（3）Ⅲ度：严重黏膜裂伤，甲状软骨多发骨折有错位，环状软骨单发骨折无错位、环杓关节无损伤者，手术探查，黏膜软骨复位并常规行气管切开术。

（4）Ⅳ度：严重黏膜裂伤，甲状软骨多发骨折有错位，环状软骨多发骨折有错位、环杓关节有脱位者，同Ⅲ度处理，须留置喉内固定作持续扩张。

（5）Ⅴ度：黏膜或软骨有缺损，同Ⅳ度处理，须作缺损区皮瓣修复术。国内亦有学者提出自己的喉外伤分级标准，但无统一认识。本书根据Fuhman分级标准讨论手术处理方法。

10%～15%的喉外伤患者可出现喉狭窄或拔管困难。喉外伤是引起喉狭窄的主要原因，韦敏

（1996）报道 69.2% 的喉狭窄由于喉外伤引起。喉气管外伤的早期适时地正确处理是挽救患者生命、防止瘢痕性喉狭窄、恢复正常呼吸与发音功能的关键。

喉闭合性损伤是指颈部皮肤无伤口的创伤，多因外力直接打击或挤压所造成，如交通事故、工伤事故、拳击伤、钝器打击伤及勒缢伤等，可引起喉部软组织挫伤、软骨骨折或脱位。甲状软骨骨折多见于中央部分，环状软骨骨折多发生于后部。喉内黏膜可有出血和水肿。喉关节可能脱位，喉返神经可能受压麻痹。由于此类损伤颈部皮肤无伤口，常延误诊断和治疗，严重者常后遗难以处理的喉气管狭窄，甚至危及患者的生命。

根据损伤的区域可分为声门上区、声门区、声门下区、跨声门损伤及喉气管伤或喉气管食管复合伤。喉声门上损伤通常伴有舌骨和甲状软骨的骨折，使甲状软骨切迹部与会厌向后上移位阻塞喉腔，甲状舌骨膜及甲状会厌韧带断裂在室带间形成通向颈前的喉瘘，声门区正常。声门区损伤常见于外伤导致甲状软骨前中线垂直性骨折、横行或十字花形骨折，或与颈前软组织贯通，一侧或两侧声带前部可有撕裂伤。声门下区损伤多有环状软骨弓的骨折使弓突消失、声门下区下陷变窄，常伴声门区、声门上区和气管的损伤，严重者可能出现呼吸困难，应及时进行气管切开术。跨声门损伤包括声门上区、声门区及声门下区的损伤，表现有喉阻塞、皮下气肿、甲状软骨平坦、声带撕裂及软骨喉内裸露等。喉气管断裂伤是损伤致环状软骨与第一气管环断离，常伴有邻近组织的严重损伤，有急性呼吸道阻塞、皮下气肿和出血等临床表现。损伤累及颈段食管，可出现食管撕裂、破损。

【解剖概要】

1. 喉外伤最易损伤的结构　喉外伤最易损伤的结构是甲状舌骨膜、会厌软骨、甲状软骨、环甲膜、环状软骨等，喉内肌、喉内黏膜包括声带、室带、喉室、前联合和杓状软骨等的损伤因范围、程度的不同而异。

2. 颈部相关解剖　复合性喉外伤常累及颈段气管或颈段食管。颈段气管有 7～8 个气管环，上端与环状软骨下缘相接，位置较浅，下至胸廓上口，位置较深。气管前部由马蹄状的软骨与纵行弹性结缔组织连接而成，后方为膜部，与食管紧密相连。2～4 气管环的前方有甲状腺峡部越过，两侧有甲状腺腺叶，甲状腺上、下血管及舌骨下肌群。颈段食管约长 5cm，位于气管之后，颈总动脉与之相邻，胸导管位于食管左侧，食管后方是颈椎。喉返神经在气管食管沟内上行，穿过甲状腺后被膜下，环甲关节处入喉。

【术前提示】

1. 详细了解病情　详细询问病情，局部及全身细致查体，作颈部 X 线或 CT 检查，确定损伤位置、程度和范围。通常Ⅲ度以上喉外伤需要手术探查。

2. 术前准备及麻醉　向患者及其家属交待病情及手术方式，说明术后可能出现的并发症。术前半小时肌注阿托品和苯巴比妥钠，备气管套管、喉模、T 形或 Y 形硅胶管、细钢丝等，应用抗生素预防感染，常规准备鼻胃管。常规全麻。

【手术操作与技巧】

（一）紧急处理

紧急处理主要是解除呼吸困难。喉闭合性损伤常因为没有颈部的表面创伤，而使人容易忽略深部组织的严重创伤，尤其是喉部软组织因为钝性创伤而发生进行性水肿、移位或继发性出血，可引起突然加重的呼吸困难，甚至窒息。情况允许时行间接喉镜或纤维喉镜检查，明确判定喉腔内情况；严格掌握正确的呼吸困难分级标准，密切观察病情进展，建议可对Ⅱ度以上喉阻塞的患者作预防性气管切开，紧急情况时可作环甲膜穿刺或切开，改善呼吸后再作低位气管切开术。

（二）声门上移位组织复位术

1. 适应证和禁忌证　适应证为急性声门上损

伤,会厌向后移位,声门上黏膜洞穿,声门区正常。禁忌证为合并颅脑损伤和其他严重损伤,不宜全麻者。

2. 麻醉和体位 局麻下常规气管切开,插入麻醉插管,施行全身麻醉。仰卧,垫肩放置头圈,头稍后仰。

3. 切口 平环甲膜上方做横切口,切开皮肤,皮下组织达颈阔肌深面,两侧达胸锁乳突肌前缘,然后沿颈阔肌深面锐性分离向上达舌骨平面之上,将皮瓣向上翻,固定于手术巾上。

4. 喉裂开 沿白线正中分开胸骨舌骨肌,暴露甲状软骨及环甲膜。透过甲状软骨膜可见甲状软骨水平骨折。在环甲膜中部横行切开环甲膜,正中切开甲状软骨膜,稍向两侧分离,以微电锯或剪刀正中裂开甲状软骨板,自环甲膜向上正中切开喉黏膜,切开时注意保持前联合正中进入,勿偏向一侧喉黏膜。切开后拉向两侧,观察喉内损伤情况,常见会厌软骨移位。

5. 移位组织复位、缝合撕裂黏膜 冲洗喉腔,清除积血,除去失活组织及破碎的甲状软骨骨折部分,以细线缝合断裂的喉内黏膜,然后用粗线将会厌软骨根部与甲状软骨前上部软骨组织缝合固定,使会厌复位,重建通道。

6. 关闭喉腔、缝合切口 将喉黏膜前断缘与同侧的甲状软骨外膜间断缝合数针,然后缝合甲状软骨外膜及环甲膜切口关闭喉腔。以粗线将甲状软骨上吊于舌骨或舌骨上肌群,使喉前庭恢复正常的宽畅度。两侧胸骨舌骨肌在中线缝合,生理盐水冲洗术腔,放置引流,缝合皮下组织及皮肤。呼吸恢复后拔除麻醉插管,插入气管套管,无菌敷料包扎切口。

(三)声门上切除术

1. 适应证和禁忌证 适用于声门上喉外伤且组织破碎严重、直接缝合困难者。禁忌证同声门上移位组织复位术。

2. 进入喉腔 舌骨上进入咽腔,在舌骨上缘切断舌骨上肌群并止血,以组织钳抓住舌骨体中部,用咬骨钳正中横断舌骨体并拉向两侧,沿切口向下纵行切开甲状舌骨膜到甲状软骨上切迹,在舌骨体部进入会厌谷。以缝线牵引,沿舌根与会厌谷交界处扩大切口(图4-16-1),直视下暴露会厌,以组织钳夹持会厌尖并拉向前上。

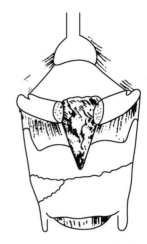

图4-16-1 舌骨上进入喉腔

3. 声门上切除 牵开会厌,看清断裂的会厌及组织损伤的情况,用剪刀沿一侧撕裂的杓会厌襞剪向会厌根,然后从对侧杓会厌襞中部向前剪到会厌根部(图4-16-2),切口可扩大到室带水平,沿喉室切向前方到声带前联合的上方,将损伤的室带前部、会厌、会厌前间隙组织切除,缝合创面黏膜。止血,冲洗术腔。切除时注意勿损伤杓状软骨。

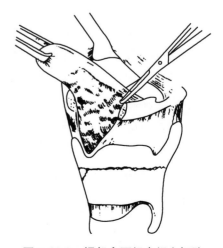

图4-16-2 提起会厌行声门上切除

4. 关闭咽腔 用细丝线间断缝合喉腔内黏膜撕裂处。舌根正中黏膜与甲状软骨正中处的软骨膜对位间断缝线，然后依次向两侧预置缝线并从一侧按顺序打结。舌骨对合复位，以细丝线从甲状软骨上缘开始缝合舌甲膜及会厌前间隙残留组织到舌骨处（图4-16-3）。舌根及舌骨上肌群与舌骨上方的筋膜及肌肉缝合。冲洗术腔，放置引流，依次缝合皮下组织及皮肤。自主呼吸恢复后拔除麻醉插管，更换气管套管，包扎切口。

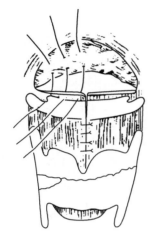

图4-16-3 预置缝线并关闭喉腔

（四）声门区损伤手术

1. 适应证及术前检查 适用于甲状软骨前中部的骨折并有声带、室带前部的撕裂伤可能导致喉内黏膜塌陷或狭窄者。全麻后，经口行直接喉镜检查，查清声门区损伤的范围，并观察有无其他部位的损伤（图4-16-4）。

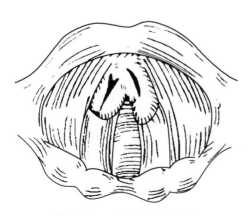

图4-16-4 声门区损伤部位

2. 切口 平环甲膜行横弧形皮肤切口，切透颈阔肌、向上翻起皮瓣并固定。

3. 喉裂开 自颈前正中纵行切开胸骨舌骨肌，可见到甲状软骨前部的骨折。以微电锯正中锯开甲状软骨，然后在环甲膜中部水平切开，进入喉腔。以拉钩将喉黏膜及甲状软骨拉向两侧，直视下看清声带后，自下而上正中裂开喉黏膜到会厌根部，拉开喉腔，检查喉黏膜损伤情况。

4. 龙骨植入 声、室带前端与同侧甲状软骨外膜缝合，以防止声带的退缩（图4-16-5），声门区前部骨折的治疗主要是前联合的重建，其中双侧声带前端的良好对合和固定甚为重要。并缝合其他部位的黏膜裂伤，以粗丝线将会厌根与舌骨缝合。

修剪钛龙骨或硅胶扩张器，使龙骨的宽度小于甲状软骨板的上、下缘，放于骨折的两侧甲状软骨板间、环状软骨之上、双侧受伤的声带间（图4-16-6），以丝线将横跨甲状软骨板的龙骨固定于甲状软骨外膜上。

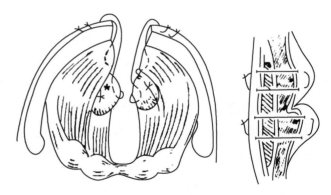

图4-16-5 正中裂开，声带前端与甲状软骨膜缝合

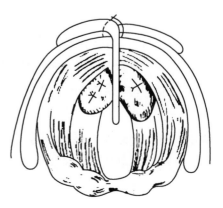

图4-16-6 龙骨植入

5. 关闭喉腔、缝合切口 缝合环甲膜、胸骨舌骨肌，彻底止血，生理盐水冲洗伤口，依次缝合皮下组织、皮肤，放置引流。自主呼吸恢复后，更换气管套管，包扎切口。

6. 取出龙骨 3周后局部麻醉下颈部正中纵行切开皮肤、皮下组织，或自原切口进入掀起皮肤，正中分开胸骨舌骨肌取出龙骨。缝合两侧甲状软骨外膜、胸骨舌骨肌、皮下组织及皮肤。同时行直接喉镜检查，观察喉内有无肉芽组织，并做相应处理。

（五）跨声门损伤手术

1. 适应证和禁忌证 适应证：①喉黏膜撕裂，喉内软骨裸露及严重甲状软骨骨折；②喉钝伤后出现呼吸困难，有甲状软骨骨折，声带活动受限或麻痹，影像学检查示甲状软骨骨折或喉软组织假道等。禁忌证：①中枢神经系统损伤；②颈脊髓损伤；③胸或腹严重损伤；④不宜全麻者。

2. 麻醉和麻醉后的检查 局部麻醉下常规气管切开术，插入麻醉插管；已行气管切开术者，更换麻醉插管，然后全身麻醉。患者仰卧位，行支撑喉镜检查喉跨声门损伤的范围，喉腔有无塌陷，咽、食管有无损伤等。

3. 切口和喉裂开 平环甲膜水平沿皮纹作横切口，切开皮肤、皮下组织达颈阔肌深面，沿颈深筋膜浅层向上分离皮瓣达舌骨平面，并予固定。沿白线切开胸骨舌骨肌并拉向两侧暴露甲状软骨，确定软骨骨折的部位。纵行切开甲状软骨外膜，并稍向两侧分离，以微电锯正中锯开甲状软骨，注意勿加重骨折、撕裂甲状软骨膜或伤及喉内的组织（图4-16-7）。横行切开环甲膜，蚊式钳止血。自环甲膜向上正中切开喉黏膜，暴露喉腔，观察喉内结构损伤的程度。

4. 整复创面和喉成形 喉腔内小的黏膜裂伤以细可吸收缝线间断缝合，以丝线将黏膜切缘与甲状软骨外膜间断缝合，防止喉黏膜向后皱缩（图4-16-8）。

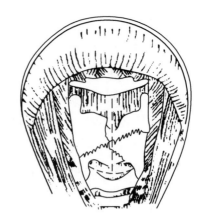

图4-16-7 切开环甲膜，甲状软骨正中入喉

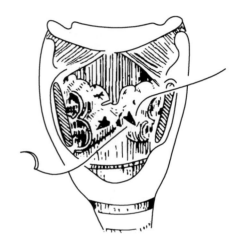

图4-16-8 缝合黏膜裂口

测量喉的前后径，取相同直径的现成喉模，或自制喉模，其长度相当于会厌根部到环状软骨下缘的距离。喉模放入喉腔，其上端至会厌根部、室带平面之上，下端至环状软骨下缘。用粗丝线缝合2针将喉模固定于颈部：上针于室带之上，自甲状软骨板上部外侧穿透皮肤，皮下组织、肌肉、甲状软骨上部，恰在室带上方进入喉腔，穿过喉模中心部，再从对侧室带之上向外穿针到颈部皮肤，将缝线两端暂放于皮肤外；下针以同法在相当于环甲膜水平以同样方法穿出（图4-16-9）。

5. 缝合 骨折的甲状软骨碎片可去除，喉部软组织及甲状软骨复位，缝合甲状软骨外膜及环甲膜切口，胸骨舌骨肌在中线缝合。冲洗术腔，固定喉模的缝线于适当的部位穿出皮肤，同侧两线

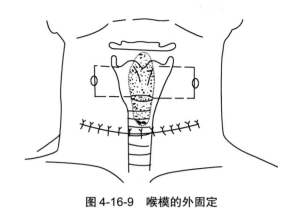

图 4-16-9 喉模的外固定

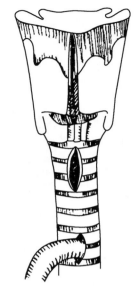

图 4-16-10 裂开甲状软骨

相互打结，结下放置硅胶膜或纽扣，以减轻对颈部皮肤的损伤。放置引流，缝合皮下组织及皮肤。当自主呼吸恢复后，拔除麻醉插管，更换气管套管，包扎切口。

6. 喉模的取出 喉模于术后 6～12 周取出。首先拆除颈部皮肤的固定线，在直达喉镜下以异物钳夹住喉模的上端自口内取出，观察喉腔内径及声带活动情况，前联合处如有肉芽应取出。

（六）急性声门下区损伤手术

1. 适应证和禁忌证 适应证：①环状软骨前部骨折；②伴有跨声门性骨折或上段气管损伤。禁忌证：同跨声门损伤手术。

2. 麻醉和体位 局部麻醉下先行低位气管切开，插入麻醉插管；已行气管切开者，更换麻醉插管行全身麻醉。体位同急性跨声门损伤手术。

3. 探查 平环甲膜处横行切开皮肤，达两侧胸锁乳突肌处，两端稍向上转，切开皮肤、皮下组织及颈阔肌，自颈阔肌深面向上分离皮肤达舌骨平面，向上翻皮瓣并固定于手术巾上。沿颈深筋膜向下分离皮肤，正中纵行分开胸骨舌骨肌，暴露甲状软骨、环甲膜及甲状腺峡部。分离甲状腺峡部，切断并予以缝扎。如气管切开口位于第 1、2 气管环，应将气管切开口向下移至第 4、5 气管环（图 4-16-10）。触探证实甲状软骨完整无损，骨折主要限于环状软骨弓。

4. 复位 于正中切开甲状软骨外膜及软骨，横行切开环甲膜，以拉钩向两侧拉开，直视下向上于正中两侧声、室带间裂开喉腔至会厌根部。切开时注意勿伤及声、室带。从上方向下观察环状软骨骨折下陷部分，经喉和已做的高位气管切开口，从上、下两端将塌陷的环状软骨弓抬起复位。

5. 喉模扩张喉气管腔和缝合切口 可采用喉模或 T 形硅胶管，也可以用下述方法制作和手术。

（1）制作、固定喉模：取一次性麻醉气管套管截取一段，其长度相当于声带下缘到第四气管环的长度，缝合后其上端置于声带下缘和第四气管环之间，以支撑环状软骨骨区。喉模制作结束后，在喉模的两端以 4 号丝线正中穿过喉模，复位甲状软骨，在喉模缝线相对应的位置以缝线穿过喉黏膜、甲状软骨，自颈前肌肉穿出。将固定于手术巾的颈部皮肤复位，在其对应位置穿出皮肤。同法将喉模的缝线在对侧穿出，使喉模的上下端各有一固定线。预置完缝线后将喉模放入喉气管腔（图 4-16-11）。喉模放好后，缝合上段气管切口，以细丝线缝合两侧喉黏膜数针，将甲状软骨恢复原位，缝合甲状软骨外膜、筋膜及肌肉。充分冲洗后逐层缝合皮下组织及皮肤，预置固定喉模的缝线打结，更换气管套管，包扎切口。

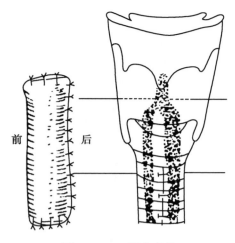

图 4-16-11　固定喉模

（2）T形硅胶管固定：选择与气管内径相匹配的适当粗细的 T 形管，自气管切口上部到声带下缘的长度为 T 形管上端的长度，切去多余部分，另一端置于气管切开口下的气管内长 2～3cm，拔除麻醉插管，T 形管长端经切口插入伸向声门下区，另一端置于气管内。分别缝合喉黏膜、甲状软骨膜、上气管切口、肌肉、皮下组织及皮肤，包扎切口。

6. 喉内支撑物的取出

（1）喉模于手术后 6～8 周直达喉镜下取出。

（2）T 形管于术后 6～8 周取出，放入气管套管，堵塞 1～2 天无呼吸困难时拔除气管套管。拔T 形管时先扩大气管口，插入血管钳夹住 T 形管下端向上拔除。

（3）喉内放置支撑物取出后有时须喉镜下切除肉芽组织。

（七）喉气管断裂手术

1. 手术的时机、麻醉、体位和检查　适应证为急性喉、气管断裂。禁忌证为较严重的神经损伤不可能恢复者、较重的合并症难行手术者。受伤后 24h 内修复疗效最佳，延时修复可增加感染机会及出现愈合不良等问题。麻醉、体位见急性声门上移位组织复位术。全麻后，行喉镜和食管镜检查，观察全喉腔情况及声带活动度，确定喉气管断裂、有无食管破裂等。

2. 切口与暴露　平环状软骨下缘沿皮肤横行

切开皮肤、皮下组织及颈阔肌，切口两端稍转向上方，自颈阔肌深面向上锐性分离达舌骨水平，翻起皮瓣并固定之。沿白线切开，分离胸骨舌骨肌并拉向两侧，暴露喉、气管（图 4-16-12）。

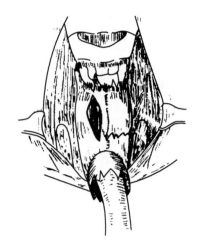

图 4-16-12　暴露喉、气管显露损伤范围

3. 探查　探查甲状软骨及环状软骨有无损伤、损伤的范围及程度，找到喉气管断裂处，仔细切除气管上端的碎裂损伤组织修整喉下断缘。如气管损伤段切除超过 2cm 者应松解喉、气管，喉的松解可切断舌骨上肌层至舌根部黏膜下，提起气管上端将气管与食管分离 1～3 个气管环，注意保护气管的血液供应（图 4-16-13）。破碎的气管环可做部分切除，最多可切除 6 个气管环。

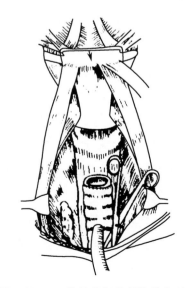

图 4-16-13　修整喉气管断缘使喉下移

4.插鼻胃管、缝合食管裂口　找到食管裂口，黏膜层以细丝线进行缝合，肌层以可吸收缝线线间断缝合，切断肩胛舌骨肌腱，将其上腹转到食管壁裂口处与食管肌层缝合数针保护食管（图4-16-14）。

5.喉、气管断端袖状吻合　用丝线在黏膜下间断缝合，预置缝线于喉气管后壁，然后侧壁和前壁（图4-16-15）。缝线预置后，撤除垫肩，头向前倾，然后由后向前依次在腔外打结，打结时应将喉、气管拉拢以减少张力（图4-16-16）。打结后，将两侧胸骨舌骨肌向中线拉拢缝合。结扎止血。冲洗术腔，逐层缝合皮下组织及皮肤，放置引流，更换气管套管，包扎切口。保持头前倾位，以减少环气管间张力。

【术后处理】

1.术后入重症监护病房监护，加压包扎至24～48h后取出负压引流或引流皮条。静脉应用抗生素预防感染。

2.鼻胃管胃肠减压24h，而后进流质。常规气管切开术后护理。术后10～14天进食无误吸后拔除鼻胃管，然后试堵管后拔除气管套管。

【并发症及其防范】

1.误吸　多见于声门上区损伤或手术后声门关闭不良而致的食物误吸入肺内，引起剧烈咳嗽，严重者可致吸入性肺炎。手术中注意恢复声门上的正常结构，声门上切除者应有良好的声门关闭方可避免误吸。

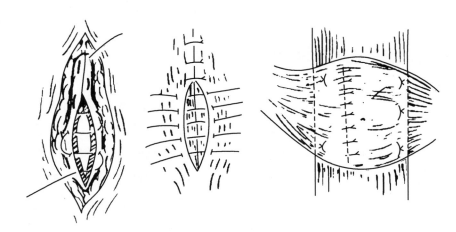

图4-16-14　缝合保护食管裂口

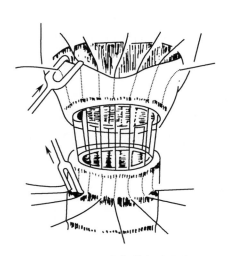

图4-16-15　喉气管断端吻合

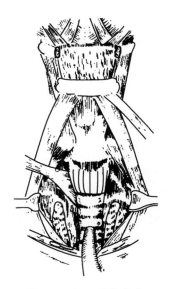

图4-16-16　吻合完成

2. 喉气管狭窄　多因喉跨声门损伤,声门下损伤延期治疗或处理不当引起,手术整复时应尽量恢复正常的喉气管腔隙,腔内无黏膜下组织外露,适当应用扩张子可减少喉气管狭窄的发生。

3. 喉返神经麻痹　多由外伤直接损伤喉返神经或手术中牵拉损伤神经所致,轻者经保守治疗可望恢复。

4. 伤口感染、裂开　较常见,多由延期手术、组织坏死、出血、清创不严等引起。经换药及抗感染治疗后多可痊愈。

5. 其他并发症　少见的并发症还有食管瘘、出血、喉模脱落等。

(董　频　金　斌　董仲林)

第十七节　喉开放性外伤的手术治疗

【概述】

开放性喉外伤多由刀、枪、炮、弹片切割、刺伤所致,颈前有开放性伤口,喉内创口与颈部创口贯通,伴有喉内分泌物溢出、出血、气体溢出或喉软骨、筋膜、肌肉的外露,常可见颈动脉、静脉的损伤,发生大出血及呼吸道阻塞。须注意是否伤及颈椎,常可由于弹片、枪弹外伤引起。开放性喉外伤多须急症处理、清创缝合及手术探查整复。开放性喉外伤常伴有颈部或喉部血管的损伤,以及喉返神经的损伤,术中应注意止血、保护神经和血管及确保呼吸道的畅通,并在必要时进行神经修复,严防窒息死亡。

【解剖概要】

参考第四章第十六节。

【术前提示】

1. 外伤情况的评估　详细询问外伤的时间、致伤物的大小、形状、作用力的方向与部位,在排除呼吸道梗阻和活动性出血的情况下进行局部或全身检查,排除其他部位的损伤,X线检查、CT可明确喉部或颈部外伤的范围及程度。

2. 术前准备　术前应用抗生素、糖皮质激素及阿托品。根据病情的不同,手术可在局部麻醉或全身麻醉下进行。

【手术操作与技巧】

(一)紧急处理

1. 呼吸道阻塞的处理　呼吸道阻塞多因血块、软组织移位而引起,提倡尽早行气管切开术。切开后插入带气囊的气管套管,以防止血液流入下呼吸道。严重者可行环甲膜穿刺或切开术,呼吸困难缓解后再行低位气管切开术。

2. 出血的处理　应迅速压迫止血,血止后,待患者情况好转寻找出血部位,进行血管结扎或缝合止血。破裂的颈内静脉裂口可用细丝线缝合,裂口较大时可将周围组织游离后予以结扎。颈动脉破裂者,可向上、下方分离血管后以动脉夹夹住暂时阻断,快速缝合裂口。据文献报道颈总动脉最长可阻断40min。如无法缝合必要时可行颈动脉结扎,但应十分慎重。

3. 休克的处理　多由大量失血所致,应在抢救的同时迅速给予输液和输血,补充血容量。

(二)喉开放性外伤的清创和修复

1. 手术前处理　紧急处理后可在局部麻醉或全身麻醉下进行探查术。患者取仰卧位。对受伤时间短、污染轻、切口整齐的患者,用生理盐水拭净皮肤血迹,然后以3%过氧化氢冲洗伤口;外伤8h以上或污染严重的伤口,先用肥皂水洗净伤口周围的皮肤,再用过氧化氢、生理盐水冲洗,之后用聚维酮碘消毒,敷以手术巾。

2. 外伤的修复　仔细观察伤口,弄清损伤部位及范围,根据伤及的部位及轻重给予不同的处理。

(1)对表浅的损伤充分止血后,将损伤组织逐层缝合。

(2)伤口位于甲状舌骨膜及会厌根部断离者,先将会厌拉回原处缝合固定,关闭喉腔。然后逐层缝合肌层、皮下组织及皮肤。

（3）喉部较重的切割伤，除已断离的组织予以去除外，应尽可能保留已破碎的软骨支架及黏膜。根据损伤的部位及程度参照闭合性损伤的手术步骤进行。如开放性伤合并有甲状软骨的骨折及前联合的损伤可放置钛龙骨；喉内黏膜裂口较小可用细丝线间断缝合，将线结打于腔内，如喉内黏膜损伤严重或有缺失，应放置喉模；裂伤的甲状软骨可以钢丝固定或缝合外面的软骨膜。最后逐层缝合喉前组织及皮肤。环状软骨弓的粉碎性损伤处理困难，如直接拉拢后仍存在明显塌陷，可取自体软骨塑形后修复。

（4）气管前方的纵行裂伤，可直接缝合。损伤范围较大时，可切除数个气管环，作断端袖状缝合，有文献记录切除 6 个气管环后仍能直接缝合。如颈段气管全程广泛受损，可作腔内支架固定；颈段食管的损伤一般可用可吸收缝线作连续而严密的缝合，如有广泛缺失，直接拉拢困难，可选择胸大肌肌皮瓣或游离空肠修复。颈前肌肉如有切断等损伤，碎裂者可部分切除，将两断端妥为缝合，有助于减少术后感染及裂开。喉返神经的离断，如不能断端缝合，应考虑耳大神经或膈神经移植修复，近年国内外文献已有许多报道，其成功率及远期疗效不一。

【术后处理】

1．给予足量有效的抗生素预防控制感染，应用适量肾上腺皮质激素及止血药物。肌内注射破伤风抗毒素。

2．术后每天换药，引流条 48h 内取出。如伤口有红肿或流脓可拆除部分缝线充分引流，反复冲洗术腔。常规气管切开护理，全身麻醉者按全身麻醉术后常规护理，注意有无皮下气肿。

3．合并咽、食管损伤者应予鼻饲 10～14 天。堵管无呼吸困难后可拔除气管套管。

【并发症及其防范】

1．**伤口感染**　污染的伤口、伤口内坏死组织清除不够或组织继发性缺血坏死、关闭不严密留有无效腔、医源性污染等，按照正确的程序和技术进行清创修复术，术后给予足量有效的抗生素，行必要的支持治疗。

2．**肺部感染**　常见者为下呼吸道及肺部炎症。术后应注意吸除气管内分泌物及积血，减少肺部并发症的出现。

3．**气肿**　喉外伤可有皮下气肿、纵隔气肿或气胸的发生，前者可观察数天，一般都能自行吸收，纵隔气肿严重者、气胸应行抽吸术或闭式引流。

4．**咽瘘、喉瘘及气管食管瘘**　如伤口感染或手术缝合不当可出现咽瘘、喉瘘及气管食管瘘，加强换药可以愈合。大的瘘口需要手术修复。

5．**喉、气管狭窄**　喉外伤是引起喉狭窄的主要原因。多由损伤严重或处理不当所致。去除坏死的软骨应谨慎，不该切除过多，留置喉模 3～6 个月，术后短期、适量应用肾上腺皮质激素。

（董　频　金　斌　董仲林）

第十八节　喉狭窄成形术

【概述】

喉狭窄成形术是治疗严重瘢痕性喉狭窄的主要方法。

1．**适应证**　①喉腔瘢痕狭窄较重，狭窄范围广或伴有较多的软骨缺损明显的骨折移位；②声门上喉狭窄伴下咽狭窄；③喉狭窄伴颈段气管狭窄；④采用其他治疗方法如非手术治疗、扩张治疗或激光治疗等效果不佳。

2．**禁忌证**　①颈部感染未愈；②严重心肺功能不全、营养较差或全身情况不佳。严重喉狭窄的治疗是临床上一个较为复杂和棘手的问题。许多患者因颈部瘢痕广泛形成，颈部正常解剖结构消失，局部组织供血较差，给手术治疗带来了较大的困难。有的患者喉软骨支架缺失较多，术后难以形成较稳固和宽敞的气道，往往需要多次手术才能解决呼吸问题。由于目前对瘢痕增生的机制尚未完全明确，对瘢痕增生过程缺乏有效的干预措施，部分患者最终亦不能拔除气管套管。此外，对于跨声门型狭窄患者，由于声带形成瘢痕固定，多难以恢复良好的发音功能。部分患者术后可能还会出现进食误咽等并发症。

【解剖概要】

1. 环状软骨 是呼吸道唯一呈完整环形的软骨，它对保持喉和气管上端管腔的通畅有重要作用。环状软骨下缘借环状韧带与第一气管环相连，其前部借环甲膜与甲状软骨板相连接，其前部较窄称环状软骨弓。正确辨认环状软骨弓对避免因高位气管切开导致的喉气管狭窄有重要作用。喉狭窄手术中，对环状软骨弓的确认也非常重要。这是因为喉狭窄患者颈前常有较多瘢痕，如合并有甲状软骨的骨折塌陷，则由于解剖标志不清，手术入路过程中组织分离无从下手。术中如何切开瘢痕组织进入喉腔而又不过多损伤软骨支架是相当棘手的难题。通过对环状软骨弓的确认，可明确环甲膜和气管上端之所在，然后自环甲膜或气管上端切开探查进入喉气管腔，进而行喉正中裂开探查病变情况。因此，环状软骨弓是引导正确进入喉气管腔的重要解剖标志。

2. 甲状软骨 由左右对称的四边形的甲状软骨翼板在颈前正中汇合而成，相交的角度男女不同，男性呈直角或锐角，向颈前中央突出，明显可见，其上端最突出处称喉结。伴有甲状软骨板骨折时，喉结可变平消失。女性翼板的交角较大，约120°，外突不明显。甲状软骨上缘正中于喉结上方呈 V 形切迹处称甲状软骨切迹。甲状软骨切迹的下方借甲状会厌韧带与会厌软骨的根部相连。甲状软骨上缘借甲状舌骨膜及甲状舌骨肌与舌骨相连。甲状软骨气管吻合术时为下降喉，可将甲状舌骨膜和甲状舌骨肌切断。

3. 会厌软骨 位于喉入口的前上方，其下部借甲状会厌韧带附着于甲状软骨切迹内面的下方。

会厌软骨之上面向前称舌面，其下面向后为喉面，表层均被覆黏膜，与咽及喉腔的黏膜相连续。会厌软骨两侧黏膜与杓状软骨相连的黏膜皱襞称杓会厌襞。此襞与会厌上缘构成喉入口的上界。会厌软骨被覆黏软骨膜，又有软骨作为支架，可作为喉成形时的良好支架，用来修复扩大喉前壁。

4. 喉外肌 喉借甲状舌骨肌与上方的舌骨相连，以胸骨甲状肌连于下方的胸骨，故当吞咽和发音时，喉可上下移动。喉的后方毗邻下咽部，由于咽后壁与椎前筋膜间仅存疏松结缔组织，所以当头部转动时，咽可随喉一同移动。严重喉狭窄患者，颈部瘢痕广泛增生时，喉外肌亦发生瘢痕化，从而限制了喉的协调运动，影响其发挥吞咽保护功能。

5. 梨状窝 左右各一，上界为舌会厌侧皱襞，下至梨状窝尖，外侧为甲状软骨板，内界为杓会厌襞和杓状软骨。该区又可分为上下两部：上部介于甲状舌骨膜和杓会厌襞间，称为膜部；下部外侧为甲状软骨板，内侧为环状软骨板，称软骨间部。甲状软骨骨折时，可使梨状窝外侧壁向内移位，而使梨状窝变小。梨状窝内侧壁黏膜游离度较大，有时可用来修复喉腔后部的黏膜缺损。

6. 胸骨舌骨肌 是一对比较宽阔的带状肌，位于颈前正中线两侧，起自胸锁关节囊、胸骨柄及锁骨内侧端的后面，向上止于舌骨体内侧部下缘。由于颈深筋膜浅层在中线形成颈白线和胸骨上间隙，因此，颈部手术从白线切入出血较少。颈深筋膜浅层包绕胸骨舌骨肌形成该肌的筋膜鞘。筋膜鞘的存在可使缝合胸骨舌骨肌时不致造成肌肉的纵行撕裂。胸骨舌骨肌由甲状腺上动脉供血、颈袢上根支配。临床上可采用胸骨舌骨肌筋膜瓣修复喉侧壁缺损，并可承担喉支架的作用。

7. 胸锁乳突肌与锁骨 胸锁乳突肌胸骨头为一圆形短腱，起自胸骨柄前面；胸锁乳突肌锁骨头为肌性，起自锁骨内侧三分之一处。胸锁乳突肌两头向上汇合为一个肌腹，其胸骨头上行的肌纤维排列于浅面,锁骨头上行的肌纤维排列于深面。在两头之间,形成一个小三角形间隙,称为锁骨上小窝(或称胸锁乳突肌三角)。胸锁乳突肌为多源性血供,其主要血供来源可分上、中、下 3 部分。上部主要为枕动脉的分支,中部主要为甲状腺上动脉的分支和颈外动脉直接发出的小分支,下部主要为甲状颈干和颈横动脉的小分支。临床上可设计胸锁乳突肌骨膜瓣来修复声门下区和气管缺损。根据胸锁乳突肌起始部两个头的可分离性,可设计胸锁乳突肌单头移位的肌皮瓣或肌骨膜瓣。由于保留了胸锁乳突肌的另一个起始部,胸锁乳突肌功能不致完全丧失,可防止术后歪颈后遗症,又能维持颈部正常的外观。

【术前提示】

1. 适应证的掌握　是否手术以及如何手术应根据患者的病情进行综合、具体考虑。喉外伤清创缝合术后或颈部闭合性外伤后出现呼吸困难者,须及早进行干预。如喉软骨无移位可先进行 2～3 周的药物治疗,以排除声门或声门下炎性水肿。如药物治疗无效,则应尽快进行手术,否则待瘢痕广泛形成后,则手术难度和手术失败率均明显增加。病程较长的喉狭窄患者,若合并有上消化道狭窄,可能存在严重的营养不良,须优先考虑改善营养状况,如加强鼻饲或其他肠内外营养方式。待身体一般条件改善后,首先处理上消化道狭窄。上消化道狭窄较易处理者,可同期处理喉狭窄。如消化道狭窄手术较复杂,可待二期进行喉狭窄的手术。术前须让患者及其家属了解治疗的困难性和复杂性,做好解释工作,告知其手术失败的可能性和容易出现的发音质量不好、术后误咽等并发症及可能需要多次手术等情况,以取得患者及家属围手术期的积极配合。

2. 对病变的全面评估　术前对病变进行充分评估是制订手术方案的重要依据。应详细了解喉狭窄的病因,尽量收集较为全面的既往治疗的临床资料。外伤、感染和化学烧伤对喉支架和其内外各组织层次的影响是截然不同的,故手术处理方式也不尽相同。而既往治疗经过,尤其是外伤清创缝合术或既往喉狭窄成形术的术中病变情况及其处理对正确制订本次治疗方案也是相当重要的,其中有些信息是体检和影像学检查所无法提供的。CT 结合 MRI 可较好地显示喉软骨支架的损伤情况和狭窄气道的部位、长度、范围、瘢痕的分布情况,而电子喉镜可提供具体的声门上结构的变化、喉上口与下咽的关系、声带的活动情况和狭窄气道的宽度长度等信息。如存在声门上结构紊乱,电子纤维喉镜通过困难时,有些患者可用电子纤维喉镜从气管切开口向上来观察喉腔情况。通过对颈前体表解剖标志的触诊,可了解软骨支架的情况和颈前的瘢痕程度。颈部伤口和既往手术切口的瘢痕情况可提示患者有无较重的瘢痕体质,同时可为本次手术切口的设计提供有价值的信息。此外,还应对患者的咽喉功能进行初步的评估,如呼吸、发音、吞咽、误吸情况等。对有严重喉阻塞的喉狭窄患者进行气管切开术时须考虑颈前瘢痕的存在和气管可能因瘢痕压迫存在移位等因素,做好充分的准备,如请麻醉医师准备好较细的气管插管和气管套管,准备好麻醉机,紧急情况下进行面罩加压给氧,术中进行生命体征的密切监测等。手术者也应做好紧急情况下进行环甲膜切开的准备。

3. 对患者的综合评估　包括营养状况、心肺功能状况、有无肺部感染以及颈部有无未控制的感染灶等。心肺功能不良者,术后如出现较重的误咽时,有时可危及生命,对年老体弱的患者尤须注意。

【手术操作与技巧】

1. 麻醉与体位　喉狭窄成形术须气管插管全身麻醉,患者取仰卧位,肩下垫枕,头后仰,使颈部尽量伸展。

2. 切口

(1)纵切口:于颈前正中舌骨下缘到气管切开

口上缘垂直切开皮肤及皮下组织。该切口在20世纪70年代—20世纪80年代应用较多，近年来已逐渐被横切口代替。根据笔者的体会，纵切口不易寻找颈前组织层次，因颈前正中往往缺乏颈阔肌作为组织层次标志，纵切口切开皮肤和皮下组织后，容易沿白线继续深入到颈前肌的深面，因而向两侧分离时可伤及颈前肌群。尤其是喉狭窄手术中，颈前多形成较多瘢痕，如软骨支架损伤被瘢痕取代，则术中可能已分离进入喉腔内瘢痕而术者却未及时察觉。纵切口目前主要见于转门式胸骨舌骨肌皮瓣喉成形术。

（2）横切口：平环甲膜沿皮纹横行切开皮肤，两侧至胸锁乳突肌前缘。切开皮肤、皮下组织及颈阔肌，沿颈阔肌深面向上分离皮瓣。分离皮瓣时，注意保护胸骨舌骨肌筋膜，以备用来修复喉内创面。颈前脂肪较厚者，将脂肪层留于颈阔肌上随皮瓣向上掀起，再向下适当分离皮瓣，暴露双侧胸骨舌骨肌、甲状软骨板和环状软骨弓。如合并有气管上段狭窄，则可在横切口的正中向下垂直切开到气管切开处。如气管狭窄恰位于气管切开口上方，则须将纵切口再向下延长至胸骨上窝至气管切开口下方之间，沿气管切开口向下正中切开气管，将麻醉插管向下移位于新的气管切开处，再处理气管切开口上方的狭窄。与纵切口相比，横切口便于寻找颈前组织层次，可先在切口两侧部分找到颈阔肌或其深面的脂肪层，此处瘢痕往往并不严重，再沿颈阔肌深面向上分离颈阔肌皮瓣，此方法可有效保护胸骨舌骨肌及其表面的筋膜的完整。此外，采用横切口还有利于颈阔肌皮瓣的应用。

3. 探查喉腔 颈阔肌皮瓣掀起后，即暴露出胸骨舌骨肌、胸锁乳突肌、甲状舌骨膜等解剖标志。由于肌肉具有一定的韧性和弹性，故外伤虽可严重伤及喉软骨，但喉外肌多可保持完整，瘢痕不重。此时可沿双侧胸骨舌骨肌之间找到白线。沿白线正中切开，即可直达甲状软骨正中。以电

刀沿甲状软骨板表面将胸骨舌骨肌向外稍加分离，暴露甲状软骨中部，此时可触及甲状软骨有无骨折。如术前CT提示声门下区狭窄，则可沿白线向下分离，纵行切断甲状腺峡并予以缝扎，从而暴露环状软骨弓及气管上段。继而，切开环甲膜，根据狭窄位置正中切开甲状软骨板或环状软骨弓，探查狭窄的范围和程度。

但对合并有软骨支架损伤的患者来说，进入喉腔也是十分困难的一步。因甲状软骨板和环状软骨弓骨折时，软骨向后塌陷入喉腔，而在软骨前方则往往有大量瘢痕，不易确定环甲膜的位置。严重的瘢痕分离异常困难，须以电刀和锐性刀剪切开瘢痕。当甲状软骨板"十"字形骨折时，有时在骨折处甲状软骨板向四周分离，中间充填以瘢痕，术中触摸软骨过程中，可被误认为是环甲膜，自此处向两侧横行切开，再向上裂开，此时可能将声门旁间隙及甲状软骨板外侧已稳定的可充当喉成形支架的瘢痕或甲状软骨板本身予以横断。因此，在未明确进入喉腔的位置时，应主要在纵行方向上切开，以避免损伤软骨支架。

部分严重的喉狭窄（多为跨声门狭窄或合并气管狭窄）喉前瘢痕较厚，且因标志不清，难以保证从喉前正中进入喉腔，可从环气管韧带甚至气管切开口向上裂开气管和环状软骨弓，再向上裂开甲状软骨板，探查暴露病变。如未能从喉正中进入喉腔，则会损伤一侧的软骨支架，而对侧的软骨支架因修复缺损和关闭喉腔的需要，其前端也将被部分切除，使本已狭窄的喉腔前后径更为缩小，手术成功率可能会受到影响。声门上狭窄多伴有会厌与甲状软骨板的脱离，会厌前间隙瘢痕增生，压迫会厌向后与下咽后壁或咽侧壁粘连。此时，切断会厌根部，向两侧延长切口，将会厌向上拉起，则可暴露下咽后壁及梨状窝上口。

声门上狭窄有时可合并下咽狭窄。如单纯采用喉裂开入路有时不能充分暴露下咽，须联合咽侧入路。分离胸锁乳突肌拉向外，将甲状腺向下

分离牵开，切除甲状软骨板后缘，必要时切除该侧舌骨大角，再自咽侧切开进入下咽。如此处瘢痕较厚，为防止分离进入咽后间隙和会厌前间隙而迷失方向，可将直接喉镜自口腔导入至下咽，在直接喉镜引导下切开下咽侧壁，进入咽腔。应当指出，进入喉腔和咽腔的过程也伴随着瘢痕的切开去除，需要边切开边仔细辨认已经移位的解剖结构，尽量保留喉腔黏膜、喉软骨支架和喉外肌的完整，以利于喉腔支架的重建和创面的修复。尤其是声门上喉狭窄合并有下咽狭窄时，须仔细辨别喉上口与下咽的关系，注意是否有喉上口的偏斜扭转、是否存在下咽部的闭锁环、粘连带的范围等，以防止因遗漏对这些病变的处理导致术后严重误吸和进食困难的发生。

4. 松解切除瘢痕　喉腔咽腔切开后，则狭窄的范围和程度可基本明确。据病变不同情况处理方案亦有差异，按以下几种情形分述如下。

（1）声门狭窄：由外伤造成的单纯声门狭窄并不多见，临床上常见的是以声门区为主的狭窄伴随有程度不同的声门上区或声门下区狭窄。声门区瘢痕多在黏膜下，即使外伤时有黏膜的损伤脱离，暴露黏膜下组织或因炎症刺激而增生肉芽组织，就诊时多已重新黏膜化。病变主要表现为黏膜下声门旁间隙内纤维结缔组织的大量增生最终形成瘢痕组织。外伤性严重声门狭窄多伴有甲状软骨的骨折。在外伤初期，由于喉的运动，喉外肌的牵拉，骨折的软骨片反复移位，刺激周围组织发生炎症反应导致瘢痕的大量增生。

如软骨片之间发生部分重叠错位，则喉侧壁往往向内移位较重，须将其中移位明显或凹陷嵌顿的骨折片去除。骨折片外侧的瘢痕可酌情部分保留以充当喉支架。此时，喉腔可明显宽敞，再以带状肌和喉侧壁部分已稳定的瘢痕作为支架成形喉腔。如骨折片无明显错位，则由于软骨已包埋于相对稳定的瘢痕中，仍可发挥支架的作用，可予以保留。

甲状软骨外侧瘢痕较重时，甲状软骨板不易向外拉开，须将其外侧瘢痕切除，必要时可将部分已瘢痕化的胸骨甲状肌和甲状舌骨肌一并切除，如此，甲状软骨板可向外充分展开，再将双侧甲状软骨板之间以合适的修复材料加宽，从而可获得较为宽敞的气道。相对局限的声门狭窄瘢痕的切除可沿瘢痕最隆起处横行切开，向上下分离黏膜瓣，于黏膜下切除瘢痕，再将掀起的黏膜瓣复位，对位缝合。切除瘢痕要彻底，直至切缘处为质地较软的正常组织为止。

为使喉腔进一步扩大，可切除已固定或活动较差的一侧杓状软骨的内侧大部，并保留杓状软骨外侧部分，以支撑梨状窝内侧壁，防止喉上口不对称畸形，同时将声带突向外缝合固定于甲状软骨板后缘，以进一步扩大声门裂后方。声带肥厚者，可黏膜下切除瘢痕后，将声带外展固定于甲状软骨板。

后联合瘢痕多由气管插管引起，可在后联合处行 U 形黏膜瓣切口，将黏膜瓣掀起后切除瘢痕，再将黏膜瓣复位缝合。由于空间受限，后联合瘢痕的切除操作较困难，也可在瘢痕表面行"十"字形切开，向周围稍加分离，再用眼科小剪刀剪除瘢痕，因此处黏膜较为固定不易移位，瘢痕切除后，将"十"字形切开的黏膜瓣复位，不必缝合，再以填充以海绵的橡皮指套扩张子压迫固定半个月即可。

严重的声门狭窄常可同时累及声门上下区形成跨声门狭窄，由于此种情况下多伴有软骨支架的损伤消失，将瘢痕全部切除常较困难，通常可切除影响气道通畅最严重的瘢痕闭锁环，保留部分已稳定成熟的部分瘢痕作为成形的支架，再设法采用其他喉成形材料加宽气道。

（2）声门下狭窄：声门下狭窄常合并气管狭窄，是喉狭窄中最常见的一种类型。这是因为环状软骨是喉气管中唯一的环形软骨，声门下区是气道中最狭窄的部分。喉气管插管、环状软骨骨折和高位气管切开是造成声门下狭窄的常见原因。

此时，环状软骨骨折、软骨膜炎、软骨炎甚至软骨坏死常可形成声门下区前部塌陷或环形狭窄闭锁。环状软骨弓严重损伤时，可出现软骨的塌陷错位或破坏吸收。病变暴露后，须先切除损伤移位的环状软骨弓及环甲膜周围的瘢痕，再从瘢痕切除处向上分离靠近声门区处的黏膜，在黏膜下切除向上蔓延的瘢痕组织。对于范围相对局限的声门下狭窄，瘢痕的切除尽量彻底，直到暴露出周围质地较软的正常组织，并将这些邻近瘢痕的正常组织适当游离松解。否则，组织缺损修复消除创面时，质地较硬的瘢痕的上下切缘很难拉拢缝合到一起。缝合时张力过大，是引起瘢痕再次增生的重要原因。狭窄段较长的瘢痕，切除较重的瘢痕闭锁环后，主要考虑采用喉修复材料来加宽气道。

环状软骨弓与环状软骨板交界处骨折时，因骨折的环状软骨弓难以固定复位形成稳定的气道支架，须将环状软骨弓切除，再考虑将甲状软骨与气管吻合。此外，对软骨外侧瘢痕的处理也不可忽视，尤其是伴有软骨骨折时，外伤初期骨折处反复移位可刺激软骨内外侧产生大量瘢痕。有时软骨内侧瘢痕并不严重，造成狭窄的主要原因可能是软骨外侧瘢痕对软骨的压迫，如对这些软骨外侧的瘢痕不予以处理，则成形后的喉腔不易稳固。

软骨外瘢痕的切除主要是针对引起软骨内移塌陷的部分而言，瘢痕切除后，软骨可向外拉起，气道可明显加宽。有时为使气道更宽敞，视情况可将软骨外侧的部分胸骨甲状肌与瘢痕一并切除。由于声门下区是喉腔最狭窄处，为保证术后气道的宽敞，环状软骨弓外侧的瘢痕一定要切除彻底，同时将环状软骨弓向外悬吊于胸骨舌骨肌上，使声门下腔充分扩大。

（3）声门上狭窄：此类患者多见于喉部的化学烧伤、车祸（仪表盘综合征）或颈部勒伤（如晒衣绳损伤）。喉的化学烧伤常使声门上区及咽部的黏膜上皮受腐蚀而脱落，在愈合过程中会厌可与室带粘连，也可与咽后壁或咽侧壁粘连。颈部外伤声

门上区受损时，会厌撕裂并向后移位进入喉前庭，室带黏膜也常有撕裂，导致会厌室带粘连，且随着结缔组织增生，使声门上区形成较重的瘢痕狭窄。损伤严重时可伴有单侧或双侧声带固定。切除声门上的瘢痕时，须仔细辨认声门上结构与下咽的相互位置关系。尤其是既往仅行简单的颈部清创缝合术而未整复咽喉结构的患者，有时可因既往手术中黏膜的错位缝合而使后续手术更加复杂。

声门上狭窄的手术治疗可采用喉裂开入路，黏膜下切除喉前庭瘢痕组织，开大喉前庭及喉上口，切除会厌前间隙和会厌根部的瘢痕，切断会厌根，将会厌向前拉起，暴露下咽腔，以手指伸入下咽腔，探查双侧梨状窝、环后区及下咽后壁，仔细辨认会厌与咽壁的粘连带。松解会厌与咽壁的各粘连带，恢复会厌正常的解剖位置。会厌侧缘常与下咽侧壁粘连，会厌尖部有时可与下咽后壁粘连（图4-18-1），此时须注意不可盲目切开瘢痕，以防止将会厌切断。

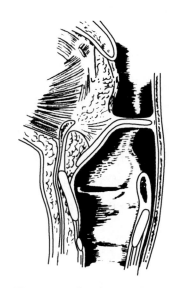

图4-18-1　会厌与咽后壁粘连

有时由于会厌根部与咽后壁粘连而使下咽闭锁，切开粘连带后，须将下咽后壁隆起的瘢痕尽量切除，再将黏膜断缘松解后对位缝合消除下咽后壁创面。会厌侧缘与下咽侧壁粘连时，可使该侧梨状窝上口闭锁，切断粘连带，黏膜重新对位缝合

消除创面后，可恢复梨状窝的正常形态。甲状软骨板骨折时，骨折错位的甲状软骨板后部可将下咽外侧壁向内推移，使梨状窝上口狭窄，将骨折的甲状软骨板后部切除方可恢复梨状窝的形态。高位声门上狭窄及合并下咽部狭窄的患者，单纯采用喉裂开入路有时不易暴露切除病变，此时可联合咽侧进路或咽前进路。

如术前已明确声门区和声门下区无狭窄，也可直接采用咽侧或咽前进路处理声门上狭窄。采用咽前进路时需要先横行切开甲状舌骨膜，分离会厌前间隙，自舌骨下经会厌谷进入咽腔，再向两侧扩大切口，即可较方便地处理会厌尖部与咽后壁的粘连。此种入路损伤较小，但处理较严重的瘢痕狭窄操作空间受限，且会厌亦不能用来下移扩大声门区。

咽侧进路较为常用，手术中先将胸锁乳突肌向后牵开，胸骨舌骨肌向前牵，显露甲状软骨板后上部，自软骨膜下切开附着于甲状软骨板后缘的咽下缩肌，向后分离显露出甲状软骨板后缘，沿甲状软骨板上缘及后缘分离甲状软骨内外软骨膜，切除甲状软骨板的后上部，暴露咽侧壁，切开咽侧壁黏膜即可进入下咽腔。对下咽后壁的瘢痕切除后形成的较大缺损，可采用游离皮片或旋转局部黏膜瓣修复。旋转黏膜瓣时须注意从咽后间隙层次分离，将黏膜和黏膜下组织一并旋转缝合，否则由于张力较大，缝合处易裂开。

咽侧入路便于处理广泛的下咽粘连闭锁，亦可处理较为复杂的喉上口粘连闭锁，有利于理清喉上口与下咽由于解剖位置的改变而形成的错综复杂的关系，会厌亦可保留用于喉声门区狭窄的整复。声门上狭窄中须正确处理喉上口与下咽的关系。一侧梨状窝闭锁，如下咽尚宽敞，可不必处理。但应自对侧梨状窝和环后区以手指探查食管入口，确保食管入口通畅。对于化学烧伤引起的下咽食管狭窄合并喉声门上狭窄者，应先行整复下咽食管狭窄。下咽狭窄的整复可用胸大肌肌皮瓣、胃或结肠上徙或局部瘢痕切除旋转黏膜瓣整复，并在整复下咽狭窄的过程中一并处理好喉上口的正常解剖关系。

声门上狭窄可待二期手术。此时二期手术往往只须显微支撑喉镜下二氧化碳激光手术即可顺利完成。但合并有严重的声门上狭窄者二期手术仍须切开整复。总之，声门上狭窄由于病变多样，应根据具体情况灵活选用手术方式。

5. 喉成形　喉腔内瘢痕的切除仅是扩大气道的重要步骤之一，瘢痕切除后，有时由于喉软骨支架的损伤缺失，气道仍较狭窄，且瘢痕切除后所遗留的创面如不修复，术后会发生肉芽组织增生，造成喉狭窄的复发。山东大学齐鲁医院自1976年以后，在喉狭窄手术中注意了喉腔内创面的消除，使患者的治疗周期明显缩短。因此，喉成形至少应包括喉腔黏膜创面的消除和气道加宽两方面的内容，此外，还应兼顾喉的其他功能特别是吞咽保护功能的恢复。由于喉狭窄的病变特点，喉狭窄成形术后发音功能的恢复尚无满意的解决方案，重建良好的发音功能与宽敞的通气道是临床工作中仍须研究解决的一对矛盾。

（1）声门狭窄和声门下狭窄：相对局限的声门或声门下狭窄黏膜下切除瘢痕后，通常可将上下切缘的黏膜稍加松解后直接缝合消除创面。如缝合时张力稍大，则可将黏膜瓣适当旋转，先将后方的创面消除，前方的创面可用胸骨舌骨肌筋膜瓣修复。喉侧壁较大的黏膜缺损，可选用转门式胸骨舌骨肌皮瓣修复喉侧壁（图4-18-2～图4-18-4）。其基本方法简述如下：颈前正中行垂直皮肤切口，分离颈前带状肌时，一侧颈前皮肤与带状肌不分离。切开喉气管腔切除瘢痕，在颈前皮肤与带状肌连接侧喉气管狭窄旁，按狭窄段所需移植的面积，做略大于所需移植面积的皮肤切口，切开皮下组织到胸骨舌骨肌表面，向外游离周围皮肤及皮下组织，显露出皮瓣周围的胸骨舌骨肌，皮瓣底部与胸骨舌骨肌勿分离。

将皮瓣两侧与胸骨舌骨肌缝合几针，防止分离胸骨舌骨肌时皮瓣脱离。游离带皮瓣的胸骨舌骨肌至能向喉气管腔内翻转180°无明显张力，保留肌肉的起止点勿分离，尽量保护肌肉上的血管。将肌皮瓣翻转180°，皮瓣朝向喉气管腔，修复喉气

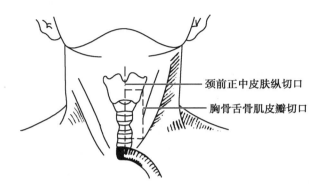

图 4-18-2　喉气管狭窄成形术中采用纵切口

颈前正中皮肤纵切口

胸骨舌骨肌皮瓣切口

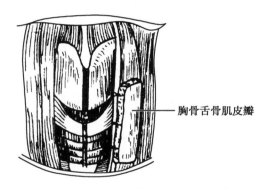

图 4-18-3　胸骨舌骨肌皮瓣制作完成

胸骨舌骨肌皮瓣

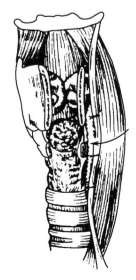

图 4-18-4　将胸骨舌骨肌皮瓣翻转180°修补喉腔缺损

管腔内切除瘢痕后遗留的组织缺损，喉气管腔内可放置 T 形管支撑，严密缝合双侧胸骨舌骨肌，防止漏气形成皮下气肿，关闭喉气管腔。该皮瓣具有双肌蒂，供血好，双肌蒂还起到悬吊作用并随呼吸运动向外牵拉，使重建气道不会塌陷。

临床中也可选用转门式胸骨舌骨肌筋膜瓣消除创面，其操作方法同转门式胸骨舌骨肌皮瓣喉成形术类似，唯一不同的是以筋膜瓣修复创面，而不用携带其表面的皮肤，手术开始时皮肤仍可采用横行切口，并可保留选用颈阔肌皮瓣的余地。转门式胸骨舌骨肌筋膜瓣具有双肌蒂，起到了向外悬吊喉侧壁的作用，使重建气道不会塌陷，既保留了转门式胸骨舌骨肌皮瓣的优点，又减少了成形材料的组织厚度，使喉腔更为宽敞。但双侧胸骨舌骨肌筋膜瓣成形喉时，筋膜瓣前端可相互粘连，使喉腔前后径缩小。为此，笔者常采用会厌下移的方法将双侧胸骨舌骨肌筋膜瓣隔开，会厌喉面具有完整的黏软骨膜，不会与胸骨舌骨肌筋膜瓣产生粘连。会厌下移后同时还可起到加宽喉前壁、增加喉腔左右径的作用。

因此，在声门或声门下狭窄喉成形术中，可常规将会厌下移加宽喉前壁。具体操作为：自甲状软骨上缘切开甲状舌骨膜，剪断会厌前韧带和侧韧带，夹住会厌根部，分离会厌前间隙直到能将会厌向下拉到环状软骨上缘。注意不要损伤会厌舌面黏膜。再将会厌向下牵拉引到环状软骨上缘，会厌喉面黏膜朝向喉腔，固定在两侧甲状软骨板之间（图4-18-5）。

此处应注意，会厌并非直接与甲状软骨板缝合，而是先以胸骨舌骨肌筋膜瓣与喉黏膜纵行切缘缝合将甲状软骨板包裹后，再将会厌与包裹甲状软骨板的胸骨舌骨肌筋膜瓣缝合。因此，胸骨舌骨肌表面的筋膜一定要保护好。否则，如果胸骨舌骨肌表面缺失了筋膜，会厌与胸骨舌骨肌缝合时，可造成肌肉的纵向撕裂。但在某些瘢痕严重的患者，尤其是经历过多次手术的患者，甲状软

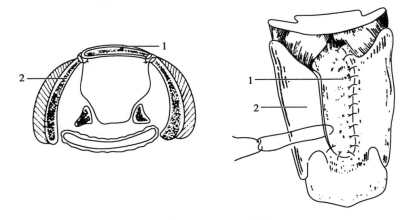

1. 下移的会厌；2. 甲状软骨板。

图 4-18-5　会厌喉狭窄成形术

骨外侧瘢痕较多，且胸骨舌骨肌有时亦可有轻度的瘢痕化，此时，裂开的甲状软骨板向中线闭合的力量较大。喉侧壁前端很容易产生粘连，即使用会厌将喉侧壁前端隔开，由于会厌软骨的支撑力有限，在术后拔除扩张子后部分患者中会厌会因侧方的压力发生弯曲前移，使喉侧壁前端相互接触而粘连。此种情况下可将成形喉侧壁的胸骨舌骨肌与同侧的胸锁乳突肌缝合，利用胸锁乳突肌的张力将喉侧壁向外拉开，再以会厌修复喉前壁，则管腔多可获得明显扩大，且能保持长期稳定的通气道。

有国外学者认为，如会厌移植固定比较好，喉气管腔宽敞，可以不用支撑器，或可缩短支撑器的放置时间。山东大学齐鲁医院自 1982 年应用会厌下移整复喉狭窄以来，术中喉腔内不放或仅放置内填充海绵的橡皮指套扩张子 15 天，取得了较好的治疗效果，明显缩短了治疗周期，减少了患者的痛苦。会厌具有完整的黏膜衬里，可重建软骨支架，其形状和弯曲度均较适合于成形喉前壁。下移会厌因有完整的喉黏膜及舌会厌襞可得到充分血供，即使严重外伤或反复手术造成颈部严重瘢痕的患者，会厌也不易缺血坏死。对喉气管软骨支架严重损伤者，可利用胸骨舌骨肌做支架，将肌筋膜翻入其内侧做衬里，下移会厌嵌于双侧胸骨舌骨肌之间成形新喉，同样可获得满意效果。

声门或声门下狭窄瘢痕切除后，如喉侧壁创面较大，喉前后径足够深，也可选用颈阔肌皮瓣修复创面。颈阔肌皮瓣的优点是容易成活，且不易与对侧发生粘连，即使甲状软骨板严重受损，也可以胸骨舌骨肌作为支架来成形喉侧壁。因此，瘢痕的切除可不受限制，大范围切除瘢痕后可使喉腔足够宽敞。但颈阔肌皮瓣的大小应适当，如肌皮瓣太大，可在一定程度上阻塞喉腔，反而影响气道的宽敞。双侧声门旁间隙瘢痕严重增生者，在切除双侧声门旁间隙后，可用双侧颈阔肌皮瓣修复创面。其具体方法为：以颈前横形切口为界，一侧肌皮瓣位于上方，对侧肌皮瓣位于下方，二肌皮瓣的蒂位于两侧（图 4-18-6）。

将此二肌皮瓣边缘分别与同侧喉腔侧壁缺损边缘缝合修复创面，放入扩张子后，于每侧肌皮瓣

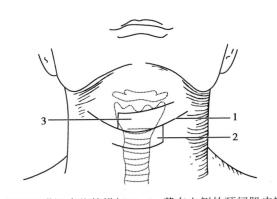

1. 经环甲膜沿皮纹的横切口；2. 蒂在右侧的颈阔肌皮瓣；
3. 蒂在左侧的颈阔肌皮瓣。

图 4-18-6　双侧颈阔肌皮瓣切口示意图

相当于前联合的外侧 0.5cm 处行垂直切口,仅半切皮肤,自切口向内侧切制半厚皮片,形成创面,将双侧半厚皮片对位缝合关闭喉腔,再将双侧肌皮瓣根部切取皮片的皮肤断缘处于颈中线拉拢缝合。由于皮瓣之间不会产生粘连,故经支撑物短期扩张使肌皮瓣肌层与喉内创面愈合后,术后喉气管腔多可保持稳定宽敞的气道。

严重的跨声门狭窄临床上也可采用舌骨瓣移植来加宽喉前壁。舌骨瓣分两种,即带骨膜的舌骨瓣和带胸骨舌骨肌蒂的舌骨瓣(图 4-18-7～图 4-18-10)。后者供血较前者为好。由于舌骨质地较硬,可用电锯切取骨瓣。长段狭窄可切取较长段的舌骨瓣,肌蒂可包括胸骨舌骨肌和肩胛舌骨肌,将舌骨瓣沿其长轴纵行放置加宽喉前壁。如狭窄段不长,

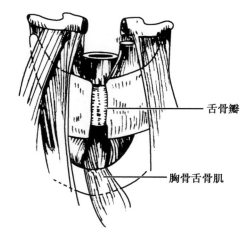

图 4-18-9　带骨膜游离舌骨瓣加宽喉前壁

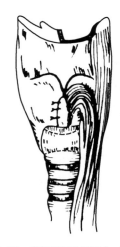

图 4-18-10　带肌蒂舌骨瓣加宽喉前壁

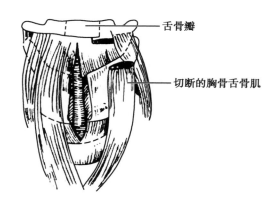

图 4-18-7　游离带骨膜舌骨瓣

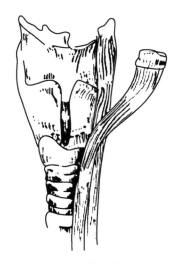

图 4-18-8　带肌蒂舌骨瓣

可将舌骨瓣横行放置。植入舌骨瓣时,须先将已切断的一侧胸骨舌骨肌瓣移到两侧甲状软骨板之间缝合固定,作为喉腔前壁的衬里,再将舌骨瓣上钻 2 个孔,与两侧甲状软骨板以不锈钢丝缝合固定。此种方法的缺点是舌骨瓣容易移位,固定不好往往达不到扩大喉腔的作用。

严重的跨声门狭窄手术中,另一种常用的加宽气道的方法是肋软骨移植术。适用于较长段的喉狭窄,瘢痕切除消除创面后,喉腔仍不够宽敞者。一般取右侧肋软骨融合部(左侧肋软骨有保护心包的作用,不宜采用),保留其前面的软骨膜,适当修剪后,将软骨膜朝向喉腔,嵌在甲状软骨之间,缝合肋软骨时要穿透肋软骨及甲状软骨板,将

缝线先一一穿好,最后同时打结,既不影响术中视野,又可良好定位。为防止肋软骨感染,肋软骨两末端不可暴露,须以软组织覆盖。这种方法的优点是可不用或仅短期用支撑物,肉芽生长少,拔管早,疗效高。但因游离肋软骨血供及抗感染力差,可发生缺血性坏死,较长较大的肋软骨块也易缺血坏死。因此,对于放疗后皮肤血液循环较差者或瘢痕体质较重者不宜用肋软骨。

以上几种方法可适用于声门或声门下狭窄。单纯的声门下狭窄还可采用胸锁乳突肌骨膜瓣喉成形术或声门下切除甲状软骨气管吻合术。胸锁乳突肌骨膜瓣喉狭窄整复术适用于声门下狭窄或气管狭窄。肌骨膜瓣的制作方法为:自原平环甲膜的横形切口边缘向下纵行切开达胸锁关节平面,再沿锁骨向外横切达锁骨中、外三分之一交界处。沿颈阔肌深面掀起皮瓣后,暴露胸锁乳突肌下半及锁骨骨膜。胸锁乳突肌胸骨头附着于胸骨柄,此处骨膜与胸骨柄结合紧密且胸骨柄表面不光滑,骨膜不易剥离,故须切断胸锁乳突肌胸骨头,保留胸锁乳突肌锁骨头与锁骨骨膜的连接。

根据需修复的缺损面积大小于锁骨外侧(以左侧为例,自锁骨外侧向内侧看)自其横断面的相当于时钟 7 点处顺时针切开骨膜至 4 点,再于 7 点处向内横行切开锁骨前方的骨膜,将骨膜向上及后下方剥离,锁骨前方的骨膜与锁骨结合紧密,剥离有一定难度,动作应轻柔,防止将骨膜剥破。锁骨上方及后方骨膜较易剥离,只要紧贴锁骨表面剥离,多不易损伤锁骨下血管及肺尖。再于 4 点处向内侧切开锁骨骨膜。此时,须将锁骨骨膜与周围脂肪分离清楚,小心仔细地用剪刀或手术刀切开骨膜,边切开骨膜边将骨膜与锁骨后方的脂肪分离,同时以手指触摸,防止损伤锁骨下血管。只要保持在椎前筋膜前方的层次,多不易损伤到肺尖。

切取骨膜的面积可超出胸锁乳突肌范围之外,将超出肌肉部分的骨膜与胸锁乳突肌间断缝合,以增加骨膜边缘部分的血供,并防止骨膜与骨肉

分离。分离胸锁乳突肌下三分之一,并注意不要过度游离胸锁乳突肌,以保护该肌的供血血管,同时如果过度游离肌肉导致其过于松弛,则对锁骨骨膜失去了牵拉作用,使其在初期尚未骨化时随吸气的负压而塌陷入喉气管腔。胸锁乳突肌游离完成后,将锁骨骨膜瓣牵向喉前壁,喉腔内放置内填充海绵的橡皮指套扩张子,再将骨膜边缘与喉前壁缺损边缘紧密缝合。裸露的锁骨可用其周围的脂肪包绕覆盖。

由于胸锁乳突肌胸骨头附着的骨膜未予应用,根据胸锁乳突肌起始部两个头的可分离性,可设计单头胸锁乳突肌骨膜瓣,即仅含锁骨头的胸锁乳突肌骨膜瓣。术中胸锁乳突肌胸骨头不予切断,而是与锁骨头分离,因胸锁乳突肌的胸骨头肌纤维位于内侧浅层,而锁骨头肌纤维位于外侧深层,故携带骨膜瓣的锁骨头可从胸骨头的深面转移至喉前。由于保留了胸锁乳突肌的另一个起始部,胸锁乳突肌功能不致完全丧失,可维持颈部正常的外观,防止术后歪颈的后遗症。

胸锁乳突肌骨膜瓣喉狭窄成形术的优点在于:①带蒂骨膜瓣有良好的血液供应,不易感染坏死;②骨膜质地柔韧,易成形,可严密修复喉裂口;③远期效果好,骨膜瓣移植后可生成骨质,可提供稳定的呼吸道;④骨膜瓣的切取与喉气管在同一术野,操作方便,损伤较小。胸锁乳突肌骨膜瓣本身支撑力较小,应用时主要发挥其加宽气道的作用,而不能依靠其支撑气道发挥支架的作用,故支撑物的放置必不可少。

严重的声门下狭窄或闭锁如环状软骨弓及声门下结构破坏较重,不能用一般方法整复者,也可将狭窄段切除,行甲状软骨气管吻合术(图 4-18-11,图 4-18-12)。

切除声门下区狭窄段时应注意避免损伤气管两侧的喉返神经,一般于环状软骨板及环甲关节前方行声门下结构的切除多较安全。可切除声门下区包括环状软骨弓及环甲膜,并于黏膜下切除

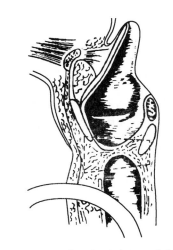

图 4-18-11　楔形切除声门下狭窄区

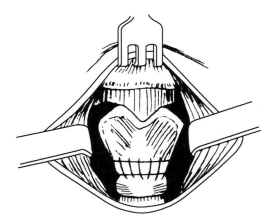

图 4-18-12　将喉与气管作对端吻合

环状软骨板前方的瘢痕组织，游离上提气管，注意保护气管两侧的供血血管，吻合时先撤去垫肩保持头前屈位，再将气管后壁与残留的环状软骨板吻合，前部与甲状软骨板吻合。先缝合后部，继向两侧，最后吻合前面。最好将缝线预置好，然后从后向前依次打结。多数情况下，声门下不必全周环截，只行声门下区前部的楔形切除即可。

（2）声门上狭窄：由于声门上狭窄可存在会厌与喉体的脱离以及会厌根部的后移，因此，喉前庭前方的瘢痕切除后，须将会厌根向前缝吊于甲状软骨板，使喉上口扩大。会厌与咽壁粘连者，分离粘连后，应将会厌边缘缝合，消除创面，避免再次粘连的发生。患侧杓会厌襞内移者，可使喉上口缩小，须将杓会厌襞向外上吊于甲状软骨板。为

防止术后出现进食误咽，可将甲状软骨板向上悬吊于舌骨上，使喉上口与舌根靠近。同时对杓会厌襞和杓区附近的瘢痕充分切除，并以梨状窝黏膜覆盖，否则喉上提后，会厌可向后倾，与喉上口两侧多余的黏膜皱襞靠近而堵塞喉上口。

对于既往有手术史的患者，有时可因黏膜的错位缝合而形成较多的黏膜皱襞堵塞喉上口，部分患者还存在喉上口的扭转而使吞咽过程中喉上提时喉口封闭不严。此时应将错位缝合的黏膜沿原缝合线切开，展开错位所形成的黏膜皱襞，重新按原位对好缝合。缝合时注意新喉口两侧黏膜应对称缝合，否则可再次形成喉口偏斜。对于咽侧进路和咽前进路者，关闭下咽后，须用颈前肌进行加固缝合，并妥善放置引流。

6. 喉狭窄成形术中支撑物的放置问题　支撑物的放置应根据成形术的特点进行选用。支撑物可固定喉腔成形材料防止其移位，能减少肉芽组织的增生，促进创面愈合，可减少成形材料下组织液的积聚，有利于修复材料与其外侧组织尽早贴附愈合。同时，由于术后创面愈合过程中会再次出现瘢痕增生，支撑物可通过对周围组织的压迫而减少瘢痕的增生，待到瘢痕组织不再继续增生而相对稳定后，再拔除支撑物，可维持相当于支撑物大小的气道的长期稳固。多数学者主张喉狭窄成形术后应视情况在喉腔内放置支撑物进行长期扩张。目前临床上应用较多的支撑物是硅橡胶 T 形管。通过 T 形管的长期支撑，成形后的喉腔多可维持较宽敞稳定的气道，目前在临床上应用较广泛。因 T 形管的放置时间多较长，往往需 6 个月到 1 年，患者痛苦较大，如 T 形管主管两端不光滑可损伤黏膜，产生肉芽，形成新的狭窄。

近年来，学者们通过研究发现，某些喉狭窄成形方法也可不放扩张子或仅短期扩张，如肋软骨或会厌喉狭窄成形术等。山东大学齐鲁医院自 20 世纪 80 年代即开始采用会厌与胸骨舌骨肌筋膜瓣联合整复声门狭窄，以胸锁乳突肌骨膜瓣联合胸骨

舌骨肌筋膜瓣整复声门下及气管狭窄,跨声门狭窄可采用多种方法联合整复。术中多采用内置海绵的橡皮指套扩张子进行喉腔的扩张(图4-18-13)。术后15天即可拔除扩张子,拔管率仍较高,且大大减轻了患者的痛苦。

【术后处理】

1．喉狭窄患者术后多带有气管套管,术后需保持气管套管通畅,严防套管阻塞或脱出。应定期吸痰,并强化无菌观念,围手术期加强气道湿化,并保持适宜的室内湿度和温度,定期清洁内管及更换外管。

2．硅橡胶T形管护理,要求于患者麻醉清醒后,应立即将T形管支管堵塞,让患者自口鼻呼吸。如不堵支管,管内易结痂造成呼吸困难。患者术后痰较多,须经常吸痰,吸痰时应将T形管的支管向上倾斜,方可使吸痰管易于进入下呼吸道。

3．术后1～2天禁食,静脉补液,第2～3天开始进行鼻饲饮食,1～2周后可拔除鼻饲管经口进食。全身应用抗生素。有消化道应激性溃疡出血或胃液反流时,及时应用抑酸药物。

4．根据切口情况,术后每天换药或隔天换药。换药时务必将皮瓣下的积血自引流条处挤出。根据引流量决定引流条拔除时间。注意观察切口有无感染,发现切口附近皮肤红肿或有波动感时,及时处理。可拆除数针,以抗生素冲洗切口。形成

咽瘘时,及时敞开引流,每天1～2次换药。

5．患者有剧烈咳嗽时,应及时应用止咳药,寻找原因,积极处理。否则,可在颈前形成皮下气肿,最终导致切口感染。

6．患者多次手术者,颈前皮肤供血较差,可延迟切口拆线时间。

【并发症及其防范】

1．呼吸困难 支撑器为T形管时,如术后未及时将支管堵塞,则可造成管腔内结痂。一旦出现,视情况可给予气道湿化,气管镜下清除结痂,重新堵塞支管,情况紧急者应立即拔除T形管。

2．皮下气肿 喉裂开切口缝合不严,术后呛咳或肺部感染导致剧烈咳嗽可引起皮下气肿。术中缝合关闭喉裂开切口时,应仔细、严密,颈阔肌皮瓣下引流条应放置妥当,换药时应注意将皮瓣下积血尽量挤出,以促使皮瓣尽快与深部的封套筋膜粘连愈合。此外,还应加强抗感染治疗,及时给予止咳药。喉腔内放置橡皮指套扩张子的患者,皮下气肿多发生于扩张子抽出后,由于剧烈咳嗽,使喉裂开切口缝合处裂开,此时皮下气肿多为喉前局限性气肿。可穿刺抽出气体并在喉前适当加压包扎。如喉腔内放置T形管,由于T形管与喉腔周围组织之间可存在缝隙,皮下气肿可发生于切口拆线前,此时可将颈部皮肤缝线拆除1～2针,并注意加压包扎。

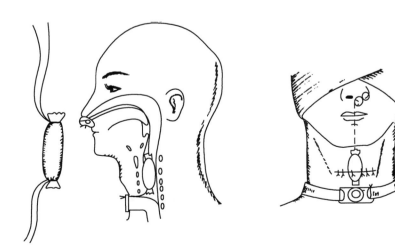

图4-18-13 用橡皮指套内装海绵制成的扩张子放入喉腔支撑固定

3. 咽瘘 声门上狭窄行咽侧切开术时，如术中关闭咽侧切口时缝合不严，或局部黏膜供血较差，可出现切口感染并形成咽瘘。术中缝合咽侧切口黏膜时，应注意对称缝合，防止错位缝合的出现。黏膜吻合口外侧，须以胸骨舌骨肌或甲状腺侧叶加固缝合，同时也起到消除无效腔的作用，并在此处放置引流。一旦出现咽瘘，应尽早敞开切口充分引流，并加强换药，才能促使咽瘘早日愈合，较重的咽瘘须手术修补。对于反复发生的小咽瘘，须行大切口，充分暴露各组织层次，向内寻找到咽瘘发生的黏膜层，再将黏膜重新仔细对位缝合。

4. 喉瘘 声门或声门下狭窄行喉裂开时，术后有时可出现皮下气肿，如处理不及时，可造成切口感染形成喉瘘。此外，多次手术者，由于组织供血差，移植物坏死排出，也可发生切口感染形成喉瘘。通过加强换药，喉瘘多可闭合，须行手术修复者甚少。

5. 喉腔再狭窄 严重的喉狭窄术后可能发生喉腔再狭窄。原因可能有：移植物感染坏死、被吸收、排出或移位；喉腔支撑物固定不良，导致过早移位或脱出，使喉腔发生粘连，或成形材料堵塞于喉腔，喉腔内瘢痕再次向腔内增生形成缩窄；成形后的喉腔未足够宽敞，支撑物放置时间不足，瘢痕持续增生使气道不能保持长期稳固；T形管末端不光滑，刺激喉腔产生新肉芽；黏膜缝合处产生肉芽，肉芽大者可阻塞气道，形成新的瘢痕狭窄；门下与气管吻合处发生瘢痕增生环形狭窄。狭窄不严重者，可在显微支撑喉镜下以息肉钳摘除肉芽或以二氧化碳激光切除增生的瘢痕；如狭窄较重，则须重新行开放性手术。

6. 误咽 误咽的出现可有以下几种情况。

（1）有些患者术后下咽仍不够宽敞，吞咽时食团经过下咽时不能迅速顺利地进入食管，吞咽过程结束，喉体已下降后，下咽部仍有食团存留，从而进入喉口，引起呛咳。

（2）有过多次手术史的患者，由于颈部瘢痕广泛，喉体固定，吞咽时喉体不能充分上提。这样一方面导致吞咽时喉口相对低于梨状窝口，舌根及会厌对喉口的遮盖作用减弱，再加之部分患者杓状软骨固定，喉黏膜感觉功能减弱等因素，误咽就比较容易发生；另一方面，在吞咽时，由于喉体不能上提，下咽腔相对拉长变窄，较大的食团经过咽腔时，不能顺利下行，而使部分食物进入喉上口。

（3）T形管主管上端超出喉上口，影响会厌活动，进食时会厌及舌根不能充分覆盖T形管上端，而引起严重误咽。

（4）声门上狭窄手术中由于喉与下咽黏膜缝合时双侧黏膜缝合不对称，使喉上口发生偏斜，造成吞咽时喉上口关闭不严，导致严重误咽。

在临床中应注意以下几点：①手术中注意喉返神经的保护。尤其是行甲状软骨气管吻合术中分离气管断端时，应特别注意保护气管旁的喉返神经，通常不要刻意解剖出喉返神经，因为手术操作本身造成的瘢痕很容易引起迟发性喉返神经麻痹。②喉体固定者，嘱患者反复练习吞咽动作，提高喉体与吞咽动作的协调功能。患者术后进食时要注意小口进食，以减少误咽。③对于双侧声带固定者，可上提喉体固定于舌骨，使声门与舌根靠近，如此则在吞咽时舌根可将喉口覆盖，从而避免呛咳的发生。④喉上口偏斜者，须重新切开整复。⑤T形管位置过高者，须在支撑喉镜或直接喉镜下将过长的T形管主管上端切除一段。

（张立强）

第十九节 喉癌手术治疗的概况和晚期喉癌喉功能保留的手术极限

一、喉癌治疗简史

喉癌的有效治疗开始在19世纪。1873年，奥地利Billroth做了第一例喉全切除术。1896年德

国 WK Roentgen 发现 X 线。到 20 世纪初，用 X 线
放射治疗机治疗喉癌，可以有 20% 的治愈率。化
学治疗药物应用开始在 20 世纪后半期，因二次世
界大战的事故而在意大利港口引发运输船装载的
氮芥弥散，造成大量居民中毒。以后科技人员利
用事故资料，经过实验室工作而开始发现化学药物
可以治疗淋巴瘤；也有人曾经只用化疗药物来治
疗喉癌，5 年生存率只有 6%，不能满足临床需要。

　　到 21 世纪初，肿瘤治疗已经百花齐放。但
据美国统计报告，各类癌症的有效治疗只能达到
60% 的 5 年生存率（国内不全面统计报告为 30%
左右）。喉鳞状上皮癌的治疗，以 5 年生存率来比
较：I 期及 II 期病变，在喉功能保存前提下，应用
外科或放射治疗有同等疗效（5 年生存率在 80%～
90%）；但对 III 期及 IV 期病变，应用外科治疗后生存
率优于放射治疗；只是有一部分患者术后喉功能
丧失。放疗疗效稍差，但喉功能保全概率大。21
世纪以来，临床科研发现放疗同步加用化疗，比单
纯放疗可以提高 5 年生存率 10%～15%。头颈肿
瘤界因此兴起喉癌治疗中加用化疗的热潮，一部
分原因是药厂的鼓励。但化疗应用不当后常常造
成一些全身并发症，患者甚至需要长期应用胃造
瘘进食。有一些美国的化疗科医师鼓吹用化疗药
物和放疗来代替外科致残性手术。至今临床试验
已 20 余年，同步化放疗可以比单纯放疗可以提高
喉癌 5 年生存率 15% 左右。但患者有危险要长期
承受化疗副作用。

二、喉癌治疗的特点和疗效

　　喉癌的有效治疗有两类：放射治疗或外科手
术。早期病变（I～II 期）用放疗或手术治疗，可以
有较高机会获得长期生存率。但是应用放疗治疗
的时间长，费用贵。剂量高的时候，有晚期颈部放
疗反应。手术主要有两类：用腔镜下经口腔用激
光治疗或经颈部做开放手术。早期病变激光治疗
用时短，效果好。喉癌 III 期及 IV 期病变，单独用放

射治疗（或放化疗）控制性差；应该应用外科治疗，
间或配合加用放疗（或同步化放疗）。

三、晚期喉癌喉功能保留的手术极限

　　从喉癌临床治疗方法整体判断，外科治疗后
生存率优于放射治疗，但是除了早期病变手术后可
以保留喉功能外，晚期患者因需要喉全切除而术
后患者致残，要经颈部气管造瘘口呼吸，不能正常
语言交流，但可以通过语言治疗师协助学习食管
发音。那么，什么时候喉癌外科手术后可以保留
喉功能？肿瘤医师首先要考虑根治肿瘤、保全生
命。但同时尽可能要改善手术方式，保留喉功能。

四、晚期喉癌治疗——喉癌根治与喉功能保留矛盾和解决

　　喉癌 III 期及 IV 期患者外科治疗应用喉全切除
术的肿瘤根治效果较好，但其中有一部分晚期喉
癌，还可以在切除肿瘤组织、不违背肿瘤外科原则
的前提下，保留一部分喉正常组织，用以修复一个
基本维持喉功能（不影响呼吸、语言、进食）的喉
体。几十年来，喉科专家对晚期喉癌的控制发展
有以下两类手术，可以保留喉功能的同时，不影响
患者生存率。

　　1. 喉环状软骨上部分切除　从舌骨上或从一
侧梨状窝进入下咽，仔细观察喉内肿瘤范围，切除
后将残留喉组织，环状软骨与舌根（或舌骨）对合
（吻合），封闭喉腔。这是从法国引进的，这一类手
术要求保留环状软骨。但近年来，有报告手术可
以扩大到环状软骨切除，将气管上提吻合到舌根，
也可以保留喉的吞咽保护和呼吸作用。

　　**2. 声门上型喉癌的喉水平切除＋垂直部分切
除术**　声门上型喉癌的喉水平切除＋垂直部分切
除术也称喉四分之三切除术。系 Miodonski 于
1962 提出，1965 年美国 Ogura 进一步报告，中国医
学科学院肿瘤医院头颈外科 1979 年开始应用，总
共 76 例，III 期 56 例，5 年生存率 84.3%。

以上两类手术是喉大部分切除后可以保留喉功能的极限。这两类手术（喉环状软骨上部分切除术及喉水平垂直部分切除术）切除范围基本相同，都要求保留一个可以活动的声带，但修复方法不同，各有特点。头颈医师各有爱好，均有应用。

（屠规益）

第二十节　喉保留策略在喉癌治疗中的应用

一、概述

根据美国国立癌症研究所数据库2006—2012年的数据显示，喉癌患者的预估5年生存率仅为60.7%，这一数据在过去几十年中无明显变化。局限期（limited）病变（T_1、T_2）患者的治愈率可达80%～90%，但多数患者诊断时已属于晚期（advanced）病变（T_3、T_4）或淋巴结转移，其生存率通常仅为50%。SEER（surveillance，epidemiology，and end results）数据显示，2004—2009年间Ⅲ期、Ⅳ期喉癌患者的总生存率较2004年有明显提高，但5年生存率仅为44%。该指南于2017年完成，2018年在期刊发表（简称2017年版）。该指南更新将T_1、T_2病变称为局限期（limited stage），T_3、T_4病变称为晚期（advanced stage）。现将《喉保留策略在喉癌治疗中的应用——美国临床肿瘤学会临床实践指南更新》中的推荐简介如下。

二、T_1/T_2喉癌的喉保留治疗

1. 至少在初治时，对所有的T_1和T_2级喉癌患者的治疗都应以保喉为目的（保持2006年版不变）。

2. T_1/T_2喉癌可以进行放疗或保喉手术，二者治疗后生存率差异无统计学意义；治疗方案的选择取决于患者个人因素、当地医疗机构相关专业的水平、生命支持及康复治疗的可行性。由于联合治疗可能会损害喉功能，因此应尽力避免手术与放射治疗相结合的治疗模式。单一手段治疗对局限期浸润性喉癌有效（保持2006年版不变）。

3. 基于回顾性研究，初次治疗采用喉保留手术的患者，喉保留成功率优于放射治疗的患者，然而，这可能取决于患者选择的因素。对经验丰富的术者，内镜切除作为首选，除存在肿瘤暴露问题或内镜入路存在安全问题外，内镜切除较开放式喉部分切除术疗效相等或更好（2017年版新增；类型：循证；利大于弊；证据质量：中等；推荐强度：中等）。

4. 以保留喉为目的，采用手术切除原发肿瘤，切除范围应达到取得无瘤切缘的目标。预计在手术后采用放射治疗处理邻近肿瘤的切缘、受累及的切缘和广泛不典型增生的手术方案是不可取的（2017年版更新；类型：循证；利大于弊；证据质量：强；推荐强度：高）。

5. 对于放疗后局部复发的肿瘤，可以通过保留器官的手术予以挽救，但很大比例的患者，尤其是T_2病变患者，有必要行喉全切除术（保持2006年版不变）。

6. 放疗和化疗联合治疗可用于以下经过选择的局限期病变患者的保喉治疗：①不宜手术的或深度浸润的T_2级病变；②T_2N_+级病变；③行喉全切除术可能是唯一手术选项的患者；④预期喉保留术后喉功能不满意时；⑤不具备外科手术技术条件时（保持2006年版不变）。

7. 局限期喉癌的治疗包含广泛的临床问题。临床医师在推荐局限期喉癌治疗方案时须进行判断。对于一个特定的患者而言，可能对治疗方案的选择造成影响的因素包括肿瘤：肿瘤累及范围和肿瘤体积，声带活动情况，前联合是否受累，淋巴结转移情况，患者年龄、职业、治疗前的嗓音情况和吞咽功能，患者对治疗偏好和顺应性，以及可提供的放疗或手术治疗的专业技能。最佳的疗效需要专业能力、判断和专业技术。实施不良的开放手术、内镜手术或放疗会提高复发风险，为控制肿瘤

须增加额外的治疗方式（2017年版更新；类型：循证；利大于弊；证据质量：中等；推荐强度：中等）。

三、T$_3$/T$_4$喉癌的喉保留治疗

1．器官保留手术、联合放化疗和单独放疗（均以进一步手术为挽救方法），在不影响总体生存率的情况下为喉保留提供了可能。对于特定患者而言，这些治疗方式的预期保喉成功率、相关不良反应、适宜性会有不同。治疗方案的选择将依患者个人情况而定，包括年龄、合并症、偏好、社会经济因素、当地的专业知识以及可提供的支持及康复服务（2017年版改写）。

2．对经选择的范围广的T$_3$病变或肿瘤较大的T$_{4a}$病变和/或治疗前喉功能不良的患者，喉全切除术可获得比器官保留手术更高的生存率和更好的生存质量，喉全切除术或许为首选治疗方案（2017年版新增；类型：循证；利大于弊；证据质量：高；推荐强度：强）。

3．所有患者均应进行多学科评估，以确定其适合实施喉保留手术，并应将这些治疗方案告知患者。与喉全切除术和适当的辅助治疗相比，没有任何喉保留手术更具有生存优势（保持2006年版不变）。

4．少数T$_3$或T$_4$原发部位的病变适用于专门的器官保留手术，如环状软骨上喉部分切除术。增加术后放疗会对喉功能造成损害。除临床试验外，不建议在器官保留术前进行诱导性化疗（2017年版更新；类型：循证；利大于弊；证据质量：中等；推荐强度：中等）。

5．虽然急性不良反应发生率更高且总体生存率并无明显改善，但与单纯放疗或诱导化疗后放疗相比，同步放化疗能够显著提高喉保留的机会。现有的最佳证据支持在这种情况下顺铂为首选药物（2017年版更新；类型：循证；利大于弊；证据质量：强；推荐力度：高）。

6．目前还没有明确的证据证明同期放化疗前

增加诱导化疗，或采用超分割放疗的同期放化疗可提高生存率或改善喉功能保留效果（2017年版更新；类型：循证；利大于弊；证据质量：中等；推荐强度：中等）。

7．对有喉保留治疗愿望，但不适合行器官保留手术或放化疗的患者来说，单纯放疗为一种合适的治疗方法。采用后一种方法者，当纳入及时的挽救性手术时，生存率与放化疗相似，但喉保留的可能性较低。

四、区域性颈淋巴结治疗

1．大多数T$_1$或T$_2$级声门癌且临床颈部淋巴结阴性（N$_0$）患者无须常规行选择性针对的颈部治疗（保持2006年版不变）。

2．晚期声门型喉癌患者及所有声门上型喉癌患者，即使临床N$_0$，应行选择性颈部治疗（保持2006年版不变）。

3．颈部区域淋巴结受累（N$_+$）患者，接受过完整可靠的放疗或放化疗，有完整的临床、放射和代谢成像（治疗后12周或以上的正电子发射计算机断层显像检查）者，不需要行选择性颈清扫术（2017年版更新；类型：循证；利大于弊；证据质量：强；推荐力度：高）。

4．颈淋巴结可疑摄取氟-18脱氧葡萄糖的患者应行颈清扫术。应与患者讨论等待观察和手术的风险与代价（2017年版更新；类型：以证据为基础；利益大于危害；证据质量：强；推荐强度：高）。

5．对临床颈淋巴结受累的患者，手术切除原发病灶的同时应行颈清扫术。若存在不良特征，则具有辅助同步放化疗的指征（保持2006年版不变）。

五、预测提高喉保留成功率的方法

1．没有任何确认有效的标志物能一致地预测喉保留治疗的效果；然而，无喉功能患者（如广泛的T$_3$或T$_{4a}$病变）或肿瘤突破软骨侵入周围软组织的喉癌患者认为属喉保留治疗的不适宜人选。这

种情况下一般建议以喉全切除术为初次手术（2017年版更新；类型：循证；利大于弊；证据质量：中等；推荐强度：中等）。

2. 为患者拟定个性化治疗方案需要多学科团队的评估，还要考虑患者语音和吞咽功能、伴随疾病、心理社会状态和偏好，以及所在地医疗水平。多学科团队应包括外科肿瘤学、内科肿瘤学、放射肿瘤学、言语病理学、放射病理学、病理学、护理学、营养学、心理学和各种康复服务，包括牙科及修复学、戒烟，以及疼痛治疗、社会心理支持等其他辅助性的服务（2017年版更新；类型：循证；利大于弊；证据质量：中等；推荐强度：中等）。

3. 持续吸烟与治疗后疗效不良有关。应鼓励患者在诊断后戒烟，有必要在治疗过程中和治疗后进行监控和推荐戒烟项目（保持2006年版不变）。

六、评估气道通气、发音及吞咽功能的最佳方法

1. 作为综合性治疗前评估的一部分，所有患者都应接受语音和吞咽功能、语音（使用和要求）的基础评估，并就所选择的治疗方案对语音、吞咽功能和生活质量的潜在影响进行咨询（2017年版新增；类型：循证；利大于弊；证据质量：中等；推荐强度：中等）。

2. 治疗前语音和吞咽评估应确定肿瘤体积、范围及病期对治疗后的语音和吞咽功能的效果的影响（2017年版新增；类型：循证；利大于弊；证据质量：中等；推荐强度：中等）。

3. 应使用仪器、体力状态、生存质量评估语音、吞咽功能指标评价治疗前、后的功能。常规的评估方法包括自我记录和/或专家评分的语音质量测量、语音相关的生存质量工具、电视频闪喉镜、放射学（透视）检查或电子纤维喉镜下评估吞咽功能，以及饮食评估等（2017年版新增；类型：循证；利大于弊；证据质量：中等；推荐强度：中等）。

（孙　彦）

第二十一节　喉垂直部分切除术

【概述】

根据病变范围的不同，声门型喉癌的手术方式也各有不同。2014年《中华耳鼻咽喉头颈外科杂志》编委会、中华医学会耳鼻咽喉头颈外科分会头颈外科学组的《喉癌外科手术及综合治疗专家共识》对声门型喉癌保留喉功能手术方式的选择有如下建议：①支撑喉镜下暴露不佳的 T_{1a} 或 T_2 声门型喉癌，可选择喉垂直部分切除术。② T_{1b} 声门型喉癌，可选择喉垂直部分切除术。③ T_2 声门型喉癌向前累及前联合者，可选择喉垂直部分切除术。④ T_3 声门型喉癌，肿瘤累及半喉，声带固定，可选择喉垂直部分切除术。⑤ T_3 声门型喉癌，肿瘤累及一侧半喉及前联合、对侧声室带前端，一侧声带固定，对侧声带活动正常，可选择喉次全切除术。也可选择环状软骨上喉部分切除环-舌骨-会厌固定术（supracricoid partial laryngectomy-cricohyoidoepiglottopexy，SCPL-CHEP）。⑥ T_4 声门型喉癌，肿瘤位于前联合，仅累及双侧声室带前端，甲状软骨前半受累，喉腔后部未受累，至少有一侧杓状软骨活动正常，选择喉垂直次全切除术。也可选择 SCPL-CHEP 或环状软骨上喉部分切除环-舌骨固定术（supracricoid partial laryngectomy-criohyoidopexy，SCPL-CHP）。⑦另外，T_{1a} 声门型喉癌伴有前联合受累、T_{1b} 声门型喉癌伴或不伴前联合受累、单侧或双侧 T_2 声门型喉癌伴或不伴声带固定、部分 T_3 声门型喉癌至少一侧杓状软骨活动好，也可选择 SCPL-CHEP 或 SCPL-CHP。

屠规益 2003 年发表《喉癌手术及颈清扫术命名建议》，其中对声门癌的手术命名包括为：声带切除术（适用于声门型喉癌 T_{1a} 病变，即一侧声带中部癌，前端不到前联合，后端不到杓状软骨声带突）、喉垂直部分切除术（适用于声门型喉癌或声门上型喉癌 T_2，即肿瘤侵及声带和室带，后端不超过

声带突,前端不到前联合;声带活动正常或受限)、喉额侧部分切除术(适用于声门型喉癌 T_{1b},即声带癌,有前联合侵犯,也称"马蹄形"病变)、喉扩大垂直部分切除术(适用于声门型喉癌 T_3,声带和杓状软骨已固定;对侧声带完整)、喉环状软骨上部分切除术Ⅱ型(适用于声门型喉癌 $T_{2\sim3}$)、喉近全切除术(适用于喉癌声门型或声门下型 $T_{3\sim4}$)、喉全切除术(适用于声门上型或声门型喉癌,$T_{3\sim4}$)、喉全切除环咽吻合术(Arslan 或 Vega 手术,适用于喉癌声门型 $T_{3\sim4}$)以及喉次全切除会厌整复术(Kambic-Sedlacek-Tucker 手术)等。其中声带切除术已逐渐被激光手术所代替,称为声带癌激光切除术;喉环状软骨上部分切除术Ⅱ型通常称为 SCPL-CHEP。

王天铎 2007 年主编的《喉科手术学》第 2 版中,将喉声门癌部分切除术分为:①喉裂开声带切除术;②喉垂直前侧位部分切除术;③喉垂直前位部分切除术;④喉垂直前侧位次全切除整复术(喉垂直前侧位次全切除会厌整复术等);⑤喉扩大垂直侧前位部分切除术等。

在喉癌的切除、修复和重建过程中,须融会贯通各种技术和方法,应根据病变的部位、大小、形态、以往的治疗经历、周边组织情况等各方面因素,结合规范的术式进行缜密的计划,认真制订个体化的手术方案,将各种修复和重建方法灵活运用,才能达到"量体裁衣"的要求。

本节主要介绍常用的喉垂直部分切除术、喉扩大垂直部分切除术、喉垂直前侧位次全切除术以及几种常用的修复方法。

喉垂直部分切除术主要适用于声门型喉癌 T_2 病变,即肿瘤侵及声带和室带,后端不超过声带突,前端不到前联合,声带活动正常或受限。某些发生于室带的声门上型喉癌也可采用该手术。切除组织包括甲状软骨裂开、切除声带及室带,有时须切除声带突(图 4-21-1)。

喉扩大垂直部分切除术主要适用于声门型喉癌 T_3 病变,声带和杓状软骨已固定,对侧声带无病

变或仅稍微受侵;向上未超过室带,向下未达环状软骨。切除组织包括患侧甲状软骨的前 2/3、患侧声带和室带、患侧杓状软骨,必要时切除部分环状软骨背板以完整切除环杓关节(图 4-21-2)。喉扩大垂直部分切除术和喉垂直部分切除术的不同点在于:① T_3 病变可能有声门旁间隙侵犯,须切除患侧甲状软骨。②这类病变常常已扩展到声带突,须切除患侧杓状软骨;有时还可能侵及环杓关节,须切除一部分环状软骨。

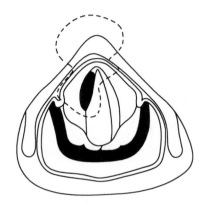

图 4-21-1 喉垂直部分切除术的切除范围

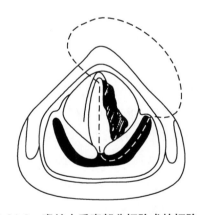

图 4-21-2 喉扩大垂直部分切除术的切除范围

喉垂直前侧位次全切除术适用于声门型喉癌累及一侧声带全长、前联合和对侧声带前 1/3,向声门下扩展前部不超过 1cm(图 4-21-3)。以上病变切除后采用会厌修补的手术被称为 Sedlacek-Kambic-Tucker(S-K-T)手术,该手术的命名和分类并不统一,有人称之为喉次全切除会厌整复术等。从某种意义上讲,可理解为喉扩大垂直部分

切除术的延伸,故本节采用喉垂直前侧位次全切除会厌整复术这一名称。

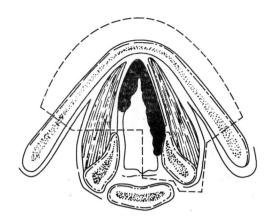

图 4-21-3　喉垂直前侧位次全切除会厌整复术的切除范围

【解剖概要】

1. 声门区　声门上区与声门区的分界为一通过与声带上表面连接处的喉室侧缘的平面。声门区由声带的上、下表面组成,包括前联合和后联合。声门区和声门下区之间,则以声带的厚度为标准计算,因声带前段较薄(2～3mm)、中后段较厚(约 5mm),故其分界线为前段在声带游离缘下 2～3mm 处、中段为声带游离缘下 5mm 处。

陈建志等(2012)采用 CT 扫描图像重建对正常呼吸状态下成人声带进行测量,结果为:前联合厚度男性(3.08±1.59)mm,女性(2.50±1.37)mm;两侧膜性声带平均直线长度男性(15.39±2.46)mm,女性(12.13±2.33)mm;两侧膜性声带直线夹角女性 42.90°±10.97°,男性 38.89°±10.13°;声门气道面积男性(165.79±48.87)mm²,女性(107.02±35.18)mm²。

2. 前联合　位于甲状软骨后方、双侧声带在前方的连接处,由声韧带增厚而成,在前联合处与甲状软骨融合而无甲状软骨内软骨膜。前联合的癌肿常向深部侵入甲状软骨。故侵及前联合的癌灶与一般声带癌不同。有学者手术经中线处裂开甲状软骨进入喉腔,从解剖学角度,这只能在确认癌未侵入甲状软骨时方可应用,否则癌的切除将

不彻底。根据上述前联合处特点,考虑声带腱在甲状软骨内面的附着点宽约 3.0mm,进行前联合手术时,为防止肿瘤侵入甲状软骨,在距甲状软骨中线两侧至少 4.0～5.0mm 断开甲状软骨似乎较为妥当。

3. 声门旁间隙　这是介于甲杓肌内层与甲状软骨之间的间隙。纵行超越声门上、声门区域。前侧方为甲状软骨,后界为梨状窝内侧壁后方黏膜下,喉室及方形膜在其内侧,下方为弹性圆锥及环甲膜所限。在声门上通过会厌前间隙与两侧声门旁间隙相通,向后与梨状窝内侧黏膜相邻,且为杓状软骨、楔形软骨、小角软骨及相邻结缔组织所限。间隙中为肌肉及疏松结缔组织,可受肿瘤侵犯。声门上癌可通过会厌前间隙侵犯声门旁间隙,再经声门旁间隙侵及声门区。喉室或声带癌可直接侵及此间隙。下咽癌中的梨状窝癌也可侵及此间隙。声门旁间隙受累是声带固定的常见原因之一。对声门旁间隙受累的患者要警惕甲状软骨及环甲膜受到侵犯。声门区癌向后侵犯至杓状软骨、环杓关节,造成杓状软骨固定,此类病变行喉部分切除术时须切除部分环状软骨、完整切除环杓关节并配合术后放射治疗。

4. 环甲膜　环甲膜也称环甲韧带,其将环状软骨与甲状软骨相连。郭敏(1987)观察到环甲膜的上下间距个体之间差别较大,男性环甲膜的上下间距为 0.3～1.3cm,中位数为 0.8cm;女性环甲膜的上下间距为 0.3～0.9cm,中位数为 0.4cm。郭敏(1987)研究还表明,男性喉标本中前联合与环状软骨上缘的距离为 1.3～2.6cm,中位数为 1.8cm,最小值为 1.3cm,提示前联合与声带前半部的喉癌于声带膜部下方侵犯不超过 1cm 者一般可以保留环状软骨。康健(1998)观察到 94% 的环甲动脉行于环甲膜前部的上 1/3,仅有 6% 行于环甲膜的中 1/3,因而切开环甲膜时靠近环状软骨上缘,可望避免损伤该动脉。环甲膜前面中部有淋巴结,收纳声门下区和甲状腺的淋巴,喉癌可转移

到该淋巴结，故喉前淋巴结肿大应考虑可能存在喉癌转移。

5. 喉部的动脉供应　喉部动脉供应主要来自左、右侧喉上、下动脉。有研究提示，喉的动脉存在着广泛的吻合。每侧的喉上、下动脉之间的主干延续形成直接的动脉交通吻合；各分支间也存在大量的吻合；在这两个纵向的交通吻合之间，还有大量的分支跨过中线与对侧动脉网交通吻合，形成完整的喉动脉网。这种动脉网的形成充分保障了喉的动脉供应。当任何 1 支或 2 支供应喉的动脉阻塞或闭锁时，正常的 1～2 支动脉完全可以建立起侧支循环，能保证其血供的需求（图4-21-4）。

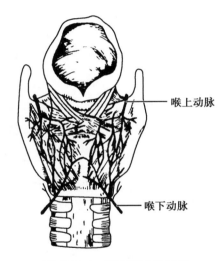

图 4-21-4　喉部的动脉供应

6. 会厌　会厌用于修复喉癌切除后仅残留一侧杓状软骨和双侧甲状软骨后缘的喉次全切除有许多优越性。叶俊（1996）对会厌进行解剖学观测，总结了以下观察。

（1）会厌软骨的纵径较声门裂长约一倍，当喉部分切除后，将会厌软骨背面的组织分离至上缘，切断舌骨会厌韧带和舌会厌韧带而将会厌下移。由于会厌上缘至舌正中系带的长度 17～19mm，松解下移的幅度可达 15～17mm，会厌软骨下端距环状软骨前上缘手术切口下缘 10～12mm。因此，可将会厌软骨下移到位。会厌软骨宽 19～22mm，喉部分切除后，两杓状软骨间 10～12mm。会厌软骨

一侧缘与杓状软骨结构前端缝合，另一侧与去除了杓状软骨的残端缝合，完全可以修复创口，重建声门。

（2）会厌以软骨为支架，厚约 3mm，具有良好的弹性。术后可防止黏膜水肿、肉芽滋生和瘢痕形成，有利于声门通畅。

（3）甲状软骨两侧间（不含软组织）男性约 35mm、女性约 29mm，甲状上切迹至环状软骨板上缘中点间距离男性约 25mm、女性约 22mm，这 2 项指标相当软骨通道的前后径和横径，会厌以软骨侧缘与环状软骨杓区缝合可重建杓状结构，并形成声带裂。另一侧与声带、室带断端缝合。会厌软骨前面可半切开，从而形成前、后径较长的三角声门裂，再造杓状结构、室带及前联合三大声门解剖结构。可调节声门的开大和缩小，使通气、发音恢复到最佳状态，并防止误吸。会厌软骨的宽度和长度完全可以满足重建声门的需要。

（4）营养会厌的血管干和支配神经的主干位于会厌两侧缘与杓会厌交界处。当分离下移会厌软骨时，未伤及其主干，术后血供保证，成活率高。

7. 喉的淋巴系统和解剖分隔　喉内淋巴管在声门上较粗，且多层分布；在声带上淋巴管细而稀，约呈单层。喉内淋巴管分浅层与深层，浅层淋巴管在全喉相通，深层淋巴管则有间隔，左右喉不相通，声门上与声门不相通，这可能由于喉的胚胎发育来自两个原基，声门上来自咽颊原基，声门来自气管支气管原基；左右半喉各自发展而在中线融合。这一解剖特点决定喉内肿瘤在生长的一定时期内局限于一个分隔。声门上区与声门区之间有喉室外角为界，声门及声门下区之间有弹性圆锥为界，这些解剖结构对喉癌扩散起到了屏障作用。在肿瘤发展的一定时期内，声门上区癌不向声门区侵犯。这为喉部分切除术治疗喉癌提供了解剖基础。声门下环状软骨部的血管和淋巴管为全周性交通，因此，声门下喉癌发展后易于呈全周性生长。

喉淋巴汇流至喉外以声带为界有两条通路：声带以上的淋巴管经杓状会厌襞和梨状窝，穿甲状舌骨膜至Ⅱ区；声带以下的淋巴管从声门下、从环甲膜到气管前淋巴结及气管食管沟淋巴结（Ⅵ区）以及Ⅲ区、Ⅳ区。

【术前提示】

1. 电子纤维喉镜检查和活检　电子纤维喉镜检查对观察病变部位、肿瘤的总体表现和生长模式，评估各个解剖亚区的受累情况，以及对手术中精确切除和重建有十分重要的意义。提倡手术者亲自检查，而不是仅仅看打印的报告。电子纤维喉镜结合窄带光成像、动态喉镜等技术，还可直接观察喉内结构、黏膜早期改变及声带活动情况，并通过活检做出病理诊断。尽管喉部鳞状细胞癌占喉部恶性肿瘤的绝大多数，但在最终确定治疗方案前，通过活检病理可获得最可靠的诊断依据。如果临床高度怀疑恶性，需要反复活检。必要时可在显微支撑喉镜下进行活检。

2. 影像检查　了解喉癌侵犯的部位和范围在喉癌的诊断中十分重要，在这方面影像学检查有重要意义。CT 是术前辅助诊断和临床分期的主要评价方法，用于了解声门型喉癌向深部侵犯的范围、发展的方向、是否有软骨破坏以及颈淋巴结转移等。T_1 病变 CT 改变常不明显。CT 诊断喉软骨被肿瘤侵及的标准为：甲状软骨、环状软骨和杓状软骨的溶解、破坏和喉腔外软组织肿块；或环状软骨和杓状软骨（不包括甲状软骨）有增白硬化。当病变累及前联合时，前联合组织增厚，当 CT 显示其厚度超过 2cm 时有诊断价值。病变侵及声门旁间隙时 CT 显示其密度增高。肿瘤向声门下扩展，CT 可显示环甲膜呈不规则增厚。肿瘤向后侵犯杓状软骨、环甲肌及梨状窝时 CT 可显示甲杓间隙增宽，杓状软骨增白硬化。MRI T_2 加权可以敏感地发现会厌前间隙和声门旁间隙的黏膜下受侵，近年来日益受到重视。

3. 甲状软骨后缘的处理　甲状软骨板的后 1/3

为梨状窝外侧壁。研究表明，在杓状软骨和梨状窝未被肿瘤侵犯的患者，保留甲状软骨后缘 1cm 的软骨板，作为成形和修复用并不影响彻底切除肿瘤。保留患侧甲状软骨后缘 1cm 的软骨板，这样既可作为修复组织的支撑，便于形成一定的张力以避免肌筋膜瓣松弛；又可维持梨状窝外侧壁的形态。

4. T_3 声门癌声带固定的问题　Kirchner（1998）通过全器官连续切片研究，发现声门癌患者声带固定大部分是由于癌组织侵及声带肌、肿瘤压迫声带、声门旁间隙受侵、肿瘤沿声带表面生长、后侧声门下浸润、环杓关节周围的炎症和水肿等因素所致，少数系因杓状软骨、环杓关节或环状软骨板受到肿瘤侵犯所致。由于 T_3 声门癌范围较广，为充分保留喉组织和避免肿瘤残留，术中均行各方向黏膜切缘和深部切缘的快速冰冻病理检验。尽管 Kirchner（1998）认为杓状软骨和环杓关节受累尚属少数，但在临床并无可靠的方法判断 T_3 病变是否存在杓状软骨和环杓关节的侵犯，故宜行患侧杓状软骨和环杓关节切除。杓状软骨切除对喉功能影响较大，修复杓状软骨切除后遗的缺损对喉功能的恢复十分重要。

5. 切缘的快速冰冻病理检查　喉部病变及安全边界切除后，均须对黏膜和深部组织的切缘做快速冰冻病理检查，未见到癌残留后方可进行喉腔修复。

【手术操作与技巧】

（一）喉垂直部分切除术

1. 体位　患者仰卧，肩下置以约 10cm 的肩垫，使颈部过伸、头后仰，头部枕一圆枕。肩垫和圆枕的高度根据患者的情况和手术的需要适当调整。

2. 麻醉　采用全身麻醉下手术，根据患者的具体情况可选择：①采用经口气管插管全身麻醉，然后行气管切开术插入麻醉插管，继续进行手术。②先于局部麻醉下行气管切开术，插入带气囊的麻醉插管，然后开始全身麻醉。③采用内径 6～

7mm 的经口气管插管全身麻醉，直至手术完成，术后行气管切开术。若手术前已行气管切开术，则更换为带气囊的麻醉插管后全身麻醉。清醒的气管切开术，患者颇痛苦，若气管插管无困难，以先插管全麻为宜，有学者认为插管可能使喉部肿瘤脱落种植于气管，目前并无足够实据。

气管插管必须妥善固定。气管切开者要将气管导管缝合固定于切口边缘。气管切开术中皮肤切口多采用沿皮纹的横切口；气管前壁的切口以 U 形或倒 U 形较为方便，气管瓣游离端缝以粗线牵拉，便于更换气管套管、防止窒息。

3. 切口和翻起皮瓣　皮肤切口根据需要选择位于环甲膜水平、环状软骨弓下缘水平或环状软骨弓下缘下 2cm 水平，沿皮纹行弧形横切口（图 4-21-5）。切开皮肤、皮下组织和颈阔肌，上方切口沿颈阔肌深面向上分离到舌骨上方水平，将皮瓣固定于手术巾，暴露胸骨舌骨肌和部分胸锁乳突肌表面的筋膜；下方的皮瓣可稍做分离，应避免与气管切开术的术腔相通，若相通则应适当缝合。翻起皮瓣时应避免损伤胸骨舌骨肌表面的筋膜，因该筋膜以及胸骨舌骨肌可能用于喉腔的修复。遇有颈前静脉影响手术时应予结扎、切断，一般不宜只采用电凝止血，以防术后患者咳嗽导致静脉出血。

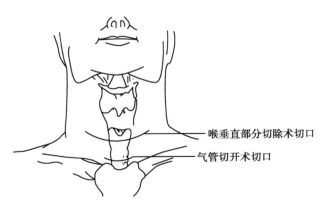

图 4-21-5　气管切开和喉垂直部分切除术的皮肤切口

4. 暴露甲状软骨　沿颈白线切开口分开胸骨舌骨肌，到达甲状软骨膜表面。于正中切开甲状软骨，用细小的剥离器自上而下分离患侧甲状软

骨外膜约 5mm，将分起的软骨膜于患侧胸锁乳突肌正中的断缘缝合，然后继续用剥离器将甲状软骨前 2/3 外骨膜剥离，注意使甲状软骨外软骨膜与胸骨舌骨肌深面相连，形成胸骨舌骨肌软骨膜瓣以备用于喉腔的修复（图 4-21-6）。

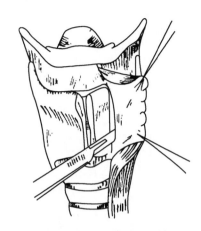

图 4-21-6　胸骨舌骨肌软骨膜瓣的制备

5. 清扫喉前淋巴结　分离喉前的软组织，清除包括淋巴结在内的喉前的结缔组织、甲状腺锥状叶，注意观察有无肿大的淋巴结。若喉前淋巴结肿大，应送快速病理检验，证实为转移时应扩大手术范围。

6. 切开环甲膜　横行切开环甲膜，环甲膜横切口应靠环状软骨弓，将环甲膜切除，必要时可切除一部分环状软骨上缘。经环甲膜切口观察喉腔病变，进一步明确肿瘤侵犯的范围，为以后的手术步骤提供参考。

7. 裂开甲状软骨　偏健侧裂开软骨，一般偏离中线 1～2mm，必要时也可为 5mm，偏向健侧的具体范围应根据术前检查情况和术中经环甲膜观察的所见考虑，如果病变侵及前联合应行更为广泛的术式以求根治。切除健侧声带过多会使声带残留的振动区域过于狭小而影响发音质量。用电锯切开健侧软骨，Dedo（1990）强调锯片的方向要与手术室地面垂直（图 4-21-7）。

8. 切除病变　裂开甲状软骨后进一步观察病变确定切除范围（图 4-21-8）。一般的切除范围包

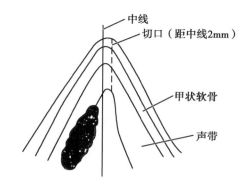

图 4-21-7　偏健侧裂开软骨

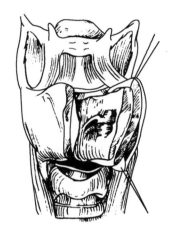

图 4-21-8　观察病变确定切除范围

括患侧甲状软骨板前端和患侧半喉的软组织、健侧甲状软骨板的前端少许和喉软组织、患侧杓状软骨声带突等。用拉钩拉开软组织，于患侧甲状软骨适当的位置行纵行切口，切口应尽量使用微型电锯以保证准确、整齐。

切开甲状软骨后，暂不进入喉腔，首先用小剥离器在甲状软骨内软骨膜和甲状软骨内壁之间进行范围较大的分离，充分游离后便于切除患侧喉肿瘤和安全边界的软组织，便于充分切除声门旁间隙可能受累的组织，也便于残留喉腔的修复重建。在患侧甲状软骨下缘切开环甲膜，直至相当于杓状软骨声带突的位置；沿甲状软骨上缘用剪刀水平剪开室带上缘，走向杓状会厌襞。在明视下用剪刀在声带突前垂直将上下切口联合，切除标本（图 4-21-9）。病变范围小的 T_2 声门型喉癌可仅切除患侧少许甲状软骨前部，这样可减少由于

前联合腱在甲状软骨附着处无软骨内膜易使肿瘤扩散而造成的不利影响。范围较广的 T_2 病变可切除部分患侧甲状软骨。甲状软骨后 1/3 为梨状窝外壁，通常不必切除。根据病变的情况，也可切除杓状软骨声带突等。

切除应在直视下进行，距肿瘤应有 0.5～1cm 的安全边界。如果声门下侵犯达 1cm，应行环状软骨部分切除术。仔细查看手术切缘是否安全、可靠；不同生长方式的声门型喉癌，与正常组织的界限不同，如菜花状癌灶多与正常组织易于分界，而溃疡型癌灶边界多不清晰。病变切除后，须对切缘组织进行快速冰冻切片病理检验，如有癌组织残留应扩大手术范围以确保根治。

9. 修复喉腔缺损　喉垂直部分切除术后喉腔修复的方法有多种，应根据病情、手术条件和术者的情况考虑。本书先以胸骨舌骨肌软骨膜瓣修复的方法为例，介绍喉垂直部分切除术的技巧。

喉腔肿瘤切除后，先估计喉腔创面前后径长度，在前述所作的备用胸骨舌骨肌软骨膜瓣外侧取相当的宽度（为 1.5～2cm）处用刀垂直切开肌层和甲状软骨外骨膜，上下切口分别切至甲状软骨上、下缘各 1.5cm 处（见图 4-21-6）。由于植入后肌肉可有轻度萎缩，故移植的肌瓣时应根据缺损的大小切制稍偏大些的肌肉，肌肉过大或过小都会影响喉功能的恢复。

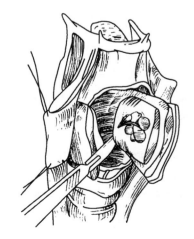

图 4-21-9　直视下切除病变

这样,胸骨舌骨肌软骨膜瓣便形成一条上下比甲状软骨纵径稍长、横径与术腔创面基本同宽的肌瓣。从甲状软骨裂开处将胸骨舌骨肌软骨膜瓣移入喉内,使软骨膜面向喉腔(图4-21-10)。

移入的方法为用剥离器将胸骨舌骨肌软骨膜瓣翻入喉腔内,使患侧的甲状软骨残端从肌瓣的切口处穿出(图4-21-11)。在切取和移植胸骨舌骨肌瓣的过程中应尽量避免损伤,以防术后肌肉发生萎缩、变性和瘢痕形成,影响术后的发音功能的恢复。

移入后,将胸骨舌骨肌软骨膜瓣后缘与术腔后缘黏膜用可吸收线缝合,上、下方分别与残存的黏膜缘缝合(图4-21-12),使术腔无创面残留,避免术后发生肉芽增生及形成瘢痕。将相邻的胸骨舌骨肌组织拉拢覆盖患侧残留的甲状软骨外面。

喉垂直部分切除术修复喉腔旨在改善发声,由于一侧声室带被切除,声门无法关闭,发音差,甚至只能耳语。修复的原则就是设法填充一侧喉腔,使健侧声室带在发声时可以接触患侧重建的组织以改善发音。但如果修复组织过于臃肿,则可导致喉呼吸功能不良、拔管困难。

10. 关闭喉腔　将健侧声带和室带向前方轻微牵拉,与同侧胸骨舌骨肌浅面筋膜的断端间断缝合,将甲状软骨残端包住。将胸骨舌骨肌软骨膜瓣的前缘和健侧声、室带与胸骨舌骨肌浅面筋膜的缝缘用可吸收线进行间断缝合。将会厌根稍微下拉,缝合于声门上区两侧甲状软骨残端的上份。相邻的胸骨舌骨肌创缘缝合。必要时皮瓣下可放置细的硅胶负压引流管引流。缝合皮下和皮肤,更换气管套管,包扎伤口。

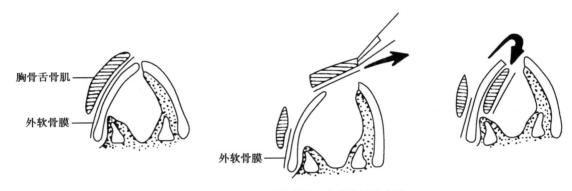

图 4-21-10　移入胸骨舌骨肌软骨膜瓣的步骤

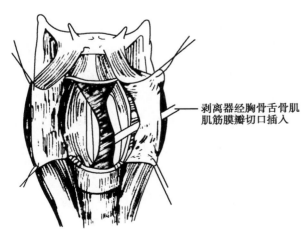

图 4-21-11　胸骨舌骨肌软骨膜瓣翻转入喉腔

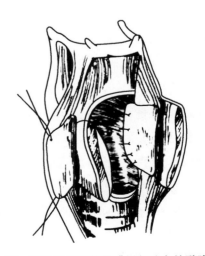

图 4-21-12　胸骨舌骨肌软骨膜瓣与残存的黏膜缘缝合

（二）喉扩大垂直部分切除术

1. 体位、麻醉、切口、翻起皮瓣和切开环甲膜　参考喉垂直部分切除术。妥善保留胸骨舌骨肌筋膜的完整性，如有破损应用可吸收线缝合修补。

2. 裂开甲状软骨和切除病变　正中切开甲状软骨外骨膜，根据病变范围适当剥离健侧甲状软骨外软骨膜。剥离患侧甲状软骨外软骨膜直至中、后 1/3 交界处，妥善保留患侧甲状软骨外膜以备修复喉缺损时使用。偏健侧纵行裂开甲状软骨，如病变已侵及前联合，裂开甲状软骨时应同时切除适当范围的健侧的甲状软骨前端。于患侧甲状软骨板中、后 1/3 交界处纵行裂开软骨。

切除病变可通过以下 3 个切口进行，这 3 个切口孰先孰后应根取患者的具体情况安排。

（1）后联合切口：用刀于后联合正中处垂直切开黏膜及杓间肌。在切开后联合时一定保持正中，不要偏向健侧，以免影响健侧杓状软骨的活动，造成喉功能的损坏和不能拔管；切开后联合时不要切开后壁的下咽前壁黏膜，因 T_3 病变通常不侵犯环杓后区黏膜，该处可保留用于修复创面。

（2）上端切口：在甲状软骨上缘用剪刀水平剪开室带与会厌之间的组织，切断甲状舌骨膜，直至杓会厌襞；切除杓会厌襞的喉侧，保留杓会厌襞的下咽侧；从杓会厌襞的切口弯向后联合处的切口。

（3）下端切口：用剪刀沿环甲膜患侧切口向后延长切开环甲膜和环甲肌，直至后联合于后联合切口汇合，至此，切下喉部病变及其周围组织（包括甲状软骨板）。必要时切除部分环状软骨板。切除时要求保留足够的安全边界，参考前述。

3. 残喉的修复　扩大垂直喉部分切除术后残留喉组织包括会厌、健侧声带、室带、杓状软骨和甲状软骨板。需手术修复的主要缺损为患侧声带和杓状软骨的组织缺损。

修复的方法有多种，由于胸舌骨肌筋膜瓣与喉在同一手术野内，取材方便、供区组织丰富，用筋膜暂代黏膜有助于减少肉芽生长、不易感染等。

有研究表明，喉腔内植入胸骨舌骨肌筋膜 2～3 周后鳞状上皮即可自周围向修复区再生延展，基本覆盖缺损部。本书中以胸骨舌骨肌筋膜瓣为例介绍扩大垂直喉部分切除术后的修复。

方法为在病变切除后，测量缺损的大小，自舌骨下方切制一蒂在下的较缺损稍大的胸骨舌骨肌瓣，肌瓣表面附有较厚的筋膜，肌筋膜瓣宽度为 1.5～2cm，在胸舌骨肌的前缘留有约 5mm 宽的肌肉（图 4-21-13）。肌蒂部应相当位于前联合高度，肌瓣长度以喉前后径为标准；将肌瓣上端折转 90°，弯向喉内。使胸骨舌骨肌筋膜瓣整复相当于患侧声带部位的缺损，填充喉腔，使健侧保留的声带发声可与之接触以改善发音功能。

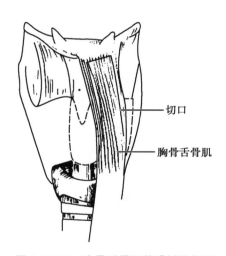

切口

胸骨舌骨肌

图 4-21-13　胸骨舌骨肌筋膜瓣的切制

然后将肌筋膜远侧端放到切除后的喉缺损处，筋膜面朝向喉腔，将肌筋膜缘与相应的喉黏膜缘间断缝合（图 4-21-14）。如切除包括环状软骨时则肌筋膜瓣呈三角形切除，使其后部加厚以填充填高杓状软骨、环状软骨的缺损，防止术后误吸。可用环后黏膜覆盖部分肌瓣。应注意在缝合、打结等过程中动作要柔和，避免撕裂残喉黏膜。用筋膜将肌肉严密覆盖，筋膜代谢低，暂时覆盖肌肉有助于减少肉芽生长和预防感染，以后筋膜将上皮化。

肌筋膜瓣的前缘与对侧喉黏膜间断缝合，将甲状软骨膜复回原位，与对侧甲状软骨膜对位缝合（图 4-21-15），胸骨舌骨肌的内侧保留部分可起到支撑声门的作用。缝合环甲膜、切口两侧的胸骨舌骨肌、皮下组织及皮肤。放置引流、更换气管套管、包扎等参考前述。

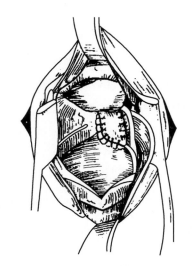

图 4-21-14 肌筋膜修复喉腔缺损

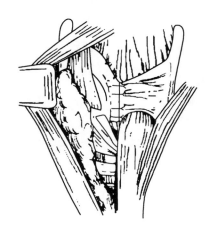

图 4-21-15 关闭喉腔

（三）喉垂直前侧位次全切除会厌整复术

会厌瓣在喉重建中可提供可靠软骨支架、具有与喉黏膜相延续的完整的黏软骨膜，在喉功能重建中具有重要的价值。

1. 体位、麻醉、切口、翻起皮瓣和切开环甲膜 参考喉垂直部分切除术。妥善保留胸骨舌骨肌筋膜的完整性，如有破损应用可吸收线缝合修补。

2. 裂开甲状软骨和切除病变 正中切开甲状软骨外骨膜，用剥离器剥离双侧甲状软骨外软骨

膜至距甲状软骨后缘约 5mm 处，妥善保留患侧甲状软骨外膜以备修复喉缺损时使用。

若病变范围允许，则沿环甲膜中部横行切开该膜，以保留部分环甲膜组织将来便于与会厌下缘吻合；若病变的范围要求在环状软骨上缘切开环甲膜，或者要求切除部分环状软骨，则应按照肿瘤学原则予以切除这些组织以符合根治要求，切除后也可用会厌修复。自环甲膜切口观察喉腔病变，允许切至距病变较重侧甲状软骨后缘前 5mm，病变较轻侧甲状软骨中、后 1/3 交界处（图 4-21-16）。

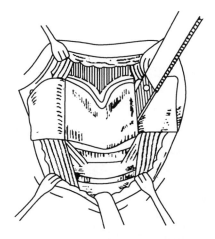

图 4-21-16 纵行切开甲状软骨板

于环甲膜切口直视下先于适当的位置纵行切开病变较轻侧甲状软骨和软组织直达甲状软骨上缘，切缘距肿瘤的边界为 5～10mm。再沿病变较轻侧甲状软骨上缘切开甲状舌骨膜（图 4-21-17），切向病变较重侧，将病变较轻侧的喉组织翻向病变较重侧以全面暴露肿瘤，在距肿瘤 5～10mm 的安全边界完整切除肿瘤、深部组织及病变较重侧甲状软骨（图 4-21-18）。移除标本，切缘进行快速病理检验，确保切缘安全，冲洗术腔。

3. 修补残喉侧壁 双侧喉侧壁组织残端的黏膜缺损小者可采用下拉的室带修复。缺损大者可根据残喉创面的大小，将同侧胸骨舌骨肌及其筋膜沿水平向内拉，将筋膜的内侧缘翻入喉腔，与创面的垂直缘缝合，再将筋膜的上、下缘修整后分别

与创面的上、下边缝合。这样即可修补残喉侧壁，为会厌重建喉腔做好准备。

4. 游离下拉会厌重建喉腔　以组织钳夹住会厌根部向下牵拉，自下而上、自前而后逐步切断舌骨会厌韧带，紧贴会厌前间隙的会厌软骨面用剪刀锐性分离，由下向上至会厌尖部，分离时可用组织剪紧贴会厌软骨表面剪开，注意勿切破黏膜，以免与咽腔相通；两侧缘的黏软骨膜不予切断以保留会厌组织瓣的血液供应（图4-21-19）。

将已充分松解的会厌下移，会厌下端与环甲膜或环状软骨及其软骨膜缝合，将会厌侧缘固定缝合于甲状软骨残端前缘（图4-21-20）。这样，保留的甲状软骨后部与下移会厌软骨一起形成新喉的支架，会厌喉面黏膜成为新喉的前、侧壁。如一侧甲状软骨大部或几乎全切除，喉侧壁重建较困难时，可将会厌软骨下移后向患侧移位，会厌的两侧缘分别与健侧甲状软骨前缘和患侧残余甲状软骨板前缘或杓间区缝合形成患侧喉侧壁（图4-21-21）。

会厌前间隙残腔、会厌瓣前方容易形成一个潜在无效腔而易积液和感染，放置细的硅胶管负压引流3～4天，有助于避免感染。会厌组织瓣缝合后将甲状软骨膜缝合，缝合胸骨舌骨肌及其筋膜、皮下组织及皮肤。

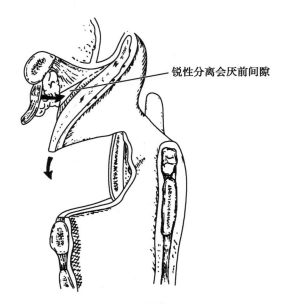

图 4-21-19　制作会厌组织瓣

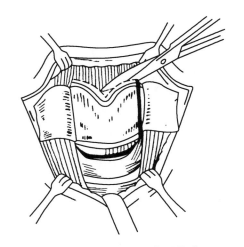

图 4-21-17　切开甲状舌骨膜

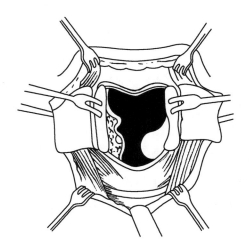

图 4-21-18　切除病变后的残喉

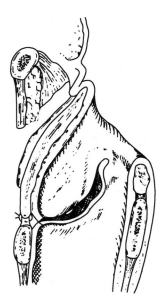

图 4-21-20　会厌侧缘缝合于甲状软骨残端

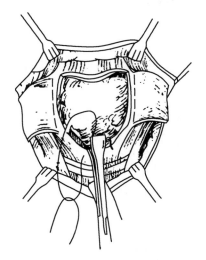

图 4-21-21　会厌重建喉腔

其他同喉扩大垂直部分切除术的处理。

由于会厌有较丰富的血液供应，术后不易感染和坏死。成形时只须将会厌分离松解，即可将其下移与环状软骨吻合，左右移位可修复喉侧上部缺损。如果环状软骨被肿瘤侵犯而被切除，会厌根部也可与第一气管环吻合重建喉腔。因而，会厌既可很方便地用于修复喉前部的对称性缺损，也可用来修复喉前侧部的非对称性缺损。由于声门型喉癌会厌不易被肿瘤累及，即使在许多 T 分级较高的声门癌患者，会厌也可保留。切除肿瘤时，有时喉侧壁软组织及相应软骨支架大部切除，喉前后径变浅，此时如果甲状软骨板后缘、环状软骨板得以保留，则可应用局部黏膜瓣、软骨膜瓣或肌筋膜瓣修复喉侧壁组织缺损后，再以会厌修复喉前壁支架和组织缺损，扩大喉左右径以重建喉功能。

如喉侧壁支架及软组织近乎全部切除，则可将会厌偏患侧向下移位，以会厌来代替患侧甲状软骨板，修复喉侧壁缺损。喉侧壁部分切除后，喉的支架变小，新喉腔较狭窄，可在修复喉侧壁后，将胸骨舌骨肌与同侧的胸锁乳突肌缝合，将喉侧壁向外拉开，使喉腔左右径明显宽敞，再由会厌下移重建喉前壁软骨支架，则新喉腔明显宽敞。因会厌有完整的黏软骨膜与喉黏膜相延续，可作为

喉腔衬里，将双侧喉侧壁成形组织的筋膜隔开，防止其相互粘连，使术后喉腔宽敞，容易拔管。

（四）喉室及声门下联合入路喉部分切除术

该手术方法为潘新良等近年来所倡用，适用于 T_{1b} 声门癌的手术治疗。T_{1b} 声门癌指肿瘤原发于一侧声带向前侵及前联合，并越过前联合侵及对侧声带，喉室及声门下黏膜正常，声带活动好。因前联合受累，这种喉癌支撑喉镜下对肿瘤边界的显露受限，内镜下激光手术治疗有一定的局限性，采用喉室及声门下联合入路喉部分切除术对 T_{1b} 声门癌较为适宜。

1. 切口、暴露　同前。

2. 甲状软骨切开　甲状软骨板正中旁开 0.5cm 纵行切开甲状软骨外膜，紧贴甲状软骨向后做钝性分离，纵行切开甲状软骨板，紧贴甲状软骨板内侧骨膜游离声门旁间隙上至室带下至环状软骨，取拉钩向外侧牵开甲状软骨板，自上向下垂直于喉腔黏膜方向切开声门旁间隙的组织，于喉室处进入喉腔。

3. 探查、切除病变　探查喉室内有无肿瘤，自室带下缘向后切开室带与喉室连接处的黏膜至声带突。切开环甲膜，探查声门下有无肿瘤，自环甲膜沿环状软骨上缘向后切开喉腔黏膜至声带突，与喉室切口汇合，将一侧的喉室、声带、声门下及声门旁间隙的组织与喉腔切断并拉向对侧，可以直视下探查双侧声带及前联合的病变范围。

将室带与前联合纵行切开，向上切断会厌根。游离对侧声门旁间隙，并将对侧室带与前联合切断。于室带下缘向后切除喉室至声带突，自环甲膜于环状软骨上缘向后切至声带突的下缘，将对侧声带、喉室、声门下及声门旁间隙完整切除。至此，双侧声带、前联合、双侧喉室、双侧声门旁间隙及声门下 1cm 的黏膜完整切除。

4. 喉腔修复重建　将双侧室带下拉与声门下切缘缝合，双侧带状肌翻入喉腔与喉腔内纵行切缘缝合。拉拢缝合双侧带状肌，关闭喉腔，手术结束。

5. 手术方法的特点 喉室及声门下联合入路喉部分切除术的优点是能够不破坏喉腔骨性支架结构的前提下完整切除肿瘤。双侧室带游离下拉喉腔缺损，使双侧室带在同一平面，以提高患者术后发音质量。术后患者双侧杓会厌襞活动好，术中无须放置扩张子。由于双侧杓会厌襞活动好及会厌对喉口的保护作用，术中无须留置胃管，术后第 3 天即可经口进食训练，1～2 天后患者经口进食通常可完全恢复。

(五) 会厌瓣和胸骨舌骨肌肌筋膜瓣联合修复重建喉功能

会厌和胸骨舌骨肌肌筋膜瓣联合修复重建喉功能适用于 T_3 级声门癌功能保全手术，将会厌瓣下拉后，与患侧的胸骨舌骨肌肌筋膜瓣表面缝合，健侧与健侧的胸骨舌骨肌筋膜缝合，使重建的喉腔的前后径和左右径均得以扩展；会厌瓣不必与甲状软骨本身或残余的喉腔黏膜缝合，手术方法便捷。其手术适应证为：①原发性 T_3 声门癌按足够的安全边界切除后，能保留一侧杓状软骨完好；②肿瘤可向上侵犯喉室，但未累及室带；③肿瘤向下侵犯声门下前段不超过 10mm，后段不超过 5mm。会厌受累或距会厌缺乏足够的安全边界者为手术禁忌。

1. 体位、麻醉、切口、翻起皮瓣 参考喉垂直部分切除术。妥善保留胸骨舌骨肌筋膜的完整性，如有破损应用可吸收线缝合修补。

2. 切除病变 沿颈白线切开，分离两侧胸骨舌骨肌，暴露甲状软骨和环状软骨。紧靠环状软骨弓横行切开环甲膜，直视下根据病变范围于切开健侧（或病变较轻侧）甲状软骨前中 1/3 交界处至前 1/2 处之间，于适当的位置纵行切开甲状软骨；再根据病变范围于患侧（或病变较重侧）甲状软骨距后缘 1cm 处纵行切开甲状软骨。先于健侧（或病变较轻侧）沿甲状软骨切口切开软组织直达甲状软骨上缘，裂开喉腔，直视下自健侧（或病变较轻侧）切开甲状软骨上缘室带与会厌之间的软组织，切断甲状舌骨膜，再切向患侧（或病变较重侧）甲状舌骨膜达甲状软骨裂开处，避免切断喉上神经；继而切向杓会厌襞，从杓会厌襞的切口弯向杓状软骨和后联合处。

于后联合处保持正中（或略偏向患侧）处垂直切开黏膜及杓间肌。再沿环甲膜患侧（病变较重侧）切口向后延长，切开环甲膜和环甲肌，沿甲状软骨后份的切口切开软组织，直至后联合于后联合切口汇合，切下包括患侧（或病变较重侧）甲状软骨大部分和杓状软骨和环杓关节、健侧（或病变较轻侧）部分甲状软骨板、前联合在内的喉部全部病变及其周围组织，必要时切除部分环状软骨板。切缘距肿瘤边缘不小于 5mm。所有患者手术切除病变后各方向黏膜切缘和深部切缘均进行冰冻快速切片病理检查确认无肿瘤残留。

3. 喉腔重建 将健侧（或病变较轻侧）室带、声带和声门下的断缘与同侧胸骨舌骨肌筋膜间断缝合，封闭甲状软骨断缘。于患侧（或病变较重侧）舌骨下方适当位置切开胸骨舌骨肌内侧约 2/3，形成三角形的、蒂位于下外侧的胸骨舌骨肌肌筋膜瓣。肌筋膜瓣的大小须与喉腔缺损相应，以使缺损得以修复并使肌筋膜瓣保持一定张力。将肌筋膜瓣自残存的甲状软骨后份前缘向内翻转至喉腔内，使筋膜面朝向喉腔并封闭甲状软骨断缘。将肌筋膜瓣三角形的尖端与杓状软骨缺损处的原杓状软骨表面后外侧、梨状窝内侧壁黏膜断缘对位缝合，以填充加高杓状软骨区。将患侧（或病变较重侧）切缘与肌筋膜瓣的边缘对位缝合。

以组织钳夹住会厌根部向下牵拉，切断舌骨会厌韧带，沿会厌前间隙的会厌软骨表面以组织剪向会厌尖部分离，避免损伤会厌喉面黏膜；两侧缘的黏软骨膜不予切断以保留会厌瓣的血液供应。将已充分松解的会厌下移，会厌下端与环甲膜或环状软骨及其软骨膜缝合；将会厌两侧缘分别缝合固定于包裹两侧甲状软骨残端前缘的胸骨舌骨肌的肌筋膜表面，形成喉腔的前侧壁，封闭喉腔。

会厌前间隙残腔、会厌瓣前方放置细的硅胶管负压引流。缝合切口。

（六）垂直喉部分切除术其他常用的修复方法

1. 双蒂接力肌瓣　双蒂接力肌瓣也称为双蒂双肌瓣。制作方法为沿胸骨舌骨肌与接力肌（胸骨甲状肌、甲状舌骨肌）之间钝性分离，上到舌骨下，下到环状软骨下缘，将甲状软骨外膜同胸骨甲状肌、甲状舌骨肌一同游离，使此二肌借甲状软骨外膜相连接，于甲状软骨板后缘稍向前纵行切开接力肌及甲状软骨外膜，形成双蒂接力肌甲状软骨膜瓣。

将患侧甲状软骨板内侧残留软组织自软骨表面剥离，将接力肌与甲状软骨外膜一起经残余甲状软骨板前缘翻入喉腔内，甲状软骨外膜朝向喉腔面。接力肌向后内牵拉与对侧杓区、环后区前壁黏膜、梨状窝内侧壁黏膜缝合，将患侧喉腔内残留黏膜与甲状软骨外膜缝合，修复组织缺损。这样即以接力肌填充组织缺损，甲状软骨外膜修复黏膜缺损。将该肌软骨膜瓣与胸骨舌骨肌前缘缝合，再将双侧胸骨舌骨肌拉拢缝合，关闭喉腔。如甲状软骨板切除较多，可将会厌下移修复喉前壁，以求拔管。

双蒂接力肌甲状软骨膜瓣最适于修复声门型喉癌的 T_2、T_3 病变。双蒂接力肌甲状软骨膜瓣修复的喉腔由于接力肌上下均有蒂、肌肉的张力和未移入喉腔的部分接力肌的牵拉，不易内移，因而多数不须放置扩张子。以后的步骤参考前述。

2. 颈前肌皮瓣　颈部皮肤是 20 世纪 70 年代之前即临床应用于喉术后缺损整复的修复方法，但迄今在一些情况下仍有临床应用价值。其具有许多优点。取材方便，可根据缺损的大小、形状进行裁剪，皮瓣包括皮下组织及颈阔肌，能满意地修复喉内缺损，并能修补已切除的杓状软骨，表面有上皮层不需要黏膜上皮移行生长，愈合快。以颈部双侧皮瓣整复后，因上有会厌断缘（会厌亦切除者可用舌骨），两侧有甲状软骨后份或胸骨舌骨肌，

下有环状软骨弓断缘，能起较好的支撑作用，无须另植支架即可保持术后新建喉腔的通畅。而且颈部皮肤具有供皮充足，皮肤血运丰富易于成活及距癌较远和较安全的特点。

手术方法为于肿瘤切除后将皮瓣复位，根据喉部缺损的部位、形状及大小切制 2 个横的、上下并列的长方形皮瓣（图 4-21-22），两个皮瓣的蒂在相反方向，若喉腔切除的两侧不对称，皮瓣可一长一短时应使短皮瓣在上方，长皮瓣在下方，以利于皮瓣的成活。

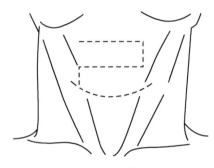

图 4-21-22　制作双皮瓣

将已切制的下方皮瓣转入喉腔修补同侧喉腔缺损（图 4-21-23），以细丝线将皮瓣边缘与相对应的喉黏膜切缘间断缝合，注意在缝合下缘时可将蒂部稍向中线牵拉，使皮瓣与前部环甲膜缝合（图 4-21-24）。上部皮瓣置于喉腔对侧缺损处与喉黏膜切缘及会厌根部断缘缝合。于每侧皮瓣蒂部，相当于前联合外侧 0.5cm 处做垂直切口，沿着每侧切口分别向内、外制作 2 个 0.5cm 宽的半厚皮瓣（图 4-21-25）。

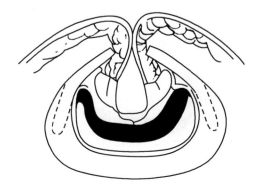

图 4-21-23　皮瓣转入修补喉腔

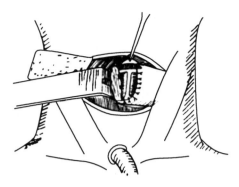

图 4-21-24　一侧皮瓣缝合后

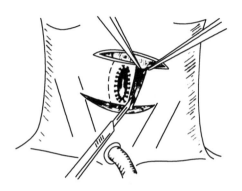

图 4-21-25　制作 2 个半厚皮瓣

将喉腔内的皮瓣,用可吸收缝线与颈前皮肤缝合消灭无效腔,避免积液和移位,喉腔即可不放置栓子。将两侧已分好的内侧半厚皮瓣翻向内侧对位缝合关闭喉腔(图 4-21-26)。由于双皮瓣修补术皮肤缺损较多,潜行分离供皮区周围皮肤后缝合,最大限度地减少皮瓣蒂部的张力,两外侧的半厚皮瓣牵拉缝合。以后的步骤参考前述。

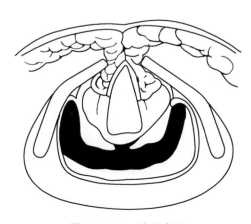

图 4-21-26　关闭喉腔

3. 喉垂直部分切除修复方式的选择和联合应用　保留喉功能的喉癌手术所采用的各种修复方法都有其优点和局限性,应根据患者的具体情况适当选择应用。选用修复方法要考虑方法的可靠性、供区能提供组织瓣的大小、与受区间的距离、方法是否便捷以及是否有既往手术和放疗史等,尽量避免额外损伤。根据患者的实际情况,采用不同的修复方法,利用不同的组织瓣重建喉缺损是保全和重建喉功能的关键,因而须掌握多种修复技术,从而提高手术效果。

当喉部肿瘤切除术后导致较大缺损,一种修复方法不足以满足需要,或修复后对供区影响较大者可采用联合整复的方法以满足重建的需要,如会厌与胸舌骨肌筋膜联合修复和颈前肌皮瓣与胸舌骨肌筋膜联合修复等。颈前肌皮瓣与胸舌骨肌筋膜联合整复时缺损较小侧采用胸舌骨肌筋膜修复,缺损较大侧采用颈部皮瓣整复,切制的半厚皮瓣与筋膜蒂在喉前方一起缝合。

【术后处理】

1. 喉手术后可突发心、肺、脑等疾病,必要时术后入重症监护病房监护,气管切开术按常规护理。

2. 术后避免吞咽动作。经鼻饲管胃肠减压 24h。一般术后 24h 后试行鼻饲肠内营养支持。鼻饲管应妥善固定,避免脱落。根据患者的具体病情决定鼻饲管保留的时间,目前尚无统一的规范,趋势是倾向于减少鼻饲的时间。

3. 负压引流管可于术后第 2~3 天根据引流情况予以拔除。

4. 喉癌术后容易发生院内感染,要注意加强防范。

5. 术后观察伤口和敷料情况,术后每天换药 1 次,注意引流情况及伤口愈合情况,如有感染应及时引流。若切口愈合良好,7~10 天可拆线。

【并发症及其防范】

1. 术后出血　多为术中未妥善止血所致,少量、短时间的出血可观察,出血较多则应尽快重新打开伤口探查止血。

2. 皮下感染和脓肿　多见于术后5~14天。患者在喉手术后3~5天，体温不退或恢复正常后再次升高，查体可见颈部皮肤红、肿、热、痛，脓肿形成后有波动感。发现感染和脓肿形成应及早拆开缝线或切开引流，并行分泌物细菌培养和药物敏感试验。如未能发现和治疗不及时，感染范围可迅速扩大，形成喉瘘、咽瘘。脓肿形成后充分引流、换药多可愈合。

3. 喉瘘　喉瘘为喉部分切除术后喉腔与颈部皮肤间形成的瘘管，发生的机会约占喉部分切除术的5.8%。为防范喉瘘的发生，术中应注意无菌操作，避免损伤喉周围组织的血运，避免过大的缝合张力，注意防治感染，合理设计喉修复组织等，如发生喉瘘，应取出扩张物，去除已坏死组织，将瘘周组织向中心推压，及时换药以促进愈合。如长期不愈，可手术修补。

4. 咽瘘　是术后因感染等原因致咽部与颈部皮肤间成的瘘管。是咽、喉手术后常见的并发症，但喉垂直部分切除术咽瘘的发生率很低。一旦发生多可咽瘘经换药治愈。

5. 误咽　误咽是喉部分切除术的一个严重并发症。喉正常的括约保护功能是由完整喉体、健全的神经反射功能完成的。喉部分切除后破坏了喉体生理功能的完整性，使喉的括约保护功能部分或全部丧失，进食发生不同程度的误咽。喉垂直部分切除术的误咽并不常见且多较轻，绝大部分患者经适应、调整可恢复正常。喉垂直部分切除术后误咽多因一侧杓状软骨切除及环状软骨板部分切除后未予恰当成形所致。喉垂直部分切除不能过多切除环状软骨板，如须切除则必须采取填充手段，否则缺损处不能与对侧并拢，形成较大空隙便可导致误咽。

6. 拔管困难　喉垂直部分切除术后气管套管能否拔除对患者生存质量影响较大。拔管困难主要是残喉喉腔狭窄。引起喉腔狭窄的原因有多种，

如术腔感染、肉芽增生、肿物复发、瘢痕体质、性别及个体差异等。手术技巧方面有术中残喉保留比例不当、损伤对侧声带致前端瘢痕粘连形成短声门、损伤喉返神经或破坏环杓关节造成关节活动障碍以及不适当的修补使移植物过于堆积、臃肿使声门堵塞等。

7. 其他并发症　喉垂直部分切除术后的局部并发症还有皮下气肿、皮肤坏死或裂开、鼻饲管诱发的耳痛和呃逆等。常见的全身并发症可有心脑血管疾病、肺动脉栓塞及猝死、急性胃黏膜病变、水电解质失衡等。

（孙　彦）

第二十二节　喉垂直部分切除术后 喉呼吸功能不良的整复

【概述】

喉垂直部分切除术是治疗喉癌的重要方法，但仍有部分患者术后不能拔除气管套管，喉呼吸功能不良、配戴气管套管及术后容貌改变成为降低喉癌患者术后生存质量的因素。随着喉部分切除术治疗声门癌术后肿瘤学效果的改善，患者对生存质量要求的提高，喉部分切除术后喉呼吸功能不良的整复受到重视，包括激光、扩张支架等多种技术已应用于临床。但各种方法均有其优越性和局限性，对行喉部分切除术而致喉呼吸功能不良的患者，有多种手术方法可以进行整复，本书仅介绍采用会厌瓣进行再次手术成形，对该手术一些经过选择的患者有效。

【解剖概要】

1. 会厌瓣的解剖特点　会厌瓣是喉癌手术中重建喉功能最常用的组织瓣之一，包括会厌及与之相连的方形膜等附属组织，由弹性纤维软骨板、纤维组织和黏膜的复合组织瓣组成。会厌以软骨为支架，具有良好的弹性。会厌松解下移的幅度

可达 15～17mm，会厌宽 19～22mm，因而可为声门癌术后喉呼吸功能不良的整复提供较大的软骨支架。会厌的营养血管干和支配神经主干位于会厌两侧缘和构会厌襞交界处，分离下移会厌时通常不会损伤其主干，术后血供可获保障，成活率较高。

2. 会厌瓣与喉支架重建 声门癌喉部分切除术后喉呼吸功能不良存在的重要问题是喉支架缺损，而会厌瓣整复是扩大喉腔支架最为便捷、有效的方法。对于原有喉腔前部粘连的患者，将会厌移植于两侧喉侧壁之间，既可扩大喉腔，又可有效避免前联合处的粘连和肉芽组织增生。在声门癌喉部分切除术后喉呼吸功能不良的患者中，除术中应用会厌重建失败者外，多数未伤及会厌，为采用会厌瓣进行喉呼吸功能不良的整复提供了可能。

【术前提示】

1. 术前和术中检查

（1）术前须行电子纤维喉镜检查，有条件者行窄带喉镜检查，了解术腔有无复发及狭窄程度，观察会厌的形态是否适宜采用该术式。

（2）术前行 CT 增强扫描，了解喉部结构并注意排除复发。有条件者可行正电子发射计算机断层显像检查排除复发。

（3）术中行快速冰冻病理检验排除复发。

2. 手术适应证和禁忌证 该手术适应证、禁忌证存在不同的意见，笔者初步体会，会厌瓣下拉整复在声门癌术后喉呼吸功能不良中，适用于声门区和 / 或声门下区狭窄、一侧构状软骨运动正常或基本正常、甲状软骨支架部分残存、会厌形态正常或基本正常、患者有拔除气管套管的迫切愿望和要求者。喉癌术后复发者、喉癌术后放射治疗结束后 6 个月以内者、会厌结构严重破坏者以及全身情况差而难以耐受手术者不宜实施该手术。

【手术操作与技巧】

1. 切口和暴露 颈部皮肤沿原切口，或平环甲膜水平或者平环状软骨下缘水平，沿皮纹横切口，颈阔肌深面分离皮瓣，保护胸骨舌骨肌筋膜或

其附近结缔组织，暴露甲状软骨残部、环状软骨和环甲膜，因二次手术患者颈前往往瘢痕比较严重，此时如果环状软骨不好辨认，可以先向下解剖辨认出气管后，再沿气管向上寻找辨认环状软骨及喉。

2. 探查和处理喉腔瘢痕 经环甲膜或紧贴环状软骨上缘切开进入喉腔，探查喉腔形态、狭窄范围和瘢痕情况，沿狭窄的喉腔由内向外、由下向上正中裂开喉，充分暴露喉腔直至狭窄区上下正常范围，多维度取术区组织行快速冰冻确认无复发。尽可能切除黏膜下增生的瘢痕组织直达软骨，尽量保留黏膜，Z 形缝合黏膜切口以消灭创面，此处缝合不宜过密，小的黏膜缺损可以旷置，如果黏膜缺损过大可用带蒂的胸骨舌骨肌筋膜或游离的甲状软骨骨膜（游离胸骨舌骨肌筋膜也可）修复，将喉纵行裂开的两侧喉黏膜残缘分别与同侧胸骨舌骨肌筋膜或相当于胸骨舌骨肌筋膜处的结缔组织对位间断缝合，封闭甲状软骨残缘。

3. 下拉会厌进行喉腔重建 自甲状软骨上切迹向两侧切开甲状舌骨膜，松解双侧甲状软骨板，以组织钳夹持会厌根部向下牵拉，以组织剪切断舌骨会厌韧带和舌会厌韧带，沿会厌前间隙的会厌软骨表面向会厌尖部分离，根据整复喉腔所需会厌瓣的大小分离至距会厌尖 5～10mm，分离时注意用手指感觉分离程度，避免损伤会厌舌面黏膜，会厌两侧的黏膜不予切断，用 2 把组织钳分别夹持会厌根部及环状软骨弓并将两者向一起拉拢，感觉张力适中即可。将松解后的会厌瓣下移嵌于两侧甲状软骨板之间，将会厌两侧缘自上而下缝合，固定于包裹两侧甲状软骨前端的胸骨舌骨肌筋膜或结缔组织表面，形成新喉腔的前侧壁。会厌瓣的下端与环甲膜或环状软骨及其软骨膜缝合而关闭喉腔。因再次手术患者会厌下拉时往往张力较大，这时可以将残存的甲状软骨上缘横行切除 0.5～1.0cm，并且切除甲状软骨上角，此时下拉会厌便相对容易。

软骨严重增生而致声门下狭窄的患者可切除

环状软骨弓,将会厌根部与环气管韧带缝合。

4. 关闭伤口 喉腔通常不必放置扩张子,逐层缝合术区,颈部皮瓣下会厌前间隙处放置直径3mm的硅胶管行负压引流3～4天。

【术后处理】

1. 该手术为Ⅱ类切口,术后预防性用抗生素。

2. 气管切开护理,术后用带低压气囊的气管套管3～5天,持续低压充气,3～5天后更换金属气管套管,7～14天堵管,堵管24～48h后拔除气管套管。

3. 术后负压引流,不必加压包扎,3～4天引流液减少并清亮,拔除负压引管。

4. 术后1周内嘱患者头保持适度前倾位。

5. 术后鼻饲饮食,10～14天拔除鼻饲管,经口进食,大部分患者有不同程度的进食呛咳,嘱其锻炼后都能逐渐适应。

【并发症及其防范】

1. 感染 该手术为Ⅱ类切口,术后有一定的感染风险,术后3～4天负压引流液混浊,提示有感染可能,应加强抗感染,根据引流液培养及时更换抗生素。感染严重可能形成喉瘘,一般加强局部换药,1～2周都可长好。

2. 误呛 此术式大部分患者有不同程度的进食呛咳,经过一段时间的锻炼后都能逐渐适应。

3. 再次狭窄 术后有再次喉狭窄的可能,术中要仔细操作,避免喉腔黏膜过度损伤形成新的瘢痕。术前与患者做好充分的解释与沟通工作。

（常明章 孙 彦）

第二十三节 声门上水平喉部分切除术

【概述】

声门上型喉癌占喉癌的30%,我国东北地区构成比更高,约占60%。声门上型喉癌早期症状不典型,病情进展较快,侵及声带、室带、杓状软

骨或声门旁间隙时可以出现声嘶,因癌肿阻塞引起的呼吸困难,多在晚期出现,如有吞咽困难表示肿瘤已累及喉咽、会厌谷或舌根。声门上型喉癌多发于会厌,其次为室带及杓会厌襞,较易发生局部淋巴结转移,可以向前上发展,通过会厌根侵入会厌前间隙到达会厌舌面,也可以向下发展由声门旁间隙至声带表面,或由前联合直接浸润声带。与声门区癌相比,声门上型喉癌分化较差,肿瘤可由中线向双侧扩展,又由于其临床症状出现较晚,晚期患者比例较大。声门上型喉癌与喉咽部关系密切,声门上型喉癌的手术治疗对喉功能对喉咽功能均可形成影响。以上特点决定了声门上型喉癌切除范围较大,功能重建较复杂。

20世纪70年代后才开始广泛应用,该手术需要由喉室底将室带、喉前庭、杓会厌襞、会厌及会厌前间隙整块切除。

1. 手术适应证 ①声门上型喉癌 $T_{1\sim3}$ 病变局限于会厌、喉前庭或杓会厌襞者,未累及杓状软骨、喉室底及前联合者;②声门上型喉癌侵及部分梨状窝前内侧壁者;③声门上型喉癌位于会厌,并累及会厌舌面者;④ T_1 期声门上型喉癌,支撑喉镜暴露不佳者。

2. 禁忌证 ①肿瘤累及喉室、梨状窝尖、杓间区、环后区及前联合者;②杓状软骨受累固定者;③声门上型喉癌累及舌根较广泛,切除须超越舌轮廓乳头者;④严重的肺功能不全者。

【解剖概要】

1. 声门上区 声门上区由会厌(包括其舌面和喉面)、杓会厌襞(喉侧)、杓状软骨和室带,经舌骨平面将会厌分为舌骨上会厌和舌骨下会厌。声门上区的下界为一通过与声带上表面连接处的喉室侧缘的平面。声门上区起源于原始咽,室带、会厌及杓会厌襞来源于第三、四鳃弓,胚胎后期与源于气管上端的声带及声门下区相融合。声门上与声门区之间有喉室外角为界,对癌的扩散起屏障作用,声门上区位于声带上表面以上,前壁为会厌

喉面及其基部的会厌结节,两侧壁为杓会厌襞,后壁为杓状软骨上部及小角软骨、杓间肌。其中介于喉入口与室带之间者,称为喉前庭,包括室带和喉室。声门上区又可分为两个亚区:上喉区包括舌骨上会厌、两侧杓会厌襞和杓状软骨;上喉区以外的声门上区包括舌骨下会厌喉面、室带及喉室。

2. 喉声门上区的淋巴引流　喉的左右两半的淋巴不相沟通,声门上、声门及声门下之淋巴引流自成系统,声门上区的淋巴组织最为丰富,除喉室外,此区的淋巴毛细管在杓会厌襞前端集合成一束淋巴管,向前外穿行,伴随喉上神经血管束穿过甲状舌骨膜,沿甲状腺上动脉至颈内静脉附近的颈深上淋巴结群,少数注入较低的淋巴结。喉室的淋巴组织在软组织和甲状软骨翼板之间下行,穿过同侧环甲膜、甲状腺进入颈深中淋巴结群和颈深下淋巴结群。

3. 声门上型喉癌的扩散　早期声门上型喉癌多局限于喉的前庭区、会厌前间隙,较少向声门区扩散,也不累及甲状软骨。前联合广泛受累或声门旁间隙广泛受累同时伴有甲状软骨骨化时,应警惕甲状软骨可能受累。会厌前间隙位于真声带平面以上,它是在会厌软骨之前、底向上、尖向下的倒锥体形间隙,内充满脂肪组织,其上界为舌骨会厌韧带,前界为甲状舌骨膜和甲状软骨前上部,后界为舌骨以下部分的会厌软骨。由于会厌软骨,特别是舌骨下会厌软骨有许多穿行神经和血管的小孔与该间隙相通,会厌软骨的软骨膜不如甲状软骨的软骨膜厚、坚韧,会厌癌易沿着这些小孔向会厌前间隙扩展。会厌室带癌原发于会厌与室带之间的无软骨区,肿瘤易经会厌茎侧面向抵抗力小的会厌前间隙扩展。

【术前提示】

1. 患者的一般准备　向患者及家属说明手术必要性、并发症及术后功能状况,取得其配合并签署手术知情同意书。颈前皮肤备皮,术前禁食8h以上,术前半小时应用苯巴比妥钠及阿托品。去

手术室前应插鼻饲管、导尿管及排便。

2. 颈清扫术的选择　声门上型喉癌的颈淋巴结转移率较高,Kerchner报道为60%,Smith报告为54%,于靖寰则报告为55%,在转移淋巴结中融合型居多,破膜率高,而且隐匿性转移率亦较高。目前对临床阴性N_0淋巴结应根据肿瘤的生物学特性适当行颈择区性清扫术,$T_{1\sim2}N_0$应行患侧或双侧颈择区性清扫术,$T_{3\sim4}N_0$行双侧颈择区性清扫术。对淋巴结临床阳性的患者行双侧颈择区性清扫术。如估计双侧颈内静脉均不可保留,则须保留颈前静脉及颈外静脉,以减轻术后颅内压增高及头面部组织水肿。

【手术操作与技巧】

1. 麻醉　先在局部麻醉下行低位气管切开,插入带气囊的麻醉插管,保证呼吸道通畅,然后进行全身麻醉。

2. 体位及切口　取仰卧位,肩下垫枕,头后仰,头下垫头圈固定头部,消毒面、颈、上胸部皮肤,铺手术巾。由于声门上型喉癌易发生颈淋巴结转移,故声门上型喉癌手术多行颈清扫术。切口可据颈清扫术的方式而定,行L、H或半H形切口(图4-23-1,图4-23-2),平环甲膜沿皮纹作横弧形切口至双侧胸锁乳突肌前缘,再沿一侧或两侧胸锁乳突肌前缘上起乳突尖下至锁骨中点上缘作纵行切口,切透皮下组织及颈阔肌,沿颈阔肌深面将皮瓣向上翻起至舌骨平面以上,向后至斜方肌前缘,护皮固定。

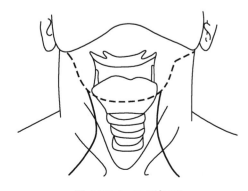

图4-23-1　H形切口

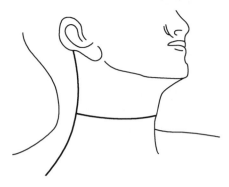

图 4-23-2　L 形切口

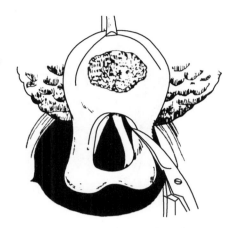

图 4-23-3　剪开一侧杓会厌襞前端（1）

3. 颈清扫术　参见第五章第十六节。

4. 进入咽腔暴露肿瘤　正中切开白线，分离两侧带状肌，暴露甲状软骨上角，以小剥离器挑起患侧甲状软骨上角，用刀切开其外的甲状舌骨膜使上角游离，于甲状软骨上缘切开其外软骨膜，向下剥离至患侧甲状软骨中 1/2 处，同时游离相对应的甲状软骨内骨膜，切除甲状软骨上角，显露并结扎患侧的喉上动、静脉。以组织钳夹住舌骨，于舌骨上横切舌骨上肌群，从甲状软骨上角甲状舌骨膜处分离，黏骨膜下切除患侧甲状软骨板上半及健侧甲状软骨板上 1/2，切除患侧舌骨大角，在相当于会厌游离缘附近切开黏膜进入咽腔，用缝线牵开切口，观察肿瘤位置伸入示指导引沿舌骨体上缘及会厌谷底扩大，经此切口拉出会厌，看清喉前庭全貌，仔细观察肿瘤范围。边探查肿瘤范围，边扩大切口。

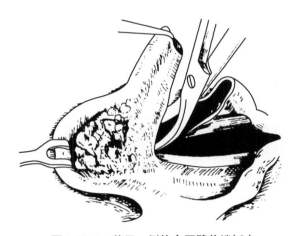

图 4-23-4　剪开一侧杓会厌襞前端（2）

5. 肿瘤切除　自舌骨切断处向下垂直切开甲状舌骨膜、会厌前间隙，对侧沿舌骨大角后方向下切开甲状软骨后缘组织与甲状软骨切线相交。将会厌拉向前方，在一侧杓会厌襞处切断（图 4-23-3，图 4-23-4），以组织剪自杓状软骨前端向前经喉室底至前联合与甲状软骨切断处相交。同法切开对侧（图 4-23-5），在前联合上方切断会厌根部，沿肿瘤上边缘外安全界线 0.5～1cm 以上向健侧切开黏膜，直视下沿肿瘤下缘安全界线切开黏膜绕回到患侧，达咽侧入路切口处，完整切除肿瘤（图 4-23-6）。

会厌前间隙应常规切除，术中注意保护对侧

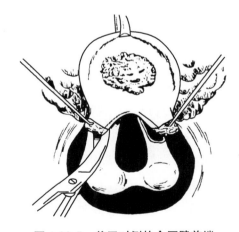

图 4-23-5　剪开对侧杓会厌襞前端

的喉上神经、血管和患侧的舌下神经、动脉。如肿瘤偏于一侧，且向声门区扩展，则继续向下切除大部患侧甲状软骨板和小部分健侧甲状软骨板，直到能暴露肿瘤下界为止。如喉腔后壁黏膜受累较

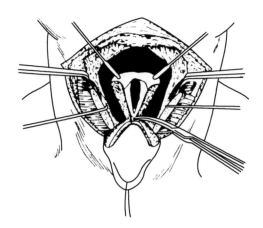

图 4-23-6　切断会厌根部

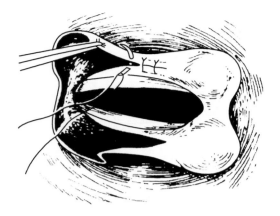

图 4-23-7　喉腔黏膜缺损修复（1）

重，环状软骨板不可保留，则成形喉较为困难，可行喉全切除术。

6. 创面修复　声门上水平半喉切除术后，会厌、会厌前间隙、双侧杓会厌襞、双侧喉室及室带均被切除。用两侧梨状窝内侧壁黏膜缝合修复杓间区、室带或喉室后端、杓会厌襞处的缺损（图 4-23-7），用甲状软骨外骨膜同喉室底壁或声带黏膜缝合，封闭甲状软骨断面的前 2/3，再将残喉悬吊于舌根或舌骨上。自患侧开始先缝合相邻的咽侧壁黏膜，然后将咽壁黏膜与舌根黏膜外侧部分缝合，缩小创面，通常先用粗丝线将甲状软骨板与舌根固定 3～4 针，使保留的半喉与舌根紧密相贴，防止误咽，甲状软骨外膜与舌根中央部分缝合（图 4-23-8，图 4-23-9）。为减小张力，打线结前先去掉垫肩，头处于低位，然后将切断的带状肌与舌骨上肌群缝合，悬吊甲状软骨时，可用粗针头在软骨上钻孔，缝针在粗针头的引导下穿过甲状软骨板，操作较为方便。逐层缝合皮下组织及皮肤，放置皮下引流管和引流条，等待麻醉清醒时，更换气管套管，包扎伤口。

在修复重建中提示以下技巧。

（1）胸骨舌骨肌肌筋膜瓣修复延长舌根：适用于声门上型喉癌累及会厌前间隙、会厌谷或部分舌根，舌根行部分切除，或声门上型喉癌累及声门区，声门区或声门下区已行部分切除，残喉上吊于

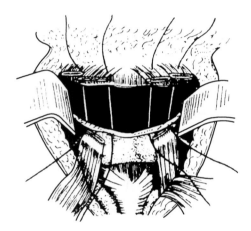

图 4-23-8　喉腔黏膜缺损修复（2）

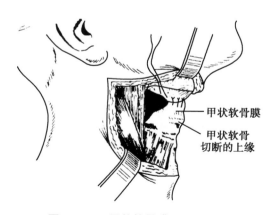

甲状软骨膜

甲状软骨切断的上缘

图 4-23-9　甲状软骨膜和舌根缝合

舌根张力较大时。肿瘤切除后，将已横断的胸骨舌骨肌（及其筋膜）上半，向后上翻转与舌根断缘缝合修复延长舌根再将残喉悬吊于延长舌根的胸骨舌骨肌肌筋膜瓣上。术中注意，胸骨舌骨肌不要过度游离，只要能翻转到舌根处即可，健侧胸骨

舌骨肌外缘不必游离，翻转的肌筋膜瓣包括患侧全部及健侧内侧部分肌肉即可，以尽量减少对血供的损伤。此种术式对累及舌根的声门上型喉癌可有效减少误咽，并可将常规声门上水平半喉切除术中残喉与舌根吻合时舌根处的创面消除，可减少感染的发生。

（2）单蒂胸骨舌骨肌肌筋膜瓣：适用于声门上型喉癌累及一侧声门区范围较大的患者。此种术式，在暴露甲状软骨前，胸骨舌骨肌须从舌骨下缘横断，肿瘤切除后，患侧半喉组织缺损较大，此时，可将胸骨舌骨肌上断缘向喉内翻转，与患侧喉下断缘缝合，修复组织缺损，再将残喉上吊于舌根。单蒂胸骨舌骨肌肌筋膜瓣可部分恢复喉结构及双侧梨状窝的对称性，有助于减轻误咽。

（3）舌根下移：声门上水平半喉切除术后，为减轻残喉上吊时的张力，可将舌根下移后再与残喉吻合。这样，舌根与喉口距离较近，进食时可使舌根遮盖喉口，起到会厌的作用，减轻误咽。对于声门上型喉癌范围较大行喉次全切除术或舌根部分切除后，残喉只保留环状软骨或少部分甲状软骨时，创面修复后，将舌根下移与残喉吻合，这样，既消除了舌根的组织缺损，同时舌根又成形了部分喉前壁，若梨状窝上份部分切除，则可将舌根部分断缘与梨状窝残余黏膜缝合，同时修复喉及梨状窝。由于舌根供血较为丰富，即使吻合张力较大，术后发生咽瘘的机会仍较少。舌根瓣修复范围较大，修复方法灵活，不受缺损范围的限制，即使切除部分舌根亦不影响舌根瓣的制作。

（4）会厌下移：会厌下移适用于肿瘤位于杓会厌襞、室带、喉室，会厌受累较少时。保留大部分会厌，切除会厌前间隙及肿瘤。会厌下移有3种应用方式。

1）会厌侧旋：当肿瘤较小仅累及一侧杓会厌襞或室带，肿瘤切除后，可将会厌患侧切缘向组织缺损处呈90°侧向旋转，与残余声带或喉室黏膜缝合，会厌形成喉前外侧壁的一部分。如此，不仅

修复了喉、梨状窝内侧壁，还加强了会厌对喉口的遮盖。

2）会厌侧向下移：当肿瘤向下累及一侧声门区时，肿瘤切除后，患侧半喉上半缺失，若会厌大部保留，可沿会厌舌面分离，充分松解会厌后，将会厌下移，与声门下区切缘缝合，以会厌修复喉侧壁。

3）会厌前位下移：当肿瘤位于双侧杓会厌襞、室带、喉室，向下累及声门区，向上仅累及会厌根，将甲状软骨板全部裂开，切除喉中份大部，会厌仍大部分保留，将会厌下移修复喉前壁。当肿瘤位于一侧室带或杓会厌襞时，若已将甲状软骨板裂开，则可与声门区癌相仿，将肿瘤切除后，切缘上下黏膜对位缝合，下拉会厌，支撑于甲状软骨板间。

（5）双蒂接力肌甲状软骨膜瓣：当声门上型喉癌向下累及声门区范围较广，自咽侧入路不易暴露切除肿瘤下缘时，则可自环甲膜入路，裂开甲状软骨板，仿照声门区癌切除方法切除肿瘤后，以双蒂接力肌甲状软骨膜瓣修复喉外侧壁，下拉舌根或会厌修复喉前壁。

（6）颈阔肌肌皮瓣或颈阔肌肌筋膜瓣：当肿瘤位于室带、喉室时，可与声门区癌切除方法一样，环甲膜入路，裂开甲状软骨板，切除肿瘤后，以颈阔肌肌皮瓣或颈阔肌肌筋膜瓣修复喉内组织缺损。

（7）发音管成形：即Pearson手术，声门上型喉癌范围较大，肿瘤切除后，仅保留健侧部分喉黏膜及活动的杓状软骨，可将喉残余黏膜缝合成黏膜管，或将部分喉咽黏膜转入喉内与喉黏膜缝合成发音管。

（8）环舌骨固定术：适用于声门上型喉癌向下累及声门区范围较广，肿瘤切除后，仅保留环状软骨。以喉咽黏膜或甲状软骨外膜修复创面，将环状软骨与舌骨吻合。舌骨切除者，可将舌根下移，将环状软骨与舌根吻合。术中注意吻合时喉口向前下方倾斜，环状软骨背板呈舌形保留，可起到后位会厌的作用。

7. 切除入路选择 由于胚胎发育组织来源不同，声门上型喉癌早期不易向声门区扩展。因此，声门区喉结构多数保持完好，采用咽侧入路为宜。咽侧入路可使声门上型喉获得良好的暴露，视野宽阔，便于直视下切除较大范围的肿瘤，而又不损伤声门区喉支架结构，而且，由于咽腔黏膜丰富，多切一点，不会影响咽功能，并可随时调整切线，不会过分接近肿瘤。声门上型喉癌因肿瘤范围往往较大，为彻底暴露切除肿瘤方便，须常规 V 形切除甲状软骨上半，切除下界多在声带前联合上缘，由于发音时声带的长期牵拉，甲状软骨相当于声带前联合处往往有一轻微的凹陷，可据此为标志切开甲状软骨板。这样，肿瘤切除后，残喉与舌根固定时，可使前联合与舌根充分接近，有利于减轻误咽。当肿瘤范围较大时，则以肿瘤下界作为切除甲状软骨板的标志。

20 世纪 80 年代后期，有部分声门上型喉癌采用了环甲膜入路，裂开甲状软骨板，切除肿瘤后以修复声门区癌的方法修复组织缺损。此种方法，对位于室带、喉室或杓会厌襞的较为局限的肿瘤可以采用，但对位于会厌喉面的肿瘤则由于暴露不方便，切除较为困难。由于甲状软骨板被裂开，肿瘤切除后，残喉不易上吊于舌骨或舌根，故术后吞咽保护功能的恢复较慢。如肿瘤已累及声门区或声门下区，则单纯采用咽侧入路切除肿瘤，操作也不甚方便。此时，可结合环甲膜入路，裂开甲状软骨板，行喉次全切除术，并将残喉上吊于舌根或舌骨。

由于术前检查时的原因，将声门上型喉癌误诊为声门区癌，而采用了环甲膜入路，若在尚未裂开甲状软骨板时已明确肿瘤位置后可改行咽侧入路，将环甲膜封闭。但若已将甲状软骨板裂开，则在切除肿瘤后，可将裂开的甲状软骨板重新缝合，再上吊于舌根或舌骨，或者以双侧胸骨舌骨肌肌筋膜瓣包裹甲状软骨板，再将舌根下移与双侧胸骨舌骨肌上部缝合固定，再将双侧胸骨舌骨肌拉拢缝合关闭喉腔，既恢复了喉腔宽度，又牵拉上吊

了甲状软骨，可望减轻误咽；也可切除大部甲状软骨板行环舌固定术。

8. 肿瘤切除的注意事项 因声门上型喉淋巴管丰富，肿瘤分化程度较差，比声门区癌恶性程度偏高，故切除肿瘤时切缘要比声门区癌大一些。对会厌前间隙、声门旁间隙的切除不可姑息，如声门旁间隙受累较重，则梨状窝内侧壁的切除也应积极一些。对肿瘤浸润深度的判断单凭触摸组织硬度和肉眼观察不一定可靠，切除范围要足够大。

切除肿瘤时应根据肿瘤的侵犯趋势确定探查切除重点，声门上型喉癌扩展规律为：声门上型喉癌大多原发于会厌喉面，会厌喉面的肿瘤虽可向上发展，但甚少侵及会厌游离缘，进而累及会厌谷及舌根，会厌软骨下部，有许多通过血管和神经的小孔，会厌癌易沿着此小孔向前扩展到会厌前间隙，然后沿着此间隙向上，突破会厌舌骨韧带而侵及舌根，再向前突破甲状舌骨膜，可侵及喉外胸骨舌骨肌。从会厌前间隙的两侧向下，可达声门旁间隙，再沿此间隙向下，则可达声门区的深层组织。向外可扩展至杓会厌襞，进而累及梨状窝内侧壁，亦可沿着咽会厌襞达梨状窝外侧壁。

肿瘤向下发展的途径有 3 个：①沿黏膜表面扩展，从会厌到室带，甚少直接再向下侵及喉室，而多向后扩展到室带的后端，再向下发展到声带后端。也可经会厌喉面黏膜向下发展到前联合，前联合腱能阻止肿瘤向下发展，但一旦突破，则可侵及声带前端及声门下区，这种情况临床较少见；②深层浸润肿瘤可经会厌前间隙向深层发展直接侵及声门旁间隙，再沿此间隙向下而达声门区的深层，侵及甲杓肌；③既沿黏膜又经深层向下发展而达声门区。另外，原发于会厌根的肿瘤易向双侧声门旁间隙侵犯，而原发于会厌喉面的肿瘤则易向会厌前间隙侵犯。

9. 减少误咽的手术技巧 正常进食时，吞咽保护功能是通过舌根后上移位，会厌后倾，同时喉上提，杓会厌襞、室带、声门关闭，梨状窝口开大等一

系列过程实现的。声门上型喉癌切除后，会厌后倾、构会厌襞及室带的内收作用消失，因而，术后误咽的可能性增加。据此，手术中应注意以下几点。

（1）充分发挥舌根在吞咽保护中的作用：术后舌根的作用是通过后上移位，使食团经过舌根后呈瀑布状落到喉咽中，而喉口由于位于舌根之前下而免于受到食团瀑布的"淋浴"，理论上，喉口离舌根越近，位置越靠前，则吞咽时食团落入喉口的机会越少。因此，残喉上吊时应使喉口充分向前，为了缩短与舌根的距离，可将舌骨切除（同时还可便于充分切除会厌前间隙）。此外，为了进一步减少喉口与舌根之间的空间，在上吊残喉前，应将甲状软骨后缘与舌根多缝合几针，如此，残喉上吊后，喉口向前下方倾斜，喉口后端离舌根更近。由于肿瘤累及而使舌根切除后，由于舌根对吞咽保护的作用减弱，误咽的发生率较高，保留喉功能较困难，山东大学齐鲁医院以胸骨舌骨肌肌筋膜瓣修复延长舌根，即使切除线至轮廓乳头者，仍可保留喉功能。舌根修复延长后，喉更易向前上悬吊；胸骨舌骨肌与舌根缝合后，可代替咽会厌襞与两侧残余咽侧黏膜缝合，喉咽黏膜与舌根的吻合面加大，从而使咽腔扩大，有助于减轻误咽，因而，即使舌根正常未予切除，也可如此延长舌根。近年来，山东大学齐鲁医院已将此术式常规应用于声门上水平半喉切除术之中。

此外，山东大学齐鲁医院在术中还注意保留健侧部分胸骨舌骨肌的连续性，不予以全部切断，保留的连续部分可将舌根下拉前提，有助于减轻误咽，如全部切断，则舌根易回缩，从而失去了对喉上口的有效遮盖作用。

（2）注意梨状窝的处理：喉咽腔越宽敞，而喉口越小，则误咽发生的机会可越少，但喉口不能一味缩小，否则影响拔管。为使喉咽腔宽敞，可将梨状窝外侧壁充分向前外侧悬吊，可悬吊于甲状软骨板后缘、舌根或胸骨舌骨肌上，同时梨状窝内侧壁黏膜拉向喉内与声带或喉室后端缝合，如此，则梨状窝口可充分敞开，食团进入喉咽分流时，较易进入梨状窝，从而减少进入喉口的机会。另外，对于声门上型喉癌偏于一侧，肿瘤切除后健侧梨状窝及喉咽侧壁黏膜保留较多时，可将切除会厌时咽会厌襞的切缘即梨状窝上口的前外壁与大部舌根缝合，使舌根大部黏膜与健侧梨状窝上口黏膜缝合，而患侧梨状窝及喉咽侧壁黏膜与舌根的少部分黏膜缝合，如此，则食团经过喉咽时可顺利进入宽敞的健侧梨状窝，较少落入患侧梨状窝及喉上口附近，从而减少误咽的发生。

10. 与拔管有关的因素 声门上型喉癌由于喉下半部分结构完整，故拔管相对不难。手术中，如发现肿瘤切除后前联合与甲状软骨板脱离，可将前联合向前缝吊于甲状软骨板上，可保持声门前后径基本不变。有些情况下，残喉上吊后，舌骨可遮盖部分喉上口，尽管可避免误咽，但使喉上口气道的前后径缩小，影响拔管，故舌骨还是切除为好。另外，喉上口创面与舌根缝合过多，也可使喉上口变小，虽有利于减少误咽，但影响拔管。双侧声带与甲状软骨外膜缝合后，甲状软骨外膜可对声带有提拉外展的作用，使声带维持一定张力，不脱垂阻塞于喉腔，喉口变大，也有助于拔管。

【术后处理】

1. 术后密切观察生命体征变化，取头前倾位，垫高头部，使颈部前屈，以免喉部缝线断裂。常规气管切开术后护理，应用抗生素预防感染。

2. 持续胃肠减压引流24～48h，停胃肠减压后鼻饲流质饮食。

3. 每天换药，引流条根据情况可1～2天后拔除，负压引流至引流物为血清样液体，每24h引流液少于10mL时可拔除引流管，7天拆线。

4. 经口进食前练习空咽数天，14天左右可进食黏团状食物，无呛咳者可改进普食，后去除鼻饲管，如果有呛咳，练习数天至基本无呛咳时拔除鼻饲管。

5. 根据病变范围以及病理情况、淋巴结转移情况,术后及时进行放射治疗。放疗结束 2～3 个月后,进食无误吸可将气管套管更换为小管,经试堵管观察 48～72h 无呼吸困难,拔除气管套管。

【并发症及其防范】

1. 出血 出血可由创面渗血或血管缝线脱落所致。由于喉部术腔与气管相通,即使少量的出血也可引起患者的剧咳,患者常烦躁不安,低氧,甚至可引起窒息。因此术中应彻底止血。如遇严重的大出血,则应当机立断,再次手术探查止血。

2. 皮下气肿 与患者术后剧咳有关。常不需特殊处理,5～7 天多能自行吸收。

3. 误咽 喉部分切除术后都会有不同程度的误咽,以声门上水平部分喉切除术后尤为明显。绝大多数患者在短期内都能逐步恢复,应向患者解释,鼓励进食较黏稠的食物。

4. 下呼吸道感染 与误咽和分泌物潴留有关,应加强术后护理,保持呼吸道通畅,行痰培养,选用敏感抗生素。

5. 喉腔肉芽组织形成或喉狭窄 喉腔内缝线过粗或过长,在短期内不能脱落者,常于缝线处长出肉芽组织和伪膜,应与肿瘤复发相鉴别。必要时应去除肉芽组织或用激光治疗。喉狭窄与喉支架切除过多、喉腔肉芽组织生长、瘢痕形成有关,应分别根据情况适当处理,严重者常造成拔管困难。

6. 咽瘘 参见第四章第三十节。

7. 颈清扫术后并发症 参见第五章第十六节。

(潘新良 雷大鹏 魏东敏)

第二十四节 喉水平垂直部分切除术

【概述】

喉水平部分切除同时加垂直部分切除术(即喉四分之三切除术)的发展开始在 20 世纪中期。应用于声门上原发肿瘤,癌症病变已经向下侵犯到一侧声门,需要同时切除声门上组织(会厌和室带)

和病变侧声门(声带及杓状软骨),尽可能保留杓会厌襞的下咽侧黏膜。

【解剖提示】

手术切除病变后只能保留一侧声带及一个正常活动的杓状软骨。修复手术的关键是一侧喉腔缺损的关闭。术后患者用健侧活动的声门呼吸语言,类似一侧声带麻痹患者。患侧开放的声门,用肌瓣或骨肌瓣覆盖。喉前联合处和舌根对合。以舌根协助掩盖声门,可以正常吞咽及呼吸。这是 20 世纪 60 年代,由美国耳鼻咽喉科医师 JH Ogura 所首创应用(图 4-24-1)。

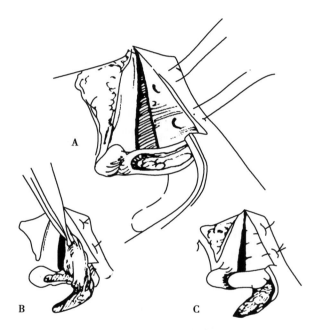

图 4-24-1 1958 年 Ogura 设计的喉四分之三切除术后喉腔修复
A. 声门上及右侧声门喉癌组织,包括同侧杓状软骨已切除,保留左侧声带及杓状软骨,将同侧甲状软骨板修剪成一块三角形软骨,向喉腔翻转 90°,覆盖患侧喉腔;B. 取一块下咽部黏膜,覆盖已切除的杓状软骨处;C. 右侧半喉修复完成。

【术前提示】

1. 手术适应证 T$_2$ 期,肿瘤已向下侵犯一侧声门,但杓状软骨周围无肿瘤,活动正常(图 4-24-2);T$_3$ 期,声门上病变已向下侵犯一侧声门,杓状软骨已固定(见图 4-24-2)。

2. 术前放疗的意义 喉癌外科,是否要加用

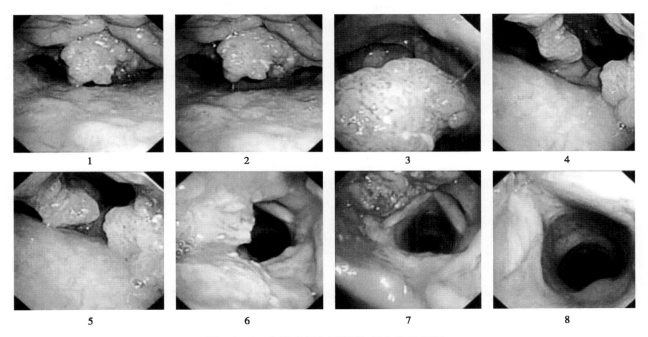

图 4-24-2　各类声门上型喉癌，已向声门侵犯

病变 $T_{2\sim3}$，可以做声门上癌水平垂直部分切除术。

放疗，文献报告无定论。中国医学科学院肿瘤医院于 20 世纪 80 年代，曾经采用随机分组，进行过喉癌术前放疗（40Gy）研究，结果显示加用放疗没有提高生存率。但是，声门上喉癌常常呈现大块菜花状，手术切除肿瘤时难以在术腔内判断肿瘤边缘。如果术前放疗 40Gy，控制边缘，肿瘤可以缩小，有利于从喉上方手术操作。

【手术操作与技巧】

1. 体位和气管切开　患者仰卧，先在局部麻醉下做气管切开，插管后用全身麻醉。

2. 切口　头部偏对侧，颈部在甲状软骨中部做横行切口。如果需要同时做颈清扫术，可以根据需要变化切口，颈阔肌下分离皮瓣。

3. 切除病变　在病变一侧沿舌骨上切开附着于舌骨上的肌肉（舌骨体上留部分肌肉，以便以后用肌肉固定舌骨缝合）。正中切断舌骨，将患侧舌骨连同带状肌向下翻转，暴露甲状软骨。将甲状软骨上半部软骨膜剥离保留，切除上半甲状软骨。从患侧梨状窝切开进入下咽。用剪刀向会厌谷切开，分离会厌，直至对侧侧咽会厌襞。仔细观察肿

瘤范围，在可见肿瘤 5mm 外切除肿瘤。从对侧杓会厌襞处切入喉前庭，刀尖指向喉室，从水平方向在喉室中分离室带及声带，至前联合。在前联合处观察肿瘤范围，切除病变侧组织，包括患侧声带及杓状软骨；必要时可以切除患侧部分环状软骨背板。但尽量保留喉外下咽黏膜（图 4-24-3）。

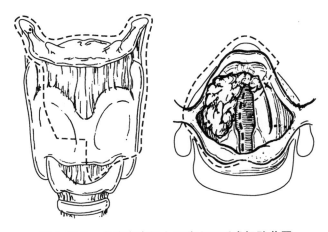

图 4-24-3　喉癌喉声门上四分之三手术切除范围

4. 修复　手术切除肿瘤后需要修补喉部遗留的两个缺损，才能在进食时闭合声门，恢复喉的吞咽保护功能。两个缺损如下。

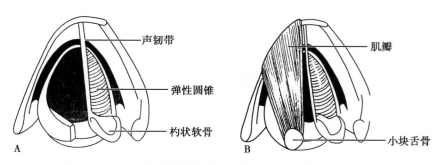

图 4-24-4　中国医学科学院肿瘤医院设计的舌骨肌瓣掩盖喉腔
A. 左侧肿瘤病变切除后，梨状窝及左半喉（包括杓状软骨）垂直缺损；B. 用舌骨
肌瓣关闭患侧喉腔，右侧声带活动正常。

（1）在杓状软骨或在环杓关节处。这是由于喉后壁或下咽前壁有缺损。如果不修复，进食时，食物易于从此缺损处进入喉腔。

（2）患侧因喉内肿瘤组织切除，半喉已开放，无法自行闭关。修复这两个缺损，中国医学科学院肿瘤医院根据美国 Ogura 用一块三角形甲状软骨覆盖声门缺损的原则（见图 4-24-1），另行设计采用附近组织覆盖封闭。

5. 舌骨肌瓣修复　中国医学科学院肿瘤医院于 1979 年设计应用同侧舌骨肌瓣，修复喉四分之三切除后喉组织缺损，有利于恢复喉生理功能（图 4-24-4）。

手术切除声门上及一侧声门的肿瘤后（声门上型 T_2 或 T_3），造成患侧声门缺损，健侧喉组织只留下一个正常的杓状软骨和声带。利用患侧舌骨和舌骨下带状肌，向后、向喉腔折转 90°。切除舌骨大角，只留下舌骨体和上面附着的一部分肌肉。利用这部分肌肉，将小块舌骨体与已切除的杓状软骨处的软组织缝合固定。舌骨及舌骨下残留肌肉覆盖喉手术侧缺口，松解环后黏膜，将下咽黏膜拉上，覆盖所植小块舌骨，缝合固定（图 4-24-5）。因下咽黏膜不够覆盖全部折转的带状肌，部分肌肉裸露，术后伪膜覆盖，以后自行上皮化。测量健侧声门长度，决定所植肌瓣长度，在患侧肌瓣向喉内呈 90°折转处，与对侧前联合缝合一针，形成新的前联合。将肌瓣在折转处与患侧舌根对合，关闭喉腔。

图 4-24-6 为喉癌手术后舌骨肌瓣修复术后 21 天的腔镜所见，左侧图示声门开放，右侧图示声门关闭。声门活动时由对侧正常的声带内移至正中位，关闭声门，防止进食时食物误入，平时对话时，可以关闭声门，发声语言。图 4-24-7 为同一患者手术后 6 年喉镜所见。

6. 治疗结果和生存率　中国医学科学院肿瘤医院于 1997 年报道声门上水平垂直喉部分切除治疗 76 例，5 年生存率：Ⅱ 期，11 例，100%；Ⅲ 期，57 例，84%；Ⅳ 期，8 例，74%。沈阳季文樾等（2000）治疗 50 例，5 年生存率 64%。

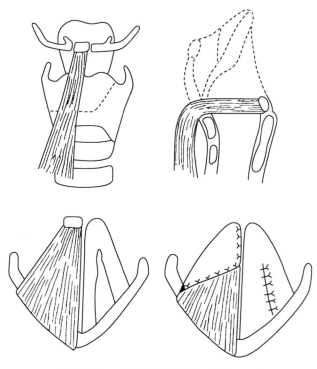

图 4-24-5　舌骨肌瓣制作用于修复喉腔

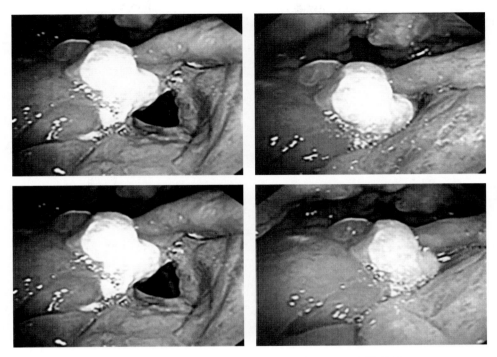

图 4-24-6 喉癌手术后舌骨肌瓣修复，术后 21 天喉镜所见
伪膜尚未脱落。

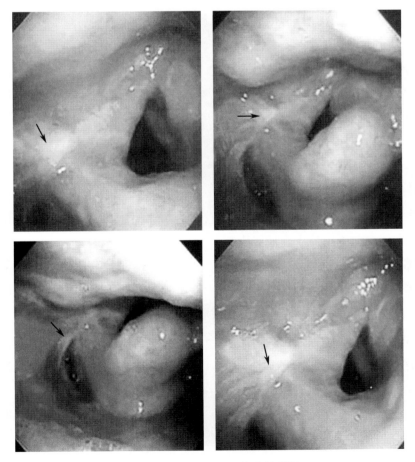

图 4-24-7 术后 6 年患者喉镜所见
箭头所指为患侧杓会厌襞手术处。

【术后处理】

参见第四章第二十三节。

【并发症及其防范】

参见第四章第二十三节。

（屠规益）

第二十五节　喉环状软骨上部分切除术

【概述】

喉环状软骨上部分切除术（supracricoid partial laryngectomy，SCPL）系 1959 年由 Majer 和 Rieder 首次提出，经过许多头颈外科医师们的不断努力，现已形成一大系列多种手术方式的喉癌功能性外科技术，已取得了良好的肿瘤治疗效果与喉功能性结果，它包括环状软骨 - 舌骨 - 会厌固定术（cricohyoidoepiglottopexy，CHEP）和环状软骨 - 舌骨固定术（cricohyoidopexy，CHP）2 种基本术式。手术操作方法简单、规范，易于掌握。近年来有学者采用气管 - 舌骨 - 会厌固定术，其方法是在 CHEP 术式的基础上切除部分环状软骨弓，将环状软骨及气管周边松解，便于上提，用可吸收线穿越第一气管环将气管 - 环状软骨 - 舌骨会厌吻合。

由于术中保留环状软骨做新喉的支架，术后能保持呼吸通畅，短期内即可拔除气管套管，术后的发声、吞咽、呼吸及维持声门下压的生理功能大都恢复良好。许多喉癌患者，按传统手术治疗方法须行喉全切除术，而喉环状软骨上部分切除术中环状软骨 - 舌骨固定术是目前又一种可以避免喉全切除术的手术方法。SCPL 要求必须保留至少一侧活动的环杓结构，同时还要保留完整的环状软骨，以保证正常的发音和吞咽，避免永久性气管造口。

喉环状软骨上部分切除术应用于临床时间已较长，大量的临床研究表明其具有操作相对简便、肿瘤局部控制率良好、术后拔管率较高，近年来在喉癌功能保全性手术中的应用日渐广泛。

【解剖概述】

1. 喉环状软骨上部分切除术的解剖、生理学基础　大量喉解剖学和生理学研究显示，喉发声功能的最基本结构不是以前认为的声带，而是环杓单元（杓状软骨、完整的环杓关节、环杓侧肌、环杓后肌、喉上和喉返神经）。环状软骨上喉部分切除术对喉功能的保留正是基于了这一理念。因此，环状软骨上喉部分切除术是一类功能保全性喉切除手术，其目的是在完整切除喉部恶性肿瘤的同时，保留喉的发声、呼吸和吞咽功能，且不需要永久性气管造瘘（周梁，2013）。

2. 环杓结构　环杓结构包括杓状软骨、环杓关节、环杓侧肌和环杓后肌、喉返神经和喉上神经。

3. CHEP 和 CHP 手术吻合后的解剖关系　CHEP 手术吻合后的解剖关系见图 4-25-1，CHP 手术吻合后的解剖关系见图 4-25-2。

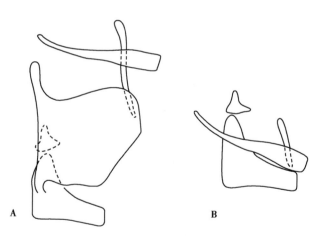

图 4-25-1　CHEP 手术吻合后的解剖关系
A. 术前；B. 术后。

【术前提示】

1. CHEP 的适应证和禁忌证

（1）适应证

1）T_{1b} 声门型喉癌：双侧声带癌。

2）T_2 声门型喉癌：向上侵及喉室、室带和前联合，但未累及会厌根部及会厌前间隙，向下侵犯声门下区前中部分未超过 1cm，后部未超过 0.5cm。

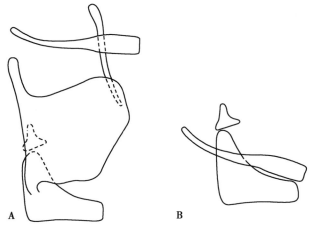

图 4-25-2　CHP 手术吻合后的解剖关系
A. 术前；B. 术后。

3）部分经过选择的 T_3 声门型喉癌：如一侧声带固定的声门型喉癌，肿瘤范围未超过适应证。

（2）禁忌证

1）肿瘤向下侵犯声门下区前中部超过 1cm，后部超过 0.5cm。

2）双侧杓状软骨及杓间隙受累。

3）会厌前间隙或会厌根部以上受侵。

4）环状软骨受侵犯。

5）甲状软骨外软骨膜受侵，肿瘤侵及喉外。

2. CHP 的适应证和禁忌证

（1）适应证

1）声门上型喉癌累及舌骨水平以下的会厌、室带和一侧杓状软骨，导致一侧声带活动受限。

2）声门上型喉癌累及前联合、一侧或两侧声带，一侧声带活动受限，但至少有一侧声带后 1/3 的黏膜正常，声带活动良好。

3）声门型、声门上型和贯声门癌出现一侧声带活动明显受限或固定，但声门下区侵犯前中部分小于 1cm，尚可保留环状软骨和另一侧杓状软骨者。

（2）禁忌证

1）声门下侵犯达到环状软骨上缘甚至有环状软骨破坏。

2）会厌前间隙明显受侵，临床上表现出会厌谷黏膜下隆起或病变突破了甲状舌骨膜。

3）肿瘤邻近舌骨需要切除舌骨者。

4）甲状软骨外膜破坏和肿瘤侵出喉外者。

3. 术前准备　行喉部增强 CT 检查，以了解肿瘤部位及向周围侵犯的范围。电子纤维喉镜检查了解声门下区有否侵犯。充分评估患者的肺功能、神经系统的功能十分重要。

4. 颈部淋巴结手术的原则　针对颈部淋巴结的颈清扫术，按常规确定实施以及采用的术式。

【手术操作与技巧】

（一）环状软骨－舌骨－会厌固定术（CHEP）

1. 麻醉和体位　采用局部麻醉下先行低位气管切开术（3～4 气管环处）后插管全身麻醉。体位是取仰卧位，肩下垫枕，头后仰。

2. 切口　颈部小 U 形切口起自两侧舌骨大角，向下至环状软骨下缘，切开皮肤、皮下组织及颈阔肌，分离皮瓣达舌骨水平。

3. 游离喉体，行环甲关节脱位　正中切开颈白线，自甲状软骨上缘水平切断胸骨舌骨肌和甲状舌骨肌，向下掀起已切断的胸骨舌骨肌，紧贴甲状软骨板斜线肌肉附着处切断胸骨甲状肌（图 4-25-3）。在甲状软骨翼板两侧切断咽缩肌并切开甲状软骨软骨膜（图 4-25-4）。游离两侧梨状窝，切断并缝扎甲状腺峡部，向两侧掀起甲状腺腺叶，松解颈段气管直至上纵隔（图 4-25-5）。行环甲状关节脱位（图 4-25-6），注意保护喉上神经、血管束及喉返神经。

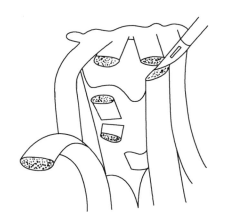

图 4-25-3　切断舌骨下肌群

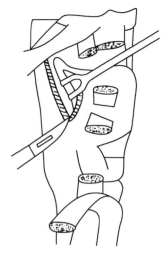

图 4-25-4　切断咽缩肌并切开甲状软骨软骨膜

4. 进入喉咽腔，切除喉肿瘤病灶　先切开环甲膜界定声门下切缘（见图 4-25-5），经由甲状软骨上缘切断甲状舌骨膜（见图 4-25-5），进入会厌前间隙，然后切断会厌根部进入喉咽腔，在直视下切除声门区肿瘤病灶（图 4-25-7），切除从病变较轻的一侧开始进行。声带突前方的垂直切除线与环甲膜切开线相连，切除范围包括两侧声带、室带、完整的喉室及前联合，部分杓会厌襞，完整的甲状软骨（图 4-25-8）；当声带活动受限或肿瘤累及杓状软骨前端时，则切除部分杓状软骨；当一侧声带固定时，则切除一侧的环杓结构，包括杓状软骨、环杓侧肌及环甲肌。

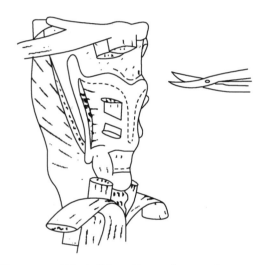

图 4-25-5　松解喉体与甲状舌骨膜、环甲膜切口位置

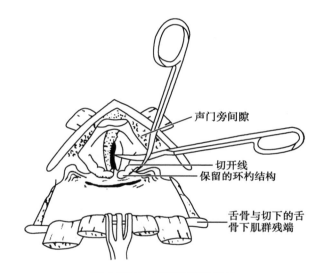

声门旁间隙

切开线
保留的环杓结构

舌骨与切下的舌骨下肌群残端

图 4-25-7　直视下切除病灶

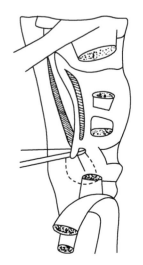

图 4-25-6　离断环甲关节

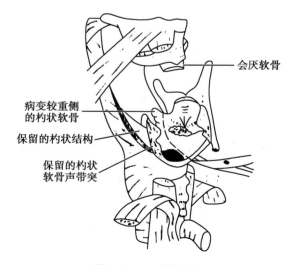

会厌软骨

病变较重侧的杓状软骨

保留的杓状结构

保留的杓状软骨声带突

图 4-25-8　完成切除

5. 新喉重建 妥善止血后，固定双侧杓状软骨于前倾位，然后用 1 号可吸收合成缝线缝 3～5 针，经黏膜下穿过环状软骨，再穿过保留的会厌软骨、会厌前间隙，向上绕过舌骨行喉咽吻合（图 4-25-9），针间距 1.0～1.5cm，完成吻合（图 4-25-10）。

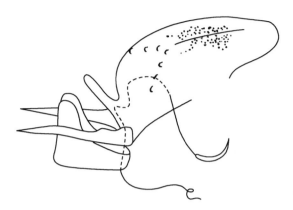

图 4-25-9 CHEP 缝线走向侧面观

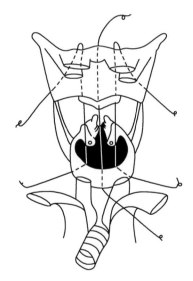

图 4-25-10 CHEP 缝线走向正面观

6. 缝合 重建颈前肌层后置负压引流，缝合皮肤切口。气管切开处气管插管更换为气管套管。

（二）环状软骨－舌骨固定术（CHP）

1. 麻醉与体位 采用局部麻醉下先行低位气管切开术（3～4 气管环处）后插管全身麻醉；体位是取仰卧位，肩下垫枕，头后仰。

2. 颈部 U 形切口，分离皮瓣 U 形切口，自双侧乳突尖下方起，沿双侧胸锁乳突肌前缘的外侧向下至胸骨上凹 2cm 处，切开皮肤、皮下组织及颈阔肌，分离皮瓣至舌骨上约 1cm。

3. 游离喉体，行环甲关节脱位 在双侧颈清扫术后，正中切开颈白线，于舌骨下缘切断舌骨下肌群，切断并缝扎甲状腺峡部，钝性分离颈段气管前、侧壁至上纵隔（图 4-25-11），于甲状软骨下缘切断胸骨甲状肌，可保留双侧的肩胛舌骨肌；于甲状软骨板后上侧缘切断咽缩肌后，切开甲状软骨板外侧软骨膜，注意保护位于两肌层间的喉上神经血管束，分离至外后方。松解内侧甲状软骨膜及梨状窝后，行环甲关节脱位，注意保护其下方的喉返神经。

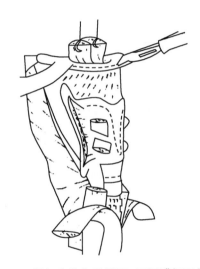

图 4-25-11 松解喉体与舌骨下、环甲膜切口位置示意

4. 进入喉咽腔，切除喉肿瘤病灶 在环状软骨弓上缘切开环甲膜，探查声门下情况后界定声门下切缘（见图 4-25-11）。于舌骨小角间切开舌骨下缘骨膜，剥离后松解甲状舌骨膜、会厌舌骨韧带；取会厌谷进路，经舌骨下切开会厌谷黏膜进入喉咽腔，同时可完整地切除全部会厌前间隙（见图 4-25-11）。将会厌拉向前下方，在直视下从病变较轻侧开始切除喉肿瘤病灶（图 4-25-12），注意保留一侧或两侧完整的环杓结构，声带突前的垂直切除线与环甲膜切开线相连，切除线的前方为切除标本，包括两侧完整的声带、室带、声门旁间隙、喉室及前联合、部分杓会厌襞、完整的甲状软骨、会厌及会厌

前间隙,有时还包括一侧杓状软骨。切除线后方为保留的双侧梨状窝和下咽缩肌、一侧或两侧杓状软骨及杓间区。如果术中冰冻病理切片示患侧切缘欠安全时,可以做一侧杓状软骨全切除,同时切除环杓侧肌和环甲肌及部分环状软骨。

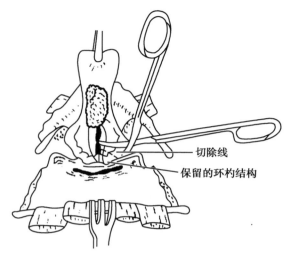

图 4-25-12　直视下切除病灶

5. 新喉重建　妥善止血后,用 3-0 可吸收合成缝线将向后倾倒的杓状软骨(一侧或双侧)缝 1 针,缝线牵拉向环状软骨的前外侧,将杓状软骨固定于前倾位。然后用 1 号可吸收合成缝线 3~5 针经黏膜下穿过环状软骨,向上绕过舌骨,深达舌根肌肉,将环状软骨与舌骨对端吻合(图 4-25-13),针间距 1.0~1.5cm,完成吻合(图 4-25-14)。

6. 缝合　颈前肌层缝合后置负压引流,缝合皮肤切口。

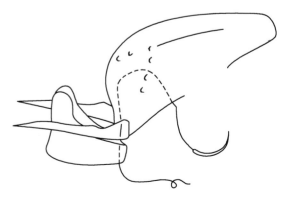

图 4-25-13　CHP 缝线走向侧面观

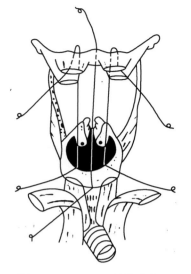

图 4-25-14　CHP 缝线走向正面观

【术后处理】

1. 术后应用抗生素防止感染。保持呼吸道通畅,为减少唾液的分泌,可酌情应用阿托品。

2. 术后的头位前倾 15°~30°,保持保护性头位 5~7 天。如伤口渗出不多,术后 2~4 天可拔除负压引流管。

3. 术后 5~7 天可试行对气管套管进行堵管,如堵管成功可早期拔除气管套管。术后 12~14 天无咽瘘及严重误咽时可拔除鼻饲管。

4. 应用各种手段,早期进行发声的康复训练。

【并发症及其防范】

1. 误吸和吸入性肺炎　对于仅保留一侧杓状软骨的患者,因术后新声门缺少会厌的保护作用,加之新声门往往关闭不全,术后很容易造成吸入性肺炎等并发症,应引起高度重视。

2. 吻合口裂开　术中用可吸收缝合线行喉咽单层吻合关闭喉咽腔时必须牢固,以充分保证新喉支架的稳固性。术后要注意保持保护性头位,避免发生喉咽腔裂开及环状软骨 - 舌骨固定脱开后所造成的严重吞咽困难等并发症。

3. 喉狭窄　术中要完整地切除双侧室带、声带、声门旁间隙及喉室,行环状软骨 - 舌骨固定时,一定要防止新声门的骑跨性狭窄,以免造成术后气管套管的拔管困难。

4. 喉瘘　有报道喉瘘的发生率约为 4.5%，多数可经局部换药治愈。

5. 其他并发症　其他手术并发症还有喉疝、喉囊肿、会厌移位、环状软骨 - 舌骨固定脱开、吸入性肺炎等，咽瘘罕见。

（王　琪）

第二十六节　喉癌的 CO_2 激光手术治疗

【概述】

喉癌治疗方式包括手术、放疗、同步放化疗等。Strong 和 Jako（1972）将 CO_2 激光应用于喉显微外科手术治疗声门型喉癌，Vaughan（1978）报道了激光治疗喉癌声门上型的结果，此后激光手术迅速发展，在一些发达国家已占全部喉癌手术的 30%～50%，呈逐年增长趋势。喉部激光手术的优势在于损伤小、功能保全好、恢复快、手术时间短及费用低等，另外有报道显示激光手术能保持血红蛋白水平，有利于术后放疗。

目前激光手术已成为公认的治疗喉部肿瘤的微创手段之一，也是早期喉癌的首选治疗方案。由于其技术要求高，尽管中晚期肿瘤治疗相关报道越来越多，但对这部分患者应慎重挑选。无论选择激光手术还是开放性手术，都要遵循肿瘤治疗原则，以肿瘤根治为首要目的。

【解剖概要】

1. 侵犯前联合的病变与 CO_2 激光手术　对于适应证的选择争议最多的是侵犯前联合的病变，多数报道显示病变累及前联合将导致复发率增加，因此有观点认为前联合支撑喉镜暴露困难，切除时没有足够安全界，且前联合腱与甲状软骨附着点缺乏软骨膜，一旦前联合腱受侵很容易突破至喉外成为 T_4 病变，不适合激光手术。然而在激光治疗方面做了大量研究的 Steiner 等（2004）报道前

联合受侵并不影响早期声门癌的疗效，他们认为随着设备的改进，大部分患者前联合可完全暴露，且前联合腱是结缔组织形成的胶原纤维带，对声带前端癌向甲状软骨侵犯起到屏障作用，而激光手术向前可切除甲状软骨内膜和部分甲状软骨。这可能与术者的技术经验有关，在肿瘤暴露完全的情况下，保证了病变的完整切除，因此对复发率并无明显影响。

2. 侵犯声带突的病变与 CO_2 激光手术　肿瘤向后侵犯超过杓状软骨声带突时，由于术中麻醉插管的影响，操作较困难。若进一步侵犯杓状软骨，容易继续侵犯声门旁间隙后部，形成深层浸润。有学者认为麻醉插管的影响可通过调整插管的位置，选用直径小的插管，短暂取出插管的方式来解决；同时激光可切除部分或全部杓状软骨，因此单侧受侵仍可选择激光手术，而双侧受侵则是禁忌证。

【术前提示】

1. 手术适应证的把握　由于设备技术和认识差异，尚无标准的手术适应证。理论上支撑喉镜下所暴露的组织结构均可用激光切除，在保留软骨框架的同时能完成喉垂直部分切除术和声门上水平切除术，但实际操作时会受到某些客观因素的制约。此外，激光手术治疗喉癌患者要能够耐受全身麻醉和支撑喉镜操作时对迷走神经的刺激。

目前激光在喉癌中主要用于声门型和声门上型，包括声门型 T_1、T_2 病变，舌骨上会厌癌 T_1、T_2 病变，局限的杓会厌襞癌和室带癌。有些部位的病变选用激光手术尚存在争议，应根据患者情况及医师技术熟练程度决定。

2. 晚期病变的 CO_2 激光手术问题　晚期病变侵犯范围差异较大，术前要认真评估，根据具体情况来决定，尤其是声门旁间隙、会厌前间隙及软骨受侵程度，病变在支撑喉镜下的暴露程度，不能完整切除肿瘤就不宜选择激光手术，否则激光手术仅起到姑息治疗的作用。

3. 复发病变 CO_2 激光手术问题 对于复发肿瘤的激光治疗报道相对较少。放疗后复发或激光手术后复发均可再次选用激光治疗，在获得近似于开放性手术疗效的同时，并发症更低，创伤更小。多数观点认为大部分早期复发（rT_1，rT_2）病变，尤其是未侵犯前联合者适合激光治疗，对前联合复发病变，应仔细评估甲状软骨受侵程度，排除喉部框架结构受侵后慎重选择；而晚期局部和／或局部区域复发（rT_3，rT_4，rN_+）病变是否适合激光治疗仍有争议，各家报道的疗效不一。

4. 内镜下声带切除术分类标准 欧洲喉科学会工作委员会在综合文献、既往分类及大量独立文章的基础上，推荐了内镜下声带切除术分类标准。

（1）上皮下声带切除术Ⅰ型，适用于声带可疑癌前病变或有癌变倾向的病变。

（2）声韧带下声带切除术Ⅱ型，适用于微小浸润癌或严重的原位癌有微小浸润的可能。

（3）经肌肉声带切除术Ⅲ型，适用于活动声带的小的浅表癌及未浸润肌肉的声带癌。

（4）声带完全切除术Ⅳ型，适合于术前确诊、浸润声带的 T_{1a} 病变。

（5）扩大声带切除术Ⅴa型（包括对侧声带），适用于 T_{1b} 病变。

（6）扩大声带切除术Ⅴb型（包括杓状软骨），适用于声带癌累及声带突但未侵及杓状软骨的病变，杓状软骨活动良好。

（7）扩大声带切除术Ⅴc型（包括室带），适合于室带癌或肿瘤自声带扩散至喉室的贯声门癌。

（8）扩大声带切除术Ⅴd型（包括声门下区），可以有选择地应用于 T_2 病变。

5. 喉癌 CO_2 激光手术的疗效 大量临床资料已证明，支撑喉镜下激光治疗早期喉癌具有与放射治疗、喉裂开声带切除或喉部分切除术相同的疗效，5 年生存率为 85%～100%，对早期喉癌局部控制率可达到 90%。影响疗效的相关因素包括肿瘤的分期与范围、术中肿瘤暴露的程度、术者的技术水平等。由于激光手术视野的限制，当肿瘤范围较大、难以完全暴露或浸润较深时，易影响术者对切除范围的正确判断及良好操作。大的肿瘤由于范围较广容易残留，然而在治疗小的肿瘤时，过分地强调功能保护而切除过于保守，仍可能导致复发率升高。

6. 喉癌 CO_2 激光手术的术后复发的防范和处理 喉癌 CO_2 激光术后局部复发时间多在术后 1 年以内，复发部位多位于激光手术暴露、操作比较困难或基底广泛、有潜在深层浸润的部位，如前联合及其他激光手术操作比较困难的部位。一旦发现肿瘤局部复发，可及时采取挽救性治疗，根据复发肿瘤的侵犯范围，可选择再激光手术、喉部分切除或喉全切除术。复发肿瘤发现越早，治疗效果越好，喉功能保全率越高。

7. 喉癌 CO_2 激光手术与喉功能 喉癌声门型激光手术后吞咽功能好，发音功能优于喉垂直部分切除术。喉癌声门上型激光手术后发音功能好，吞咽功能优于喉声门上水平部分切除术。激光手术避免了气管切开，减轻了患者痛苦，提高了生存质量。

【手术操作与技巧】

1. 支撑喉镜喉腔的暴露 支撑喉镜暴露喉腔结构的方法，参照第四章第十节。手术所需显微镜的焦聚应在 350mm 以上，并与激光的耦合器相配套。原则上要求充分暴露病变，方能做可靠切除。

2. 整块切除与分块切除 肿瘤外科要求整块切除，但由于激光手术的特殊性，许多国外学者提出了分块切除的概念，主要用来切除较大肿瘤、判断深层浸润及保留更多正常组织。早期研究认为激光有封闭淋巴导管作用，不会导致局部或远处转移。其后又有动物实验发现激光切开肿瘤会导致淋巴转移高于整块切除。由于相关机制的研究较少，目前尚不明确激光对淋巴转移的作用，但大量回顾性文献支持分块切除并未导致转移增加。

因此笔者认为对于较小的早期肿瘤，应尽量

遵循肿瘤外科原则,在瘤体外周进行整块切除;对于较大或有深层浸润不易判断的晚期肿瘤,可以分块切除。但需要术中冰冻切片来保证安全切缘,在工作开展的早期尤其要慎重。

3. 切除深度的把握　激光手术操作的关键在于切除深度的把握,过深影响功能,过浅易导致残留,对于声带游离缘部位的肿瘤,由于其方向与激光束方向垂直,操作相对容易,而前联合处肿瘤切除范围与激光方向是平行的,且不易暴露,因此操作比较困难,需要一定的经验。

4. 安全边界的范围和阳性切缘的处理　肿瘤切除应该遵循肿瘤外科原则,切除在肿瘤的外围进行。对于口腔或下咽癌这类容易发生黏膜下蔓延的肿瘤,需要较大的安全切缘。然而对于喉癌,广泛的外科切缘并未获得更好的局部控制率,反而加重了功能损害。

通常而言,声门型喉癌手术切除时应保留大于 3mm(内切缘)的安全界,并且切除深度应尽可能深至肌层;声门上型喉癌在手术切缘的控制方面,切除时应保留大于 5mm(内切缘)的安全界(图 4-26-1)。

放疗后复发病变难以辨认,要使用术中冰冻并经术后病理确认,若有前联合受侵时切缘要更广泛,一旦有甲状软骨受侵迹象,必须切除部分软骨。

手术切缘与预后的关系:任何肿瘤根治性治疗的目标都是获得组织学上的无瘤切缘,然而冰冻与最终病理结果并非总是一致。另外,由于激光手术的特殊性,组织收缩、气化、烧灼或过小可能会造成病理诊断困难,出现假阳性或无法分辨的结果,阴性切缘并非 100% 能获得,代表的是一种理想的目标。

切缘阳性会导致复发率升高,预后下降。应选择再次手术、放疗或至少严密随访。尽管术后放疗能改善有残余病变患者的预后,但无法完全消除阳性切缘带来的不利影响。最理想的治疗方式是再次激光手术,其优势在于提供了简单而直接的路径来切除肿瘤,可以多次进行直到获得无瘤切缘,将阳性切缘的比例降到 1% 以下。多次激光切除直到切缘阴性对预后无不利影响,与初次切除即达到阴性者在生存率和局部控制率上差异无统计学意义。

5. 颈淋巴结的处理　无论是激光手术还是开放性手术治疗喉癌,对于颈部的处理原则是一致的,应按照病变范围和颈部检查情况,在激光手术切除局部病变的同时处理颈部淋巴结。

【术后处理】

1. 激光手术可避免气管切开,减少了鼻饲管的使用,患者术后的痛苦得以减轻。

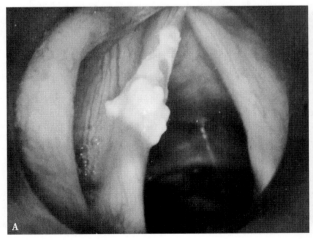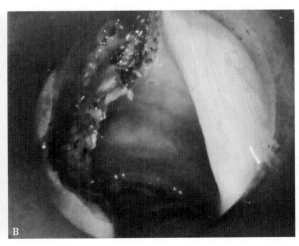

图 4-26-1　T$_{1a}$ 声带癌手术前后所见

A. 术前;B. 术后。

2. 激光手术除机械损伤外还有热损伤。术后创面恢复要比冷器械完成的喉显微手术慢，一般为4～7周，恢复早期创面有明显渗出，表面为白色伪膜，继而肉芽增生，表面逐步上皮化。

3. 声门型喉癌激光手术后吞咽功能好，发音功能优于喉垂直部分切除术，较放疗稍差，切除范围越广，深度越深，对嗓音功能的影响就越大。

4. 声门上型喉癌激光手术后发音功能好，吞咽功能优于喉声门上水平部分切除。声门上型喉癌（$T_{1\sim3}$）的显微激光手术患者术后使用胃管鼻饲，一般在7～15天移除。

【并发症及其防范】

1. 术中并发症　术中并发症主要包括切牙松动或脱落、腭咽黏膜挫裂伤、舌根会厌及喉水肿、创面出血、皮下气肿及气管内麻醉插管燃烧等。最严重的并发症是呼吸道烧伤，可危及生命，须积极处理。一旦发生燃爆意外应立即停用激光，并立即停止通气供氧，终止麻醉，拔除气管导管，改用口咽通气道及麻醉面罩吸入纯氧，按呼吸道烧伤进行相应处理。病情稳定后可继续完成手术，术后密切观察可能发生的气道出血和水肿，防止气道阻塞。

2. 术后近期并发症　术后近期并发症主要有进食呛咳或吸入性肺炎、活动性出血、喉黏膜水肿、气胸、皮下气肿等。

3. 术后远期并发症　远期并发症主要为喉狭窄、肉芽肿形成等。这些并发症发生率均不高，多数经保守治疗可恢复，部分狭窄和肉芽可能需要手术干预。

（黄志刚）

第二十七节　喉全切除术

【概述】

自Billorth（1873）采用喉全切除术治疗喉癌以来已近150年的历史。1894年，Halsted手术根治乳腺癌成功以后，逐步形成了器官切除加区域淋巴结清扫的恶性肿瘤的根治原则，喉全切除术治疗喉癌被视为经典。近年来，随着基础医学和临床技术的进步，各种类型的喉部分切除术及其修复方法的迅速发展和普及，使喉全切除术在喉癌治疗中采用的比例大为降低，70%～80%的喉癌患者能在彻底切除肿瘤的同时恢复发音、呼吸、吞咽保护等各项喉功能。

喉全切除术适用于喉内已全部被肿瘤所侵，或已侵及邻近组织的晚期喉癌。手术须切除喉的全部软骨及软组织。根据肿瘤外侵的部位，可同时切除部分舌根、部分下咽或部分颈段食管；若声门下受侵，则可切除部分颈段气管；若肿瘤已穿出软骨或在环甲膜处外侵，须切除同侧舌骨下肌群及甲状腺。声门上型喉癌常侵犯会厌前间隙，为保证这一间隙组织完整切除，须将舌骨体或全舌骨一并切除。

1. 喉癌患者行喉全切除的适应证　①肿瘤侵及双侧声带，一侧或双侧声带固定者，或绝大部分T_3及T_4级声门型喉癌；②晚期喉癌侵犯甲状软骨或环状软骨者；③声门上型喉癌T_4，或侵犯甲状软骨、环状软骨或双侧杓状软骨受累者；④喉部分切除术后复发者；⑤较晚期喉癌放疗无效或放疗复发者；⑥年老体弱不宜行喉部分切除术者；⑦下咽癌、晚期甲状腺癌喉部广泛受累者；⑧喉软骨放射性坏死，感染严重难以恢复者；⑨喉的其他恶性肿瘤有以上适应证者。

2. 喉癌患者行喉全切除的禁忌证　包括可行保留喉功能手术者、局部病变范围广泛无法切除者、远处转移者和全身情况不允许手术者等。行喉全切除术的患者，必须有恶性肿瘤的病理诊断。

【解剖概要】

1. 喉上动脉及其入喉位置　绝大多数喉上动脉起源于甲状腺上动脉，少数起源于颈外动脉，极少数起源于颈外动脉的其他分支。喉上动脉入喉的位置有穿甲状舌骨膜和穿甲状软骨板的两种不同情形，但绝大多数穿甲状舌骨膜（图 4-27-1）。彭玉成等（1998）观察到左、右喉上动脉入喉点与甲状软骨上角尖的距离分别平均为 14.71mm 和 15.86mm。因此，喉全切除术中，只要摸清每侧甲状软骨上角，再向前下方 15mm 左右于舌骨甲状肌的深处即可很快寻找到喉上动脉，予以结扎。这样既可以节省手术时间，也可以减少术中出血。应引起注意的是喉上动脉有可能分 2 支入喉，术中应将 2 支喉上动脉均予结扎。

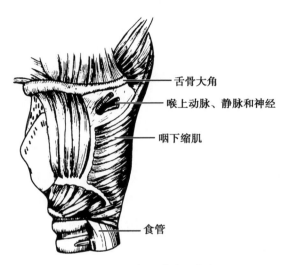

图 4-27-1　喉上动脉入喉点

2. 会厌前间隙与舌骨　会厌前间隙为会厌中线处间隙，尖端朝下呈三角形，前界由上至下为舌骨、甲状舌骨膜，后界为会厌软骨及甲状会厌韧带，上界为会厌谷底的会厌舌骨韧带，成为会厌前间隙的顶，将声门上区与舌根分开。会厌前间隙为会厌和方形膜所限，间隙中包括脂肪、结缔组织、黏液腺体、血管和少许淋巴管。由于会厌软骨中间有小孔，会厌喉面的肿瘤可穿过会厌软骨小孔进入会厌前间隙，也可破坏会厌软骨或在会厌软骨两旁穿透方形膜侵犯会厌前间隙。开始在间隙内扩散，最终突破间隙向舌及口咽周围软组织扩散。

Barbosa 等（1974）强调在喉全切除术中，整个舌骨和全部会厌前间隙均应包括在切除的标本中。

在晚期喉癌行喉全切除术中切除舌骨复发率低且并不影响吞咽。

佟凯等（1996）认为喉全切除术中，在会厌前间隙可能受侵的前提下，保留舌骨有以下弊端：①术野暴露不佳，难以准确判断肿瘤范围；②自舌骨下进路，很可能直接切入肿瘤内，增加术中种植转移的机会；③不能完全切除会厌前间隙，没有安全边界，复发的机会增高，若肿瘤已侵及舌根或舌骨，则可导致肿瘤残存；④关闭咽腔时操作不便。

3. 喉的淋巴及其流向　喉部存在毛细淋巴管及淋巴管，声门上区的淋巴系统最丰富，声门下区次之，声带的淋巴管最少。毛细淋巴管主要分布在黏膜层，淋巴管则分布在黏膜下层的深层。声门上区及声门下区的浅、深淋巴系不但于各分区范围内互相吻合，且可通过前联合及喉室后部联系，提示声门上下的病变，既可通过直接蔓延又可通过淋巴流扩散，且声门上型喉癌及声门下型喉癌的淋巴结转移率也远高于声门型喉癌。

喉内的淋巴管汇合成 2 组：①上组沿喉上血管走行，从甲状舌骨膜穿出，汇流至颈内静脉淋巴结上组；②下组淋巴管汇集声门淋巴管，从环甲膜穿出，引流至喉及气管周围淋巴结，转注入颈内静脉淋巴结中、下组（图 4-27-2）。喉的淋巴引流多流向同侧，一侧病变者多发生同侧转移，但少数患者也

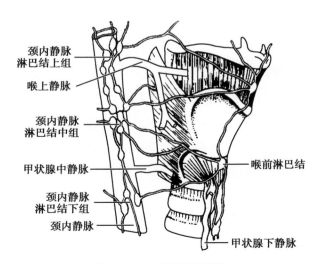

图 4-27-2　喉的淋巴引流

可发生对侧转移。行一侧颈清扫术后可产生该侧淋巴引流阻塞而向对侧淋巴结引流。

【术前提示】

1. 术前喉裂开术探查问题 大部分喉癌患者术前可明确性质、范围而确定术式，但有少数患者在术前不能明确病理性质或病变范围，术中须先行喉裂开术探查以决定手术方式。但喉全切除术前的喉裂开术探查是否影响患者的预后尚有争议。当前喉裂开术探查应用于喉全切除术前仍有其临床意义。

（1）对有可能行保全喉功能手术的患者，通过喉裂开术探查可减少切除全喉的机会。

（2）对相对较晚期的患者，可通过喉裂开术探查减少盲目保留喉功能而承担的风险。喉裂开术应遵循肿瘤外科要求整块完整地切除肿瘤的无瘤原则，避免切入肿瘤而使肿瘤污染术野，进而影响患者的预后。为减少喉全切除术前探查对预后的不良影响，探查的进路要求从正常组织处切入，对术前有明确有喉全切除术指征的晚期患者不应再行探查。

2. 关于术前先行气管切开术问题 喉全切除术前数天先行气管切开术，会给患者带来2次手术的创伤，除非必要，一般不先行气管切开术。气管切开术后数天再喉全切除术会出现以下负面问题。

（1）气管瘘口存在感染和炎症，可污染喉全切除手术的术区，增加术后感染的机会。

（2）可能导致气管切开口肿瘤种植，这是由于喉肿瘤常有脱落，在光滑黏膜面上不易种植，但在造瘘口创面上相对容易生长，有学者认为会增加造瘘口复发危险，当然，这一点尚有待进一步证实。

3. 手术方法的选择 从上向下还是从下向上的手术进路的选择主要根据主要病变所在的位置，但从争取保留喉功能的角度，喉全切除术由下向上的方法手术过程中，术者只能通过气管断端观察肿瘤下界，无法观察病变整体。

喉全切除术由上向下的方法经会厌谷进入口咽腔，术野宽敞可完整暴露肿瘤整体与结构，特别是对梨状窝、环后区等喉外结构暴露充分，可在直视下切除肿瘤。充分暴露后，上径路可在直观下再次验证术前内镜检查和影像学检查的结果，根据肿瘤范围重新审视术前手术方案，从而更好地体现根治肿瘤前提下尽可能保留喉功能，而由下向上的手术方法则有些局限性。喉全切除术也可以从一侧梨状窝进路，进行探查和切除，该进路也有其优越性。

4. 喉全切除术中甲状腺的处理 在晚期喉癌，原发肿瘤可能扩展到喉软骨的外面而侵及甲状腺，这样，甲状腺必须与原发肿瘤一并切除。即使在大体上甲状腺没有被侵入，但当原发喉癌T_4级或有声门下侵犯时，在喉全切除术中也应切除一侧甲状腺。袁宝荣和韦霖等（1995）对16例T_3、T_4喉癌行喉全切除标本的全器官切片的观察表明，5例（31%）有肿瘤侵及甲状腺或其包膜；在16例中，12例有声门下侵犯，而5例有甲状腺侵犯的患者均在该组中；其余4例没有声门下区侵犯的患者中未出现甲状腺受侵者；在甲状腺部分切除术中，手术后早期和长期并发症发生率都低，因而袁宝荣和韦霖等建议在T_3、T_4喉癌，特别是有声门下侵犯者应行甲状腺切除；全甲状腺切除只有在肉眼观察肿瘤已侵犯甲状腺或双侧声门下区都有侵犯时才进行，当喉癌已经越过中线侵犯甲状软骨时也应进行；如有可能应保留甲状旁腺，但不应该影响肿瘤的根治性切除。术后须进行钙和甲状腺素水平的监测，进行相应的治疗。

喉癌声门下侵犯超过1cm、声门下型喉癌、甲状软骨或环状软骨破坏、气管食管沟淋巴结有明显转移等情况下应切除甲状腺峡部、一侧或双侧甲状腺，绝大多数情况下只切除一侧甲状腺叶及峡部，甲状腺全切除术应慎用。

5. 喉全切除术后的生存质量 喉癌属高度精神创伤性癌症。青岛大学附属医院（2011）采用欧洲癌症研究和治疗组织生存质量核心调查表C30

及头颈部肿瘤调查表 H&N35 中文版调查显示，喉全切除术后患者在躯体功能、角色功能、社会功能、疲倦、疼痛、感觉问题、语言问题、社交障碍、性功能以及咳嗽等方面存在改变，提示喉全切除术可导致喉癌患者术后存在多个维度的生存质量下降。尽管目前可通过食管发音、人工喉、发音重建术等方法使部分喉全切除患者恢复发音功能，但其效果和普及情况仍不能完全令人满意。气管造口是喉全切除术后患者毁容的原因，它是残疾的标志，影响患者与他人交往的信心和在公共场所活动的乐趣。因此，喉全切除术必须掌握严格的指征。喉全切除术后患者的康复必须得到高度重视，屠规益长期呼吁要让每一位无喉患者都能讲话。

6. 术前支持治疗 术前加强口腔清洁护理，确保营养。注意检查有无慢性阻塞性肺疾病、糖尿病、心血管疾病、贫血及其他有关的全身性疾病，并予以控制。这些措施有助于防范术后并发症的发生。围手术期的营养评估和营养支持，对减少咽瘘、肺炎等并发症十分重要。

【手术操作与技巧】

1. 体位、麻醉和气管切开术 患者仰卧位，肩下垫枕，伸颈。手术开始时先在局部麻醉下行气管切开术。为避免影响气管的解剖和进行永久性气管造瘘，若病变的安全边界允许，可行高位气管切开术；若病变侵犯声门下区，则必须行低位气管切开术。行气管切开术时，要详细了解喉癌的病变范围和计划采用的气管造口方式，以便选择皮肤和气管的切口。

2. 切口和分离皮瓣 常用的切口有正中垂直切口、U形切口、沿皮纹横切口等，这需要根据手术的整体设计选用。

（1）正中垂直切口：该切口创伤较小，不须较大地分离皮瓣，皮肤切开后沿颈白线直接暴露喉体；但无法同时行颈清扫术、术后瘢痕明显，故目前已少用。

（2）U形切口：从一侧下颌角经胸骨上凹之上2～3cm，到对侧下颌角做一宽大的U形切口，切开皮肤、皮下组织和颈阔肌（图4-27-3）。该切口目前较为常用，但也存在切口较长（可达18～24cm）、损害皮瓣的血运和淋巴引流、增加感染机会的缺点。

（3）沿皮纹横切口：沿皮纹横切口较为美观，是当前常用的切口。韦霖倡用的沿皮纹的横切口为切口位于舌骨与胸骨颈静脉切迹之间的中分线上，两侧延伸到胸锁乳突肌前缘；若须同时行颈清扫术，则在清扫侧沿锁骨再加行另一水平切口（Macfee切口），这种切口术后较为美观。

（4）半H形和H形切口：喉全切除术联合进行颈改良性清扫术或颈全清扫术时，常用半H形切口（用于单侧颈清扫术）或H形切口（用于双侧颈清扫术的手术），这种切口术野暴露较好。

（5）其他切口：有时要根据术后修补的方式选择切口，例如术中须采用颏下岛状皮瓣修补，可行改良的T形切口。

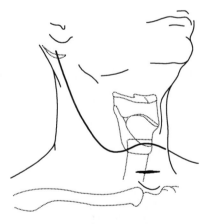

图 4-27-3　U 形切口

在颈阔肌深面和颈深筋膜浅层之间锐性分离皮瓣，上达舌骨上水平，下达气管切开口水平。颈部皮肤薄、移动性大，浅筋膜疏松并包绕颈阔肌，浅筋膜内有颈前静脉，其于颈前正中线两侧下行，位于颈前正中线附近，静脉至胸骨颈静脉切迹上方穿入胸骨上间隙，手术中应将其结扎切断。在行U形切口、横切口时，颈阔肌深面尚可见颈横

（皮）神经的分支、颈外静脉的属支及其附近的浅淋巴结。由于颈动脉鞘约在胸锁乳突肌中点平面以上已无该肌掩盖，颈动脉鞘与颈阔肌之间仅有颈深筋膜浅层相隔，故作 U 形切口过程中沿胸锁乳突肌前缘前方切开浅层结构时，应注意切口深度和电刀的功率。

3. 暴露甲状软骨、环状软骨和切断甲状腺峡部 沿颈部正中的颈白线纵行切开软组织，正中分离两侧的胸骨舌骨肌，暴露甲状软骨、环状软骨和甲状腺峡部。关于胸骨舌骨肌的处理，不同学者持不同的意见，有学者认为胸骨舌骨肌应与喉一起切除，对功能并无影响；国内多数学者主张若喉癌无喉外侵犯则可保留胸骨舌骨肌，若有喉外侵犯则要将胸骨舌骨肌和喉一并切除。

分离切断甲状腺峡部，断端连续缝合或"8"字缝合，向两侧分离甲状腺峡，暴露气管前壁。将保留侧甲状腺腺叶的上、下血供保留；将不保留侧甲状腺腺叶的血管结扎、切断并切除甲状腺叶。切除甲状腺时必须妥善保护甲状旁腺，要仔细辨认甲状旁腺及其血管，注意甲状旁腺与脂肪组织和淋巴结的鉴别。

4. 切断舌骨上肌群在舌骨和甲状软骨的附着 沿甲状软骨外软骨膜层面分离胸骨舌骨肌到达舌骨，紧贴舌骨切断舌骨上肌群的附着处（图 4-27-4）。沿甲状软骨外侧分离胸骨甲状肌及甲状舌骨肌，用电刀或其他器械锐性切断附着于甲状软骨斜线的胸骨甲状肌及甲状舌骨肌。

5. 切断咽下缩肌和分离梨状窝外壁黏膜 将喉体向一侧翻转，以便接近甲状软骨的后缘而便于手术。用手指支持、固定甲状软骨的边缘。在甲状软骨板后缘用电刀或小刀切断附着于甲状软骨及环状软骨的咽下缩肌（图 4-27-5）。再用小刀沿着整个甲状软骨后缘切开软骨膜（图 4-27-6），游离该侧的甲状软骨上、下角。剥离咽下缩肌时，应注意在甲状软骨上角或甲状软骨后缘附近有甲状腺上动脉走行；喉下动脉沿气管侧面向上，至环甲关节后方入喉；这些动脉若被损伤，可发生动脉性出血。

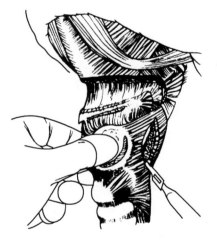

图 4-27-5　切断咽下缩肌

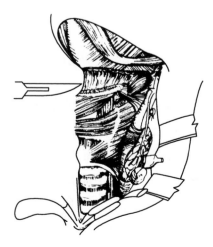

图 4-27-4　切断舌骨上肌群

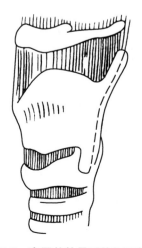

图 4-27-6　在甲状软骨后缘切开软骨膜

梨状窝位于甲状软骨板内面、甲状舌骨膜与杓会厌襞之间，梨状窝尖的表面投影约在环状软骨下缘上方 1.5mm 的平面以上。可在该平面以上剥离梨状窝黏膜。方法为从上述切口开始，在甲状软骨板后缘处用小剥离器剥离甲状软骨的软骨膜，进而潜行剥离甲状软骨内侧面的软骨膜，在软骨膜下剥离直到到达梨状窝前角为止，使梨状窝外壁黏膜与甲状软骨板内面后段分离，这样可使梨状窝外侧壁保留下来的组织较为厚实。分离时应注意梨状窝黏膜较薄，尤其是甲状软骨上缘和上角处，应谨慎操作，避免穿破进入咽腔。若怀疑肿瘤已经超出了喉的界限，并侵犯梨状窝，则不宜潜行剥离患侧梨状窝外壁的软骨膜。

同法处理对侧。

6. 切断喉上血管　用两个拉钩分别向上、下方牵拉舌骨大角和甲状软骨，在甲状软骨上缘外侧 1/3 处上方，甲状舌骨膜外侧部分离寻找喉上血管和喉上神经喉内支并将其结扎、切断。同法处理对侧。如血管穿喉处已有肿瘤侵犯，可于甲状软骨上角内侧结扎切断喉上血管。

7. 进入下咽腔和切除全喉　手术进入下咽腔途径的选择，应根据肿瘤的位置和范围进行考虑，原则上应在无肿瘤的部位切开进入下咽腔，便于在直视下完整切除肿瘤，避免切入肿瘤内部，常用的进路有以下 3 种。

（1）经舌骨上进入咽腔切除全喉：紧靠着舌骨切断舌骨上缘的肌肉附着，注意避免损伤舌下神经和舌动脉，使肌肉与舌骨分离（图 4-27-7）。继续向深部切开进入会厌谷，用拉钩拉起舌根沿会厌谷向两侧扩大切口。用组织钳夹住会厌尖向前上牵拉，自切口拉出（图 4-27-8），从会厌谷向两侧切开到舌骨大角后方（图 4-27-9），转向下方切开梨状窝前壁，向下达环状软骨板的中部。同法切开对侧，将喉体翻向前下方（图 4-27-10）。分离环后区黏膜，喉癌累及环后区的机会很少，可以紧贴环状软骨后面的表面用剪刀或电刀分离黏膜瓣，使残留

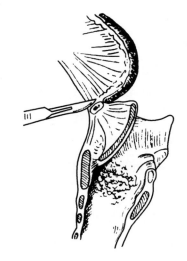

图 4-27-7　切断舌骨上缘的肌肉附着

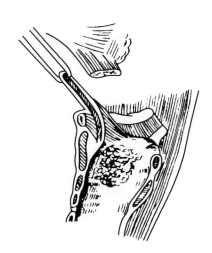

图 4-27-8　牵出会厌尖

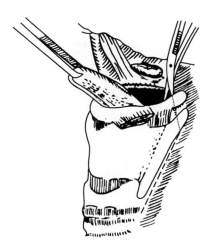

图 4-27-9　自会厌谷向两侧切开

黏膜保持一定厚度。在环状软骨板的下缘游离部分食管黏膜,切断环状韧带,切断附着的肌肉等组织,确保足够的安全边界,气管的安全边界至少保留2cm,否则容易导致造瘘口复发(见图4-27-10)。至此可将喉体取下,妥善止血。

经舌骨上进入咽腔的进路可以避免切入位置较低的肿瘤,并且可以在切除喉体前观察到环状软骨后区。

(2)经梨状窝进入咽腔切除全喉:经肿瘤对侧的甲状软骨后梨状窝黏膜切口进入下咽腔(图4-27-11),通过梨状窝的切口探查咽腔和喉腔,明确肿瘤的大小、部位和切除范围,确保足够的安全边界切除喉体(图4-27-12)。经梨状窝进入咽腔还可以先对喉腔和下咽进行观察,便于术中决定是切除全喉还是有可能保留喉的某些结构和功能。舌骨应同喉一并切除(图4-27-13)。先在舌骨的侧端切开咽壁,进而沿舌骨上缘横断舌骨上肌群。避免进入会厌前间隙,将整个会厌和会厌前间隙一并切除。以后步骤参考经舌骨上进入咽腔的手术方法。经梨状窝进入咽腔的进路适用于原发肿瘤位于声门上区的患者。

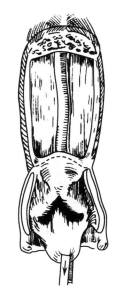

图4-27-10　切除喉体

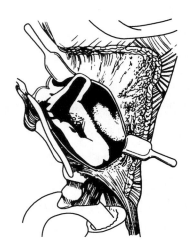

图4-27-12　直视下切除喉体

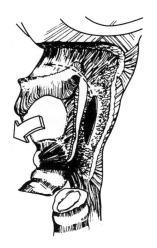

图4-27-11　经梨状窝切口进入下咽腔

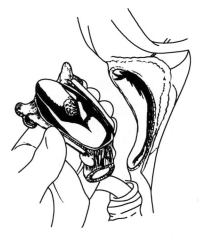

图4-27-13　舌骨连同喉体一并切除

(3)上行法喉切除:当喉体游离后,在环状软骨下缘横行切开环状韧带。用组织钳夹持环状软骨向前上抬起(图4-27-14)。钝性分离环后区软组织，达杓状软骨和两侧梨状窝的黏膜下层。横行切开杓间区切迹的黏膜，开放下咽腔，即可见到会厌，用组织钳钳夹下拉会厌尖。直视下沿咽侧壁将舌骨体和会厌前间隙一并切除，将舌骨上的切口与杓间切迹的切口连接，全喉即被切除。喉切除要求确保有足够的安全边界。以后的处理同经舌骨上进入咽腔切除全喉的方法。

的研究表明，当遗留的咽黏膜平均宽度在松弛状态下为平均3.24cm、牵张状态下平均4.83cm时，直接缝合行下咽壁重建通常不会发生狭窄，当切除更多咽黏膜时，就可能需要肌皮瓣修补以扩大下咽腔，以免吞咽困难。

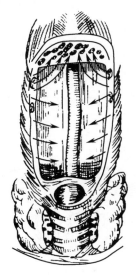

图 4-27-15 下咽腔关闭

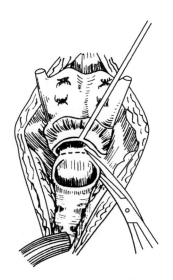

图 4-27-14 上行法喉切除

8. 缝合下咽腔 喉全切术后，如果咽部留有足够的黏膜，应用生理盐水反复冲洗术腔后进行下咽腔黏膜的关闭（图4-27-15）。当肿瘤扩散至邻近咽壁时，为彻底切除肿瘤，咽壁黏膜应做必要的部分切除，但具体保留多少黏膜才能行一期关闭下咽腔而不致影响吞咽功能是手术中常遇到的问题。许由和韦霖等（1996）对52名喉全切除术患者

关闭下咽腔可分3层缝合切口。

（1）第1层为下咽黏膜及黏膜下组织的缝合，有至少2种方法，第一种方法为用细丝线进行贯通间断内翻缝合，线结打在咽腔一侧（图4-27-16A）；第二种方法为可吸收线从黏膜下组织进针，到紧贴黏膜下方而不穿透黏膜缝合，线结打在黏膜下（图4-27-16B）。进针缝合时要带上一点深部的肌肉，打结时不能过度用力。由于喉全切术后下咽缺损边缘的切口形态近似三角形，故最自然的下咽

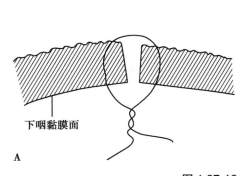

图 4-27-16 下咽腔黏膜缝合
A. 线结打在咽腔侧；B. 线结打在黏膜下。

腔关闭为 T 形缝合（图 4-27-17），张力最大处通常为 T 形缝合会合处，为减少此处的张力，可于结合处另加一针间断三点缝合。缝合的针距大约 5mm，打结时张力适中，张力过大有可能影响愈合。

（2）第 2 层为舌根与咽下缩肌断端的缝合，系在第 1 层缝合的基础上进行的加强缝合，旨在减小黏膜吻合口的张力。

（3）第 3 层为胸骨舌骨肌与舌骨上肌群的缝合。缝合中要注意妥善处理缝合部位的肌肉残端的处理，切勿遗留无效腔。吻合口附近务必放置负压引流管。

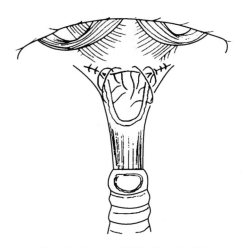

图 4-27-17　T 形缝合关闭下咽腔

9. 气管造口　将两侧甲状腺峡和腺叶断缘在气管后缝合，置于气管断端的后面以支持气管断端，行气管造口。造口过程中可能要移动气管插管，必须确保气管插管的安全，以保障通气、避免血液和分泌物流入下呼吸道，防止窒息。气管颈段侧面与甲状腺下动脉和颈总动脉毗邻，而且越向颈部下方，越相贴近。分布到气管颈段的动脉分支多经其后外侧进入，在分离、切断气管并进行气管造口术时应注意这些解剖特点。食管外膜为疏松结缔组织，无浆膜层，管壁薄弱，较易穿破。故切断气管之后剥离气管或喉后壁时，应特别注意避免损伤食管壁。

喉全切除术后传统的做法常须戴气管套管，

但气管套管刺激气管且给患者身心带来不良影响。众多学者分别设计了一些对喉全切除患者行扩大气管造瘘的方法，以期达到不带套管的目的，以克服上述弊端。

一般的造瘘法为在气管造瘘口处的两侧皮肤各切除一半圆形皮片，使其形成圆形切口，用较粗的丝线将气管壁与皮肤和两侧的胸锁乳突肌固定缝合，然后用细丝线将气管口处的黏膜及保留的气管后壁与皮肤切缘对位缝合，黏膜与皮肤仔细对位缝合有助于防止气管造口狭窄。

Barbosa 等（1974）介绍的气管造瘘方法为从前向后、从下向上斜行切断气管。要切开 2～3 个气管环，目的是获得一个舌状气管断端和一个大孔，使这个孔能更容易地适应永久性气管造瘘的皮肤开口，并防止狭窄。切断气管以后，再将其从颈段食管前壁上剥离少许，以利于与造瘘口的皮肤缝合，此时，食管静脉丛的血管可能会出血，须认真结扎，以防止血液流入下呼吸道。在胸骨上方的皮肤上做一个合适的圆形切口，把气管的残端移植至此。采用间断缝合的方法制作永久性的气管瘘口，首先在上、下、左、右缝合几针，再进一步缝合。缝合时，要把气管黏膜固定到瘘口的皮肤上，以尽量减少创面，创面的存在不但可能感染引起纤维化，还容易日后形成狭窄。

韦霖推荐的一种四瓣交错式的永久气管造口方法是目前临床上常用而有效的技术。该法自 1979 年起在香港玛丽医院应用至今，青岛大学附属医院已使用该方法 20 余年。操作方法和技巧为在瘘口造一个四瓣交错式波浪形黏膜皮肤吻合。在颈低位皮肤正中做一个 X 形切口（图 4-27-18），形成 4 个三角形皮瓣，不切除皮肤，多余的皮下脂肪和颈阔肌应予以修剪。由麻醉医师移走气管内管，通气暂时停止。横断的气管下端从 X 形颈低位皮瓣切开处穿出，气管用尼龙线固定四个角，改用间断高压喷射通气系统通气。在气管壁相当于时钟 12 点、3 点、6 点、9 点处切开，每个切口长约 1cm，相当于

2 个气管环,过长容易造成血运不足(图 4-27-19)。至此,形成 4 个 V 形裂口(图 4-27-20)。三角形皮瓣的尖端与对应的气管壁切开 V 形裂口的最深点缝合,在每一两者相交处之间再加固 2 针;其他的 3 个三角皮瓣用同样的步骤缝合。缝合完毕后,即建立 4 个气管瓣和 4 个皮肤皮瓣的相互插入式缝合,气管造口呈四角星样(图 4-27-21)。黏膜皮肤缝合口锯齿状而不同于常规的环状,这样可避免由于瘢痕组织的环形收缩造成狭窄。

潘子民等(1998)介绍一种气管瘘口造大孔术的方法:喉全切除时于第 4 气管环前缘逐渐向后上斜行切断 3 个气管环,达环状软骨后下缘。如声门下受累,可下移 2 个气管环。气管切面呈 45° 斜坡,使气管外口呈椭圆形。将气管口四周皮肤切除横径 4.0cm、纵径 3.0cm 之椭圆形大孔,皮肤切缘与气管外口拉拢缝合。缝合后的气管外口可达 3.0cm×2.5cm 大小。因气管外口比套管口径大一倍,住院期间无须戴套管。术后气管外口逐渐缩小,但多数回缩到一定程度后稳定。采用该法行喉全切除术 308 例,术后 83.44% 的患者不须带气管套管。未能成功的患者有以下原因:①气管断面口径小,气管横断或切面斜度小;②气管外口周围皮肤切除过小,缝合后对气管外口起不到牵张作用;③术后气管外口感染,软骨环裸露坏死,愈后挛缩狭窄;④瘢痕体质使气管外口瘢痕增生,发生狭窄。

为避免气管造口处的狭窄,还有学者采用皮瓣重建。方法为先纵行切开下缘皮肤约 2cm,并左右分离呈 Y 形(图 4-27-22)。适度切除两侧及下缘皮肤,使之缝合时有一定张力(图 4-27-23)。以 10 号丝线穿透皮肤和气管环作张力缝合共 6 针,再将皮缘与气管黏膜用细线严密缝合(图 4-27-24)。

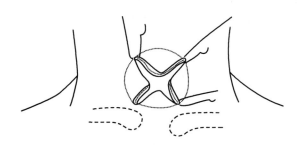

图 4-27-18　颈部皮肤的 X 形切口

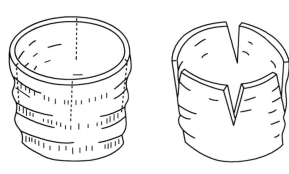

图 4-27-19　气管壁的 4 个切口

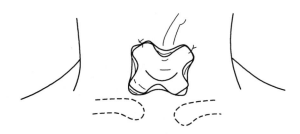

图 4-27-20　形成气管壁和皮肤的组织瓣

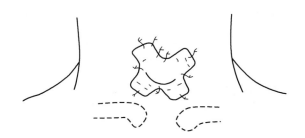

图 4-27-21　完成气管造口

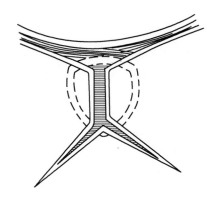

图 4-27-22　皮肤切口

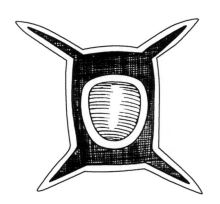

图 4-27-23　切除多余皮肤

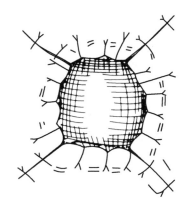

图 4-27-24　缝合完成造口

10. 放置引流和缝合切口　下咽部吻合口附近放置负压引流硅胶管。颈清扫术野、皮瓣下等分别置负压引流管，分层缝合皮下组织和皮肤，更换气管套管，适当包扎。

11. 喉全切除术后的发音重建　喉全切除术后的发音方法包括气管 - 食管发声、人工喉和食管发音三类。其中气管 - 食管发声系在喉全切除术后利用手术方法在气管 - 食管之间形成通道，肺内呼出的气流经过该通道进入食管或咽腔，冲击黏膜而发声；手术方法分气管食管造瘘术和气管食管穿刺发音管植入术两类。气管食管造瘘术方法繁多，如采用自体静脉、下咽黏膜、食管黏膜、气管黏膜或颈部皮肤等组织在气管食管间建立通道，许多方法正在探索之中。气管食管穿刺发音管植入是在气管食管之间穿刺，植入硅胶发音管，如 Blom-Singer 发音管、Provox 发音管等，详见第四章第二十八节。

【术后处理】

1. 根据病情考虑是否入重症监护病房监护。气管切开术按常规护理。

2. 经鼻胃管胃肠减压 24h。鼻饲流质饮食 7~14 天，确保营养。喉全切除术后经口进食的时间存在争议，较早的有术后 3 天者，较晚的为术后 14 天，有待进一步研究。

3. 负压引流管于术后第 3 天以后根据引流情况予以拔除。

4. 全身应用抗生素预防和控制感染。纠正贫血、控制血糖水平、注意心脑血管病的治疗。

5. 术后观察伤口和敷料情况，术后每天换药 1 次，注意皮瓣下有无积液及伤口愈合情况，如有感染应及时引流。7~10 天拆线。

6. 痊愈后开始进行食管发声训练或使用人工喉。

【并发症及其防范】

1. 感染　为喉全切除术后常见并发症，多由咽部分泌物污染、缝合张力过大、无效腔和积血形成以及全身疾病等引起，表现为发热、局部红肿、疼痛等。感染发生后应拆开部分缝线以充分引流、冲洗，使用有效抗生素控制感染，并注意有无咽瘘形成。

2. 咽瘘　咽瘘为喉全切除术最主要的并发症之一，文献报道咽瘘的发生率大约在 7%~65%，平均约 20%。咽瘘多发生于手术后 5~10 天，少数可发生于 10 天以后。其早期表现为颈部周围皮肤充血，继而有波动感。如见到唾液或口服亚甲蓝后从颈部见到蓝色，咽瘘即可确诊。咽瘘的发生与感染、肿瘤负荷大、吻合口张力较大、同时行颈清扫术、术前先期行气管切开术、糖尿病及贫血、营养不良、术前体重明显下降、吻合线质量差、吻合口引流防止不当、术前放疗、鼻胃管刺激、喉咽反流、切口选择不当以及潜在的甲状腺功能低下等因素有关。充分的营养补充对预防咽瘘十分重要。

缝合技术是咽瘘形成的重要原因，一般针距

0.5～1.0cm，再用肌层进行加固缝合；缝合过密、过紧使组织缺血，对位不良，操作不细致均易发生咽瘘。术后确保持久有效的负压引流，拔管时间应根据每天引流量确定，不宜机械地遵循传统的48h内拔管的时间要求。咽腔黏膜缺损过大时应采用组织瓣修复，避免张力过大和黏膜下缺乏支持组织，从而发生咽瘘。

一旦出现咽瘘的临床表现，应立即打开伤口或切开皮肤使之充分引流；不宜拖延、观望而致引流不畅，使咽瘘范围不断扩大。多数咽瘘经过引流、换药等非手术治疗可以愈合。伴严重感染、坏死的咽瘘须清理伤口。术前放疗的患者要特别注意保护颈总动脉，防止其破裂出血。咽瘘发生后待感染基本稳定时即可经口进食，以补充足够的营养促进愈合，不宜长时间鼻饲。长期不愈合的咽瘘，特别是术前放疗的患者，可考虑手术修复。修复时机因人而异，时间可在咽瘘发生后数周至数月不等，须待坏死组织脱落干净、创面已上皮化时进行，不宜过早修复。咽瘘修复分两层：内层取瘘口周围皮肤，翻转后皮肤面向咽腔修复黏膜缺损；外层视情况选用颈部皮瓣、胸大肌肌皮瓣等修复。

3. 下咽狭窄　多因切除下咽黏膜过多使缝合张力较高、下咽腔狭小所致，瘢痕增生、放疗及感染等也可诱发下咽狭窄。肿瘤复发也常表现为下咽狭窄，故发生下咽狭窄时应注意排除肿瘤复发。排除复发后可试行扩张，严重者须手术整复。

4. 气管造口狭窄　气管造口狭窄有向心性狭窄和垂直裂隙狭窄两种类型。向心性狭窄是气管

造口末端瘢痕过度形成导致造口周围挛缩而致。垂直裂隙狭窄是由于造口外侧胸锁乳突肌或甲状腺压迫等原因所致。感染是造成瘢痕过度增生的原因之一。为避免垂直裂隙狭窄可切断较紧张的胸锁乳突肌内侧部，对过大的甲状腺叶可行部分切除。缝合避免过紧，缝线滞留时间不宜过长，造口时应切除周围多余的脂肪，皮肤与气管黏膜严密对位缝合。

对已形成气管造口狭窄的患者可手术整复。方法参考前述的韦霖推荐的四瓣交错式气管造口方法。Lore（1973）介绍了切除气管造口周围的瘢痕，然后行Z字皮瓣整复的方法（图4-27-25）。

5. 其他并发症　其他并发症有肺部感染、应激性溃疡、甲状腺功能低下、甲状旁腺功能低下、气管软骨坏死及颈动脉破裂等。

（孙　彦）

第二十八节　喉全切除后的发音重建术

【概述】

手术是目前喉癌治疗的主要手段之一，自从1873年奥地利医师Billroth进行首次喉全切除术以来，虽然20世纪60年代以后喉部分切除术逐步得到推广应用，但是喉全切除术在喉癌的初始治疗及挽救性手术中仍然经常施行。喉全切除后患者的呼吸气体由颈部气管造瘘口进出，鼻腔和口腔无气体通过，丧失发音功能。为提高患者的生存质量，稳定患者的心理状态，使喉全切除后患者

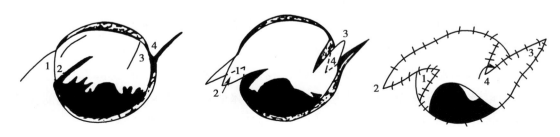

图4-27-25　Z字皮瓣整复气管造口狭窄

重新走向社会,手术后的语言康复一直是耳鼻咽喉头颈外科医师努力的方向。为使喉全切除后患者重新发音,有以下几种方法:①将气管造瘘口呼吸出的气体用一个管道输送到咽部,再从咽部将气体经口腔送出发音,即人工喉装置;②在气管后壁及食管前壁之间人为制造一个漏口,安放一发音纽扣样装置,使气体由气管经漏口的发音钮到达食管,由口腔逸出而形成语言;③吞咽气体,利用食管储存,然后将气体由食管释放到口咽及口腔,构成语言,即食管发音;④用物理方法使咽部及口腔气体发生震荡而形成声音,由口腔构成语言,称为人工电子喉。根据发音重建的手术与否,将前两种方法称为手术发音,后两种方法称为非手术发音。本节主要讨论功能性气管食管瘘和造瘘发音管两类手术发音的方法。

功能性气管食管瘘是指用手术方法在气管及食管之间建立一个通道,使气管内的气体得以通过瘘孔进入食管,通过食管到达咽部及口腔,经口腔的构音作用形成语言。形成功能性气管食管瘘的方法很多,有的在气管食管之间直接建立一个瘘孔,有的应用黏膜或皮肤在气管及食管之间建立通气管道。关键是所形成的气管食管瘘的大小要适当,既能通气发音,又不引起误咽。

造瘘发音管是在喉全切除后,于气管食管间制造一瘘孔,植入管状的发音装置,这种发音管最初在1980年由Blom和Singer报告,倡导在食管镜下安装,称为Blom-Singer发音管,以后又出现了Staffieri、Groningen、Provox、Voice Master及国内的刘清明发音钮等类型,其主要结构都是在硅胶管的一侧有活瓣样装置,发音的同时防止误咽;van den Hoogen等(1998)研究表明,不同类型的发音假体之间的语音分析无明显差异。造瘘口发音管的手术操作容易,发音质量比较理想,是喉全切除后患者的常用语音重建方法,患者的满意程度也较高。Daniilidis(1998)比较不同发音方法的发音质量,发现发音钮的声音质量、语言连贯性及可懂度均优于食管发音,但费用高,发声时需要堵住气管造瘘口,以及发音管须定期更换等。

【解剖概要】

1. 气管食管共壁的宽度和的厚度 彭玉成等(1997)对30例我国正常成人尸体标本测量结果表明:第1、2气管环水平气管食管共壁的宽度为(11.8±2.5)mm(7.9~17.6mm),第2、3气管环水平气管食管共壁的宽度为(12.0±2.7)mm(8.0~18.4mm),第3、4气管环水平气管食管共壁的宽度为(12.1±2.8)mm(8.2~19.5mm)。第1、2气管环水平气管食管共壁的厚度为(5.5±1.4)mm(3.2~8.2mm),第2、3气管环水平气管食管共壁的厚度为(5.7±1.5)mm(3.2~8.5mm),第3、4气管环水平气管食管共壁的厚度为(5.5±1.4)mm(3.3~8.0mm)。

2. 气管食管共壁的宽度和厚度的意义 对上段气管食管共壁的测量研究可为临床提供确定安装Blom-Singer发音管穿刺点的水平,以及估计不同穿刺水平的大致厚度的参考。了解以上数据后,在行Blom-Singer发音管插入时做到心中有数,应在气管食管共壁的中央插入穿刺针,较易穿刺入食管腔。若偏向一侧就有可能穿刺到食管的侧壁或后壁,甚至穿刺不能成功,反而造成周围结构损伤。以上数据显示,气管食管共壁的厚度最小值仅有3.2mm,而最大值可达8.5mm,提示个体差异较大。因此,在安装Blom-Singer发音管时应因人而异,挑选合适长度的发音管,以利于提高应用Blom-Singer发音管发音的成功。

【术前提示】

1. 李树玲功能性气管食管瘘手术 ①要根据患者的体质状况选择施行此术式,一般应选择70岁以下、心肺功能正常的患者。特别是要注意患者的肺功能。②手术前应和患者充分沟通,说明此手术的目的、意义、成功率、可能的并发症及处理等情况,征得患者的同意。③手术前经过放射治疗者应慎重。

2. 气管食管通气管成形术 基本同李树玲功能性气管食管瘘手术，适用于喉癌、下咽癌切除后喉咽及颈段食管黏膜缺损较多者。颈段食管癌患者不宜施行。

3. 喉全切除术二期发音钮发音重建术 ①造瘘发音管的安装适应证是喉全切除后，不能学会食管发声或对自己的食管发声不满意，又不能较好地使用电子喉的患者。②气管造瘘口较小，有食管狭窄或恶心反射比较严重的患者则不宜安装发音管。③安装前应行食管钡餐造影，了解食管有无狭窄，行食管吹气试验了解有无环咽肌痉挛。

4. 喉全切除术一期发音钮置入术 应根据患者的体质状况决定是否可采用。体质较差者不宜行一期安装。其他同二期发音钮置入。

【手术操作与技巧】
（一）功能性气管食管瘘手术
1. 李树玲功能性气管食管瘘手术
（1）切口：在喉全切除完成后，于气管前壁自气管断缘处向下纵行切开约2cm（图4-28-1）。

（2）制作 V 形瓣：切开的下缘横行切开直至气管后壁剩余约 2.5cm，在气管后壁正中作一边长为 1.5cm 倒置三角形、完全切透气管食管壁、留一蒂在上的 V 形瓣。

（3）缝合形成裂隙：将黏膜瓣的两侧游离缘缝合，推入食管腔内，将三角形的下两条边缘缝合，留一横行的"一"字形的裂隙（图4-28-2）。

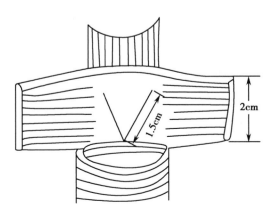

图 4-28-1 在气管后壁行倒三角形切口

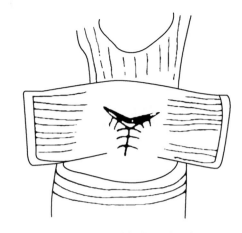

图 4-28-2 关闭切口的下部

（4）形成帽状气室：在气管上端缝合，患者将气管造瘘口堵住，气体即可经裂隙进入食管内，经口腔构音而形成语言，同时有推入食管的黏膜瓣，可防止吞咽时食物进入气管（图4-28-3）。

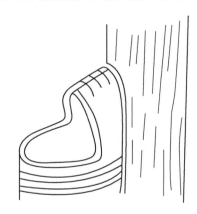

图 4-28-3 形成帽状气室

2. 气管食管通气管成形术
（1）分离气管食管间隙：喉切除完毕后，向下分离气管食管间隙，至第4、5气管软骨环。

（2）制作黏膜瓣：在食管上端创缘下 1cm 处，斜行切开食管全层约 2cm×5cm，使之成为一蒂在下的黏膜瓣（图4-28-4）。

（3）缝制通气管：将食管前壁肌黏膜组织缝制一管道，黏膜面向内，成为通气管，通气管的气管端较宽、食管端较窄（图4-28-5）。

（4）黏膜管的缝合：将气管的膜部开口，高于食管段入口 1～2cm，将黏膜管缝合于气管膜部，呈气管端高、食管端低的通道。

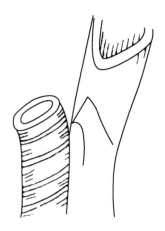

图 4-28-4　在食管前壁斜形切取全层肌黏膜瓣

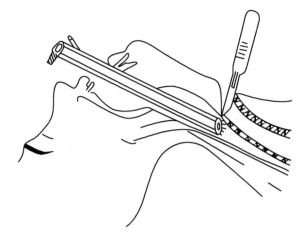

图 4-28-6　在食管镜指示下尖刀切开气管的后壁

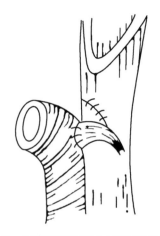

图 4-28-5　将肌黏膜瓣缝合于气管后壁成管状

（5）关闭喉咽及气管造口：常规方法关闭喉咽及气管造口。

（二）造瘘发音管

1. 喉全切除术二期发音钮发音重建术

（1）麻醉：手术可以在局部麻醉或全身麻醉下进行。

（2）切口：经口置入食管镜，达食管入口下方时，自气管造口可看到食管镜的灯光，伸入造瘘钳，以尖刀在造瘘钳处横行切开 0.5cm（图 4-28-6），如气管造口较小，可先期行气管造口扩大术。

（3）植入发音钮：自切口插入硅胶导管，逆行至口腔取出，退出食管镜，固定好发音钮的气管盘，向外牵拉，固定于瘘口处。或用血管钳夹持发音管将其送入气管食管瘘口，使气管膜片合适贴附于气管壁。

（4）试行发音：观察局部有无出血，瘘口的大小是否合适。特别是注意食管面的黏膜不要覆盖发音钮的孔。安装完毕后，即可让患者发音，观察效果。

2. 喉全切除术一期发音钮置入术

（1）切断咽下缩肌或咽神经：喉全切除术完成后，切断两侧的咽下缩肌或咽神经。

（2）气管造口：适当将气管造大口扩大，使造口直径约 1.5cm。

（3）切口和造瘘：自喉咽部置入大血管钳，顶起气管的后壁，在气管的后壁正中距气管的上缘 0.5～1.0cm 处，横行切开 0.4～0.5cm，形成气管食管瘘。在瘘口的两侧各缝合一针，防止气管壁与食管壁的分离。

（4）瘘口内置入胃管关闭伤口：在瘘口内置入胃管，术后管饲用。常规关闭喉咽及皮肤。

（5）安装发音钮：术后管饲 2 周，切口愈合后，停止管饲，安装发音钮。

【术后处理】

1. 李树玲功能性气管食管瘘手术、气管食管通气管成形术的术后处理参考喉全切除手术后的处理。

2. 喉全切除术二期发音钮发音重建术适当应用抗生素 3～4 天，更换小号的全喉管。喉全切除术一期发音钮置入术参考喉全切除手术后的处理。

【并发症及其防范】

1. 李树玲功能性气管食管瘘手术的并发症及其防范

（1）发声失败：术后发声成功率78.7%，发声失败的原因有创口感染、瘘口过小、瘘口过大引起呛咳等。手术后防治感染，制作适当大小瘘口是手术成功的关键。

（2）创口感染：手术中无菌操作，手术中应用抗生素，彻底止血，创面充分引流等可防止感染。

（3）瘘口过小：手术中瘘口的大小适当，手术结束时通过瘘口放置一个导尿管，自鼻孔引出，待伤口愈合后再拔除。

（4）瘘口过大：瘘口过大容易引起呛咳，手术中应注意三角形的各边要根据患者的气管直径大小设计。

2. 气管食管通气管成形术的并发症及其防范

（1）误吸：通气管的瘘口过大，或气管口与食管口的位置接近水平，手术后黏膜肿胀，观察3~4周，如果误吸严重，应再次手术修整。修复后不能改善者，可考虑关闭通气管。

（2）发音失败：可能局部黏膜肿胀是通气管不通，或瘘口部肉芽组织增生，或患者没有学会适当的发音方法。在手术结束时可在通气管内放置导尿管。

3. 喉全切除术二期及喉全切除术一期发音钮发音重建术的并发症及其防范

（1）误吸：因发音钮的单项瓣膜扭曲或气管食管瘘的瘘口扩大所致，前一种原因可更换新的发音钮，后一种情况可手术修整瘘口。

（2）发音管脱落：可能使瘘口太大，或安装不合适。

（3）局部感染：应用敏感的抗生素。

（4）咳嗽：堵管发音时可能诱发咳嗽，经过训练后可克服。

（5）发音失败：造瘘口发音管安装后，部分患者可能因环咽肌痉挛而导致发音失败，可经颈侧切开环咽肌切断，也可于支撑喉镜下经黏膜用激光切断环咽肌，创伤小，效果良好。肉毒杆菌毒素可以抑制肌肉的运动，导致肌肉瘫痪，局部注射可治疗环咽肌痉挛；Zormeier（1999）对喉全切除后功能性气管食管瘘发音管发音障碍，可能是由于喉咽及颈段食管痉挛的患者，在电视监视系统纤维喉镜下经喉咽及食管注射肉毒杆菌毒素，注射后检测气管气道压、语音分析、钡餐观察；认为上述方法对环咽肌痉挛安全有效，费用低。

de Raucourt 等（1998）对一组喉全切除后使用发音管的患者随访表明，功能性气管食管发音管语言成功率1年时为81%，5年时为73%；发音假体的利用率1年为68%，5年时为61%；26%因瘘口扩大导致气管食管瘘，27%需要去除假体。说明发音管假体虽然有较高的语言成功率及音质，但发音变化及局部处理仍须注意。Aust（1997）研究Provox发声假体，长期使用成功率为74%，平均更换假体的时间为166天，发声假体失败的原因有局部感染、放射治疗后纤维粘连、操作不协调、脑血管意外、喉全切除合并全舌切除。Dworkin（1998）内镜检测显示气管食管瘘发声管功能差是因为食管瘘口部黏膜多、厚及非同步震动。最常见的并发症是发音假体坠入食管。手术前语言交流能力和年龄也是手术后发音钮语言成功的主要预测因素。Clements（1997）比较了书写、食管发声、电子喉及气管食管瘘发声管等的不同发声方法患者，让患者自我评价不同发声方法的质量及满意程度，应用气管食管瘘发声管的患者对自身语音评价最高。

Neumann（2000）报告30%的发声假体置入后有并发症，包括肉芽组织增生15.7%、瘘口扩大5.5%、假体丢失1.9%、局部瘢痕增生使假体移位0.9%、因并发症需永久取出假体2.8%。Izdebski（1994）总结气管食管瘘发声管的并发症有瘘口增大、发声管移位成角、真菌感染假体、瓣膜保持不能、不能用手指堵塞、压迫性坏死、放射治疗后坏死、吞咽困难、发声不稳、呕吐、胃扩张、松垂、狭窄、感染、肥大、出气不足、环咽肌痉挛、瘘口闭合、肌切开、发声管误吸入气管等。

Geertsema 等（1998）在 Groningen 发声管上加一活瓣，患者不用用手堵住气管造瘘口即可发声，当活瓣受肺部的气流冲击时即关闭，气流经食管而出可发声，咳嗽时活瓣即打开，可以呼吸。

（房居高）

第二十九节　口咽癌的分期与治疗方案的选择

一、概述

口咽癌是头颈部常见肿瘤，包括发生于舌根、扁桃体区、软腭腹侧和咽后壁 4 个区域的癌。其发病与吸烟和酗酒、人乳头状瘤病毒（human papilloma virus，HPV）感染等因素有关。晚近关注到部分口咽癌患者不具备吸烟、酗酒等传统致癌因素，而与 HPV 感染有关，研究表明高危型 HPV 感染在口咽癌的发展中起重要的病因作用。HPV 相关口咽癌发病的主要危险因素为性行为方式和性传播疾病史。HPV 相关口咽鳞癌为一种具有独特的病因和临床病理特点的疾病，其更易发生于年轻的患者，女性比例相对较高，对放、化疗具有较高的敏感性，疗效较 HPV 阴性者好，复发和死亡风险相对较低，HPV 感染状态有提示预后的意义。由此，近年来对口咽癌的分期方案和治疗原则的认识有较大的更新，口咽癌的 TNM 分期和不同分期的治疗方式的选择，因 HPV 感染与否存在不同。口咽癌的治疗模式存在争议，由于口咽部的功能复杂，手术后修复和功能重建的难度颇大，难以详述。2019 年美国国立综合癌症网络（National Comprehensive Cancer Network，NCCN），在美国癌症研究联合会（American Joint Committee on Cancer，AJCC）2017 年第 8 版分期方案的基础上更新了口咽癌治疗指南，较以往有很大的变化，在此简介。

二、口咽癌患者 HPV 感染标志物检测的意义

HPV 持续性感染宿主细胞，会造成细胞异常增殖，导致 p16 过度表达，故 p16 可作为 HPV 相关检测的标志物。p16 蛋白表达是检测 HPV 感染及评估预后的重要指标，免疫组织化学检测 p16 蛋白表达方法简便、经济，推荐作为 HPV 相关扁桃体癌检测的标志物，为必查项目。HPV 原位杂交检测可作为替代方法。2017 年 AJCC 第 8 版头颈癌分期方案中，p16 阳性与 p16 阴性的口咽癌已存在不同的 TNM 分期方案，若不做 p16 检测，则只能按 p16 阴性口咽癌进行分期和治疗。

三、口咽癌 TNM 分期系统（AJCC 2017 年第 8 版）

2017 年 AJCC 第 8 版头颈癌分期方案中，对口咽癌 TNM 分期方案有较大变动，针对 p16 阳性的 HPV 相关口咽癌患者建立了一个新的 TNM 分期系统，以提高其实用性和准确性。简介如下。

1. 适用于 p16 阴性口咽癌的 TNM 分期方案

（1）原发肿瘤（T）：T_X 为原发肿瘤不能评估。Tis 为原位癌。T_1 为肿瘤最大径≤2cm。T_2 为 2cm＜肿瘤最大径≤4cm。T_3 为肿瘤最大径＞4cm，或侵犯会厌的舌面。T_4 为中等晚期或非常晚期局部疾病，包括 T_{4a}——中等晚期局部疾病（肿瘤侵犯喉、舌的外部肌肉、翼内肌、硬腭或下颌骨）；T_{4b}——非常晚期局部疾病（肿瘤侵犯翼外肌、翼板、鼻咽侧壁，或颅底或包绕颈动脉）。注意舌根或会厌谷的原发肿瘤侵犯至会厌舌面黏膜并不意味着侵犯喉。

（2）区域淋巴结（N）

1）临床 N（cN）

N_X 为区域淋巴结不能评估。

N_0 为无区域淋巴结转移。

N_1 为同侧单个淋巴结转移，最大径≤3cm，且淋巴结外侵犯阴性。

N_2 为同侧单个淋巴结转移，3cm＜最大径≤6cm，且淋巴结外侵犯阴性；或同侧多个淋巴结转移，最大径≤6cm，且淋巴结外侵犯阴性；或双侧或对侧淋巴结转移，最大径≤6cm，且淋巴结外侵犯阴性。

N_2 包括以下 3 种情况：① N_{2a}——同侧单个淋巴结转移，3cm＜最大径≤6cm，且淋巴结外侵犯阴性；② N_{2b}——同侧多个淋巴结转移，最大径≤6cm，且淋巴结外侵犯阴性；③ N_{2c}——双侧或对侧淋巴结转移，最大径≤6cm，且淋巴结外侵犯阴性。

N_3 为转移淋巴结最大径＞6cm，且淋巴结外侵犯阴性；或任何淋巴结转移和临床明显的淋巴结外侵犯阳性。N_3 包括以下 2 种情况：① N_{3a}——转移淋巴结最大径＞6cm，且淋巴结外侵犯阴性；② N_{3b}——任何淋巴结转移和临床明显的淋巴结外侵犯阳性。

2）病理 N（pN）

N_X 为区域淋巴结不能评估。

N_0 为无区域淋巴结转移。

N_1 为同侧单个淋巴结转移，最大径≤3cm，且淋巴结外侵犯阴性。

N_2 为同侧单个淋巴结转移，3cm＜最大径≤6cm，且淋巴结外侵犯阴性；或同侧多个淋巴结转移，最大径≤6cm，且淋巴结外侵犯阴性；或双侧或对侧淋巴结转移，最大径≤6cm，且淋巴结外侵犯阴性。N_2 包括以下 3 种情况：① N_{2a}——单个同侧或对侧淋巴结转移，3cm＜最大径≤6cm，且淋巴结外侵犯阳性；或同侧单个淋巴结转移，3cm＜最大径≤6cm，且淋巴结外侵犯阴性；② N_{2b}——同侧多个淋巴结转移，最大径≤6cm，且淋巴结外侵犯阴性；③ N_{2c}——双侧或对侧淋巴结转移，最大径≤6cm，且淋巴结外侵犯阴性。

N_3 为转移淋巴结最大径＞6cm，且淋巴结外侵犯阴性；同侧单个淋巴结最大径＞3cm，且淋巴

结外侵犯阳性；或者多个同侧、对侧或双侧淋巴结转移，伴淋巴结外侵犯阳性。N_3 包括以下 2 种情况：① N_{3a}——转移淋巴结最大径＞6cm，且淋巴结外侵犯阴性；② N_{3b}——同侧单个淋巴结最大径＞3cm，且淋巴结外侵犯阳性；或者多个同侧、对侧或双侧淋巴结转移，伴淋巴结外侵犯阳性。

（3）远处转移（M）：M_0 为无远处转移；M_1 为远处转移。

（4）预后分期：Ⅰ期为 $T_1N_0M_0$；Ⅱ期为 $T_2N_0M_0$；Ⅲ期为 $T_3N_0M_0$，$T_{1\sim3}N_1M_0$；Ⅳa 期为 $T_{4a}N_{0\sim1}M_0$，$T_{1\sim4a}N_2M_0$；Ⅳb 期为任何 TN_3M_0，T_{4b} 任何 NM_0；Ⅳc 期为任何 T 任何 NM_1。

（5）组织学分级（G）：G_X 为级别无法评估；G_1 为高分化；G_2 为中分化；G_3 为低分化；G_4 为未分化。

2. 适用于 p16 阳性口咽鳞癌的 TNM 分期方案

（1）原发肿瘤（T）：T_0 为无原发肿瘤证据；T_1 为肿瘤最大径≤2cm；T_2 为 2cm＜肿瘤最大径≤4cm；T_3 为肿瘤最大径＞4cm，或侵犯会厌的舌面；T_4 为中等晚期局部疾病——肿瘤侵犯喉、舌的外部肌肉、翼内肌、硬腭或下颌骨或超出。注意：舌根或会厌谷的原发肿瘤侵犯至会厌舌面黏膜并不意味着侵犯喉。

（2）区域淋巴结（N）

1）临床 N（cN）

N_X 为区域淋巴结不能评估。

N_0 为无区域淋巴结转移。

N_1 为同侧单个或多个淋巴结转移，最大径≤6cm。

N_2 为双侧或对侧淋巴结转移，最大径≤6cm；N_3 为转移淋巴结最大径＞6cm。

2）病理 N（pN）

N_X 为区域淋巴结不能评估。

pN_0 为无区域淋巴结转移。

pN_1 为淋巴结转移≤4 个。

pN_2 为转移淋巴结＞4 个。

（3）远处转移（M）：M_0 为无远处转移；M_1 为远处转移。

（4）预后分期

1）临床分期：Ⅰ期为 $T_{0\sim2}N_{0\sim1}M_0$；Ⅱ期为 $T_{0\sim2}N_2M_0$，$T_3N_{0\sim2}M_0$；Ⅲ期为 $T_{0\sim3}N_3M_0$，$T_4N_{0\sim3}M_0$；Ⅳ期为任何 T 任何 NM_1。

2）病理分期：Ⅰ期为 $T_{0\sim2}N_{0\sim1}M_0$；Ⅱ期为 $T_{0\sim2}N_2M_0$；Ⅲ期为 $T_{3\sim4}N_{0\sim2}M_0$；Ⅳ期为任何 T 任何 NM_1。

（5）组织学分级（G）：HPV 介导的口咽肿瘤无分级系统。

四、美国国立综合癌症网络 2019 版口咽癌临床指南简介

近年来，NCCN 发布的口咽癌临床指南发生较大变化，以体现不断更新的循证医学依据，2018 年 NCCN 修订的口咽癌治疗指南首次为 HPV 阳性（p16＋）口咽癌制定专有指南，2019 年 3 月发布的口咽癌的治疗指南又再次修订。该指南的分期基于 2017 年 AJCC 第 8 版口咽癌分期方案。现简介 NCCN 2019 年发布的口咽癌治疗指南，供参考。

该指南指出，口咽癌患者的原发灶和颈部，如果采用手术治疗，对原发灶位于舌根、咽后壁、软腭，以及侵犯舌根的扁桃体癌，应考虑双侧颈清扫术。只有局限于扁桃体的肿瘤才考虑一侧颈清扫术。这一原则适用于几乎所有临床分期、采用手术治疗的口咽癌患者。

1. p16 阴性口咽癌的治疗方案 p16 阴性口咽癌的临床分期、原发灶和颈部治疗及术后辅助治疗根据临床分期，治疗方案主要分为 3 类：① $T_{1\sim2}N_{0\sim1}$；② $T_{3\sim4a}N_{0\sim1}$；③ $T_{1\sim4}N_{2\sim3}$。

（1）临床分期 $T_{1\sim2}N_{0\sim1}$ 的治疗方案

1）根治性放疗，按放化疗或放疗后推荐的原则随访。

2）原发灶切除和同侧或双侧颈清扫术。术后辅助治疗策略：如无不良特征，密切随访。如有不良特征——淋巴结外侵犯和 / 或切缘阳性，应选全身治疗 / 放疗；若切缘阳性，如有可行性应再切除，或放疗，或全身治疗 / 放疗；如有其他危险特征，行放疗，或考虑全身治疗 / 放疗。

3）仅 $T_{1\sim2}N_1$ 可行同期化疗 / 放疗。

4）参加临床试验。

（2）临床分期 $T_{3\sim4a}N_{0\sim1}$ 的治疗方案

1）同期全身治疗 / 放疗，按放化疗或放疗后推荐的原则随访。

2）原发灶切除和同侧或双侧颈清扫术。术后辅助治疗的策略：如无不良特征，行放疗。如有不良特征——淋巴结外侵犯和 / 或切缘阳性，应选化疗 / 放疗；如有其他危险特征，应行放疗，或行化疗 / 放疗。

3）诱导化疗（NCCN 存在较大争议），接着行放疗，或化疗 / 放疗，按放化疗或放疗后推荐的原则随访。

4）参加临床试验。

（3）临床分期 $T_{1\sim4}N_{2\sim3}$ 的治疗方案

1）同期全身治疗 / 放疗，按放化疗或放疗后推荐的原则随访。

2）原发灶切除和同侧或双侧颈清扫术。$N_{2a\sim b}$、N_3：应行原发灶切除，同侧或双侧颈清扫术；N_{2c}（双侧）：应行原发灶切除和双侧颈清扫术。

术后辅助治疗策略如下。

1）如无不良特征，随访；如有不良特征——如淋巴结外侵犯和 / 或切缘阳性，行化疗或放疗；如有其他危险特征，应行放疗，或行化疗 / 放疗。

2）诱导化疗（NCCN 存在较大争议），接着行放疗化疗 / 放疗，按放化疗或放疗后推荐的原则随访。

3）参加临床试验。T_{4b}，任何 N，或不可切除的淋巴结病变，或不适合手术者，以及初诊时存在远处转移（M_1），按非常晚期头颈部肿瘤治疗。

2. p16 阳性口咽癌的治疗方案 根据临床分期，治疗方案主要分为 4 类：① $T_{1\sim2}N_0$；② $T_{1\sim2}N_1$（单个淋巴结转移≤3cm）；③ $T_{1\sim2}N_1$（单个淋巴结转移＞3cm，或 2 个和多个同侧淋巴结转移≤6cm），或 $T_{1\sim2}N_2$，或 $T_3N_{0\sim2}$；④ $T_{1\sim3}N_3$，或 $T_4N_{0\sim3}$。

（1）临床分期 $T_{1\sim2}N_0$ 和 $T_{1\sim2}N_1$（单个淋巴结转移≤3cm）的治疗方案

1）原发灶切除 ± 同侧或双侧颈清扫术。术后辅助治疗策略为如无不良特征，应密切随访。若有不良特征——如淋巴结外侵犯和 / 或切缘阳性，选化疗 / 放疗，或放疗；若只是切缘阳性，如有可行性应再手术切除，或行化疗 / 放疗，或放疗；如有其他危险特征，行放疗，或行化疗 / 放疗。

2）根治性放疗，按放化疗或放疗后推荐的原则随访。

3）仅 T_2、单个淋巴结转移≤3cm 可行同期化疗 / 放疗。

4）参加临床试验。

（2）临床分期 $T_{1\sim2}N_1$（单个淋巴结转移 > 3cm，或 2 个和多个同侧淋巴结转移≤6cm），$T_{1\sim2}N_2$ 和 $T_3N_{0\sim2}$ 的治疗方案

1）同期化疗 / 放疗，按放化疗或放疗后推荐的原则随访。

2）原发灶切除和同侧或双侧颈清扫术。cN_1（单侧）行原发灶切除，颈淋巴清扫术；cN_2（双侧）行原发灶切除和双侧颈淋巴清扫术。术后辅助治疗策略为如无不良特征，随访；若有不良特征——淋巴结外侵犯和 / 或切缘阳性，选全身治疗 / 放疗；如有其他危险特征，应行放疗，或考虑化疗 / 放疗。

3）诱导化疗（NCCN 存在较大争议），接着行放疗，或化疗 / 放疗，按放化疗或放疗后推荐的原则随访。

4）参加临床试验。

（3）临床分期 $T_{1\sim3}N_3$ 和 $T_4N_{0\sim3}$ 的治疗方案

1）同期化疗 / 放疗（首选），按放化疗或放疗后推荐的原则随访。

2）原发灶切除和同侧或双侧颈清扫术。$cN_{1\sim3}$（单侧）应行原发灶切除，颈淋巴清扫术；$cN_{2\sim3}$（双侧），应行原发灶切除和双侧颈清扫术。术后辅助治疗策略为如无不良特征，随访；如有不良特征——淋巴结外侵犯和 / 或切缘阳性，选化疗 / 放疗；如

有其他危险特征，应行放疗，或考虑化疗 / 放疗。

3）诱导化疗（NCCN 存在较大争议），接着行放疗，或化疗 / 放疗，按放化疗或放疗后推荐的原则随访。

4）参加临床试验。

总之，对于 p16 阳性口咽癌原发灶和颈部治疗选择的一般原则是：①原发灶≤4cm（$T_{1\sim2}$），且无淋巴结转移或单个淋巴结转移≤3cm 时，可选择手术治疗或单纯放疗（手术和放疗地位等同）；②原发灶超过 4cm（> 4cm），淋巴结无论转移与否；或原发灶无论大小，只要淋巴结转移数目变多（> 1 个）或大小变大（> 3cm）或双侧转移时，应选择同期化放疗或手术治疗（化放疗的地位在上升）；③如原发灶增大至 T_4；或转移淋巴结 > 6cm 时，则应首选同期化放疗，或手术治疗（手术治疗的地位在下降）。

（尚　伟　孙　彦）

第三十节　下咽癌切除术

【概述】

下咽癌又称喉咽癌，是发生于喉咽腔的恶性肿瘤。根据肿瘤发生部位不同，又可分为梨状窝癌、环后癌及喉咽后壁癌 3 类，其中以梨状窝癌最多见。由于喉咽腔是上消化道的一部分，管腔较为宽大，肿瘤早期很难察觉，发展至中晚期出现管腔不同程度阻塞影响吞咽、侵犯喉腔出现喉部症状或出现颈淋巴结肿大时才引起注意，因此下咽癌患者就诊时多处于中晚期阶段。下咽癌的治疗应采用手术和放射治疗为主的综合治疗，单纯放疗一般用于下咽癌早期的病变，即 T_1、T_2 病变，或病理为低分化、未分化癌患者，或因全身性疾病不适合手术以及拒绝手术治疗的患者，其他患者应采用手术加术后或术前放疗。

1. 手术适应证　①肿瘤局限于喉咽；②肿瘤

虽向周围侵犯，但向上未累及舌根，向后未累及颈椎，向外侧未累及颈总动脉与颈内动脉，向下仅侵犯上颈段气管和/或食管；③患者全身状况良好，无心、肺、肝、肾等重要器官严重疾病；④无远处转移等以及其他外科手术一般禁忌证。

2. 手术禁忌证　如患者一般状况较差，合并严重糖尿病、重要脏器功能不良或出血性疾病等情况，估计不能耐受手术者则不宜手术，可考虑放射治疗或化学药物治疗以控制病情进展，延长患者存活时间。

【解剖概要】

1. 下咽的位置和分区　下咽部也称喉咽部，位于喉的后面及两侧，起于舌骨延长线平面以下，逐渐缩小形如漏斗，于环状软骨下缘接连食管。下咽的后壁相当于第3颈椎的下部至第6颈椎的上部，上与口咽部后壁连续，与侧壁分界不清。下咽各壁在临床可分为3个解剖区：梨状窝区、环后区及下咽后壁区。

2. 梨状窝　喉体侧面左右两个较深的隐窝名梨状窝，冠状面呈◣（右侧）和◢形（左侧）缩小，其最下角临床上习惯称为梨状窝尖，左右梨状窝尖及环后区最下端共同向下与食管入口相连续。梨状窝水平横断切面似∩形，为便于临床描述，一般又被分为内侧壁、前壁及外侧壁。梨状窝腔向后开放与整个喉咽腔相融合。梨状窝入口上缘起自舌会厌皱襞，内侧壁上部为杓会厌襞，下部为环状软骨，外侧壁上部为甲状舌骨膜（膜部），下部为甲状软骨（软骨部）。喉上神经内支经梨状窝前缘，分布于喉腔，可在梨状窝前、外侧壁交界处进行表面麻醉。伴随喉上神经内支走行的有喉上动脉、静脉及从喉引流的淋巴管（图4-30-1）。

3. 环状软骨后区　环状软骨后区简称为环后区，起自杓状软骨及杓间区，下至环状软骨下缘与颈段食管相接，前方为环状软骨板，左右与梨状窝内侧壁自然连续（图4-30-2）。

4. 下咽后壁区　为覆盖于颈椎前方的喉咽

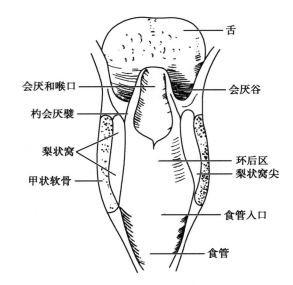

图4-30-1　移除咽喉壁的喉咽部

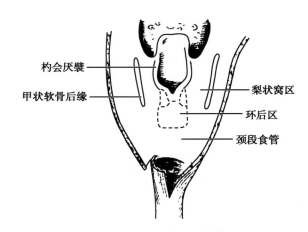

图4-30-2　环后区示意图

壁，主要指会厌平面至环杓关节水平之间的区域。下咽后壁与椎前筋膜之间为咽后间隙。

5. 食管入口　在食管入口处由咽下缩肌最下部分横行纤维构成环咽肌、附在环状软骨板两侧，主要起括约肌功能，有较强收缩力，因此在后壁形成唇状隆起。环咽肌上、下方各有一三角形间隙。居上者称环咽肌上三角（Killian三角），在喉咽部。居下者称环咽肌下三角（Laimer三角），在食管入口下方，也是食管入口处后壁最柔弱和易受损伤的部位（图4-30-3）。

【术前提示】

1. 肿瘤范围与喉功能保留　由于喉咽与喉后壁、侧壁紧密相邻，肿瘤发生扩展过程中不可避免

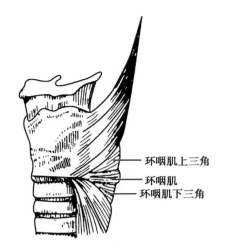

环咽肌上三角
环咽肌
环咽肌下三角

图 4-30-3 食管入口及咽和食管后壁的薄弱区

地会侵犯喉,因此手术中如何处理受累的喉体,有效保留或恢复喉功能,对于患者术后的生活质量水平非常重要。下咽癌一般为外生菜花样型实体肿瘤,梨状窝区癌发生最多。梨状窝癌多浸润性生长,易于在黏膜下广泛扩散。肿瘤发生在梨状窝外侧壁,易向外侵犯甲状软骨板。甚至穿破甲状软骨板累及喉外组织、甲状腺、皮肤及颈部血管等;梨状窝内侧壁肿瘤常向内侵犯喉部,累及声带、室带,并可向后扩展至环后区,亦可经梨状窝前壁直接侵入同侧声门旁间隙,造成患侧声带固定。梨状窝癌向上扩展则可侵犯舌根或腭扁桃体,向下可侵入颈段食管。

环后区癌多呈结节状,易侵犯环杓后肌和环状软骨,并常向下侵犯颈段食管。由于梨状窝与环后区无天然分界,因此常早期受累。下咽后壁癌多呈外生或浸润性生长,常沿后壁在黏膜下向上、下广泛扩散,向上甚至可达口咽或鼻咽后壁,但很少侵犯椎前筋膜。

综上所述,与喉功能最为密切的是梨状窝内侧壁癌与环后区癌。梨状窝内侧壁癌一般多侵犯同侧的声门上区或声门旁间隙,可在切除受累的喉组织后,利用残留喉体恢复喉功能。环后区癌位置最为隐蔽,手术切除时暴露困难,且易向下侵犯食管入口,切除后难以拉拢缝合,多数需要行喉

全切除术,仅在部分病变范围小的时候可以采取保留喉功能的方法。对于侵犯食管入口 2cm 以内且未累及管腔 1/2 的肿瘤,切除肿瘤后直接缝合多会造成术后咽腔狭窄、进食困难,可以采用皮瓣修复的办法保留喉功能。

2. 肿瘤切除后缺损的整复方法 不同部位下咽癌切除后造成的缺损不同,因此整复方法亦不相同,整复的基本原则是:①恢复正常的消化通道;②喉功能保留手术应注意避免发生明显的误吸现象,并争取能够拔除气管套管。梨状窝外侧壁缺损一般可直接拉拢缝合,只要对侧梨状窝和食管入口解剖形状正常,术后就不会发生吞咽困难,且不会对喉功能造成明显影响。如梨状窝外侧壁缺损非常大,但食管入口正常者,若拉拢缝合喉咽腔会明显缩窄时,可转移同侧的带蒂岛状胸大肌肌皮瓣修复侧壁缺损,以保证有宽敞的喉咽腔。

梨状窝内侧壁癌、前壁癌往往需要切除患侧的杓会厌襞及声门旁间隙组织,如切除范围较小,喉前庭解剖形状基本无改变时,可拉拢环后区黏膜或杓会厌襞黏膜来修复黏膜缺损,术后一般不致发生严重呛咳。如不能拉拢缝合或者拉拢缝合会致喉入口狭窄时,可制作单蒂胸骨舌骨肌肌筋膜瓣转入咽腔固定于黏膜缺损处,以分隔喉腔与咽腔。下咽后壁癌较小时,可直接切除受累咽壁,无须修复,将切口断缘固定于椎前筋膜表面即可。

如喉咽后壁癌切除后缺损较大,可取裂层皮片或生物修复膜修补于缺损处。如缺损已达咽侧壁,也可取带蒂岛状胸大肌肌皮瓣同时修复侧、后壁。环后区癌如范围很小,可直接于环状软骨表面剥离切除受累环后区黏膜,拉拢缝合即可,如较大,须彻底切除喉后部分,不保留喉功能,利用残留的喉前部分代替喉咽前壁。

各种类型的下咽癌一旦累及食管入口超过 2cm 或累及下咽环周 2/3 以上,便须将全食管切除,如果喉咽吻合口位置较高,可选用结肠上徙代喉咽食管成形术,如吻合口位置较低,结肠上徙或咽

胃吻合均可。如果吻合口位置较高时选用咽胃吻合，易导致胃酸大量误吸入肺部，发生难治性肺炎。对于年老体弱，不能耐受胸腹部手术，或者已有较严重的肺部炎症，估计术后反流或呛咳严重的患者，可利用残喉气管瓣修复喉咽，具有手术创伤小、时间短的优点，唯要牺牲喉功能。

3. 颈清扫术范围的选择 下咽癌颈淋巴结转移率较高，就诊时50%～60%有颈淋巴结转移。下咽癌扩散至邻近咽旁、气管旁、颈中、下淋巴结，通常向两侧引流，其转移最常见部位为Ⅱ～Ⅳ区。梨状窝癌颈淋巴结转移率最高，可达60%～70%；喉咽后壁癌和环后癌的转移率约为40%，但常出现双侧的颈淋巴结转移。喉咽癌晚期可发生远处转移。如梨状窝癌肿瘤较为局限，向内侧蔓延未及中线，向下未接近梨状窝尖，应清扫患侧的Ⅱ～Ⅳ区淋巴结；如已达或超过中线，则选择性清扫对侧的Ⅱ～Ⅳ区淋巴结；如肿瘤向下达到梨状窝尖或食管入口水平，手术还应对气管食管旁淋巴结（Ⅵ区）及上纵隔淋巴结（Ⅶ区）行探查与清扫。环后区癌及下咽后壁癌，应清扫双侧的Ⅱ～Ⅳ区淋巴结，并且应注意对咽后淋巴结（Ⅷ区）的清扫。环后区癌累及食管入口时亦应探查、清扫Ⅵ、Ⅶ区淋巴结。

【手术操作与技巧】

（一）保留喉功能的梨状窝外侧壁癌手术

1. 切口 一般在完成颈清扫术后进行。

2. 暴露喉咽侧壁 上下游离同侧肩胛舌骨肌上腹与胸骨舌骨肌深面，显露出同侧甲状舌骨肌与甲状软骨板后份，于甲状软骨板上缘切断甲状舌骨肌，甲状软骨板外侧缘切断咽下缩肌附着。游离过程应在肩胛舌骨肌、胸骨舌骨肌与甲状舌骨肌之间进行，向内侧应游离达到颈正中线。在向对侧牵拉肩胛舌骨肌的同时，助手可用手指将喉体推向手术者，从而显露患侧甲状软骨。沿甲状软骨板上缘与外侧缘切开软骨膜，于内、外软骨膜下剥离暴露甲状软骨板，游离甲状软骨上角后，根据肿

瘤位置楔形剪除甲状软骨板外上1/4部分，术中避免损伤同侧环甲关节。组织钳夹持同侧舌骨大角，紧贴舌骨大角表面切断所有肌肉附着点后剪除舌骨大角，从而充分暴露出以梨状窝入口平面为中心的喉咽侧壁。游离舌骨大角深面时必须紧贴舌骨表面，否则极易切开甲状舌骨膜。分离过程中可结扎切断同侧甲状腺上动脉与喉上动脉。

3. 咽壁切口 切开咽壁前先用手指触摸、确定肿瘤位置，然后在肿瘤上极上方1.5～2cm处用线缝2针穿过咽壁，作为牵引线，然后于2针牵引线中间切开咽壁。

4. 肿瘤切除 进入咽腔后用剥离器协助探查肿瘤具体位置，然后保持与肿瘤1.5～2cm的距离向下逐步剪开咽前（外侧）壁，至肿瘤下极下方1.5～2cm处。切开过程中在不同位置用丝线进行牵引暴露。将肿瘤所在咽壁平铺展开，看清肿瘤内侧边缘后距肿瘤1.5～2cm剪开喉咽后（内侧）壁，从而完整切除肿瘤。如肿瘤向内蔓延累及咽后壁时，术者应首先用手指探入咽后间隙，将受累咽后壁区自椎前筋膜表面钝性分离。

5. 咽腔缺损修复 肿瘤较小、切除后缺损不大者可直接上下拉拢、间断缝合咽腔黏膜，关闭咽腔前注意放置鼻胃管。缝合关闭咽腔后，应在缝合口周围再加固缝合一层，以防咽瘘发生。如拉拢缝合张力较大，或者观察拉拢缝合后咽腔明显缩窄者，应使用同侧带蒂岛状胸大肌肌皮瓣转移至颈部修复缺损咽侧壁。

（二）保留喉功能的梨状窝内侧壁癌手术

1. 切口 一般在完成颈清扫术后进行。

2. 暴露梨状窝 上下游离同侧肩胛舌骨肌上腹与胸骨舌骨肌深面，并在甲状软骨上缘稍下方水平切断肩胛舌骨肌及胸骨舌骨肌，显露出深面同侧甲状舌骨肌与甲状软骨板，于甲状软骨板上缘切断甲状舌骨肌，甲状软骨板外侧缘切断咽下缩肌附着。游离过程应在肩胛舌骨肌、胸骨舌骨肌与甲状舌骨肌之间的间隙内进行，向内侧应游

离超过甲状软骨正中线。游离过程中结扎切断同侧甲状腺上动脉。沿甲状软骨表面游离同侧甲状腺侧叶后，将甲状腺侧叶向外下方牵拉开。沿甲状软骨板上缘与外侧缘切开软骨膜，于内、外软骨膜下剥离暴露甲状软骨板，游离甲状软骨上角后，根据肿瘤位置楔形剪除甲状软骨板外上 1/3～2/3 部分，术中避免损伤同侧环甲关节。若喉受累较为明显，可将对侧甲状软骨板内上 1/4 亦在游离软骨膜后切除，以利完整暴露肿瘤。组织钳夹住同侧舌骨大角，紧贴舌骨大角表面切断所有肌肉附着点后剪除舌骨大角，从而充分暴露原被甲状软骨覆盖的梨状窝前、外侧壁。游离舌骨大角深面时必须紧贴舌骨表面，否则极易切开甲状舌骨膜。分离过程中可结扎切断同侧喉上动脉。

3. 咽壁切口　切开咽壁前应用手指触摸、确定梨状窝入口平面位置，然后在梨状窝入口平面、近会厌侧缘处用线缝 2 针穿过咽壁，作为牵引线，然后于 2 针牵引线中间切开咽壁。暴露咽腔后，术者用手指水平探入会厌谷，在手指引导下水平切开甲状舌骨膜，至达到或稍超过甲状软骨正中线。

4. 肿瘤切除　进入咽腔后用剥离器协助观察肿瘤具体位置，然后保持与肿瘤 1.5～2cm 的距离向下逐步剪开梨状窝前（外侧）壁，至肿瘤下极下方 1.5～2cm 处。切开过程中在不同位置用丝线进行牵引暴露。完整暴露肿瘤后，距肿瘤上极 1.5～2cm 切开同侧杓会厌襞，然后保持足够安全距离前提下向下沿梨状窝内侧壁和环后区交界处切开黏膜，达肿瘤下极下方 1.5～2cm 处。将肿瘤向前方牵引，将肿瘤及深面相邻声门上区组织自杓状软骨、方形膜表面锐性分离，下界为同侧声带。保持与肿瘤 1.5～2cm 距离自上而下切开肿瘤内侧杓会厌襞与梨状窝黏膜，完整取下肿瘤及相邻声门旁间隙组织。如声门上区肿瘤浸润较为明显，可同时切除同侧舌会厌襞、会厌侧缘及会厌前间隙组织。

5. 咽腔缺损修复　肿瘤切除后缺损较小者，

可直接将梨状窝外侧壁黏膜或环后区黏膜拉拢过来，间断缝合封闭创面。如舌会厌襞襞和会厌侧缘被切除，可将会厌侧拉向缺损侧，然后将会厌切缘与杓会厌襞切缘间断缝合，会厌侧拉缝合时应注意喉口宽窄情况，过度侧拉可致喉入口狭窄、不能拔管。如肿瘤缺损过大，拉拢缝合不足以消灭切口创面或明显影响喉咽腔管腔时，可考虑做一蒂在下方的胸骨舌骨肌肌筋膜瓣自甲状软骨上切缘翻入喉内，将之缝合固定于原肿瘤切除后缺损处。完全消灭梨状窝内侧壁及声门上区切口创面后，放置鼻胃管，用 1～2 根 7 号丝线穿过甲状软骨肿瘤侧残余甲状软骨板与上方舌根之间，拉紧打结，将喉体稍稍上吊，封闭甲状舌骨膜切口。间断缝合咽外侧壁切口，并在缝合关闭咽腔后，在缝合口周围再加固缝合一层，以防咽瘘发生。将切断的肩胛舌骨肌、胸骨舌骨肌重新缝合，加固喉前组织，防止喉瘘发生。

（三）保留喉功能的环后癌手术

1. 切口　一般应首先行双侧颈清扫术。

2. 暴露梨状窝　上下游离同侧肩胛舌骨肌上腹与胸骨舌骨肌深面，并在甲状软骨上缘稍下方水平切断肩胛舌骨肌及胸骨舌骨肌，显露出深面同侧甲状舌骨肌与甲状软骨板，于甲状软骨板上缘切断甲状舌骨肌，甲状软骨板外侧缘切断咽下缩肌附着。游离向应达到对侧甲状软骨板表面。游离过程中结扎切断同侧甲状腺上动脉。沿甲状软骨表面游离同侧甲状腺侧叶后，将甲状腺侧叶向外下方牵拉开。沿甲状软骨板上缘与外侧缘切开软骨膜，于内、外软骨膜下剥离暴露甲状软骨板，游离甲状软骨上角后，切除患侧甲状软骨板。组织钳钳夹住同侧舌骨大角，紧贴舌骨大角表面切断所有肌肉附着点后剪除舌骨大角，从而充分暴露原被甲状软骨覆盖的梨状窝前、外侧壁。游离舌骨大角深面时必须紧贴舌骨表面，否则极易切开甲状舌骨膜。分离过程中可结扎切断同侧喉上动脉。

3. 咽壁切口 于梨状窝入口平面上方、近会厌侧缘处用 4 号缝线 2 针穿过梨状窝壁，作为牵引线，然后于 2 针牵引线中间切开咽壁。

4. 肿瘤切除 进入咽腔后用剥离器撑开切口观察肿瘤具体位置，然后自上而下逐步剪开梨状窝前壁，至梨状窝尖处。切开过程中在不同位置用丝线进行牵引。完整显露肿瘤后，距肿瘤侧缘 1.5～2cm 垂直切开梨状窝内侧壁黏膜，下达梨状窝尖，深至环状软骨表面。于黏膜切口内垂直切开环状软骨板，并切开喉腔壁，暴露喉腔。于环状软骨下缘水平剪断环状韧带。用剥离器将断离的喉后壁向后推，暴露对侧喉壁，然后于对侧杓会厌襞前端垂直切开喉壁、环状软骨及梨状窝内侧壁，下至环状软骨下缘，完整取出包含有肿瘤的环后区及喉体组织。

5. 喉瓣喉咽整复术 于会厌谷底部平面水平切断会厌软骨，并间断缝合消灭黏膜切口。间断缝合双侧喉侧缘与梨状窝前壁垂直切口，间断缝合梨状窝前壁切口。沿颈正中线切断甲状腺峡，将甲状腺向两侧翻开，暴露出环甲膜与颈段气管。水平切断环状韧带，将气管断端翻向前方，造瘘固定于颈前正中线。将环状软骨残弓与食管入口前壁切口吻合，使残留喉瓣成为喉咽前壁。

（四）下咽后壁癌的手术

1. 切口 一般应首先行颈清扫术。

2. 甲状舌骨膜入路 于两侧肩胛舌骨肌、胸骨舌骨肌深面间隙内稍做游离后，平甲状软骨上缘处水平切断双侧肩胛舌骨肌与胸骨舌骨肌，组织钳夹住上、下肌肉断端后分别翻向上方与下方，暴露舌骨、甲状舌骨膜与甲状软骨上缘。组织钳夹住舌骨后提向前上方，紧贴舌骨表面切断所有肌肉附着点，将舌骨完全游离后去除。约平会厌尖水平，水平切开甲状舌骨膜，暴露喉咽腔后壁。

3. 肿瘤切除 明视下看清肿瘤范围后，距肿瘤边缘 1.5～2cm 环形切开喉咽后壁黏膜，于咽后间隙内进行游离，将肿瘤完整取下。

4. 下咽后壁缺损修复 范围较小的后壁缺损可不予修复，直接将缺损周围的黏膜断缘钉缝在椎前筋膜表面即可。如果缺损较大，可根据缺损大小，制作股内侧裂层皮片或选用生物修复膜，将裂层皮片覆盖于缺损处，皮片中央事先用剪刀制造多个小裂口，以利咽后间隙渗出物引流。然后将裂层皮片边缘与喉咽后壁黏膜断缘间断缝合，并钉缝于椎前筋膜表面。

5. 关闭咽腔 将上方的肩胛舌骨肌、胸骨舌骨肌断端翻入咽腔内，将肌肉断端与舌根黏膜断缘间断缝合，然后用 3～5 针 7 号丝线穿过甲状软骨板与舌根组织之间，拉紧打结，将喉体稍许上提，封闭甲状舌骨膜切口。4 号丝线上下加固缝合甲状舌骨膜切口表面组织，再将带状肌下方肌肉断端向上固定于舌根。

（五）累及食管入口的下咽癌手术

1. 结肠上徙或胃上提代喉咽食管成形术

（1）下咽食管癌切除：首先行颈清扫术，然后游离患侧胸骨舌骨肌与胸骨甲状肌、甲状舌骨肌之间的间隙，用甲状腺拉钩将胸骨舌骨肌拉向对侧，暴露胸骨甲状肌与甲状舌骨肌，沿患侧甲状腺侧叶表面切断胸骨甲状肌，显露甲状腺侧叶与峡部。于甲状腺侧叶上极上方游离出甲状腺上动脉，予以切断结扎，在甲状腺被膜内游离患侧腺叶，至达峡部后方气管前正中线（如甲状腺侧叶触诊变硬或呈结节状，可予以切除），将甲状腺侧叶拉向对侧，显露环甲关节与气管食管沟。将患侧颈动脉鞘内容（颈总动脉、颈内静脉与迷走神经等）拉向外侧。

沿颈动脉鞘与食管之间向深面游离软组织，至达椎前筋膜表面。游离过程中应密切注意保护沿气管食管沟上行的喉返神经，该神经一般于环甲关节后方入喉，在环甲关节后方寻找此神经较容易。游离暴露出喉返神经上颈段行程后，将喉返神经拉向外侧，紧贴颈段食管壁周围钝性分离，用手指将食管与前方的气管、后方的椎前筋膜及对侧喉返神经、颈动脉鞘游离开来，向下达主动脉弓水平。游离过程中分离至食管对侧壁时，一定严格紧贴食管壁分离，密切注意勿损伤对侧的喉返神经与颈动脉鞘内容物。

沿患侧甲状软骨板上缘、侧缘切断甲状舌骨肌与咽下缩肌附着，切开剥离软骨膜后切除外 1/2 甲状软骨板及同侧甲状软骨上角，显露患侧梨状窝前、侧壁。相当于患侧甲状软骨板外上角处用 2 针 4 号丝线穿透梨状窝壁，作为引导，在 2 针丝线之间切开梨状窝外侧壁，探查肿瘤范围。并保持与肿瘤 1.5～2cm 距离向下逐渐切开梨状窝壁，于肿瘤上缘上方 1.5～2cm 处切开梨状窝内侧壁、环后区黏膜，并沿环状软骨表面将梨状窝尖、食管入口组织剥离下来，使含有肿瘤的喉咽、食管与喉、颈段气管完全分离。

（2）食管内翻剥脱加结肠上徙喉咽颈段食管成形术：下咽、食管切除后，于剑突下向下至脐正中切开皮肤、皮下组织，切开腹肌，打开腹膜，暴露腹腔。自结肠分离分开大网膜，切断胃结肠及膈结肠韧带并分开结肠外侧腹膜反折，切断结肠中动脉及结肠左动脉，保留其血管弓，形成一由结肠右动脉供血的结肠段。测量所需结肠的长度和结肠系膜至颈部的长度，自结肠肝曲切断结肠。

自腹腔向上经膈肌裂孔于纵隔内钝性游离食管全长，于贲门处切断食管，将食管探条自食管上口经食管腔向下伸出至食管下端，将食管下端结扎至食管探条下端向上提起探条，将食管向上内翻拔脱，牵引结肠段由食管床上提至颈，缝合贲门，于胃底最高处切开胃壁，将结肠段下端与胃吻合，插入胃管入胃，吻合升降结肠。

依次缝合关闭腹腔。将喉咽下端黏膜切缘与椎前筋膜缝合固定缩小创面，将上提至颈部的结肠段与椎前筋膜固定缝合，封闭颈胸交通，沿结肠袋纵行切开结肠，扩大吻合口，展平结肠吻合口，先将结肠与喉咽行黏膜下吻合，再吻合黏膜层。甲硝唑溶液冲洗术腔，关闭伤口。

（3）食管内翻拔脱加胃上提咽胃吻合术：下咽、食管与喉切除后，腹部自剑突至脐部正中切开皮肤、皮下、白线及腹膜，暴露腹腔。游离胃体，结扎胃周围血管，保留胃网膜右动脉，自腹腔向上经膈肌裂孔于纵隔内钝性游离食管全长，于贲门处切断食管，将食管探条自食管上口经食管腔向下伸出至食管下端，将食管下端结扎至食管探条下端向上提起探条，将食管向上内翻拔脱，缝合贲门。将胃自食管床上提至颈部，与椎前筋膜等软组织缝合固定，切开胃底部浆肌层、结扎胃黏膜下血管，将胃底与喉咽断端黏膜间断缝合并加固缝合一层。颈前方缝合胸骨舌骨肌加固保护咽胃。冲洗、关闭术腔同上。

2. 残喉气管瓣代喉咽成形术

（1）下咽食管癌切除：手术方法类似以上结肠上徙或胃上提代喉咽食管成形术的下咽食管癌切除，但颈段食管仅游离至肿瘤下界下 3cm 处，将含有肿瘤的喉咽、食管入口与上颈段食管完整切除。术中不必保留喉返神经。

（2）残喉气管瓣代喉咽成形术：根据食管断端位置，于相应水平横断气管，将气管远端造瘘固定于胸骨颈静脉切迹上方。切开甲状软骨板软骨膜后，于内外软骨膜之间游离甲状软骨，将患侧甲状软骨板及对侧大部分甲状软骨板切除，注意保留对侧甲状软骨板外上 1/3 及甲状软骨上角，以保护对侧喉上动脉不受损伤。

平喉前庭入口水平切除会厌，并间断缝合消灭黏膜切缘。切除环后区黏膜，切开环状软骨软骨膜，于内软骨膜表面切除大部分环状软骨，可保留对侧部分环状软骨。分离过程中应注意勿打开喉腔黏膜，并应充分展宽喉腔。将杓会厌襞下方断缘与患侧梨状窝侧壁、喉咽后壁黏膜断缘间断缝合，关闭咽腔。将气管下方断端与食管上方断端行端端吻合，使残喉气管瓣喉腔成为上消化道一部分，连接下咽与颈段食管。吻合口周围加固缝合。插入鼻饲管。甲硝唑溶液冲洗术腔。

【术后处理】

1. 术后 3～5 天内每天应换药 1 次，换药过程中须注意观察手术区皮肤颜色、肿胀程度、皮瓣贴附情况、引流量，并询问患者一般感觉、气管分泌物情况、吞咽情况等，密切注意患者体温变化、引流量改变，以便及时处理。如无特殊情况出现，5 天后可间隔 1～2 天换药一次。常规 7 天拆线。

2. 硅胶负压引流管一般在术后 36～48h 拔除，拔管指征为：① 24h 内负压引流量小于 20mL；②引流物已经转变为淡血性或血清样液体。拔管时应根据引流方向自远及近赶压一遍术区的皮瓣，以免拔除引流管后术腔深部残留积液，诱发感染。

皮下引流条一般可在 48～72h 拔除，拔除指征为：①颈部包扎敷料干燥，引流量甚少；②引流液为血清样液体；③引流区皮瓣无明显充血、肿胀，触诊无漂浮感。拔除引流条管或引流条后应加压包扎颈部 24h，以防拔管后术腔过度渗出。如引流量多，可延长引流时间，但如果持续引流超过 5 天，引流管所经术区有形成窦道之嫌。

3. 如未出现明显应激性溃疡情况，可于术后 24h 后开始鼻饲营养。如患者切口愈合良好，无其他异常情况，术后 12～14 天可以开始尝试经口进食，顺利进食流质食物后即可去除鼻胃管。

4. 拔除气管套管　未涉及喉部的下咽癌手术，可于术后半个月后堵管观察呼吸，如无异常，即可拔管。如手术涉及喉部，须根据具体情况具体处理，一般应在放射治疗结束后再考虑拔管问题。

5. 放射治疗　下咽癌切除术后常需要进行补充性放射治疗。具体时间应考虑以下因素：①切口的恢复情况；②患者的身体承受能力；③有无术后并发症。一般建议在术后 40 天内开始放疗。

【并发症及其防范】

1. **感染**　由于手术过程中需要长时间暴露、开放喉咽腔，因此不可避免地在手术过程中会有咽腔分泌物污染术野。咽腔分泌物不仅含有细菌，而且具有一定的消化性，会给术区的愈合造成不利影响。为控制刀口感染，一方面需要术后使用足量有效的抗生素，另一方面要做好术后的换药工作，尤其在手术后的前 5 天。除了及时更换污染、潮湿的敷料外，在换药时要仔细观察手术区域的皮肤颜色、肿胀程度，并且用手指感受皮温、皮瓣有无漂浮感以及患者的压痛反应。如有位置出现较为明显的肿胀、充血或者皮瓣漂浮，最好拆除相邻最近刀口处的缝线 1～2 针，用止血钳探入可疑部位，如有脓性分泌物，要及时予以药物冲洗、重新放置引流，以早期、尽快将炎症局限，以防发生更为严重的并发症。

2. **咽瘘**　咽瘘是喉咽癌手术后较为多见的并发症，发生原因主要有以下几个原因：①术中解剖、暴露咽壁时破坏咽壁营养血管网，造成咽壁缺血或者淤血，最终出现局限性坏死；②缝合咽壁黏膜、关闭咽腔时缝合针过于密集、缝合张力过大，造成缝合口咽壁黏膜坏死；③颈侧术区感染，导致相邻咽壁黏膜缺血、坏死；④胃酸反流腐蚀喉咽吻合口；⑤经口进食过早或早期进食干、硬粗糙食物，致使喉咽吻合口裂开。

咽瘘最初仅表现为皮瓣出现小范围的漂浮感，表面皮肤并无明显炎症表现，继续发展则表面皮肤破溃，咽部分泌物外流。如怀疑发生咽瘘时，应直接在漂浮皮瓣的中心切开引流，如果发现存在唾液甚至食物残渣时，则咽瘘即可确诊。如分泌物不多时，可令患者连续吞咽唾液，以便观察有无分泌物及瘘管潜行路径。轻微咽瘘患者在吞咽唾液时可无分泌物出现。如吞咽唾液时有明显唾液外流，则在外瘘口周围不同位置用手指按压，如果按压后未再有唾液流出，指示按压位置深部即为内瘘口。内瘘口明确者应在其表面加压固定纱布卷，以阻止咽腔分泌物继续流出污染手术区。瘘管可使用庆大霉素或甲硝唑溶液冲洗清洁后，放置引流条。如观察 2～3 天瘘管内已无任何分泌物时，则无须再行药物冲洗或引流，直接加压包扎数天，瘘管一般即可愈合。如咽瘘发生于经口进食阶段,应立即停止进食,重新进行鼻饲。待咽瘘彻底愈合 10～14 天以上,方可逐渐恢复正常进食。如经过 7～14 天局部换药治疗,咽瘘仍无明显缩小趋势者,可考虑行咽瘘修补手术。

3. 呛咳和肺部感染　主要发生于保留喉功能术后患者中。发生原因为:①手术破坏喉上神经或影响舌根运动,导致声门上区感觉障碍,声门不能及时关闭;②手术破坏喉咽肌肉,影响吞咽协调性;③手术破坏部分杓会厌襞或会厌,使喉腔与咽腔不能完全隔离;④手术影响声带运动,致使声门关闭不良等。轻度呛咳经过一段时间锻炼即可恢复,呛咳严重者因屡屡发生肺部感染而不得不切除全喉。

4. 喉咽狭窄和吞咽困难　术后咽壁瘢痕增生,可致咽腔缩小,导致狭窄与吞咽困难。另外术后司理吞咽的肌肉不协调,也可致吞咽困难,尤其常见于行结肠上徙的患者。残喉气管瓣代喉咽手术后因残喉气管瓣无吞咽功能,常出现较为明显的吞咽困难。单纯的吞咽困难可通过控制饮食量、种类,经过一段时间的锻炼恢复。如有喉咽狭窄出现,轻者可通过 1～2 次食管镜扩张得到改善,重者须再行手术整复。

5. 成人呼吸窘迫综合征(acute respiratory distress syndrome,ARDS)　易发生于年老体弱、麻醉时间较长患者,也可因术后严重误吸发生。一般发生于术后 48～72h 内,如出现进行性加重呼吸困难,血氧饱和度持续下降且吸氧无效,听诊双肺出现大量湿啰音时,应考虑发生成人呼吸窘迫综合征,须及时进行呼吸机辅助呼吸。如处理不及时,该并发症死亡率较高。

6. 带蒂岛状胸大肌肌皮瓣转移、颈清扫术的并发症　参见第八章第四节、第五章第十六节。

7. 咽胃吻合、结肠上徙咽结肠吻合主要并发症

(1)反酸:咽胃吻合后胃底上提至颈部,由于缺乏括约肌限制,胃液容易反流至口腔。为控制反酸量,术后应常规使用抑制胃酸的药物,减少胃

酸形成。较严重的反酸可静脉注射质子泵抑制剂,也可延长胃肠减压时间。反酸情况比较稳定的患者可鼻饲 H_2 受体阻滞剂等。

(2)咽瘘形成:发生原因主要为①吻合口黏膜坏死;②胃酸侵蚀吻合口。此种咽瘘一旦发生,较难愈合,且愈合后常有吻合口狭窄情况。除术中应注意缝合技巧外,术后有效控制胃酸反流是非常重要的。术后诊断、处理见前述咽瘘部分。

(3)气胸:一般为张力性气胸,发生原因是食管剥脱及胃、结肠经食管床向颈部传递过程中纵隔胸膜被撕裂。如术后患者出现呼吸困难,查体胸骨上窝有皮下气肿;听诊一侧肺呼吸音遥远或消失、叩诊呈鼓音;胸透发现纵隔扩大或气管和心影偏移至健侧、出现纵隔摆动等情况,即应高度怀疑张力性气胸可能。处理方法为在患气胸侧第 2 肋间锁骨中线处穿刺入胸膜腔放气或建立持续闭式胸腔引流,一般肺裂口多可在 3～7 天内闭合。待漏气停止 24h 后,经 X 线检查证实肺已膨胀,即可拔除插管。一般不需要进行剖胸修补术。

(4)吞咽困难:主要发生原因为吻合口狭窄和胃、结肠主动蠕动不足而无法向下运送食团。如确定为吻合口狭窄,可考虑进行食管镜扩张 1～2 次,如无效应重新手术扩大吻合口。胃、结肠主动蠕动不足需要患者进行较长时间的进食锻炼,通过调节食物种类、进食方式等来逐渐适应、恢复正常饮食。

(潘新良　雷大鹏　李文明)

第三十一节　等离子射频消融术在咽喉部手术中的应用

【概述】

射频消融术的医学应用已有 30 余年的历史,等离子射频治疗技术是国际上近年来开展的新技术,1995 年开始应用于骨科的关节镜手术。自美

国 FDA 于 1998 年批准射频消融术用于上呼吸道阻塞性睡眠呼吸疾病的治疗以来，射频消融治疗相继应用于阻塞性睡眠呼吸暂停患者舌体肥大的减容、肥厚软腭的减容、肥厚下鼻甲的减容等手术。随后美国 FDA 于 2000 年批准等离子射频技术应用于耳鼻咽喉头颈外科领域，包括扁桃体、腺样体切除术，舌根、软腭、鼻甲消融术及咽喉部肿瘤切除术等。

传统的射频消融术主要是利用其射频电流产生的热能作用于人体组织以提供切割、凝固或组织坏死。等离子射频消融术不同于传统射频消融术之处，在于其不是利用射频消融术的热能，而是通过射频产生等离子体在 40～70℃ 的低温下发挥减少组织容积的消融作用。具体说，等离子射频消融术利用双极射频产生的能量，将电解液中带电离子（钠离子和氯离子）转换成等离子体薄层，解离靶组织中构成细胞成分的分子键，造成组织气化崩解，形成消融或切割的效果。由于在相对较低的温度下工作，比传统使用的激光、电刀（可产生 400～600℃ 高温）对周边组织的热损伤降到最低程度。在 60℃ 工作温度以下等离子体使靶组织体积缩小，靶组织中的微血管封闭，切除病变。其低温和组织减容消融特性，较咽喉部常用的传统激光和单极电刀更具有缩短术后恢复时间、减轻术后疼痛和减少手术治疗费用的优点。

【解剖概要】

1. 舌根部的相关应用解剖 中、重度阻塞性睡眠呼吸暂停患者多同时伴有不同程度舌根平面阻塞。对于舌根部，等离子射频消融术可以减少舌根部体积，增加舌后间隙，以达到减轻和消除舌根平面阻塞的目的。该部位的等离子射频消融治疗，主要应避免伤及舌根部血管神经即舌下神经和舌动脉。舌动脉行走于舌下神经外侧，该神经血管总的行走方式自舌根部向舌尖距舌表面的距离由深入浅，冠状位上距中线的距离由大到小。在以舌盲孔和舌轮廓乳头为解剖标志的舌

根部中心区域，舌盲孔前 1.0cm、舌盲孔和舌盲孔后 1.0cm 位点舌下神经距舌表面的距离分别约为 2.4cm、2.3cm 和 2.1cm。其距舌中线的距离分别为 0.9cm、1.1cm、1.3cm。舌动脉距舌表面的距离分别为 2.3cm、2.1cm 和 1.7cm，而距舌中线的距离分别为 0.8cm、1.1cm 和 1.3cm。从以上解剖数据可以看出，舌下神经和舌动脉在舌根部的走行距舌表面的垂直距离较为恒定，多在 2.0cm 以上。而其距中线的水平距离，个体差异较大。这与不同个体舌根、舌体体积差异较大有关。舌体较大者，舌下神经与中线的水平距离较大，而较小者其距舌中线最小水平距离可小至 0.4cm。解剖研究发现，舌下神经距舌中线的水平距离与该层面两舌缘间的距离比值是一个较恒定的指标，不随个体舌体大小而有显著变化，舌盲孔前 1.0cm、舌盲孔和舌盲孔后 1.0cm 其比值分别为 0.21、0.23 和 0.28。该比例在临床中较一具体数值水平距离更为实用和准确，只要在施行舌根部射频消融手术时深度不超过 2.0cm，向外侧不超过该比例范围，则基本不会损伤到舌下神经和血管。

2. 其他 参见相关章节。

【术前提示】

1. 等离子射频消融术在鼾症和阻塞性睡眠呼吸暂停外科治疗中的应用 等离子射频消融术是治疗鼾症和阻塞性睡眠呼吸暂停的新型微创技术手段，能对鼻腔、软腭、舌根及咽壁等上呼吸道进行多层面干预处理。鼾症和阻塞性睡眠呼吸暂停通常多由鼻腔、鼻咽、软腭、咽腔和舌根多个平面的阻塞引起，因而在治疗时也应遵循多部位、多阶段的治疗理念。利用等离子切割技术和等离子体打孔消融技术微创高效的特点，根据患者的具体病情和临床具体需求，可对不同部位进行一次或多步骤序贯治疗。包括以下部分。

（1）鼻部手术：通常包括下鼻甲等离子射频消融术，属鼻腔扩容手术，通过减少鼻阻力，减少气道吸气相的腔内负压、改善张口呼吸引起的舌后

区狭窄和改善口咽肌的张力。鼻部手术治疗阻塞性睡眠呼吸暂停通常需要联合其他手术。下鼻甲的消融手术不可过度消融或叠加消融，以免造成鼻腔过度通气，引起鼻腔干燥、结痂等棘手的并发症。北京大学第一医院推荐的方法是依据下鼻甲的肥厚程度分别实施下鼻甲前后部 1～3 个消融通道的消融，消融前可自鼻甲内注射利多卡因盐水，一是增加组织内的金属离子浓度，提高消融效果；二是增加消融通道与下鼻甲黏膜表面的距离，避免黏膜上皮被消融，以减少术后黏膜的反应。

（2）腭咽层面手术：主要包括等离子射频消融辅助的悬雍垂腭咽成形术及改良式术式（如 H-UPPP术）。适合于阻塞平面在口咽部，黏膜组织肥厚致咽腔狭小，悬雍垂肥大或过长，软腭过低过长，扁桃体肥大或腭部狭窄为主者。应用等离子辅助技术施行该术式的优点是出血少，手术时间缩短，术后患者疼痛较轻等，而疗效则与常规方法相同。

（3）舌咽层面手术：腭咽成形术联合舌体和舌根部分切除术，适用于上气道评估显示舌体、舌根肥厚致舌咽平面气道狭窄者。

（4）上气道等离子射频打孔消融术：可硬化和减少软组织容积。需要在软腭、扁桃体、舌根等处进行多处和多次消融治疗。可单独应用于打鼾和轻度阻塞性睡眠呼吸暂停患者，或根据患者的具体情况，可以是鼻甲和软腭的减容同时进行，抑或是鼻腔、软腭和舌根同时减容，亦可腭咽成形术联合多平面的打孔消融术。根据患者的具体情况，可以是鼻甲和软腭的减容同时进行，抑或是鼻腔、软腭和舌根同时减容。对于重症阻塞性睡眠呼吸暂停患者，出于手术安全考虑，可将软腭的减容和舌根的减容分开处理，以达到安全和最佳的临床治疗效果。

（5）儿童阻塞性睡眠呼吸暂停手术：腺样体、扁桃体切除术是阻塞性睡眠呼吸暂停儿童的首选治疗，治愈率可达 70% 或以上，且早期手术可以防止颌面发育异常等并发症的发生。在儿童阻塞性

睡眠呼吸暂停的手术治疗中，等离子射频消融术的应用日益广泛。

2. 等离子射频消融术在咽喉良性病变中的应用　近年来，等离子射频消融术已被推广至咽喉病变的切除，不同于以往的支撑喉镜下激光咽喉肿块切除或冷器械操作等传统手术方式，等离子射频刀头独具的特色使其在一些咽喉病变手术中展现出其显著的优势。等离子射频刀头集消融切割、凝血、创面冲洗、吸引器和分离等功能于一体，方便在狭小空间操作；由于低温无碳化切割消融和生理盐水持续冲洗，术野很清晰，有利于组织层次的辨认；没有激光气道燃烧和眼睛光辐射损伤的风险；术者可用等离子射频刀头直接解剖、分离组织，利于手术操作；等离子射频刀头可根据手术需要弯曲成不同角度，在成角内镜引导下，可以切除直射光线看不到的盲区，如舌根、喉室底部、环甲膜、声门下及前联合等。其在咽喉良性病变的应用主要包括声带息肉、会厌囊肿、喉狭窄和双侧声带麻痹者声带或杓状软骨切除术和鼻咽纤维血管瘤等手术。

【手术操作与技巧】

1. 扁桃体等离子射频消融术　扁桃体、腺样体的等离子射频消融术适用于因扁桃体肥大、腺样体肥大导致的阻塞性睡眠呼吸暂停患者，或因扁桃体肥大而影响呼吸、吞咽者。扁桃体射频消融术包括：扁桃体消融打孔术、扁桃体包膜下切除术和扁桃体切除术。

（1）扁桃体消融打孔术：常规扁桃体局部麻醉后利用等离子射频刀头，自扁桃体上极向下垂直打孔，直至扁桃体下极，每侧可打平行的 3～5 个孔道、孔道间隔 0.5cm 以上，不可重叠。能量级调为5～6 挡，作用时间 10～15s。注意打孔电极不可斜穿入咽侧壁和咽后壁以防损伤咽部的血管神经。

（2）扁桃体包膜内切除术：该手术宜在全麻下进行，利用等离子消融刀头逐层将扁桃体切除，最后残留扁桃体组织不足 10%，保留扁桃体被膜完整。

（3）扁桃体切除术：手术在全身麻醉下进行，利用等离子射频刀头，用抓钳将扁桃体夹住并牵向中线，自扁桃体和腭舌弓间开始消融，于扁桃体包膜外消融扁桃体与咽缩肌间结缔组织。使用凝固键脚踏电凝动、静脉出血点或血管。为确保可靠的止血效果，对血管性出血宜刀头正面紧贴血管断端，适当延长凝固时间 1～2s。等离子射频刀头朝向扁桃体包膜侧，以减少对扁桃体窝不必要的热损伤。手术亦可先从消融暴露扁桃体上极开始，或从上极和外侧缘交替进行，取决于扁桃体的大小和术者的手术习惯。

2. 腺样体等离子射频消融术　该手术可利用不同刀头完成。

（1）鼻内镜下等离子消融刀头腺样体射频消融术：收缩鼻腔黏膜，鼻内镜下将刀头经鼻腔插入肥大腺样体组织内，可多点消融，消融间隔和时间同扁桃体消融术。

（2）间接喉镜或显微镜下等离子消融刀头腺样体射频消融术：可利用两根细的导尿管牵拉软腭暴露鼻咽腔，利用某些型号的等离子消融刀头行腺样体多点消融。消融能量、间隙和持续时间同扁桃体消融术。显微镜可以提供良好的照明和放大，使手术更便捷。

使用某些型号等离子消融刀头能良好暴露双侧咽鼓管圆枕、鼻咽顶、后鼻孔等结构，可以较便利地消融切除在鼻咽腔突入后鼻孔、鼻腔内的腺样体组织，很好地保护周围结构，腺样体可分层消融切除或分块切除。

3. 软腭等离子射频消融术　等离子射频消融术可用于治疗因软腭松弛、肥厚等原因导致的鼾症和轻、中、重度阻塞性睡眠呼吸暂停患者，依症状和病变的轻重程度可采用不同的射频治疗方法。刀头可用于软腭黏膜下打孔、黏膜下组织消融，而保留软腭黏膜完整。该刀头有 2 个工作电极和 1 个回路电极。其最前端的工作电极为消融电极。插入软腭组织内可消融其组织形成一个即时消融通道，其后方的工作电极为凝固电极，可在消融的同时自动将消融通道周围薄层组织凝固。有的等离子消融刀头可用于对软腭或扁桃体、腺样体组织的切割、消融和组织切除，该刀头同时具备生理盐水灌注、吸引功能，可将术野内消融组织的残余物、明显分泌物和血液等同步清除，时刻保持术野清晰。

（1）软腭黏膜下顺行打孔术：适用于因软腭松弛、肥厚以及腭咽平面狭窄所致的单纯打鼾和轻、中度 OSAHS 的患者。手术方法为利用等离子消融刀头蘸盐水后自软硬腭交界处软腭侧 1cm 左右进入近中线软腭内下行打孔，向下方深度可达悬雍垂根部，根据软腭肥厚的程度，功率定在 5～6 挡，消融同时可以停留 10～15s，然后退出约 1.5cm，在该位置再度消融 10～15s 以便消融通道和其周围凝固层的病损形成。随后缓慢边撤出刀头边消融以便减少消融通道出血的机会。随后分别于第一消融通道旁 1cm 两侧各再施行第二、第三软腭内打孔，斜行向下。方法同中线消融通道打孔。该手术可在门诊局部麻醉下完成，消融过程仅需短短数十秒。术毕患者可在门诊观察片刻无出血即可离院。术后疼痛轻微，一般无需止疼药，可酌情使用抗生素。2～3 个月后患者随诊，视主客观症状的改善程度，可行第 2 次、第 3 次等离子射频黏膜下打孔治疗，刀头打孔径路可适当避开前一次通道，因原通道多已瘢痕封闭，打孔困难。术中要警惕可能有消融打孔处出血、软腭穿孔等；打孔通道靠近黏膜侧可避免伤及血管，遇到动脉性出血时，将打孔通道入口处缝扎多可止血。软腭穿孔多由于局部能量太高所致，不同的消融通道不能重叠，以减少穿孔发生的机会。

（2）软腭切开上行打孔术：适用于软腭低垂、咽腔狭小的鼾症和轻、中度阻塞性睡眠呼吸暂停患者。该术式可在局麻或全麻下完成。手术方法为，主机能量设定为 5 或 6 挡，利用等离子射频刀头蘸过生理盐水后在悬雍垂两侧、软腭边缘中点呈 45° 角向外上方利用刀头侧方等离子层切开软腭黏膜 1～2cm。为减少术后软腭很快原位愈合，可将此切口两侧多余的腭咽弓和悬雍垂根部黏膜行 V 形切除或术后将切口两侧鼻咽侧和口腔侧黏膜缝合数针，此举可抬高术后腭咽弓的高度、扩展咽腔的横径。随后每侧自软腭切开口平行软腭中线旁开 1cm，依 1cm 间距行 3 条消融打孔通道、远端距软硬腭交界 0.5～1cm 上行打孔。消融时间和出针方法同软腭黏膜下顺行打孔术。该手术的并发症同软腭黏膜下顺行打孔术。

（3）等离子射频腭咽成形术：适用于以腭咽平面堵塞为主的中、重度阻塞性睡眠呼吸暂停患者。手术方法为主机能量设定为 5 或 6 挡，利用等离子射频刀头和某些专用刀头施行手术。第一步利用等离子射频刀头施行悬雍垂两侧软腭倒 U 形切口，切除软腭黏膜及其深面的腭咽间隙脂肪组织，暴露扁桃体上极，包膜外扁桃体切除术。扁桃体无论大小一概予以切除。绝大多数成人扁桃体属包埋型。即便外观只有Ⅰ度，多数扁桃体均较大，尤其在软腭、悬雍垂和咽侧索明显肥厚的患者更是如此。第二步分别于双侧腭咽弓游离缘的中点呈 45° 角向外上切除 1～2cm。消融切除过多松弛肥厚的腭咽弓和咽侧索黏膜，过长的悬雍垂可截短削薄 1～2cm。第三步对肥厚的软腭施行软腭上行打孔减容，方法同软腭切开上行打孔术。术后将软腭切缘和腭咽弓、腭舌弓切缘缝合，封闭切口。术中悬雍垂根部射频消融能量不可过多并避免消融打孔通道重叠。消融通道不可过于靠近黏膜侧以免损伤分泌腺，减少黏液腺的分泌。当遇到扁桃体切除后扁桃体窝的血管性出血，可使用等离子射频刀头凝血键多凝固 2～3s，以免术后患者麻醉清醒拔管时由于血压一过性增高而导致原已凝固的血管再度出血。

4. 舌根舌体等离子射频消融术　适用于舌根部肥大引起的阻塞性睡眠呼吸暂停患者。手术方法为，手术区域以双侧舌轮廓乳头所形成的 V 形

解剖结构为中心标志，前后径 2～3cm，左右径前部（舌盲孔前 1.0～1.5cm）不超过该层面距舌中线同侧舌体宽度的 40%，后部（舌盲孔后方 1.0～1.5cm）不超过该层面距舌中线同侧舌体宽度的 56% 的倒 T 形区域。间接喉镜下用等离子射频刀头将舌向前牵拉暴露舌根部，在以上治疗区域内可一次行 4～6 孔道的消融，每个消融通道间隔 1～1.5cm，打孔深度 1～1.5cm。消融能量设定为 5 至 6 挡，每孔消融持续时间 15s。对舌根淋巴组织增生或舌扁桃体肥大，则可将等离子射频刀头于前后弧形方向插入肥大的舌扁桃体内，每侧各打 2～3 个孔道，每个孔道平行，间距 1cm 每个孔道长 1.5～2cm，深度 0.5～1cm。能量 5～6 挡，时间 15s。对有舌体肥大者，可于舌中部两侧缘各打 2～3 个孔道，孔道间距 1cm，孔道与舌背表面平行，深度 1cm。能量 5～6 挡，消融时间 15s。术后观察患者半小时，观察有无出血，给予冷饮或冰块，以减少疼痛和出血；术后 12h 不宜热饮、可酌情使用止痛药和抗生素；睡眠时头部抬高，以利于舌根部血液回流，减轻术后肿胀。

5. 鼻咽纤维血管瘤的手术治疗　鼻咽纤维血管瘤是鼻咽部最常见的良性肿瘤，手术切除是最有效的治疗手段。对 Chandler Ⅰ 期或Ⅱ期的鼻咽纤维血管瘤，传统的手术径路包括经硬腭径路、经鼻侧切开径路、经上颌窦径路等，但术中损伤大、出血多、视野差、时间长、风险高，手术易残留致术后复发，术后容易引发面部发育畸形，影响颜面外观。相关文献报道：对于局限于鼻咽（Chandler Ⅰ期）或侵入鼻腔或蝶窦（Chandler Ⅱ期）的鼻咽纤维血管瘤，在鼻内镜引导下，可应用等离子射频消融切除，且并发症少。手术的要点是在肿瘤外侧切除分离肿瘤组织，骨性组织咬骨钳或电钻清除，软组织用等离子射频刀消融。必要时可术前行血管栓塞。

6. 早期口咽和口腔癌的手术治疗　等离子射频消融术在处理舌根肿块时具有极大优势。舌根

区域是除环后区外内镜手术最不易处理的区域，但对于等离子射频消融来说却相对较容易，且手术创伤较小。对于软腭和扁桃体癌，该技术有较大优势。其边消融边凝血的特点使术野清晰无出血，低温无热损伤且解剖层次清楚使得该类肿瘤的切除效果优于激光手术。射频消融已被证实可有效减轻术后咽腔疼痛，从而可促使患者及早经口进食，有效减少患者痛苦，利于术后恢复。此外，Carney等报道对于 $T_{1\sim2}$ 扁桃体癌，甚至侵犯咽侧壁患者，使用等离子射频消融行肿物切除效果良好。

北京大学第一医院（2017）报道扁桃体癌（图4-31-1）、舌根癌（图4-31-2）和舌癌（图4-31-3）等口咽、口腔恶性肿瘤等离子射频消融术的经验，认为等离子射频消融技术辅助经口手术治疗疗效明确，多数患者能避免开放入路手术及气管切开术的实施，其优点主要体现在术中出血控制、手术难度降低及手术时间缩短和较快的恢复速度、较低的并发症发生率及较高的功能保留率。

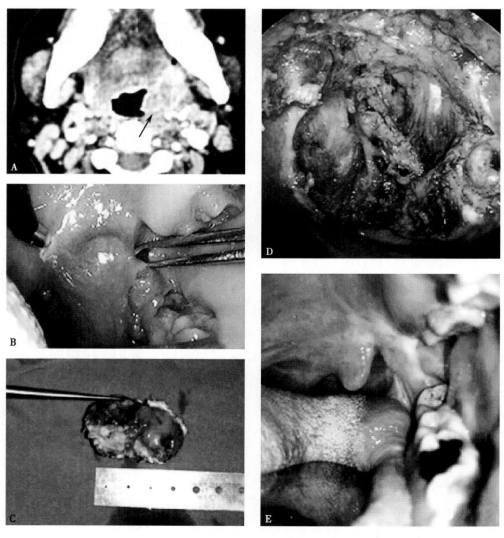

图 4-31-1　扁桃体癌等离子射频消融术前、术中及随访所见
A. 术前 CT 示左侧扁桃体癌；B. 查体所见；C. 手术标本；D. 手术所见；E. 术后 3 年复查。

7. 声带息肉切除术 声带结构极为精细，手术时对声带固有浅层及黏膜层的损伤越小，对发音的影响就越小。传统方法为支撑喉镜或直达喉镜直视下激光或常规冷器械切割息肉样物，激光手术往往对声带损伤较大，声带术后组织水肿严重，易粘连，术后恢复期长；等离子射频常规喉刀头不宜用于声带息肉切除术。因其无法像 CO_2 激光或传统冷器械那样精确切割，而改良后的单线电极可用于病变范围较广的声带息肉、任克水肿，具有良好疗效。

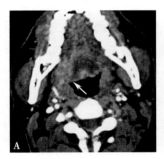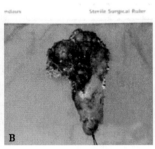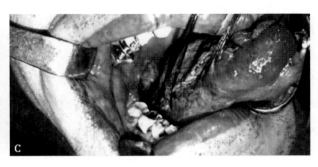

图 4-31-2 舌根癌等离子射频消融术前 CT、标本和术后所见
A. 术前 CT；B. 手术标本；C. 切除右侧半舌、扁桃体和部分咽侧壁后所见。

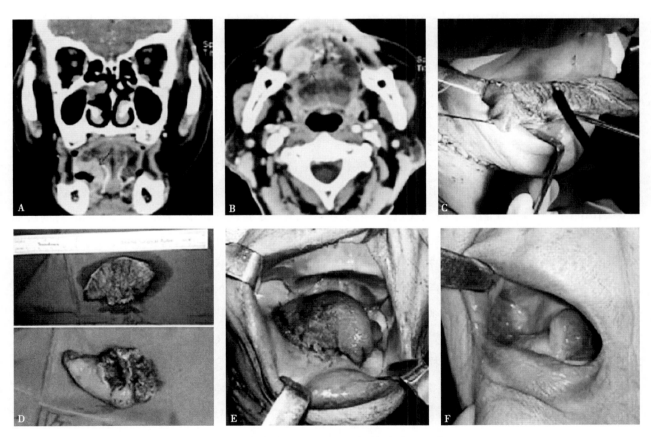

图 4-31-3 舌癌等离子射频消融术前、术中及随访所见
A、B. 术前 CT；C. 术中所见；D. 手术标本；E. 术后所见；F. 术后 3 年随访所见。

8. 会厌囊肿切除术 常规冷器械手术或射频、激光是会厌囊肿的有效手术治疗方法。常规传统手术创伤大，出血较多，术后恢复时间长及伤口疼痛明显，费用高。等离子射频消融术对组织损伤小，故能最大限度地保护了黏膜，不会损伤会厌软骨，创面愈合快，整个手术过程中出血少，且操作简单。会厌囊肿术式有两种：①"掀盖"术式，即将囊肿上层囊壁切除而保留会厌软骨的囊肿壁；②在软骨膜表面完整切除，切除囊肿而保留会厌软骨膜完整。因软骨表面黏膜随囊肿一起切除，术后不会有会厌水肿的担忧。会厌囊肿同时伴有舌扁桃体增生者，可同时进行等离子射频消融治疗。

9. 喉狭窄的手术治疗 喉狭窄为喉部肿块切除术后相对常见的并发症，处理喉狭窄传统的方法是行喉裂开或是 CO_2 激光切除瘢痕。然而喉裂开术的过程中对喉部的正常结构不可避免地造成新的损伤，且原则上要应用 T 形管支撑充填切除瘢痕后的创面，术后数月剥夺了患者的发音功能，极大影响了患者的生活质量；激光手术主要靠高温热效应分解喉组织，治疗部位热损伤较深导致术后结痂较多，故术后的疼痛强度明显增强，而应用该术式术后恢复较慢的同时极易再次形成喉狭窄。而等离子射频消融行瘢痕组织切除联合喉模植入可有效治疗喉狭窄，手术时出血少、术野清晰、操作准确，不易伤及黏膜下层及肌层，术后反应轻，患者痛苦少，恢复快。

10. 双侧声带麻痹的手术治疗 利用喉科专用刀头，可施行一侧或双侧声带后部切除术或杓状软骨部分或全切除术。绝大多数接受该术式的患者可以成功拔管而保留较好的发声功能。杓状软骨部分和全切除术的要点是在杓状软骨和环杓关节面间将杓状软骨切除（可以包括声带突附着部部分声带肌）。术中出血少，术后反应轻、恢复快为其优点。

11. 喉乳头状瘤的手术治疗 喉乳头状瘤具有术后高复发率的特点。临床上常规的手术方式为激光切除，而激光高温所致的细胞爆破式损伤可能会导致喉乳头状瘤病毒 DNA 播散，这被认为有可能造成病毒在气管支气管树的远处播散，从而导致复发。而等离子射频消融则彰显了优势，相关文献报道经等离子消融技术切除喉乳头状瘤的患者较之接受激光切除术患者，其复发周期明显延长。手术要点因喉乳头状瘤主要局限于黏膜层，刀头不宜直接与声带接触，而是保持合适距离，吸引负压将瘤体组织吸引至刀头等离子层将其消融，否则易出现过度消融；且因喉用刀头较长，术者宜先找好支撑点，避免刀头不稳而误伤它处。另外，喉刀头的等离子层具有传导特性，可刺激声带肌收缩，易造成声带意外损伤，宜消融同时后撤刀头。

12. 早期喉癌的手术治疗 声门型喉癌早期较少发生颈淋巴结转移，临床上已被广泛接受并已推广的早期声门型喉癌手术方式为 CO_2 激光手术治疗，疗效较为满意。等离子射频消融术为新发展的技术，采用等离子射频消融术，在彻底治疗肿瘤和控制复发的同时又能最大限度保留喉功能。其集消融切割、凝血、创面冲洗和吸引器功能于一体；没有激光气道燃烧和眼睛光辐射损伤的风险；等离子射频消融可以随刀头的形状改变切割路径，从而消除声带前端特别是前联合、喉室处、声带上缘及下缘的视觉死角，手术更彻底；同时对周边血管神经损伤很小，可去除病变组织而不会导致周围正常组织的不可逆性损伤。

但等离子射频消融术也有其弊端，其刀头较大，在喉腔内操作不太方便，对安全界的确认比较困难，无法像 CO_2 激光那样精确切割，对操作技术的熟练程度要求较高；其凝血的效率不及电刀，动脉性或较大静脉性出血单纯用等离子止血是不可靠的，容易出现术后迟发出血，必须辅助单机带绝缘层电极或双极电凝等。

对于 T_1 声门型喉癌，等离子技术不及 CO_2 激光手术精准，而对于 T_2 或 T_3 声门型喉癌，或声门上型、声门下型喉癌，则等离子技术优于 CO_2 激光。等离子射频消融治疗后必须加强随访，以便及早发现复发患者，及时治疗。

【术后处理】

参见有关章节。

【并发症及其防范】

1. 扁桃体等离子射频消融术　扁桃体术后出血是最主要的并发症，分为原发性出血和继发性出血。有关术后出血率的报道，儿童和成人有所不同，儿童患者术后出血率低于常规方法；成人患者原发性出血率低于常规方法，而继发性出血随白膜脱落高于常规方法。术者的技术熟练程度也极大影响出血率的高低。

并发症处理：扁桃体打孔术后出血可将消融通道口缝合封闭，借助出血后其增高孔道内压力可使出血停止。扁桃体切除术后出血分为原发性出血和继发性出血，原发性出血的处理与常规手术和腭咽成形术的处理相同，继发性出血多发生于术后 1 周，多数患者的出血量不大，给予头部、颈部冷敷，全身给予止血药，或局部纱球压迫多可止血。但仍有少数患者出血较为严重，需要再回手术室止血。

2. 腺样体等离子射频消融术　主要并发症为术后出血，必要时全麻内镜下止血，有出血致死报道。如消融范围过大，造成口咽或鼻咽黏膜环形损伤有致鼻咽闭锁的报道。

3. 软腭黏膜下顺行打孔术、软腭切开上行打孔术　并发症可有浅表黏膜溃疡、出血、软腭穿孔、悬雍垂脱落及鼻咽闭锁等。并发症处理如下。

1）浅表黏膜溃疡：症状轻微，无须特殊治疗，均可自愈。

2）出血：多见于消融通道入口处，手术时选择打孔通道靠近黏膜侧可避免伤及血管，减少出血发生。遇到动脉性出血，须将打孔通道入口处缝扎，多可止血。

3）软腭穿孔和悬雍垂脱落：多发生于术后 1

周前后，常是由于等离子射频消融时局部能量太高所致，预防的方法一是消融能量不可太高，时间不可太长，二是避免不同的消融通道过于靠近或重叠。

4. 等离子射频消融腭咽成形术　主要并发症有术中、术后出血，软腭脱垂，悬雍垂脱落，术后口干，咽部异物感，鼻咽反流，开放性鼻音。并发症处理如下。

1）出血：遇扁桃体窝的血管性出血，用等离子射频刀头的凝血键，多凝固 2～3s，以免术后麻醉清醒拔管时因血压一过性增高而导致原已凝固的血管再度出血。

2）咽干：消融通道不可过于靠近黏膜侧，以免损伤分泌腺而导致腺体分泌减少。

3）鼻咽反流和开放性鼻音：多因术后成型软腭过短或瘢痕形成过多，不足以关闭鼻咽腔引起。与术后软腭切除和消融范围有关，应避免损伤腭帆提肌，并注意保留部分悬雍垂肌，保证咽腔基本结构。该并发症与常规腭咽成形术发生率无明显差异。

5. 舌根等离子射频消融术　主要并发症有黏膜溃疡、出血、舌根和口底水肿、血肿、舌根部感染、脓肿和舌下神经损伤等。处理方法如下。

1）黏膜溃疡：最常见，为沿消融通道的线性浅表性溃疡，多可自行愈合，不留后遗症，不须特殊处理。

2）舌根反应性出血和舌根血肿：常与术中止血不彻底或术后高血压相关，保持术中术后血压平稳非常重要，特别应注意保持术后 1～2h 血压稳定，将术后平均动脉压控制在 100mmHg 以下，可有效减少舌根出血的发生。

3）舌根感染：多发生于术后 3～4 天，可表现为迅速出现的舌体疼痛，舌部水肿和颈部肿胀，可出现呼吸困难。对疑有舌根脓肿者，在大剂量应用抗生素的同时施行穿刺抽脓、切开排脓等治疗，必要时行气管切开术。

4）舌下神经损伤：有患者出现暂时性舌下神经麻痹而致一过性伸舌偏斜，避免血管神经术损伤的关键是严格控制射频打孔通道的位置、角度、深度和能量。若由于舌根部明显肥厚，一次消融疗效不满意者 3~4 个月后可再次消融，避开第一次消融打孔通道。因原打孔通道多已经瘢痕化，进针困难，此外也影响舌根的减容效果。

6. 喉的等离子射频消融术　主要并发症有喉内出血、声带损伤及喉蹼形成等。

（肖水芳　葛瑞锋）

第五章 | 颈部手术

第一节　先天性甲状舌管囊肿和瘘管切除术

【概述】

甲状舌管囊肿或瘘管是甲状腺发育过程中的胚胎残余组织，为颈前区最常见的先天性疾病，亦称先天性颈中线囊肿或瘘管。可发生在颏下至颈静脉切迹之间的颈中线的任何部位，临床上囊肿多于瘘管，此病多在成年以前发病，儿童多见，少数因无感染或增长缓慢在中老年才发病。个别患者有癌变（其性质与甲状腺癌类似）。临床诊断主要依据为囊肿或瘘管位于颈部正中或中线旁，多在舌骨与甲状软骨之间；随吞咽及伸舌活动，光滑、质软呈囊性感或有条索状物与舌骨相连，瘘管口有时分泌黏液或乳酪样物，继发感染时有红肿热痛，分泌物可为脓性；自外瘘口注入亚甲蓝或造影相关检查有助于明确诊断并供手术参考。甲状舌管囊肿或瘘管应与异位甲状腺、甲状腺囊性肿瘤、颈前皮样囊肿、颈侧鳃裂瘘管和颏下淋巴结炎相鉴别。目前手术切除是唯一确实而有效的治疗方法，切除组织病理检查见囊肿及瘘管的内壁衬有复层鳞状上皮或柱状上皮，外有结缔组织，少见有甲状腺组织。

【解剖概要】

1. 胚胎期甲状舌管　在胚胎期第 4 周末，甲状腺始基位于原始咽腹侧，在咽腔底部先呈一凹陷后，向尾侧下移，延伸为一袋状突起，并紧贴或穿过舌骨达甲状软骨下方形成甲状腺，与此同时也形成了与起点相连接的细管称甲状舌管。正常情况下此管在胚胎第 6 周开始退化，第 8 周左右最后消失，仅在舌根部留有舌盲孔。

2. 甲状舌管囊肿或瘘管的发生　其发生与胚胎期甲状舌管的先天发育异常有关，若胚胎期甲状舌管未退化消失或甲状腺始基下降不全，则将形成甲状舌管囊肿或瘘管和异位甲状腺组织，以

后可出现在舌盲孔到甲状腺峡间的任何部位，残留导管的内口即为舌盲孔。临床表现为颏下至颈静脉切迹之间的颈中线或中线旁的任何部位，但常见于舌骨和甲状腺或甲状软骨之间，其次舌骨上，较少见于胸骨上区和舌根。瘘管或窦道可先天形成，也可继发于囊肿感染。

3. 甲状舌管囊肿和瘘管与舌骨　甲状舌管与舌骨毗邻关系十分复杂，甲状舌管开始退化时，正值双侧软骨性舌骨开始融合形成舌骨之际，故先天发育异常时，甲状舌管可位于舌骨前面或后面，也可能穿过舌骨体，以位于舌骨之后者为多见，即甲状舌管越过舌骨时，并非均继续下行，可在舌骨体前越过舌骨，然后向后上迂曲绕至舌骨体后面再至甲状舌骨膜前（图 5-1-1），也有甲状舌管甚至穿过舌骨体下行至甲状软骨，因此术后病理检查可见舌骨骨膜内或舌骨骨质中发现覆有上皮样组织的管束。临床统计 94.74% 的患者甲状舌骨囊肿深部索带状管道终止于舌骨的最多，其次分别终止于舌骨下部、舌骨背面和舌骨上部。甲状舌骨囊肿与颈部肌肉、舌骨、舌肌和舌的关系，参见图 5-1-2。

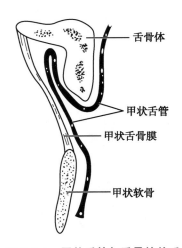

图 5-1-1　甲状舌管与舌骨的关系

研究发现在舌骨水平位置，甲状舌管最远的分支距正中线的距离是 0.24～0.96cm，同时甲状舌管囊肿和瘘管在舌骨水平位置上，形成多个相互沟通具有分泌功能的网状分支，这些分支可在舌

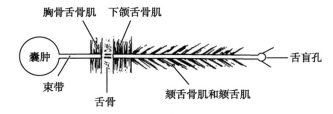

胸骨舌骨肌　下颌舌骨肌

囊肿

束带

舌骨

颏舌骨肌和颏舌肌

舌盲孔

图 5-1-2　甲状舌骨囊肿与颈部肌肉、舌骨、舌肌和舌的关系

骨前、后或贯穿舌骨。有学者将舌骨水平上下纵横交错的这些瘘管网状分支与囊肿和瘘管的关系做了临床分类,包括 5 种类型,其中前 2 型多见:①Ⅰ型舌骨下囊肿或网状瘘管分支,舌骨上单纯瘘管;②Ⅱ型舌骨上下均有囊肿或网状瘘管分支;③Ⅲ型舌骨上囊肿或网状瘘管分支,舌骨下单纯瘘管;④Ⅳ型舌骨下囊肿或网状瘘管分支,舌骨上无瘘管;⑤Ⅴ型舌骨上囊肿或网状瘘管分支,舌骨下无瘘管。

手术操作时未闭的甲状舌管,手术者无法从舌骨中分离出来,同时瘘管多呈细小分支状,时有不连续。因舌骨水平的瘘管分支不易辨认,不易解剖分离,仍有患者无法归类分型。

4. 舌盲孔　正常情况下甲状舌管完全退化消失,仅遗有舌盲孔。在发生甲状舌管囊肿或瘘管时,其内瘘口可通于舌盲孔。自外瘘口或舌盲孔注入亚甲蓝或造影剂有助于瘘管的诊断。但瘘管曾感染或在舌骨区变窄,上述检查却不能显影。术中发现舌骨以上的瘘管外形也不明显,在不完全性瘘管或囊肿中并不与舌盲孔相通。

【术前提示】

1. 手术时机　患者一经确诊,原则尽早手术彻底切除治疗,否则一旦感染或反复感染,增加手术难度。一般年龄不宜过小,一岁以内或未发生感染的囊肿可暂不手术,幼儿发病者有学者认为可推迟 4 岁以后进行手术。局部有急性感染除控制感染外,酌情切开引流,炎症消失 2~3 周后手术,也有学者建议 1 个月后手术。

2. 亚甲蓝或造影剂检查　根据术者习惯术前

1 日将亚甲蓝溶液或造影剂注入外瘘孔,以便于术时探查。但不能依据造影和术中亚甲蓝示踪来明确手术切除范围。因为仅有少数患者的瘘管在舌骨至舌盲孔这段行程能显示出来。

3. 异位甲状腺　若术前怀疑为异位甲状腺,须行发射计算机断层显像(emission computed tomography,ECT)等相关检查或术中快速病理切片证实。

【手术操作与技巧】

建议首次手术选择 Sistrunk 术式,即"切除包括甲状舌管囊肿和瘘管、舌骨体中部 1.5~2cm,连同舌骨至舌盲孔处瘘管周围的部分肌肉组织做一柱状切除"。

1. 麻醉　一般全身麻醉,成人也可考虑采用局部麻醉(在瘘管较高或近舌盲孔等情况时因局麻使操作受限)。

2. 体位　患者仰卧位,垫肩,头后仰,充分显露舌骨区。

3. 切口　沿囊肿表面中部做水平横切口,两端稍超过囊肿范围并稍向外上弯,有瘘孔者手术开始前也可先将亚甲蓝注入外瘘管或囊肿,便于术中识别,在瘘孔平面沿瘘孔周围做梭形切口并向两侧延长(图 5-1-3),因舌骨与甲状舌管关系密切,故颈部水平切口尽可能靠近舌骨下缘,避免在囊肿较大或外瘘口较低距舌骨较远时,不易暴露舌骨和结扎蒂部。

切开皮肤、皮下组织和颈阔肌,切口皮瓣上下翻起,分离舌骨下肌群,并向两侧用拉钩牵开暴露其下面的囊肿(图 5-1-4)或瘘管。

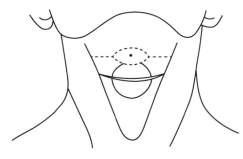

图 5-1-3　切口

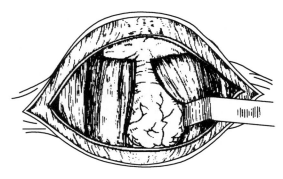

图 5-1-4　分离囊肿

在少数情况下，若囊肿或瘘管位于颈部下方，不易进行舌骨以上操作时，常须在舌骨平面再做第二个横切口，即阶梯形切口。

4. 分离囊肿或瘘管组织　分离应遵循自下而上的原则，首先分离囊肿底端，确认与甲状腺峡有无相连或深入甲状腺组织内。曾感染过的囊肿或瘘管周围有粘连的结缔组织，分离时可连带去除少量周围的正常组织，较大的囊肿可显露于颈浅筋膜之上，囊肿小者可位于气管浅筋膜之上。术中尽可能保持囊壁或瘘管壁完整，不得用力牵拉。沿囊壁或瘘管周围组织向上分离至其蒂部，直达舌骨下缘暴露舌骨体，注意避免损伤深面的甲状舌骨膜。

幼儿颈前带状肌群薄弱，甲状软骨软，应小心分离，避免伤及软骨和周围正常组织。

5. 切除舌骨体中部　充分暴露舌骨体中部，切断或剥离舌骨前面中线旁 0.75～1cm 外侧部位附着于舌骨的筋膜和肌肉，将其与胸骨舌骨肌和甲状舌骨肌分离，目的是使舌骨体中部长约 1.5～2cm 部分与其两侧分离，用咬骨钳或骨剪切断舌骨体中部。

注意不要分离舌骨体中部的舌骨骨膜、附着的肌肉和部分周围正常组织，并保持与其后上方和下方囊肿或瘘管的连续完整性（图 5-1-5）。

6. 切除　将包括甲状舌管囊肿和瘘管、舌骨体中部 1.5～2cm，连同舌骨至舌盲孔处瘘管周围的部分肌肉组织做一柱状切除。一般瘘管从舌骨

至舌盲孔向后上走行，因视野受限，器械可夹持舌骨体中部向外上牵拉，进入舌根，注意尽可能分离瘘管或可疑瘘管组织连同周围的 2～3cm 肌肉组织，并向舌盲孔方向分离，助手可用手指伸入口腔，向前下顶压舌盲孔处，将舌根推、突向手术视野（图 5-1-6），继续引导分离至见白色膜样组织时，预示已至舌盲孔处黏膜下，在从此处即近舌盲孔部位将囊肿或瘘管的蒂部环状结扎，最后连同部分舌根部肌肉组织呈柱状切除，不要楔形切除，以免遗漏残存上皮组织，舌根下面残端应做严密贯穿缝扎，如开口于舌盲孔，则应将瘘口周围黏膜切除一部分，用细可吸收线在黏膜下做荷包缝合。若不慎切开黏膜和咽腔相通，须用细可吸收线内翻并加固缝合，以关闭咽腔。

如发现甲状舌管囊肿和瘘管在剥离中根蒂很

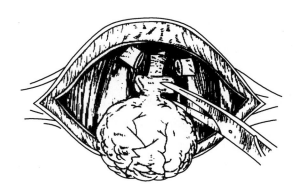

图 5-1-5　切除舌骨体中部

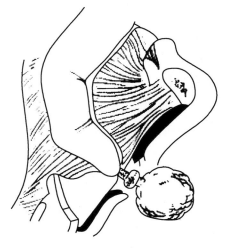

图 5-1-6　分离结扎切断蒂部

快消失，不应就此停止结束手术，应继续在颈中线分离探查，通常切断舌骨体中部后常见瘘管与舌盲孔相连，但此处瘘管较细，或仅为纤维肌束，操作应细致避免上皮组织残留。

7. 缝合 生理盐水冲洗术腔，彻底止血，分层缝合带状肌，舌骨断端无须缝合。依次缝合皮下组织和皮肤，尽可能不遗留无效腔。若术腔较大或与咽腔相通，可酌情放置负压引流。为美观起见，皮肤切口可行皮内缝合。肿物送病理检查。

8. 术后复发的再次手术治疗

（1）复发原因分析：文献报道单纯切除囊肿或瘘管的复发率高达 50%，Sistrunk 术式的术后复发率为 3%～5%，但也有报告复发率高达 26.9%。术后复发者其第三次复发率可达 33%。主要原因是：①术中未将舌骨中段切除；②舌骨至舌盲孔范围内仍有盲管和遗漏多发和／或细小瘘管分支；舌骨前面两侧残留侧支纤毛上皮细胞，细小囊肿或其侧支与舌内唾液腺相通；甲状舌管囊肿或瘘管偏离颈中线未完全切除，也可能同时有鳃裂囊肿组织并存；甲状舌管与甲状腺粘连，甚至深入甲状腺内以致甲状舌管组织未彻底切除；③无炎症的囊壁和瘘管常与正常组织的颜色接近，肉眼难以辨认；术中过度分离囊壁及瘘管；术前多次感染或未控制感染，组织粘连界限不清，不易分离容易导致瘘管或小分支离断和残留。

首治的手术者不能把第一次手术简单理解为单纯的甲状舌管囊肿和瘘管切除术，应为 Sistrunk 术式的"甲状舌管囊肿和瘘管、舌骨体中部以上、部分舌根部肌肉相关的瘘管组织切除术"，切除包含瘘管分支的舌骨体中部及附近瘘管组织是首次手术的重要步骤，即使囊肿和瘘管在剥离中消失，应继续在颈中线分离探查。首次手术切除舌骨体中部也有术后复发的患者，报道分析即使舌骨中部切除 1.5～2cm，仍对个别患者切除相对过短，造成附近的导管上皮残留。

复发再次手术时为避免残留囊壁或细小分支

瘘管，亚甲蓝示踪和术中借用显微镜下操作可减少术后复发，避免了手术者仅凭经验操作而拉断或遗漏瘘管分支的可能。

（2）再次手术的范围：对术中发现第一次手术未切除舌骨中段的患者，行 Sistrunk 术式，建议切除舌骨体中部约 1.5～2cm，包括舌骨骨膜、瘘管周围和部分舌根部肌肉组织，同时应做垂直柱状切除，而不是楔形切除。

术中发现已切除舌骨中段患者行扩大 Sistrunk 术式，在原 Sistrunk 术式的基础上增加了颈中线清扫，进一步扩大舌骨中段切除范围，根据术中情况切除部分颈前带状肌和周围组织等，但注意术后并发症。

【术后处理】

1. 术后常规应用抗生素预防感染，根据手术情况，如有必要也可鼻饲。

2. 24～48h 拔除伤口内引流条或负压引流管，及时更换颈部敷料，术后 6～7 天拆线。

【并发症及其防范】

1. 复发 为避免术后复发，要注意：①尽可能选择全麻，保证操作到位；②严格控制感染，炎症消退 1 个月后手术，根据情况行造影检查和亚甲蓝示踪；③术中保持囊肿或瘘管完整，因瘘管与舌骨的关系复杂，术中须将舌骨体中部及其骨膜至舌盲孔范围内的瘘管组织和附近的肌肉组织一并柱状切除；④舌骨体以上的瘘管组织有时似结缔组织或纤维肌肉束，不易辨认，要小心分离；⑤近舌盲孔瘘管蒂部结扎切除应彻底。

2. 伤口感染 伤口与口腔相通或术后伤口内分泌物引流不畅是其主要原因。应注意无菌操作、术后伤口适当引流并合理应用抗生素。

3. 其他少见情况 会厌水肿，少见的神经损伤后的声嘶、呛咳和吞咽困难等，创面较深的患者，口底部水肿或血肿压迫可引起呼吸困难，有严重呼吸道阻塞者应及时做气管切开术。

（李 梅）

第二节　先天性第 2 鳃裂瘘管和囊肿的手术治疗

【概述】

先天性第 2 鳃裂瘘管及囊肿是由于胚胎时期鳃器的残留于颈部而形成的胚胎发育异常。鳃裂囊肿（瘘）按临床形式一般分为 5 型：①完全性瘘管（即有内、外口者）；②不完全性外瘘管（即只有与皮肤相通的外瘘口者）；③不完全性内瘘管（即只有与咽内或耳道相通的内瘘口者）；④合并囊肿的不完全瘘管；⑤孤立性囊肿。临床上，孤立性囊肿最多见，不完全外瘘管次之，完全性瘘管居第三位，不完全内瘘管最少见。

第 2 鳃裂囊肿（瘘）外瘘口多位于胸锁乳突肌前缘下 1/3 处，内瘘口位于腭扁桃体或扁桃体窝内，瘘管与颈动脉鞘关系密切，囊肿多位于胸锁乳突肌前缘中 1/3 处。典型的完全性瘘管的外口位于胸锁乳突肌前缘的中下 1/3 相交处，瘘管经过颈阔肌深侧，沿颈动脉鞘上行，穿过颈内、外动脉之间，经舌下神经、舌咽神经和茎突咽肌的浅面，在茎突舌骨韧带与二腹肌后腹之下、舌骨后缘之上，向内终止于位于扁桃体窝的内口（图 5-2-1）。

完全型第 2 鳃裂瘘管表现多为自幼颈侧溢出分泌物、颈侧感染、口内臭味等。完全型第 2 鳃裂瘘管在胸锁乳突肌前缘、耳垂至胸锁关节的颈侧斜线上均可能见到外瘘口，有的细如针尖，挤压可有少量分泌物，触诊时外瘘口以上有坚实条索状物向头部方向延伸，用力挤压时可有脓性分泌物自同侧扁桃体上部流出，同时患者可自觉口内有臭味。

不完全型第 2 鳃裂瘘管或囊肿表现为颈侧肿块，多为颈侧胸锁乳突肌前缘无痛性包块，也可有因感染形成脓肿而行切开引流的病史等。不完全型第 2 鳃裂瘘管可在胸锁乳突肌前缘深处触及一圆形肿块，囊性感，可有波动感，大小不一。无感染史者可移动边界清楚，与周围皮肤无粘连；有感

染史者活动度较差，可有条索状物。

手术切除是治疗先天性第 2 鳃裂瘘管及囊肿的唯一根治的手段。

【解剖概要】

1. 避免损伤面神经下颌缘支　面神经下颌缘支绕行于下颌下缘以下，一般距下颌下缘不超过 1cm，故在下颌骨下缘的下方 1.5cm 处做横切口一般不至于损伤下颌缘支（图 5-2-2）。但这种情况有时也可出现下唇歪斜，可能有如下原因。

（1）手术中过度牵拉和压迫。

（2）手术中将降下唇肌的附着剥离，使该肌肉暂时失去作用。

（3）切口虽然正确，但在未切至颈阔肌深面的筋膜层时，急于暴露下颌骨下缘，因深度不够而损

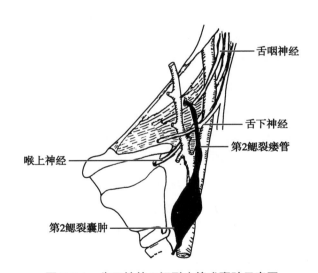

图 5-2-1　先天性第 2 鳃裂瘘管或囊肿示意图

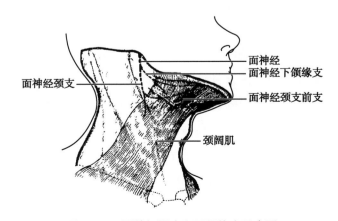

图 5-2-2　面神经颈支和下颌缘支示意图

伤下颌缘支；颈阔肌和脂肪构成浅筋膜，颈阔肌深面还有一薄层，面神经下颌缘支就在该层内，因而翻皮瓣的时候不要紧贴颈阔肌，应该沿着深筋膜的表面向上分离。

2. 避免损伤面神经颈支 面神经颈支走行于下颌角的下方、面动脉的浅面，面神经颈支分叉后，分为降支和前支。降支支配颈阔肌并且与颈前皮神经交通。前支在面动、静脉浅面跨过下颌骨与下颌缘支汇合，支配下唇的肌肉（见图5-2-2）。颈支的前支损伤可造成轻微的流涎，4～6个月自行消失。

3. 避免损伤舌下神经及舌咽神经 第2鳃裂瘘管行经舌骨下区，与舌下神经、舌神经、舌咽神经和面动脉等关系密切（图5-2-3），术中要仔细分辨，以免损伤。

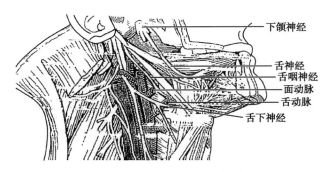

图5-2-3 舌下神经、舌咽神经、舌神经和面动脉的解剖关系

【术前提示】

1. 分型 Bailey根据第2鳃裂囊肿与颈部周围组织的关系，将其分为4型。

（1）Ⅰ型：囊肿位于颈深筋膜之下，胸锁乳突肌前缘。

（2）Ⅱ型：囊肿位于颈部大血管上方，与颈内静脉有不同程度粘连。

（3）Ⅲ型：囊肿经颈动脉分叉之间扩展至咽侧壁，可向上延伸到寰椎侧方。

（4）Ⅳ型：囊肿位于颈动脉与咽侧壁之间。其中Ⅰ型最多见，Ⅳ型少见。

2. 诊断和辅助诊断 先天性第2鳃裂瘘管诊断依据：①颈部瘘口有分泌物；②颈部有包块；③反复感染。确诊可选择颈部B超、CT、碘剂造影有助于辅助诊断。术前B超对第2鳃裂囊肿的辅助诊断有较好的应用价值和临床符合率，可作为首选诊断方法。

先天性第2鳃裂完全性囊肿位置多位于胸锁乳突肌前缘中1/3处，质地较软，界清，有波动感，压痛不明显，不随吞咽及伸舌而上下活动。

对完全型第2鳃裂瘘管患者，将亚甲蓝溶液注入瘘管，扁桃体上部观察到亚甲蓝溶液溢出，有助于证实诊断。从瘘口注入碘造影剂，X线检查可见瘘管走向咽部。对不完全型第2鳃裂瘘管患者，超声检查显示囊性病变及其与周围组织关系；可注入碘造影剂进行X线检查了解其结构；术前注入亚甲蓝溶液有助于发现内瘘口。CT联合碘造影剂造影可显示瘘管自颈中下段向上走行于颈动脉鞘前方、邻近喉咽腔，内瘘口穿扁桃体窝进入咽腔。

鳃裂瘘和囊肿的诊断金标准是活组织病理学检查。无论囊肿还是瘘管，其内壁均衬覆源于鳃裂外胚层的复层鳞状上皮或源于咽囊内胚层的假复层纤毛柱状上皮，前者约占90%，后者约占8%，两者同时混合出现占2%。上皮含有丰富的淋巴样组织、淋巴滤泡及其生发中心，有上述特征即可确诊；若发生反复感染或多次术后复发且以往手术均未送病检者，因上皮结构受到破坏或混乱，会给诊断造成较大困难。此时应多结合病史、影像学检查等全面分析、综合考虑作出诊断。

3. 手术时机和范围 若有感染，应先充分引流、控制感染，感染控制后方可手术。通常感染控制后2～4周手术即可，对于反复感染的患者应在下次感染前或瘢痕形成前尽早切除。手术原则为彻底切除病变组织，避免伤及正常结构，手术切除范围应包括瘘管及感染的皮肤瘢痕。

【手术操作与技巧】

1. 麻醉 通常采用全身麻醉，个别患者可局部麻醉。

2. 切口 若第 2 鳃裂瘘管或囊肿位于颈侧上 1/3，可以考虑采用一个沿颈部皮纹的切口；若囊肿或瘘管的位置较低，采用阶梯形横切口为好，以便于瘘管的完全切除。采用阶梯形切口时，在外瘘口周围作第一个横行的梭形切口，如有瘘管则沿亚甲蓝染色或插入细微的探针引导剥离瘘管，分离达到接近舌骨水平时，再作第二横切口，分离瘘管并从第二切口将标本拉出。

所有横行切口均沿皮纹方向，以免愈后瘢痕形成过度影响美观或产生颈部紧缩感。阶梯形切口有利于直视下暴露、分离及追踪瘘管，有利于直视下保护颈部血管和重要神经。

3. 分离、切除病变 再继续向上分离，瘘管通常在二腹肌后腹的下方进入深部，进而抵达扁桃体上部。

若囊肿体积过大、张力过高而不易分离，术中可先抽出部分囊液，减少张力。要注意：①应在囊肿上极抽吸；②囊液不可全部抽净，维持囊肿一定的张力，以便于与周围组织分离；③穿刺后结扎针孔处的囊壁，以免囊液继续漏出和裂口扩大，囊液完全流出后，再行分离会很困难。

4. 切除扁桃体 按常规方法摘除扁桃体后继续分离瘘管，于扁桃体窝上部拉出瘘管，使之完全切除。切除扁桃体后，可以看到内瘘口，切除囊肿与瘘管从口内拉出。用可吸收线先内翻缝合，再荷包缝合内瘘口，并使上皮层朝向咽腔。

5. 缝合 颈部皮肤切口按美容要求缝合，经颈部在术腔置硅胶负压引流管，从低位的切口附近引出。

6. 分离瘘管的注意事项 术中遇到病变组织与颈内、外动脉及神经粘连时，要看清解剖要点，钝性分离，避免损伤副神经、舌下神经以及颈内、外动脉。

多次手术复发的患者颈部瘢痕复杂，瘘管界限不清，可采用类似颈淋巴结清扫术的技术彻底切除瘘管及周围瘢痕组织，有助于避免复发。

【术后处理】

1. 合理应用抗生素预防和控制感染。及时拔除引流管。

2. 咽部的术后处理参照第四章第一节。

【并发症及其防范】

1. 感染 第 2 鳃裂囊肿或瘘的手术中反复冲洗术腔、伤口关闭时确保有效的负压引流、围手术期合理的抗生素使用，有助于减少感染机会。对不易控制的术后感染，要警惕病变残留的可能，术中残留必然导致术后复发。若术后感染不能一期愈合，则须换药观察，待瘘管形成半年左右以后，再行造影诊断，实施二次手术。

2. 复发 第 2 鳃裂囊肿或瘘术后复发率并不低，以往有手术史、感染史者复发率尤高。其原因包括有：①术前考虑不充分，未弄清瘘管的行径；②缺乏足够的颈部手术经验；③多次手术或反复感染，鳃裂囊肿（瘘）与周边组织粘连致解剖结构不清；④内瘘口处理不当及小分支未能彻底切除；⑤ Ducit 等（1998）经临床和病理资料分析观察到，瘘管和小分支未能彻底切除、未控制感染及多次手术是其复发的主要原因。患侧扁桃体未切除，也是复发的原因之一。

3. 神经损伤 第 2 鳃裂囊肿或瘘的手术，有面神经下颌缘支、颈支、舌下神经、舌咽神经、舌神经以及喉上神经等神经损伤的风险，个别也有迷走神经、脊副神经损伤者，须熟悉这些神经的走行和特点，术中仔细，特别是遇到瘢痕、污染、出血等情况，要静心辨认、谨慎操作。

（白琪文）

第三节　腮腺切除术

【概述】

腮腺肿瘤是手术切除最常见的适应证。而腮腺肿瘤八成以上是良性，以多形性腺瘤（良性混合瘤）和 Warthin 瘤最多；如果是恶性肿瘤，则以黏液上皮样癌及腺样囊性癌较多，恶性淋巴瘤也偶尔可见。腮腺切除手术时腮腺附近的淋巴结最好一并切除，主要原因是一旦原发肿瘤为恶性时，可以确定转移范围。慢性腮腺炎或是反复性腮腺感染在内科疗法失败后，也可以考虑手术切除，但是要尽可能保存面神经功能。腮腺肿瘤手术的执行方法，最重要的是除完整切除肿瘤外，尽量不伤害到面神经，但手术过程对神经的牵拉也会导致暂时性的神经麻痹。所以有些医师考虑当肿瘤位于表浅或腮腺尾端，离面神经较远，就考虑单纯摘除，但应注意肿瘤（如多形性腺瘤）的包膜必须完整摘除，否则手术后复发概率约有三成。Warthin 瘤患者手术后宜建议戒除吸烟的习惯，也可以减少复发机会。

腮腺肿瘤位于表浅叶还是深叶，在解剖位置以面神经为界；但是手术前的影像判读，因为断层扫描看不到面神经的横断面，却是以颈外动脉的分支为分野，这对于分辨表浅叶或是深叶肿瘤很重要，因手术困难度不同提前需要做的准备不同，或许需要考虑加装面神经监测仪器辅助手术进行。

腮腺肿瘤通常是不伴疼痛且生长慢速，所以如果肿瘤快速成长合并神经疼痛，甚至出现面神经麻痹现象，肿瘤侵袭到皮肤表面，都是恶性肿瘤的征兆。根据唾液腺区域变大速度快慢、皮肤局部是否红肿及疼痛，可以分辨发炎或是肿瘤。临床医师也必须详细检查患者口咽部，或许有侧咽肿瘤存在的可能性，但是仍然需要医学影像检查定位。

影像中如果是唾液腺呈广泛性肿胀，无独立的肿块，应考虑是发炎或是自体免疫反应。若肿瘤则呈固定不动，但此种表现可能的病因很多，包括炎症反应、肿瘤位于深叶、恶性肿瘤，应密切观察，再考虑下一步处理方式。

至于唾液腺结石的症状，主要是进食时合并唾液腺红肿热痛，局部可触摸到小硬块，或是影像学中有钙化表现。急性期立即给予抗生素及止痛药治疗，观察数月后如果结石无法排除，应考虑切开排石、整个腺体切除或是唾液腺内镜手术排除。

腮腺手术主要原则是先把腮腺内的面神经暴露，再来考虑如何切除腺体及肿瘤。手术医师必须了解面神经在腮腺内的相关位置，腮腺分叶以面神经为基准，外侧是表浅叶，内侧是深叶。随时作全叶切除的准备，第一步骤为找出面神经主干，依步骤按部就班手术，不要仅仅挖取肿瘤。

【解剖概要】

腮腺位于耳前区，主要分泌浆液性唾液。在下颌骨垂直支与外耳道之间，面神经穿过腺体，分为表浅叶和深叶。腮腺唾液管自腺体向前行，通过嚼肌，再向深处穿过颊肌，开口于上颌第二磨牙附近的颊黏膜。

【术前提示】

1. 术前对病变的评估 建议手术前采用 CT 或 MRI 对病变进行精确评估，评估正确解剖位置。其中 CT 优点是检查速度快，缺点是金属义齿散射导致影像不清楚且有辐射暴露；MRI 对于软组织显影清楚，不过费用较昂贵（图 5-3-1～图 5-3-3）。另外也可以进行 B 超下细针穿刺抽吸活检，评估良性或是恶性。唾液腺病理组织因为是多形性，不同穿刺点影响很大，导致细针穿刺正确率会下降，而且有可能伤及面神经，应该特别小心。目前唾液腺肿瘤较少执行肿瘤切片，必要时切除整个肿瘤，伤害面神经危险性低且病理组织报告更准确，除非是高度怀疑恶性且细针抽吸为良性的患者或是怀疑类肉瘤病（sarcoidosis）者才适用。

如果考虑自体免疫疾病合并唾液腺疾病或是淋巴瘤，建议采用切开取病理组织方式，减少假阴性机会。

2. 面神经监测 建议加装面神经监测仪（图 5-3-4），必要时手术中可以协助寻找面神经。

3. 临床资料分析 台北马偕纪念医院耳鼻喉科自 1996 至 2001 年间，统计共施行 457 例唾液腺

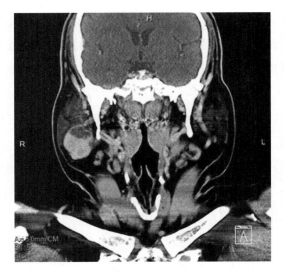

图 5-3-1　右侧腮腺深叶肿瘤 CT 所见

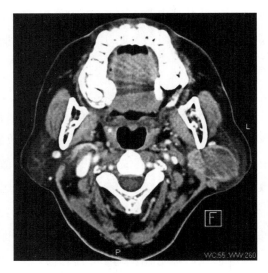

图 5-3-2　左侧腮腺肿瘤 CT 扫描所见

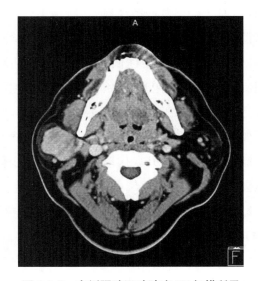

图 5-3-3　右侧腮腺深叶肿瘤 CT 扫描所见

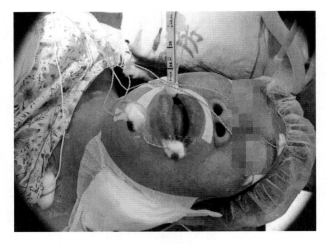

图 5-3-4　面神经监测

手术,其中男性 236 例,女性 221 例,年龄分布自 3 岁至 98 岁,平均年龄 49.2 岁。手术方式包括:浅叶腮腺切除术、全腮腺切除术、下颌下腺切除术、舌下腺切除术、广泛切除术等。对于恶性肿瘤,有时还须合并颈清扫术、放射治疗、化学治疗等。457 例唾液腺手术中,其组织学形态为良性者 383 例、恶性 74 例,整体而言,唾液腺肿瘤的恶性率为 16.2%。良性肿瘤中,男性 196 例,女性 187 例,平均年龄 48.5 岁。恶性肿瘤中,男性 40 例,女性 34 例,平均年龄 52.8 岁。

457 例手术中腮腺手术 281 例。其中男性 146 例,女性 135 例;平均年龄 52.0 岁。良性腮腺肿瘤 251 例,其中男性 131 例,女性 120 例,平均年龄 51.7 岁,组织学形态以多形性腺瘤 136 例最多,占良性腮腺肿瘤的 54.2%,其次为 Warthin 瘤 54 例,占 21.5%。恶性腮腺肿瘤 30 例(恶性率为 10.7%),其中男性 15 例,女性 15 例,平均年龄 54.5 岁,组织学形态以淋巴癌、恶性混合瘤较多。腮腺肿瘤的男女比例相近,平均年龄 52.0 岁,比整体唾液腺肿瘤的平均年龄高,应与 Warthin 瘤所占比例较多且好发于老年人有关。

在组织学形态方面,良性肿瘤以多形性腺瘤、Warthin 瘤、单形性腺瘤较多,且其好发的性别与年龄各有不同,例如:多形性腺瘤以女性较多(男:女为 1 : 1.4);Warthin 瘤则几乎都发生在男性(男性 51

例，女性仅 3 例)，且 Warthin 瘤好发于老年人 (平均年龄 60.1 岁)，Warthin 瘤若发生在女性，则平均年龄更升高至 70.7 岁；多形性腺瘤以女性较多 (男：女为 1：2.7)。本组资料的腮腺肿瘤恶性率为 10.7%。恶性腮腺肿瘤中以恶性淋巴瘤、恶性混合瘤、腺细胞癌、黏液类上皮癌较多，但所占的比例相近。国外文献的统计，恶性腮腺肿瘤中亦以黏液类上皮癌占大多数，但少见腺样囊状癌。此外国外文献多认为恶性混合瘤以女性较多，但在另一组资料中却以男性占大多数，彼此有所差异。

【手术操作与技巧】

1. 麻醉和体位　一般采用全身麻醉，如果手术中执行面神经监测，必须请麻醉医师减少使用肌肉松弛药剂，最多用少量短效的肌肉松弛剂。患者仰卧位，垫肩，侧头，头下垫头圈。

2. 切口　以耳朵前到乳突部，原则上沿着发际线呈现 S 形切口为原则 (图 5-3-5)，也可以都从耳后或是做 Y 形切口 (多在合并耳部或乳突癌手术才采用)。

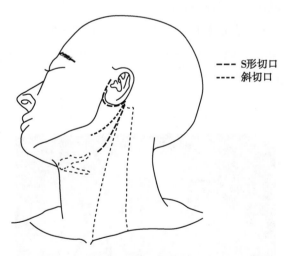

图 5-3-5　腮腺手术的 2 种常用切口

3. 暴露手术范围　皮肤切开后，切过皮下结缔组织，到达颞骨腮腺肌膜，后方的耳大神经可以直接切断。此时，后方以外耳道的软骨为标记；前下方沿着胸锁乳突肌前缘，找到二腹肌的后肌束前缘。通常面神经主干和二腹肌是在同一平面。

继续沿着外耳道的软骨，向深部深入 1cm，到达颞骨鼓部乳突切迹，面神经主干就在这下面 (图 5-3-6)。

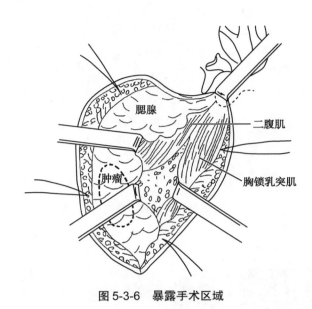

图 5-3-6　暴露手术区域

4. 寻找和保护面神经　手术范围暴露后，再次强调，这时必须很小心，面神经主干就在附近。剥离组织过程应该多结扎，减少电灼，因为腺体内有很多小血管，如果破裂导致出血，反而会让手术时间延长，甚至增加面神经受伤的机会。

也有手术医师以茎突或面后静脉为标记，来找寻面神经主干，或是以周边神经刺激器由面神经周围支回溯找主干。

找到面神经主干再循神经支，剥出额支、颞支、颊支、下颌缘支及颈支 (图 5-3-7)。一旦这些分支确定受到保护，就能从容不迫地切除肿瘤。

5. 切除病变　如果要执行腮腺深叶肿瘤切除之前，必须照前述找寻面神经方法，先切除腮腺表浅叶后，把面神经各分支固定保护好，再切除深叶病灶 (图 5-3-8，图 5-3-9)。腮腺附近如果有淋巴结肿大，建议一并摘除，送病理检验。

【术后处理】

1. 插入引流管，排除组织液及淤血，约 3 天后摘除。

2. 伤口缝线约 7～10 天拆线。

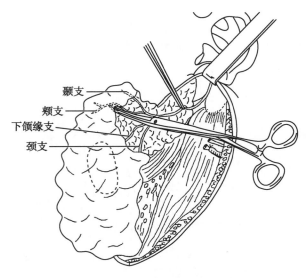

颞支
颊支
下颌缘支
颈支

图 5-3-7　分离和保护面神经主干和分支

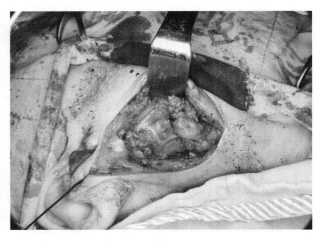

图 5-3-8　腮腺切除术中所见

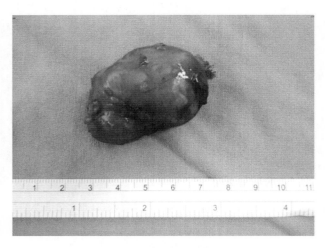

图 5-3-9　腮腺切除手术标本

【并发症及其防范】

1. 复发　除了恶性肿瘤外,多形性腺瘤(良性混合瘤)最容易复发。主要原因多是不完全切除良性混合瘤,导致肿瘤包膜破损,细胞散出到肌肉层,通常需要再次或多次切除。避免方法为减少不完全切除,同时,手术切除后以大量清水冲洗伤口,减少细胞残留。腮腺肿瘤病理报告为恶性,除了恶性度低且手术切缘干净外,皆建议以放射治疗或同步放化疗加强治疗,减少复发概率。

2. 伤口感染　因为唾液腺手术属于清洁伤口,发生概率不高,建议观察即可。

3. 面神经麻痹　如果神经剥离过程牵扯力道大或是手术时间过久,都可能导致面神经部分受损,恢复时间不一,视伤害程度而定。

4. 味觉出汗　发生在腮腺手术后或是创伤后,患者通常吃东西时,在耳颞神经支配的颊部出现大量出汗。尽可能术后避免面神经贴到皮下组织,也可以取一块脂肪或肌肉垫在两者中间。该症状通常无须治疗,严重者则必须切除鼓室神经丛或注射肉毒杆菌。

5. 腮腺管扩大　术后腮腺管有时会扩大,似肿瘤(图 5-3-10)。影像检查后,可以考虑内镜手术(图 5-3-11)。

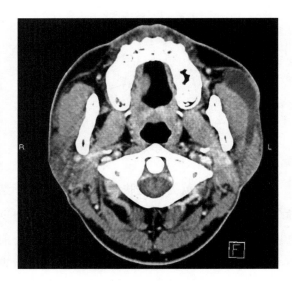

图 5-3-10　左侧腮腺管扩大 CT 扫描所见

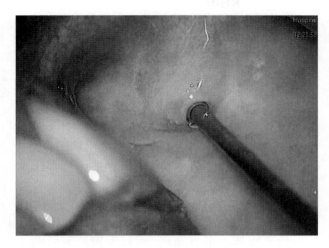

图 5-3-11　腮腺管内镜插入

6. 耳大神经损伤　因为有时会发生耳大神经术中切断，手术后表皮感觉麻痹常可见到，尤其是手术部位及耳垂，建议术前向患者或家属解释。

（吕宜兴）

第四节　下颌下腺切除术

【概述】

下颌下腺肿瘤或是结石发炎的建议治疗方法，皆是把整个下颌下腺（含肿瘤）全部切除。通常一次只处理单侧，除非是因严重干燥综合征导致双侧下颌下腺肥大，影响外观，才会一次切除双侧。近年来因为唾液腺内镜的发展，下颌下腺结石渐渐考虑先用内镜合并激光击碎结石，再以器械取出。下颌下腺和舌下腺有时会因为唾液分泌管线阻塞形成黏液囊肿，抽吸或切开引流都可以解决，但易复发，必要时才考虑切除。

下颌下腺是人体第二大唾液腺体，仅次于腮腺，主要分泌黏稠性唾液，分泌频率为经常性，一旦唾液管径狭窄，结石概率将会增加。由于胚胎时期发育早晚不同，下颌下腺腺体内并没有淋巴组织，如果因严重发炎或恶性肿瘤，在腺体周围形成淋巴结肿大（level-ⅠB），手术时建议全部切除。

下颌下腺肿瘤良性居多，主要是良性混合瘤。恶性肿瘤则以腺样囊性癌最多。

【解剖概要】

下颌下腺是位于下颌骨内侧，二腹肌的前后肌束之间的三角区域。腺体位于舌下肌及舌下神经上方，舌神经走行在腺体上方。Wharton 管自腺体前部向深部走到下颌舌骨肌，对着口腔底部中线，开口于舌系带附近的颊黏膜。下颌下腺包覆着下颌舌骨肌，由下颌舌骨肌处分为浅叶及深叶。

【术前提示】

1. 术前对病变的评估　建议手术前采用 CT（图 5-4-1）或 MRI 对病变进行精确评估，也可以进行 B 超下细针穿刺抽吸活检，评估良性或恶性。下颌下腺结石和下颌下腺恶性肿瘤的 CT 可见图 5-4-2和图 5-4-3。

2. 临床资料分析　台北马偕纪念医院耳鼻喉科自 1996 年至 2001 年间，统计共施行下颌下腺手术 116 例。男性 63 例、女性 53 例；平均年龄 45.7岁。良性下颌下腺病变 100 例，其中男性 53 例、女性 47 例，平均年龄 44.3 岁。组织学形态有 67 例为下颌下腺结石、发炎后造成的腺体肿大，占良性下颌下腺疾病的 67%，其次为多形性腺瘤 26 例，占

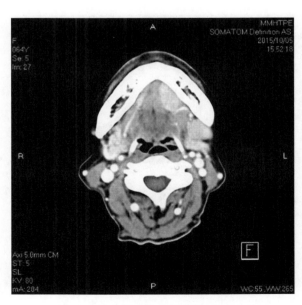

图 5-4-1　下颌下腺和舌下腺的 CT 所见

26%。恶性下颌下腺肿瘤 16 例（恶性率为 13.8%），其中男性 10 例、女性 6 例，平均年龄 54.5 岁，组织学形态以腺样囊状癌最多。本组下颌下腺疾病的男女比例，男：女为 1.2：1。组织学形态方面，良性疾病以慢性发炎造成的腺体肿大、多形性腺瘤占较多。慢性发炎中，男性较多（男：女为 1.5：1），平均年龄 45.8 岁。下颌下腺多形性腺瘤在性别倾向方面与腮腺多形性腺瘤相似，女性较多（男：女为 1：1.4）。下颌下腺肿瘤恶性率为 13.8%。

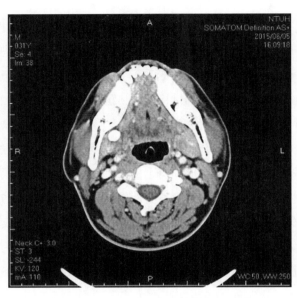

图 5-4-2　下颌下腺结石 CT 所见

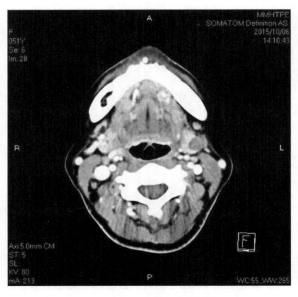

图 5-4-3　下颌下腺恶性肿瘤的 CT 所见

【手术操作与技巧】

1. 麻醉和体位　一般采用全身麻醉，患者仰卧位，垫肩，侧头，头下垫头圈。

2. 切口　在下颌骨下缘间隔 2.5cm，切开一约 10cm（平行皮肤皱褶）的切口。

3. 分离暴露　切开皮下组织及颈阔肌，剥离直到腺体，再向四周打开。这时往上方的动作必须减缓，沿着腺体且多用绑线，否则电刀止血很容易损伤面神经的下颌缘支。

沿着腺体往下方剥离，可以发现二腹肌的前肌束，不要越过前肌束，避免损伤舌下神经。腺体侧面有面动脉及面静脉，必须小心，确实绑牢。

4. 切除病变　腺体颈部接近中线时，钩开下颌舌骨肌，才能顺利取出腺体深叶。内侧是 Wharton 管，有时可以发现结石仍卡在该处（图 5-4-4）。外侧可以发现舌神经因腺体往下拉扯，形成 V 形，结扎时避免伤害神经（图 5-4-5）。

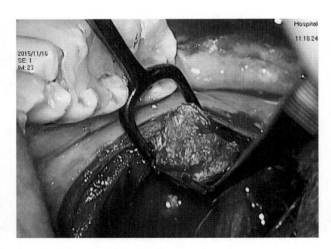

图 5-4-4　术中所见下颌下腺结石

【术后处理】

1. 插入引流管，排除组织液及淤血，约 3 天后摘除。

2. 伤口缝线约 7～10 天拆线。

【并发症及其防范】

1. 面神经损伤　手术中接近下颌骨的区域如果过度剥离，可能使面神经的下颌缘支受到伤害，导

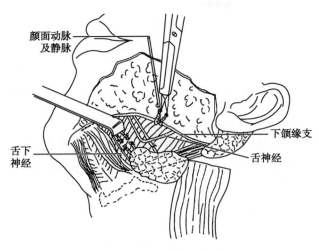

图 5-4-5　舌神经示意图

颜面动脉及静脉

舌下神经

下颌缘支

舌神经

致患侧嘴角因肌肉无力而偏移，可能为暂时（需要2～6个月恢复）或是永久伤害，依伤害程度而定。

2. 舌神经或舌下神经损伤　手术中如果伤害到舌神经或舌下神经，会导致单侧舌部肌肉无力、味觉异常。

3. 伤口感染　因为唾液腺手术属于清洁伤口，发生概率不高，建议观察即可。

（吕宜兴）

第五节　甲状腺手术的现状和原则

一、概述

随着环境改变、检查普及和技术的提高，甲状腺结节的发现率明显呈逐年上升的趋势，甲状腺癌的发病率也有升高。提高甲状腺肿瘤的诊治水平，减少不必要的手术，节省有限的医疗资源，加强手术技能培训，降低手术并发症的发生率是提高疗效、改善患者生存质量的根本。面对大量的甲状腺结节患者，坚持正确掌握甲状腺结节的处理原则，避免过度医疗十分必要。

经济条件的改善、科学普及和健康保健水平的提高，使人们更加关注自身各个器官的状况。

各体检中心不仅关注心肺和腹部重要脏器的检查，颈部的小器官甲状腺也经常被列为常规检查项目，超声设备的改进和诊断技术的提高，使2～3mm以上的小的甲状腺结节都能被超声检出，导致甲状腺结节的诊断率大幅度提高。据报道，成人做甲状腺 B 超检查，大约有 50% 检查出结节。门诊以甲状腺结节为诊断就诊的患者大量增加，收治甲状腺肿瘤的病房也人满为患，甲状腺肿瘤诊治水平仍存在参差不齐的情况。

二、规范甲状腺结节的诊疗

1. 甲状腺结节的定性诊断　超声是最简便实用的检查方法，但是超声诊断的准确度与超声医师的水平、超声设备的清晰度有很大的相关性。结合超声造影、结节弹性评分等，可提高超声诊断的准确性。超声诊断的准确度优于 CT 和 MRI。如果没有怀疑侵犯气管或胸骨后甲状腺肿，术前一般可以不做 CT 和 MRI 检查。对于甲状腺癌转移的较大淋巴结，欲评估转移淋巴结和大血管的关系时，可选用增强的 MRI 检查，但增强 CT 中造影剂为碘制剂，会拖延手术后 ^{131}I 治疗的时间。

当超声诊断可疑为癌，或与良性结节难以鉴别时，应进行超声引导下的细针穿刺细胞学检查。细针穿刺细胞学检查结果准确度依赖于病理诊断医师的水平，头颈外科医师应主动推动本单位的细针穿刺细胞学工作的开展。

2. 甲状腺良性结节的治疗　小于 4cm 的甲状腺良性结节一般不需要处理，在国外的美国甲状腺协会、美国国立综合癌症网络以及英国甲状腺协会等指南中都没有提到甲状腺良性结节的手术处理，只是强调甲状腺结节的定性诊断。对于甲状腺的良性结节不必过分积极手术，手术会有喉神经麻痹、甲状旁腺功能低下等并发症，可能造成患者终身痛苦。

国内有关指南提出以下情况可以考虑手术：①出现与结节相关的局部压迫症状；②合并甲状

腺功能亢进，内科治疗无效者；③肿物位于胸骨后或纵隔内；④结节进行性生长，临床考虑有恶变倾向或合并甲状腺癌高危因素。除了比较大的结节外，一般小于 4～5cm 的结节不会有压迫症状，除了气管变形引起的症状外，其他大部分压迫症状多少都有心理因素，即使做了手术，也不一定就能消除症状；如果怀疑有恶变倾向，可以进行细针穿刺细胞学检查。

3. 分化型甲状腺癌的规范治疗　手术是分化型甲状腺癌的主要治疗方式，手术应该按照彻底切除肿瘤、提高术后生活质量的目标去努力；肿瘤较大或淋巴结转移较多较大时，手术的彻底程度是提高治愈率的关键。手术医师在术前应该对患者仔细评估，也应该将自己的手术能力结合患者情况进行评估，如果能做到在保证术后生活质量的前提下彻底切除肿瘤，就可以实施，否则应该将患者转诊至有治疗能力的专科医师处，这样既不给自己增加风险，也不给患者和转诊医师增加风险。

关于分化型甲状腺癌的手术方式，美国甲状腺协会和英国甲状腺协会等指南中关于腺体的切除范围只有腺叶切除和 / 或加峡部切除、全甲状腺切除 2 种；但国内目前的术式可谓五花八门，有甲状腺肿瘤切除、甲状腺叶部分切除、甲状腺次全切除、甲状腺近全切除、甲状腺全切除等；国内的指南中也提过甲状腺近全切除："近全甲状腺切除术即切除几乎所有肉眼可见的甲状腺组织（保留 <1g 的非肿瘤性甲状腺组织，如喉返神经入喉处或甲状旁腺处的非肿瘤性甲状腺组织）"。但这些残余的甲状腺组织，术后常常需要碘治疗消除，增加了放射碘清甲的用量，影响碘治疗的效果，碘治疗的副作用也会相应增加。不可否认，从核医学显影上完全彻底切净甲状腺比较困难。然而，进行甲状腺全切除术时，首先应该从主观上尽可能地将腺体切除干净，容易残留的部位包括甲状腺的锥体叶、甲状腺气管悬韧带处、较高位的上极处等。而对于癌变侧的腺叶部分切除和次全切除，则应

当尽量避免，因为甲状腺癌有多病灶特性，容易残留小的肿瘤，复发后再次手术困难，会增加喉返神经和甲状旁腺损伤的可能。

在工作中常会遇到甲状腺多发结节，有一侧微小癌，另一侧腺叶良性结节的情况，国外的指南上这种情况一般建议甲状腺全切除术，育龄期女性会对于甲状腺全切除术心存恐惧，怕影响生育。手术前应该和患者充分沟通，把各种术式的优缺点告诉患者，让患者自己选择手术方案。手术切除方案分为 2 种，一是甲状腺全切除，二是一侧腺叶峡部切除加对侧的肿瘤切除，对于保留侧的腺体，尽可能避免解剖腺叶的后外侧被膜，为再次手术留有机会。对于同侧Ⅵ区淋巴结也同时做清除冰冻病理检验，如果转移在 3 个以上（2015 版美国甲状腺协会指南建议是 5 个），则建议术后 ^{131}I 治疗，应做甲状腺全切除术。

甲状腺癌患者术前必须进行危险度分层，根据危险度等综合考虑是腺叶切除还是甲状腺全切除，建议低危险组患者腺叶切除，高危险组患者进行全甲状腺切除，中等危险组的患者综合考虑。如果手术医师的操作能力一般，则手术应相对保守一些，以免造成永久性甲状旁腺功能低下或损伤喉神经。一概全切除，或一律不做全切除，都不符合分化型甲状腺癌分层个体化治疗的方向。

对于颈侧淋巴结的清扫，目前趋于保守的态度，没有明确转移的 cN_0 患者，可以随访观察。根据术前超声、触诊或 CT 以及正电子发射计算机体层显像，如果怀疑颈侧淋巴结有转移，则进行颈侧Ⅱ～Ⅳ区的清扫，当Ⅱ～Ⅳ区无转移时，Ⅴ区转移的概率较小，可以不予清扫。也有文献证明，当Ⅵ区淋巴结转移多于 3 个时，与颈侧淋巴结转移有相关性。也有报道，颈侧淋巴结转移的二期手术不影响生存期。对于同侧Ⅵ区淋巴结，大多主张同期清扫，以免淋巴结转移复发，等待Ⅵ区淋巴结肿大时再行二期手术有造成喉返神经损伤、甲状旁腺损伤的风险；但也有人认为Ⅵ区无明显肿大淋

巴结时，可以随访观察，局部复发率为 0.4%。美国甲状腺协会 2015 年版的指南中，对于 T_1、T_2 病变，如果术中探查没有Ⅵ区淋巴结肿大，可以不清扫；但笔者认为，如果有能力正确辨认甲状旁腺，就对患侧Ⅵ区积极地清扫，防止复发再次手术；如果不能正确辨认甲状旁腺，则应慎重。术中纳米碳负染色是值得推荐的保护甲状旁腺的方法。

三、强化甲状腺手术操作技能训练

提高甲状腺叶切除术技能是保证良好手术效果的基础，手术技能和术后的并发症直接相关，美国甲状腺协会也强调加强手术技能的培训。甲状腺叶的精细化解剖技术应该作为培训的基础，头颈外科医师应该熟练掌握。有人将甲状腺叶切除细化分为多个步骤，每个步骤都有详细的操作说明，本书中将予以介绍。

头颈外科医师应该首先掌握腺叶切除，才能进行其他术式的甲状腺手术。甲状腺叶的精细化被膜解剖技术可以减少喉神经和旁腺的损伤机会，降低手术的并发症。采用精细化被膜解剖技术后，永久性的甲状旁腺功能低下和喉返神经的损伤率均很低。

对于甲状腺上极的处理，甲状腺精细化被膜解剖的要点是紧贴甲状腺的真被膜解剖，将每一个血管轮廓化后靠近真被膜结扎切断，一般对甲状腺上动脉和下动脉的 2～3 级分支进行结扎。在处理甲状腺上极血管时，把胸骨甲状肌的上端靠近甲状软骨切断，在胸骨甲状肌的深面显露喉上神经外支，将甲状腺上动脉静脉血管轮廓化后分别结扎，避免损伤喉上神经外支。切断上血管后，将甲状腺上极提起，向下牵拉，以双极电凝紧贴真被膜处理上极的背侧，在靠近环状软骨下缘时，可以看到位置比较恒定的上旁腺。

对于甲状腺下极的处理，先仔细观察腺体表面有无甲状旁腺，如为包埋型或半包埋型的甲状旁腺，周围无明显的血管蒂，可以先将其摘除，手术结束后再剪碎移植到同侧胸锁乳突肌中；如果是远离型的甲状旁腺，尽量保留下动脉的分支营养血管，如果分支血管不明显，而附近有下静脉或最下静脉，也可保留于静脉上，制成逆行静脉蒂的组织瓣模式而保留下旁腺的血液供应。

Zuckerkandl 结节是甲状腺手术的重要解剖标志，在 Zuckerkandl 结节的深面，有喉返神经入喉处，神经的周围有自外侧向气管走行的下动脉的分支及其伴行静脉，偏上方有上甲状旁腺，其 75% 以上的血液供应来自下动脉的分支，因此，解剖至 Zuckerkandl 结节附近时，遇有出血不要盲目钳夹，可以压迫后，向外侧分离神经，看清出血点再以蚊式血管钳钳夹或提起出血点双极电凝。此处的神经损伤大多是盲目钳夹结扎出血点造成的。

四、甲状腺癌诊治的进展

1. 诊断方面 基于穿刺细胞学基础的分子生物学诊断分析，结合订制的多基因芯片，提高诊断率，可以在术前对患者的危险度进行初步评估，指导手术方案的设计。

2. 分化型的甲状腺癌的外科治疗 总体趋于保守，手术范围更加个体化、精确化，主要的努力在于减少手术并发症的发生，提高患者术后的生存质量。

3. 对于遗传性甲状腺髓样癌无症状的 *RET* 基因携带者的预防性手术 目前，进行预防性甲状腺切除已经在全世界被接受为对无症状的基因携带者最佳治疗选择，这是因为超声不能在足够早的阶段发现肿瘤。基于基因诊断的预防性手术的最佳时机和范围还有争议，希望能够在治疗不足使肿瘤风险增加和过度治疗造成手术并发症增加之间找到最佳平衡点。

甲状腺癌的治疗应该尽量在术前或术中获得明确诊断，细化外科处理，制订个体化的手术方案，外科治疗应该从手术技术到手术方式规范化，减少不必要的手术，预防并发症的发生。

（房居高）

第六节　甲状腺切除术

【概述】

外科手术是治疗甲状腺疾病，尤其是良、恶性肿物的主要方式。近年来，随着治疗模式的逐渐规范，甲状腺手术方式主要归类为甲状腺腺叶切除术、甲状腺腺叶＋峡部切除、全甲状腺切除术，以往的甲状腺部分切除、甲状腺次全切除、甲状腺结节剜除等术式临床已较少使用。

甲状腺腺叶切除术主要适用于：①良性结节，巨大的结节或结节囊内出血突然增大，压迫喉返神经引起声音嘶哑或挤压气管导致呼吸受阻时可行甲状腺单侧腺叶切除术。②甲状腺滤泡性腺瘤或甲状腺嗜酸细胞瘤，一般可行单侧甲状腺叶切除，根据患者的性别（男性恶性风险高于女性）和病变大小（＞4cm 的恶性风险更高），如果结节具有较高的恶性风险，建议行甲状腺全切术。③单发的低风险的甲状腺乳头状癌可行甲状腺腺叶＋峡部切除术。

全甲状腺切除术主要适用于：①双侧腺叶多发的甲状腺乳头状癌，具有高危因素（如明显包膜外侵犯、直径＞4cm、多发侧颈部淋巴结转移）须术后进行放射性核素治疗的晚期分化型甲状腺癌。②甲状腺癌远处转移须术后行放射性核素治疗者。③甲状腺髓样癌。④甲状腺未分化癌。因甲状腺未分化癌病理类型预后较差，目前是否行手术治疗仍有争议，对于未分化癌，更常见的手术方法是峡部切除术加组织病理学检查，如果气道受累需要同时行气管切开术。

甲状腺手术的切除范围受到多项临床指标的影响，其中，超声检查等影像诊断方式的不断进步，以及超声引导下细针穿刺的广泛应用对于指导甲状腺手术切除范围起到至关重要的作用。

【解剖概要】

1. 甲状腺的解剖　甲状腺由左右两个侧叶和峡部组成，部分有锥体叶，两侧叶覆盖于喉和气管的前外侧，峡部多位于第 2～4 气管环前方。包绕甲状腺最外层的筋膜称甲状腺前筋膜和气管前筋膜，均来源于颈深筋膜中层，气管前筋膜位于甲状腺的后外侧和气管的前面，将甲状腺紧密固定在甲状软骨、环状软骨和气管软骨环上。在甲状腺侧叶的内上侧，气管前筋膜增厚，形成甲状腺悬韧带，将甲状腺侧叶上端和甲状软骨相连接。在甲状腺侧叶侧面的中部，有侧韧带（Berry 韧带）将甲状腺侧叶与环状软骨下缘及第 1、2 气管环侧面相连接，喉返神经常穿过韧带或经韧带后方入喉。

甲状腺真被膜为腺体表面很薄的一层纤维组织，其纤维束伸入腺实质形成结缔组织隔，将腺体分隔成小叶，真被膜和腺体实质不能分离。真被膜外，甲状腺表面的筋膜称甲状腺假被膜，又称外科被膜。真、假被膜之间有疏松的结缔组织间隙，易于分离，甲状腺下动脉、甲状腺中静脉及喉返神经均在此间隙内（图 5-6-1～图 5-6-3）。

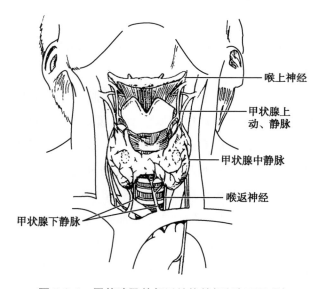

图 5-6-1　甲状腺及其邻近结构的解剖（正面观）

2. 甲状腺的血液供应　每侧腺叶有甲状腺上动脉及甲状腺下动脉两支血供。主要血供来源于甲状腺上动脉，起源于颈外动脉，其次为来源于甲状颈干的甲状腺下动脉。甲状腺的静脉有上、中、

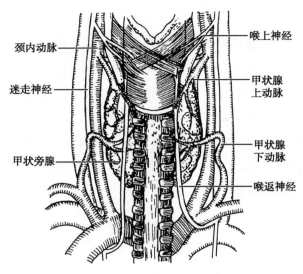

图 5-6-2 甲状腺及其邻近结构的解剖（背面观）

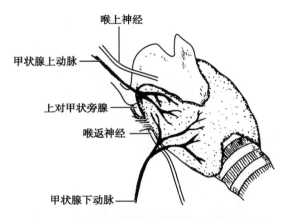

图 5-6-3 甲状腺及其邻近结构的解剖（侧面观）

下 3 对，甲状腺上静脉与上动脉伴行，引流入颈内静脉，甲状腺中静脉越过颈总动脉直接引流入颈内静脉，甲状腺下静脉与下动脉伴行分别引流入左、右头臂静脉，甲状腺下静脉变异较大，常相互吻合形成静脉丛（见图 5-6-1～图 5-6-3）。

3. 甲状腺的淋巴引流 甲状腺上部的淋巴注入颈深上组淋巴结，少数入咽后淋巴结。甲状腺中、上部淋巴引流可以注入颈深中部淋巴结、喉前淋巴结、气管前淋巴结，向下与上纵隔的气管前淋巴结相连续注入颈深下淋巴结。甲状腺下部的淋巴回流直接注入颈深下组淋巴结或气管旁淋巴结，或直接注入胸导管。

4. 喉返神经 两侧喉返神经在甲状腺腺叶之内后方均走行于气管食管沟，走行中与甲状腺下动脉或其分支交叉，可归纳为 5 种类型：①喉返神经从甲状腺下动脉总干深面通过；②喉返神经从甲状腺下动脉分叉深面通过；③喉返神经从甲状腺下动脉总干浅面通过；④喉返神经从甲状腺下动脉分叉浅面通过；⑤喉返神经从甲状腺下动脉分叉之间通过。第一种类型约占 60%，前两种类型约占到 80%，另外尚有极少数喉不返神经。对甲状腺下动脉与喉返神经走行关系的充分了解，有助于术中的喉返神经解剖和保护，避免喉返神经的损伤（见图 5-6-1～图 5-6-3）。

5. 喉上神经 来自迷走神经，分内外两支。内侧支为感觉支，经甲状舌骨膜入喉，分布于喉的黏膜上；外侧支为运动支，分布于环甲肌上与甲状腺上动脉贴近。手术中结扎甲状腺上动脉及分离甲状腺上极悬韧带时尽量注意离开环甲肌表面以减少损伤该神经的机会。结扎甲状腺上动脉及静脉时将血管解剖清楚后分别给予分束结扎，如此不易损伤喉上神经。在行下颈领式切口甲状腺手术时，喉上神经的寻找较困难，如肿瘤位于上极手术中更难寻找（见图 5-6-1～图 5-6-3）。

6. 甲状旁腺 甲状旁腺一般有 2 对，即上甲状旁腺和下甲状旁腺，左、右各 2 个。甲状旁腺的位置变异较大，约 20% 的甲状旁腺发生异位，位于胸腺及其周围组织内占 10%～15%、后纵隔占 5%、甲状腺内占 1%～3%、食管后占 1%、颈动脉鞘内占 1%。上甲状旁腺位置较恒定，约 80% 其位置限定于甲状腺下动脉与喉返神经交叉部以上 1.0cm 处，即大约位于侧叶内后上、中 1/3 交界处附近。下对甲状旁腺位置变化较大，多位于甲状腺下极之后方，少数可在胸腺之颈段部分发现，或随胸腺进入上纵隔。甲状旁腺血液供应来自甲状腺上动脉的后支，或甲状腺下动脉的分支，或来自甲状腺上、下动脉的交通支，甲状旁腺的静脉不显著（见图 5-6-1～图 5-6-3）。

【术前准备】

1. 一般准备

（1）术前应常规检查双侧声带活动度，了解喉返神经功能。

（2）应常规检查血清三碘甲状腺原氨酸（T_3）、甲状腺素（T_4）、游离三碘甲状腺原氨酸（FT_3）、甲状腺素（FT_4）、促甲状腺激素（TSH）和血清钙水平、血清甲状腺球蛋白和降钙素等的测定。有甲状腺功能亢进者，首先进行内科处理。

（3）常规行颈部和甲状腺超声，必要时行颈部、上纵隔 CT 或 MRI 检查，了解肿瘤与气管食管和颈根部大血管间的关系以及颈部淋巴结的情况。

（4）术前考虑甲状腺癌时，应常规做胸部 X 线检查。

2. 甲状腺功能亢进患者的术前准备　存在甲状腺功能亢进的患者术前准备应注意以下几点：①术前必须用抗甲状腺药物充分治疗至症状控制，心率 <80 次 / 分，FT_3、FT_4 在正常范围；②术前 7～10 日开始加服复方碘溶液，每次 3～5 滴，每日 1～3 次，以减少术中出血；③普萘洛尔在术前准备中可以单用或与复方碘合用，效果均较好，通常普萘洛尔只作为辅助性用药。

【手术操作与技巧】

（一）甲状腺腺叶切除术

1. 体位　取仰卧位，肩下垫枕，颈下垫小圆枕，头部头圈固定，使颈部充分展开。

2. 麻醉　采用全身麻醉。

3. 手术者与助手的分工和配合　术者站在右侧或肿物侧，第一助手位于术者对侧，第二助手位于患者头侧，以便于术中带状肌的牵拉、上极的显露等操作。

4. 切口　胸骨上切迹上约两横指水平，双侧胸锁乳突肌内侧缘为起点的弧形领式切口；或以第二颈纹为标志，沿皮纹做弧形切口。一侧腺叶肿物较大时，同侧切口可稍向外上方延长（图 5-6-4）。对于乳房较大的女性患者，不宜切口过低，容易因重力作用引起切口张力过大，术后瘢痕明显。

5. 暴露甲状腺　切开皮下组织及颈阔肌，在颈阔肌深面向上剥离皮瓣达甲状软骨切迹水平，向下达胸骨上凹。正中切开白线（图 5-6-5）分离达甲状腺峡部表面，向两侧拉开胸骨舌骨肌和胸骨甲状肌，在该肌深面向外钝性将胸骨甲状肌和甲状腺分开，通常无须横断胸骨舌骨肌及胸骨甲状肌（图 5-6-6）。

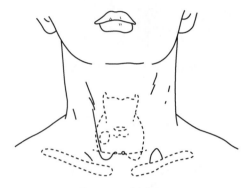

图 5-6-4　领式切口

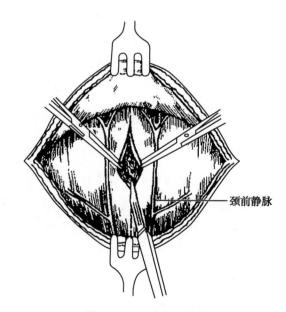

图 5-6-5　正中切开白线

颈前静脉

6. 结扎甲状腺上动脉　暴露甲状腺后，将胸骨舌骨肌和胸骨甲状肌向外上牵拉，如肿瘤较大，可部分切开同侧带状肌以利于显露。如为甲状腺癌累及带状肌，应将该侧受累带状肌切除。甲状腺周围的解剖提倡"甲状腺被膜精细解剖法"，即

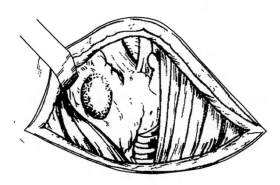

图 5-6-6 显露甲状腺肿物

操作紧邻甲状腺被膜,在甲状腺周围间隙内操作。在分离甲状腺上极时,暴露甲状腺上动脉及伴行静脉后,给予分束切断结扎。操作应轻柔,避免线结脱落或甲状腺上动脉断裂、撕裂而发生大出血。如术中出现甲状腺上动脉出血,要沉着冷静,填压止血常不能奏效,应将该侧切口迅速向外延长,尽可能将带状肌向外上牵拉或切断带状肌,充分暴露甲状腺上动脉,钳夹止血。

7. 结扎甲状腺中静脉,解剖显露喉返神经 沿甲状腺包膜分离,结扎甲状腺中静脉和甲状腺叶外侧小血管,将颈动脉鞘向外牵拉,从外向内翻起甲状腺叶。发现甲状腺下动脉时轻柔分离显露喉返神经,沿喉返神经向入喉方向分离,并与甲状腺分开。沿甲状腺被膜逐支结扎甲状腺下动脉的二、三级分支血管,尽量避免直接结扎甲状腺下动脉主干,以影响甲状旁腺的血供。在喉返神经入喉附近常有一甲状腺下动脉的分支与喉返神经交叉伴行,注意区别,给予电凝或切断结扎。

喉返神经寻找存在一些技巧:左右侧喉返神经走行各有特点,左侧喉返神经自迷走神经分出后,下行绕主动脉弓上行,几乎 90% 以上行走于气管食管沟内,它行程长,位置深;而右侧喉返神经下行绕锁骨下动脉后斜向上行,仅有 60% 行于气管食管沟之间,它行程短,位置浅,且与气管正中成 15°~30° 角。甲状腺手术中寻找喉返神经的方法主要有以下 3 种。

(1)从甲状腺下极寻找喉返神经:此法最为常用,结扎甲状腺下极静脉血管,将腺叶提向内上方,于甲状腺下极气管侧壁与颈总动脉间钝性分离,左侧喉返神经近气管侧壁,右侧稍远离。在气管食管沟之间即可寻找喉返神经。此处脂肪组织多,小血管多,应用双极电凝仔细止血,常以拉钩将分离的脂肪结缔组织逐层拉向外侧,即可在气管、食管沟间显示喉返神经。

(2)从甲状腺外侧向内寻找:当结扎完甲状腺上动脉,上极游离后,结扎甲状腺中静脉,之后向内提起甲状腺,沿被膜仔细分离结扎小血管,当遇到甲状腺下动脉后即是喉返神经即将显露的标志。这个部位寻找喉返神经比较容易,且不易损伤,因此处都是疏松的结缔组织,脂肪组织少。

(3)从甲状腺内侧气管旁寻找喉返神经:切断甲状腺峡部向外翻起甲状腺,以双极电凝仔细止血,不断分离甲状腺内侧与气管间附着,至气管后缘近食管处后,于气管食管沟间钝性分离即可显露神经,此法较从甲状腺外侧略困难。

8. 腺叶切除 切断甲状腺侧韧带,喉返神经与腺体完全分离后,将气管与甲状腺峡部分开,在对侧腺叶和峡部之间切断,对侧腺叶创面缝合(图 5-6-7)。切口关闭、放置负压引流管。

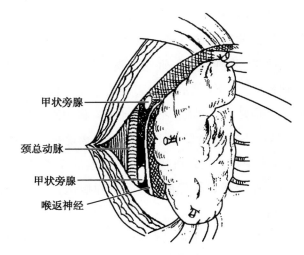

甲状旁腺
颈总动脉
甲状旁腺
喉返神经

图 5-6-7 甲状腺腺叶切除

9．引流与缝合 于切口外侧向术腔放入负压引流管，引流管与皮肤固定。正中缝合双侧胸骨舌骨肌筋膜，可吸收线逐层缝合皮下组织，皮内缝合皮肤，手术结束。

（二）甲状腺全切除术

手术步骤同甲状腺腺叶切除术，先行一侧腺叶切除后再切除另一侧腺叶，甲状腺全切除术后所见如图 5-6-8 所示。

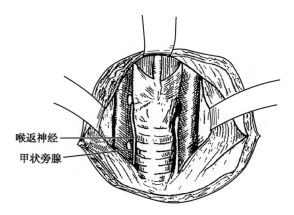

喉返神经
甲状旁腺

图 5-6-8　甲状腺全切除术后所见

（三）高分化甲状腺癌侵犯邻近重要器官的处理

甲状腺周围的主要器官和结构有喉、喉咽、颈段气管、颈段食管、颈总动脉和喉返神经等。对于高分化甲状腺癌侵犯上述部位的治疗方法如下。

1．尽可能采用削除的方法将所有瘤体肉眼切除干净，无须较宽的安全界，以尽可能保留重要器官的功能，如甲状软骨受侵而无喉内侵犯时，行甲状软骨部分切除或行部分喉切除即可。气管软骨膜受侵时，将肿瘤及气管软骨膜从气管壁（可以包括软骨）上削下，然后以电刀烧灼创面。食管受侵也多数是黏膜下侵犯，不突入腔内，将肿瘤予以剥除，尽量不穿透食管壁。术前检查喉返神经功能正常，术中探查发现肿瘤已包绕喉返神经者，应尽可能地保留喉返神经的完整，将肿瘤从神经上予以剥除。

2．肿瘤削除术后，颈部进行术后加体外放射治疗。[131]I 应用于有全身转移者效果较好，颈部局部效果不及放疗。上述治疗的总的肿瘤控制率和治愈率并不低于广泛切除受侵器官的结果。

3．如肿瘤侵犯范围很广或侵入喉及气管内，则须行喉部分切除、喉全切除或气管部分切除等。喉部分切除的术式和喉全切除术的选择应根据肿瘤侵犯的部位和范围决定。气管壁如为小范围受侵，如切除后气管壁缺损直径小于 1.5cm，可将缺损拉拢缝合，外加带状肌加固，也可将气管壁缺损与皮肤缝合造瘘，行二期修复；气管一侧壁缺损较大，但未达中线，上、下范围也较大者，可行胸锁乳突肌锁骨骨膜瓣修复。胸锁乳突肌锁骨骨膜瓣的制备是将同侧胸锁乳突肌之下端连同内侧一段锁骨骨膜一起游离，注意胸锁乳突肌下端的游离应尽可能地少些，以保证肌骨膜瓣的血运，将锁骨骨膜缝补于气管壁缺口处，可选择一期关闭气管缺损，或自肌骨膜瓣上端或下端气管造瘘，二期关闭。胸锁乳突肌锁骨骨膜瓣远期可骨化，能够保持气管壁形态的完整。气管全周或接近受侵时，则不能保留此段气管，应行气管袖状切除，将气管行端端吻合。气管环受侵较多时，可将喉下移，将舌骨下肌群与舌骨离断，两侧甲状软骨上角离断，并切断部分下咽缩肌，使喉充分下降，以减少吻合张力。气管受侵范围超过 8 个软骨环，即 4.0cm 左右，气管上、下端吻合困难，此时只能行喉全切除术。食管受侵范围大，无法局部修复者，则应按下咽癌及颈段食管癌的治疗方法重建消化道。

高分化甲状腺癌侵犯喉、喉咽、颈段气管、颈段食管、颈总动脉和喉返神经等结构处理上的保守，是因为其生物学行为良好，可以长期带瘤生存，一般 10 年生存率可在 80% 以上。多数医师反对广泛手术，造成器官功能损害，使患者长期生存质量差，又不一定对生存率有很大改善。简而言之，治疗可选择削除，若削除不能达到根治目的则行广泛手术，有外科切除不尽时则加放疗。

【术后处理】

1．术后注意患者呼吸和发声状况。

2.术后1～2天拔引流管。术后6天切口拆线。

3.术后应常规根据不同情况服用左甲状腺素钠片治疗。

【并发症及其防范】

1. 术后出血 多是由于血管结扎线结脱落或腺体断面缝扎不紧造成的,一般发生在术后24h。表现为引流管内不断流出鲜血,出血较剧者,颈部可出现迅速肿大和呼吸困难。如发现术后不断有鲜血自引流管中流出,应首先寻找可能的出血部位,予以压迫止血,并严密观察出血情况。如开始即出血较剧或压迫不能止血者,应果断打开术腔探查,寻出出血点,予以彻底止血。

2. 喉返神经麻痹 喉返神经麻痹是甲状腺手术常见的并发症,未行喉返神经解剖的甲状腺手术的喉返神经麻痹的发生率可达10%以上。而行喉返神经解剖的甲状腺手术的永久性喉返神经损伤的概率可降至1%以下,因此甲状腺手术应重视喉返神经的解剖。

一侧喉返神经切除后,患者一般不会出现呼吸困难,而双侧喉返神经损伤,拔管后多会出现明显的吸气性呼吸困难,应行紧急气管切开术。

3. 喉上神经麻痹 喉上神经外支自喉上神经主干分出后,与甲状腺上血管伴行向下,在甲状腺上极附近进入环甲肌。多数情况下,对甲状腺上血管精细解剖、分束结扎可避免喉上神经损伤。但当喉上神经走行变异时,可偏向外侧或走行在上极腺体后方,容易误伤。一旦损伤喉上神经,可致声带紧张度下降,声音嘶哑低沉。喉返神经有分支进环甲肌,部分患者以后有可能代偿。

4. 甲状旁腺功能低下 随着甲状腺被膜精细解剖方法的普及,在行全甲状腺切除时,临床医师越来越重视甲状旁腺尤其是甲状旁腺血运的保留。精细结扎甲状腺下动脉的三级分支血管有利于保留甲状旁腺血供。上甲状旁腺位置相对固定,术中容易寻找和保护。但对于下甲状旁腺位置常有变异,特别在行甲状腺癌手术时,气管食管沟淋巴结的处理过程中常很难保留全部甲状旁腺。

(吕正华 徐 伟)

第七节 精细化甲状腺腺叶切除操作技术

一、概述

甲状腺腺叶切除术是甲状腺外科核心手术。在我国,实施甲状腺手术的科室主要分布于普外科、耳鼻咽喉头颈外科、甲状腺外科、乳腺甲状腺外科以及肿瘤医院的头颈外科等。因科室不同、理念差异、操作习惯和规范欠统一,术后疗效、术后并发症以及患者满意度均存在差异。

建立起甲状腺腺叶切除标准操作流程,不但能规范手术操作、更好地控制手术并发症,更便于年轻医师的培训和技术传承,笔者在综合国内外多家中心甲状腺手术操作技术的基础上,结合自己的经验建立了集"程序化、精细化操作与质控"于一体的手术操作方式,经初步临床验证,取得了良好效果。

程序化,即将甲状腺腺叶切除术连续的手术操作,优化、分解为多步骤的程序化"清单",严格按照手术操作的程序进行,一步一步(step by step)完成,如甲状腺腺叶切除术为32步手术操作步骤。

精细化操作,即对手术每一步的操作进行标化,包括用什么器械、如何操作、操作标准。如颈部划线:患者立位,颈部第二皮纹切口;15号小刀片的皮肤切口,切开真皮后的针式电刀切开皮肤全层。

术中质控,是针对年轻医师培训进行的,每一个操作完成的情况如何,由上级医师验收后再进行下一步的操作,将质控贯彻到手术过程中。

二、手术具体步骤及质控点

1.划线(患者立位)通常取颈部第二自然皮纹,两端至胸锁乳突肌内侧缘。

2．切口（垫肩仰卧位）避免颈部悬空，并放置头圈，15 号小圆刀切开皮肤表皮层，针式电刀切开至真皮层。

3．2 把组织钳夹皮缘，电刀沿颈阔肌深层掀翻皮瓣。

4．皮瓣掀翻上至甲状软骨上缘水平，下至胸锁关节水平。

5．皮针 4 号线上、下 2 针固定皮瓣。

6．沿颈白线切开，上至甲状软骨水平下至胸骨水平（甲状腺下缘水平）。

7．分别分离胸骨舌骨肌、胸骨甲状肌（如断离须请示上级医师）至甲状腺外侧缘。

8．两把血管钳夹持甲状腺真被膜及甲状腺组织，向对侧牵拉。

9．于甲状腺真被膜外分离（精细镊子提起，直角钳分离）。

10．外侧缘甲状腺分离后，分离甲状腺中静脉，1 号线结扎（或超声刀切断）。

11．暴露甲状腺上极，于近甲状腺组织处，分别分离甲状腺上静脉、上动脉，用 1 号线结扎（60 岁以上患者，用 4 号线结扎动脉，必要时结扎近心端）。

12．紧贴甲状腺真被膜分离，辨认上旁腺，于上旁腺以远（近心端）双极电凝处理动脉和静脉分支，上旁腺用 4 号缝线标记，甲状旁腺处禁止大面积电凝止血。

13．紧贴真被膜层面分离甲状腺，近 Berry 韧带外侧缘处及气管食管沟周围（禁用单极电刀）。

14．Zuckerkandl 结节处强调紧贴真被膜的分离。

15．仔细辨认下甲状旁腺，自甲状腺真被膜上分离，保护血运，4 号缝线标示。

16．注意甲状腺下动脉与喉返神经关系，注意保护喉返神经表面纤维膜。

17．分离甲状腺下极，强调甲状腺下动脉三级血管的分别结扎。

18．强调甲状旁腺和喉返神经周围双极电凝的使用。

19．Berry 韧带的断离用双极电凝或尖刀切断。

20．单极电刀于气管前筋膜表面将甲状腺分离。

21．至甲状腺峡部电凝或超声刀切断，甲状腺断端 1-0 缝线连续缝合。

22．术中强调不定期进行生理盐水冲洗术野。

23．拉钩牵拉开气管和带状肌肉，显露喉返神经位置、观察。

24．必要时（Ⅵ区清扫时）解剖喉返神经，注意保护神经表面纤维层。

25．注意保护甲状旁腺（已缝线标志）。

26．生理盐水冲洗术野，观察甲状旁腺血运。

27．在盐水充满术野时要求麻醉医师过度肺膨胀 3～5 次观察出血可疑处。

28．术野置可吸收止血纱布。

29．双侧带状肌肉缝合 2～3 针。

30．缝合颈阔肌。

31．缝合真皮层，打结在内。

32．7-0 无创伤线间断缝合皮肤。

手术流程分为 32 个步骤，每个步骤都有着明确的要求和质控点。

首先是手术切口设计（图 5-7-1）：手术切口划线应在患者清醒，立位状态下进行，通常取颈部第二自然皮纹，长度一般 4～6cm，可根据甲状腺及肿瘤的大小适当向两侧延长（步骤 1）。如计划行

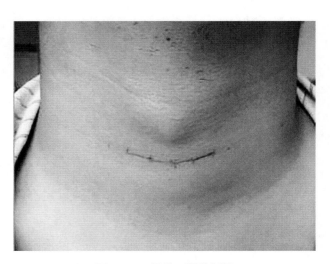

图 5-7-1　沿第二颈纹划线

颈侧淋巴结清扫,可进一步向两侧延长。

人的社会属性为立位,立位划线更能符合患者社交需求。这种切口的设计较胸骨上一横指的"低位"切口,有如下优点:沿颈部自然皮纹切口,愈合后切口更隐蔽,有美容效果;切口暴露甲状腺上动脉更容易,有效避免了甲状腺上动脉因切口低位显露困难,结扎、切断不可靠的风险,确保手术安全性,同时也可避免因盲目钳夹结扎造成的喉上神经损伤;颈部第二自然皮纹切口有别于传统的低位胸骨上切口,此处张力更小,术后可以明显减轻瘢痕的形成。通常术后3~6个月,手术切口处的瘢痕将会与原来的自然皮纹融为一体,对患者的外观影响达到最小。

患者仰卧于手术台,垫肩枕圆枕(步骤2)。循术前划线,15号刀片切开皮肤至真皮层,针式电刀低功率切开皮肤全层及皮下组织至颈阔肌筋膜深面(图5-7-2),改用常规电刀。因颈阔肌在颈前正中区缺失,切开时注意防止伤及颈前带状肌或颈前静脉。2把组织钳对称钳夹皮下组织及颈阔肌,避免钳夹皮肤(图5-7-3)。在切开皮肤时,采用15号小圆刀使定位更精确。针式电刀切开皮下组织时,须在低功率、电切模式下进行,可有效减少对皮肤的灼伤,减少坏死碳化颗粒的形成,减轻术后瘢痕的形成。在手术过程中,时刻注意拉钩对切口皮缘的过度牵拉,防止皮缘缺血坏死,影响外观。

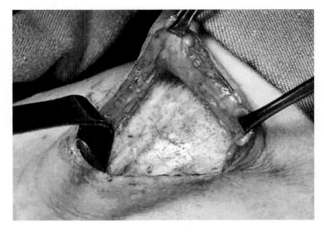

图 5-7-3 皮瓣掀翻

颈部皮瓣掀翻首先用2把组织钳钳夹皮缘(步骤3),用电刀紧贴颈阔肌深面进行分离皮瓣,两侧稍过皮肤切口两端,利于上下分离。上至甲状软骨上切迹,下至胸骨上窝,下界可根据甲状腺下极位置适当减少分离(步骤4)。操作于颈浅筋膜与颈深筋膜浅层之间进行,避免损伤深层之颈前静脉及带状肌以及浅面皮肤。皮针4号线上、下2针固定皮瓣(步骤5),暴露术野。

沿颈白线切开双侧带状肌即胸骨舌骨肌,上至甲状软骨上切迹水平,下至胸骨上窝(步骤6)。颈白线为双侧舌骨下带状肌之间的无血管颈深筋膜浅层区,其间的交通支可采用先凝后切的方式处理,较粗大的血管须进行结扎(图5-7-4)。因甲状腺峡部就位于其下方,进行此步操作时,应注意避免伤及下方的甲状腺组织和其表面的血管。

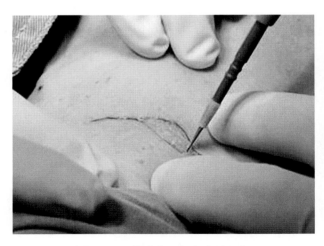

图 5-7-2 针式电刀切开皮下组织

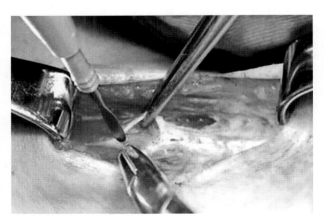

图 5-7-4 切开颈白线

分别分离胸骨舌骨肌、胸骨甲状肌至甲状腺外侧缘（步骤7）。甲状腺腺叶一般可以充分暴露，而不须切断胸骨甲状肌，必要时将带状肌向外侧适当牵拉（图5-7-5）。如上极暴露仍有困难时，可将胸骨甲状肌自甲状软骨附着处切断（须请示上级医师，为质控点）。但如发现肿物突破甲状腺前被膜并与之粘连，须将受累胸骨甲状肌部分一并切除。

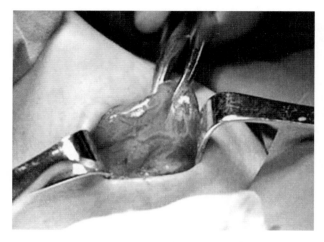

图5-7-6　甲状腺外侧缘的显露

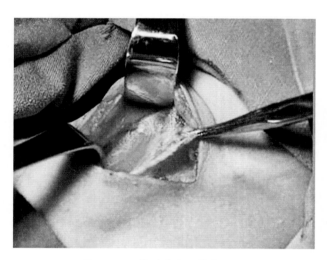

图5-7-5　分别游离颈前带状肌

暴露甲状腺外侧缘（图5-7-6）时采用两把血管钳夹持甲状腺真被膜及甲状腺组织向对侧牵拉（步骤8）。牵拉时力量要适度，避免撕裂腺体组织，造成不必要的出血。血液进入筋膜间隙将严重影响术野，特别是对甲状旁腺及喉返神经的辨认。如操作不慎导致出血，应迅速止血后，用生理盐水反复冲洗术腔。这是预防手术并发症的重要手段之一。

被膜解剖技术的应用是整个手术操作核心。精细镊子提起假被膜，直角钳分离（步骤9）。如图5-7-7所示，甲状腺假被膜被轻轻提起后，真假被膜之间的间隙便可以清晰地显露。此时循间隙内进行分离，血管使用双极电凝或超声刀进行预处理，术中几乎无出血。清晰的术野，对于甲状旁腺以及喉返神经的辨认起着至关重要的作用。另外，紧贴真被膜分离，可以最大限度地完整切除目标腺叶。

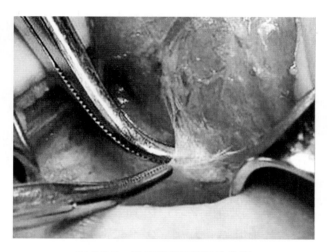

图5-7-7　甲状腺真被膜外的分离

甲状腺外侧缘充分暴露后，分离甲状腺中静脉，1号线结扎或超声刀切断（步骤10）。甲状腺中静脉一旦结扎后，通过调整腺体组织的钳夹部位，腺体可进一步向内侧翻转，术野进一步扩大、清晰（图5-7-8）。需要注意的是部分患者甲状腺中静脉缺如。

喉上神经喉外支的保护是上极处理的关键。多数情况下，喉上神经喉外支与血管伴行下降，故须逐一游离上极每一单支血管（甲状腺上动脉、上静脉），贴近腺体并逐一用1号线结扎（步骤11）。60岁以上患者，有动脉硬化的可能性，须用4号线结扎动脉，必要时结扎近心端。上提颈部第二皮纹切口使甲状腺上极显露清晰，使术者处理更从容。可以在直视下，入腺体处轻松结扎甲状腺上动脉（图 5-7-9），从而极大地避免了喉上神经喉外支的损伤。

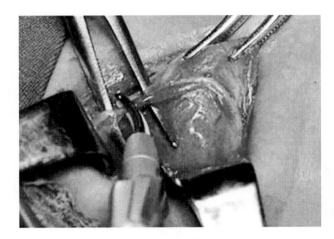

图 5-7-8 甲状腺中静脉的处理

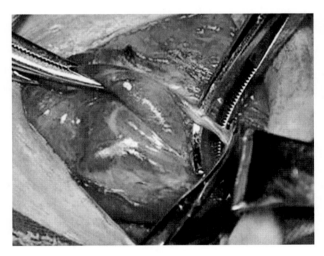

图 5-7-9 上极血管逐一近腺体结扎

甲状旁腺常为椭圆形、水滴状或球状，直径 3～8mm，其特征性颜色为黄褐色。在胚胎发育过程中，起源于第 4 咽囊的上旁腺紧贴于甲状腺原基的后表面，随甲状腺一起下降，移行距离相对较短；而起源于第 3 咽囊的下旁腺随胸腺一起下降，移行距离相对较长。所以上旁腺的位置相对比较固定，通常位于甲状腺后被膜上 2/3 水平、喉返神经与甲状腺下动脉交点上约 1cm 处。异位上旁腺的发生率 <1%，可能位于颈后部、咽后间隙、食管后间隙及甲状腺内。上甲状旁腺的位置相对恒定，

位于甲状腺背侧中、上 1/3 交界处。确保上甲状旁腺功能的正常是避免术后低血钙的基础前提。紧贴甲状腺真被膜分离，于真假被膜之间的结缔组织内辨认上甲状旁腺，于上甲状旁腺以远双极电凝处理动脉和静脉分支，甲状腺被膜解剖技术可防止甲状旁腺危象。分离后，上甲状旁腺用缝线标记（图 5-7-10），防止Ⅵ区淋巴结清扫时误伤或丢失（步骤 12）。

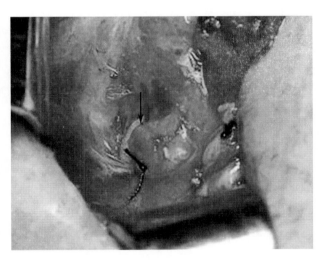

图 5-7-10 缝线标记上甲状旁腺

Zuckerkandl 结节（图 5-7-11）的处理时强调紧贴真被膜分离，喉返神经多走行于 Zuckerkandl 结节深面，分离应特别谨慎，须紧贴真被膜分离，尽可能减少对喉返神经的刺激（步骤 14）。

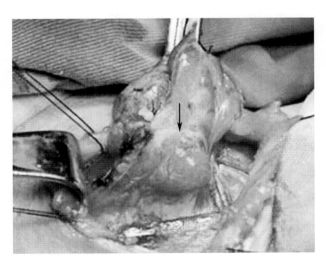

图 5-7-11 Zuckerkandl 结节

甲状腺下动脉与喉返神经的解剖关系存在多种变异,此处强调甲状腺下动脉三级血管的分别结扎(步骤17),避免喉返神经的损伤,也同时保证甲状旁腺的血供。仔细辨认下甲状旁腺,自甲状腺真被膜上分离、保护血运、缝线标示(步骤15)。在无法确定的情况下,术者须采集假定的甲状旁腺活检术中快速病理确定。暴露喉返神经:随着下旁腺的进一步解剖、保护以及Zuckerkandl结节分离,喉返神经将逐渐暴露(图5-7-12),术中并不一定需要刻意寻找、解剖出喉返神经。术中须注意保护喉返神经表面纤维膜,否则会造成喉返神经的损伤(步骤16)。该环节中强调甲状旁腺和喉返神经周围双极电凝的使用,Berry韧带的断离用双极电凝或尖刀切断(步骤18、19)。于气管筋膜表面将甲状腺分离(步骤20),至甲状腺峡部使用超声刀切断,甲状腺断端1-0缝线连续缝合(步骤21)。

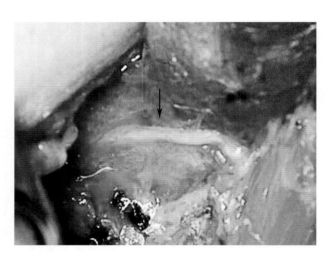

图5-7-12 喉返神经的显露

术中强调不定期的生理盐水冲洗,尤其在术腔关闭之前(步骤22)。待术野冲洗清洁后,拉钩牵拉开气管和带状肌肉,显露喉返神经位置、观察(步骤23)。如需Ⅵ区清扫,解剖喉返神经时应注意保护神经表面纤维层(步骤24)。手术结束之前,仍须再次观察甲状旁腺血运(步骤25、26),如发现血运较差,可行甲状旁腺自体移植。在盐水充满术野时要求麻醉医师过度肺膨胀3~5次观察

出血可疑处(步骤27)。

目前没有证据证明术区引流可降低术后血肿发生。常规腺叶切除或甲状腺全切手术,在彻底止血的前提下,可不用放置引流条或引流管,术腔可适当放置可吸收性止血材料(步骤28),以减轻引流对切口美观的影响,增加患者舒适度,减少伤口疼痛,缩短住院日,减少潜在感染机会。甲状腺手术后是否放置负压引流,在不同的医疗中心存在不同的意见。在手术技术非常娴熟、医院各种综合条件完备、能确保患者安全的情况下,可以不放置引流。但在多数医疗机构,特别是初学者,还是建议放置负压引流。甲状腺手术的负压引流至少有以下意义:①可以及时发现出血,作为观察术野出血情况的窗口;②避免术后大出血导致的窒息,这一点十分重要;③使创面闭合,消灭无效腔,避免积液,预防术后感染。放置负压管的方法,可将引流从对侧引出,固定切口尾端,避免引流管刺激喉返神经表面,确保引流管通畅和低位引流。

带状肌进行2~3针的左右对位缝合(步骤29),切口采用美容缝合法,即颈阔肌层和真皮层分别采用0号吸收线和6-0可吸收线间断内翻缝合,皮肤采用7-0单股尼龙无创伤线间断精细缝合(步骤30~32,图5-7-13)。缝合时要求严密缝合皮下及皮内组织,彻底消灭细小空腔,严格对位各层组

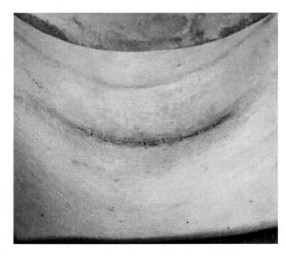

图5-7-13 美容缝合后外观(未置引流)

织，使用无创伤缝线完成表皮固定，各步骤充分考虑减张及对位，不对皮肤产生切割及压迫，对血液循环干扰少，伤口愈合较快，检查皮下空腔以及脂肪液化的可能性，伤口平整，才能使术后产生的手术瘢痕达到最轻（图5-7-14）。

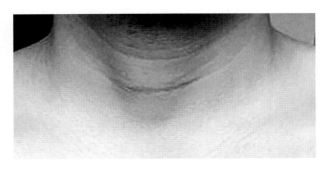

图5-7-14　术后1年颈部切口愈合情况

甲状腺术后患者须进行切口和颈部康复。术后2周即可进行颈部康复操锻炼，包括：自行切口横行提捏，每日3组，每组5次；保持双肩固定的头部左右转动、下颌上抬，每日3组，每组5次，以减轻甲状腺术后颈部牵拉的不适感。

（龚单春　于振坤）

第八节　甲状腺手术中喉上神经外支的识别与保护

【概述】

随着甲状腺术中对喉返神经保护的重视和手术技术的提高，喉返神经损伤的发生率明显下降，近年来，甲状腺手术中喉上神经的保护日益受到重视。甲状腺上动脉与喉返神经外支有着密切的伴行关系，在甲状腺手术中切断甲状腺上动脉时，有损伤喉上神经外支的可能。国外有文献报道其损伤率为1%～58%，国内文献报道损伤率为0.3%～1.3%。喉上神经外支为喉上神经的细小分支，以运动纤维为主，主要支配环甲肌，具有固定甲状软骨和紧张声带的功能，喉返神经外支损伤

后会造成环甲肌瘫痪，从而导致声音低沉、音域变窄、嗓音低沉无力、最长发音时间变短以及难以高声言语或呼喊等发音质量下降的症状，对嗓音工作者或者女性患者会造成灾难性的后果。因而甲状腺手术中应加强喉上神经外支的保护，避免造成损伤。

【解剖概要】

1. 喉上神经外支的分出、行程和支配　喉上神经外支主要为运动神经，自喉上神经分出，喉上神经外支走行于颈总动脉后方，在甲状软骨平面处位于咽下缩肌表面的气管旁筋膜，与甲状腺上动脉伴行，然后穿过咽下缩肌而终于环甲肌，径路中有小的分支至咽缩肌及甲状腺。喉上神经外支在甲状腺上极附近转向内侧，在环状软骨水平分为2支，分别进入环甲肌的直腹和斜腹，支配环甲肌，促进声带的延长和变薄。

2. 喉上神经外支与甲状腺上动脉的毗邻关系　肖楚丽（2015）解剖20具尸体，观察到喉上神经外支走行于甲状腺上动脉内侧者有38侧，占95%，走行于甲状腺上动脉后内侧者2侧，占5%。曾志成（1996）观察到84.2%喉上神经外支走行于甲状腺上动脉内侧，13.7%走行于甲状腺上动脉后方，1.9%走行于甲状腺上动脉两分支之间。Poyraz等（2001）观察到71.9%的喉上神经外支在甲状腺上动脉的内侧通过，28.1%在动脉分支间穿过，没有观察到其在动脉外侧通过者。因此在分离甲状腺上动脉及静脉时，不要钳夹其他组织，尤其不要损伤甲状腺上动脉内侧组织，而是紧靠甲状腺上极钳夹。

近年来注意到颈交感链与喉上神经外支吻合成袢，如沿用传统的保护喉上神经外支的方法（如紧靠腺结扎等），可能损伤该神经袢。

3. 喉上神经外支与甲状腺侧叶上极的关系　曾志成（1996）通过尸体解剖观察喉上神经外支沿着甲状腺上动脉内侧下行，距甲状腺侧叶上极（0.8±0.3）mm处与甲状腺上动脉分开，并从甲状腺上动

脉深面转向内继续走行于胸骨甲状肌止点稍下深面，沿甲状腺叶前上缘斜行，穿行于咽下缩肌止点的部分纤维，在环甲肌外上部进入该肌。Cha 等（2017）在解剖 16 例尸体中观察到亚洲人的甲状腺上极与喉上神经外支的垂直距离平均为 0.8cm。

研究表明，有 15%～20% 的患者，喉返神经外支经过甲状腺上极血管的部位接近或者低于甲状腺上极，这种类型的喉返神经外支更易在手术中被意外损伤。随着甲状腺体积增大，甲状腺上极位置相对升高，这种情况更为多见，喉上神经外支损伤的风险也更大。

4. 喉上神经外支向内转向时的角度 房居高等报道了 101 例由单一术者手术的甲状腺肿瘤，在手术中观察解剖患者的喉上神经外支，其中 1 例未能暴露喉上神经外支；其余 100 例中，神经向内侧走行的角度为钝角者 59 例，直角者 41 例。

【手术提示】

1. 喉上神经喉外支损伤的分类 有学者认为根据损伤后的临床转归情况，可将喉上神经损伤分为暂时性损伤和永久性损伤。暂时性损伤指术后出现的损伤症状在 3 个月内消失；永久性损伤则是指术后 3 个月损伤症状无改善，并且持续至 6 个月时症状依然存在。陈玲等（2022）复习文献表明，临床上以暂时性损伤多见，其发生率可高达 58%；而永久性损伤的发生率为 0.3%～3.5%。在甲状腺手术过程中对喉上神经的轻度牵拉和钳夹属于可逆性损伤，在病程转归上以暂时性损伤为主，可在术后 3～6 个月恢复功能；而结扎和切断则属于不可逆性损伤，若术中仅一侧神经损伤，术后可以通过健侧代偿恢复，若术中双侧神经损伤，则将出现永久性损伤，声带功能无法代偿而导致症状长期存在。

2. 当甲状腺手术中处理上极的标志不清时，如何保护喉上神经外支 喉返神经外支多在甲状腺上动静脉血管蒂的内侧或者后方，关系密切，常有疏松的组织相连。在距甲状腺侧叶上极（0.8±0.3）mm处，喉返神经外支与甲状腺上动脉分开，转向内侧到达其支配的环甲肌。如果结扎甲状腺上动脉位置过高，对周围结缔组织解剖不清，就可能在手术中误扎喉上神经外支。所以结扎甲状腺上动脉时必须尽可能靠近甲状腺上极，分别结扎甲状腺上动脉前、后分支，从而防止喉上神经外支的损伤。

3. 当甲状腺肿大时，术中如何保护喉上神经外支 当甲状腺肿大时，上推动脉使之与喉上神经外支紧贴，此时可在肿大的甲状腺表面结扎甲状腺上动静脉的分支，从而避免损伤喉上神经外支。

4. 术中神经监测 有学者认为术中神经监测是喉上神经外支识别的"金标准"，可对喉上神经外支进行评估，有助于识别走行于咽下缩肌下的喉上神经外支。必要时可以酌情考虑采用，对再次手术的患者或在嗓音工作中推荐使用。

5. 喉上神经外支损伤的初步诊断 《甲状腺及甲状旁腺术中喉上神经外支保护与监测专家共识（2017 版）》推荐的通过喉镜检查进行喉返神经外支损伤的初步诊断方法如下：①声带前联合斜轴旋转导致声门歪斜；②患侧声带长度缩短、张力减低，从而导致声带略有弯曲；③重复发音时，患侧声带外展或内收速度减慢；④双侧声带呈不对称、不规律、非周期性振动；⑤某些情况下，可有声带黏膜波减弱。

【手术操作与技巧】

1. 充分暴露甲状腺上极及其周围结构 颈部第二皮纹皮肤切口，术中切断胸骨甲状肌或切除部分胸骨甲状肌，向外侧牵拉胸骨舌骨肌，这样有助于充分暴露甲状腺上极及其周围结构。该方法对于甲状腺腺体较大、上极位置较高、颈部短粗的患者也能较好地暴露甲状腺上极。颈部低位的领状切口暴露喉上神经外支相对比较困难。

2. 喉上神经外支手术中保护的常用方法 不同学者在手术中保护喉上神经外支的操作方法有所不同，主要根据临床实际情况选择，常用的方法有：①喉返神经外支区域保护法：紧贴甲状腺上极被膜，单个结扎甲状腺上极轮廓化的血管，不常规显露喉上神经外支；②喉上神经外支显露识别法：在断扎甲状腺上极血管前，通过仔细分离血管及结缔组织，肉眼直视下识别、分离显露喉上神经外支，然后切断甲状腺上血管，保护喉上神经外支；③神经监测法：采用神经监测仪监测定位，保护喉上神经外支。

在临床实际工作中，这几种方法可以相互结合，灵活运用。

在手术中推荐使用手术放大镜观察，对任何走向环甲肌的类似细小神经的结构都应仔细保存。

3. 当术中无法显露喉上神经外支时的处理技巧 有少数患者术中无法显露喉上神经外支，此时宜紧贴甲状腺上极被膜仔细操作，将甲状腺上动静脉进行轮廓化分离，逐一结扎上极血管。

4. 保护环甲肌和咽下缩肌 手术中解剖甲状腺上极和环甲肌间隙时，保护好环甲肌和咽下缩肌非常重要，这样既保证高音发声的"靶器官"不受损伤，又减少走行于咽下缩肌表面的喉返神经外支损伤概率。

【术后处理】

参见第五章第六节。

【并发症及其防范】

喉上神经外支损伤是甲状腺手术值得关注的并发症。颈部短粗和甲状腺重度肿大是喉上神经外支损伤的危险因素。肿瘤体积大、肿瘤位于上极、炎症因素引起局部粘连严重、二次手术或肿瘤位于上极等因素引起局部解剖关系不清等，也易导致喉上神经外支损伤的概率增加。操作粗暴、盲目结扎大块组织、过度牵拉甲状腺腺体、能量器械应用不当以及过度分离神经周围的血管等也容易损伤喉上神经外支。

有研究认为患者身高越高，喉上神经外支越远离甲状腺上极；当患者颈部短粗时，喉上神经外支距甲状腺上极较近，血管断扎点到神经的距离也较近。赵瑞力等（2019）认为当肿瘤位于上极、

甲状腺体积大可能会引起患侧甲状腺的上极位置抬高，从而使血管断扎点上移，血管断扎点到喉上神经外支的距离随之缩短，增加喉上神经外支损伤概率。

（孙　彦）

第九节　甲状腺手术中喉返神经与甲状旁腺的保护

【概述】

随着甲状腺手术的开展逐年递增，伴随的甲状腺手术并发症也逐年升高。喉返神经损伤、甲状旁腺损伤是其术后主要并发症。据统计，喉返神经暂时性损伤发生率可高达 6.18%，永久性损伤发生率达 3.4%。甲状旁腺暂时性损伤发生率在 0.3%～49%，永久性损伤发生率在 0～13%。只有尽可能地降低术后并发症才能更好地开展甲状腺外科手术。本节主要介绍精细化被膜解剖技术及程序化操作在降低甲状腺手术后并发症方面的应用。

【解剖概要】

1. 喉返神经解剖 喉返神经走行于气管食管沟，在环甲关节后方入喉，分为喉支和喉外支，喉支在入喉前分为后支和前支（后支支配环杓后肌和杓肌，前支支配除环甲肌、环杓后肌和杓肌以外的喉内各肌）。喉外支多为 3～5 支，分布于气管、食管和一部分喉咽的黏膜等处。有一种解剖变异是喉不返神经，由迷走神经发出分支与甲状腺上血管伴行直接入喉，多发生在右侧。

在甲状腺手术操作中 Zuckerkandl 结节、Berry 韧带、甲状腺下动脉及气管食管沟可作为辨认喉返神经的解剖标志。

（1）喉返神经与 Zuckerkandl 结节解剖关系：①多数走行于 Zuckerkandl 结节的深面和气管外侧边缘的浅面；②走行于 Zuckerkandl 结节内侧；③走行于 Zuckerkandl 结节外侧，更易损伤（图 5-9-1）。

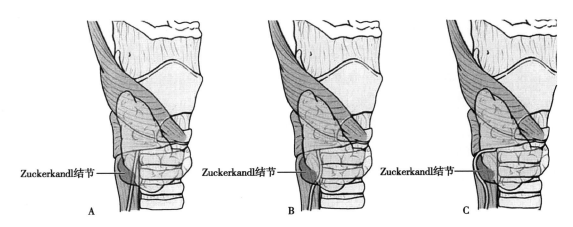

图 5-9-1　喉返神经与 Zuckerkandl 结节解剖关系
A. 走行于 Zuckerkandl 结节深面；B. 走行于 Zuckerkandl 结节内侧；C. 走行于 Zuckerkandl 结节外侧。

（2）喉返神经与 Berry 韧带的解剖关系：通常喉返神经位于 Berry 韧带外侧不超过 3mm，极少数包埋在 Berry 韧带之间。

（3）喉返神经与甲状腺下动脉解剖关系：①最常见为喉返神经走行于甲状腺下动脉分支的后方；②走行于甲状腺下动脉的深面、表面及终末分支之间。

（4）喉返神经与气管食管沟解剖关系：①多数沿气管食管沟走行；②沿气管食管沟上方走行，贴近甲状腺，易损伤；③沿气管食管沟后方的食管旁线上行。

2. 甲状旁腺解剖　典型甲状旁腺有 4 枚，包含一对上甲状旁腺和一对下甲状旁腺（图 5-9-2）。多位于甲状腺后被膜上下，真假被膜之间的疏松组织内。常为椭圆形、水滴状或球状，直径 3～8mm，其特征性颜色为黄褐色。在胚胎发育过程中，起源于第四咽囊的上甲状旁腺紧贴于甲状腺原基的后表面，随甲状腺一起下降，移行距离相对较短；而起源于第三咽囊的下甲状旁腺随胸腺一起下降，移行距离相对较长。所以上甲状旁腺的位置相对比较固定，通常位于甲状腺后被膜上 2/3 水平、喉返神经与甲状腺下动脉交点上约 1cm 处。异位上甲状旁腺的发生率＜1%，可能异位于颈后部、咽后间隙、食管后间隙及甲状腺内。而下甲状旁腺可以出现在颈部至心包上界这个区域内的任何位

置，最常见为甲状腺下极前部或后外侧部的表面，约 39% 在甲状腺胸腺韧带内、15% 在颈动脉鞘内、2% 在胸腺和心包内。甲状旁腺的供血主要来源于甲状腺下动脉（占 80%）。部分来源于甲状腺上动脉及上下动脉之间的吻合支。

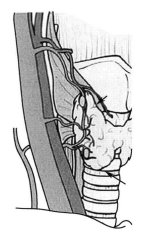

图 5-9-2　上甲状旁腺与下甲状旁腺的位置

【术前提示】
参见第五章第六节。

【手术操作与技巧】

1. 喉返神经保护技巧　术中神经纤维膜的破坏，包括钳夹、吸引、牵拉、电凝灼伤、切断等是神经损伤的主要原因。在处理甲状腺后被膜时要时刻注意喉返神经的保护。笔者认为 Zuckerkandl 结节是辨认喉返神经的重要解剖标志，82.8% 的

Zuckerkandl 结节位于甲状腺后被膜中 1/3 处，其一旦确认，有高达 96.9% 的喉返神经走行于其深面。所以在处理 Zuckerkandl 结节时不可分离太深，始终保证每一次的分离都不会造成喉返神经损伤。Berry 韧带与气管壁粘连较紧，应用直角钳沿喉返神经走向小心分离，可从 Berry 韧带下方沿气管壁先行寻找突破口，必要时利用蚊式钳或手术刀片分离。

甲状腺下动脉与喉返神经的解剖关系较为复杂，同时由于要保护甲状旁腺的血供，处理甲状腺下极时结扎的是甲状腺下动脉三级血管分支，损伤到神经的可能性较小，故笔者并没有把甲状腺下动脉作为辨认喉返神经的主要标志。无论喉返神经走行在气管食管沟内或者气管食管沟上方，笔者的手术原则都是紧贴腺体真被膜沿神经走行仔细剥离，不易损伤神经，气管食管沟也不作为辨认喉返神经的主要标志。喉返神经周围的小血管出血时，用双极电凝将组织提起，定位出血血管后进行精确止血，不可将电凝压在出血部位进行止血。分离时若出血量较多，不要盲目钳夹，亦不可盲目吸引，用一块纱布边压迫边擦拭，明确出血部位后双极电凝止血或结扎。同时注意神经纤维膜的保护，尽量不要将纤维膜剥离。负压吸引器悬浮吸引，避免造成神经水肿。

术中喉返神经的显露对神经的损伤无明显影响，但在行Ⅵ区淋巴结清扫时，首先需要将喉返神经解剖并游离出来后再行淋巴结清扫。术中神经监测逐步应用于临床，但是有关的 meta 分析结果认为术中神经监测的应用对神经损伤发生的概率影响并不大，尤其是喉返神经的永久性损伤。我们认为，对于初次手术的患者，熟悉甲状腺局部解剖，利用被膜解剖技术按解剖层次操作，也可以有效避免损伤喉返神经。而且术中神经监测需要术中首先解剖出迷走神经，由于甲状腺的手术切口较小，无形中也增加了迷走神经损伤的风险。

2. 甲状旁腺保护技巧 手术中甲状旁腺的损伤可引起暂时性或永久性的甲状旁腺功能减退，甲状旁腺的缺血休克、甲状旁腺的丢失是甲状旁腺功能减退的主要原因。甲状旁腺的辨认与原位保护非常重要，利用双极电凝进行精确定点止血，使用生理盐水不定期冲洗术腔，始终在无血环境中进行手术操作，是辨认甲状旁腺的关键。上甲状旁腺位置相对恒定且变异较小，故手术中尽可能要辨认出上甲状旁腺。由于手术切口的上移，整个甲状腺上极完全暴露在术者的直视视野内，更有利于寻找上甲状旁腺。直视视野下分离操作也不易引起上甲状旁腺的缺血损伤。甲状旁腺分离后建议用 4 号丝线标记，以免在行Ⅵ区淋巴结清扫时误切除。处理甲状腺下极时，尤其是后被膜外侧，注意下甲状旁腺的辨认、标记。同时在处理甲状腺下动脉时结扎其三级分支血管，而不是主干，以免加重甲状旁腺缺血。术中负压吸引器悬浮吸引，以免将分离的甲状旁腺吸除。

对于甲状旁腺的移植，应根据具体情况进行如下处理：①对明确为误切除的甲状旁腺给予移植；②对于原位保护的甲状旁腺若因血供受损而变为紫色或紫黑色给予切除后进行移植；③对于误切除的可疑甲状旁腺组织切取少许送快速病理切片确认后进行移植。移植方法多采用将甲状旁腺切成尽可能小的碎块埋置于同侧胸锁乳突肌内或制成匀浆注射于同侧的胸锁乳突肌内。建议仍用 4 号丝线于埋置处进行标记，以免再次颈部手术时误切。

【术后处理】

参见第五章第六节。

【并发症及其防范】

1. 喉返神经损伤的表现及处理 喉返神经单侧损伤可引起声音嘶哑，双侧损伤可引起呼吸困难。南京医科大学附属明基医院要求术后第 1 天常规频闪喉镜检查，与术前频闪喉镜结果对比，判断杓状软骨活动情况。环杓关节脱位也会引起杓状软骨活动障碍，其与神经麻痹的主要鉴别方法是肌电图检查，环杓关节脱位时肌电图电位正常。还可以通过 CT 和频闪喉镜进行鉴别，环杓关节脱位者喉部 CT 可见正常的关节结构关系消失，两侧杓状软骨不对称，患侧杓区软组织增厚，梨状窝及喉室腔扩大，两侧声带突水平不重合等；喉返神经麻痹者，正常的关节结构关系存在。频闪喉镜下关节脱位者可见杓区黏膜肿胀，双侧环杓关节不对称，但声带振动存在；而喉返神经麻痹者声带振动消失。

若术中可疑或明确有神经损伤，急性期建议及时给予大剂量激素冲击（常规 10mg 地塞米松静脉滴注 3 天）及神经营养药物应用。对于双侧喉返神经麻痹引起的呼吸困难，若激素冲击不能缓解，建议及时行气管切开，以免发生窒息。

对于神经损伤的处理，目前观点不一，有学者认为，应尽可能在局部瘢痕形成之前行神经探查。若为暂时性损伤，给予神经减压等保守治疗；若为永久性损伤，则及时行神经移植术。笔者认为，应根据肌电图的检查结果（暂时性损伤或永久性损伤）做进一步的处理，对于单侧喉返神经损伤，无论是暂时损伤，还是永久损伤，均可不做处理，3 个月后由于对侧声带的代偿，对患者的发声情况影响不大，同时避免了患者二次手术的风险，对同行也是一种保护；对于双侧喉返神经损伤，暂时性损伤也可不做特殊处理，永久性损伤长期出现 I 度呼吸困难的患者，建议支撑喉镜下 CO_2 激光行一侧杓状软骨切除或者包含部分声带的切除，以扩大声门，改善呼吸状况。

2. 甲状旁腺损伤的表现及处理 甲状旁腺功能减退主要表现为低钙血症，临床上常体现在神经系统方面，如口周及四肢麻木、全身感觉异常，严重者可出现喉痉挛及全身抽搐等。同时低钙血症还能引起心肌功能的紊乱，心力衰竭、心肌梗死等。

建议采用的补钙策略为：对于术后出现甲状旁腺功能减退的患者，术后第 1 天，血清钙 >2.00mmol/L 且没有症状，不予处理；血清钙 1.90～2.00mmol/L 且没有症状，钙剂 2g 一日两次口服；血清钙 <1.90mmol/L 或者出现低钙血症表现，钙剂 2g 及骨化三醇 0.5μg 一日两次口服，若口服无效，改为 10% 氯化钙 10mL 静脉注射。以后每周复查血钙一次，根据钙离子水平调整补钙量，1 个月后血清钙离子 >2.00mmol/L 停止补钙。

（张海东　于振坤）

第十节　喉返神经减压术

【概述】

喉返神经损伤是甲状腺手术中最常见的并发症。甲状腺手术中常规解剖显露喉返神经已成临床共识。对甲状腺手术中喉返神经解剖的认识和理解可明显降低喉返神经损伤的发生率，对于一个有经验的耳鼻咽喉头颈外科医师，喉返神经的损伤率应控制在 1% 以下。单侧喉返神经损伤可表现为声音嘶哑、进食呛咳、发声疲劳，而双侧喉返神经损伤可出现呼吸困难，甚至窒息，严重影响患者的生活质量。

【解剖概要】

传统教科书和以往文献往往强调喉返神经与甲状腺下动脉总干或一级分支的关系，将二者间关系简单分为神经走行在甲状腺下动脉之前、之后或分支之间。实际临床中发现喉返神经与甲状腺下动脉及分支的解剖关系复杂，不同个体、性别，甚至种族间均存在明显差异。喉返神经在入喉前除分出支配气管、食管、咽缩肌及甲状腺的数支喉外支外，其入喉的终末主干往往在入喉前分为前支和后支。而甲状腺下动脉的二、三级终末分支变异则更多。Yalcxin（2006）对 100 侧颈部标本行显微解剖测量，将喉返神经与甲状腺下动脉分支间的解剖关系概括为 20 种类型，可见二者关系的复杂程度。Moreau 等（1998）对 34 例血管铸型的新鲜颈部标本进行解剖，发现 12 例甲状腺下动脉后支及其分支与喉返神经共同伴行入喉，另有 2 例甲状腺下动脉变异为血管网状结构，上行中完全包绕喉返神经。

山东省耳鼻喉医院（2012）对 80 侧甲状腺术区喉返神经和甲状腺下动脉及其分支进行术中解剖观测，发现 51.3% 的甲状腺下动脉的二、三级分支发出后，与神经在近入喉区域相夹持、勾绕或小段伴行，其中 19 侧喉返神经存在明确与其伴行或勾绕入喉的甲状腺下动脉二、三级分支。这些小动脉分支位置较深，在甲状腺手术中，若不显露喉返神经，沿甲状腺真被膜钳夹结扎小动脉至神经入喉周围的危险区域时，容易将动脉与神经一并拢起结扎。或操作不慎，该处纤细的小血管断裂退缩出血，此时再行喉返神经解剖会比较困难，如果不显露神经即行止血，常常会在止血过程中钳夹、缝扎或切断喉返神经，从而造成近入喉区域的喉返神经损伤，这也正是喉返神经高位损伤的解剖学基础。

【术前提示】

1. 喉返神经探查与减压的必要性　甲状腺手术造成的喉返神经损伤多为永久性麻痹，暂时性麻痹的概率很小。而传统的治疗方法是先观察 3～6 个月，以其健侧声带代偿能部分改善发声质量。然而，40%～60% 的患者健侧声带由于解剖或其他原因不能越过中线，或患者声带外展位固定而无法代偿，大多数患者的发声疲劳和声音嘶哑并不能得到有效改善。

甲状腺手术中导致喉返神经损伤的因素包括切断、缝扎或结扎、电灼及钳夹等。损伤的程度包括神经水肿、轴突损伤、纤维断裂等。由于操作习惯及理念有一定差异，文献报道国外资料中喉返神经损伤以电凝烧灼损伤为主，而国内资料报道神经损伤更多为缝扎结扎造成。目前尚无准确的检查方法判断神经损伤的程度及预后，更无法判定神经损伤的类型。陈世彩等（2006）报道，即使是甲状腺手术所致的喉返神经的断裂伤，仍有

75.4% 患者可记录到神经自发电位、29.5% 患者可记录到诱发电位，因此即使肌电图检测存在自发电位并能够引出诱发电位，也不能说明声带能恢复运动功能。尽早对损伤的喉返神经进行探查减压无疑是明确损伤原因并进行早期处理的最好方法。对于术中发现神经被缝扎或瘢痕粘连者，给予充分减压，可以恢复神经的完整性，减少神经错向再生的机会，使喉内肌重新获得神经再支配，恢复声带运动功能。

早期山东省耳鼻喉医院（2006）报道 7 例单侧甲状腺术后喉返神经损伤者，6 例为近喉处神经被缝扎，1 例为瘢痕粘连，无神经被切断者。2014 年又报道 15 例 22 侧喉返神经损伤患者中，神经被切断者 9 侧（占 40.9%）、神经被缝扎者 13 侧（占 59.1%）。国内其他学者报道探查甲状腺手术后单侧喉返神经麻痹者 65 例中，神经被切断的比例为 48%，而神经被结扎及瘢痕粘连者占 52%，可见甲状腺手术喉返神经损伤患者中约半数的神经未被切断，通过探查减压的方式可重新恢复神经功能的比例是很高的。

2. 喉返神经减压术的时机　对于甲状腺术后即刻出现的喉返神经麻痹，尤其是术中没有显露喉返神经者，应尽早行喉返神经探查与减压术。Elies 等（1992）报告甲状腺手术后证实有声带麻痹者，手术探查最迟不超过术后 7 天，其报道 10 例喉返神经松解减压，其中 8 例获得成功。郑宏良等（2002）对 8 例神经被缝扎患者行喉返神经减压术，病程 4 个月内的 6 例中，5 例恢复了声带的内收和外展功能，病程 4 个月以上的 2 例患者减压后均未恢复声带运动。山东省耳鼻喉医院对 7 例甲状腺手术所致喉返神经麻痹的患者行喉返神经减压术，其中 6 例于 3 个月内行减压术，术后 1 周至 3 个月声带动度恢复，发声满意。1 例于术后 4 个月行减压术，随访 1 年未见声带运动恢复。可见手术减压时间越早，神经功能恢复越快，效果越好。对于喉返神经损伤 6 个月以上者，由于失神经支配后喉内肌会

明显发生萎缩，再行减压已没有明显效果。

对于双侧喉返神经损伤的患者，无论是既往两次手术造成神经先后损伤，还是近期一次手术造成双侧神经损伤，均可尽早行喉返神经探查术，部分患者可转变为单侧麻痹或神经功能完全正常的状态，从而达到改善呼吸、拔除气管套管的作用。另外，对于很少数的甲状腺良性病变，由于结节囊内出血突然增多或桥本甲状腺炎患者腺体结节较硬，可使穿行于甲状腺下动脉主干或分支与结节间的喉返神经受到急性卡压，造成神经麻痹。山东省耳鼻喉医院既往对 6 例此类特定的良性病变所致的喉返神经麻痹患者，行结节剜除或腺体部分切除，喉返神经充分减压后，神经功能也均得到完全恢复。

【手术操作与技巧】

1. 进路　手术在全麻下进行，沿原手术切口进入。

2. 喉返神经的探查　由于既往手术瘢痕粘连，喉返神经的位置有可能较表浅，向前发生移位。

喉返神经的寻找应避开前次手术区域，切除部分浅层瘢痕组织，在手术显微镜下轻柔操作。于甲状腺下方、气管食管沟内寻找显露喉返神经，找到神经后在手术显微镜下自下而上沿着神经向上解剖。或于环甲关节下方仔细寻找喉返神经。若发现喉返神经在甲状腺下极位置发生瘢痕粘连，

神经走行向颈前移位，可自喉返神经入喉处解剖出喉返神经，向近心端解剖，将神经从瘢痕组织中全部松解出来。

术中可能发现喉返神经有 1～2 个线头缝扎在接近喉返神经入喉处的神经干上，缝扎部位神经可膨大，呈神经瘤样改变，喉返神经均有不同程度的水肿（图 5-10-1，图 5-10-2）。

3. 喉返神经的处理　对有缝扎或粘连者行松解减压术。在手术显微镜下仔细将线头拆除。若发现神经被缝线结扎，则用锐性器械拆除线头，尽量避免对神经的再损伤。

4. 喉返神经监测　对于有条件者，可术中采用喉返神经监测仪，以协助寻找和解剖喉返神经。

【术后处理】

1. 单侧声带麻痹患者的处理　对于单侧声带麻痹患者，治疗的目的在于改善发声，减轻饮食呛咳，纠正发音疲劳感。神经损伤在 3 个月以内者，应首选全麻下喉返神经探查减压术。若探查发现神经已被切断无恢复可能，可同期行支撑喉镜下自体脂肪筋膜声带注射术或神经修复手术（如颈袢喉返神经吻合术或神经肌蒂移植术等）；若神经损伤时间超过 3 个月，则不再行神经探查术，可选择行支撑喉镜下自体脂肪筋膜声带注射术、I 型甲状软骨成形术或杓状软骨内移术治疗，以改善发声质量。

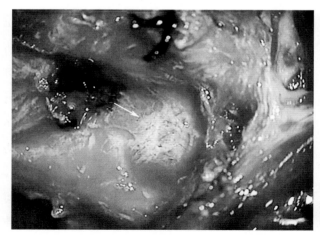
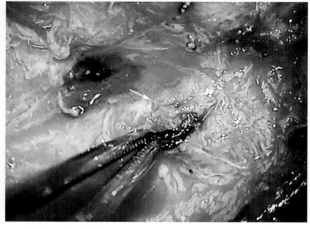

图 5-10-1　显微镜下见喉返神经于入喉处被丝线缝扎

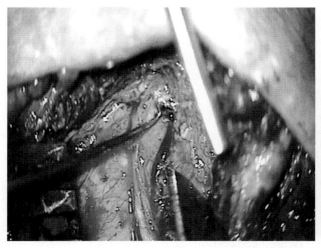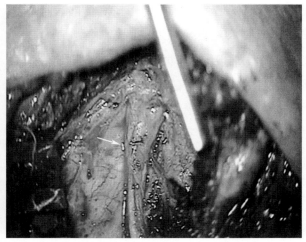

图 5-10-2　显微镜下见喉返神经近入喉处膨大，局部可见缝扎线头

2. 双侧喉返神经麻痹患者的处理　对于双侧喉返神经麻痹患者，进一步治疗的目的在于通过神经减压恢复神经功能或手术扩大声门，缓解呼吸困难，去除气管套管。对于损伤时间在 3 个月以内者，应针对神经功能恢复进行处理，尽早行双侧喉返神经探查术。若术中发现一侧喉返神经为线结缝扎，即可争取通过神经减压使声带运动恢复，实现拔管，甚至可过渡至单侧喉返神经麻痹的治疗。对于损伤时间大于 3 个月者或探查发现无神经恢复可能者，可采用支撑喉镜下 CO_2 激光手术（包括 CO_2 激光声带切除和杓状软骨切除术）或颈外进路声带外展固定术（Woodman 手术）来扩大声门，争取拔除气管套管。对于高龄、肺功能较差的患者，行气管切开术永久戴管也是一种治疗选择。

【并发症及其防范】

参见第五章第六节。

（吕正华　徐　伟）

第十一节　喉不返神经的术中识别和保护

【概述】

喉不返神经直接发自颈鞘后方的迷走神经，在甲状腺外侧横行直接入喉或与同时存在的喉返神经汇合后入喉。喉不返神经十分少见，其大多出现在右侧，左侧极为罕见。因为喉不返神经偏离了正常的解剖位置，在甲状腺手术中十分容易受到损伤，术前术中识别喉不返神经在甲状腺手术中有重要意义。

【解剖概要】

1. 胚胎发育与喉不返神经　喉不返神经的发生与胚胎期弓动脉的发育密切相关。人胚胎第 4 周鳃弓发生时，6 对鳃弓内都有相应的弓动脉。弓动脉逐渐演变为邻近心脏的大动脉及分支。6 对鳃弓动脉在发育过程中最后只剩下第 4 对弓动脉，分别演变为右侧锁骨下动脉和主动脉弓的一部分。

在胚胎早期双侧喉返神经均经过第 6 对鳃弓动脉后方，随着右侧第 5、6 对弓动脉消失，左侧第 6 对弓动脉残留为动脉韧带，双侧喉返神经分别勾绕右侧锁骨下动脉和动脉韧带左侧的主动脉弓后上行。因此，左侧喉返神经位置较深，距正中线较近，在气管食管沟内垂直上行。而右侧位置较表浅，距正中线较远，多在气管食管沟的稍前方斜行向上。

当右侧颈总动脉和右侧锁骨下动脉起源的第 4 对弓动脉在发育过程中消失后，右侧锁骨下动脉则由右侧背侧主动脉演变而成。这就必然导致无名动脉和右侧喉返神经所勾绕的正常解剖位置的右侧锁骨下动脉的缺如。因此，右侧喉返神经将直接从迷走神经自颈部发出横行入喉。而自左侧锁骨下动脉左侧的主动脉弓发出的右侧锁骨下动脉则经过食管后通向右侧腋部。

左侧喉不返神经罕见。同时伴有返支和非返支的喉返神经亦甚罕见。

2. 喉不返神经的分型 李新营等（2004）根据文献提出将喉不返神经的变异分为 4 型。

（1）Ⅰ型：完全性的右侧喉不返神经，一般同时伴有右侧食管后异常起源的锁骨下动脉，可压迫食管引起吞咽困难，临床最常见，发生率为 0.3%～0.8%。

（2）Ⅱ型：完全性的左侧喉不返神经，罕见，多为同时伴有内脏逆位、右侧主动脉弓以及右侧动脉韧带畸形，发生率 0.04%。

（3）Ⅲ型：同时具有非返支和返支的右侧喉返神经。

（4）Ⅳ型：同时具有非返支和返支的左侧喉返神经。

目前文献中对Ⅲ型、Ⅳ型是否存在尚有争议。

【术前提示】

1. 临床表现 右侧喉不返神经并无特殊的临床症状，目前术前检查手段难以做出诊断，通常只能在术中探查发现。伴有内脏逆位、右侧主动脉弓以及右侧动脉韧带畸形者应警惕左侧喉不返神经。

2. 辅助检查 由于右侧喉不返神经通常与右侧锁骨下动脉的异常相关，可通过发现锁骨下动脉的异常在术前提示喉不返神经的存在。可选的影像学检查包括食管吞钡造影、CT（王宇等，2009）、MRI、血管造影、食管镜、超声（Citton 等，2016）等。但由于喉不返神经的发生率甚低，临床并无采用这些辅助检查进行常规筛查的必要性。

【手术操作与技巧】

当手术中在正常解剖位置没有发现喉返神经时，应高度怀疑存在喉不返神经的可能。如术中探测在气管食管沟内不能找到喉返神经时，可以

甲状软骨下角尖（或环甲关节）和甲状腺悬韧带为标志，从神经入喉处找出神经然后逆行寻找主干，可以及时发现喉不返神经（图 5-11-1）。在甲状腺后被膜喉返神经入喉处附近，手术操作十分精细、小心，便于发现喉不返神经。稍有急躁即有可能损伤甚至切断喉不返神经。

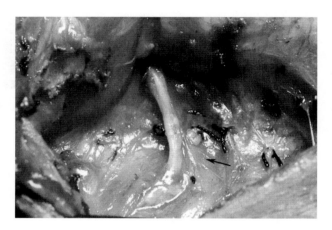

图 5-11-1 右侧喉不返神经
箭头显示右侧喉不返神经。

接近入喉处附近的喉不返神经，最容易被误伤或切断（图 5-11-2）。若术中误将喉不返神经切断，应进行一期神经吻合（图 5-11-3）或神经移植，术后声带可保持较好的张力，声嘶相对较轻。

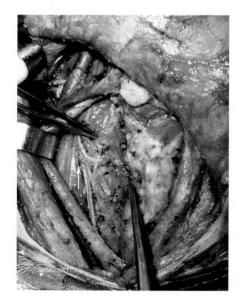

图 5-11-2 喉不返神经被切断
箭头显示神经断离处。

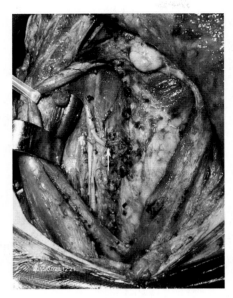

图 5-11-3 切断的喉不返神经一期吻合
箭头显示神经吻合处。

【术后处理】

参见第五章第十节。

【并发症及其防范】

参见第五章第六节。

（孙　彦　臧传善）

第十二节　儿童分化型甲状腺癌的手术治疗

【概述】

儿童分化型甲状腺癌与成人分化型甲状腺癌相比具有许多临床特点。儿童年龄越小，因碘缺乏、放射暴露史、家族病史等因素的影响，甲状腺癌细胞的增殖能力及突变的可能性越大。已有调查表明，儿童及青少年甲状腺癌的发病率在逐年增加，20 岁及以下的甲状腺癌的患者约占同年龄段恶性肿瘤的 1.8%。美国甲状腺协会考虑大部分儿童人群在 18 岁之前已完成生长发育，为更精确地探讨生长发育引起的生理改变对肿瘤的影响，在其 2015 年发布的《儿童甲状腺结节和分化型甲状腺癌的管理指南》中将儿童甲状腺癌定义为 18 岁以下。文献报道儿童甲状腺癌的男女比例为 1∶（3～5），女性在进入青春期后，可能由于雌激素水平的升高，甲状腺癌发病率提高。

儿童分化型甲状腺癌的 10 年疾病特异性死亡率非常低，不太可能进一步减少疾病特异性死亡率。进一步的规范治疗旨在降低继发恶性肿瘤和放射治疗儿童分化型甲状腺癌幸存者总死亡率，保护不太可能获得长期利益的那些患儿。当前儿童分化型甲状腺癌治疗改进治疗的目标为：①保持较低的疾病特异性死亡率；②减少治疗潜在的并发症。儿童分化型甲状腺癌的核素治疗、甲状腺抑制治疗等均有特殊性，应在包括儿童内分泌科、影像科、核医学科等的多学科协作下进行，本节讨论的主要是外科问题。

【解剖概要】

参见第五章第六、八、九节。

【术前提示】

1. 儿童甲状腺结节的临床评估　儿童甲状腺结节虽然相对不常见，但比成年人有着更大的恶性风险。儿童甲状腺结节的评估主要采用病史、体格检查、实验室检查、影像学检查及细针穿刺细胞学检查等。对甲状腺肿瘤患病风险较高的患儿应每年进行体检，当结节触诊明显、甲状腺两叶不对称和/或颈部淋巴结异常时，可进一步行影像学检查。影像学检查一般选择甲状腺及颈部淋巴结超声检查，CT 对良恶性辨别的意义不及超声，故一般不予采用。儿童甲状腺乳头状癌表现为广泛浸润病变，导致腺叶或者腺体弥漫增大。对弥漫性甲状腺扩大特别是伴有可以触及的颈部淋巴结，需要尽早进行超声等影像检查。对曾有辐射暴露史的儿童，超声可检出触诊无法发现的微小结节。由于头颈部放疗在儿童其他肿瘤的治疗上应用较多，故治疗后应常规检查和随访甲状腺疾病相关指标。

由于甲状腺体积随年龄而改变，故结节大小不能作为预测结节性质的指标，必须结合超声特点及临床危险因素进行判断。对存在甲状腺癌家族史、头颈部放射史、细胞学检查结果为可疑、随访中结节体积增大以及合并桥本甲状腺炎的甲状腺结节患儿均应行超声引导下细针穿刺细胞学检查，其可为患儿结节性质的判定提供便捷又精确的参考。

成人甲状腺结节细针穿刺诊断不明时选择重复穿刺。对大多数细针穿刺重复诊断不明确的儿童甲状腺结节建议行甲状腺腺叶＋峡部切除术。

关于儿童分化型甲状腺癌术前手术方案的评估，需要术前做全面的颈部超声检查。对于颈侧区可疑的恶性淋巴结建议细针穿刺检查。大且固定的甲状腺肿物、声带麻痹、大的转移淋巴结者应考虑MRI和CT检查。

2. 儿童甲状腺良性结节的处理 儿童良性结节处理的关键，是要确认结节为良性。良性结节应进行以超声检查为主的随访，一旦出现可疑超声征象、结节体积持续增大的现象，应再次进行细针穿刺细胞学检查。结合存在压迫症状、美观问题或患儿及其父母意愿，可考虑行腺叶切除术。对于大于4cm的实性良性结节应考虑手术，这与结节生长过快或恶性风险增高有关。儿童存在自主功能性结节时首选手术，一般选择腺叶切除术。

3. 儿童分化型甲状腺癌的临床特征 儿童分化型甲状腺癌更易发生区域淋巴结转移、甲状腺外侵犯、肺转移，具有较高的侵袭性和转移性等，表现为多灶性、双侧病变，较早发生颈部区域性淋巴结转移，甲状腺外侵犯和远处转移的可能性更大，具有高复发率和低死亡率的特点。

儿童甲状腺乳头状癌的特点为多灶性、双侧病变，大多数表现出区域淋巴结转移，25%的患儿血行转移到肺部。儿童甲状腺滤泡状癌的特点为典型的单发肿瘤，多易经血行转移到肺和骨，区域淋巴结转移较少见。

儿童分化型甲状腺癌侵袭虽较强，但死于甲状腺乳头状癌的可能性却较小，30%～45%患儿的

肺转移经碘治疗可持续稳定。然而，儿童分化型甲状腺癌的预后实际上并非良好，最近几十年的随访研究显示，儿童分化型甲状腺癌幸存者的死亡率在增加，主要是由于儿童接受放射治疗产生继发性恶性肿瘤。另外，平均10年的随访很难判断是否降低复发风险、死亡率和减少并发症的治疗结果。

4. 全面照护 儿童甲状腺手术应在具有全面儿童照护条件的医院进行，其中包括内分泌科、影像科（包括超声科）、核医学科、麻醉科、经验丰富的甲状腺手术医师以及特殊照护。

【手术操作与技巧】

儿童分化型甲状腺癌具有易累及双侧、多病灶比例高的临床特点，使得其治疗的手术原则与成人不同。美国甲状腺协会发布的《儿童甲状腺结节和分化型甲状腺癌的管理指南》中强调对大部分儿童甲状腺乳头状癌患者，甲状腺全切术是手术治疗的首选。这主要是由于多数研究显示儿童患者双侧或多灶状甲状腺乳头状癌的发生率高，双侧腺叶切除与单侧腺叶切除相比，病变残留和复发的概率降低。

容易发生甲状腺外侵犯、淋巴结转移和肺转移是儿童分化型甲状腺癌的特点。儿童分化型甲状腺癌多以颈部肿物就诊且较早发生颈部淋巴结转移，病程较长且症状多不明显。与成人分化型甲状腺癌30%～40%颈部淋巴结转移率、远处2%～14%转移率相比，儿童分化型甲状腺癌局部及远处转移的侵袭性更强。

针对儿童分化型甲状腺癌颈部转移率高的特点，美国甲状腺协会发布的《儿童甲状腺结节和分化型甲状腺癌的管理指南》建议：对于中央区清扫术，①在手术前分期或手术中发现的，细胞病理学证实为恶性、临床证据表明发生甲状腺外侵袭和/或区域转移的患儿推荐进行中央区清扫术，能降低二次手术风险和提高长期无病生存率；②对于无甲状腺外侵犯或局部转移的甲状腺乳头状癌患

儿，是否行预防性中央区淋巴结清扫术，应根据肿瘤病灶数、大小和医师经验确定；单病灶者行同侧中央区清扫术，再根据术中情况判断是否须行对侧中央区清扫术；推荐清扫时根据淋巴结分区进行；③淋巴结清扫，推荐按区域切除，不推荐淋巴结"摘除"，不推荐触诊判断淋巴结是否转移。

对于颈侧区清扫术，推荐除对细胞学证实存在颈侧区淋巴结转移的患儿行颈侧区淋巴结清扫术，一般不推荐常规行颈侧区淋巴结清扫术；如果细胞学诊断不明确可考虑采用针刺细胞学冲洗液检测甲状腺球蛋白。

【并发症及其防范】

1. 重视减少儿童甲状腺手术并发症 儿童甲状腺手术，特别是需要实施颈淋巴结清扫术的儿童甲状腺癌手术应由手术经验丰富的甲状腺手术医师实施，所谓经验丰富是指每年进行至少 30 例甲状腺癌手术的医师。这有助于减少手术并发症、住院时间和治疗费用。

2. 其他 参见第五章第六节。

（孙　彦）

第十三节　胸骨后甲状腺肿的手术治疗

【概述】

胸骨后甲状腺肿多由结节性甲状腺肿、甲状腺腺瘤引起，少数也可由甲状腺功能亢进、甲状腺癌引起。甲状腺肿可使颈部大血管、气管受压移位或变窄，故手术操作难度较大、风险较高，手术并发症较多。

甲状腺体积的 50% 以上位于胸骨上缘以下即可定义为胸骨后甲状腺肿（图 5-13-1，图 5-13-2）。胸骨后甲状腺肿物一般分为 3 种类型：①Ⅰ型为不完全胸骨后甲状腺肿；②Ⅱ型为完全性胸骨后甲状腺肿；③Ⅲ型为胸内迷走甲状腺肿。其中以Ⅰ型、Ⅱ型常见，约占 98% 以上，Ⅲ型较为罕见。

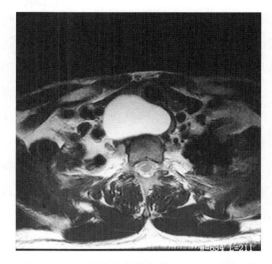

图 5-13-1　胸骨后甲状腺肿 MRI 所见（轴位）

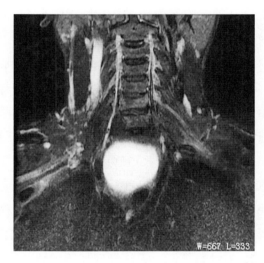

图 5-13-2　胸骨后甲状腺肿 MRI 所见（冠状位）

Ⅰ型、Ⅱ型多是由于甲状腺自身重力和胸腔的负压作用，逐渐坠入胸腔内。甲状腺组织位于颈前两层深筋膜之间，两侧有颈前肌群限制，当有甲状腺肿大或肿瘤发生时，由于重力作用，较易向下发展。一旦肿块到达胸廓入口时，由于胸腔的负压，促使肿块向胸腔内坠入，肿块有蒂、条索或韧带与颈部甲状腺相连，血供来自甲状腺上、下动脉，多呈膨胀性生长，有完整包膜。此类胸内甲状腺又称为坠入性胸内甲状腺肿或继发性胸内甲状腺肿，临床多数属于此类。

Ⅲ型是由于胚胎期部分或全部甲状腺胚基离

开原基并在纵隔内发育而成,其血供来源于胸部血管,与颈部甲状腺不相连,临床少见。胸骨后甲状腺往往位于前上纵隔,极少数可发生于后纵隔。

另有一种分类方法把甲状腺肿分为单纯胸骨后甲状腺肿和超过主动脉弓水平的胸骨后甲状腺肿,这种分类更倾向于指导外科手术方式的选择。

病理学可分为:结节性甲状腺肿、甲状腺腺瘤、甲状腺癌和甲状腺炎。病理类型不同,外科治疗方法及预后各异。

本病女性的发病率明显高于男性,肿瘤生长缓慢,病程较长。该病的临床表现有:呼吸不畅、胸闷、声音嘶哑、吞咽不畅、异物感及上腔静脉压迫综合征等。临床表现主要与肿瘤的大小、部位以及生长速度有关。

1. 手术适应证　一旦确诊为胸骨后甲状腺肿物,即可实施手术治疗。原因为:①目前无有效药物治疗,肿物可并发继发性甲状腺功能亢进;②很难排除恶性病变;③肿物易对气管食管形成压迫,如出现囊内出血或呼吸道感染甚至可能会由于压迫气管引起急性呼吸功能障碍,须紧急处理;④多数患者可采用颈部切口入路手术;⑤恶性肿瘤侵犯周围组织,可姑息切除加气管切开改善通气。

2. 手术禁忌证　无法彻底切除的恶性肿瘤,为相对手术禁忌证。其他手术禁忌与一般手术相同。手术方式要根据胸骨后甲状腺肿的类型和肿物的性质来决定,应以充分暴露肿块为原则。

【解剖概要】
参见第五章第六节。

【术前提示】

1. 充分了解病变情况　仔细询问病史、注意全身情况,术前弄清胸骨后肿物与周围组织结构特别是与血管的关系,通过 CT 和／或 MRI 了解气管受压或移位情况。进行电子纤维喉镜检查了解声带运动情况。了解甲状腺功能,如有甲状腺功能亢进,按甲状腺功能亢进进行术前准备,避免甲状腺危象。

2. 相关科室协作　请麻醉科医师了解病情。与胸外科医师联系,做好开胸准备。

【手术操作与技巧】

1. 切口的选择　绝大多数的胸骨后甲状腺肿可通过颈部切口切除,通常采用颈部低位弧形切口,切口根据需要向两侧延长。患者全麻插管后,垫肩,使颈部过伸,如此通常可以将甲状腺肿上提 2～4cm,利于显露术野。

2. 游离皮瓣　切开皮肤、皮下组织至颈阔肌深面,于颈阔肌深面游离皮瓣。颈阔肌在颈前区缺如,术中须仔细辨认层次。分离皮瓣时,应注意保护颈前带状肌筋膜,避免损伤颈前静脉。游离范围根据肿块大小而定。

3. 分离带状肌、暴露甲状腺　甲状腺前方的颈前带状肌为:胸骨舌骨肌、胸骨甲状肌。两侧胸骨舌骨肌肌筋膜在中间融合,形成颈白线,为手术标志。沿颈白线切开,向两侧游离,配合拉钩,将胸骨舌骨肌及胸骨甲状肌分层游离,由于肿物通常体积较大,胸骨甲状肌可与甲状软骨附着处部分切断,由此充分暴露肿块。

4. 甲状腺肿周围真被膜外解剖　巨大甲状腺肿的血管解剖变异较大,血液循环极其丰富,甲状腺表面静脉增粗,或形成网状静脉窦;动脉增粗并有许多变异分支,腺体可与颈部大血管粘连,如处理不当,可造成大出血。由于异常增大的甲状腺,甲状旁腺以及喉返神经同样会发生解剖变异。如何识别甲状旁腺及喉返神经,成为严峻的问题。最为有效的避免损伤甲状旁腺及喉返神经的方法,即精细被膜解剖技术。甲状腺真假被膜之间的间隙是术中必须寻找的,可使用精细镊子将假被膜提起,间隙即可显现。要获得良好的间隙显露,术中控制出血是前提。血液一旦进入到此筋膜间隙后,解剖层次便不再清晰。出血止血后,使用生理盐水反复冲洗。手术过程一般按照由浅至深、由上而下、由外而内,操作应轻柔,循序渐进,不可盲目操作。对于甲状腺表面增粗的静脉,可先用双极电凝进行电凝封闭；对于明确的动脉，尽量结扎后切断。处理甲状腺上动脉时，应贴近腺体，将其分之逐根结扎。上静脉比较粗大时，同样应予结扎，甲状腺中静脉可用超声刀切断或缝线结扎，下极血管因其位置深在，最后处理。胸骨后甲状腺肿由于体积巨大，通常难以获得合适的器械进行钳夹或牵拉，使得分离后被膜困难。而颈部大血管、喉返神经及甲状旁腺均位于后被膜处，故如何暴露后被膜是手术的重要步骤。一般可采用粗线悬吊的方式。使用 10 号丝线，多个方向进针缝合腺体组织，将线各自打结后集中使用血管钳钳夹，用以牵拉甲状腺。在后被膜处仔细辨认喉返神经及甲状旁腺，注意保留好喉返神经表面的纤维膜，减少术后喉返神经功能下降的概率。在处理甲状腺下动脉时，要远离主干，保证甲状旁腺的血供。

5. 下极的处理 在处理胸骨后甲状腺时，可根据需要在靠近下极处缝线牵引。轻轻向上牵拉，有助于下极的钝性游离。操作时应紧贴腺体包膜表面，动作要轻柔，切忌暴力撕拉，防止周围组织（如大血管、肺间胸膜、胸导管和右淋巴导管、喉返神经、气管和食管）的损伤，在直视下紧贴胸骨后腺体固有包膜表面边分离粘连、边结扎止血，对可能为脉管锁带粘连均应予以结扎，防止术后术腔渗血，直至将整个胸骨后甲状腺肿移至颈部。术中应警惕哑铃状或葫芦形胸骨后甲状腺肿存在，防止远端残留造成日后再次手术。

6. 胸骨后甲状腺恶性病变的处理 恶性病变往往与肌层或周围大血管浸润粘连，分离困难。如术中冰冻病理检查证实为癌时，则考虑行胸骨劈开，甚至开胸，充分暴露，直视下行甲状腺全切术，并切除肿瘤以及转移的淋巴结。

7. 气管的处理 肿瘤长期压迫可导致气管软骨软化，造成术后呼吸困难。可采用以下方法处理。

（1）气管悬吊：将塌陷处气管与周围肌肉缝合，保持一定张力。

（2）保留气管内插管 4～6 天：多可帮助其度过危险期，因为术后 4 天气管周围开始纤维化，气管基本可固定，与周围组织粘连，不易再发生软化。

（3）气管切开：对于肿瘤压迫严重且病程长，术中见较长段气管软化者，建议手术后应立即行预防性气管切开，防止意外发生。

（4）气管袖段切除 - 端端吻合：对于恶性肿瘤侵透气管软骨，无法保留者，可将受累气管环切除，断端进行吻合。

【术后处理】

1. 患者术后床边应准备气管切开包，监护生命体征变化，注意切口辅料及引流情况，适当预防感染，必要时可使用止血药物。其中最重要的是预防气道阻塞，特别是伴气管软化者。

2. 患者麻醉清醒后，可取半卧位，有利于肺部气体交换及颈部回流。鼓励患者做深呼吸及咳嗽动作，促进气道分泌物排出。由于全麻气管插管，术后可常规使用雾化吸入。术后根据情况可使用 1～2 天糖皮质激素，防止喉水肿。

3. 颈部术区使用负压引流管，防止术腔积液，利于伤口恢复，减少感染。引流液总量及性质应密切观察，防止术后出血或出现淋巴漏，根据具体情况，适时拔除引流管。

【并发症及其防范】

1. 出血 术中确切的止血是预防术后出血的关键。一旦发生出血，通常无法采取保守治疗。压迫止血应视为禁忌，手术探查止血是最常采取的措施。

2. 低血钙 多由手术造成甲状腺丢失或者血供出现异常导致。处理则是及时补钙，同时应注重维生素 D 的补充。定期监测甲状旁腺激素水平及钙磷浓度，根据情况，调整用药。

3. 声嘶 喉返神经损伤所致，分暂时性和永久性。暂时性喉返神经损伤多由于术中操作对喉返神经的牵拉、钳夹或热灼伤所致，部分情况下如果将喉返神经表面纤维膜剥离过多，造成神经血运变差,同样可以导致神经功能下降。永久性喉返神经损伤多由于术中盲目粗暴的操作误将神经切断。单侧喉返神经损伤,主要症状为声音嘶哑,后期可由对侧声带代偿或外科手术干预,如:经皮声带成形术、声门旁间隙自体脂肪移植术。双侧喉返神经损伤可导致较为严重的并发症,包括窒息(须紧急气管切开)、呛咳、吸入性肺炎等,需要及时处理。

4. 感染 由于手术时间较长、术腔较大,术后应适当预防感染。纵隔感染一旦发生,处理复杂,病情凶险。一方面,手术严格遵守无菌操作。另一方面,术后监测患者体温,观察伤口局部有无红肿渗出、引流管是否在位通畅、引流液是否浑浊,定期复查血常规。

5. 淋巴漏 胸导管损伤所致。术后密切观察引流,如引流量较大,且无减少迹象,引流液呈米汤样,即可诊断。发现淋巴漏后,应嘱患者低脂饮食,必要时可禁食,改为全静脉营养,减少淋巴液生成。颈静脉角局部可加压包扎,如保守治疗无效,应手术探查,结扎缝合胸导管。

6. 呼吸困难 喉水肿、双侧声带麻痹、气管塌陷均可造成呼吸困难。出现严重的呼吸困难,须紧急气管插管或气管切开。由喉水肿造成的轻度呼吸困难,可对因处理,消除喉水肿,严密观察病情变化。其他原因引起的呼吸困难均应先行气管切开。

(龚单春 于振坤)

第十四节 甲状腺癌的内镜手术

【概述】

内镜下甲状腺手术始于20世纪末,当时一般认为内镜下甲状腺切除术适用于良性肿瘤(多认为结节直径不应大于3~4cm或腺体体积小于30cm³)。随着医师经验的逐步积累和内镜技术的成熟与进步,内镜下手术的适应范围也被扩大。内镜手术的最终目的不是追求小的损伤,应以治疗为基础,不提倡盲目扩大手术适应证。Miccoli等也认为并不是所有的甲状腺疾病均适合行内镜下甲状腺手术。当然,对于刚开展微创外科的医师,最主要的是应根据自己所积累的经验和内镜下手术的熟练程度,严格选择患者,由简到繁,由易到难。

21世纪初有学者报道内镜下甲状腺乳头状癌手术,之后,文献报道不同入路甲状腺乳头状癌内镜手术方法及疗效,并取得了满意效果。但对此仍存争议。内镜下手术选择术前检查未发现有包膜外侵犯或无淋巴结转移。内镜下甲状腺癌手术是近年来甲状腺手术学研究领域的热点之一。内镜手术可作为一有效治疗方法,选择性应用于甲状腺乳头状微小癌等早期分化型甲状腺癌。通过技术加强、经验积累及内镜器械改进,内镜下甲状腺切除术可克服安全性及根治水平上的限制,成为早期分化型甲状腺癌一种新的治疗方法。

【解剖概要】

参见第五章第六节、第九节。

【术前提示】

1. 手术方法的选择 开展内镜下甲状腺乳头状癌手术,各入路手术方法的安全性和手术技巧熟练程度相当重要,术中遵循无瘤原则,防止肿瘤细胞种植,减少局部复发机会。内镜下甲状腺癌手术,患者入选标准的把握和术式最为重要。通常内镜下手术患者的选择和术式应遵循指南,确认多发病灶或双侧病灶的患者行双侧甲状腺全切除术。内镜下手术适用人群为低危组早期甲状腺癌。手术时间与常规开放手术相比仍稍长,但随着经验的积累,手术时间会呈下降趋势。

2. 颈淋巴结清扫术问题 术者必须具有经同一入路或加一辅助切口,能进行内镜下甲状腺叶和中央区淋巴结清扫术或颈择区或颈改良淋巴结清扫术的经验,才能开展此工作。大部分恶性肿瘤患者均行单侧预防性中央区淋巴结清扫术。只有术前影像学检查考虑单侧颈侧区 1～2 个淋巴结转移，无结外浸润证据的患者方行颈改良淋巴结清扫术。

3. 有关争议　目前内镜甲状腺癌手术仍存争议，然而，内镜或腹腔镜手术在治疗其他恶性肿瘤的安全性及根治水平方面的效果已得到证实：常规开放手术和内镜或腹腔镜手术在复发及生存率方面无差别，且内镜技术在美观效果及术后生活质量上更具优势。但远期疗效有待进一步探讨。

【手术操作与技巧】

1. 颈前小切口甲状腺乳头状癌手术　Miccoli 等（2009）报道了颈前小切口治疗低、中危甲状腺乳头状癌患者 171 例与开放组 50 例患者，结果显示：术前、术后 ^{131}I 摄取率两组间无差异，随访（3.6±1.5）年（1～8 年），血清甲状腺球蛋白、血清促甲状腺激素、复发率等两组间差异无统计学意义。同时分析了两组患者的术后并发症：永久性

甲状旁腺功能减退（内镜组 3.5%、开放组 6.1%）和喉返神经麻痹发生率（内镜组 2.9%、开放组 2.0%），两组间差异无统计学意义。因此，颈前小切口治疗低、中危甲状腺乳头状癌可达到与传统手术相当效果。

Miccoli 等（2012）认为的适应证为：①低危 T_1 分化型甲状腺癌；②无颈部淋巴结转移；③无伴甲状腺炎；④无远处转移。相对适应证为：①中危 T_1 分化型甲状腺癌；②伴甲状腺炎。

颈前小切口甲状腺乳头状癌手术方法参见图 5-14-1。

2. 经腋入路内镜辅助甲状腺乳头状癌手术　Kang 等（2009）介绍实施 581 例中 410 例是恶性肿瘤。所有患者均成功行内镜手术，患者平均年龄为（36.9±9.9）岁（6～65 岁），男女比例为 1：57.1，手术时间为（135.5±47）min 和住院时间（3.4±0.9）天，肿瘤大小为（0.78±0.5）cm。

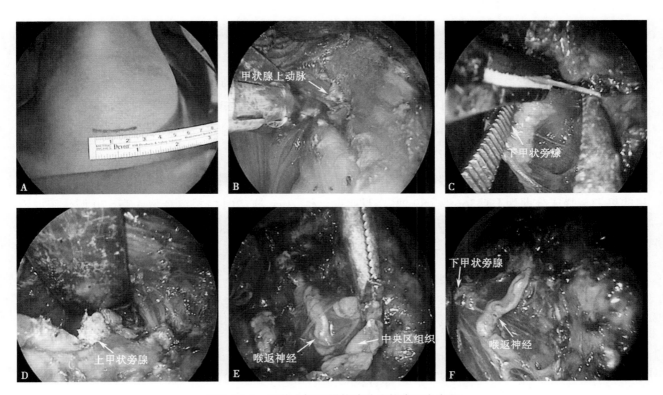

图 5-14-1　颈前小切口甲状腺乳头状癌手术步骤

A. 切口位于颈前正中锁骨连线上一横指或皮肤皱褶处，长 1.5～3cm；B. 超声刀离断甲状腺上动、静脉远端分支；C. 原位保留下甲状旁腺及血供；D. 原位保留上甲状旁腺及血供；E. 解剖喉返神经，完整切除腺叶后进行中央区淋巴结清扫；F. 完成中央区淋巴结清扫。

581 例中术后并发症有：暂时性低钙血症 19 例，暂时性声嘶 13 例，永久性喉返神经麻痹 2 例，血肿 9 例，气管损伤 3 例，食管损伤 1 例，胸壁出血 4 例，淋巴漏 1 例。

在 410 例恶性肿瘤患者中，除了初期 30 例，所有患者均行预防性单侧中央区淋巴结清扫术。133 例行单侧腺叶＋峡部切除术，200 例行单侧甲状腺全切除＋对侧甲状腺次全切除术，77 例行双侧甲状腺全切除术。26 例术前影像学检查怀疑颈侧区淋巴结转移。13 例术中冰冻病理活检诊断侧区淋巴结转移。在 13 例中，11 例行颈侧区改良淋巴结清扫术，2 例行颈择区淋巴结清扫术。112 例（27.3%）出现中央区淋巴结转移，13 例（3.1%）出现颈侧区淋巴结转移。在中央区淋巴结清扫患者中，切除淋巴结（4.6±3.2）枚（1～21 枚），在行颈改良或颈侧区择区淋巴结清扫术的患者中，切除淋巴结（18.8±6.4）枚（7～28 枚）。

术后病理类型为甲状腺乳头状癌 405 例，滤泡状癌（微浸润）5 例。多灶性 80 例（19.5%），双侧病变 36 例（8.7%）。甲状腺乳头状微小癌 331 例（80.7%）。术后 T 分级显示 T_1 病变 259 例（63.1%），T_2 病变 7 例（1.7%），T_3 病变 144 例（35.1%）。T_3 病变患者中，肿瘤直径多数小于 2cm，但病灶侵犯甲状腺包膜。N 分期显示 N_0 298 例（72.7%），N_{1a} 病变 99 例（24.1%），N_{1b} 病变 13 例（3.1%），没有远处转移的患者。临床分期为 I 期 366 例（89.2%），III 期 43 例（10.5%），IVA 期 1 例（0.2%）。

77 例行双侧甲状腺全切除术，71 例（除了 6 例属于极低危组）术后 4～6 周行放射活性碘消融治疗，放射活性碘消融后第 2 天行 ^{131}I 全身扫描，没有出现异常放射活性碘吸收的患者。术后 4 个月，促甲状腺激素抑制治疗下复查患者血清甲状腺球蛋白水平。77 例中，70 例（90.9%）血清甲状腺球蛋白小于 1ng/mL，7 例（9.1%）大于 1ng/mL，为（5.6±3.7）ng/mL。这 7 例是早期手术患者，血清甲状腺球蛋白升高主要为术野甲状腺组织残留（可

能为对侧 Berry 区域韧带）。在短期规律随访过程，这些患者再次行放射活性碘治疗。所有恶性肿瘤患者在术后 10～18 个月均行颈部超声检查监测颈部局部复发情况。平均随访时间为 22.5 个月（9～82 个月），所有患者均未出现复发。

经腋入路内镜辅助甲状腺手术适应证包括：①低危甲状腺微小癌；②无包膜外侵犯；③无颈部淋巴结转移；④无远处转移。手术禁忌证包括：①所有术前影像学检查确认为腺体包膜外或广泛软组织侵犯；病变位于后包膜（背侧）区，尤其在接近气管食管沟处的患者，为防止对气管、食管及喉返神经的损伤，同样被排除在外；②中央区淋巴结转移并结成团，与喉返神经粘连或侵犯喉返神经的晚期患者，或颈侧区多发性淋巴结转移，淋巴结转移灶结外浸润；③有远处转移。

经腋入路内镜辅助甲状腺乳头状癌手术方法参见图 5-14-2。

有研究报道，经腋入路内镜辅助甲状腺手术与传统开放手术比较，两者手术的安全性、有效性相似。经腋入路甲状腺手术的优点为美容效果好，术后生活质量高，可避免充气相关并发症，可同期行颈淋巴结清扫术。缺点主要是处理对侧上极腺体及淋巴结较困难，皮瓣分离范围较大，手术时间偏长。

3. 经腋入路机器人辅助甲状腺乳头状癌手术 Lee 等（2011）报道经腋入路 570 例传统内镜甲状腺手术与 580 例机器人手术比较的结果，两组患者临床指标提示机器人组年龄较大、女性较少、手术时间较长、完成甲状腺全切及中央区淋巴清扫的患者较多及清扫出的淋巴结个数更多。两组并发症的比较发现内镜组暂时性低钙血症发生率较低，其他无差异。比较两组手术疗效，术后复发情况（1 年后）、术后血清 Tg（ng/mL）、经放射性碘治疗后摄碘率异常，两组间差异无统计学意义。

比较经腋入路机器人手术与开放手术治疗甲状腺微小癌的术后并发症（暂时性低钙血症、永久

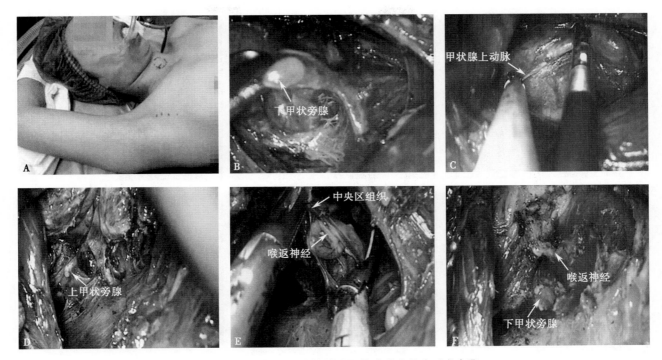

图 5-14-2　经腋入路内镜辅助甲状腺乳头状癌手术步骤

A. 患侧手臂上举固定,切口位于腋前线,长 4～6cm;B. 原位保留下甲状旁腺及血供;C. 超声刀离断甲状腺上动脉远端分支;D. 原位保留上甲状旁腺及血供;E. 解剖喉返神经,完整切除腺叶后进行中央区淋巴结清扫术;F. 完成中央区淋巴结清扫术。

性低钙血症、暂时性或永久性喉返神经麻痹、血清肿、血肿、淋巴漏),其中机器人组 192 例,开放组 266 例。在 117 例甲状腺全切患者(90 例传统开放、27 例机器人)中,两组间差异无统计学意义,认为经腋入路机器人手术治疗甲状腺微小癌安全可行,疗效与开放手术相似。Kandil 等(2015)分析了 144 个研究共 4878 例经腋入路机器人手术并发症,提示机器人手术与传统开放或内镜手术的术后并发症无差异。此外,Ban 等(2014)报道了单中心 3 000 例经腋入路机器人甲状腺乳头状癌手术并发症发生率,其中暂时性和永久性低钙血症为 37.43%、1.10%,暂时性和永久性喉返神经麻痹为 1.23%、0.27%,血清肿为 1.73%,血肿为 0.37%,气管损伤为 0.2%,淋巴漏为 0.37%,Horner 综合征为 0.03%,血管损伤中颈总动脉为 0.03%、无名静脉为 0.03%。

该手术的优点包括:① 3D 视野、放大、稳定;②多臂、多关节、可弯曲,便于对侧腺叶切除及中央区淋巴结清扫术;③不增加严重的手术并发症;④拓展手术应用。缺点是手术耗材费用增加。

该手术较非机器人手术能扩大手术适应证,包括:①分化型甲状腺癌;②肿瘤直径≤4cm;③微侵犯前包膜和带状肌。禁忌证包括:①肿瘤侵犯邻近器官(喉返神经、气管、食管);②颈侧多发淋巴结转移或淋巴结包膜外侵犯。

经腋入路机器人辅助甲状腺乳头状癌手术方法参见图 5-14-3。

4. 充气经腋胸入路内镜甲状腺乳头状癌手术　Chung 等(2007)报道充气经腋胸入路内镜甲状腺乳头状癌手术适应证包括:①低危组分化型甲状腺癌,≤3cm;②无包膜外侵犯;③无颈部淋巴结转移、无远处转移。手术禁忌证包括:①晚期乳头状癌;②肿瘤位于背侧;③颈部手术史;④乳腺肿瘤史。

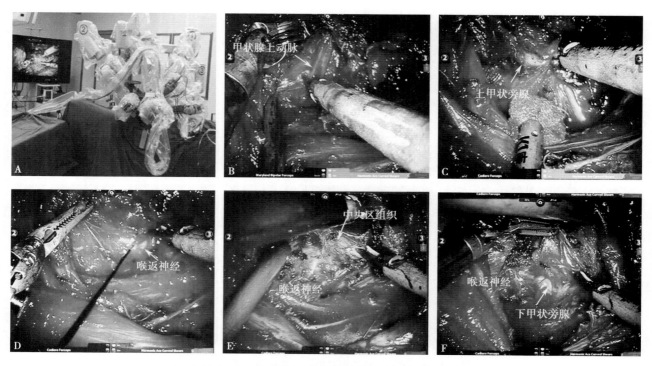

图 5-14-3　经腋入路机器人辅助甲状腺乳头状癌手术步骤

A. 经腋切口分离皮瓣建立空间并用特制拉钩固定后，外科车从对侧进入，调整机械臂置入手术器械；B. 超声刀离断甲状腺上动脉远端分支；C. 原位保留甲状旁腺及血供；D. 神经监测仪定位喉返神经并予以解离保护；E. 解剖喉返神经，完整切除腺叶后进行中央区淋巴结清扫；F. 完成中央区淋巴结清扫。

Youn 等（2014）报道了该入路可行有效，并发症不高且美观，其总结 512 例经充气经腋胸入路内镜甲状腺乳头状癌手术患者的术式如下，甲状腺全切术 226 例（44.2%），甲状腺全切＋中央区淋巴结清扫术 82 例（16%），甲状腺全切＋中央区淋巴结清扫术＋颈侧淋巴结清扫术 24 例（4.7%），甲状腺近全切除术 19 例（3.7%），甲状腺次全切除术 51 例（10%），一侧腺叶切除术 110 例（21.5%）。术后并发症有：暂时性低钙血症 125 例（31.1%），永久性低钙血症 17 例（4.2%），暂时性喉返神经损伤 104 例（20.3%），永久性喉返神经损伤 9 例（1.7%），术后即时出血 2 例（0.4%），迟发出血 1 例（0.2%），气管损伤 4 例（0.8%），食管损伤 1 例（0.2%），切口感染 8 例（1.6%），Horner 综合征 4 例（0.8%），术中颈前皮瓣损伤 1 例（0.2%），气胸 2 例（0.4%），皮肤烧伤 1 例（0.2%）。

5. 经胸前入路内镜甲状腺乳头状癌手术　手术适应证为：① T_1，无包膜外和腺体外侵犯；②无颈部淋巴结转移；③无远处转移。而对于部分 T_2 直径＜3cm，无包膜外和腺体外侵犯有待探索。

手术禁忌证为：①甲状腺腺体外侵犯、颈部多发淋巴结转移或有淋巴结包膜外侵犯；②肿瘤位置位于背侧，尤其毗邻气管食管沟；③远处转移；④既往颈部手术史。

经胸前入路内镜甲状腺乳头状癌手术方法参见图 5-14-4。

6. 内镜下甲状腺乳头状癌颈淋巴结清扫术入路　内镜下各种入路甲状腺癌手术，往往会进行中央区淋巴结清扫术或颈择区淋巴结清扫术等。包括：①颈前小切口，Lombardi 等（2012）报道了在低危组甲状腺乳头状微小癌行这一入路的内镜下颈择区淋巴结清扫术的安全性和有效性；②锁骨下小切口；③经腋入路；④经胸前入路；⑤改良（McFee）水平双切口等。

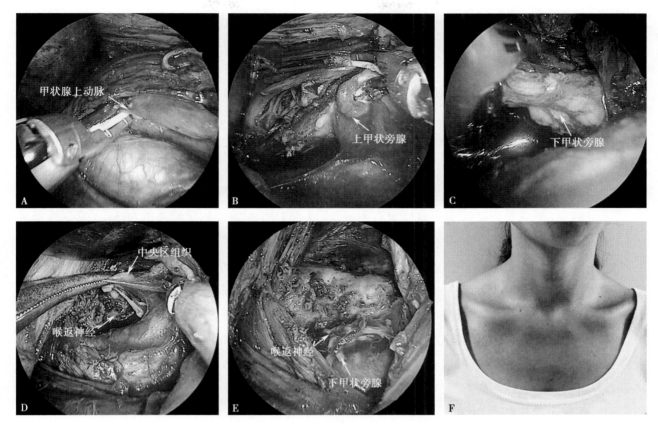

图 5-14-4　经胸前入路内镜甲状腺乳头状癌手术步骤

A. 经胸前切口分离皮瓣建立空间后，用超声刀离断甲状腺上动脉远端分支；B. 原位保留上甲状旁腺及血供；C. 原位保留下甲状旁腺及血供；D. 解剖喉返神经，完整切除腺叶后进行中央区淋巴结清扫；E. 完成中央区清扫；F. 手术瘢痕位于胸前外侧，颈部及胸前正中不留瘢痕。

（黄晓明　梁发雅）

第十五节　原发性甲状旁腺功能亢进症的外科治疗

【概述】

原发性甲状旁腺功能亢进症是指由于甲状旁腺组织自身病变所致甲状旁腺过度分泌甲状旁腺激素。其本质是甲状旁腺细胞钙受体对血清游离钙敏感性下降而降低了对甲状旁腺激素分泌的抑制作用。原发性甲状旁腺功能亢进的治疗选择主要取决于病变程度。

原发性甲状旁腺功能亢进症的诊断大致包括3方面：①确定甲状旁腺功能亢进；②排除继发性甲状旁腺功能亢进；③病变甲状旁腺的定位诊断。

原发性甲状旁腺功能亢进是目前最易误诊漏诊的内分泌疾病之一，提高其诊断水平的关键在于提高对该病常见表现的警惕。

手术治疗是目前最有效最可靠的措施。原发性甲状旁腺功能亢进症手术指征包括：①有症状的原发性甲状旁腺功能亢进者；②血钙超过正常值上限 0.25mmol/L；③肾结石或 24h 尿钙≥400mg；④肾功能损害，肌酐清除率低于 60mL/min；⑤任何部位骨密度值低于峰值骨量 2.5 个标准差，或出现脆性骨折；⑥年龄小于 50 岁；⑦内科治疗或随诊难以实施者。

【解剖提示】

1. 甲状旁腺的解剖　参见第五章第九节。

2. 原发性甲状旁腺功能亢进症的病理解剖和

病因 根据甲状旁腺病理性质及病变腺体数量及遗传基础不同等，将原发性甲状旁腺功能亢进的病因概括为以下几个类型。

（1）腺瘤：绝大多数原发性甲状旁腺功能亢进是由于一个腺体的良性瘤性变所致，约占原发性甲状旁腺功能亢进患者的 80%～85%。甲状旁腺瘤的大小和形态多样，卵圆形最为常见，也可表现为分叶状、饼形、腊肠样、串珠样者。腺瘤重量多为50 毫克至数克，笔者曾治疗过单一腺瘤重达 40g者。单发腺瘤更常见于下甲状旁腺，无明显侧别差异。由于下甲状旁腺具有较大的解剖学变异，异位甲状旁腺瘤并非罕见，约占 15%。异位甲状旁腺瘤的常见部位分别为胸腺、甲状腺胸腺韧带、甲状腺内和动脉鞘等。双腺瘤较为少见，约占腺瘤患者的 5%，其分布可以是同侧，也可以是双侧，其形态与单发腺瘤类似。尚有部分腺瘤具有明显分裂相等甲状旁腺癌细胞学特征，但缺乏肯定的血管或包膜侵犯被称之为非典型腺瘤。不论是单发腺瘤还是双腺瘤，其确诊均需要存在正常甲状旁腺的组织学支持。

（2）腺癌：甲状旁腺癌是少见病理类型，约占原发性甲状旁腺功能亢进患者的 1%～5%，几乎均为单发，罕有多发者。

（3）多腺性疾病：以往也称甲状旁腺增生，所有甲状旁腺（包括额外甲状旁腺）均有不同程度的增生性改变。增生之甲状旁腺其体积常有较大差异，部分腺体其形态和大小几乎和正常腺体类似，只有组织学检查方可与之鉴别。增生性甲状旁腺常有家族倾向，并有不同的基因改变，主要包括下列几个类型：①多发性内分泌肿瘤综合征 I 型（multiple endocrine neoplasia type I，MEN I），其病变基因位于 11q13，该型中可能累及的组织来源多达 20 余种，而甲状旁腺、脑垂体及胰腺则是最常见的病变器官，其中 95% 患者 40 岁之前出现原发性甲状旁腺功能亢进；②多发性内分泌肿瘤 II 型（multiple endocrine neoplasia type II，MEN II），

其病变基因位于 10q11.2，常见病变是甲状腺髓样癌、嗜铬细胞瘤和甲状旁腺增生。此类患者中发生甲状旁腺功能亢进者远较 MEN I 少，为 30%～50%。上述两种类型病变中甲状旁腺病变几乎全为腺瘤或增生；③甲状旁腺功能亢进 - 颌骨肿瘤综合征是由于 1q25-q31 染色体 *HPRT2* 基因失活所致，除原发性甲状旁腺功能亢进表现外，尚有颌骨肿瘤改变。与其他多腺性疾病不同的是，此类患者约 15% 甲状旁腺病理类型为癌；④家族性低尿钙高钙血症，是位于 3q13.3-q21 的 *CaSR* 基因失活的结果。甲状旁腺细胞表面钙受体数量下降，需要较高水平的游离血钙方可抑制甲状旁腺激素分泌，肾脏中的钙受体数量减少导致尿钙重吸收增强。此类患者的血钙升高和甲状旁腺激素常轻度升高或在正常范围之内，但尿钙降低，尿钙和肌酐清除率之比小于 0.01。此类患者几乎不发生由于高钙血症或甲状旁腺激素升高而产生的不良反应；⑤家族性孤立性原发性甲状旁腺功能亢进症，十分少见，患者常无其他内分泌肿瘤的表现。

【术前提示】

1. 确定甲状旁腺功能亢进 有下列一项或多项表现者应考虑原发性甲状旁腺功能亢进症（primary hyperparathyroidism，PHPT）的可能：①原因不明的骨质疏松症，尤其是伴有骨膜下骨皮质吸收者；②无法解释的骨痛乏力者；③反复发作或活动性泌尿系结石或肾钙盐沉积症；④原因不明的消化道症状，如恶心、呕吐、食欲缺乏、反酸、便秘、腹痛者；⑤无法解释的精神神经症状，如性格改变、抑郁等；⑥长骨骨干、肋骨、颌骨等骨巨细胞瘤者，特别是多发者；⑦高钙尿症伴或不伴高钙血症者；⑧补充钙剂或维生素 D 制剂或应用噻嗪类利尿剂时出现高钙血症；⑨阳性家族史者以及新生儿手足抽搐症患儿母亲。

血钙和甲状旁腺素同步升高是原发性甲状旁腺功能亢进症最重要的诊断依据，高尿钙、高尿磷、低血磷和高尿环磷酸腺苷也是重要佐证。由

于病变处于不同阶段及个体差异，根据甲状旁腺功能亢进的程度和临床表现不同，原发性甲状旁腺功能亢进症分为 3 个类型。

（1）经典型：同时存在甲状旁腺素、血钙和尿钙升高，并伴有不同的临床症状，如乏力、骨痛、便秘、食欲缺乏、反酸、骨质疏松和泌尿系结石等。由于患者的主要表现不同，经典型原发性甲状旁腺功能亢进又分别表现为骨型、肾型、骨肾型、消化系统型和神经肌肉型等。

（2）无症状型：甲状旁腺素和血钙轻度升高（甲状旁腺素不超过正常范围两倍，血钙不超过正常上限 0.25mmol/L），但无临床症状或症状轻微。由于血钙常规普查和甲状旁腺素测定的普及，大量无症状型原发性甲状旁腺功能亢进症被发现。无症状型原发性甲状旁腺功能亢进症占欧美国家原发性甲状旁腺功能亢进症的 80%，我国该型比例逐渐增高，香港特别行政区该型近 30 年间由 5% 升至 59%。

（3）正常血钙 PHPT（NPHPT）：甲状旁腺素升高，但白蛋白校正的血总钙或游离钙一直正常，必须排除引起继发性甲状旁腺功能亢进症的原因（维生素 D 水平应持续≥30ng/mL，肌酐清除率＞60mL/min），还须排除其他可能造成血清甲状旁腺素升高的用药和疾病，如应用噻嗪类利尿剂和锂制剂和存在与钙吸收不良有关的胃肠道疾病等。

其主要成因是：① PHPT 的早期；②血清白蛋白降低可导致血钙水平下降；③肾功能不全时，血磷值增高，可影响血钙值；④严重维生素 D 缺乏或骨软化症合并存在时；⑤病程长，骨病变严重，骨库耗竭者，血钙水平多正常。约 40% 的 NPHPT 患者进展为高钙血症，需要手术治疗，因此，可将 NPHPT 视为 PHPT 的早期阶段，而非无症状甲状旁腺功能亢进症。

值得指出的是虽然甲状旁腺素的升高是评价甲状旁腺功能最直接指标，但仍有 10%～15% 原发性甲状旁腺功能亢进症患者甲状旁腺素处于正常值范围内。此类患者血钙，尤其是游离钙持续或间断升高，或者钙抑制试验结果阴性，反映了甲状旁腺细胞的钙受体对钙抑制作用的降低。但当甲状旁腺素低于 35pg/mL 时要高度警惕其他导致高钙血症的因素，如维生素 D 中毒、恶性肿瘤的溶骨作用等。对于血钙正常而甲状旁腺素或尿钙仅轻度升高者可以通过高钙刺激试验或噻嗪类利尿剂兴奋试验获得诊断。原发性甲状旁腺功能亢进症应与三发性甲状旁腺功能亢进症相鉴别，虽然后者甲状旁腺激素分泌也具有自主性，但多有长期肾衰病史，血钙起初为低血钙，继而升至正常或高于正常，而血磷则升高明显。

2. 病变甲状旁腺的定位诊断 甲状旁腺的定位诊断即确定病变甲状旁腺的数量和部位。由于多数病变甲状旁腺位置深在，体积较小质地较为柔软，因此，少有局部压迫或侵袭症状，除非个别体积较大的腺瘤或癌，或气管前异位者，少有可触及包块者。因此，影像学检查是实施定位诊断的必要手段。

（1）超声检查：超声检查具有快捷、无创、可重复性强且具有较高灵敏度和特异度等多重优点，已成为原发性甲状旁腺功能亢进症患者定位诊断的首选检查手段。甲状旁腺腺瘤的典型超声表现是边界清晰的较为规则的低回声均质结节。但甲状旁腺瘤可以发生钙化、囊性变或胆固醇结晶沉积等，其超声表现也有相应变化。甲状腺向后外方突出生长的结节或离体甲状腺组织是需要与甲状旁腺肿瘤相鉴别的重要内容之一。前者常与正常甲状腺组织有组织连续性和血流连续性，而位于甲状腺被膜的甲状旁腺瘤则与甲状腺组织有明显的线性分隔。甲状旁腺瘤可有较为粗大的供血血管，这在超声多普勒检查中具有显著特点。但甲状旁腺瘤与离体甲状腺组织的超声鉴别诊断价值较小。如果甲状旁腺瘤位于上纵隔，或甲状旁腺瘤过于扁平，或位于甲状腺内，或位于明显弥漫性增生性病变的甲状腺组织后等，则超声检查有其明显局限性。另外超声医师的经验也是影响其诊断结果可靠性的重要因素。

（2）核素检查：^{99}Tc 是目前最具特异性的甲状旁腺病变的定位手段，主要是利用甲状旁腺和甲状腺对其具有不同的排泄速度，采用双时相显像方法确定甲状旁腺肿瘤或增生。该检查不仅与甲状旁腺病变大小有关，也易受囊性变的影响。对异位甲状旁腺肿瘤或增生具有较高的检出率是其突出优点之一。对其影响因素主要是甲状腺肿瘤和结节性甲状腺肿，虽然结合甲状腺显像可以提高其准确率，但仍不能完全排除甲状腺来源疾病的干扰，单光子发射计算机化断层显像的应用可以提高其较小病变和远处病变的检出率。由于增生性甲状旁腺变化较大，核素检查的准确性显著降低，只有 20%～40% 的甲状旁腺增生患者可获得正确诊断。

（3）CT、MRI：不是原发性甲状旁腺功能亢进定位诊断的一线方法，也不是必需的。但可以较好地提供病变甲状旁腺与血管及气管食管关系。

（4）正电子发射断层扫描：对甲状旁腺癌，特别是复发性甲状旁腺癌有一定意义。

（5）选择性静脉分段取血定位法：由于引流异常甲状旁腺组织的静脉血甲状旁腺素水平明显高于其他静脉血，因此，可以根据不同静脉血的甲状旁腺素水平，推测异常甲状旁腺的解剖范围，对于甲状腺内异位甲状旁腺瘤具有较大定位诊断意义，但这也受引流静脉变异的影响。静脉分段取血定位法对术前无创性定位诊断失败者实施手术探查时具有较大意义。

（6）选择性动脉造影：选择性动脉造影也是发现甲状旁腺肿瘤的方法之一，在行胸廓内动脉造影时可显示胸腺内的异位甲状旁腺病变，也可实施栓塞辅助治疗。但该方法创伤敏感性不高，仅适用于其他定位手段失败者。

（7）细针穿刺和针吸物盐水稀释后甲状旁腺素检测：此法也有助于病变甲状旁腺的定位诊断，但由于潜在的医源性播散危险性应慎用。术前穿刺对于原发性甲状旁腺功能亢进症患者定位诊断应慎用，对怀疑甲状旁腺癌者禁用。

3. 原发性甲状旁腺功能亢进症的内科治疗 对不能手术或不接受手术的 PHPT 患者的治疗旨在控制高钙血症、减少甲状旁腺功能亢进相关并发症。主要措施包括适当多饮水，避免高钙饮食，尽量避免使用锂剂、噻嗪类利尿剂。同时结合药物治疗，如双膦酸盐或拟钙化合物等。

【手术操作与技巧】

无论是麻醉方法还是手术方法的选择都应结合病变腺体的性质、部位、范围、患者一般情况和心理要求、手术医师的技术特点等综合因素而决定。由于原发性甲状旁腺功能亢进症的病因特点及术前的准确定位手段和术中甲状旁腺激素的快速检查方法的应用，除对增生性或复发性原发性甲状旁腺功能亢进症患者仍须传统的双侧颈部探测之外，双侧颈部探查的方法已基本摒弃，取而代之的是微创手术，直接切除病变腺体。

至于实施开放式手术，还是内镜辅助下手术或完全腔镜下手术（手术机器人也有应用）可以根据患者意愿及术者的技术特点和设备条件来选择。甲状旁腺的腔镜手术虽然也是可靠的手段之一，尤其具有隐蔽伤口的优势，但主要适用于术前有明确定位且肿瘤体积较小的腺瘤患者，如肿瘤体积过大、或有手术区域放射手术史或合并严重甲状腺疾病影响甲状旁腺瘤顺利完整摘除或为甲状旁腺癌者则仍宜实施开放性手术。否则不仅容易导致出血和喉返神经损伤等并发症，还会导致肿瘤的溃破、遗漏或播散等。

值得强调的是，除非甲状旁腺癌已经发生转移或侵犯血管等，临床表现、影像学检查、术前穿刺或术中冰冻病理检查均不能准确判断出甲状旁腺瘤和甲状旁腺癌。术中所见，如病变腺体的质地、有无完整包膜和有无周围组织粘连等均可为病理诊断提供有益的帮助。换言之，如果甲状旁腺癌诊断单纯依靠组织学标准，那么甲状旁腺癌很容易被漏诊。

对于有甲状旁腺癌的高危因素者，如年轻患者、症状和体征明显、甲状旁腺肿瘤边界不清等最好在全身麻醉条件下手术。如果为甲状旁腺瘤仅行肿瘤摘除即可，若为甲状旁腺癌或不能排除甲状旁腺癌者务必在正常组织内切除标本，手术标本除甲状旁腺肿瘤外，还须包括局部淋巴结，如果与甲状腺关系密切尚须切除同侧甲状腺叶，并尽可能做到局部气管食管和重要血管的轮廓化。

需要强调的是甲状旁腺良性肿瘤，一旦包膜破裂，也可导致肿瘤的扩散和局部复发，而且很难区分良性肿瘤的播散和侵袭性癌。对于复发性或转移性甲状旁腺癌而言，获得根治的可能性显著下降，顽固的高钙危象是其主要死亡原因。因此，对于此类患者积极手术，减少甲状旁腺素分泌仍然是延长生命的重要措施之一。笔者曾对既往多次术后复发的甲状旁腺癌患者实施挽救性手术后随诊4～5年仍无复发迹象。国外也有报道部分肺转移的患者仍可通过多次手术而获得治愈或缓解。

增生性甲状旁腺疾病较腺瘤性疾病的外科治疗较为困难，其主要原因是难以发现和去除所有增生性甲状旁腺组织，尤其存在额外微小腺体或未成熟腺体时更易发生。针对这一情况，术中超声检查和血甲状旁腺素检测具有一定帮助。另一方面，增生性甲状旁腺手术，特别是二次手术后发生术后甲状旁腺功能低下的风险则较大。

目前，在对甲状旁腺增生患者的手术中两种方法并存，一是实施甲状旁腺次全切除，保留病变程度相对较轻的甲状旁腺1/3～1/2，另一方法是实施甲状旁腺全切加腺体自体移植。可以根据术中所见及可能再手术的风险和患者意愿来选择。不论采用何种方法，冷冻保存切除组织都是有益的。

【术后处理】

1. 对轻度高钙血症患者和无临床症状的患者，术前多无须特殊治疗。对中度高钙血症患者，多数

情况下采用水化治疗治疗即可。当血钙>3.5mmol/L时，无论有无临床症状，均须立即采取有效措施降低血钙，达到缓解症状、提高患者手术耐受性的目的。基本原则包括生理盐水扩容、使用利尿剂促进尿钙排泄（禁用噻嗪类利尿剂），应用抑制骨吸收药物如双膦酸盐、降钙素等，必要时可重复血液透析或腹膜透析。

2. 手术成功后，甲状旁腺素常于数小时内降至正常，血钙也多于术后2天内降至正常范围，甚至出现低钙血症。如术前碱性磷酸酶升高明显且伴纤维囊性骨炎者，术后易出现严重的低钙血症，其主要原因如下。

（1）由于骨饥饿存在，术后血甲状旁腺素浓度骤降使大量钙和磷迅速沉积于骨中。

（2）暂时性甲状旁腺功能减退。

（3）部分骨和肾对甲状旁腺素作用的抵抗：发生于合并有肾功能衰竭、维生素D缺乏、肠吸收不良或严重的低镁血症患者。

严重的低钙血症如不及时有效纠正，亦可致患者死亡，须引起高度重视。另外，术后出血和喉返神经的损伤也是甲状旁腺手术较为常见的并发症，需要术后密切观察，及时发现处理。

3. 严重骨质疏松或纤维囊性骨炎者应高度警惕骨折风险，在手术搬运、体位摆放等医疗护理过程中应严加防范。

4. 术后随诊是原发性甲状旁腺功能亢进症术后的重要工作，其内容包括：症状、体征、甲状旁腺素、血钙、血磷、骨转换指标、肌酐、尿钙和骨密度等。

5. 术后随访　成功术后血钙和甲状旁腺素恢复正常所需时间与患者的病变程度及术后辅助治疗的有效性有关。如果病情严重可每周复查血钙，甚至更频繁。之后术后定期复查的时间为3～6个月一次，病情稳定者可逐渐延长至1年一次。术后随诊也是发现复发的最主要手段。若手术后6个月内出现原发性甲状旁腺功能亢进，称之为持续

性原发性甲状旁腺功能亢进,提示定位诊断遗漏或病变组织切除不彻底。若术后6个月之后,低血钙或正常血钙发展为高钙血症者,则称之为复发性原发性甲状旁腺功能亢进症,其原因主要包括过度增生的出现、病变组织残留或恶变。复发性甲状旁腺功能亢进患者的再手术发生喉返神经损伤和甲状旁腺功能低下的风险明显增大,对于术后持续性或复发性原发性甲状旁腺功能亢进患者是否再手术及手术时机的选择应结合高钙血症的程度、患者的意愿和术者的技术水平等具体情况综合考虑。

6. 原发性甲状旁腺功能亢进症手术治疗后的预后 原发性甲状旁腺功能亢进术后症状缓解程度与术前甲状旁腺素水平有较大相关性,甲状旁腺素常于手术结束时即已恢复正常,血钙多于术后48h内恢复正常。骨痛常于术后数小时内即有明显改善,而骨密度恢复需要较长时间,以术后第1年内增加最为明显,但纤维囊性骨炎则难以恢复。成功手术后肾型原发性甲状旁腺功能亢进症患者再生结石的风险显著降低,但已形成的泌尿系结石不会消失,已造成的肾功能损害和高血压也不易恢复。与甲状旁腺功能亢进症相关的高尿酸血症、糖耐量异常和血压升高等可恢复正常或缓解。腺瘤所致甲状旁腺功能亢进者通过完整切除,几乎均可达到根治。增生性甲状旁腺功能亢进症患者的复发率和发生永久性甲状旁腺功能低下的概率均较高。甲状旁腺癌患者预后则显著降低,5年和10年生存率分别约为85%和50%。

【并发症及其防范】

甲状旁腺手术并发症的发生及其严重程度与术者的技术水平和设备水平有重要关系,也与病变甲状旁腺的性质、部位、大小和数量有关,同时也与患者病变相应的解剖学特点有关。

1. 病变甲状旁腺组织医源性播散 病变甲状旁腺包膜菲薄甚至缺如,其组织脆弱易碎。不论良性病变还是恶性病变的手术切除均应在正常组织内进行。如果为甲状旁腺癌或高度怀疑甲状旁腺癌者,需要有足够的安全边界。

2. 喉返神经损伤 喉返神经与甲状旁腺的关系密切而多变,可以走行于甲状旁腺的任何一侧,甚至穿行于病变甲状旁腺的分叶之间。除位于喉返神经浅侧的单发性良性病变且局部无手术外伤史者,或术侧喉返神经确定完全麻痹者外,均应适当暴露并妥善保护。

3. 甲状旁腺功能低下 主要见于甲状旁腺增生导致的甲状旁腺功能亢进,是由于切除甲状旁腺组织过多,或甲状旁腺全切而移植组织过少或成活欠佳。术中保留或移植适量甲状旁腺组织(约35mg),并结合术中甲状旁腺激素的快速检测是重要的预防措施。

4. 其他 如术后出血等,参见第五章第六节。

(魏伯俊)

第十六节　继发性甲状旁腺功能亢进症的手术治疗

【概述】

甲状旁腺功能亢进症是一类常见却容易被忽视的内分泌系疾病。原发性甲状旁腺功能亢进症是甲状旁腺组织原发病变致甲状旁腺激素分泌过多导致的一组临床症候群。而继发性甲状旁腺功能亢进症除了由于代谢因素引起以外,主要是慢性肾病患者的常见并发症之一,主要表现为钙磷代谢紊乱、异位钙化、骨折等,其增加了软组织和血管钙化的风险,是引起心血管事件与死亡的重要预测因子,患者的生活质量及生存时间严重受限。由于引发此疾病的终末期肾脏病治疗手段的不断提高与改进,其生存率及生存时间的延长,罹患甲状旁腺功能亢进症的患者数量也不断增加。有文献报道全中国约有38万肾功能衰竭患者接受血液净化或腹膜透析治疗,并以至少每年10%～15%

的速度增加,据统计大约有 67% 的终末期肾脏病患者经血液净化治疗后具有不同程度的甲状旁腺功能亢进。慢性肾功能不全继发甲状旁腺功能亢进的发病机制,除了熟知的因素(包括血钙血磷、维生素 D 及其受体、钙敏感受体等)以外,还涉及分子和细胞机制,如肽酰脯氨酰顺反异构酶 1、抗衰老蛋白 Klotho 以及成纤维细胞生长因子 23 等。目前治疗继发性甲状旁腺功能亢进的主要方法有药物治疗、外科手术治疗和介入治疗等。

【解剖提示】

甲状旁腺一般有 2 对,即上甲状旁腺和下甲状旁腺,左、右各 2 个。甲状旁腺的位置变异较大,约 20% 的甲状旁腺发生异位,位于胸腺及其周围组织内占 10%～15%、后纵隔占 5%、甲状腺内占 1%～3%、食管后占 1%、颈动脉鞘内占 1%。上甲状旁腺位置较恒定,约 80% 其位置限定于甲状腺下动脉与喉返神经交叉部以上 1.0cm 处,即大约位于侧叶内后上、中 1/3 交界处附近。下甲状旁腺位置变化较大,多位于甲状腺下极之后方,少数可在胸腺颈段部分发现,或随胸腺进入上纵隔,甲状旁腺血液供应来自甲状腺上动脉的后支,或甲状腺下动脉的分支,或来自甲状腺上、下动脉的交通支,甲状旁腺的静脉不显著。

【术前提示】

1. 继发性甲状旁腺功能亢进症的治疗策略 继发性甲状旁腺功能亢进症患者伴随的临床症状严重影响生存质量,所需的治疗占用了大量的社会和医疗资源,因此有效治疗此类患者的疾病、提高患者的生存时间和生活质量,有着积极的意义。对于继发性甲状旁腺功能亢进症患者的治疗,应先控制高磷血症及纠正血钙,进而控制甲状旁腺激素。甲状旁腺激素无法达标,便可采用药物治疗,如果药物仍无法控制的严重继发性甲状旁腺功能亢进患者,则须行甲状旁腺切除手术治疗。目前治疗策略包括了药物治疗、外科手术治疗以及介入治疗 3 种方式。

2. 继发性甲状旁腺功能亢进症的治疗药物 主要包括磷结合剂及新型磷结合剂、维生素 D 及活性维生素 D 类似物、钙敏感受体激动剂等。近年来,一些新型药物也开始应用于临床并有较好疗效。控制血磷是治疗早期继发性甲状旁腺功能亢进症的核心,传统含钙磷结合剂如碳酸钙虽然效果佳、价格低,但易引起高钙血症,加重血管钙化;新型磷结合剂(司维拉姆、碳酸镧)效果不劣于碳酸钙,却不会导致高钙血症。活性维生素 D 是治疗继发性甲状旁腺功能亢进症的标准药物,因促进肠道钙磷吸收增加而导致高钙血症和高磷血症,而维生素 D 类似物(帕立骨化醇、度骨化醇)可选择性作用于甲状旁腺维生素 D 受体,发生高钙、高磷的情况明显降低,目前已成为美国治疗继发性甲状旁腺功能亢进症的一线药物。钙敏感受体激动剂(西那卡塞)对继发性甲状旁腺功能亢进症疗效显著,有文献报道其治疗效果甚至可与外科手术相媲美。故新型磷结合剂、维生素 D 类似物和钙敏感受体激动剂治疗继发性甲状旁腺功能亢进症效果显著,为临床治疗继发性甲状旁腺功能亢进症提供了更好的选择。

3. 外科手术与继发性甲状旁腺功能亢进症治疗 随着继发性甲状旁腺功能亢进症病程的进展,甲状旁腺细胞发展为类肿瘤样单克隆细胞增生时,多具有自主分泌甲状旁腺激素功能,药物治疗已无法控制,通常需要手术切除甲状旁腺。

4. 病变腺体的术前定位诊断 据文献报道甲状旁腺在人体的变异概率在 10%～15%,加上甲状旁腺体积较小、位置隐蔽,这就会增加继发性甲状旁腺功能亢进症要求完整切除颈部所有 4 枚腺体为治疗目的的手术难度,成功治疗继发性甲状旁腺功能亢进症的关键问题是如何准确快速定位病变的腺体。临床上常用的定位方法有超声、CT、MRI 等,各有其优缺点。

超声检查属于形态学检查,检查结果很大程度上受检查者经验的影响,且不易发现异位甲状旁腺,对甲状旁腺腺瘤诊断的灵敏度为50%～80%。CT有厚度限制、灵敏度较低等缺点，但在异位甲状旁腺检查方面较有优势，使用造影剂可使甲状旁腺显像更清晰。CT扫描总体的灵敏度在46%～80%，增强后可达到80%。

虽然MRI的灵敏度较高、可多方位成像、组织分辨能力强，但费用高、检查时间长、禁忌证多，也受到了一定限制。

双时相锝-99放射性核素标记的甲氧基异丁基异腈（^{99m}Tc-MIBI）显像技术在各种影像学检查方法中应用越来越广泛。与超声、CT相比，^{99m}Tc-MIBI显像既是影像学检查又是功能性检查，继发性甲状旁腺功能亢进时摄取足够的MIBI就能显示出甲状旁腺有放射性浓聚。

【手术操作与技巧】

甲状旁腺的手术方法各异，平均手术成功率仅80%。目前临床上采取的手术方式包括甲状旁腺次全切除术、甲状旁腺全切术、甲状旁腺全切+自体前臂移植术、^{99m}Tc-MIBI术中引导的甲状旁腺切除术等。由于对疾病认识的不同，治疗继发性甲状旁腺功能亢进的最佳手术方式尚存争议。

1. 甲状旁腺次全切除术 甲状旁腺次全切除术是指术中切除3枚半的甲状旁腺，残留半枚甲状旁腺，从而保留甲状旁腺的功能。支持行甲状旁腺次全切的学者认为相对于其他术式，甲状旁腺次全切术后低钙血症的发生率较低，同时也能明显改善患者的临床症状以及术后复发率较低。选择甲状旁腺全切术且不移植的手术者，主要是由于继发性甲状旁腺功能亢进患者术后复发或持续性继发性甲状旁腺功能亢进的现象的高发，但这种术式术后容易发生顽固性低钙血症，须终身补钙和骨化三醇，还有肾性骨营养不良的风险。

2. 甲状旁腺次全切+自体前臂移植术 甲状旁腺次全切+自体前臂移植术是指全部切除甲状旁腺，然后在前臂桡侧肌肉层中移植半枚甲状旁腺，该术式既可有效缓解症状，也可避免术后低钙的发生，且支持者认为如果术后复发，可直接切除前臂种植的甲状旁腺，无须再次行颈部手术，大大降低了术后并发症的发生率，故创伤小、手术简单易行、患者易于接受。有meta分析显示，甲状旁腺次全切除术与甲状旁腺全切+自体前臂移植术对于预防继发性甲状旁腺功能亢进复发、改善继发性甲状旁腺功能亢进的疗效方面相当，术者可根据经验选择。

3. ^{99m}Tc-MIBI术中引导的甲状旁腺切除术
Martinez（1995）首次描述应用γ探测仪对注射^{99m}Tc-MIBI的甲状旁腺亢进患者行术中探查，Norman和Chheda（1997）报道了15例^{99m}Tc-MIBI引导的甲状旁腺微创手术取得成功。从此，^{99m}Tc-MIBI引导的甲状旁腺切除术逐渐用于临床，通常剂量为10mCi。病变的甲状旁腺最佳显像时间为注射试剂后的2～3h，此时利用核素探针在以甲状腺为背景的术野探测，当术中组织放射性计数大于背景值时即可辅助定位甲状旁腺。利用甲状旁腺在体外放射值较高，手术者可以进一步辨认切除组织的种类，即可从甲状旁腺功能亢进性的角度在术中寻找旁腺。该方法能更方便、更准确、更迅速地定位甲状旁腺，有助于发现变异甚至异位甲状旁腺、降低对术中快速甲状旁腺激素及术中冰冻的依赖、缩短手术时间、提高手术成功率。低剂量的^{99m}Tc-MIBI（1mCi）术中引导的手术方法在国外也处于起步研究阶段，其可以在保证定位效果的前提下，降低对医师和患者的辐射危害。

4. 介入治疗 继发性甲状旁腺功能亢进的介入治疗包括超声引导下经皮无水酒精注射术、超声引导下经皮射频或微波热消融术。前者由于术后复发率高已逐渐淘汰，而后者由于损伤小、降低甲状旁腺激素疗效较好而得到认可。

【术后处理】

1. 术后须密切观察患者的切口及引流情况，注意患者的术后水电解质平衡及血甲状旁腺激素的监测。必要时联系术后透析治疗。

2．其他参照第五章第六节。

【并发症及其防范】

1．手足抽搐　继发性甲状旁腺功能亢进症手术需要切除接近 4 枚甲状旁腺，因此术后低钙是一个常见的并发症。继发性甲状旁腺功能亢进症患者行甲状旁腺全切加前臂移植术后低钙血症的发生机制主要与术前骨质脱钙（骨饥饿综合征）有关，甲状旁腺摘除后由于患者体内缺乏必要的甲状旁腺素，钙的吸收利用降低，在种植的甲状旁腺组织产生生理活性前（一般需要 4～8 周），只能通过持续外源性补钙维持血钙稳定。术后一般需要持续补钙和活性维生素 D 治疗 4～6 周，并建议血钙维持在相对偏低水平（1.7～2.1mmol/L），该水平的血钙可以促进种植的甲状旁腺组织生长，而一旦血钙低于 1.7mmol/L，则可出现肌肉抽搐、口唇麻木，甚至心功能减退等并发症。术后需要持续监测血钙情况，可以静脉补充葡萄糖酸钙以达到相应的血钙需求。

2．水电解质平衡紊乱　由于尿毒症患者特殊的内环境，术后比较容易发生高钾血症以及水钠潴留，术后可以用聚磺苯乙烯以及葡萄糖酸钙来纠正高钾血症，但同时要注意补液剂量不宜过多。如果发生严重的水钠潴留或者血钾高于 6.5mmol/L，则需要进行透析治疗。

3．其他　见第五章第六节。

（陈　隽　王家东）

第十七节　颈淋巴结清扫术

【概述】

颈淋巴结清扫术为颈淋巴结转移癌的手术治疗方式，经过一百多年的发展已得到了长足的发展和日益规范化，成为颈部转移癌外科治疗的最主要、最有效的手段之一，也是头颈外科最基本的、最常用的手术之一。颈淋巴结清扫术的命名

和名称的翻译存在争议，颈部淋巴结的分区方案近年来也有更新，本书以中华耳鼻咽喉头颈外科杂志编辑委员会头颈外科组、中华医学会耳鼻咽喉头颈外科学分会头颈外科学组和中国医师协会耳鼻喉分会头颈外科学组（2016）制定的专家共识为主要依据，结合文献中有关术语命名，供参考。颈淋巴结清扫术通常分为以下 4 类：①颈全淋巴结清扫术（radical neck dissection，RND）；②颈改良淋巴结清扫术（modified neck dissection）；③颈择区淋巴结清扫术（selective neck dissection）；④颈扩大淋巴结清扫术（extended radical neck dissection）。

以往颈淋巴结转移癌的手术是以经典的颈全淋巴结清扫术为主，近年来随着对肿瘤原发部位淋巴引流规律、病理组织的生物学特性、肿瘤发展程度的深入研究，认为大部分患者适合采用颈改良淋巴结清扫术和颈择区淋巴结清扫术。尽管颈全淋巴结清扫术并不常用，但本节在介绍颈淋巴结清扫术时仍以颈全淋巴结清扫术为基本线索，因为该术式是学习和理解颈淋巴结清扫术操作方法和技巧的基础。

1．颈全淋巴结清扫术　颈全淋巴结清扫术（radical neck dissection）不保留胸锁乳突肌、颈内静脉和脊副神经。1906 年 Crile 发表了建立在解剖学原理之上的颈淋巴结清扫术及其 132 例手术的经验，他根据 1894 年 Halsted 对乳腺癌的根治性手术的原理，设计了头颈部肿瘤的颈部转移癌根治性手术，认为处理颈部转移癌必须将淋巴结与周围的组织（包括颈内静脉和下颌下腺）整块切除，因为淋巴结与周围的组织紧密结合在一起，若不将其一并切除则不能保证彻底切除淋巴结；为了使手术暴露得更好，他建议切除胸锁乳突肌；为了减少下颌骨和口腔手术的出血，他行颈外动脉结扎，有时还暂时性阻断颈总动脉。Crile 首先描述、后来逐渐规范的这种手术被称为 radical neck dissection，通常译为颈根治性清扫术，因为在这种手术方法产生之前，对颈淋巴结转移癌的手术几

乎都不是根治性的。

尽管颈全淋巴结清扫术目前在临床实践中已很少采用，但其仍为经典的、标准的术式。清扫Ⅰ～Ⅴ区淋巴结，手术范围为：上界为下颌骨下缘，二腹肌后腹深面及乳突尖；下界为锁骨；后界为斜方肌前缘；前界从上向下依次为对侧二腹肌前腹、舌骨及胸骨舌骨肌外侧缘；浅面的界限为颈阔肌深面，深面的界限为椎前筋膜。将这个范围内的所有淋巴结（即第Ⅰ～Ⅴ区）、脂肪结缔组织、胸锁乳突肌、肩胛舌骨肌、颈内静脉、脊副神经、颈丛 2～4 神经皮支、下颌下腺、腮腺尾部一并切除，只保留颈总动脉、颈内外动脉、迷走神经及舌下神经。如果原发为喉、下咽或甲状腺恶性肿瘤，颈淋巴结清扫术时应包括Ⅵ区淋巴结。

近年来，由于适应证掌握严格，颈根治性清扫术临床应用相对减少。随着对颈淋巴结转移规律认识的深入，颈改良淋巴结清扫术、颈择区淋巴结清扫术相继产生，从肿瘤学意义来讲，这些手术也都是根治性的而不是姑息性的，因而将传统的"radical neck dissection"仍称为颈根治性清扫术已显欠妥，本书参照有关共识称之为颈全淋巴结清扫术。

2. 颈改良淋巴结清扫术 颈改良淋巴结清扫术（modified neck dissection）的清扫范围同颈全淋巴结清扫术，但保留了在颈全淋巴结清扫术中切除的一个或多个非淋巴结组织。这种手术由 Bocca 在 1967 年提出，清扫的范围与颈全淋巴结清扫术相同，但对经典的颈全淋巴结清扫术中那些被侵犯的非淋巴结组织（如保留颈内静脉、脊副神经、胸锁乳突肌、颈丛神经等）进行全部或部分的保留。值得强调的是，手术中保留的动静脉（例如面动静脉、甲状腺上动脉、颈横动脉及其分支）可供游离组织移植的血管吻合和带蒂皮瓣的修复等，这在当代头颈外科手术中尤为重要。颈改良淋巴结清扫术是目前较为常用的术式之一。

Medina 将颈改良淋巴结清扫术分为 3 型：Ⅰ型仅保留副神经；Ⅱ型保留脊副神经和颈内静脉；Ⅲ型保留颈内静脉、脊副神经和胸锁乳突肌。颈部淋巴组织位于颈部筋膜间隙内，颈深筋膜包绕肌肉、神经和血管，与淋巴系统隔离，起到了一定的屏障作用。当这层筋膜屏障未遭到肿瘤破坏时，手术根据筋膜间隙划定的界线进行解剖，始终保持筋膜的完整，并将其包括在手术标本之内，避免进入包含淋巴、脂肪组织的间隙之中，即可以达到整块切除目的。颈改良淋巴结清扫术便是在这一基础上建立的。

研究证据表明，对 N_0、N_1 和 N_2 级的颈部转移癌，颈改良淋巴结清扫术的肿瘤学效果与颈全淋巴结清扫术没有差别，而功能效果更优。目前颈改良淋巴结清扫术主要用于 N_1 和 N_2 级病变，N_0 级病变和某些经选择的 N_1 病变则采用颈择区淋巴结清扫术。

3. 颈择区淋巴结清扫术 颈择区淋巴结清扫术（selective neck dissection）保留一个以上的颈淋巴结群。是根据不同原发部位的头颈部肿瘤，其淋巴引流到颈部不同区域，对颈部淋巴结群有选择地进行清扫，建立各类颈分区域的颈淋巴结清扫手术，进一步合理确定手术范围，减少创伤、保全功能，达到既要根治肿瘤又要减少对患者的不必要的损害的目的，将手术并发症减少到最小程度。这种颈淋巴结清扫术称为颈择区性淋巴结清扫术。

颈择区淋巴结清扫术的命名根据清扫的颈部淋巴区域和描述的手术方式直接命名，包括颈肩胛舌骨肌上清扫术、颈肩胛舌骨肌上扩大性淋巴结清扫术、颈侧清扫术、颈后侧清扫术和颈中央区清扫术等。

4. 颈扩大淋巴结清扫术 颈扩大淋巴结清扫术（extended radical neck dissection）切除范围超过颈全淋巴结清扫术外的淋巴结群或非淋巴组织，如腮腺淋巴结、乳突淋巴结、颈总动脉、颈内动脉等，为颈全淋巴结清扫术的扩大术式。淋巴结群包括咽旁淋巴结、纵隔淋巴结及气管旁淋巴结等；非淋巴结构包括颈动脉、舌下神经、迷走神经和肩胛提肌等。记录颈扩大淋巴结清扫术时必须注明所切除颈全淋巴结清扫术以外的淋巴或非淋巴结构，如清除气管旁和上纵隔淋巴结的颈扩大淋巴结清扫术、切除颈外动脉的颈扩大淋巴结清扫术、切除肩胛提肌的颈扩大淋巴结清扫术等。

屠规益（2003）指出，颈淋巴结清扫术式的选择取决于以下因素：原发灶的部位、原发灶的治疗方式、转移淋巴结的分布范围和组织受累情况、过去治疗史以及辅助放疗设施等。头颈部鳞癌颈淋巴结外科治疗术式的选择参照以下进行。

（1）N_0：颈部临床无肿大淋巴结的患者中，有一部分患者如果行颈部手术，手术后检查手术切除的标本内存在病理检验可见的微小转移灶。对于易发生颈淋巴结转移的恶性肿瘤，如口腔癌、声门上型喉癌、下咽癌等，约30%的患者有微小的、显微镜下可见的转移灶，应考虑行颈择区淋巴结清扫术清扫引流区病变淋巴结。

（2）N_1：一般行颈改良淋巴结清扫术。如果淋巴结可活动，又位于引流的第一站，也可行颈择区淋巴结清扫术。如果病理结果表明有多个淋巴结转移或淋巴结包膜外侵犯，术后行辅助放疗。

（3）N_2：行颈全淋巴结清扫术或仅保留脊副神经的颈改良淋巴结清扫术。N_{2c}较轻的一侧行保留颈内静脉的颈改良淋巴结清扫术，可考虑颈择区淋巴结清扫术；若双侧颈淋巴结清扫术，颈内静脉又均不能保留，应力争保留颈外静脉。或分期行双侧颈淋巴结清扫术，以减少术后脑水肿等并发症。

（4）N_3：行颈全淋巴结清扫术或颈扩大淋巴结清扫术。

【解剖概要】

1. 颈部筋膜的分层 颈部器官包裹在颈部筋膜层中，颈部的筋膜分为颈浅筋膜及颈深筋膜。颈浅筋膜为皮下结缔组织，包裹颈阔肌，颈淋巴结清扫时切开皮肤和颈阔肌，在颈阔肌下分离皮瓣。

临床上通常将颈深筋膜分为三层。

（1）浅层：该层又称封套筋膜，包绕颈部，上自下颌骨下缘、乳突及枕骨上项线，下端附着于锁骨及胸骨柄；颈深筋膜浅层包裹胸锁乳突肌、斜方肌及舌骨下带状肌。

（2）中层：该层又称内脏筋膜，包绕咽、喉、甲状腺、气管、食管等脏器形成气管前筋膜、甲状腺假被膜囊等；该层在颈部两侧形成颈动脉鞘，包裹颈总动脉、颈内静脉和迷走神经。

（3）深层：深层为椎前筋膜，在喉、下咽和食管的后面，覆盖颈椎和椎前肌（头长肌、颈长肌和前中后斜角肌）、交感神经、颈丛神经根部、膈神经等，这些结构均在椎前筋膜掩盖下。全部颈深淋巴结均位于颈深筋膜浅层和深层之间，颈淋巴结清扫术就在两层筋膜间进行操作。

2. 颈部淋巴结的解剖分组 颈部淋巴结分浅层及深层，颈浅淋巴结处于颈深筋膜浅面，主要分布于颈外静脉上部及颈前静脉周围，其淋巴引流穿过颈深筋膜注于颈深淋巴结。位于颈深筋膜浅层和深层之间的颈深淋巴结约300个，共分为10组。各组的数目、所在位置、引流区域和淋巴引流流向见表5-17-1、图5-17-1。

3. 颈部的淋巴结临床分区 文献中将下颌骨下缘至锁骨之间的颈深淋巴结进行分区。目前通用的分区方法为1991年美国耳鼻咽喉头颈外科及肿瘤委员会（AAO-HNS）制定颈淋巴结转移癌的level分期法；2002年增补亚区；2008年又有更新。2013年欧洲放射肿瘤学协会（European Society of Radiotherapy & Oncology，ESTRO）官方期刊 *Radiotherapy & Oncology* 等曾有更新。文献对颈淋巴结的分区表述略有不同，本书按照《中华耳鼻咽喉头颈外科杂志》编辑委员会头颈外科组、中华医学会耳鼻咽喉头颈外科学分会头颈外科学组、中国医师协会耳鼻喉分会头颈外科学组2016年发布的《头颈部鳞状细胞癌颈淋巴结转移处理的专家共识》做如下介绍。

表 5-17-1　10 组颈深淋巴结数目、所在位置、引流区域和淋巴引流流向

淋巴结分组	数目/个	所在位置	引流区域	流向
枕淋巴结	2～9	胸锁乳突肌及斜方肌交界处	头皮后部、颈后部	脊副神经淋巴结
耳后淋巴结	1～2	乳突区	颞区、耳郭	腮腺淋巴结、颈内静脉淋巴结
腮腺淋巴结	6～18	腮腺包膜外、耳屏前、腮腺下极、面后静脉旁、腮腺腺体内	头皮、腮腺、上下睑外侧、鼻翼、上唇、耳郭、外耳道、泪腺	下颌下淋巴结、颈内静脉淋巴结
下颌下淋巴结	4～7	下颌下腺及二腹肌前后腹间	下颌、上唇和下唇、颊、鼻前庭、眼睑内侧、腭、舌前 2/3、口底、颏下淋巴结	颈内静脉淋巴结
颏下淋巴结	2～8	两侧二腹肌前腹之前,底为下颌舌骨肌	下唇及口腔前庭中间、下颌切牙牙龈、舌尖	下颌下淋巴结(同侧或对侧)
咽后淋巴结	2～5	椎前筋膜前,自颅底至胸腔入口水平,在颈动脉鞘及交感神经干内侧	咽后壁、鼻腔后部、鼻窦、腭、中耳、鼻咽、口咽及下咽后壁	颈内静脉淋巴结、气管和舌骨附近淋巴结
颈内静脉淋巴结(可分上、中、下三组)	12～33	颈内静脉周围,上组在舌骨以上水平,中组在喉水平,下组在气管水平	鼻咽、扁桃体、口咽、腭、舌、喉、下咽、食管、甲状腺、气管、Ⅰ～Ⅳ及Ⅵ～Ⅸ区淋巴结	自上而下,下组的淋巴管在颈内静脉及锁骨下静脉交角处注入血循环
喉气管食管淋巴结(脏器附近淋巴结)	4～12	喉及气管前,左右两侧,喉返神经周围	喉、下咽、气管、颈段食管、甲状腺	颈内静脉淋巴结,锁骨上淋巴结,上纵隔淋巴结
脊副神经淋巴结	3～20	沿脊副神经周围,在颈外侧区上端被胸锁乳突肌掩盖,与颈内静脉淋巴结相交,下端进入斜方肌下,与锁骨上淋巴结交界	枕部、耳后、腮腺区、颈后软组织、枕淋巴结	锁骨上淋巴结、颈内静脉淋巴结
锁骨上淋巴结(颈横动脉淋巴结)	4～12	在锁骨上三角,颈内静脉以后,肩胛舌骨肌下腹以下,沿颈横血管走行	颈侧及胸壁Ⅶ组及Ⅸ组淋巴结、腋下淋巴结、纵隔淋巴结、胸导管	为全身淋巴汇流最后集中处,注入血循环

　　根据临床实际应用的需要,颈深淋巴结被分为 7 个分区,包括基于临床解剖结构的外科学分区和基于 CT 或 MRI 影像标志的影像学分区,其中外科学分区由 AAO-HNS 于 1991 年制订并发布,是颈淋巴结分区的金标准,也是其他分区的基础。影像学分区提供颈淋巴结所在区域和位置的准确信息,是外科分区的补充,为临床分区提供更加确凿的证据。具体分区范围如下。

　　(1) Ⅰ区:①外科学分区包括颏下区和下颌下区淋巴结。其中,Ⅰ$_a$ 区(颏下区)位于双侧二腹肌前腹和舌骨区域内的淋巴结;Ⅰ$_b$ 区(下颌下区)位于二腹肌前、后腹和下颌骨下缘围成的三角内的淋巴结。②影像学分区界定为位于舌骨体、下颌舌骨肌、下颌下腺后缘之前的范围内的淋巴结。以二腹肌前腹为界分为 Ⅰ$_a$ 区、Ⅰ$_b$ 区。

　　(2) Ⅱ区:①外科学分区包括颈内静脉上组淋

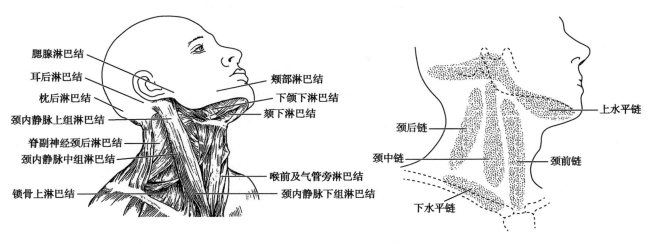

图 5-17-1 颈部淋巴结分布示意图

巴结。上起自颅底,下至舌骨体下缘水平,前界为胸骨舌骨肌外侧缘,后界为胸锁乳突肌后缘。以脊副神经为界,分为Ⅱₐ区、Ⅱᵦ区两个亚区。②影像学分区界定为颅底至舌骨体下缘之间、下颌下腺后缘之后、胸锁乳突肌后缘之前的淋巴结。Ⅱₐ区淋巴结可位于颈内静脉的前方、外侧及内侧;也可位于颈内静脉的后方,但其与颈内静脉之间无明显界限。Ⅱᵦ区淋巴结则位于颈内静脉的后方,并有脂肪组织将其与静脉分隔。

(3)Ⅲ区:①外科学分区包括颈内静脉中组淋巴结,覆盖于胸锁乳突肌下。上起自舌骨体下缘水平,下至环状软骨下缘水平,前界为胸骨舌骨肌外侧缘,后界为胸锁乳突肌后缘。②影像学分区位于舌骨体下缘至环状软骨下缘之间,胸锁乳突肌后缘之前。以颈总动脉或颈内动脉为界,Ⅲ区淋巴结与Ⅵ区淋巴结相邻。

(4)Ⅳ区:①外科学分区包括颈内静脉下组淋巴结,覆盖于胸锁乳突肌锁骨头与胸骨头下。上起自环状软骨下缘水平,下至锁骨,前界为胸骨舌骨肌外侧缘,后界为胸锁乳突肌后缘。②影像学分区位于环状软骨下缘到锁骨之间、胸锁乳突肌后缘与前斜角肌后外缘之间连线前方、颈总动脉的外侧。以颈总动脉为界,Ⅳ区淋巴结与Ⅵ区淋巴结相邻。

(5)Ⅴ区:①外科学分区为颈后三角淋巴结,包括脊副神经颈后淋巴结和锁骨上淋巴结。位于锁骨、胸锁乳突肌后缘和斜方肌前缘围成的三角内。以环状软骨下缘水平为界,分为Ⅴₐ区、Ⅴᵦ区两个亚区。②影像学分区以舌骨体上缘作为上界,前以胸锁乳突肌后缘为界,后以斜方肌前侧缘为界。从颅底至环状软骨下缘水平,Ⅴ区淋巴结位于胸锁乳突肌后缘切线的后方,即Ⅴₐ区;从环状软骨下缘水平至锁骨,Ⅴ区淋巴结则靠近胸锁乳突肌后缘和前斜角肌侧后缘的斜形连线的后外侧,即Ⅴᵦ区。

(6)Ⅵ区:①外科学分区为中央区淋巴结,包括喉前、气管前、气管旁和气管食管沟内的淋巴结。上起自舌骨,下至胸骨上切迹,两侧为双侧的颈动脉鞘。②影像学分区上界为甲状软骨体下缘,下界为胸骨柄,前界为颈阔肌和皮肤,后界为气管和食管分界处,外界为甲状腺内缘、皮肤和胸锁乳突肌前内侧缘。对于气管旁淋巴结,上界为环状软骨下缘。对于气管前淋巴结,后界为气管和环状软骨前缘。

(7)Ⅶ区:除上述颈淋巴结外,AJCC(2017)第8版头颈部肿瘤分期方案中,将上纵隔淋巴结定义为Ⅶ区。Ⅶ区淋巴结包括气管前淋巴结、气管旁淋巴结、食管沟淋巴结等。范围从胸骨上切迹到

463

无名动脉。甲状腺癌和食管癌在这些淋巴结有很大的转移风险。

颈淋巴分区见图 5-17-2。

4. 未分区淋巴结 枕淋巴结、耳后淋巴结、腮腺淋巴结、面淋巴结、舌下淋巴结、咽后淋巴结及咽旁间隙淋巴结等淋巴结未纳入上述分区，不同的头颈部癌的转移也与这些淋巴结密切相关。

5. 颈部的三角 颈部以舌骨、二腹肌、肩胛舌骨肌、斜方肌、颈中线、下颌骨下缘、锁骨上缘和胸骨柄为标志分为多个三角（图 5-17-3）。以舌骨水平线可分为舌骨上区和舌骨下区。以颈中线分为左侧和右侧。每侧又被胸锁乳突肌分为颈前区和颈外侧区两个大的三角（见图 5-17-3）。

颈前区位于胸锁乳突肌前缘、颈中线、下颌骨下缘之间。颈前区又被分为以下 4 个小三角。①肌三角，位于胸锁乳突肌前缘、肩胛舌骨肌上腹和颈中线之间。②颈动脉三角，位于胸锁乳突肌前缘、肩胛舌骨肌上腹和二腹肌后腹之间。③下颌下三角：位于二腹肌前腹、后腹和下颌骨下缘之间。下颌下三角的底由下颌舌骨肌和舌骨舌肌构成，舌神经及舌下神经向前先行舌骨肌浅面，而后进入下颌舌骨肌深面。舌神经居上，由于其下颌下腺支牵拉呈弓状向下，向前与下颌下腺导管进入下颌舌骨肌深面。舌下神经经过间隙的下部先

行于二腹肌前腹深面后入下颌舌骨肌深面。二神经之间为下颌下腺导管。面动脉于下颌下腺与二腹肌后腹之间进入下颌下三角。④颏下三角：两侧二腹肌前腹和舌骨之间。

颈外侧区位于胸锁乳突肌后缘、斜方肌前缘和锁骨上缘之间。肩胛舌骨肌下腹又将颈外侧区分成锁骨上三角和枕三角两部分。①锁骨上三角，上界为肩胛舌骨肌、底为椎前筋膜、深面前有膈神经、后有臂丛神经；锁骨下静脉位于锁骨的后方，形成锁骨上三角的最下界。颈外静脉过三角之顶，而颈横

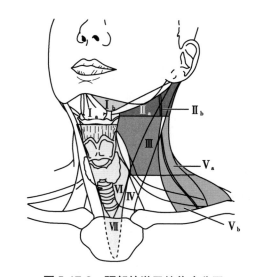

图 5-17-2 颈部的淋巴结临床分区

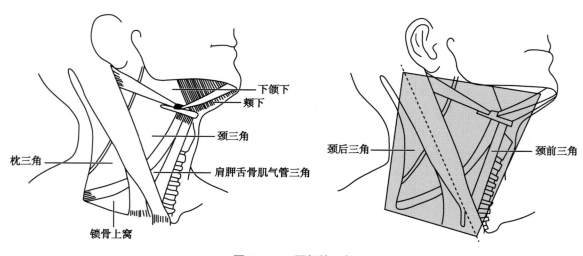

图 5-17-3 颈部的三角

动脉自内向外过三角之底的筋膜浅面（图5-17-4）。②枕三角，枕三角由胸锁乳突肌、斜方肌和肩胛舌骨肌共同围成，枕三角的底为肩胛提肌。

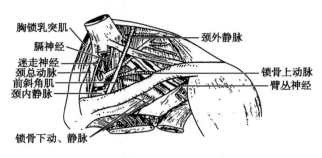

胸锁乳突肌
膈神经
迷走神经
颈总动脉
前斜角肌
颈内静脉

颈外静脉

锁骨上动脉
臂丛神经

锁骨下动、静脉

图5-17-4 锁骨上三角示意图

其中有以下重要结构：①脊副神经约于距乳突尖下4cm处出胸锁乳突肌后缘斜向下后至距锁骨约5cm处进入斜方肌。②颈横动脉行至斜方肌前缘分成深浅二支，浅支与其伴行静脉至斜方肌深面。③第3、4颈神经分出3～4支向后跨三角之底。C3神经的分支于近斜方肌前缘处与脊副神经联合或直接入该肌，C4神经直接入斜方肌深面，脊副神经和颈神经支在斜方肌深面形成神经丛，支配该肌运动。

6. 颈总动脉、颈外动脉的体表投影 王启华（2002）描述颈总动脉、颈外动脉的体表投影为由胸锁关节至耳垂连成一线，自甲状软骨上缘以下的一段代表颈总动脉，甲状软骨上缘以上的一段代表颈外动脉的体表位置。

7. 颈外动脉的解剖要点 颈外动脉平甲状软骨上缘起自颈总动脉，起端在胸锁乳突肌前缘之被覆下，颈外动脉在二腹肌后腹之下位置较浅，除有胸锁乳突肌前缘外，浅面常有面总静脉及舌下神经通过。

颈外动脉的分支，依其走向可分为：①向前的有甲状腺上动脉、舌动脉及面动脉；②向后的有枕动脉和耳后动脉；③向上的有咽升动脉，以及两个终支（颞浅动脉和上颌动脉）。在颈动脉结扎术中有标志意义的颈外动脉分支有：①甲状腺上动脉：

有82.5%于甲状软骨上缘与舌骨大角之间起于颈外动脉根部的前缘，有14.5%平下颌角，只有3.0%起点在甲状软骨后缘中点。②舌动脉：平舌骨大角处起于甲状腺上动脉起始处的稍上方的颈外动脉。③面动脉（颌外动脉）：有41%～49%平下颌角高度，单独（86%）或与舌动脉共干（14%），起于舌动脉发出部的稍上方。

8. 颈外动脉与颈内动脉的鉴别 以下几点有助于颈外动脉与颈内动脉的鉴别：①颈外动脉有分支，颈内动脉在该手术野内无分支。②颈外动脉比颈内动脉稍细，颈内动脉和颈外动脉从颈总动脉分出后，颈外动脉居颈内动脉前内，颈内动脉居颈外动脉的后外；并非颈外动脉在外、颈内动脉在内。③阻断颈外动脉时颞浅动脉的搏动消失或大为减弱。

9. 颈外动脉与颈内动脉的位置关系 颈外动脉与颈内动脉的位置关系据观察二者有一定位置关系变化，一般有下列4种情况（图5-17-5）：①颈外动脉位于颈内动脉前内侧（在我国人群中占80.0%）；②颈外动脉位于颈内动脉前方（在我国人群中占13.8%）；③颈外动脉位于颈内动脉前外侧（在我国人群中占2.4%）；④颈外动脉位于颈内动脉外侧（在我国人群中占3.6%）。

10. 脊副神经的解剖、寻找与保护 脊副神经在颈部支配胸锁乳突肌和斜方肌，一旦损伤则易造成肩部活动受限、颈部僵硬等不适症状，故在肿瘤没有侵犯脊副神经的情况下，行颈淋巴结清扫术时勿损伤该神经。脊副神经与舌咽神经、迷走神经共同由颈静脉孔出颅。脊副神经解剖位置较为恒定，大多情况下其在颈内静脉的浅外侧向下外方走行。有学者统计脊副神经在颈内静脉的浅外侧占55%、深外侧占45%；也有报道在颈内静脉的浅外侧占67%、深外侧占33%。脊副神经进入胸锁乳突肌之前分为两支，即胸锁乳突肌支和斜方肌支，两支均应妥善保留。胸锁乳突肌支进入胸锁乳突肌后分散成多个小支支配该肌肉，而斜

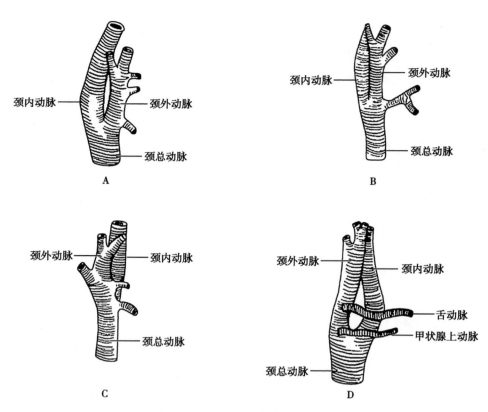

图 5-17-5 颈内、外动脉的位置关系

A. 颈外动脉位于颈内动脉的前内侧；B. 颈外动脉位于颈内动脉的前方；C. 颈外动脉位于
颈内动脉的前外侧；D. 颈外动脉位于颈内动脉的外侧。

方肌支有的穿过胸锁乳突肌，有的在胸锁乳突肌后缘向后外侧行走，同时与颈丛第二支交通，后在斜方肌前缘中下 1/3 交界处深面进入斜方肌，支配该肌肉。

在颈淋巴结清扫术中解剖脊副神经可参考以下几种方法。

（1）在胸锁乳突肌后缘耳大神经上方 1.5cm 左右处寻找。这个部位寻找脊副神经斜方肌支较准确，且不易和其他神经混淆，目前临床应用较多。手术中要注意先把胸锁乳突肌后缘解剖并掀起 0.5～1cm，这样用血管钳分开深面疏松组织，即可见到神经。否则肌肉后缘组织致密不易分开寻找神经。找到脊副神经向下解剖时常见一伴行小血管，可与神经分离止血。

（2）在斜方肌前缘下端、离锁骨上方约 5cm 处寻找。脊副神经在此处进入斜方肌，先找到斜方

肌，然后提起在其深面找到斜方肌支。此处有时易与附近锁骨下皮神经混淆。但皮神经走行于斜方肌表面，可以进行鉴别。

（3）沿脊副神经走行方向寻找。在胸锁乳突肌后缘脊副神经出处至斜方肌前缘之间，掀起皮瓣后多数情况下能够辨别出脊副神经。

（4）寻找脊副神经总干。二腹肌后腹与颈内静脉交角后缘，先定位颈内静脉，后向上解剖即可找到脊副神经。

（5）参考胸锁乳突肌支。沿胸锁乳突肌前缘解剖，至中后 1/3 处时，用手指触摸，即可摸到一较粗的条索样结构，解剖开即是脊副神经。此时向上解剖至二腹肌，浅面无知名血管，仅有一脊副神经伴行小静脉易出血，可予结扎。

颈淋巴结清扫术中应尽量保护好脊副神经，切忌操作粗暴，对脊副神经不能轻易放弃。Buck

等（2008）认为只有在副神经明显受侵时才可牺牲该神经，而这种情况即使在Ⅱ区有大转移灶时也是罕见的。Keir等（2007）的原则是只有肿瘤包绕副神经或与副神经粘连时才牺牲副神经。

11．颈后三角中脊副神经的解剖定位 以往报道脊副神经在Erb点上方2cm内穿出，锁骨与脊副神经斜方肌穿入点的距离通常为2～4cm。泰国Aramrattana（2005）为探讨颈后三角外科解剖标志以减少脊副神经的医源性损伤，对56具38～93岁尸体（男35，女21）的112侧颈后三角区脊副神经的走行进行观察。解剖标志如下。

（1）脊副神经与颈丛感觉神经束的毗邻关系。

（2）脊副神经进入斜方肌的水平。观察到脊副神经穿出胸锁乳突肌后缘的部位接近颈丛感觉神经束从胸锁乳突肌后缘穿出处（Erb点），101侧（90.2%）位于Erb点的上方，有1侧（0.9%）位于该点的下方，穿出点位于Erb上方的距离为0.3～3.6cm（平均1.43cm）；脊副神经斜方肌穿入点与锁骨的距离为2.6～6.9cm。在颈后三角定位脊副神经的2个重要解剖标志为Erb点和脊副神经斜方肌穿入点与锁骨的距离。

12．迷走神经与颈总动脉的关系 迷走神经与颈总动脉的关系可分为4类：a型为迷走神经位于颈总动脉与颈内静脉中间前方（约占29.0%）；b型为迷走神经位于颈总动脉与颈内静脉中间后方（约占66.7%）；c型为迷走神经位于颈总动脉后方（约占3.2%）；d型为迷走神经位于颈内静脉后方（约占1.1%）。

13．警惕舌下神经损伤 舌下神经约在颈总动脉分叉处上方1cm处越过颈内动脉和颈外动脉的浅面，相当于面动脉与舌动脉之间。手术野清晰时该神经可被发现；手术野不清时舌下神经常随结缔组织被拉向上方而不易被发现，有被损伤的危险。

【术前提示】

1．各种头颈癌颈淋巴结转移的规律和特点 头

颈鳞癌转移至颈淋巴结通常有两条途径，一是经淋巴管转移，二是经血行转移至淋巴结的被膜及小梁的血管内。头颈部不同解剖部位的淋巴引流规律差别很大，头颈部鳞状细胞癌患者淋巴结转移的部位有预后意义。

由于颈部各组淋巴结之间存在淋巴管相互联系，当某部位发生恶性肿瘤时，癌细胞可沿淋巴管首先达到相应的第一站区域淋巴结即前哨淋巴结，如果该区域淋巴结不能阻截或消灭癌细胞，则病变可继续沿该区域淋巴结引流方向继续蔓延，甚至扩散至一侧全颈及颈部对侧。当某解剖部位的肿瘤转移超出了该部位淋巴结引流的首站淋巴结，尤其是颈下区域的淋巴结时，预后将明显变差。

一般情况下，未经手术或放疗处理的头颈鳞癌颈淋巴结转移有规律可循，其发生与分布在一定程度上与原发肿瘤部位有关。

（1）鼻咽癌：鼻咽部淋巴管比较丰富，是头颈部最易出现颈淋巴结转移的部位，由于其淋巴管存在左右交叉的特点，也容易出现对侧或双侧淋巴结转移。鼻咽癌淋巴结转移具有由上而下循鼻咽部淋巴引流顺序发展的规律，其淋巴结转移的第一站区域淋巴结是咽后淋巴结及Ⅱ区淋巴结，其次为颈后三角淋巴结（Ⅴ区），较少见的转移部位为下颌下、腮腺淋巴结等，而Ⅰ$_a$、Ⅵ区基本不受累及。

（2）鼻腔鼻窦癌：鼻腔鼻窦鳞癌较少发生颈淋巴结转移，只在部分晚期发生，常发生在同侧的Ⅰ、Ⅱ、Ⅲ区。

（3）口咽癌：口咽部包括舌根、扁桃体区、软腭腹侧和咽后壁四个亚区，周围淋巴组织较为丰富，并由鼻咽部的咽扁桃体、口咽两侧的腭扁桃体及舌根两侧的舌扁桃体共同组成咽淋巴环。其中，舌根癌的淋巴结转移率最高，可一侧或双侧转移；而偏一侧的口咽癌，颈淋巴结转移最常累及同侧的Ⅱ、Ⅲ、Ⅳ区。

（4）下咽癌：下咽部包括梨状窝、下咽后壁和

环后三个亚区,其颈淋巴结转移主要分布于Ⅱ、Ⅲ区,其次为Ⅳ、Ⅵ区;而Ⅴ区转移一般发生在其他区域已出现转移之后,Ⅰ区较少累及。

(5)喉癌:喉部包括声门上区、声门区、声门下区三个亚区,其淋巴管的分布并不均衡。声门上区癌颈淋巴结转移最为常见,主要分布于颈部Ⅱ、Ⅲ区,并易出现对侧或双侧淋巴结转移。其次为声门下区癌,转移淋巴结多位于颈部Ⅲ、Ⅳ区。声门区癌淋巴结转移较少,如病变累及前联合、声带突或声带下1cm以内,也可不发生颈淋巴结转移;但当癌肿侵犯声带肌,引起声带固定时,有约20%的概率发生颈部转移,其颈部转移区域也主要分布于Ⅱ、Ⅲ区。而无论何亚区的喉癌,均很少出现Ⅴ区淋巴结转移。

(6)口腔癌:口腔包括唇、颊、硬腭、口底及舌等部位,其颈淋巴结转移的发生率依次为舌癌、口底癌、硬腭癌、唇癌及颊癌。其中,舌癌的转移淋巴结主要分布于颈部Ⅰ、Ⅱ、Ⅲ区,并易出现跳跃性转移现象。由于越接近舌尖的淋巴管,汇入颈深淋巴结的部位越低,故靠近舌尖部位的肿瘤,Ⅳ区也是比较常见的淋巴结转移区域。其他部位口腔肿瘤的转移淋巴结与舌癌类似,主要分布于颈部Ⅰ、Ⅱ、Ⅲ区。

(7)甲状腺乳头状癌:颈淋巴转移途径有一定的规律,其淋巴转移的一般途径为:甲状腺癌原发灶—Ⅵ区—侧颈淋巴结—远处转移。

头颈部癌随着临床N分级的增加,转移淋巴结的发生区域可随之扩展,如口咽癌、下咽癌及部分喉癌出现Ⅰ和Ⅴ区转移的概率增加;具有双侧淋巴管汇入的中线或肿瘤靠近中线(如舌体、舌根、腭、喉声门上区、下咽后壁等),发生双侧淋巴结转移的概率增加。原发肿瘤同侧颈淋巴结状态可明显影响对侧颈部转移的发生,是判断对侧颈部转移的重要预测指标。

2. 诊断问题 颈部包块的正确诊断是手术选择的关键。首先应确定颈部包块是否为转移性淋巴结,在没有恶性肿瘤病理诊断时不应行颈淋巴结清扫术。

彩色多普勒超声能检出触诊遗漏的隐匿性转移淋巴结,具有精确、无创及经济等优点,可以发现1cm以下难以触诊发现的淋巴结。而超声引导下的细针抽吸活检技术,对于诊断颈部转移淋巴结具有较高敏感性、特异性和准确性。如果临床发现原发灶,一般不再做颈部穿刺检查。

活检应首选在耳、鼻、咽、喉、口腔、唾液腺、鼻腔、鼻窦、食管、气管及头面部皮肤等部位的溃疡或包块处进行,这些部位的活检不需要切开颈部皮肤和破坏颈部结构,亦有助于避免癌扩散。颈部淋巴结可作细针穿刺细胞学检查。应尽量减少颈部开放式活检,该法对头颈癌患者将来的治疗将带来不利影响,只有在经仔细检查仍不能查出原发灶的情况下才可谨慎地考虑颈部活检。

若颈部包块为鳞状细胞癌,则应考虑对同侧鼻咽、扁桃体、舌根、梨状窝及杓会厌襞等处进行内镜下活检,以期明确诊断。某些发生颈淋巴结转移的扁桃体癌临床难以诊断,须手术切除扁桃体进行病理检查确诊。

在颈淋巴结清扫术前,应行增强CT和MRI。对于颈部淋巴结,迄今为止,尚无影像学研究可以等同于病理学检查方法,也没有影像学检查可以区分出是小的反应性淋巴结或是小的恶性淋巴结。当发现淋巴结增大时,应测量淋巴结的实际大小。

大多数直径超过3cm的肿块不是单一肿大的淋巴结,而是融合的淋巴结肿块或是颈部软组织肿瘤。影像学研究显示受累淋巴结边缘呈现不规则毛刺样改变,或由于淋巴结间脂肪受累造成淋巴结失去正常的卵圆形状而变成圆形,则强烈提示淋巴结外肿瘤扩散。

MRI对软组织的分辨率高,有助于辨别颈部转移淋巴结与周围组织的界限,以及颈部转移癌与血管、神经的关系。CT和MRI可相互补充。

建议密切结合原发癌和颈部转移癌的临床情

况，必要时行正电子发射计算机体层显像。该方法有助于原发灶不明的颈部转移癌的诊断，有助于对晚期头颈部肿瘤的分期做更准确的评估。

3. 双侧颈淋巴结清扫术的问题 双侧颈淋巴结清扫术可分期进行，也可同期进行。分期者多为双侧全颈淋巴结清扫术；同期进行者多为颈改良清扫术，或一侧颈全淋巴结清扫术另一侧颈改良清扫术（或颈选择性清扫术）。同时行双侧颈全淋巴结清扫术，结扎双侧颈内静脉后可引起颅内压升高，存在死亡的危险。对必须行双侧颈全淋巴结清扫术者可考虑保留颈外静脉或间隔 3 周后再行另一侧手术，术中和术后应注意恰当处理颅内压增高问题。

4. 颈淋巴结清扫术中牵拉组织的技巧 颈淋巴结清扫术过程中在颈阔肌深面翻起皮瓣时，术者和助手的牵拉十分重要，宜参照图 5-17-6 中正确的牵拉方式，错误的牵拉方法会使手术者的手术刀进入深暗的视野之中，从而层次不清、找不准间隙，导致组织损伤和反复出血。

5. 颈淋巴结清扫术的层面掌握的技巧 颈淋巴结清扫术中，在一定的范围内，要在视野清晰的前提下按照层面进行清扫，避免在一个狭小的区域内过于深入。否则容易造成血管、神经损伤，止血也十分困难。

6. 颈淋巴结清扫术中清扫顺序的变通 一般而言，颈淋巴结清扫术的手术顺序通常是由下而

上、从外而内、由浅入深。在实际手术中，常须根据转移灶部位对手术的顺序进行调整。一般来说，颈全淋巴结清扫术可从颈部四个角中的任何一个角开始，为了便于手术，操作常从距离最大淋巴最远的一个角开始清扫。遇到颈部转移灶较大时，可以改变清扫的手术步骤，采用先易后难、先外围后攻坚的方法。例如当Ⅳ区有大而固定的转移淋巴结时，若按上述常规先处理颈内静脉下端可能很困难，可能损伤颈内静脉导致大出血的危险；此时可先清扫Ⅰ、Ⅱ、Ⅴ区，结扎颈内静脉上端，由上而下解剖，最后处理Ⅳ区；一般经过充分游离周边组织后，原来较固定的淋巴结变得有一定程度的活动，淋巴结与锁骨上缘之间可出现间隙，将组织块和颈内静脉下端向上提起，仔细分离结扎、切断颈内静脉下端，完成颈淋巴结清扫术。

7. 颈丛神经的保护 颈丛的皮支于胸锁乳突肌后缘中点处穿出颈深筋膜浅层分布于皮下，分为枕小神经、耳大神经、颈横神经、锁骨上神经。枕小神经沿胸锁乳突肌后缘上行，分布于枕部皮肤。耳大神经绕胸锁乳突肌浅面向前上方行，分布于耳郭及其周围的皮肤。颈横神经经胸锁乳突肌浅面横行向前，呈扇形分支，分布于颈前部皮肤。锁骨上神经向下外行走，分为前、中、后数支，分布于颈前外侧部、胸前壁第 2 肋以上及肩部皮肤。

颈丛的皮支的根部主要位于Ⅱ区，分支主要位于Ⅴ区，根部较粗且位置较深，不易损伤，分支较

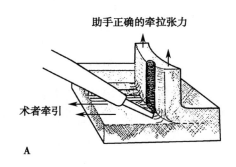
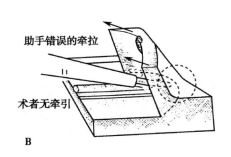

图 5-17-6 皮瓣牵拉的示意图
A. 正确的牵拉方式；B. 错误的牵拉方式。

细且位置表浅,较易损伤。颈丛的损伤会导致颈肩部不适、功能障碍等症状,在颈淋巴结清扫术中须尽力保护颈丛神经。

在较为肥胖的患者,上述神经有时不易找到,可以在其所在部位用手指触摸到条索状结构,便于寻找神经,避免损伤。

8. 颈淋巴结清扫术中的意外所见 颈淋巴结清扫术中有时又发现意外的颈部包块,尽管意外所见未必是决定预后的主要因素,但却使治疗复杂化。Sheahan(2005)为探讨头颈部鳞癌颈淋巴结清扫术标本中意外所见的发生率及其处理措施,对202例由同一外科医师诊治、同一位病理学家检测的307侧颈淋巴结清扫术标本进行回顾性分析。包括颈全淋巴结或颈改良淋巴结清扫术173侧,颈择区淋巴结清扫术134侧。其中10例患者颈淋巴结清扫术标本有意外所见,这10例患者鳞癌的原发灶分别位于磨牙后三角3例,声门上、环后、口咽及上颌骨各1例,皮肤3例。意外所见包括:淋巴结内异常甲状腺组织4例,提示转移性甲状腺乳头状癌;慢性淋巴细胞白血病2例、非霍奇金淋巴瘤1例、Warthin瘤1例及淋巴结结核2例。4例提示甲状腺乳头状癌淋巴结转移者中,2例行甲状腺全切除术(1例证实为乳头状癌,1例为炎症而未发现肿瘤),另外2例观察6年未发现甲状腺肿瘤。伴发淋巴瘤及白血病者有2例生存14个月,1例颈淋巴结清扫术后4个月死于原发肿瘤。伴发Warthin瘤者无瘤生存2年。伴发淋巴结结核者颈淋巴结清扫术前均无存在肺结核的证据,术后均早期出现原发肿瘤复发。10例患者中有4例死于原发鳞癌,均未死于颈淋巴结清扫术意外所见提示的疾病。

9. 颈静脉角区域淋巴结的处理 颈静脉角区是由同侧的颈内静脉和锁骨下静脉在胸锁关节后方汇合形成的夹角。该区域左侧有胸导管,右侧有右淋巴导管注入静脉,超声刀及电刀处理难以封闭,是导致术后淋巴漏或乳糜漏的常见原因,应

在该区域沿静脉角解剖出并用缝线结扎损伤的胸导管。右颈侧区淋巴结清扫术也可能发生淋巴漏。手术结束前,常规再次检查颈静脉角。此外,由于该区域还与Ⅵ区相通,也是甲状腺中下份癌向颈侧区转移的最常见通道。

【手术操作与技巧】
(一)颈全淋巴结清扫术
1. 麻醉与体位 采用气管内插管全身麻醉,确保呼吸道通畅极为重要。术中对颈动脉窦进行浸润麻醉有助于预防颈动脉窦综合征。

患者采取仰卧位。手术台头端可稍微抬高,以降低头颈部血压,特别是静脉压,有助于减少术中出血。患者颈部的弯曲处置于手术台头板的铰链处,以便于根据手术中的需要屈曲或伸展。肩下置一肩垫,使颈部轻后伸。

2. 切口的选择 颈淋巴结清扫术的切口种类繁多,不同医院、医师惯用的切口差别较大,应根据病变部位、病情、手术范围、医疗条件及个人的技术情况等综合因素定夺。切口的设计需要考虑以下因素:①要求手术野暴露尽量充分且有利于整复;②应使切口尽量离开颈总动脉走行区域的纵行线,以免手术皮瓣坏死而造成颈总动脉暴露;③术前已行放疗者应避免切口交叉在放射野内,如手术区皮肤放疗后萎缩变硬明显,提示手术后皮瓣可能容易坏死,应考虑切除该皮肤并用健康皮瓣或肌皮瓣修复;④应充分考虑使分离后的颈部皮瓣具有较好的血液供应。颈上部皮肤血供主要来自面动脉的颏下支和枕动脉的胸锁乳突支,下部皮肤血供主要来自颈横动脉和肩胛上动脉,切口时应尽量减少损伤这些血管;⑤切口应充分考虑愈合后颈部的功能良好、外形美观。

常用切口有J形切口(曲棍球棒状切口)、半H形切口、H形切口、McFee切口、U形切口、7字(左侧)或反7字(右侧)切口、改良"工"字切口、Conley切口、矩形切口、Y形切口、双Y切口等。常用的切口举例介绍如下。

（1）J形切口（曲棍球棒状切口）：由一颈后垂直切口，加之下颈领式切口构成，适用于喉或甲状腺联合手术（图5-17-7）。这一切口术后垂直部分瘢痕较粗大，但位于颈后而使其并不太影响外观。该切口水平部分在两侧胸锁乳突肌之间向对侧延长可以行气管切开术、喉切除术。如果颈后暴露差，可以加用附加切口。

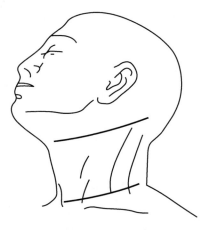

图5-17-8　McFee切口

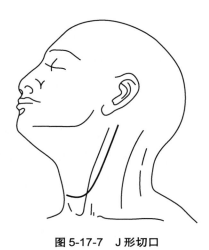

图5-17-7　J形切口

（2）McFee切口：对于保持颈部外形较为满意，切口与皮纹走行一致，皮瓣血供好，切口愈合良好、外形美观，经颈部的两条切口可以满足任何部位的清扫的要求。适合于鼻咽癌挽救性颈淋巴结清扫术和对外观要求高的患者，对手术技巧要求较高。由于McFee切口较为美观，近年来使用增多，严重的甲状腺癌转移也可采用该切口（图5-17-8）。

（3）U形切口：为双侧沿胸锁乳突肌表面到达锁骨水平的切口，颈部的下份主要靠颈横动脉等供血，如果切口过低，皮瓣下部的血液供应减少，导致下部的组织依靠上部皮瓣的血供，从而使伤口裂开的潜在危险增加。

（4）半H形切口：常在喉癌、下咽癌手术中应用，其切口由纵、横两个切口组成。①纵切口起自乳突尖梢后，沿胸锁乳突肌后缘向下切至锁骨中点处；②横切口平环状软骨下缘切开，与纵切口的中部相连接，至对侧胸锁乳突肌前缘之后。该切口是基于颈部血管分布的规律设计的，颈部的内

下部由锁骨下血管系统分布，而颈部的上外侧部则由颈外动脉系统供血。半H形切口的横切口经此二区之间切开，这样对上、下皮瓣的血供均无大影响。该切口用于放疗后的患者多不影响愈合。半H切口还便于取颈前上皮瓣修补喉、下咽的手术缺损（图5-17-9）。

（5）H形切口：为双侧颈淋巴结清扫术的手术切口，暴露充分，皮瓣血供较好（见图5-17-9）。

3. 切开和分离皮瓣　标出皮肤切口，用亚甲蓝标记切口，以便手术结束时皮瓣的原位对合。用手术刀切开皮肤表皮层后，用电刀完成切口，以减少出血。切开皮肤直达颈阔肌深面，到达胸锁乳突肌和颈外静脉的表面。在此处最好不要断开颈外静脉（图5-17-10），但若此静脉破裂则应将其钳夹夹断并结扎。

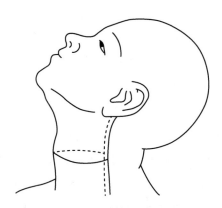

图5-17-9　半H形和H形切口

皮肤切开后，在颈阔肌下与颈深筋膜浅层间分离皮瓣。在分离皮瓣的过程中，应沿颈阔肌的深面分离，避免损伤颈阔肌。皮瓣应包含颈阔肌在内，否则可导致伤口愈合不良以及皮肤与颈深部组织粘连而引起不适。

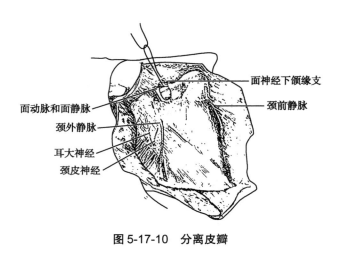

图 5-17-10　分离皮瓣

颈侧区外上方的颈阔肌缺如，分离皮肤和胸锁乳突肌上份表面的过程中容易出现层次的混淆，以胸锁乳突肌及表面的颈外静脉和耳大神经为标志，易于暴露胸锁乳突肌筋膜。

分离的范围为：①上界为乳突及下颌骨下缘；②下界为锁骨上缘；③前界为颈前中线；④后界为斜方肌前缘。

分离皮瓣时须细心保护面神经下颌缘支，该神经位于颈阔肌的深面，多数情况下面神经下颌缘支可以辨认，其于颈阔肌深面横过面动脉和面前静脉，与下颌骨下缘平行。面神经下颌缘支的位置可与下颌骨下缘平行或完全位于下颌骨下缘之上，也可低于下颌骨下缘。偶尔位置较高，手术中看不到；或者出现分支走行于下颌骨下缘以下，应特别小心勿损伤。有人介绍一种保护面神经下颌缘支的方法，可供参考：在下颌骨下缘至少 1cm 处找到面动脉和面静脉，由此向上游离才能辨识出面神经下颌缘支后将其向上牵开，并将血管蒂的上端固定于颈阔肌以覆盖该神经，从而达到保护的目的（见图 5-17-10）。若该区域可能存在肿瘤，则不必须保留此神经。

向胸锁乳突肌后缘周围分离达斜方肌前缘，由于胸锁乳突肌和皮肤之间的组织很薄，皮瓣紧贴该肌肉，分离此处皮瓣时应注意避免造成皮瓣穿孔。

4. 切断胸锁乳突肌下端和颈内静脉下端　在距锁骨上缘 2.5～3cm 处沿胸锁乳突肌切开包绕肌肉的筋膜，经该肌前缘和后缘分离胸锁乳突肌下段。以止血钳分离胸锁乳突肌前缘，前缘分开后可用示指从前缘伸入向后缘分离，分离的层次为肌肉和肌肉深面的筋膜之间，使肌肉和其深面的筋膜以及颈内静脉、颈总动脉、迷走神经和膈神经等深部组织分开，确认胸锁乳突肌已与这些重要结构分离。在距胸锁乳突肌胸骨头上方 2.5～3cm 处钳夹、切断、缝扎两侧断端；同法处理该肌的锁骨头（图 5-17-11）。

胸锁乳突肌下段也可不予分离而直接切断。方法为横行切断胸锁乳突肌下段表面的颈深筋膜浅层，直视下由浅入深逐层徐徐切开肌肉纤维，待切至该肌深面时即可看到胸锁乳突肌深面的深筋膜，肌肉和深筋膜甚易鉴别，此时距颈内静脉和颈总动脉尚隔有颈动脉鞘的筋膜。

将切断的胸锁乳突肌断端向上翻起约 4cm，显露颈动脉鞘，纵行切开颈动脉鞘筋膜，避免损伤

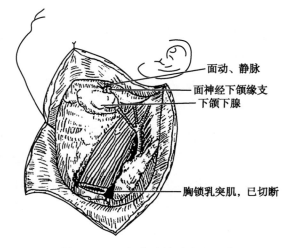

图 5-17-11　切断胸锁乳突肌下端

其他邻近结构，切口可稍长些。钝性和锐性交替分离颈内静脉，使其与颈总动脉和迷走神经分离，注意必须明确颈总动脉及迷走神经并妥为保护（图 5-17-12）。在锁骨上缘上 1～2cm 处以两把长弯止血钳夹住颈内静脉，用粗丝线与两把止血钳之间的远、近心侧分别结扎颈内静脉下段，在两止血钳结扎后，于结扎的远心侧切断颈内静脉（图 5-17-13）。颈内静脉切断后的两断端均须缝扎，将颈内静脉近心端的断端缝合固定于胸锁乳突肌下端的断端。患者术后咳嗽或肌紧张时可造成颈内静脉残端膨胀，要警惕结扎的线头滑脱。颈内静脉下段的切断位置不宜过低，否则一旦出血将难以处置。

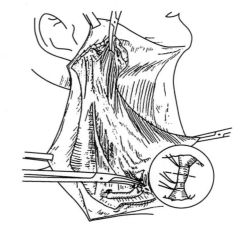

图 5-17-13　结扎、切断颈内静脉下端

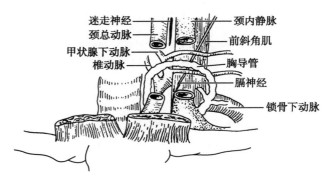

图 5-17-14　左侧颈根部的胸导管

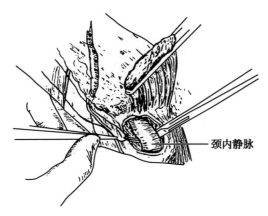

图 5-17-12　分离颈内静脉下端

颈根部左侧有胸导管，右侧有右淋巴导管。颈根部大淋巴管在大部分患者可以看到，手术中应仔细辨认、妥为保护，如有损伤应做可靠的结扎。胸导管在颈根部时位于颈总动脉的后面（图 5-17-14），位置可能很低，以至于术中看不见；有时则可高出锁骨上缘 5cm。

胸导管高且弯者常发生在胸廓口窄的患者，胸导管低位则常发生在胸廓口宽的患者。右淋巴导管由右颈淋巴干、右锁骨下淋巴干和右支气管纵隔淋巴干汇合形成，接受右侧头颈部的淋巴、右上肢和右胸部的淋巴（图 5-17-15）。

胸导管、右淋巴导管或构成它们的任何一部分，可直接汇入锁骨下静脉或颈内静脉。若淋巴

管直接汇入颈内静脉结扎部位的上份，于分离颈内静脉时可将淋巴管撕断，如果辨认出此情况应予结扎。胸导管或右淋巴导管损伤后有时不易辨认出破裂口，但破裂口有混浊的或清亮的淋巴溢出，应循此寻找破裂口并妥为结扎；若无法找到确切的破裂口，可将可疑的软组织结扎，常能扎住破裂口。该区域手术也可采用钳夹组织后切断并结扎的方法分离，以避免发生淋巴漏。

5. 锁骨上三角的清扫　颈淋巴结清扫术中，为避免肿瘤转移，最好先切断下端，即Ⅳ区的下限。沿锁骨上缘切开颈深筋膜浅层。颈外静脉在锁骨上附近注入颈内静脉或锁骨下静脉，解剖颈外静脉，于其汇入锁骨下静脉或颈内静脉前结扎切断，其下端行双重结扎（图 5-17-16）。

分离出肩胛舌骨肌下腹于近肩胛骨处切断（图 5-17-17）。寻找和辨认椎前筋膜，可用湿纱布在椎

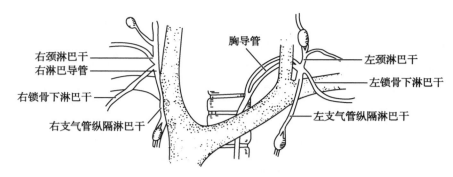

图 5-17-15　胸导管、右淋巴导管及其淋巴干

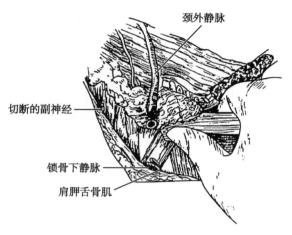

图 5-17-16　结扎、切断颈外静脉

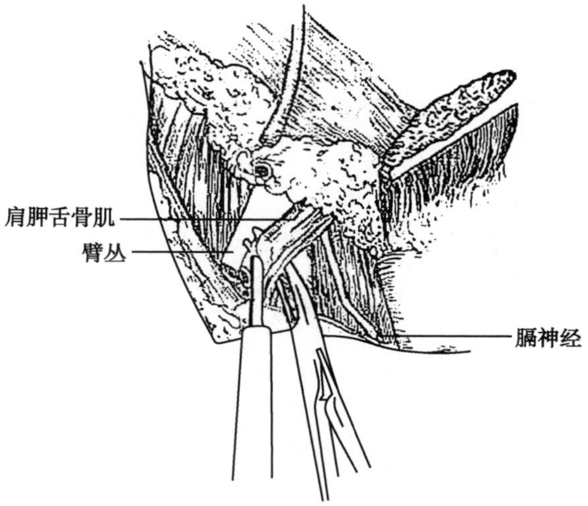

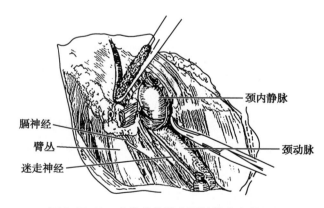

图 5-17-18　在椎前筋膜表面钝性分离软组织

图 5-17-17　分离、切断肩胛舌骨肌

前筋膜表面向后向上钝性分离软组织，即可看到行于椎前筋膜深面的前及中斜角肌间的臂丛和由 $C_{3\sim5}$ 神经肌支在前斜角肌外缘合成的膈神经由外上向下内行走于前斜角肌的浅面，均须避免损伤（图 5-17-18）。

　　在前斜角肌表面找到颈横动脉，颈横动脉一般不必结扎切断，可将颈横动脉作为清扫的后界标志，但该动脉一般有一向上去的小支，这一小支在颈淋巴结清扫术中应结扎切断（图 5-17-19）。将淋巴结及软组织解离。

　　6. 枕三角的清扫　在锁骨上后 1/3 与前 2/3 交界处，找到斜方肌附着处，确定为后界。沿斜方肌前缘向上解剖，在椎前筋膜浅面以手指或长弯钝血管钳进行钝性分离使形成隧道，再以两把止血钳并行钳夹，后于二止血钳间切开，如此反复直

至三角尖部与胸锁乳突肌相遇为止。在斜方肌前缘中、下 1/3 交界处（距锁骨上缘约 5cm 处）可见脊副神经。钳夹、切断脊副神经。钳夹脊副神经时可出现耸肩动作。

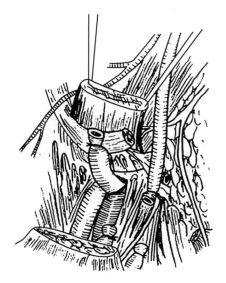

图 5-17-19 锁骨上三角的清扫

此时枕三角内组织的下、后部均游离。可将整块组织在椎前筋膜表面分离。向内牵拉组织块于椎前筋膜浅面进行分离，尽量靠组织块结扎切断颈神经的皮支，避免损伤主要由 C_4 神经前支发出的膈神经和 C_3、C_4 神经过三角底至斜方肌支配该肌运动的分支（图 5-17-20）。沿斜方肌前将软组织在椎前筋膜以上分离。在斜方肌前缘可见数支小静脉，切断后予以缝扎。手术野的基底可见肩胛提肌、头夹肌、头半棘肌等，这些肌肉覆盖在椎前筋膜之下。

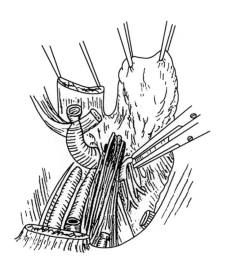

图 5-17-20 枕三角的清扫

7. 颈动脉鞘的分离 将已切断的胸锁乳突肌下段、颈内静脉、颈动脉鞘和鞘内淋巴组织与颈外侧区的组织块一并向上翻起。沿胸锁乳突肌前缘向上行进，将颈内静脉与颈总动脉及迷走神经分离，使颈总动脉及迷走神经保留在原处。沿颈总动脉、迷走神经表面向上分离达舌骨水平。

细心分离、切断、结扎颈内静脉属支，自下而上为甲状腺中静脉、甲状腺上静脉、咽及舌静脉和面总静脉等。保留颈动脉及其分支。不宜在颈总动脉及迷走神经后方进行分离，以免伤及交感神经而引起 Horner 综合征；如在颈总动脉后有肿大淋巴结，分离时注意保护交感神经。在膈神经分出处以上依次切断颈丛 C_4、C_3、C_2 神经的感觉根。在切断颈丛 C_4 神经时如果引起局部血管的出血，止血中要特别小心，避免损伤膈神经。一直分离到颈总动脉分叉处（图 5-17-21）。

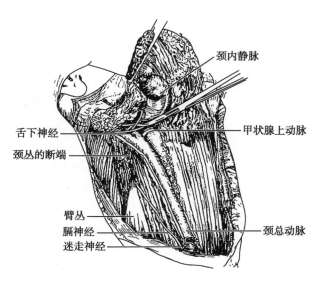

图 5-17-21 颈动脉鞘的分离

在舌骨下切断肩胛舌骨肌上腹。操作过程中，警惕损伤颈总动脉、迷走神经和舌下神经的可能。舌下神经在颈总动脉分叉之上方约 1cm 横行越过颈内、外动脉浅面，向前于二腹肌后腹和茎突舌骨肌深面进入下颌下三角，位于下颌下腺主导管的下面（见图 5-17-21）。

8. 颏下及下颌下三角的清扫 沿对侧二腹肌前腹切开颈深筋膜浅层，将颏下间隙内的筋膜脂肪及淋巴组织自下颌舌骨肌浅面分离至同侧二腹肌前腹。沿下颌骨下缘切开颈深筋膜浅层，轻推下颌下腺和有关淋巴组织向下，使其与间隙分开（图5-17-22）。沿二腹肌前腹右前向后可找到下颌下腺，从前面开始将下颌下腺由其底部游离出来（图5-17-23）。

在下颌下腺上深处有舌神经（图5-17-24），切断绕下颌神经节的筋膜，舌神经即退缩至下颌骨深面。舌下神经在二腹肌前腹深处向前上斜行于下颌舌骨肌深面至舌（见图5-17-24），一般不易受到损伤。此二神经之间有下颌下腺导管，予以结扎、切断，切断结扎导管时尽可能靠近口底（见图5-17-24）。下颌下腺游离后，在二腹肌后腹的前缘可见面动脉及其伴行静脉于二腹肌后缘分别入下颌下三角，予以分别结扎、切断。

9. 结扎、切断颈内静脉上端 自乳突尖下方由后向前切断胸锁乳突肌，沿颈内静脉向上切开颈动脉鞘至第一颈椎横突，充分游离颈内静脉上端，用止血钳平行于颈内静脉进行分离可减少损伤颈内静脉的危险。结扎颈内静脉前必须确定迷走神经已与颈内静脉分离、舌下神经已清晰暴露和分离。以直角钳绕颈内静脉，三重结扎颈内静脉上端，于中、下结扎线间断开，使静脉远端为双线及近端为单线结扎。另一方法是以二腹肌后腹为标志寻找颈内静脉上段，此肌浅面除面总静脉外无重要结构；向上牵拉此肌即可显露颈内静脉及经过其浅面的脊副神经，切断脊副神经。结扎切断枕动、静脉。将颈内静脉进行三重结扎，切断、缝扎方法同颈内静脉下段的处理（图5-17-25）。

二腹肌后腹为重要的标志结构，颈内静脉、舌下神经、脊副神经等均在其深面，分离出二腹肌后腹之后，上述结构可清楚地定位，避免误伤。

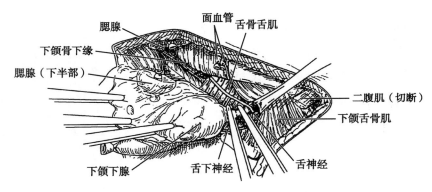

图5-17-22 分离颏下及下颌下三角的组织

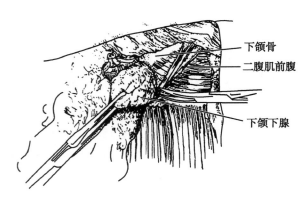

图5-17-23 游离下颌下腺

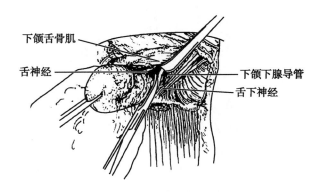

图5-17-24 结扎、切断下颌下腺导管

继续向前清扫结扎切断面后静脉的后支。结扎、切断、缝扎颈外静脉上端。沿着乳突尖和下颌角的连线切断腮腺，使刀微下倾至颈椎横突，斜行切断腮腺下极，以免损伤面神经；不应在下颌角和乳突尖的连线上方进行操作（图 5-17-26）。缝合腮腺残端。也可将腮腺残端与二腹肌后腹缝合，这样既有助于防止发生涎瘘，又有利于止血（颈外静

脉即从此处通过）。至此，整个组织块切下。颈全淋巴结清扫术术后所见如图 5-17-27。

10. 颈动脉的保护　术前放射治疗和有某些严重全身疾病的患者，术后伤口愈合能力差、易感染，存在着发生颈动脉破裂的潜在危险。以肩胛提肌覆盖颈动脉有助于颈动脉的保护。方法为暴露肩胛提肌，连同椎前筋膜自肩胛提肌之后边缘

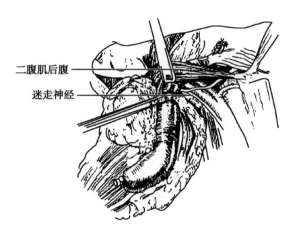

图 5-17-25　结扎、切断颈内静脉上端

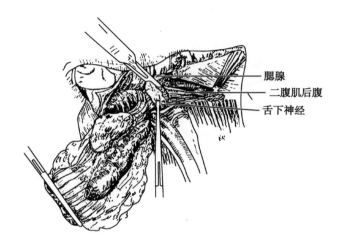

图 5-17-26　切断腮腺下极

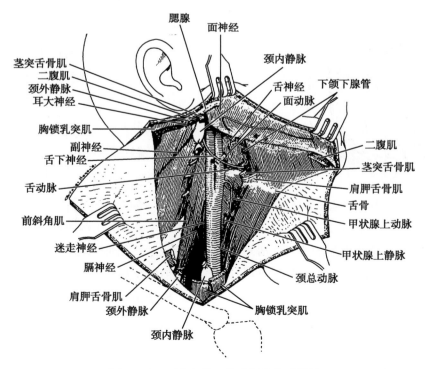

图 5-17-27　颈全淋巴结清扫术术后所见

切开,其下端尽量靠近肩胛骨切开,向前翻转保留肩胛提肌之前缘供血血管。分离时注意避免损伤臂神经丛(图5-17-28)。

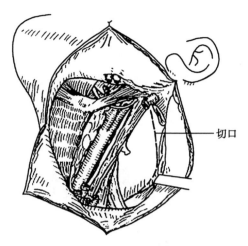

图 5-17-28　切开肩胛提肌

将肩胛提肌翻转向前覆盖颈动脉,将肩胛提肌前与胸骨舌骨肌缝合、上与二腹肌后腹缝合、下与胸锁乳突肌下断缘缝合(图5-17-29)。

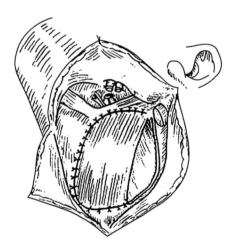

图 5-17-29　肩胛提肌反转覆盖颈动脉

对于颈部软组织缺损严重的患者,特别是放疗后的患者,可以采用带血管蒂的胸大肌肌瓣移植术腔,填充缺损。

11. 引流与缝合　手术创面必须妥善止血,用生理盐水反复冲洗。然后请麻醉科医师过度肺膨胀3～5次,以观察有无出血。仔细观察有无淋巴漏。

缝合切口前应可靠地放置粗细适宜的硅胶负压引流管 2 条,后部的引流管沿斜方肌前缘放置,向后到达乳突尖,转向前到达颈内静脉残端的后缘;前部的引流管沿着前部皮瓣的根部、胸骨舌骨肌处颈总动脉的前方放置,向上到达下颌下三角。两引流管均经术腔最低点另作皮肤小切口引出,在切口处用缝线将引流管妥善固定,严防滑脱。缝合颈阔肌、皮肤。立即连接负压吸引器开始引流,以吸引出深部的积液。引流是颈淋巴结清扫术的重要环节之一,确保引流管的正确放置和负压引流的正常极为重要,其可排出积液、消灭无效腔,也可以观察出血量,及时发现大出血等并发症。伤口进行适当的包扎。若负压引流正常,通常不需要加压包扎;若负压引流不正常,即使加压包扎也往往难能很好地将皮瓣压下和有效地消灭无效腔。

(二)颈改良淋巴结清扫术

1. 切口和分离皮瓣　切口的选择、皮瓣的分离参照颈全淋巴结清扫术。在腮腺下极结扎切断颈外静脉上端,在颈浅筋膜的卵圆孔或近颈外静脉汇入锁骨下静脉之前结扎切断。

2. 游离胸锁乳突肌　颈部转移癌未直接侵犯胸锁乳突肌,无论淋巴转移多少或大小,均可保留该肌。于胸锁乳突肌前、后缘之间纵行切开其表面的筋膜,游离胸锁乳突肌前内侧,以多把小止血钳牵拉切口前筋膜,向前内侧牵引,将筋膜从肌肉表面锐性分开,到达胸锁乳突肌前缘,剥离颈深筋膜,而保留好肌膜。

分离过胸锁乳突肌前缘至颈内静脉(图5-17-30)。用拉钩向后牵拉胸锁乳突肌,继续分离其深面的筋膜,电凝或结扎切断筋膜至肌肉的营养血管,避免造成术后出血。切断、结扎面后静脉,在胸锁乳突肌前缘深处解剖达二腹肌。

在胸锁乳突肌的上、中 1/3 交界处找到脊副神经并妥为保护,脊副神经的保护对肩功能十分重要,保留脊副神经也是颈改良淋巴结清扫术产生的主要目的之一,应予高度重视。同样分开切口后的筋膜,分离时注意寻找和保护耳大神经,耳大神经司耳周的感觉,该神经损伤后会给患者带来不适。在胸锁乳突肌后缘、耳大神经的上方约 1.5cm 内处附近找到脊副神经,则胸锁乳突肌大部与深面组织分开。

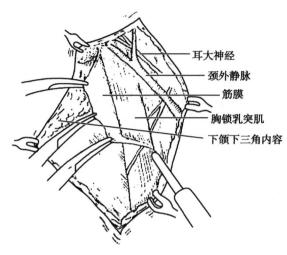

图 5-17-30 分离胸锁乳突肌表面筋膜

分离胸锁乳突肌表面后份筋膜,到达肌肉后缘与以往内侧剥离筋膜汇合,使胸锁乳突肌完全游离。将胸锁乳突肌绕以纱布条或以拉钩牵拉(图 5-17-31)。

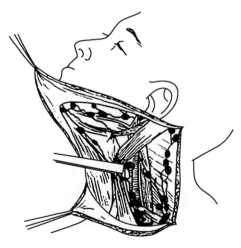

图 5-17-31 游离胸锁乳突肌

自胸锁乳突肌前缘与纵切口垂直向前切开下颌下三角区筋膜,清扫下颌下三角内筋膜、淋巴组织至该间隙后下(图 5-17-32)。向后上牵拉即可显露二腹肌后腹及茎突舌骨肌。下颌下淋巴结易于剥离,故不须切除下颌下腺。将颏下三角内结缔组织从两侧二腹肌前腹、下颌舌骨肌表面分离,使之与下颌下组织块相连。

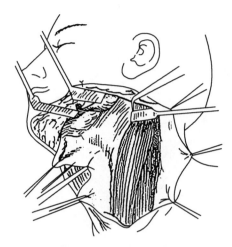

图 5-17-32 下颌下三角清扫

3. 颈外侧区的清扫 在颈外侧区内的下端斜方肌前缘,距锁骨上缘 5cm 左右处的结缔组织内找到脊副神经。将脊副神经仔细分离,以血管钳沿脊副神经两侧伸入筋膜,切开神经表面筋膜使脊副神经游离,使脊副神经前后汇合并妥为保护。再以血管钳将颈外侧区内组织于近斜方肌前缘处钳夹拉向前内方向(图 5-17-33),清扫Ⅱ_b区。

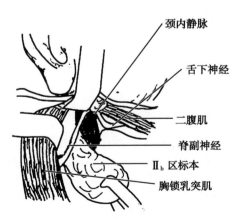

图 5-17-33 清扫Ⅱ_b区

沿斜方肌前缘切开筋膜、脂肪组织至椎前筋膜表面,然后沿椎前筋膜表面向内侧分离。分离时将脊副神经用乳胶皮条拉开。在清扫颈外侧区下部时，颈横动脉及颈浅神经尽量保留。继续将组织块向前分离至颈动脉鞘（图 5-17-34）。自锁骨分离锁骨上筋膜脂肪组织至深部肌肉表面的椎前筋膜。认清已结扎的颈外静脉的锁骨端，轻推向下。游离肩胛舌骨肌后腹拉之向上。

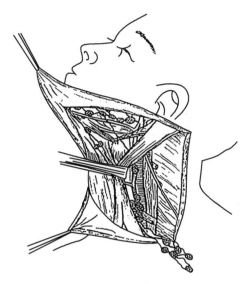

图 5-17-34　颈外侧区的清扫

向前沿椎前筋膜浅面分离锁骨上三角内筋膜脂肪组织时，应注意避免损伤膈神经。若肿瘤未累及膈神经，则应保护该神经。如果切断可影响腹式呼吸，对老年人可影响呼吸，易导致肺部感染。术中注意保护好椎前筋膜，在椎前筋膜及颈横动脉浅面操作，便不会损伤膈神经。另外，颈横动脉比较恒定会发出一向上的分支，术中应予以结扎切断。

向前牵拉胸锁乳突肌的锁骨部，即可显露颈内静脉及颈总动脉，甲状颈干应予保留。

左侧可见胸导管，应避免损伤，若有损伤则应予结扎（见图 5-17-34）。

胸导管和右淋巴导管的处理：胸导管终于颈内静脉外侧角（锁骨上缘以上 1～3cm，偶可达 5cm）。在清除此处淋巴脂肪组织时应小心分离，轻柔结扎。在游离颈内静脉外侧缘时，将颈内静脉向内拉开，然后沿锁骨水平和椎前筋膜浅面，逐步分离

结扎，在清除此处脂肪及淋巴组织时结扎胸导管。胸导管仅少数呈单一的干，多数为多支干，如颈内静脉角附近淋巴结肿大时淋巴管可增粗或呈丛状。淋巴管一般在静脉角汇入静脉，少数直接汇入颈内静脉、锁骨下静脉、颈外静脉或左无名静脉等，术中注意在颈内静脉沿线多次结扎，不应简单结扎切除。如术中发现淋巴漏，可用血管缝线做连续缝合、结扎胸导管或淋巴管。在缝合结扎时可将肌肉一起缝合，以起到加固的效果。结扎胸导管不会导致后遗症和并发症。右侧淋巴管的处理与胸导管的处理相同。

4. 分离颈动脉鞘　牵起胸锁乳突肌，于其深面将颈外侧区组织块拉至该肌前方并于肌肉下向颈前游离，而后将胸锁乳突肌拉向后方以显露大血管区（图 5-17-35）。认清膈神经，避免损伤。颈内静脉位于颈总动脉之后，操作时常将筋膜向前牵拉，以利筋膜与动、静脉的分离，这时颈内静脉随之被拉至颈动脉的外侧，迷走神经移位至颈总动脉的前外，注意避免损伤。结扎切断颈内静脉各细小属支，向上分离颈动脉鞘膜至颈总动脉分叉处。内界到达胸骨舌骨肌外侧（图 5-17-36）。

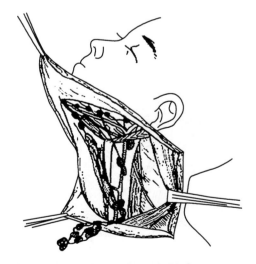

图 5-17-35　后拉胸锁乳突肌显露大血管区

分离颈动脉鞘时要注意保护迷走神经。若肿瘤未侵犯迷走神经应予以保留。为避免误伤迷走神经，要充分暴露颈内静脉与迷走神经所在部位，

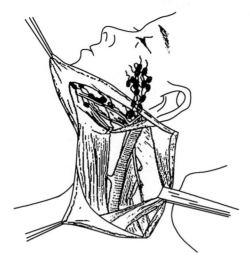

图 5-17-36 暴露大血管区

确认神经未在结扎范围之内。有些迷走神经的走行部位不在颈动脉与颈内静脉之间，而是位于颈内静脉的深面，容易造成误扎。

避免损伤交感神经链。在颈动脉深面，其上面几个神经节可能被误认为是淋巴结而被清除。若清除手术从后外侧向前侧过度翻转清除至颈动脉深部时会损伤交感神经链，导致 Horner 综合征。

5. 颈上部的清扫 平二腹肌后腹横行切开颈深筋膜浅层，并剥开筋膜至二腹肌后腹的深面。向后牵拉胸锁乳突肌，游离脊副神经近颅段。以血管钳沿脊副神经两侧深入筋膜内，该处多有伴随神经走行的小血管，应予以电凝结扎。切开筋膜显露神经直至二腹肌深上处，可见颈内静脉位于脊副神经的深面，个别情况下脊副神经也可以在颈内静脉深面。

牵拉胸锁乳突肌上段向后及二腹肌后腹和腮腺向上显露颈上深部，切开此区顶部筋膜组织至椎前筋膜。然后沿肩胛提肌和头夹肌表面的椎前筋膜浅面，将组织块向内侧分离至颈内静脉和颈内动脉。分离时将脊副神经拉开以避免损伤。枕动脉可结扎切断或予保留（见图 5-17-36）。

6. 血管区的清扫 分离颈动脉鞘及所含的淋巴组织向前越过颈内静脉及颈动脉至下颌下三角

后缘，拉二腹肌后腹向上暴露二腹肌下淋巴结，一并剥开翻向前方。分离时避免损伤舌下神经。将组织块向前锐性分离，使其与颈动、静脉分开（图 5-17-37）。颈内静脉要 360° 解离，颈内静脉的小属支必须仔细辨认、妥善结扎，不宜仅用电凝止血，避免留下术后静脉大出血的潜在危险。分离过程中如切破颈内静脉，切口不大者可用无损伤缝线修补或妥善结扎，采用结扎方法时必须保证结扎牢靠，以免麻醉苏醒期及术后线结滑脱致出血。

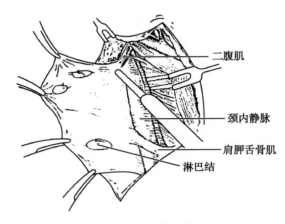

二腹肌

颈内静脉

肩胛舌骨肌

淋巴结

图 5-17-37 血管区的清扫

若需要结扎切断颈内静脉下端，必须至少双重结扎、缝扎，不宜单一结扎。单一结扎时，一旦结扎线松开或脱落，静脉残端缩入锁骨下方，可造成难以控制的大出血和空气栓塞等严重并发症。清扫颈内静脉外侧角时注意观察，随时结扎胸导管或右淋巴导管分支。

7. 血管前区的清扫 颈部组织块过大血管区后，分出面总静脉，面动脉、甲状腺上动脉等予以保留。沿肌面向上分离表面筋膜组织至舌骨，颈前静脉可一并切除（图 5-17-38）。此时，颈部大块组织标本即可游离、移除（图 5-17-39）。

8. 颈动脉的保护与切口的缝合 充分止血后，将胸锁乳突肌前缘缝于大血管前的组织，覆盖并保护颈总动脉和颈内静脉。其余引流、缝合等处理参照颈全淋巴结清扫术。

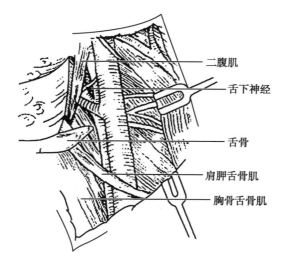

二腹肌

舌下神经

舌骨

肩胛舌骨肌

胸骨舌骨肌

图 5-17-38　血管前区的清扫

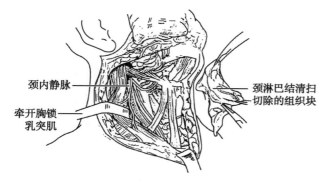

颈内静脉

牵开胸锁乳突肌

颈淋巴结清扫切除的组织块

图 5-17-39　移除组织块

（三）颈择区淋巴结清扫术

1. 颈肩胛舌骨肌上清扫术　清扫范围为第Ⅰ～Ⅲ区淋巴结及该范围内的脂肪结缔组织。可用于口腔癌、口咽癌中 N_0、N_1 患者（图 5-17-40）。

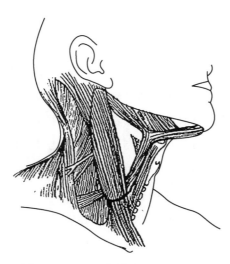

图 5-17-40　颈肩胛舌骨肌上清扫术

（1）切口：单侧肩胛舌骨肌上清扫多采用舌骨附近上颈弧形切口，尽量沿着皮纹进行，从下颌骨联合部下缘至乳突尖，切口最低点一般在甲状软骨切迹水平。多数情况下肩胛舌骨肌上清扫术和口腔或口腔原发灶手术同期进行，所以在肩胛舌骨肌上清扫结束后，该切口前支可向上延长至下唇红缘中点。双侧肩胛舌骨肌上清扫，一般采用上颈围裙状切口，从一侧乳突尖至对侧乳突尖，切口最低点在甲状软骨切迹水平。

颈阔肌深面翻皮瓣，上至下颌骨下缘及腮腺尾部，下至锁骨上 3cm，避免损伤耳大神经和面神经的下颌缘支。切口暴露范围为同侧带状肌、下颌骨下缘、胸锁乳突肌上 2/3 和腮腺尾部。

（2）颏下和下颌下三角的清扫：将颏下三角内脂肪淋巴结组织提起，将这些组织同两侧二腹肌前腹及下颌舌骨肌分离，使标本同下颌下标本相连。

面神经下颌缘支位于颈阔肌深面，其所在范围为下颌下缘的上、下 1.5cm 之间，行走于面前静脉和面动脉的浅层。如果在下颌下缘下方 2cm 处结扎面前静脉，则有助于保护面神经下颌缘支。可在下颌骨切迹处解剖出面神经下颌缘支，在下颌切迹处切断结扎面动脉远心端和面前静脉。将下颌下三角内组织拉下，与下颌骨下缘及内面分离，将下颌下清扫标本向下颌下牵拉，向前牵拉二腹肌前腹，暴露和清除下颌舌骨肌外侧的淋巴结，切断结扎颏下动脉。

将标本向外牵拉，向前牵拉下颌舌骨肌，将下颌下腺向下拉，在下颌骨深面可暴露舌下神经、下颌下腺导管（图 5-17-41）。切断结扎下颌下腺导管将标本向后牵拉，暴露舌骨舌肌，在二腹肌后腹深面断扎面动脉的近心端，将标本继续向外牵拉，掀起二腹肌后腹表面筋膜，使下颌下清扫标本与Ⅱ区组织块相连。

（3）分离胸锁乳突肌：用小血管钳夹住胸锁乳突肌表面薄的筋膜，向前内侧牵拉；将胸锁乳突肌向后拉开，在与向相反牵引的肌肉形成一定张力

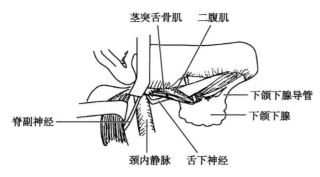

图 5-17-41 颏下和下颌下区域的清扫

茎突舌骨肌　二腹肌

下颌下腺导管

下颌下腺

脊副神经

颈内静脉　舌下神经

下，将筋膜从胸锁乳突肌表面及内侧锐性分离开，下界为肩胛舌骨肌与颈内静脉交叉处的水平。

（4）分离并保护脊副神经：在胸锁乳突肌内侧中上 1/3 部位寻找到脊副神经上段，该神经在进入胸锁乳突肌之前一般分为胸锁乳突肌支和斜方肌支，均应妥善保护，仔细将脊副神经上段解剖至二腹肌水平，脊副神经下面可见到颈内静脉上端。用两个拉钩分别拉开胸锁乳突肌上端及二腹肌，切除脊副神经后上方（Ⅱb区）的脂肪淋巴组织，从头夹肌和肩胛提肌表面分离脂肪和淋巴组织后，在脊副神经下面把组织标本推向前方，到达颈动脉鞘。

（5）分离颈动脉鞘和椎前筋膜：找到脊副神经后，继续分离筋膜到胸锁乳突肌后缘，在此处把椎前筋膜表面垂直切开，将标本与深部肌肉表面分离。至此须寻找并妥善保护走向胸锁乳突肌后缘的颈丛分支，仔细从分支分离到颈丛根部，妥善保留颈丛神经。将标本向内侧牵拉使其保持一定张力，分离至颈动脉鞘。将颈总动脉、迷走神经和颈内静脉与表面的筋膜和脂肪组织分离。颈内静脉要 360° 分离，妥善结扎颈内静脉的各属支。在颈动脉分叉上方寻找舌下神经并给予妥善保护。清扫的内界为颈前带状肌外侧缘。至此颈肩胛舌骨肌上清扫的组织块移除。

2. 颈侧清扫术　清扫范围为第Ⅱ～Ⅳ区淋巴结及该范围内的脂肪结缔组织，保留颈内静脉、胸锁乳突肌、脊副神经及颈丛神经。可用于喉癌、下咽癌等情况。有声门下受侵的喉癌及下咽下部受侵的下咽癌，须同时清扫第Ⅵ区淋巴结（图 5-17-42）。

（1）切口：颈侧清扫术一般与原发灶手术同期进行，常采用沿颈部皮纹的弧形切口。

（2）暴露：全程切开皮肤及颈阔肌，紧贴颈阔肌下方翻起皮瓣，注意保护耳大神经，找到并保护面神经下颌缘支，保留颈外静脉。暴露范围为同侧带状肌、下颌下三角、胸锁乳突肌全长和腮腺尾部（图 5-17-43）。

（3）分离胸锁乳突肌：用蚊式钳夹住胸锁乳突肌表面薄的筋膜，向前内侧牵引，用手术刀或电刀沿胸锁乳突肌全长切开此层筋膜，将筋膜从肌肉

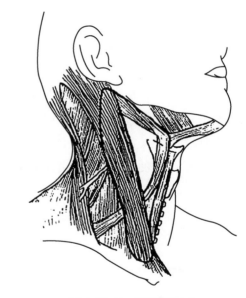

图 5-17-42 颈侧清扫术

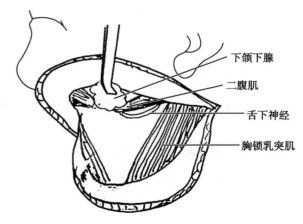

下颌下腺

二腹肌

舌下神经

胸锁乳突肌

图 5-17-43 颈侧清扫术暴露范围

表面锐性分离，到达胸锁乳突肌前缘。对小的肌肉穿支血管予以电凝或结扎；对靠近颈内静脉的穿支血管，须用双极电凝或先钳夹后电凝，以避免损伤颈内静脉。

（4）分离并保护脊副神经：在胸锁乳突肌内侧解剖过程中，可在其中上 1/3 部位找到脊副神经上段。脊副神经通常在进入胸锁乳突肌前分为胸锁乳突肌支和斜方肌支，2 支均要予以保留。切开组织到达二腹肌表面，将筋膜与二腹肌后腹肌下缘分离开，用拉钩将二腹肌后腹向上牵拉，清扫二腹肌下方淋巴结。沿脊副神经走行，在血管钳的分离和保护下，切开表面覆盖的组织，一直向上达二腹肌，脊副神经深面可见到颈内静脉上端，将脊副神经仔细分离。两把甲状腺拉钩分别拉开胸锁乳突肌上端及二腹肌，切除脊副神经后上方的脂肪淋巴组织，并从脊副神经下面拉向内侧，注意保护脊副神经（图 5-17-44）。从脊副神经后上部至胸锁乳突肌乳突附着处的脂肪组织容易出血，且止血较为麻烦，要识别血管，妥为结扎。使后上方标本从头夹肌和肩胛提肌表面分离后，进而向前到达颈动脉鞘。

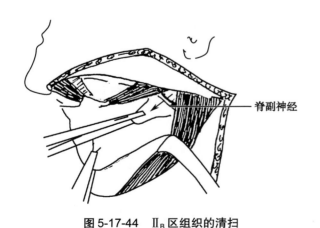

图 5-17-44　ⅡB 区组织的清扫

（5）分离椎前筋膜层：继续向后分离筋膜间隙，到达胸锁乳突肌后缘和斜方肌前缘。即平胸锁乳突肌内侧后缘处向椎前筋膜表面垂直切开，组织钳将筋膜、脂肪其中的淋巴结向内上牵引，用

电刀或手术刀将标本与深部肌肉表面分离开，随时注意脊副神经的行程避免损伤。密切注意臂丛神经、颈丛神经和颈深筋膜深面的膈神经，避免损伤。早期的颈淋巴结清扫术常常忽视保护颈丛神经，颈丛神经损伤会影响生存质量，要充分重视保护。可用小止血钳分离颈丛神经予以保护。颈丛发出的膈神经须辨认和保护。将标本向上拽起，采用钝性分离或电刀轻巧地向内上解离；也可左手拽起标本断端，右手使用纱布沿着颈深筋膜向上推，这样很容易看清层次、分离标本（图 5-17-45）。

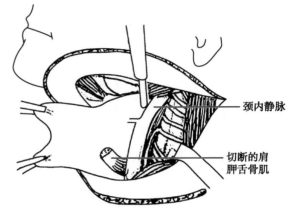

颈内静脉

切断的肩胛舌骨肌

图 5-17-45　分离椎前筋膜

（6）分离颈动脉鞘：锐性分离颈动脉鞘，初学者可选用手术刀轻轻划开筋膜，显露颈内静脉，这样不易损伤血管和神经。也可使用剪刀分离颈内静脉，在充分暴露、直视的情况下边分离边剪开颈内静脉表面的筋膜。剪刀分离颈内静脉可以钝性与锐性分离相结合，有其优越性。初学者使用电刀解剖颈动脉鞘很危险，易损伤大血管。使颈内静脉 360° 解离，对颈内静脉的各个大、小属支均须妥善结扎，不宜电凝止血，特别是细小的属支要充分重视，单纯电凝有发生术后大出血的潜在危险。在颈动脉分叉上方找到舌下神经，并充分保护，从其表面分开淋巴脂肪组织。分离颈动脉鞘时要注意观察保护舌下神经降支。至此标本已脱离大血管，切下标本，完成清扫。

3. 颈后侧清扫术 清扫枕下、耳后、Ⅴ区、Ⅱ～Ⅳ区淋巴结及该范围内的脂肪结缔组织。可用于颈后及枕部肿瘤等情况（图 5-17-46）。

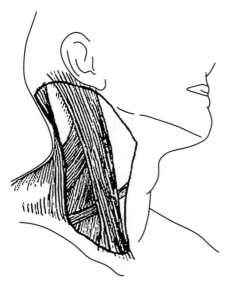

图 5-17-46 颈后侧清扫术

4. 颈前清扫术 清扫Ⅵ区淋巴结，包括环甲膜前、气管前、气管旁及甲状腺周围淋巴结及周围的结缔组织。Ⅵ区引流喉、下咽、气管、颈段食管、甲状腺等处。清扫范围上界为舌骨、下界为胸骨切迹，外界为颈动脉。应尽最大努力保持喉返神经结构和功能的完好。当下咽或颈段食管癌有咽后淋巴结转移时，同时清扫咽后淋巴结（图 5-17-47）。详见第五章第二十节。

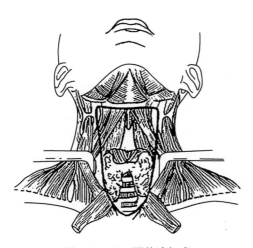

图 5-17-47 颈前清扫术

（四）颈扩大淋巴结清扫术

颈扩大淋巴结清扫术（extended radical neck dissection）是指除了清除根治性颈淋巴结清扫所切除的颈部相关结构外，另外还清扫颈部第Ⅵ区淋巴结（喉、下咽、气管、食管周围淋巴结），或相邻部位（如上纵隔）淋巴结，或根据肿瘤切除需要，另外切除在根治性颈淋巴结清扫应保留的解剖结构（如颈外动脉、颈总动脉、迷走神经、舌下神经或椎前肌肉等）。

【术后处理】

1. 术后可仰卧，清醒后可取半卧位。术后第 1 天即可考虑鼻饲流质饮食。行气管切开者按气管切开术后常规护理。

2. 确保负压引流通畅，重视负压引流的可靠和有效，记录引流液的性状和量。引流管须放置至每天引流液少于 20mL 为止，一般不少于 3 天。注意观察颈部皮瓣下有无积液。

3. 保持伤口清洁，适当包扎，避免不必要的加压包扎。

4. 根据手术切口情况和手术时间，按规定合理应用抗生素。

5. 鼓励条件允许时尽早下地活动。术后 7 天开始拆线，可间断分两次拆完。

【并发症及其防范】

1. 颈内静脉损伤 一般在分离颈内静脉时发生。颈内静脉的上端位于二腹肌后腹及茎突舌骨肌的深面，术中解剖层次不清，易误伤颈内静脉致大出血。颈内静脉破损后，因胸腔负压，有可能空气吸入静脉内，若大量空气经颈内静脉进入血循环可导致呼吸循环障碍，可能致死。颈内静脉损伤后，应立即用手指压住出血部位，切忌用止血钳盲目钳夹。找到损伤处后视情况予以缝合修补或结扎血管。颈内静脉出血时，要优先结扎近心端，以防形成空气栓塞。预防措施主要为尽量长些打开颈动脉鞘筋膜，使颈内静脉充分显露，对属支应先结扎、切断、缝扎，以免从静脉交角处撕破。颈内静脉常有一些小的属支，手术中被电刀凝闭，但有时未必可靠，手术结束前要仔细、反复检查，以免术后发生较大的出血。

遇到动脉性出血，要先用手指压住出血点，然后扩大手术切口改善视野，不能随便上血管钳，避免把血管夹破。

2. 迷走神经损伤　单侧迷走神经损伤后可出现声音嘶哑、暂时性心率加快等，多发生在结扎切断颈内静脉下端时的误断。在钳夹切断颈内静脉前，将迷走神经显露清晰即可避免损伤该神经。双侧迷走神经损伤可危及生命，导致死亡。

3. 膈神经损伤　膈神经行走于前斜角肌浅面，被椎前筋膜覆盖。不进入椎前筋膜深面，即可避免损伤神经。损伤膈神经后可出现呼吸困难、胃内容物反流等。严格把握清扫的层次和深度，手术中先显露膈神经，有助于避免其损伤。

4. 舌下神经损伤　舌下神经损伤表现为患侧半舌运动障碍，舌肌萎缩。舌下神经损伤多发生在颈内静脉上端分支出血或枕动脉的胸锁乳突肌支出血时，未经充分暴露即行钳夹止血的情况下。

5. 颈交感神经损伤　颈交感神经链位于头长肌和颈长肌的浅面，椎前筋膜深面。该神经损伤后出现 Horner 综合征。在术中解剖颈动脉鞘时应紧贴颈总动脉外侧，不要将颈动脉向内前翻转，这样可以保护在颈动脉后的交感神经不被伤及。当转移淋巴结位于颈总动脉及颈动脉鞘后方时，应先辨认颈交感神经，然后清扫淋巴结。

6. 臂丛神经损伤　解剖锁骨上窝时避免将臂丛神经和前斜角肌前脂肪组织混同夹持切断、避免平面过深，通常在结扎颈内静脉下段后，将锁骨上脂肪结缔组织向后上钝性剥离，即可显露臂丛神经，以避免误伤。

7. 脊副神经损伤　损伤的主要原因是在 V 区清扫时将脊副神经与颈丛神经混淆，而误切脊副神经。预防办法为沿斜方肌前缘浅面切开筋膜后，在锁骨上 5cm 左右、斜方肌前缘分离出进入斜方

肌深面的脊副神经，颈丛神经一般在斜方肌表面向后行，此点有助于鉴别。脊副神经损伤的另一常发生的部位是在出胸锁乳突肌后缘处，由于位置较深，易与邻近的结缔组织一同牵拉到胸锁乳突肌后缘内侧而被切断，应在看到脊副神经出胸锁乳突肌处后再清除脂肪结缔组织。脊副神经一般在进入胸锁乳突肌之前分为胸锁乳突肌支和斜方肌支，两支均应保留。

8. 皮下气肿、纵隔气肿和气胸　下颈部较为广泛的颈淋巴结清扫偶尔可见皮下气肿、纵隔气肿和气胸。过度牵拉锁骨下的组织，有损伤胸膜的危险。

9. 出血　常发生在术后短时间内，多由于患者咳嗽、呕吐等，使静脉压增高，小血管断端结扎线或血凝块脱落所致，最常见的是电凝止血的小血管。常见的出血点是神经根的营养血管、胸锁乳突肌内面的营养血管、颈内静脉的小属支以及皮瓣下出血等。要特别注意颈内静脉的小属支出血，手术中电刀凝住的小静脉术后可能再出血，最好对这些小属支予以结扎。胸锁乳突肌内面的出血，检查创面时常常被拉钩压住而看不到，容易疏漏。较大的出血表现为颈部皮瓣膨隆、切口出血、负压引流瓶内血性物剧增、呼吸困难等。一旦发生出血，应当立即打开伤口止血。避免术后躁动、术中妥善结扎血管、确保负压引流通畅等有助于预防出血。引流量多且有凝血块，应考虑有活动性出血，应及时再次手术止血。

10. 喉阻塞　颈淋巴结清扫术可造成舌、喉等水肿，双侧喉返神经麻痹等造成喉阻塞，严重时可能窒息。发生喉阻塞时应视情况行气管插管或气管切开术。术前应对术后发生喉阻塞的风险进行充分评估，对估计可能发生喉阻塞的患者以行预防性气管切开术为妥。

11. 颅内压增高　双侧颈全淋巴结清扫术可能引起颅内压增高，严重时可危及生命。

12. 腮腺瘘　腮腺瘘多因腮腺断端处理不当

所致。用丝线对腮腺下端进行缝合,有助于避免腮腺瘘。一旦发生可口服阿托品并适当加压包扎。

13.淋巴漏　淋巴漏是一种对生命有潜在威胁的颈部手术并发症。重要的是在术中防止淋巴漏。清扫锁骨上区时要注意辨认胸导管(或右淋巴导管)及其分支,要多加结扎。手术结束前认真检查有无淋巴漏出,绝大部分的漏出处经过仔细结扎可避免。

由于术中损伤胸导管、胸导管的分支,或右淋巴导管未予结扎或结扎脱落所致。其表现为颈部负压引流管和引流瓶内引流液呈乳白色,引流物苏丹Ⅲ染色呈阳性。颈部胸导管损伤偶可发生乳糜胸。

淋巴漏的处理应视具体情况而定,若淋巴液量较大(每日超过 500mL)者,应打开伤口行胸导管结扎,必要时再应用局部转移肌瓣覆盖、缝扎漏口。如淋巴量较少则经非手术处理多可痊愈,原则上应是使其引流通畅、防止淋巴在颈部伤口内积存,同时应补充蛋白质、电解质;为减少淋巴液从伤口流出,可使患者短期内减少经胃肠道营养;若经保守处理 1 周淋巴漏液未见减少或反而增多,应打开伤口进行修补。

嵇庆海等(2007)的经验是,发现淋巴漏后改用机器持续强负压引流,其负压值在 60~80kPa。这种持续强负压既能充分引流又能加压,后者的作用是主要的。这种加压的作用比外在加压有效且持续,能使漏口周围的皮瓣很快吸附愈合,淋巴液可由一天的数百毫升下降到数十毫升。在此过程中可行正常或低脂饮食。若采用这种措施后引流液不见减少反而增多,每天达 1 000mL 以上,应考虑胸导管主干损伤,须及时手术探查结扎胸导管或淋巴管。结扎手术前服用多脂肪食物,有利于辨认漏口。

14.皮瓣坏死　皮瓣坏死的主要原因是手术切口选择不当、术后引流不畅,皮瓣坏死常和感染互为因果。合理设计切口、术中颈部皮瓣分离后用盐水纱布保护、术后防止感染等有助于预防皮瓣坏死。发生皮瓣坏后应及时更换敷料,防止继发感染,较大的皮瓣坏死待新鲜肉芽组织生长后可行游离植皮,大部分会自行愈合。

15.感染　皮瓣坏死、口腔及咽腔污染、负压引流不畅等因素可诱发感染。术后应经常检查引流管,保证其畅通,使皮瓣与其下组织紧贴,消灭无效腔,减少积液和积血而避免发生感染。一旦发生感染应通畅引流、全身应用抗感染药物等。

16.淋巴水肿　多发生在双侧颈淋巴结清扫术后,水肿可持续数月,甚至数年。水肿的发生主要是由于颈淋巴通路被阻断。

17.唾液腺瘘　其是由于切除腮腺下极后未将切开的腮腺对缝所致,术中可以预防性缝扎腮腺下极。术后如出现唾液腺瘘可予以充分引流或加压包扎。

18.断端神经瘤　系颈丛神经切断后近端反应性增生所致。表现为术后数周至 1 年斜方肌前缘皮下出现的包块,包块为活动的结节状或条索状,直径 0.5~2.5cm,有疼痛或压痛。应注意与肿瘤转移相鉴别。该瘤可在局部麻醉下切除。

(孙　彦)

第十八节　分化型甲状腺癌的颈淋巴结清扫术

【概述】

分化型甲状腺癌主要包括甲状腺乳头状癌和甲状腺滤泡状癌,少数为 Hurthle 细胞或嗜酸性细胞肿瘤。颈部淋巴结转移是甲状腺乳头状癌主要的生物学特性之一,20%~90% 甲状腺乳头状癌诊断时病理证实颈部淋巴结转移,转移部位最常见为同侧颈Ⅵ区淋巴结。甲状腺癌患者的颈部淋巴结转移,是增高复发率、降低存活率的危险因素。低分化型甲状腺癌也属于分化型甲状腺癌,此类型肿瘤的临床生物学特点为高侵袭性、易转移、预后差。

如前所述,20%～90% 的分化型甲状腺癌患者在确诊时即存在颈部淋巴结转移,多数发生在颈部中央区。28%～33% 的颈部淋巴结转移在术前影像学和术中检查时未被发现,而是在预防性颈中央区清扫术后得到诊断,并且因此而改变了分化型甲状腺癌的病理分期和术后处理方案。

【解剖概要】

1. 颈中央区淋巴结　中央区淋巴结包括咽后淋巴结、甲状腺周围淋巴结、环甲膜淋巴结、气管周围淋巴结、喉前和气管前及两侧气管旁的淋巴结,这是甲状腺癌最常见转移的一组淋巴结。

2. 颈中央区清扫术的范围　颈中央区清扫术针对一个独立的区域,从以往侧颈区清扫术中分离出来。颈中央区清扫术的范围包括:上界为舌骨水平、下至胸骨切迹或无名动脉以上水平、内侧界为气管前外侧、外侧界为颈动脉鞘内侧缘,包含气管旁、气管前及喉前淋巴结及脂肪组织等。

【术前提示】

1. 甲状腺乳头状癌淋巴转移途径　甲状腺乳头状癌颈淋巴转移途径有一定的规律,目前认为甲状腺乳头状癌淋巴转移的一般途径为:甲状腺癌原发灶—Ⅵ区—侧颈淋巴结—远处转移。

甲状腺乳头状癌不论其原发灶部位如何,Ⅵ区淋巴转移率常比其他区域高。Ⅵ区作为甲状腺腺外转移的第一站,还被认为是甲状腺乳头状癌的前哨淋巴结,通过对Ⅵ区淋巴结的清扫及病理分析可预测侧区淋巴结发生转移的危险性,评估进行颈择区淋巴结清扫术的价值。另有学者对于 cN_0 患者行预防性颈侧区淋巴结清扫术发现Ⅵ区淋巴结阴性、侧颈淋巴结转移者占 32.89%,说明分化型甲状腺癌也存在跳跃性转移,例如位于甲状腺上极的甲状腺乳头状癌中有 30% 并不向中央区转移,其转移的第一站常为上颈外侧淋巴结。而位于甲状腺中下极的甲状腺乳头状癌则易转移至中央区、颈侧区和上纵隔淋巴结,甚至甲状腺下极肿瘤转移到对侧颈Ⅵ区淋巴结。

2. 分化型甲状腺癌颈部淋巴结转移的诊断　颈部淋巴结的诊断包括影像学和细胞学诊断。若中央区淋巴结最小径≥8mm 或侧颈区最小径≥10mm 时经活检证实转移可考虑实施中央区淋巴结清扫术和侧颈淋巴结清扫术。临床可见甲状腺癌淋巴结转移最小径可以小到 3～5mm。

实时超声检查具有无创、便捷、廉价以及有效等优点,特别是近年来使用高频彩超,使甲状腺癌颈部淋巴结转移诊断的准确性大为提高,与术后病理符合率可达 66%～83%。甲状腺癌颈部淋巴结转移在实时超声下的影像学改变特点为淋巴门消失、沙砾样钙化、囊状坏死以及强回声等。

对于甲状腺癌的某些难于确诊、位置较深的转移淋巴结,可根据临床需要选择 CT、MRI 及正电子发射计算机体层显像等办法,这些方法都有较好的定位诊断作用,正电子发射计算机断层显像尚有原发灶的定位作用。颈部转移性淋巴结常常有以下特点:①呈圆形或类圆形,边缘规则,增强结节样强化,混杂低密度影,且强化强度与正常血管、甲状腺强化强度接近;②转移性淋巴结内部密度改变亦有特点,其内细颗粒状钙化及同时伴有病灶钙化、囊性变伴强化壁结节,此为甲状腺乳头状癌转移的特征性表现。

颈部淋巴结细针穿刺活检是临床诊断甲状腺乳头状癌淋巴结转移最有价值的诊断方法之一。在超声引导下行细针穿刺活检是除手术病理之外,诊断甲状腺癌颈淋巴结转移的最准确方法。甲状腺球蛋白是由甲状腺上皮细胞合成的大分子糖蛋白,在正常甲状腺组织及甲状腺癌转移淋巴结中呈高表达。通过对颈部转移淋巴结细针穿刺活检洗脱液进行甲状腺球蛋白水平测定,辅助诊断甲状腺乳头状癌的颈部淋巴结转移。

3. 颈中央区清扫术的手术指征　一般建议在有效保护甲状旁腺和喉返神经的情况下,对甲状腺乳头状癌患者行病灶同侧的颈中央区清扫术。美国甲状腺学会 2015 年新版指南进一步明确定义治疗性与预防性颈淋巴结清扫术指征如下。

（1）术前超声发现最小径大于 8～10mm 的可疑淋巴结，细针穿刺结果会影响手术方案时，应行可疑淋巴结的细针穿刺及洗脱液甲状腺球蛋白检测。术前检查提示中央组淋巴结转移须行中央组淋巴结清扫的患者。

（2）对于术前检查提示中央区淋巴结无转移（cN_0），但是甲状腺癌原发灶 T_3 或 T_4 级，或术前检查提示侧颈淋巴结转移（cN_{1b}），或中央组淋巴结性质会影响后续治疗的患者，建议行单侧或者双侧预防性中央组淋巴结清扫。

（3）对 T_1 或 T_2 级甲状腺癌，无侵犯，不合并淋巴结转移（cN_0），尤其是甲状腺滤泡癌，行甲状腺腺叶加峡部切除术即可，无须行预防性中央区淋巴结清扫术。

笔者主张对所有分化型甲状腺癌均行颈中央区清扫术。同时认为，双侧分化型甲状腺癌应行双侧颈中央区清扫术。原发病灶位于峡部的分化型甲状腺癌应考虑行双侧中央区淋巴结清扫术；对单侧分化型甲状腺癌，中央区有较多淋巴结转移，尤其是气管前有转移淋巴结的患者也要考虑对侧中央区淋巴结清扫术。

考虑颈淋巴结清扫术可能会增加喉返神经和甲状旁腺功能损伤的风险，国外各种甲状腺手术指南提出须对颈淋巴结清扫术掌握手术指征。2015 版美国甲状腺学会指南表明对于没有转移的 T_1、T_2 级病变的分化型甲状腺癌患者，临床判断中央区淋巴结未被累及（cN_0）的和大多数的甲状腺滤泡状癌，行甲状腺腺叶切除术，不做预防性中央区清扫术。

4. 颈侧区淋巴结清扫术的指征 建议对临床颈部非中央区淋巴结转移（cN_{1b}）的分化型甲状腺癌患者，行侧颈区淋巴结清扫术。建议根据中央区转移淋巴结的数量和比例，分化型甲状腺癌原发灶的位置、大小、病理分型和术中对非中央区淋巴结的探查情况等，进行综合评估，对部分临床颈部中央区淋巴结转移（cN_{1a}）患者行颈择区淋巴结清扫术。如位于甲状腺上极的甲状腺乳头状癌，除常规清扫中央区，还应增加清扫 II、III 区的淋巴结。对风险较高的亚型等，手术范围宜适当扩大，应包括 II～VI 区淋巴结。

【手术操作与技巧】

1. 颈中央区清扫术 手术方法：首先应暴露喉返神经，沿喉返神经表面清扫 VI 区淋巴结脂肪组织。笔者习惯先清扫喉返神经外侧淋巴、脂肪组织，贴颈总动脉表面清扫直至锁骨头水平、无名动脉表面；在锁骨水平跨越喉返神经表面，贴气管清扫喉返神经内侧淋巴脂肪组织，右侧清扫更要注意喉返神经深部淋巴结。此处常须识别与保护甲状旁腺及其血供，清扫气管前淋巴结、脂肪组织时，有时需要切除部分胸腺及甲状腺最下静脉。

2. 颈侧区清扫术 颈侧清扫术范围应严格遵循二腹肌后腹水平到锁骨水平的颈择区淋巴结清扫术，坚持无瘤原则，做到连续整块完整切除，将颈部的淋巴脂肪结缔组织及穿行其间的淋巴管网一并清扫干净，避免得过且过的不规范手术操作方式，明确反对颈部淋巴结挖除术或摘除术。

【术后处理】

参见第五章第六、十七节。

【并发症及其防范】

参见第五章第六、十七节。

（余济春）

第十九节　上纵隔淋巴结转移癌的手术治疗

【概述】

在头颈部肿瘤中，较容易转移至上纵隔淋巴结的肿瘤主要是甲状腺癌，而其他诸如头颈鳞癌则很少发生。甲状腺癌上纵隔淋巴结转移的路径主要是通过中央区（包括气管食管沟及气管前）进而转移至上纵隔的,因此好发区域主要是高位气管旁和前纵隔。甲状腺癌发生上纵隔淋巴结转移属于区域淋巴结转移,也是分期比较晚的表现,治疗方式可遵循区域淋巴结的处理方式,即采用上纵隔清扫术的方式进行治疗,清扫的一般原则是在游离并保护重要血管的基础上,完整清除受累区域的淋巴结及脂肪组织,全上纵隔清扫术一般包括双侧纵隔胸膜间、心包以上的淋巴脂肪组织及胸腺。上纵隔清扫入路可分为颈部入路和胸骨劈开入路,颈部入路创伤较小,一般认为可处理主动脉弓上方的较小淋巴结,甲状腺癌的中央区清扫实际已要求常规包括部分上纵隔区域,而完整彻底的上纵隔清扫需要胸骨劈开入路才能完成。

【解剖概要】

1. 上纵隔的分区 由于目前尚无针对甲状腺癌纵隔淋巴结转移的分区,为方便描述,兹选择AJCC肺癌分期系统中的纵隔淋巴结分区对上纵隔淋巴结进行归类。该系统上纵隔分区包括以下类别共6组淋巴结。

(1)高位气管旁淋巴结:2R区,气管右侧头臂干上缘上方的淋巴结;2L区,气管左侧主动脉弓上方的淋巴结。

(2)低位气管旁淋巴结:4R区,气管右侧头臂干上缘下方至隆突水平的淋巴结;4L区,气管左侧主动脉弓上缘至隆突水平的淋巴结。

(3)前纵隔淋巴结:3a区,纵隔大血管前方淋巴结,其中包括胸腺;后纵隔淋巴结3p区,气管后方淋巴结(图5-19-1)。

2. 甲状腺癌上纵隔转移的分布 甲状腺癌上纵隔淋巴结转移常见的区域在高位气管旁淋巴结和前纵隔淋巴结,其次为4R区。Liu等(2013)报告的122例行上纵隔清扫的分化型甲状腺癌中,各分区受累的比例分别为2R 73.1%、2L 61.3%、4R 16.0%、4L 5.0%、3a 10.9%、3p 0。由于2R及2L区域一般包括在甲状腺癌的中央区清扫范围之中,除此之外最应注意的区域则是4R区和3a区,所对

应的是右气管食管沟向下延伸至头臂干以下水平的淋巴结(图5-19-2)和胸骨后方气管前淋巴结。

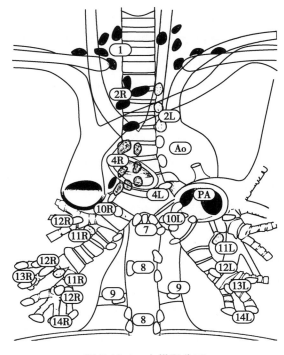

图5-19-1 上纵隔分区

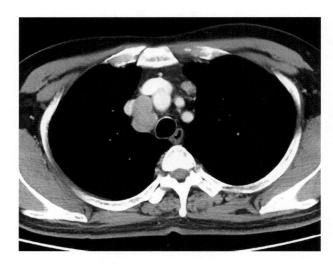

图5-19-2 甲状腺癌上纵隔4R区淋巴结转移的CT表现

【术前提示】

1. 上纵隔清扫术的适应证 头颈肿瘤(包括甲状腺癌)上纵隔淋巴结转移行清扫的适应证如下。

(1)临床诊断上纵隔淋巴结转移:术前CT发

现上纵隔肿大淋巴结,短径≥1cm,增强扫描有明显强化,可予颈部手术后探查证实。

(2)其他部位肿瘤可根治:术前未发现远处转移,术中颈部肿瘤切除至少达到肉眼下根治;纵隔淋巴结无明显的大血管侵犯。

(3)一般情况较好,可耐受大型手术。

2. 上纵隔清扫术的入路选择 入路选择的一般原则是:①转移淋巴结位于主动脉弓以上,且未与周围结构粘连,可以考虑自颈部入路切除;②转移淋巴结位于主动脉弓上缘水平以下或淋巴结与纵隔血管粘连,或淋巴结融合,颈部入路操作空间不够的,须行胸骨正中劈开入路。

【手术操作与技巧】

1. 颈部入路 颈部入路的上纵隔清扫是中央区清扫的一部分,在结束甲状腺切除后,在预计需要处理上纵隔淋巴结时,需要较一般中央区清扫更加注意喉返神经的向下游离,清晰暴露头臂动脉,而头臂静脉需根据情况小心寻找,有时位置较低而难于暴露。一般情况下,颈部入路可处理多数位于头臂干水平以上的淋巴结和部分位于头臂干以下的与周围无广泛粘连的淋巴结。

2. 胸骨正中劈开入路 胸骨劈开入路清扫上纵隔需要胸外科医师的参与,胸骨劈开的方式可分为胸骨正中全长劈开,胸骨倒 T 形劈开,胸骨正、反 L 形劈开等。全长劈开可较好地暴露双侧上纵隔,但容易引起胸骨固位后的不稳定,而其他非全长劈开则在一定程度上影响部分区域的暴露,需根据目标区域进行选择。

胸骨劈开入路清扫上纵隔的主要步骤如下:首先沿颈根部大血管解剖出头臂干及头臂静脉,分别穿过橡皮条牵引。紧贴一侧纵隔胸膜向对侧解剖,注意保护纵隔胸膜完整,下方至心包表面,将前纵隔脂肪及淋巴结整块切除,此时Ⅲₐ区淋巴结清扫完毕,纵隔血管已完全暴露。自颈部向下解剖喉返神经至反折处并注意保护,分别清扫 2R 及 2L 区。4R 区为甲状腺癌淋巴结转移好发部位,且位于头

臂静脉与上腔静脉交汇后方,操作较为困难,须将头臂干和头臂静脉分别向上下牵拉暴露此间隙以获得操作空间。分别向上下方牵拉头臂干和左侧头臂静脉后暴露 4R 区转移淋巴结(图 5-19-3)。4L 区范围较小且易暴露,如有淋巴结肿大一并切除。此时完成纵隔清扫,大血管已轮廓化(图 5-19-4)。清扫结束后进行冲洗,检查有无活动性出血点及漏气,如有纵隔胸膜破损应及时缝合。术区防止负压引流,胸骨以钢丝固定。

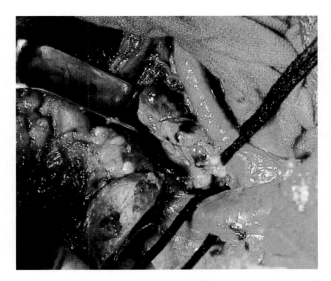

图 5-19-3 4R 区淋巴结

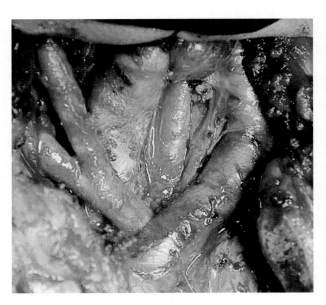

图 5-19-4 上纵隔清扫术后术野

【术后处理】

参见第五章第十七节。

【并发症及其防范】

参见第五章第十七节。

（刘　杰）

第二十节　颈淋巴结清扫术中值得 关注的几组淋巴结

一、喉前淋巴结

【概述】

喉前（环甲）淋巴结收纳喉和甲状腺的淋巴回流，喉癌和甲状腺癌淋巴结转移常转移至喉及气管食管周围淋巴结，喉前淋巴结（Delphian 淋巴结）属于这一组。然后淋巴引流至颈内静脉淋巴结。锁骨上淋巴结，转移至脊副神经淋巴结较少见。在喉全切除术中喉前淋巴结通常与喉标本一并切除，故以往没有特别注意。当前喉功能保全的喉癌手术日益广泛开展，该类手术中喉前淋巴结可能不随标本一并切除，因而应加强对喉前淋巴结转移的理解。

【解剖概要】

1. 喉前淋巴结的分布　一般认为，喉前淋巴结为颈深淋巴结，位于甲状软骨和环状软骨之间，沿中线排列。也有文献将喉前淋巴结分为上、下 2 群，上群位于舌骨下方，甲状舌骨膜的浅面，称舌甲淋巴结，为 1～2 个小淋巴结，收纳会厌和杓会厌襞的淋巴，其输出淋巴管注入下群淋巴结；下群即环甲淋巴结，位于环状软骨中部、环甲韧带浅面，有 1～3 个，收纳声门裂以下、甲状腺峡部和锥状叶以及侧叶前内侧部的淋巴，接受来自上群的输出淋巴管，其输出淋巴管注入气管前淋巴结、气管旁淋巴结，或向下方注入颈内静脉淋巴结下群。但上群并不经常出现。

2. 甲状腺癌与喉前淋巴结引流　目前已确认甲状腺癌第一站转移淋巴结由喉旁淋巴结、气管旁淋巴结和喉前淋巴结构成，其次淋巴结转移至颈静脉中、下淋巴结、锁骨上淋巴结和颈深上淋巴结及脊柱附属淋巴结，但转移至颈深上淋巴结及脊柱附属淋巴结通常很少见（Greene，2002）。

3. 喉癌与喉前淋巴结引流　研究表明，喉前淋巴结包括一个可以引流声门上区、声门区和声门下区 3 个区域淋巴液的复杂的淋巴引流系统。喉腔内不同部位淋巴组织均可通过不同途径与喉前淋巴结发生联系，声门上癌或声门癌侵犯会厌根部或前联合后，可发生喉前淋巴结转移；声门上癌也可通过喉后部淋巴管与声门下区淋巴管相通，进而转移到喉前淋巴结；声门下癌，特别是发生在声门下区前部的癌，经过淋巴管穿过环甲膜直接转移到喉前淋巴结。声门上癌、声门癌、声门下癌和贯声门癌均可转移至喉前淋巴结。

【术前提示】

1. 喉造瘘口复发癌与喉前淋巴结　Thaler 等（1997）观察到无论原发部位如何，喉前淋巴结转移的患者造瘘口复发癌的发生率增高，认为淋巴引流在造瘘口复发癌中的重要意义值得强调。Modrze-jewski 等（1996）观察到喉前淋巴结阳性的患者颈淋巴结转移和局部复发的概率非常高。为预防气管造瘘口复发癌的发生，应对声门下受侵的声门型喉癌和贯声门型喉癌的喉前淋巴结和气管食管周围淋巴结同时行清扫术。

2. 喉癌预后与喉前淋巴结　喉前淋巴结转移的出现与否对手术范围的扩展、放射治疗的计划和预后的估计有一定意义，喉前淋巴结转移的喉癌患者预后较无喉前淋巴结转移者差。喉前淋巴结病理阳性者术后复发率升高，是预后不良的独立因素（Gawlak-Prycka，2001）。

【手术操作与技巧】

Thaler 等（1997）认为对临床或影像学怀疑喉前淋巴结转移的患者，在行喉部分切除术时必须谨慎；对证实喉前淋巴结转移的患者，须特别关注环甲膜和环状软骨的情况；若选择喉功能保全手术，应注意对喉、气管及食管旁淋巴结进行清扫；若术后放疗，应包括Ⅵ区。

在传统的喉全切除术时通常一并切除喉前淋巴结，在颈淋巴结清扫术中常规不包括喉前淋巴结的切除。所以，在颈部中线器官的肿瘤治疗时，如对喉、下咽及甲状腺肿瘤的外科治疗，注意寻找该淋巴结并对其进行肿瘤学清除。

【术后处理】

手术标本证实有喉前淋巴结转移的患者，是否需要应用术后放疗，当根据具体病变状况决定。如果已经进行喉全切除术，包括Ⅵ区淋巴结清扫，就不一定需要术后放疗。如淋巴结较大，病理有包膜外侵犯者应考虑辅助术后放疗。

【并发症及其防范】

参见第四章第二十一、二十七节。

二、咽后淋巴结

【概述】

咽后淋巴结为颈淋巴结清扫术的非常规清扫区域，但研究表明晚期下咽鳞癌中 13.2%～17.9% 存在咽后淋巴结转移。一旦治疗后的下咽癌患者发生咽后淋巴结转移或复发，则预后极差。

【解剖概要】

咽后淋巴结位于颊咽筋膜与椎前筋膜间的咽后间隙内，上界为颅底，下界至舌骨水平，两侧为颈动脉鞘。在解剖上常被分为中间组与外侧组，中间组淋巴结较细小，通常临床所指的咽后淋巴结为外侧组淋巴结，数目 1～3 个，主要位于寰椎水平，紧邻颈内动脉及交感干神经。咽后淋巴结位置隐蔽，且数目较少，大小多在 2～5mm，一般检查不易发现。术前评估主要依据 CT 或 MRI 等影像学检查，但这些检查也存在一定局限性。

【术前提示】

徐伟等（2014）认为具有以下特点的下咽癌，

有可能存在咽后淋巴结转移：①影像学提示咽后淋巴结为阳性；②下咽后壁癌；③ T_3、T_4 期梨状窝癌，尤其是向上累及口咽侧壁或向后累及下咽后壁者；④颈部 N_2 以上的下咽癌，尤其是 N_{2c} 者。建议对具备这些特点的下咽癌患者的初次治疗时，宜行双侧的咽后间隙淋巴清扫术。

【手术操作与技巧】

咽后淋巴清扫术的手术方法为：于舌骨上水平解剖显露颈动脉鞘，在颈内动脉和交感干内侧、椎前筋膜前方和上咽缩肌外侧分离出间隙，外界为颈内动脉和交感神经干，内界至咽中线，深面为椎前筋膜，向上探查至颅底。术中明确颈内动脉及交感干神经位置后，在颈内动脉内侧进行解剖分离，该处组织间隙较疏松，将该区域的淋巴结及脂肪结缔组织予以切除。若淋巴结与周围筋膜粘连，则一并切除周边筋膜。小血管出血可以电凝或纱布压迫止血。手术过程中要注意避免误伤颈交感神经节。

【术后处理】

参见第五章第十七节。

【并发症及其防范】

参见第五章第十七节。

三、胸锁乳突肌－胸骨舌骨肌间淋巴结

【概述】

甲状腺乳头状癌淋巴结转移多发生在中央区及颈侧区。一般认为甲状腺淋巴通常引流至颈深淋巴结组，第一站为甲状腺周围，包括喉旁、喉前、气管旁、气管前等区域，即中央区淋巴结；而后再由中央区引流至颈侧区即颈内静脉淋巴结。嵇庆海反复强调胸锁乳突肌－胸骨舌骨肌间淋巴结在甲状腺乳头状癌转移中的意义。多数学者在行常规颈淋巴清扫术时并不包含胸锁乳突肌－胸骨舌骨肌间淋巴结。孙国华等（2017）报道在颈侧 cN_1 的甲状腺乳头状癌患者中约 63.5% 在胸锁乳突肌－胸骨舌骨肌间隙清扫后见淋巴组织，而 23.5% 的

患者证实为胸锁乳突肌 - 胸骨舌骨肌间淋巴结阳性，提示临床上胸锁乳突肌 - 胸骨舌骨肌间淋巴结转移并不少见，有必要重视对该区域的淋巴结行清扫。

【解剖概要】

1. 胸锁乳突肌 - 胸骨舌骨肌间隙 胸锁乳突肌 - 胸骨舌骨肌间隙属于胸骨上间隙的一部分，为颈深筋膜浅层和深层之间的狭窄空间，解剖上由少量纤维结缔组织、颈前静脉下段及颈前 - 颈内静脉弓、胸锁乳突肌的胸骨头等部分构成，其内也常含有淋巴组织。张海林等（2014）认为胸锁乳突肌 - 胸骨舌骨肌间隙位于颈前浅与颈侧深部淋巴引流系统交界区域，可能为颈前浅部淋巴系统向颈深部引流的一条重要途径。

胸锁乳突肌 - 胸骨舌骨肌间隙无解剖筋膜分割，其中的淋巴组织、脂肪及纤维组织为一连续的整体。由于解剖位置隐匿及术中胸锁乳突肌保留导致的暴露不佳，该区域常易被忽视。

2. 胸锁乳突肌 - 胸骨舌骨肌间淋巴结的范围 胸锁乳突肌 - 胸骨舌骨肌间淋巴结位于颈前下部胸骨上窝脂肪垫及其向胸锁乳突肌胸骨头深面延伸的部分内。其浅面覆有胸骨上窝皮肤和胸锁乳突肌，深面为胸骨舌骨肌，上界为胸锁乳突肌与胸骨舌骨肌交界处，下界为胸骨上窝和锁骨，内、外侧界分别为胸骨舌骨肌的内、外侧缘。

【术前提示】

1. 甲状腺乳头状癌胸锁乳突肌 - 胸骨舌骨肌间淋巴结转移的风险 孙国华等（2017）报道胸锁乳突肌 - 胸骨舌骨肌间淋巴结阳性淋巴结数目与Ⅳ区转移数目密切相关，认为对于颈侧Ⅳ及Ⅲ区淋巴结转移明显的患者更应注意胸锁乳突肌 - 胸骨舌骨肌间淋巴结转移的风险。张海林等（2014）报道颈部多区淋巴结转移和带状肌侵犯的甲状腺乳头状癌患者多同时存在胸锁乳突肌 - 胸骨舌骨肌间淋巴结转移。

2. 胸锁乳突肌 - 胸骨舌骨肌间淋巴结转移的

诊断 胸锁乳突肌 - 胸骨舌骨肌间淋巴结，转移淋巴结并不大，解剖位置在组织量较丰厚的胸骨上窝脂肪垫中，其向颈侧的延伸部分有胸锁乳突肌胸骨头覆盖，难以在临床常规颈淋巴结触诊中触及，加之超声检查对于颈根部区域的评估准确性欠佳，术前甲状腺增强CT检查意义较大。

【手术操作与技巧】

胸锁乳突肌 - 胸骨舌骨肌间隙淋巴脂肪组织有向胸锁关节和锁骨内侧端深面延伸的表现，其位置深在，常规保留胸锁乳突肌的颈淋巴结清扫术过程中容易遗漏。由于胸锁乳突肌 - 胸骨舌骨肌间隙的隐蔽性，颈淋巴结清扫术中在保留胸锁乳突肌并清扫颈内静脉外侧软组织时，应向外牵开肌肉充分暴露该区域，向下清扫至锁骨上，将这一区域内的斜角肌浅层的全部组织予以切除。孙国华等（2017）在常规行颈侧区淋巴清扫术时解剖这一区域。

手术中须注意：①要结扎颈前静脉近心端，防止术后血肿发生；②胸锁乳突肌 - 胸骨舌骨肌间隙外侧常有来自纵隔和胸廓内的淋巴管，经该区域外侧引流至颈静脉角，有时淋巴管须结扎，以防淋巴漏发生。

【术后处理】

参见第五章第十七节。

【并发症及其防范】

参见第五章第十七节。

（孙　彦　梁大鹏）

第二十一节　颈根部肿瘤的手术治疗

【概述】

颈根部是胸腔和颈部、腋窝和颈部的分界部位，有纵横的大血管和重要的神经通过，又是胸腔的顶部。手术极易发生出血、气胸等并发症。此区为胸外科和头颈外科的交叉区域，由于对此区的解剖、病理认识都有一定的局限性，成为一个治疗盲区，该区域的肿瘤切除风险和难度均较大，这些肿瘤中较常见的有神经鞘瘤、血管瘤、低位向下发展的甲状腺肿物以及食管癌、乳腺癌、甲状腺癌等的颈根部转移等。

【解剖概要】

1. 颈根部的界定 颈根部的解剖学境界：前界为胸骨柄，后界为第 1 胸椎椎体，两侧为第 1 肋骨。该部位的中心标志为前斜角肌，该肌的前内侧主要为往来颈、胸之间的纵行结构（颈总动脉、颈内静脉、迷走神经、膈神经、颈交感干、胸导管和胸膜顶等）；该肌的前、后方和外侧主要为往来于颈、胸和上肢间的横行结构，如锁骨下动脉、静脉和臂丛（图 5-21-1）。

临床上，广义的颈部是指项部和狭义的颈区，

狭义的颈区分为颈前区（两侧胸锁乳突肌前缘之间）、胸锁乳突肌区及颈外侧区（胸锁乳突肌后缘和斜方肌前缘间，下为锁骨上缘）。故颈根部可界定为内相当于第一胸椎平面的气管、食管，外至第一肋外缘，上前为锁骨上缘，后为胸膜顶，下为锁骨下动静脉前上缘。以狭义的颈区将颈根部分为颈前区根部、胸锁乳突肌区根部及颈外侧区根部。

2. 颈前区 颈前区为从前向后分别是胸骨柄上方，头臂静脉及左右锁骨下静脉的起始部，气管、食管、喉返神经，气管旁的颈总动脉、颈内静脉。再往前下方 3cm 即为主动脉弓及其主要的大分支的起始部位。

3. 胸锁乳突肌区 胸锁乳突肌区从前向后包括锁骨下静脉，颈内静脉、颈外静脉和汇入段，迷

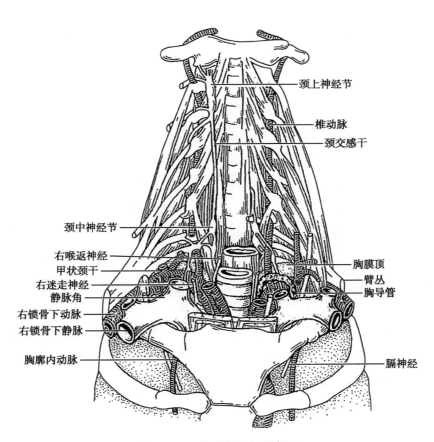

图 5-21-1 颈根部解剖示意图

走神经,膈神经,胸导管,锁骨下动脉第一段及分支,颈交感干,胸膜顶肺尖之前部,臂丛根,颈外侧区根部,锁骨下静脉,锁骨下动脉的分支(甲状颈干及颈横动脉、臂丛干及胸膜顶前外方)。

【术前提示】

1. 颈根部手术的进路的选择 侵犯颈根部的颈部肿瘤,有时可进入纵隔和腋窝。周围又有许多重要的神经、血管,又与气管、食管、胸膜顶紧密相接。肿块的下半部显露差,易造成损伤,或者只能姑息性切除。西安交通大学第一医院基本上采用2种进路:①侵犯颈外侧区胸锁乳突肌区根部的肿瘤采取L形切口;②侵犯颈前区及胸锁乳突肌区根部的肿瘤采取T形切口。2种进路根据需要可切断锁骨,咬除部分胸骨柄及胸锁关节。这样有以下优点:①可以充分显露颈根部血管神经;②视野开阔,便于操作及完整切除肿瘤;③可以很好地显露锁骨下静脉,一旦损伤易于修补。

2. 充分暴露是防止并发症的关键 一般上方易于操作,分离下方为手术的关键,先从外侧渐至内侧,严格遵循在锁骨下静脉的前方进行。锁骨下静脉和第一肋骨膜、前斜角肌肌腱,因有筋膜紧密结合呈开放状态,易损伤和发生气栓,应小心分离。分离内下方难度最大,必要时咬除部分胸锁关节,以显露重要结构。在咬除之前先分开胸骨后及胸锁关节后的骨膜,可以避免损伤纵隔胸膜及胸膜顶的前内方。在颈外静脉进入颈内静脉处切断结扎颈外静脉及胸导管。

【手术操作与技巧】

1. 手术进路

(1)对于颈中部伸向纵隔及胸锁关节的肿块采用T形切口,横形切口平第5气管环,纵形切口沿颈部正中向下延长约6cm,在颈阔肌及胸骨柄皮下翻瓣,将胸锁乳突肌切断牵向上方,切开胸骨柄和锁骨内面的骨膜,分离出胸骨柄及胸锁关节。

(2)对于颈根部外侧及胸锁乳突肌区的肿块采用L形切口,纵形切口胸锁乳头肌后缘至锁骨

下,在锁骨下1~2cm拐至中线,翻开肌皮瓣切断胸锁乳突肌。

2. 分离切除肿瘤 先分离肿瘤上方,因上方比较容易分离,暴露亦比较好,注意保护喉返神经。再游离肿块的外侧,然后分离肿块的外下后方,该处为锁骨下动静脉和颈总动脉、颈内静脉的交叉处,亦为颈外静脉、胸导管汇入处。应结扎颈外静脉和胸导管,必要时结扎颈内静脉。最后分离肿瘤下部,胸骨柄上缘距头臂静脉1.5cm、主动脉3.3cm。若为恶性肿瘤或手术及放疗后的肿块必要时切断锁骨。

3. 保护颈根部神经 颈根部的神经集中在胸锁乳突肌区的颈根部,一般在肿瘤的后部、颈动脉鞘的后方及内方,仔细辨认前、中斜角肌。前斜角肌表面有膈神经经过锁骨下动脉表面进入胸廓,在中、前斜角肌之间锁骨上动脉上方臂丛行向外下,应加以保护。

4. 保护锁骨上动静脉及颈总动脉 过大的肿瘤可压迫动静脉使之移位、变窄,恶性肿瘤或放疗后及二次手术者肿块常与之粘连,或瘢痕牵拉,使位置发生明显的变异,上述血管应避免损伤,一旦发生可造成致命的危险和难补救的后遗症。术中要注意正常的解剖位置,更要注意到粘连和移位。手术遵循先安全后危险区域、先外上后内下的原则。接近锁骨下动静脉时首先要辨认清楚,操作时将已分离开的肿块上提,锁骨下静脉从外向内分离。因锁骨下静脉和周围组织固定紧不宜用力牵拉,宜仔细从肋骨骨膜和前斜角肌肌腱上锐性分离。

5. 防止胸膜顶部损伤 胸膜顶在锁骨内侧比锁骨上缘高3cm,手术严格在前斜角肌和锁骨下静脉前进行。结扎颈横动脉的近端时应特别注意此处易发生胸膜顶部损伤,在锁骨下静脉后方有肿块侵犯时,对此处的软组织宜先钳夹后切断、缝扎。

6. 切口的关闭和缝合 参见第五章第十七节。

【术后处理】

参见第五章第十七节。

【并发症及其防范】

参见第五章第十七节。

（张少强）

耳鼻咽喉头颈外科手术操作方法与技巧

Techniques and Skills in Operations of Otorhinolaryngology Head and Neck Surgery

第六章 | 颅 底 手 术

第一节　经鼻内镜脑脊液鼻漏修补术

【概述】

脑脊液鼻漏多为颅底硬脑膜破损、脑脊液通过颅底骨质缺损、破裂处、薄弱处流出，经过鼻腔流出体外，是鼻颅底外科的常见病。脑脊液鼻漏主要表现为鼻腔间断或持续流出清亮、水样液体，早期因与血混合，液体可为淡红色。其病因主要包括外伤性、医源性、自发性及肿瘤性等，其中以外伤性脑脊液鼻漏最为多见。由于脑脊液鼻漏可引起颅内感染、颅内积气、低颅压等严重并发症，因此一旦确诊应尽早治疗。

目前脑脊液鼻漏的治疗方法包括保守治疗和手术治疗。保守治疗的主要措施有绝对卧床、床头抬高30°，低盐低脂饮食，避免用力咳嗽、擤鼻涕、打喷嚏及用力大便等其他增加腹压的动作，适当采用甘露醇降低颅内压，全身应用易透过血-脑屏障的抗生素预防感染，多次腰穿或腰大池引流等。一般的脑脊液鼻漏，尤其是外伤性均可首先采取保守治疗观察效果。手术治疗的方法主要有开颅手术修补、鼻外入路修补、显微镜下鼻内入路修补及鼻内镜下手术修补。因鼻内镜手术具有术野清晰、容易发现瘘口、手术损伤小、并发症少等优点，目前经鼻内镜手术修补已成为治疗脑脊液鼻漏的首选术式。

【解剖概要】

1. 脑脊液鼻漏的易发部位　鼻与颅底的解剖关系十分密切。鼻腔顶壁为筛板，筛板上方为颅前窝；额窦和额隐窝的后壁、筛顶上方为颅前窝；蝶窦的顶壁为蝶鞍，上方为颅中窝；蝶窦外侧壁毗邻颈内动脉、视神经和海绵窦；蝶窦后壁为斜坡，其后方为脑干。鼻腔、鼻窦与颅内仅有一层薄薄的骨板相隔，局部甚至存在骨质缺损。这些颅底的局部骨质缺损、薄弱处是脑脊液鼻漏的解剖学基础。筛窦的脑脊液漏好发部位包括筛板和筛顶，

额窦的脑脊液漏好发于额窦后壁，蝶窦好发于蝶窦外侧隐窝。

脑脊液鼻漏发生的位置常常与发生的原因有关：外伤性脑脊液漏的漏口常位于筛板和额窦；医源性脑脊液漏的漏口多位于筛顶、蝶窦后壁、额窦后壁；自发性脑脊液漏的漏口多位于蝶窦外侧隐窝、筛顶、筛板；肿瘤性脑脊液漏的漏口与肿瘤位置有关。

2. 经鼻内镜脑脊液鼻漏修补术入路的相关解剖　实施经鼻内镜脑脊液鼻漏修补术，首先要熟悉鼻腔、鼻窦、颅底的内镜解剖及鼻腔鼻窦的引流通道，如鼻内镜检查时可见脑脊液外漏，则应追根溯源寻找漏口的具体位置。内镜下首先以中鼻甲为标志，观察中鼻甲的内外两侧。若脑脊液来自中鼻甲内侧，应沿嗅裂自前向后探查鼻顶直到蝶窦前壁；若脑脊液来自中鼻道，应探查额隐窝、前组筛窦。当脑脊液来自鼻腔后端时，应注意探查上鼻道和蝶筛隐窝。若脑脊液来自上鼻道，则继续探查后组筛窦；若来自蝶筛隐窝，应探查蝶窦。通常漏口周围存在积液、黏膜水肿、苍白、局部肉芽生长，若脑脊液外漏流量较大，可见到明确的漏点。有时患者存在多处漏点，检查或手术时均应注意。

【术前提示】

1. 明确手术适应证和禁忌证　脑脊液鼻漏修补术的手术适应证包括：①外伤性脑脊液鼻漏经保守治疗无效；②颅底外伤严重、合并高流量的脑脊液鼻漏，预计保守治疗效果不佳；③自发性脑脊液鼻漏；④脑脊液鼻漏导致反复颅内感染，在控制感染后应积极手术；⑤医源性脑脊液鼻漏；⑥肿瘤侵犯颅底、颅内导致的脑脊液鼻漏，或鼻颅沟通性肿瘤切除后颅底缺损并有脑脊液漏出；⑦脑脊液鼻漏出现颅内积气或低颅压等并发症应及时手术。

手术禁忌证包括：合并严重外伤，生命体征不稳定或有其他脏器更严重的创伤须处理，颅内感染未控制。

2. 完善术前检查 术前脑脊液鼻漏的诊断包括：①确定自鼻腔流出的液体是脑脊液；②确定脑脊液鼻漏的位置。

判断鼻漏是否为脑脊液的方法有以下几种。

（1）滤纸试验：外伤后将血性鼻漏滴于滤纸上，可见痕迹中心为红色，周围颜色较浅，有一"晕圈"。该方法较粗糙，不能作为脑脊液鼻漏的确切依据。

（2）鼻分泌物葡萄糖定量检测：若鼻分泌物中的葡萄糖含量＞1.7mmol/L，考虑为脑脊液。

（3）β_2 转铁蛋白、β_2 示踪蛋白检测：β_2 转铁蛋白和 β_2 示踪蛋白仅存在于脑脊液和内耳外淋巴液中，在血液和鼻腔分泌物中无法检出，通过免疫电泳技术检测，灵敏度和特异度高达 90% 以上。

确定脑脊液鼻漏的漏口位置主要依靠鼻内镜检查和影像学检查。鼻内镜检查是判断漏口位置的重要方法，检查时应充分收缩患者鼻腔黏膜、用吸引器吸净鼻腔内分泌物，注意观察颅底缺损部位及脑脊液流出的起始位置。病史较长者漏口周围黏膜常水肿、肥厚或有粉红色肉芽组织生长、脑脊液呈搏动性溢出等。位于筛板区的脑脊液鼻漏，液体多出现在中鼻甲内侧；位于筛顶的脑脊液鼻漏，液体多出现在中鼻甲外侧；位于前筛或者额窦区域者，液体多位于中鼻甲前端。鼻内镜检查时可嘱患者低头或压迫颈内静脉，有助于发现漏口，然而我们所看到的脑脊液流出位置并不一定是真正漏口所在，尤其是发生在额窦或前筛顶的脑脊液鼻漏，脑脊液可沿筛漏斗、中鼻甲基板从后鼻孔上缘流向鼻咽部，有可能被误认为鼻漏来自于蝶窦。

术前影像学检查应包括颅底 CT 和 MRI 检查。①颅底高分辨率 CT，尤其是 CT 三维重建，能清晰显示颅底的骨折、骨质缺损和颅底病变（图 6-1-1，图 6-1-2）。②MRI 成像的 T_2 加权像可显示脑脊液情况（图 6-1-3）。MR 水成像可发现颅底微小病变，能清晰显示漏口位置，结合颅底 CT 诊断率较高。此外还有 CT 脑池造影和 MR 脑池造影检查，但检查前需进行腰椎穿刺注射造影剂，为有创性检查，

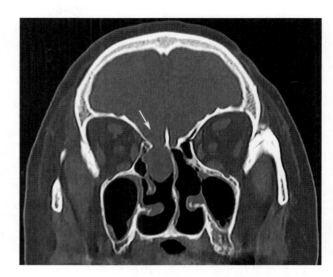

图 6-1-1 鼻窦 CT 冠状位显示脑脊液鼻漏可疑部位

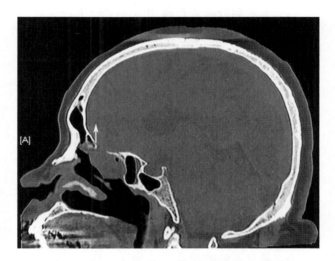

图 6-1-2 鼻窦 CT 矢状位显示脑脊液鼻漏可疑部位

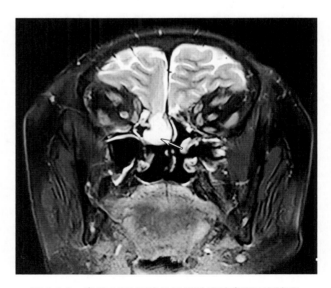

图 6-1-3 鼻窦 MRI 冠状位显示脑脊液鼻漏可疑部位

患者检查后可能出现头痛等不适，临床上并不常用。影像学检查除了有助于判断脑脊液鼻漏的漏口位置外，还可发现患者脑积水、颅内积气、颅底颅内病变等。

术前有必要进行腰椎穿刺。通过腰椎穿刺，可了解患者术前颅内压力情况，获取脑脊液还可进行脑脊液常规、脑脊液生化等检查以判断患者有无颅内感染，便于指导围手术期用药。

3. 术前用药 术前应预防性应用抗生素，选用可透过血-脑屏障的抗生素，预防颅内感染，减少围手术期并发症的发生。根据脑脊液鼻漏流量，酌情使用甘露醇降低颅内压。

4. 手术失败的常见原因 ①术中未找到真正的漏口；②移植物移位、皱缩或坏死；③移植物贴附固定不紧密，存在空隙或腔道；④颅内感染；⑤颅内压力较大、脑积水、脑脊液外流压力较大等。

【手术操作与技巧】

1. 麻醉、体位和手术器械 手术在气管插管全身麻醉下进行，术中控制性降压，保持术野清晰。体位选择平卧位。手术器械和设备需要鼻内镜、内镜成像系统、高速电钻、鼻窦手术器械、颅底手术器械等。

2. 手术入路的选择 外伤性脑脊液鼻漏通常源于筛板、筛顶、额窦后壁或蝶窦；自发性脑脊液鼻漏多发生于蝶窦或筛板。根据术前检查判断漏口的位置并选择适当的手术入路，手术的原则是开放漏口周围全部的鼻窦气房，充分暴露漏口及周围骨质。

筛窦脑脊液鼻漏常见于筛板或筛顶。发生于筛板区域的脑脊液鼻漏因嗅裂区域比较狭窄而难以暴露颅底缺损位置，手术视野受限，术中外移中鼻甲或者行中鼻甲部分切除术，能更好地暴露病变位置。中鼻甲外移时需要注意保护中鼻甲根部附着处的颅底骨质，防止因用力不当造成新的漏口形成，必要时可以考虑切开钩突以及筛泡，开放筛窦，将中鼻甲基板切除，使中鼻甲便于外移。筛

板骨质相对薄弱，无论是自发性或者外伤性均易发生于筛板，发生于筛板区域的脑脊液鼻漏有时为多发的小漏口，术中需要仔细止血，清晰暴露病变部位后寻找全部漏口（图 6-1-4），并注意操作轻柔，防止术中形成新的损伤。

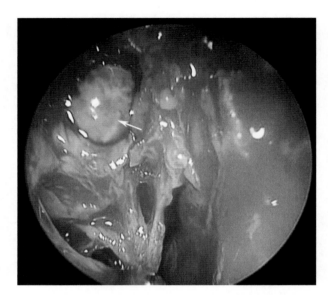

图 6-1-4 术中所见颅底缺损（白色箭头指示缺损部位）

筛顶的脑脊液鼻漏多为外伤性，鼻内镜下全筛开放后比较容易暴露漏口，但清理眶纸样板附近区域黏膜及骨质时，需要注意保护视神经和眼球，并防止眶内脂肪的疝出，保证术野宽阔。

位于蝶窦的漏口，可采用 Wigand 术式直接切除中鼻甲后端、上鼻甲中下 2/3，暴露嗅裂和蝶窦口，开放蝶窦前壁；位于蝶窦外侧隐窝的漏口较为少见，但常规开放蝶窦暴露和处理此区域比较困难，尤其是气化良好的蝶窦，需要采用经翼突入路，先开放并扩大上颌窦口，暴露上颌窦后壁，开放并切除蝶窦前壁，充分显露翼突根部，由内向外、由前向后磨除翼突骨质暴露蝶窦外侧隐窝。术中应注意保护颈内动脉和视神经，尤其是伴有颅底骨质薄弱或缺失者，更加容易误伤，所以术中尽可能地将颈内动脉凸、视神经管、视神经隐窝等重要结构清晰显示，避免造成严重的颅、眶并发症。

额窦脑脊液鼻漏的处理取决于漏口的位置、

大小及内镜下漏口暴露的难易程度。额窦的脑脊液鼻漏主要发生于额窦后壁和额隐窝。因额窦口位置较高，额隐窝解剖结构复杂，与其他部位的脑脊液鼻漏相比，其操作难度相对较高。鼻内镜下漏口易完全暴露者，可于漏口周围清除病变黏膜或肉芽组织等，直接进行修补。鼻内镜下只能部分暴露漏口者，若鼻丘气房发育良好，可以充分开放鼻丘，或者切除中鼻甲根端附着处部分骨质，必要时可行 Draf Ⅱ 或 Draf Ⅲ 型手术以充分扩大额窦口，以便完整暴露额窦内结构及漏口边缘，术后须注意额窦的通畅引流，否则易引起额窦炎、潴留囊肿。

3. 修补材料的选择 脑脊液鼻漏的修补材料包括自体组织和非自体组织。常用的自体组织包括筋膜、肌浆、脂肪、黏膜瓣等。非自体组织有人工硬脑膜、生物组织胶等。目前临床常用的修补材料有鼻中隔黏膜瓣、中鼻甲黏膜瓣、下鼻甲黏膜瓣、股前外侧阔筋膜、脂肪、肌浆和可吸收性人工硬膜。

鼻中隔黏膜瓣是修补颅底缺损非常理想的组织瓣，尤其是带蒂的鼻中隔黏膜瓣可大大提高修补的成功率。鼻后中隔动脉是鼻中隔黏膜瓣的供应血管。术中根据缺损大小设计黏膜瓣大小，切取黏膜瓣时要注意保护鼻后中隔动脉，沿血管根蒂最大可获得一侧全部的鼻中隔黏膜，因此鼻中隔黏膜瓣可用于修补较大的颅底缺损。

中鼻甲黏膜瓣（图 6-1-5）可采用带蒂瓣或者游离瓣，游离瓣较易获取，完整切除中鼻甲后将黏膜自骨面完整剥离即可。带蒂的中鼻甲黏膜瓣以鼻后外侧动脉的中鼻甲支为供血血管，术中自中鼻甲向下行纵切口、剥离中鼻甲骨质、向后分离辨认血管。中鼻甲黏膜瓣可用于修补颅底的中、小缺损。

股外侧阔筋膜（图 6-1-6）是常用的游离自体组织材料。阔筋膜具有紧实、致密、张力大、抗感染能力强等优点。切取阔筋膜时沿股外侧中上部行纵切口，切开皮肤、皮下组织，暴露阔筋膜，根据缺损大小切取稍大的筋膜，同时可获得肌肉组织、制

备肌浆或切取脂肪组织，用于颅底修补。因股部肌肉血供丰富，取瓣后应妥善止血，以免出现股部出血和血肿。

4. 修补方法 利用上述材料修补颅底缺损前，应充分开放周围鼻窦气房，彻底清除漏口周围炎性组织和瘢痕组织，将漏口周围骨质打磨粗糙，在漏口周围制造新鲜创面，建立良好的"移植床"。然后用聚维酮碘溶液冲洗术腔并用生理盐水反复冲洗漏口及移植床周围，以利于术区清洁，减少术后感染机会、提高修补的成功率。常用的修补方法如下。

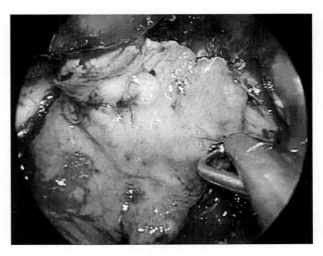

图 6-1-5 以黏膜瓣修补颅底缺损（白色箭头指示黏膜瓣）

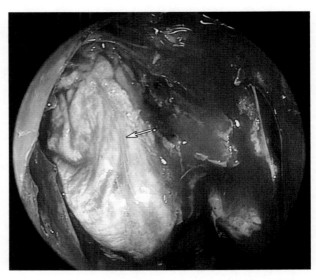

图 6-1-6 以阔筋膜修补颅底缺损（白色箭头指示阔筋膜）

（1）外贴法：适用于较小的漏口，以修补材料直接贴附漏口。

（2）三明治法：即第一层为筋膜，第二层为肌浆和/或脂肪，第三层为筋膜或黏膜瓣。

（3）浴缸塞法：以脂肪块或筋膜包裹肌浆为基本材料，可吸收缝线贯穿上述材料做成栓子，将其自漏口塞入颅内并拉紧封闭颅底缺损，再将缝线穿过另一筋膜，平铺在颅外封闭漏口。修补后在修补材料外贴附可吸收性明胶海绵防止移植物的移动并封闭移植材料与颅底间的空隙，使贴附更紧密，外以碘仿纱条、膨胀海绵等填塞支撑并固定。

【术后处理】

1．术后正确的治疗和处理对手术成败有极其重要的影响，尤其保守治疗应贯穿于脑脊液鼻漏治疗的始终。术后应注意观察病情变化、加强术后护理并做好患者及家属的宣教工作。

2．术后应绝对卧床、头抬高30°半卧位，低盐低脂饮食，避免用力擤鼻、打喷嚏、咳嗽、屏气等动作，保持大便通畅、防止便秘。患者长期卧床，应预防下肢静脉血栓形成及坠积性肺炎等并发症的发生，加强护理，可给予患者翻身、拍背、下肢按摩等。

3．术后药物治疗　主要包括抗生素治疗、使用降颅内压药物及其他药物。术后须使用易透过血-脑屏障的抗生素预防或治疗颅内感染。降颅内压药物一般选用20%的甘露醇125mL静脉滴注每日2～3次，并根据患者的颅内压变化调整用量。使用甘露醇应监测患者每日出入量、尿量及电解质的变化。为防止便秘，术后可给予患者通便药物治疗。

4．术后须多次腰椎穿刺，必要时可行腰大池置管引流。术后腰椎穿刺是必要的，腰椎穿刺可明确患者术后脑脊液压力情况、有无颅内感染，为术后用药提供指导和依据。若术后5～7天仍有脑脊液外漏，可行腰大池置管引流。腰大池置管能降低颅内压，减少脑脊液的流出量，有利于漏口的

愈合。通过腰大池引流可动态观察脑脊液的性状及其变化，随时进行脑脊液常规、生物化学、免疫球蛋白及细菌学检查，引流管放置时间一般不超过2周，引流时需要控制引流速度和引流量，以避免发生低颅内压或颅内积气等并发症，成人一般每小时8～10mL，引流总量每天150～200mL。

5．鼻腔填塞物取出的时机　术后膨胀海绵一般2～3天后取出，碘仿纱条一般7～14天后取出。若填塞物取出过早，当颅内压增高时，可能造成尚未愈合牢固的移植物部分或全部从颅底骨面脱离、再次出现脑脊液鼻漏。

6．术后换药及再次手术　部分患者术后可能仍有少量脑脊液流出，随着时间的延长、漏口逐渐愈合、漏出量也越来越少，一般术后7天内鼻漏应当消失。若超过7天仍有脑脊液外漏，应考虑修补材料移位、修补材料间存在缝隙、颅底感染等可能。此时可进行床旁鼻内镜换药，取出填塞材料，吸引、清理鼻腔及术区分泌物，以可吸收性明胶海绵及碘仿纱条再次贴附、压实移植材料，并注意监测颅内压力变化及有无颅内感染，及时调整药物治疗方案。若经过治疗，患者术后超过2周仍有脑脊液漏，应尽早行再次手术修补，继续保守治疗往往效果不佳，且患者长时间卧床大大增加了并发症发生的风险。

【并发症及其防范】

1．**高热**　部分患者术后可出现持续性高热，多为一过性，须给予对症处理，应注意检查有无颅内感染情况。

2．**颅内感染**　鼻腔本身为有菌环境，术腔与颅内相通，细菌可沿鼻腔、术区、漏口进入颅内，因此患者易发生颅内感染。术后抗感染治疗是必要的，若感染严重须静脉使用万古霉素、美罗培南等抗生素抗感染，必要时可选择美罗培南鞘内注射。

3．**颅内积气**　当颅底缺损较大时，术后修补材料随脑脊液搏动，若颅底存在微小缝隙可有少

量的脑脊液随之漏出,空气由此进入颅内,引起张力性气颅。患者可出现头痛、恶心、呕吐等症状并逐渐加重,严重时甚至危及生命。尽早行颅脑 CT 检查可明确诊断。颅内积气量少时,可以通过局部换药、封堵填塞、继续保守治疗自行吸收;积气量较多时,单纯保守治疗效果欠佳,应及时手术以免引起脑疝等严重后果。

4. 癫痫 当患者手术范围大、手术时间长、脑组织外露多时,部分患者术后可能出现癫痫,术后可给予丙戊酸钠预防癫痫发作,必要时请神经内科协助处理。

5. 颅内压增高、脑积水 部分患者术前本身存在脑脊液的循环或者吸收障碍,手术封堵颅底漏口后,由于颅内脑脊液仍在不断产生,无法吸收或者循环,短时间大量积聚于颅内,出现颅内压增高或脑积水,患者可出现头痛、恶心、呕吐、意识障碍、昏迷甚至脑疝;或者再次冲开修补材料使修补失败。因此术前应充分评估脑脊液循环状况,如发现患者存在脑积水、脑室扩大等征象,术后应积极采取脑脊液分流、加强监护等措施。

6. 肺部感染 患者术后长时间卧床、不能用力咳嗽、部分患者可能存在脑脊液误吸,因此患者术后易出现肺部感染。术后应注意患者有无咳嗽、咳痰等呼吸道症状,必要时尽早进行痰培养及药敏试验,选用敏感的抗生素抗感染及化痰治疗,同时注意每日定时翻身、拍背,加强排痰。

7. 下肢深静脉血栓形成和肺栓塞 对于年龄较大、本身合并基础疾病、肿瘤的患者,术后长期卧床,容易发生下肢深静脉血栓和肺栓塞。因此术后应定期进行血栓评估,鼓励患者在床上进行适当的四肢活动、陪护人员应经常给患者进行下肢按摩。对于高危患者,术后可给予低分子肝素皮下注射。一旦出现下肢深静脉血栓形成和肺栓塞,应及时请血管外科和呼吸内科协助处理。

(姜 彦 于龙刚)

第二节 内镜下咽旁间隙肿瘤切除术

【概述】

咽旁间隙肿瘤发病率较低,约占头颈部肿瘤的 0.5%～1.5%,其中良性肿瘤约占 80%、恶性肿瘤约占 20%。咽旁前间隙内肿瘤以唾液腺及神经源性肿瘤居多,咽旁后间隙内肿瘤以神经源性和血管源性肿瘤多见。其原发性肿瘤最常见的是多形性腺瘤、神经鞘瘤和副神经节瘤。咽旁间隙位置隐蔽、周围组织顺应性较好,肿瘤生长初期患者往往没有任何不适,因此早期诊断困难、容易漏诊,随着瘤体逐渐增大、压迫或侵犯周围组织结构后才出现相应的临床表现,其最常见的临床表现为咽部异物感、咽侧壁膨隆和下颌下区包块。咽旁间隙肿瘤一旦确诊,可采取手术治疗。

咽旁间隙肿瘤的手术方式包括传统开放手术和改良内镜手术。开放手术的主要入路有经颈侧入路、经颈 - 腮腺入路、经口入路、经颞下窝入路、经颈 - 侧颅底入路和联合入路等,其中最常用的是经颈侧入路。近年来随着内镜技术的不断发展,内镜被越来越多地应用于咽旁间隙肿瘤的手术治疗。因内镜手术具有损伤小、恢复快、并发症少、疗效确切等优点,已逐渐成为该区域良性肿瘤手术治疗的重要供选方法。

【解剖概要】

1. 咽旁间隙的意义 咽旁间隙是旁中线颅底和侧颅底的重要解剖区域,与耳鼻咽喉头颈外科、神经外科、口腔颌面外科等多个学科相关,其内有众多肌肉、血管和神经,解剖结构复杂而隐蔽。作为咽筋膜与邻近筋膜之间最重要的筋膜间隙之一,咽旁间隙与头颈部多个解剖间隙相沟通,其中向前下与下颌下隙相通,向后、内与咽后间隙相通,向外与咀嚼肌间隙相通。咽旁间隙等筋膜间隙的存在既可限制某些病变的发展(如肿瘤),又可为某些病变的扩散提供途径(如感染)。

2. 咽旁间隙的毗邻和内容 咽旁间隙位于咽部两侧，左右各一，形如锥体，锥底在上、锥尖向下，上方起自颅底，下方到达舌骨，内侧为咽侧壁和腭扁桃体，前外侧为下颌支、腮腺深叶和翼内肌，后壁为椎前筋膜。茎突及其附着肌肉和韧带将咽旁间隙分为茎突前间隙和茎突后间隙。茎突前间隙内主要有腭帆张肌、腭帆提肌、翼内肌、淋巴结、脂肪等；茎突后间隙解剖结构重要而复杂，包括颈内动脉、颈内静脉、第Ⅸ～Ⅻ脑神经、颈交感干、颈深上淋巴结等。

3. 咽旁间隙手术的入路与解剖 为确定内镜下咽旁间隙肿瘤切除术的手术入路，笔者将咽旁间隙分成5个亚区，分别是咽旁上间隙前内区、咽旁上间隙前外区、咽旁上间隙后内区、咽旁上间隙后外区和咽旁下间隙，具体划分方法如下：以硬腭水平为界将咽旁间隙的锥形结构分成咽旁上间隙和咽旁下间隙两部分，咽旁上间隙为锥底结构、空间较大，咽旁下间隙为锥尖结构、空间相对较小；以颈内动脉为轴心，将咽旁上间隙分别沿矢状面和冠状面分成前内、前外、后内、后外4个亚区。根据肿瘤大小和所在分区选择最优的手术入路。

【术前提示】

1. 手术适应证和禁忌证 内镜下咽旁间隙良性肿瘤切除术的手术适应证包括：①肿瘤体积过大，影响外观；②肿瘤引起压迫症状者；③肿瘤性质尚不明确，旨在排除恶变者；④咽旁间隙良性肿瘤有恶变倾向者；⑤患者虽无明显临床症状，但有强烈手术意愿者。

手术禁忌证包括：①患者生命体征不平稳或合并其他系统性疾病，无法耐受手术者；②肿瘤与颈内动脉关系密切，术中很可能损伤颈内动脉引起致命性大出血者。

内镜下咽旁间隙肿瘤切除术对术者提出了很高的要求，术者不仅要具备较高的内镜手术技术，还须掌握咽旁间隙及周围结构的内镜解剖。此外，开展此类手术的医疗机构应具备高清内镜、颅底钻等颅底手术器械、设备及术中出现颈内动脉破裂出血等严重并发症的急救能力与应急预案。

2. 术前检查 除实验室检查、胸片、心电图等常规检查外，咽旁间隙肿瘤的术前检查还包括影像学检查和组织病理学检查。

咽旁间隙肿瘤的影像学诊断目前主要依靠CT和MRI。CT检查主要用于显示肿瘤部位及其与周围骨性结构的关系；MRI检查采用平扫加增强，可明确肿瘤的大小、位置、边界、与周围组织的解剖关系，尤其是与颈内动脉的关系，并大体判断肿瘤性质。MRI应作为咽旁间隙肿瘤的首选检查，因MRI能精细显示肿瘤的大小、部位、内部信号及其与周围软组织的毗邻关系，并可通过多种参数、方位、动态增强扫描的时间-信号强度曲线变化等手段判断肿瘤的性质。颈内动脉是咽旁间隙内最重要的解剖结构之一，也是此区域内镜手术最大的挑战。因颈内动脉常常存在变异，且容易被该间隙内的占位推挤移位，通过影像学检查确定颈内动脉的走行及其与肿瘤的关系十分重要。当肿瘤与颈内动脉关系密切或考虑为副神经节瘤时，可选择行颈内动脉计算机体层成像血管造影（computed tomography angiography，CTA）、颈内动脉核磁共振血管成像（magnetic resonance angiography，MRA）或数字减影血管造影（digital subtraction angiography，DSA）以明确肿瘤与血管的关系。

组织病理学检查是肿瘤诊断的金标准，细针穿吸细胞学检查是确诊咽旁间隙肿物的一种有价值的方法。但不同于甲状腺、腮腺、乳腺等浅表组织器官，咽旁间隙解剖结构复杂，周围有较多不规则骨性结构、内部走行着许多重要的血管、神经且肌肉繁多，穿刺有较高的技术要求和一定的危险性，目前诊断阳性率并不高，因此细针穿吸细胞学检查在咽旁间隙肿物的诊断中尚有争议、临床并未广泛开展。对于术前考虑咽旁间隙肿瘤为良性者，可直接采取术中快速冰冻切片检查，准确率较高。

3. 手术方案的制订　根据患者术前影像学检查，确定肿瘤的位置、大小、边界、包膜情况，大体判断肿瘤性质，分析肿瘤与颈内动脉的关系，评估手术的难易程度和风险，选择合理的手术方式与入路，并与患者及家属做好沟通。

手术入路的选择：依据咽旁间隙肿瘤所在的内镜手术分区，选择损伤较小、距离较短、便于操作的入路。

（1）若肿瘤主体位于咽旁上间隙前内区，可采用内镜经鼻或经口入路。

（2）若肿瘤主体位于咽旁上间隙后内区，可采用经口入路。

（3）若肿瘤主体位于咽旁上间隙前外区，可采用经鼻或经口入路。

（4）若肿瘤主体位于咽旁上间隙后外区，推荐采用内镜辅助颈侧入路。

（5）肿瘤主体位于咽旁下间隙可选择单纯内镜经口入路。

（6）若瘤体较大、占据多个解剖区域，单一入路难以完全切除也可采用联合入路。

【手术操作与技巧】

1. 麻醉、体位和手术器械　患者取仰卧位，经口气管插管全身麻醉。主要的手术器械有：鼻内镜、内镜成像系统、等离子射频系统、颅底钻（变向钻）、电刀、双极电凝、颅底外科手术器械等。若选择内镜经口入路还应准备开口器。

2. 手术原则

（1）术中选取合理的手术入路、充分暴露肿瘤，在高清内镜及等离子射频系统的辅助下可直视并放大病变及周边结构，并在肿瘤的包膜或假包膜外侧进行操作和分离，最终将肿瘤完整切除（图 6-2-1，图 6-2-2）。

（2）对于瘤体过大无法完整切除者，先"中心减容"使瘤体缩小、后沿肿瘤包膜将其完整切除的方法，同样可获得良好的效果。值得注意的是，在"中心减容"的同时要做好术区的保护、切除肿瘤后应进行充分术腔冲洗，防止因肿瘤破碎造成局部种植。

（3）在肿瘤包膜外进行操作时应注意辨认周围的重要解剖结构以免造成血管神经的损伤、引起相应的并发症。

3. 技术要点　内镜下切除咽旁间隙肿瘤的手术入路包括经鼻入路、经口入路、内镜辅助颈侧入路、联合入路。不同的内镜入路有着各自的技术要点。

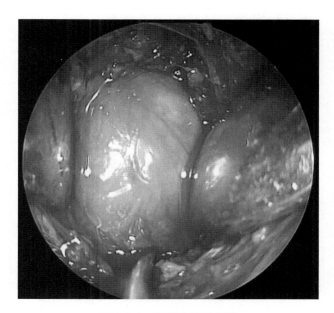

图 6-2-1　暴露肿瘤及包膜

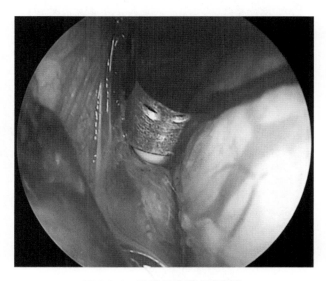

图 6-2-2　沿肿瘤包膜分离切除

（1）内镜经鼻入路：适于肿瘤主体位于硬腭平面以上的患者。由于上颌窦后外侧壁、翼突的内外侧板及其附着的翼内外肌是咽旁间隙前壁的重要组成部分，根据肿瘤与翼突的位置关系，可选择翼突内侧入路或翼突外侧入路。翼突内侧入路系经翼突内侧板后内侧切开咽上缩肌，由咽鼓管前方进入咽旁间隙；翼突外侧入路系通过泪前入路或 Caldwell-Luc 手术入路直视下暴露上颌窦后外侧壁及其后方的手术通道，经翼突外侧切开翼外肌进入咽旁间隙。

（2）内镜经口入路：适于肿瘤主体位于硬腭平面以下、颈内动脉前方或内侧的患者。患者仰卧位、开口器牵开口腔，内镜经口置入，根据肿瘤主体的位置选择适当的切口部位，切口部位可选择口咽侧壁、翼下颌皱襞内侧或翼下颌皱襞外侧。其中口咽侧壁切口应用最广，翼下颌皱襞内、外侧切口国内外罕有报道。经口入路咽侧壁切开适用于肿瘤主体靠近咽旁间隙内侧、茎突咽肌筋膜层后方的患者，尤其是口咽侧壁向内膨隆的患者。以硅胶管从双侧鼻腔插入悬吊软腭，充分暴露鼻咽、口咽部，在腭咽弓后方、咽侧壁膨隆最明显处纵行切开黏膜、黏膜下层和咽上缩肌进入咽旁间隙（图 6-2-3）。

翼下颌皱襞为伸延于上颌结节后内方与磨牙后垫后方之间的黏膜皱襞，其深面为翼下颌韧带所衬托。若肿瘤位于咽旁间隙的前下方、茎突咽肌筋膜前方，则于翼下颌皱襞内侧纵行切开黏膜、黏膜下层、咽上缩肌后，从前方进入咽旁间隙（图 6-2-4）。

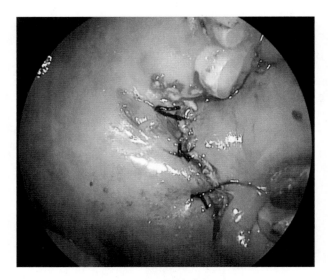

图 6-2-4　翼下颌皱襞内侧切口

若肿瘤主体位于翼外肌后外侧、硬腭水平以下、茎突咽肌筋膜前方，则术中于翼下颌皱襞外侧切开黏膜、黏膜下层、颊肌、翼外肌，经翼下颌间隙进入咽旁间隙下区（图 6-2-5）。

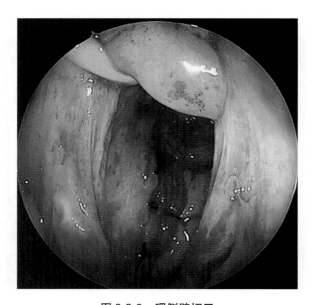

图 6-2-3　咽侧壁切口

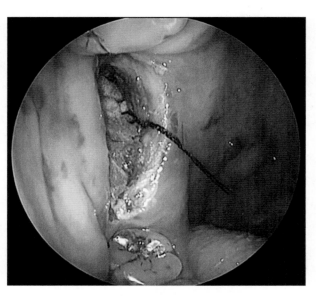

图 6-2-5　翼下颌皱襞外侧切口

（3）内镜辅助颈侧入路：适合肿瘤位于颈内动脉后外侧的患者。国内外均有学者曾报道经颈侧入路可成功切除咽旁间隙内的肿瘤且不破坏重要的解剖结构。内镜辅助颈侧入路在颈部较小切口的基础上加以内镜辅助，在直视下能更加清晰地显示咽旁间隙内精细与隐蔽的结构。手术自乳突尖沿胸锁乳突肌前缘至舌骨水平，切开皮肤、皮下组织和颈阔肌，分离腮腺与胸锁乳突肌前缘，内镜自切口进入咽旁间隙，镜下分离、切断二腹肌后腹，暴露茎突诸肌，病变和颈动脉鞘位于茎突隔膜的后方。

【术后处理】

1．监测患者生命体征，保持呼吸道通畅。尤其对于经口手术者，术后可能由于咽部黏膜肿胀造成上气道狭窄、甚至阻塞，此外注意咽内切口出血及渗出情况，若渗出或出血较多应防止发生误吸。

2．术后药物治疗　对于切口下缘高于软腭游离缘者，给予抗菌谱覆盖需氧菌的抗生素并联合生理海盐水鼻腔冲洗；对于切口下缘低于软腭游离缘者，给予抗菌谱覆盖需氧菌和厌氧菌的抗生素，应用布地奈德混悬液雾化吸入及复方硼砂溶液漱口治疗。

3．术后注意观察切口有无出血、肿胀，观察渗出液的性状，发现术区感染，应及时进行细菌培养、更换敏感抗生素，并定期清理换药、冲洗引流。

【并发症及其防范】

1．术后呼吸道梗阻、呼吸困难　经口入路者，术后咽腔切口周围易发生肿胀或出血，严重时可导致上气道梗阻。为防范出现气道梗阻，术中应轻柔操作、杜绝暴力牵拉，尽量缩短手术时间，避免不必要的长切口；术后应保持呼吸道通畅，及时清理口腔分泌物；术后备气管切开包，若出现严重呼吸困难，必要时行气管切开术。对于手术时间较长，手术切口较深、较大者，术后带气管插管转重症监护病房过渡至平稳，待患者意识清楚、呼吸顺畅后评估是否拔管。

2．感染　口腔内微生物丰富，口内切口感染风险较高，术后应常规使用广谱抗生素预防感染并给予口腔护理及漱口治疗。对于切口下缘低于软腭水平者，还应嘱患者冷流质饮食。术后应关注患者体温变化、术区疼痛反应及切口有无感染征象，若出现术区感染应及时更换敏感抗生素抗感染并加强术腔引流和冲洗。

3．出血　咽旁间隙内走行包括颈内动脉、颈内静脉、上颌动脉等重要血管，若术中造成血管损伤，有大量出血甚至致命性大出血的风险。术前应充分评估肿瘤与颈内动、静脉的关系，若肿瘤源于颈内动脉或与颈内动脉关系紧密，术前须经多学科会诊探讨手术方案及应急预案。术前备血，术中充分暴露视野、仔细操作、及时止血、保持术野清晰，若出现大出血应及时填塞止血，然后行介入治疗或改行开放手术止血并切除肿瘤。对于术中出血量较多者，术后须监测血红蛋白浓度，必要时输血。

4．神经损伤　后组脑神经损伤是咽旁间隙手术最常见的并发症。因咽旁间隙内走行第Ⅸ～Ⅻ脑神经、颈交感干等重要神经，术中易发生损伤并出现相应神经损伤的临床表现，如霍纳综合征、声音嘶哑、伸舌偏斜等。术中应保持清晰的术野、仔细识别镜下各种解剖结构，谨慎操作，尽量避免神经损伤，若术后出现上述并发症，可给予神经营养药物治疗及对症处理。

（姜　彦　于龙刚）

第三节　颅-面联合入路在颅底手术中的应用

【概述】

颅底部的解剖位置很深，毗邻血管、神经、大脑、上呼吸道和上消化道等重要结构。过去，当恶性肿瘤从颅外侵入颅底时大多放弃手术治疗，即使选择手术亦是从鼻腔、鼻窦盲目剥离或搔刮累及颅底的肿瘤，不能彻底切除。随着手术技巧的不断改进和颅底外科的发展，人们认识到颅 - 面联合入路暴露颅内充分，能达到整块切除肿瘤的要求。修复缺损处比较容易，可减少脑脊液漏及脑膜膨出。这为已经侵犯颅底的晚期鼻腔和鼻窦恶性肿瘤患者提供了手术治疗的机会。Ketcham（1963）第一次系统介绍用颅 - 面联合入路切除累及前颅底的鼻窦肿瘤，其后，有关的报道逐渐增多。CT 和 MRI 的出现使准确估计颅底肿瘤的范围成为可能，给颅底外科带来了根本性的变化。用颅骨膜瓣、帽状腱膜骨膜瓣、带微血管的游离瓣修复颅底缺损，解决了颅 - 面联合入路术后颅内感染、脑脊液漏等长期存在的难题。手术不但能准确估计病变范围，而且还可整块切除肿瘤，保护和切除硬脑膜、脑组织、血管，已成为鼻腔及鼻窦肿瘤侵犯前颅底时的标准术式。Thaler（1999）报告用鼻内镜切除颅底肿瘤累及鼻腔的部分，不做鼻侧切开术。前颅底肿瘤，或侵犯到前颅底的鼻腔鼻窦恶性肿瘤、眼眶肿瘤，因涉及多个解剖区域包括鼻腔、鼻窦、颅底、眼眶，多个专业范围包括鼻科、颅脑外科和眼科，故采取多学科协作的诊疗模式是适当的。

【解剖概要】

侵犯颅底的肿瘤具有病理和病种多样性的特点，其肿瘤的原发部位依次为鼻窦、鼻腔、面部皮肤、头发和颅内软组织。综合文献资料来看，颅 - 面联合入路手术切除的肿瘤 80% 为恶性肿瘤，最常见的是鳞癌、腺癌、未分化癌、鼻腔神经胶质瘤、基底细胞癌、恶性黑色素瘤、唾液腺癌、肉瘤和脊索瘤。颅底骨分为内、外两面，Jones 把颅底外面与颅前窝、颅中窝、颅后窝相对应的区域分别称为前颅底、中颅底、后颅底。颅底的肿瘤，特别是恶性肿瘤，具有沟通性生长的特点，即颅外的肿瘤可破坏颅底骨质或穿过孔、管和骨性裂隙向上侵入颅内，而颅内的肿瘤亦可经上述解剖或病理的通

道向颅外破坏性生长，最终形成颅、鼻或眼眶之间的沟通性肿瘤。

【术前提示】

1. 手术适应证和禁忌证　总体来讲，颅 - 面联合入路的手术适应证可分为两类：①鼻腔、鼻窦以及面部的良性和恶性肿瘤侵犯前颅底；②前颅底脑膜的良性肿瘤侵入鼻腔或鼻窦。肿瘤患者是否能够经颅 - 面联合入路彻底切除取决于肿瘤的性质、范围及位置。

目前认为，以下恶性肿瘤患者不适宜经颅 - 面联合入路行手术切除：①双侧视神经和视交叉受累；②脑组织大面积肿瘤侵犯；③颈内动脉受累同时伴有侧支循环缺如。由于手术后的生存率没有明显提高，因此，当恶性肿瘤侵犯海绵窦、颈内动脉、脑组织以及全身转移的时候，患者是否采用颅 - 面联合入路进行手术治疗，尚有争议。

2. 术前评估　影像学的检查可以正确判断肿瘤的位置和范围，有助于确定手术方案。在颅底外科的发展进程中，CT 和 MRI 提供了许多有帮助的信息，已经成为必不可少的术前检查方法。CT 检查能显示软组织侵犯和骨质破坏，但是，MRI 对软组织的显示更加清晰，能够判明硬脑膜和脑组织的受损情况。有时还须了解肿瘤和血管的关系，估计颈内动脉结扎对脑血供的影响。

【手术操作与技巧】

1. 手术方法　手术开始前进行腰椎穿刺，并放置引流管，以便引流脑脊液，或者使用甘露醇脱水。颅 - 面联合入路采用发际缘头皮冠状切口，骨膜下翻起额部皮瓣至眶缘水平，最好额骨瓣上保留帽状腱膜和骨膜，然后钻孔行颅骨切开术。切口及颅骨瓣应按颅底肿瘤的部位、大小及范围设计，通常应偏向肿瘤一侧，且骨窗应有足够大小，以利肿瘤切除和颅底修复。如果硬脑膜没有受累，可轻轻剥离颅底硬脑膜，咬除鸡冠，小刀切断嗅神经并烧灼断端，据术前鼻窦 CT、MRI 显示和术中所见的病变范围，用骨锉或高速电钻于病变外侧

0.5～1cm 处切开颅底骨板，将与病变组织相连的前颅底筛板、蝶窦顶一并下推到颅底下方的鼻腔后行面部手术。当发现硬脑膜有肿瘤侵犯时，不应剥离病变硬脑膜，应从正常硬脑膜处切除病变，并修复硬脑膜缺损。

接着行鼻侧切开术，按照肿瘤的累及部位将鼻腔、筛窦、上颌窦以及眼眶的病变同颅底病变一起完整切除（图6-3-1）。颅-面联合入路手术的切除范围如图6-3-2所示。

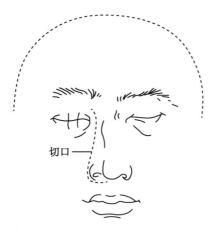

图6-3-1 颅-面联合入路的头皮冠状切口和鼻侧切开切口

颅-面联合入路的手术要点：①充分暴露病变；②尽量减少脑组织的牵扯；③降低颅内压，应用持续的脑脊液引流或甘露醇脱水；④彻底封闭硬脑膜；⑤用颅骨膜、帽状腱膜和颅骨膜、组织游离瓣重建颅底缺损。

2. 颅底缺损的修复和重建 颅-面联合入路

手术修复与重建的目的是：①分隔颅内和颅外解剖结构与功能，防止脑脊液漏、颅内感染和脑膜脑膨出；②恢复面部结构的良好外形和功能。

颅底重建材料可用颅骨骨膜、帽状腱膜、颈筋膜、硅胶或骨水泥等。根据颅底骨缺损的大小，选用适当的颅底重建材料重建颅底，一般小的颅底缺损可用带蒂颅骨骨膜、帽状腱膜或颞肌筋膜修补；大的颅底缺损则用硅胶板、骨水泥塑形重建颅底，用医用耳胶粘合或丝线缝合固定。用颅骨膜衬里，遮盖颅底重建区，保护硬脑膜和脑组织。

异体材料很易受到鼻腔的污染而继发感染。因此，人们常常选用自体组织来修补缺损。重建的方法和修复材料的选择依照缺损的大小、位置和组织类型而定。硬脑膜的撕裂伤和小的硬脑膜缺损，可以直接缝合，大的硬脑膜缺损需要用颅骨膜或筋膜来修补。在缝合硬脑膜后，切口处应用自体或异体生物胶来封闭潜在的漏口，可减少脑脊液漏。骨质缺损的修复和重建可选用带骨膜的颅骨外板，通常用带蒂的颅骨膜瓣或帽状腱膜骨膜瓣可获得满意的效果。相对来说，颅骨膜瓣较薄且血供差，而帽状腱膜骨膜瓣质地更韧、血供更丰富。不过在分离头皮的过程中应避免损伤眶上动静脉、鼻背动静脉，否则会影响帽状腱膜骨膜瓣的血供。如果骨质缺损很大，而帽状腱膜骨膜瓣不足以修复，则需要使用带微血管的游离瓣。由于腹直肌瓣具有可靠、组织量大、蒂长的优点，因

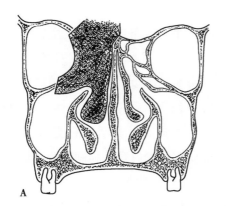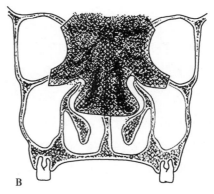

图6-3-2 颅-面联合入路的切除范围（阴影为切除范围）
A. 单侧病变的手术切除范围；B. 双侧病变的手术切除范围。

此，它已成为颅底修复和重建中应用最广泛的游离瓣。

【术后处理】

1. 术后进重症监护病房，密切观察神经系统体征，监测颅内压，准确记录 24 小时出入量。

2. 血压平稳后取头高 15°～30° 斜坡卧位，避免颈部屈曲，有助于静脉引流，减轻脑水肿，降低颅内压，有利于硬脑膜与颅底的紧密结合。

3. 严密观察有无脑脊液鼻漏，加强呼吸道、切口引流的管理，鼻腔、口腔和眼的护理，确保营养和水电解质平衡。

【并发症及其防范】

1. 并发症的发生率 文献报道并发症的发病率为 26%～63%，其中脑脊液漏为 5%～20%、脑膜炎为 5%～10%。Dias 报道手术死亡率低于 5%，其中最常见的死亡原因是脑膜炎。

2. 常见并发症 颅 - 面联合入路手术后的并发症有：额骨骨髓炎、脑膜炎、脑脊液漏、组织瓣坏死、伤口感染、硬膜外或硬膜下脓肿、颅内血肿、出血、颈内动脉栓塞、癫痫、颅内积气、脑积水、神经功能改变、视力下降、复视、眼球内陷等。

（胡国华　张玉庚）

第四节　鼻内镜技术在挽救性鼻咽癌手术及并发症处理中的应用

【概述】

由于鼻咽癌解剖学特点、特殊的生物学行为及其对放射线的敏感性，决定了放射治疗成为其首选及主要的治疗方法。虽然随着调强适形放射治疗的广泛应用及放化疗联合开展，鼻咽癌疗效有了较大提高，5 年局部无复发生存率为 83.0%～91.8%，5 年区域无复发生存率为 91.0%～96.4%，但仍有部分患者出现鼻咽部和 / 或颈淋巴结引流区域的肿瘤复发。临床资料显示经过首程治疗后，

有 10%～36% 的鼻咽癌患者会出现鼻咽局部复发，其中 65%～85% 发生在治疗后的前 3 年内。5 年累计鼻咽和颈淋巴结复发率依然在 8.6%～23.7%。对于病灶残留或复发患者的治疗方案主要有再程放疗和挽救性手术切除。虽然再程放疗可以使部分患者的肿瘤得到控制，但其五年生存率仅为 12%～27%，鼻咽及颈部均复发者再程放疗后五年生存率为 7%，并且再程放疗的患者中 20%～57% 会发生严重的放疗晚期并发症，包括鼻咽部干燥、吞咽困难、咬合受限、鼻咽黏膜坏死、颈项强直、放射性脑病、颞叶坏死等严重后遗症，其发生率可达 30% 以上，而与放疗相关的死亡率可高达 9%，如假性动脉瘤形成、颈内动脉破裂等。因此，鼻咽癌复发如何选择治疗方案成为摆在不同专业领域学者面前的难题。

鼻咽癌挽救性开放式手术技术开展较早，包括经颞下窝入路、经硬腭入路、下颌骨翼突入路等，均创伤大，在到达手术目的区之前，需要牺牲一些正常组织结构，而且会产生一些新的并发症。1991 年韦霖创立了经上颌骨外翻入路，成为开放手术复发性鼻咽癌的主要方法之一（参见第六章第五节）。采用机器人辅助鼻咽癌挽救性手术，亦在不断探索之中。

随着鼻内镜外科技术的延伸，内镜颅底外科理念的建立，对颅底解剖结构的再认识，以及前期颅底外科医师的大胆尝试和经验总结，更重要的是临床患者的随访，现在经鼻内镜下行鼻咽癌挽救性手术入路直接、不产生新的创伤、可降低患者术后张口困难和吞咽困难等并发症，减少对容貌的影响。陈汝威和韦霖（2017）报道三维高清鼻内镜系统用于鼻咽癌挽救性手术的经验，认为这项技术可提高了鼻咽部病变切除的准确性，特别是需要解剖颈内动脉和硬脑膜时更具优势。

【解剖概要】

1. 放疗后复发的可能因素与鼻咽部的解剖特点 鼻咽癌治疗后复发的原因是多方面的。主要

包括生物学特性因素（如肿瘤克隆源细胞群对放射线不敏感性）、临床分期因素（如 T_3、T_4 级病变者），另外不同地区的临床放疗治疗技术也存在差异性。鼻咽癌是一种不均质的实性肿瘤，其生物学特性存在不同程度的差异，表现在增殖、乏氧、细胞密度及血流灌注等方面，所以治疗剂量在靶区内的平均分布不一定是最合理的剂量投射方式。鼻咽部不是一个平整的解剖结构，存在众多的孔道，肌肉、筋膜、血管、神经、脂肪、骨、软骨等组织多样性，肿瘤侵蚀周围组织的严重程度不一，导致侵犯的范围参差不齐，在影像学上的表现不均一，不同组织对放射线的承受能力也不一样。一般认为，T分级晚者容易发生鼻咽局部复发。分期较晚者肿瘤体积往往较大，对周围组织的破坏程度也越广、越深，在临床勾画照射靶区的时候，为了保护鼻咽周围的重要器官，因畏惧颅底重要的神经受照射后出现功能损伤，如失明、脊髓损伤等因素，同时因为不同医院放疗仪器条件和照射技术水平的限制，导致靶区设计不合理、照射剂量不足，无法完全覆盖亚临床病灶甚至原发灶，从而造成靶区的"边缘复发"。另外，鼻咽癌往往侵犯颅底组织，包括颞下窝、岩尖区、海绵窦区，或者毗邻视神经、颈内动脉，这些区域都有颅底骨质保护。Hsiung 等（2001）通过热释光剂量检测方法研究发现，骨质对于射线有吸收功能，造成颅底靶区照射剂量的衰减，实际剂量较靶点降低约 11.1%，从而导致颅底区域未能达到根治剂量，颅底区域成为鼻咽癌放疗后复发的一个主要部位。低剂量区主要位于蝶窦底壁、斜坡、破裂孔、卵圆孔、岩骨等处。

2. 鼻咽癌局部复发及侵袭的解剖特点　鼻咽部位于中颅底区域，后方、上方及外周以坚硬的骨组织包绕，骨性结构之间构成众多的孔道、穿行众多的血管神经，包括翼管、圆孔、卵圆孔、棘孔等，蝶骨体和蝶骨大小翼，颞骨岩尖交汇处形成破裂孔区域、眶尖区、眶下裂区、翼管神经、三叉神经第 2 支和第 3 支、脑膜中动脉、颈内动脉岩骨段、斜坡旁段、海绵窦段等重要血管神经紧密围绕在其间，海绵窦内还走行着展神经、动眼神经以及三叉神经的分支。Li 等（2010）分析了 337 例放疗后复发的鼻咽癌患者的资料发现，鼻咽癌复发或残留的部位包括鼻窦、中线颅底、侧颅底、海绵窦、翼腭窝、颞下窝、眶尖等，而向下至口咽、向外至咽旁间隙的茎突前间隙以及颈内动脉鞘等位置则较少。故鼻咽癌放疗后局部残留或复发主要是在原发灶或颅底结构。在颅底结构中最易受肿瘤侵犯的神经为第 V、VI 对脑神经，二者常同时受累，而后 4 对脑神经因出颅位置距离鼻咽部较远，故早期较少受累。颅底孔道交错纵横，即使根治性放疗，也不能完全杀灭潜在于沟壑之间的瘤细胞，残留或者因为放疗剂量不足而复发的肿瘤往往经卵圆孔、破裂孔等自然孔道侵犯周围结构，在进入颅或入眶的孔裂中，卵圆孔最易受肿瘤侵犯，其次为圆孔、眶上裂，也有循翼管向颅内侵犯者。总之，鼻咽癌向颅内侵袭的方式为：直接侵袭斜坡区域，骨质破坏；经破裂孔侵袭岩尖区颈动脉管，进而到海绵窦；经翼管、圆孔、卵圆孔等颅底孔道侵犯颅中窝、颞下窝等；复发患者多为晚期，多向颅底方向侵袭。由于侧方为咽鼓管区域，相对孔道少，故向侧方侵蚀者相对较少。

3. 肿瘤体积与鼻咽癌放疗后复发　肿瘤体积直接反映了肿瘤生长的状况，往往与 T 分级密切相关。Sze 等（2004）分析了有 MRI 资料的一组 308 例患者，T_1～T_4 期的肿瘤平均体积分别为 $2.7cm^3$、$13.2cm^3$、$28.1cm^3$ 和 $65.5cm^3$。经过 1.9 年的中位随访期，肿瘤体积 $<15cm^3$ 者 3 年无局部复发生存率为 97%，而肿瘤体积 $>15cm^3$ 者只有 82%，故认为肿瘤体积是影响鼻咽癌局部控制的一个重要独立预后因素。He 等（2016）研究后发现，在局部进展期鼻咽癌中，肿瘤体积 $>46.4cm^3$ 者是调强放疗后生存的独立不利预后因素，预后价值大于 T 分级。Tian 等（2016）回顾分析了 229 例调强放射治疗后局部复发鼻咽癌的 MRI 图像，建议将肿瘤体积因素纳入肿瘤分期，可能会改善对鼻咽癌肿瘤的评价，并可指导复发性鼻咽癌不同危险组的治疗策略。李金高等（2018）观察到原发肿瘤体积每增加1cm³，局部失败概率增加1%。

4. 鼻内镜下鼻咽癌挽救性手术中几个重要的解剖标志 翼突根部走行着翼管神经，在蝶窦腔的底壁，向后外约1cm处指向破裂孔区颈内动脉，故术中保持在翼管神经下方操作可以直至破裂孔区域；圆孔与翼管的位置关系相对恒定，经翼突入路行内镜下中线或旁中线颅底手术时通过追踪翼管神经、三叉神经第二支，可以定位岩骨段颈内动脉、海绵窦及Meckel腔；咽鼓管峡部位于卵圆孔的后外侧，循着卵圆孔标志向外可以最大化切除咽鼓管软骨部；咽旁间隙的颈内动脉位于后隙内、茎突咽肌筋膜后方，上方为咽鼓管峡部。

【术前提示】

1. 鼻内镜检查在复发鼻咽癌诊断中的作用 临床上对于放疗后鼻咽癌的定期复查，主要依靠影像学资料，并辅助以电子鼻咽喉镜检查。常用的影像学检查包括CT和MRI，必要时辅助以正电子发射计算机体层显像。值得注意的是，当放疗刚结束时，正电子发射计算机体层显像的假阳性率明显升高，合适的时间应在放疗结束3个月以后。因为观察不够彻底，间接鼻咽镜现在已经较少用于鼻咽癌放化疗后的随访，更多的是使用电子鼻咽喉镜进行检查。但是由于鼻咽部放疗后组织结痂或坏死，电子鼻咽喉镜往往不易取得病理学检查结果阳性证据，此时可在鼻内镜直视下、以较大的黏膜钳或息肉钳进行黏膜下组织活检。应用鼻内镜行鼻咽颅底活检术诊断鼻咽癌放疗后鼻咽颅底复发的灵敏度、特异度和正确率分别为90%、97.8%和95.0%。然而，内镜鼻咽颅底活检术技术要求较高，一般需要在全身麻醉下进行，不方便重复使用。临床上一般在怀疑复发或残留，但鼻咽部黏膜表面未找到阳性证据时，采用全麻下鼻内镜下鼻咽部深处组织切开活检术。考虑全麻手术

一般在切开鼻咽部组织时进行活检取材，为了一次性可以取到阳性证据，多在活检术同时进行鼻咽癌的切除，这也是逐渐开展鼻内镜下切除鼻咽癌手术方式的原因之一。

2. 内镜下挽救性鼻咽癌手术及并发症处理适应证的选择 对于所有选择手术治疗的鼻咽癌残留或复发、放疗后严重并发症等的患者以及鼻咽癌的综合治疗方案的选择等，是由每一个具体的疾病的不同特点决定的。应该考虑肿瘤的大小、位置、毗邻重要组织侵犯情况以及患者的意愿等，由鼻科医师、肿瘤外科医师、放化疗科医师共同研究，制订个性化治疗方案。青岛大学附属医院总结经验，认为以下情况下可以使用内镜下鼻咽癌挽救性手术。

（1）首程放疗后短期内复发、局部残留者：鼻咽癌首程根治性放疗后1年内，再程放疗的五年生存率仅为14.8%～27.8%（Kong等，2016）。有观点认为放疗后6个月内复发的患者再程放疗无5年生存者，特别是再程放疗后的后遗症（放射性脑病、放射性脑神经损伤、张口受限、放射性颌骨骨髓炎等）明显加重，严重影响了生存质量，也属于放疗的禁忌证；对于该类患者来说，挽救性手术也不失为一种选择。

（2）首程放疗后局部无复发或残留，发生咽后间隙或咽旁间隙淋巴结转移者：开放式手术都不能很好地显露咽旁间隙或咽后间隙区域。内镜下可循鼻腔径路切除咽后淋巴结，切开鼻咽后壁黏膜、椎前筋膜，向上外侧即可到达预切除的术区。

（3）首程放疗后复发，患者拒绝再次放疗者：首程放疗后，部分患者出现严重的鼻咽干燥、张口困难、吞咽障碍，或者严重的听力下降、药物无法缓解的头痛等症状，患者接受再程放疗的意愿往往大打折扣。即便是首程放疗后2～3年后出现复发，患者也常抗拒再程放疗。对于该类患者，在综合考虑其复发病灶范围、患者机体耐受程度、抗再程放疗耐受力后，可以将内镜下手术切除复发病

灶作为一种选择，但术前术后一般须联合化疗药物治疗（图6-4-1）。

（4）根治性放射治疗后出现并发症者：根治性放射治疗后，鼻咽部黏膜组织血供差，患者免疫功能下降，鼻咽自洁作用下降导致组织修复能力下降，一部分患者出现鼻咽感染和坏死、顽固性头痛、颈项强直、放射性脑脊髓损伤或者放射性颞骨坏死、斜坡骨质坏死合并感染等，严重者出现致命性大出血。这类患者经过影像学、正电子发射计算机体层显像检查乃至局部活检均无复发或残留证据，但其生活质量很差，仅仅满足于生存状态，毫无生活质量可言，一部分人甚至痛不欲生，给患者本人或家庭带来莫大困扰。对此类患者可以行鼻内镜下清除鼻咽部、颅底坏死骨质和软组织，尽可能减少鼻咽部的感染。目的是缓解临床症状，改善患者生活质量。

（5）鼻咽癌放疗后鼻腔、鼻窦并发症：鼻咽癌根治性放疗后，鼻腔、鼻窦、鼻咽部黏膜组织的分泌、排泄、蒸发等功能被破坏，组织坏死、瘢痕化，患者常会发生鼻腔粘连、后鼻孔或鼻咽闭锁，鼻窦腔内分泌物潴留，表现为长期鼻塞、头痛、脓臭鼻涕等症状。对这类患者可以行鼻腔粘连分离、后鼻孔或鼻咽闭锁整复术、鼻窦开放术，恢复鼻腔鼻咽的通畅引流，消除局部炎症，减轻痛苦。

（6）放射性骨髓炎、骨坏死：常发生颌骨骨髓炎和颅骨坏死。一般表现为放疗进程中或放疗后出现颌骨周围的红、肿、热、痛，部分出现颌骨压痛、颈部僵硬，患者不敢咬合、张口受限或者转颈受限。颅底放射性骨坏死临床上表现为鼻腔口腔恶臭味、药物无法控制的头痛、间断性鼻出血，影像学可以显现颅底骨质缺如、鼻咽部组织肿胀、失去正常骨性结构，内镜下表现为颅底骨质裸露或死骨形成、软组织内见小气泡等特征性表现，甚至部分患者显示颈内动脉管裸露在颅底的感染灶内。对于这类患者，需要积极抗感染治疗，如无效或明确有大面积死骨形成、颈内动脉裸露，应积极行手术探查。术前须行颈部、颅脑血管 CTA 或 MRA 检查，明确有无假性动脉瘤，有条件者建议术前行颈内动脉、颌内动脉栓塞术，以保证术中颈内动脉不发生溃破大出血。手术以清理死骨、坏死软组织为主，对于颈内动脉管，需要同期行组织重建加以保护（图6-4-2）。

（7）放射性溃疡：表现为鼻咽癌放疗后鼻咽部组织坏死或颈部皮肤和软组织坏死，形成溃疡，反复动脉性出血，严重者可出现致死性鼻咽大出血。根治性放疗后出现的大出血有一定规律性，初期常表现为鼻咽部间断小量出血，一般在几十毫升以内，随着坏死进展，出血逐渐频繁，且出血量越来越多，多的时候可以达数百毫升，这时往往提示患者颈内动脉已经有溃破或发生假性动脉瘤。这

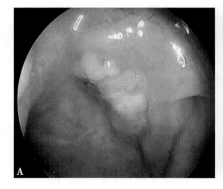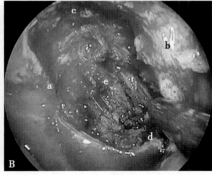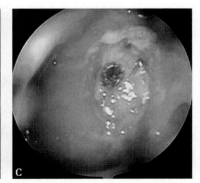

图6-4-1　鼻咽癌放疗后复发内镜手术

A. 鼻咽癌放疗后2年局部复发；B. 行内镜下鼻咽癌全切除（a. 内切缘，b. 外切缘，c. 上切缘，d. 下切缘，e. 深面切缘），术后化疗；C. 随访24个月所见。

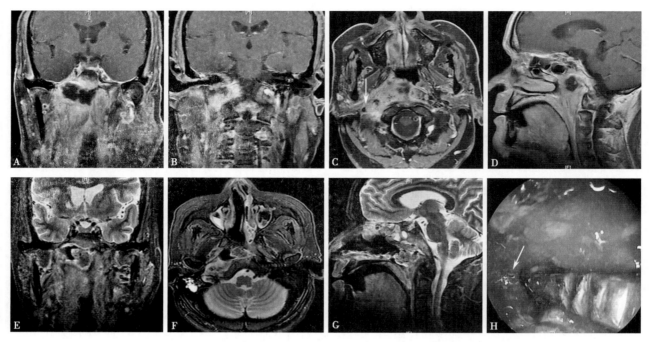

图 6-4-2　鼻咽癌首程根治性放疗后 6 个月复发、颅骨坏死、咽鼓管区域液化坏死

A～D. 术前鼻咽部 MR 显示右侧鼻咽部组织坏死、局部有液化,颈内动脉破裂孔区受侵犯,骨质缺如;E～H. 术后鼻咽部 MR 显示病变清除(白色箭头示颈内动脉裸露)。

时是抢救避免致死性大出血的最后时机。一旦颈内动脉大面积溃烂,患者往往会在再一次的出血中失去抢救机会;即便做了动脉血管处理,后果依然严重。内镜下手术探查鼻咽部,清除感染坏死组织、保护颈内动脉,采用具有良好血供的组织瓣(带蒂鼻中隔黏膜瓣或阔肌筋膜、肌浆等)填充无效腔、覆盖创面。

3. 鼻咽癌放疗后颈部淋巴结转移或未控的处理　鼻咽癌放疗后颈部淋巴结转移或未控按颈部淋巴结转移癌处理的原则进行,参见第五章第十六节。

【手术操作与技巧】

1. 麻醉与体位　气管插管全身麻醉,躯体仰卧、头后仰过伸位、面部斜向术者。根据术前影像学资料,评估术中颅底缺损的范围,提前准备颅底修补的组织材料,如需股外侧阔肌筋膜,则在消毒铺巾时提前将患者右侧股外侧消毒预置。因鼻咽癌放疗后患者多合并有张口困难,术前请麻醉师评估插管难度,必要时行气管切开插管麻醉。

颅底手术中一般 0° 鼻内镜即可满足操作需要,用 0.1% 肾上腺素棉片充分收缩双侧鼻腔黏膜,必要时在操作区域进行 1% 利多卡因 + 肾上腺素液注射浸润麻醉,以减少术中出血。条件允许时,术中应使用电磁导航。

2. 入路　根据病变范围,尤其是纵深的浸润范围,如病变比较局限,可从患侧鼻腔单鼻孔操作;如病变范围广泛或者无法预知侵犯范围者,建议行双侧鼻腔径路、采用双人四手操作法进行。即将鼻中隔后三分之一段切除,以显示整个鼻咽腔,但应注意保护好鼻中隔后段下端、蝶腭动脉鼻后中隔支的供应,以备制作带蒂鼻中隔黏膜瓣。将下鼻甲骨折外移,扩大鼻腔进镜空间,或者以等离子射频切除患侧中鼻甲以及下鼻甲后端黏膜及黏膜下组织,中鼻甲组织剔除骨质后留作备用鼻甲黏膜瓣。

3. 暴露　开放患侧上颌窦、后组筛窦、蝶窦,去除上颌窦内侧壁、后壁骨质,去除蝶窦前壁及底壁骨质,以电钻磨除翼突根部,显露上颌动脉及其分支蝶腭动脉、腭大动脉、咽动脉以及翼管神经束，等离子射频电凝切断。充分显露翼腭窝、鞍底，镜下显露整个中线颅底、侧颅底。如肿瘤位于鼻咽后壁靠近中线处，切开鼻咽后壁黏膜、切除椎前筋膜直至椎前肌肉，可以到寰枢椎平面；如肿瘤侵犯蝶窦，须切除蝶窦前壁，去除蝶窦内间隔，并磨至蝶骨平台。等离子继续去除翼突内、外侧板之间的筋膜和翼内肌，磨除翼突内外侧板骨质。

4. 切除病变 根据术前影像学资料，以翼突根部为枢纽，向周围进一步切除，以翼管、圆孔、卵圆孔为参考标志，翼管神经在蝶窦底走行向后外直指颈内动脉破裂孔区，即岩骨段和斜坡旁段交界处，以此为定位，向鼻咽后外侧继续切除，包括咽鼓管软骨部，切除病变直至正常切缘。有些复发鼻咽癌沿着咽鼓管向外延伸，术中可以切除咽鼓管软骨部向外直至骨部，导航系统采集术前的影像学资料可以指导术中操作，但随着肿瘤病变被切除，原来被肿瘤占位效应推移的重要血管神经会再移位，故需要术者结合实际情况加以甄别，如果配合超声多普勒，则可以随时探测颈内动脉的位置关系，帮助术者识别术中重要血管。对于颅底骨质磨除、硬脑膜未破损者，可以行人工组织修复，如病变已经侵蚀脑组织，须一并切除硬脑膜

及受累脑组织，此时需重视颅底的修补，一般以阔肌筋膜、肌浆、人工硬脑膜、带蒂鼻中隔黏膜瓣等进行多层修复。即便硬脑膜没有显露，但暴露颈内动脉时，也需要加以保护，防止因放疗导致骨质坏死、局部感染，裸露的颈内动脉反而更容易受到破坏（图6-4-3）。

对于鼻咽癌复发病灶的切除范围，内镜下鼻咽癌手术并不违背肿瘤外科学要求的整块切除病变原则。对于镜下可以明确病变范围的，一般以等离子射频刀作为切除工具，沿着肿瘤边界外0.2cm处开始切除，平面上的病变切除相对简单，对于肿瘤深面的安全界限，一般切除直至骨质部分，骨性部分以电钻磨除。对于安全切缘的限定，有黏膜组织者以术中冰冻病理学检查结果阴性为标准，取术野的上、下、左、右、深面切缘标本做冰冻病理学检查。对于病变累及软骨或骨性部分，因为冰冻病理学检查无法鉴别骨质是否有侵犯，故应尽可能磨除硬质骨，包括全部的翼突根部、斜坡浅面、鞍底、咽鼓管骨性部分（图6-4-4）。

5. 病变累及海绵窦、硬脑膜和颈内动脉的处理 对于累及海绵窦、硬脑膜和颈内动脉的病变，多属于rT_4晚期，在充分保障颈内动脉安全的前提下，尽可能全切肿瘤。Yoshizaki（2005）认为rT_4期

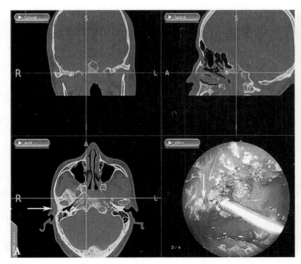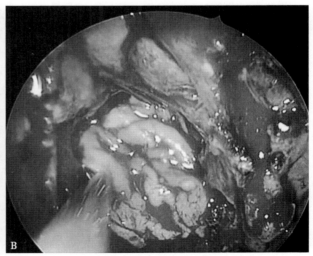

图6-4-3 复发性鼻咽癌内镜术中所见
A. 电磁导航图中白色箭头指为破裂孔区颈内动脉；B. 游离中鼻甲黏膜瓣修复颅底。

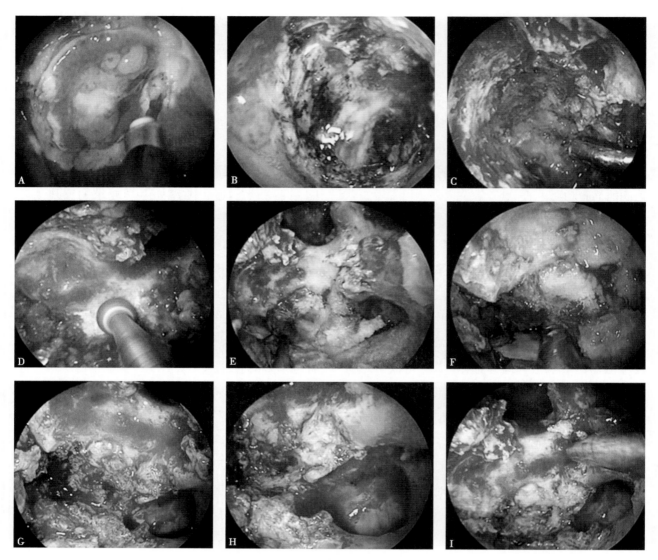

图 6-4-4　右侧鼻咽癌切除步骤及切除范围

A. 用等离子射频刀沿肿瘤边界外 0.2cm 切开黏膜；B. 等离子射频切除的鼻咽部黏膜组织范围；C. 切除黏膜直至骨质表面；D. 磨除翼突根部骨质；E. 显露右侧蝶窦、蝶骨翼突内外侧板、圆孔、翼管；F. 右侧翼突内外侧板切除后；G. 显露颞下区肿瘤组织；H. 颞下岩尖区切除后；I. 显露肿瘤全切后的鼻咽部。

肿瘤已侵犯颅内和 / 或脑神经、下咽、眼眶或颞下窝 / 咀嚼肌间隙，此期手术难度大、风险高，需要考虑患者术后的生活质量和生存率，因此大多数时候仅能对肿瘤侵犯部位进行除重要神经、血管之外的区域切除，仅可达到肉眼和影像学阴性，难以做到肿瘤全切。对于颈内动脉受侵、术前能够进行颈内动脉球囊闭塞实验、颈内动脉可以完全栓塞的患者，可于杂交手术室在术中一并行患侧颈内动脉周围病变切除，这样即便颈内动脉溃破，

不至于引发术中致命性大出血（图 6-4-5）。手术的目的是获得安全、干净的手术切缘，而不是牺牲颈内动脉。

6. 鼻咽癌放疗后癌转移的咽旁淋巴结切除　内镜下切除鼻咽癌放疗后癌转移的咽旁间隙淋巴结的操作遵循咽旁间隙占位的手术方式，一般采用经口入路，用开口器撑开固定口腔，硅胶管从双侧鼻腔插入，从口咽部拽出，将悬雍垂与软腭悬吊，充分显露鼻咽下部和口咽部，以扁桃体拉钩将患

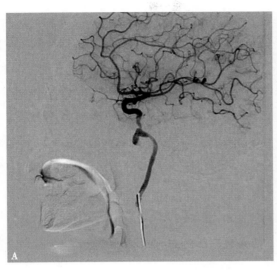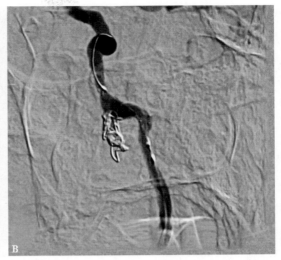

图 6-4-5　鼻咽癌根治性放疗后鼻腔反复多次出血患者的处理
A. 颈内动脉造影显示左侧颈内动脉假性动脉瘤；B. 颈内动脉弹簧圈栓塞后。

侧腭咽弓向前牵拉，显露咽侧壁，平软腭平面，以等离子射频刀头沿着一侧咽后壁黏膜纵行切开，在椎前筋膜层浅面向外切开咽侧壁黏膜、黏膜下组织及咽上缩肌，沿咽上缩肌上下钝性分离，即可显露咽旁间隙的前间隙。充分显露肿瘤包膜的上下界，在包膜外钝性分离肿瘤与周围筋膜组织，沿肿瘤内侧面、前面、下极、上极充分游离，再分离肿瘤的后面，最后是外侧面。茎突咽肌筋膜将咽旁间隙分为前后两个间隙，如切除后间隙的肿瘤，需要将茎突咽肌筋膜表面的疏松脂肪组织分离或去除后，方可显露。茎突后间隙中的茎突咽肌、茎突舌肌是重要的解剖标志，在二肌群之间向深面分离，因肿瘤占位效应，往往已经将颈内动脉和静脉推移，故术前应仔细阅读影像学资料，防止对血管和后四组脑神经的误伤。术腔充分冲洗和止血，以止血纱填塞术腔后，将咽上缩肌与椎前肌肉缝合，一般无须放置引流装置。

7. 手术的注意事项　挽救性鼻咽癌内镜手术的注意事项如下。

（1）放疗后复发的病灶，往往局部质地较韧，不像常规鼻咽癌组织质地脆、易出血，容易给术者造成错觉，误以为是放疗后的组织纤维化，而且依靠电动吸切器无法切除质韧的组织，有时等离子

射频也无法完全切除，或者在切除的过程中经常发生等离子射频刀头堵塞现象，此时可以用电钻磨除病变组织。

（2）电钻在颅底外科的使用技巧：对于安全切除的蝶窦前壁、蝶窦间隔、翼突根部组织时，可以选择粗砂钻头，目的是快速磨除、扩大术野、缩短手术时间；而对于毗邻硬脑膜处的颅底骨质，可选择细砂钻头，该钻头对待颅底组织是"吃硬不吃软"，即可以磨除坚硬的骨质、软骨、质地较韧的纤维组织等，而遇到软组织如硬脑膜、眶筋膜时停止工作，尽可能不损伤上述软组织。

【术后处理】

1. 监测生命体征及术区渗出情况　复发性鼻咽癌的挽救性手术后应常规监测患者的生命体征及意识状态，注意有无发热、头痛、颈痛及意识障碍等，关注鼻腔及咽腔渗出情况，及时发现出血和感染。

2. 支持治疗　鼻咽癌患者经过放射治疗后易合并张口受限、吞咽困难、贫血、营养状况欠佳等情况，术后鼻腔填塞可能进一步加重患者进食困难，术后应给予患者支持治疗，关注血红蛋白、白蛋白水平及电解质平衡。

3. 药物治疗　因复发性鼻咽癌患者放疗后局

部血供较差、组织抗感染能力弱，术后应常规抗感染治疗，对于术中硬脑膜暴露的患者应给予头孢曲松钠等易于透过血-脑屏障的抗生素治疗，以减少颅内感染机会。同时还应预防放射性脑病的发生，可给予糖皮质激素、营养神经等药物治疗。

4. 术后其他处理及随访　患者术后 7～10 天取出鼻腔填塞材料并给予鼻腔冲洗。术后 1 个月后开始定期内镜复查及术腔清理，监测肿瘤有无复发并观察有无脑脊液鼻漏、脑膜炎等并发症。术后定期行影像学复查。

【并发症及其防范】

1. 颈内动脉破裂出血　术前须做好充分的影像学评估，明确病变与颈内动脉的关系。

（1）对于病变邻近或侵犯颈内动脉者，术中术后颈内动脉破裂出血的风险极高，术前应行数字减影血管造影（digital substraction angiography，DSA）检查及球囊闭塞试验（ballon occlusion test，BOT）以评估健侧大脑侧支循环的代偿功能。影像学检查明确显示颈内动脉受侵犯须切除颈内动脉者术前应封闭颈内动脉。对于 BOT 阳性患者，术前可行颅内外血管搭桥术，以减少因阻断患侧颈内动脉后出现脑缺血引起致残或致死的情况。

（2）对于病变与颈内动脉间尚有距离者，术中应保持术野清晰、解剖结构清楚，防止误伤颈内动脉，尤其是咽旁段颈内动脉存在变异者更须防范。对于有条件的医疗机构，术中也可使用影像导航和/或超声多普勒加以辅助、增加手术的安全性。颅底手术过程中手术台上应常规准备长的凡士林纱条，一旦出现颈内动脉破裂出血，立即采用纱条压迫止血并应用 DSA 进一步处理。此外，对于切除鼻咽肿瘤后裸露颈内动脉的患者，血管表面应以黏膜瓣或肌肉组织瓣覆盖保护，以降低颈内动脉术后破裂的风险。

2. 鼻咽感染、骨坏死　复发性鼻咽癌患者经过放射治疗后鼻咽颅底区域往往瘢痕增生、局部血供不佳。当手术区域较大、术后存在广泛颅底

骨质及重要器官的裸露时易发生局部组织感染，甚至骨坏死。术中应根据颅底暴露情况，必要时可选用鼻中隔带蒂黏膜瓣或颞肌瓣进行颅底重建，同时术后给予头孢曲松钠等抗生素抗感染治疗。

3. 后组脑神经损伤　当鼻咽癌病变范围较广时，手术易损伤第Ⅸ～Ⅻ对脑神经，出现声音嘶哑、饮水呛咳、伸舌偏斜等临床表现。术中应保持清晰的术野，仔细辨别镜下各种结构，小心操作，尽量避免损伤重要神经。若术后出现后组脑神经损伤或麻痹症状，应给予营养神经药物及对症治疗。

（姜　彦　于龙刚）

第五节　上颌骨翻转入路在鼻咽癌挽救手术中的应用

【概述】

鼻咽部及其邻近部位深居头颅中央，从任何方向的皮肤表面到达鼻咽部的距离均在 10cm 以上，多数手术入路暴露此区域难以满意，如何遵照肿瘤外科学的原则切除鼻咽及其邻近部位的肿瘤备受关注。到达鼻咽部的手术入路有多种，但均有优点和不足。如经颅底的上入路和经颞下窝的侧入路操作困难、创伤较大；经鼻腔或鼻窦的前入路术野狭小，无法完整切除肿瘤；经腭入路仅适用于接近中线的较小的肿瘤，而不适于侵犯鼻咽旁间隙的肿瘤；经颈入路难以切除位置较高的肿瘤。对鼻咽癌复发后切除的标本行全器官切片研究，结果 90% 的肿瘤侵犯咽鼓管软骨部，超过 90% 病变于黏膜下浸润、扩展，故采用激光等方法无法彻底切除肿瘤。

1991 年笔者建立了上颌骨翻转入路（maxillary swing approach），用于鼻咽癌放射治疗后病变残留或复发的挽救手术，经此入路可清楚暴露鼻咽部侧壁、上壁、后壁和中颅底，切除侵入鼻咽旁间隙的肿瘤，符合肿瘤外科学的切除原则。近年来，上

颌骨翻转入路被认为是此区域肿瘤切除手术的重要途径，越来越多的学者用上颌骨翻转入路行鼻咽癌挽救手术，其优越性也被后续的研究证实，手术适应证的选择也将趋于规范。任何一种手术入路都不可能解决鼻咽癌挽救手术的全部要求，只有根据病变的位置、大小、范围，全面分析病史，才能选择恰当的治疗方案和手术入路。

【解剖概要】

1. 鼻咽部及鼻咽旁间隙暴露的解剖学制约因素　在解剖学上，充分暴露鼻咽部并进行符合肿瘤学原则的切除受到很多限制。

（1）采用从上经颅底到达鼻咽部以切除该部位肿瘤的入路，需要暴露蛛网膜下腔，使颅内易被鼻腔、鼻咽部的细菌污染，可出现脑膜炎、脑膨出等并发症，增加患者死亡率。

（2）采用侧面入路，首先要做根治性的乳突切除术，游离三叉神经的下颌缘支、切断颧弓、颅中窝底骨质以及下颌骨，从中耳到颅底段暴露并游离颈内动脉、切断脑膜中动脉使颈内动脉有足够的活动度，方能更好地进入鼻咽腔。该入路虽能较好地暴露鼻咽旁间隙，但手术难度和创伤大，相应并发症发生率高，对侧鼻咽侧壁暴露差。

（3）经硬腭入路手术较简单，创面易于修复，相应并发症和死亡率都较低。但暴露的视野局限，不能在直视下切除鼻咽侧壁和鼻咽旁间隙的肿瘤，增加了术中损伤颈内动脉的可能，亦不适用于放疗后张口受限的患者。

（4）采用经颈下颌骨翻开入路予以切除，沿下颌骨下缘行颈部弧形切口，游离并离断下颌骨，牵拉后暴露鼻咽部。由于鼻咽部的位置较深，局部牵引张力较大，因此也可去除部分下颌骨以及上颌骨后部达到充分暴露鼻咽部的目的。在术中可通过颈部切口寻找到颈内动脉并对其进行追踪至颅底，从而减少术中损害颈内动脉的机会。该入路创伤大，相应并发症发生率也较高。

（5）从前面到达鼻咽部的手术入路包括不同方式的经鼻或鼻窦入路，这类入路均难以充分暴露鼻咽部。联合硬腭和上颌骨牙槽突切除，或上颌骨次全切除，或扩大范围的上颌骨切开术有助于术野的暴露，但手术较复杂，且切除上颌骨后的局部缺损仍须进一步修复，该入路所暴露的术野也难以完整切除侵犯到鼻咽侧壁或鼻咽旁间隙的肿瘤。

2. 上颌骨手术的解剖要点　参见第三章第十八节。

【术前提示】

1. 手术适应证　上颌骨翻转入路可有效切除鼻咽癌放射治疗后较小的复发或残留。当肿瘤扩展侵犯鼻咽旁间隙时仍可行根治性切除；当手术切缘过近时可术中置管行术后的后装放射治疗；放射治疗后复发或残留的直径 1～3cm 鼻咽癌，侵犯或不侵犯鼻咽旁间隙，适合采用上颌骨翻转入路切除。

用上颌骨翻转入路切除放射治疗后复发或残留的鼻咽癌病变须经严格选择，我们曾报道此手术 78 例，尽管术前检查表明可能行治疗性切除，但术后切缘无肿瘤残留者仅 60 例，另外 18 例切缘仍为病理阳性，肿瘤或位于颈内动脉，或侵入肌肉与骨骼的缝隙。Hsu 等（2004）报告 60 例鼻咽癌解救手术，其中用上颌骨翻转入路 28 例，适应证为位于侧壁的复发的 T_1 病变（AJCC，1997）或无鼻咽旁侵犯的 T_2 病变，且以往放射治疗的剂量不超过 80Gy。上颌骨翻转入路也可用于切除经过选择的其他恶性肿瘤和较大的良性肿瘤。

2. 经上颌骨翻转入路行鼻咽癌挽救手术的疗效　鼻咽癌放射治疗和复发或残留患者经上颌骨翻转入路治疗的效果令人满意，鼻咽部肿瘤的局部控制率为 65%，5 年无瘤生存率约为 54%。

3. 术后放射治疗问题　接受鼻咽癌挽救手术的患者术前均经放射治疗，术后再行放射治疗的疗效和不良反应均引起关注，术后放射治疗的选择存在争议。我们仅对手术切缘过近或阳性者采用后装近距离放射治疗，由于采用放射治疗继而产生血管并发症的机会增多，故强调术后放射治疗只宜用于经过严格选择的患者。

【手术操作与技巧】

1. 体位和切口　手术于全身麻醉下进行，仰卧位，暴露健侧眼以外的面部，用皮肤划线和亚甲蓝行针刺定位标记后切口。采用 Weber-Ferguson-Longmire 切口，其中切口的水平支延长至颧弓，切口的垂直支延长至上唇内侧切开黏膜到达牙龈，于两个中切牙之间延伸达硬腭，硬腭切口达到软、硬腭交界处转向外侧达上颌结节的后方（图 6-5-1）。

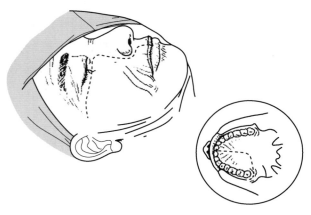

图 6-5-1　手术切口示意图

2. 暴露切口附近上颌骨　面部切开后，分离皮下组织和肌肉抵达骨膜，切开和剥离骨膜使上颌骨表面仅于切口附近暴露出呈狭窄的带状范围，以行骨切开。在整个手术过程中不能分离颊部软组织瓣与上颌骨前壁，也不能掀起上颌骨前壁的骨膜（图 6-5-2）。

3. 骨切开　为确保翻转后的上颌骨能准确复位，骨切开前在上颌骨颧突和颧骨之间将 3 孔小钛板用螺钉定位；在上颌骨左右交界的正中将 5 孔小钛板用螺钉定位；取出钛板和螺钉后再进行骨切开。

用摆动锯切开上颌骨，首先切开颧弓使其与上颌骨分离，然后继续向中央延伸至上颌骨前壁，在眶下缘下方继续向内切开，直至切断鼻突。用摆动锯由前向后插入，切断上颌骨内壁。然后经

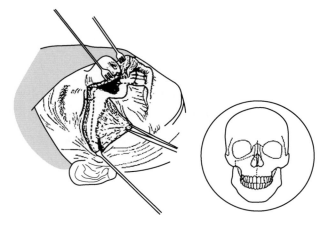

图 6-5-2　暴露切口周围骨质示意图

上颌窦腔插入摆动锯，在眶下壁下方切断上颌骨后壁（图 6-5-3）。此处的骨切开在非直视下进行，通常切断眶下血管和神经。眶底壁始终保持完整，在中线处掀起硬腭的黏骨膜，硬腭用摆动锯切断。骨切开的最后步骤为经口腔插入弯曲的骨凿，分离上颌结节与翼板（图 6-5-4）。此时整个上颌骨的骨性连接全部游离而可向外侧翻转，上颌骨只与咬肌和颊部软组织相连，此时的上颌骨与面颊部组织连在一起酷似骨皮瓣（图 6-5-5），上颌骨的血液供应只来自面颊部的组织瓣（图 6-5-6）。

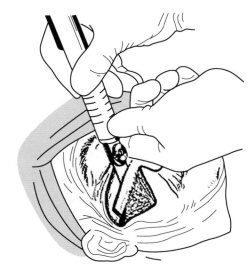

图 6-5-3　骨切开示意图

4. 暴露鼻咽部和切除病变　上颌骨翻转后，暴露鼻咽部顶壁、后壁和包括咽鼓管咽口和咽鼓管圆

枕在内的侧壁,可清晰显现咽隐窝肿瘤(图 6-5-7,图 6-5-8),以整块切除肿瘤、咽鼓管软骨部和鼻咽旁组织。颈内动脉位于咽鼓管的后外侧,可根据其搏动定位。上颌骨向外侧翻转后,有足够的空间清扫颈内动脉周围的组织。切除鼻中隔后端可以使术野扩展到对侧。切除蝶窦前壁有助于扩大安全边界。由于鼻咽部术野暴露广泛,当鼻咽旁淋巴结受累时,可在直视下一并切除(图 6-5-9)。

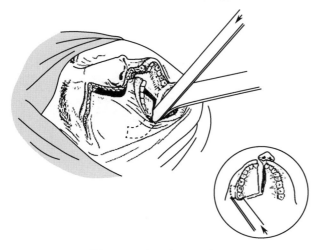

图 6-5-4 经口切开示意图

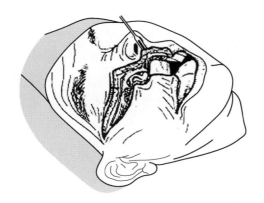

图 6-5-5 上颌骨瓣与周围骨质分离示意图

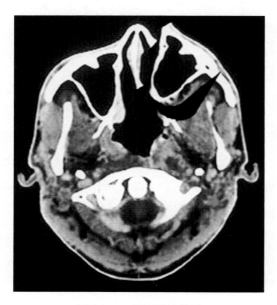

图 6-5-6 骨切开的范围

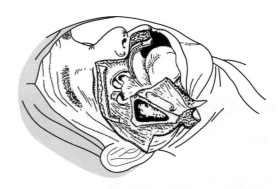

图 6-5-7 上颌骨翻转暴露鼻咽部示意图

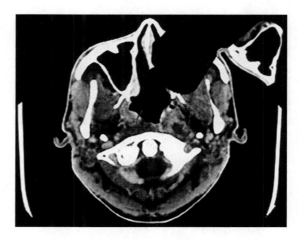

图 6-5-8 暴露鼻咽部

由于颈内动脉毗邻病变所在鼻咽旁间隙,手术有伤及颈内动脉的潜在危险;上颌骨翻转入路可做到充分暴露、精确操作,颈内动脉可在直视下被分离且易于触及,当肿瘤位置靠近颈内动脉时也可安全切除。手术中常规采用冰冻快速切片确定切缘是否有肿瘤残留和安全性。对某些肿瘤距切缘很近的患者,可经下颌骨升支后方穿入腰穿针,经此将空心塑料管精确置入鼻咽部,以备术后

经上述针和管导入放射源,对周围组织行进一步
的后装近距离放射治疗。

5. 创面的修复和上颌骨的复位 彻底清除病
变后,取带蒂颊部脂肪填入鼻咽部术腔,切除手术
侧的下鼻甲并剥下其表面的黏膜,作为游离黏膜
瓣覆盖于颅底裸露的骨表面并用止血材料固定,
以加快鼻咽部黏膜愈合。将侧翻的、与颊部组织
瓣相连的上颌骨复位(图6-5-10),用小钛板和螺丝
钉对位固定颧弓和上颌骨(图6-5-11,图6-5-12)。
将手术前预制的牙托固定于上牙槽,以起到防止
上颌骨倾斜、辅助精确复位和固定上颌骨的作用。

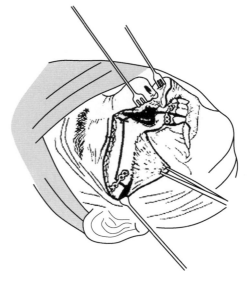

图6-5-11　上颌骨复位固定示意图

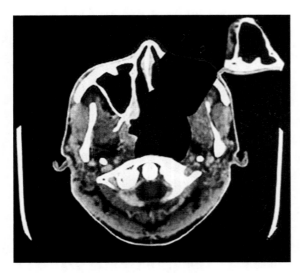

图6-5-9　切除鼻咽部病变

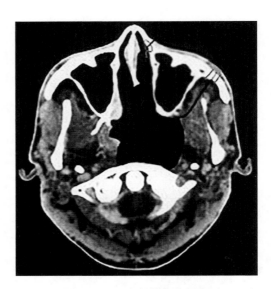

图6-5-12　上颌骨复位固定

鼻咽腔置入水囊充盈的Foley导尿管以固定
游离黏膜瓣的位置,填塞鼻腔。逐层缝合面部切
口,直接对合硬腭切口。为咽鼓管软骨部切除的
患者置入鼓膜通气管,以防形成分泌性中耳炎。
手术结束时行侧耳的鼓膜切开术。

术后处理无特殊要求。通常术后第3天经口
进食,术后第7天去除鼻咽腔的Foley导尿管,牙
托待术后6周切口全部愈合后取出。

为减少创面骨质的裸露,采用下鼻甲黏膜覆

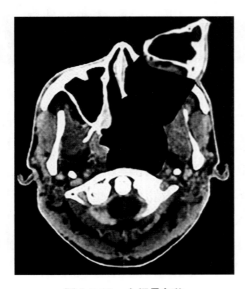

图6-5-10　上颌骨复位

盖骨创面以利愈合。King 等（2000）采用裂层皮片覆盖骨创面。

【术后处理】

1．术后放置预先制好的牙托，以便使上颌骨精确复位。

2．术后须行鼻腔填塞数日。

3．术后置鼻胃管鼻饲 7 天。

【并发症及其防范】

1．**张口困难** 用上颌骨翻转入路行鼻咽癌挽救手术后，约 80% 的患者出现不同程度的张口困难，原因是翼内肌在手术和放射治疗中受到损伤。张口困难的程度多数较轻而不影响生活质量。治疗常用被动牵张治疗。Talmi 等（2004）认为手术中同时行喙突切除术分离颞肌与下颌骨，有助于防止或减轻张口困难。

2．**硬腭瘘** 以往用此入路者约 20% 的鼻咽癌挽救手术后遗留硬腭切口处的瘘孔，这与以往放射治疗和挽救手术有关，多数硬腭瘘最终可以愈合。非手术治疗主要为使用牙托，手术方法可用腭瓣修复。手术中裂开硬腭骨质前，先将硬腭的黏骨膜瓣沿着龈缘做 U 形弧状切开分离，错开黏膜切口与骨切口，可防止腭瘘的发生。Hsu 等（2001）认为将硬腭做 2 针 8 字缝合精确对位、软腭 1 针褥式缝合可有助于避免该并发症。

3．**分泌性中耳炎** King 等（2000）用该入路行鼻咽癌挽救手术 9 例，6 例出现分泌性中耳炎。为切除咽鼓管软骨部的患者行鼓膜置管术，置入鼓膜通气管可预防分泌性中耳炎。

4．**面部窦道** 香港玛丽医院曾报道 2 例形成面部窦道，其发生与钛板下小的感染灶有关，局麻下取出钛板和螺丝钉后窦道愈合。

5．**骨坏死** 接受挽救手术的鼻咽癌患者多经过大剂量放射治疗，术后过多的骨质裸露，增加了骨坏死的风险，颅底骨质也可坏死。我们曾收治过 1 例根治性鼻咽癌挽救手术后发生颅底骨坏死的患者，用吻合血管的游离肌肉瓣填充颅底缺损，患者便可痊愈。

6．**颈内动脉破裂** 香港玛丽医院曾遇到 2 例迟发颈内动脉出血，1 例死亡，另 1 例行颈内动脉结扎治愈。由于此 2 例均为鼻咽癌挽救手术后再行后装放射治疗的患者，故认为可能与放射治疗有关。Shu 等（2000）报道鼻咽癌挽救手术并发颈内动脉破裂 3 例，2 例为复发的 $T_1N_0M_0$ 患者，术前行放射治疗（70Gy），术后 5 个月发生颈内动脉破裂死亡；1 例为复发的 $T_4N_0M_0$ 患者，术前行放射治疗（130Gy），肿瘤侵犯颞下窝，术中磨开岩尖可见颈内动脉搏动，术后 4 天死于颈内动脉破裂。报告认为对术前放射治疗超过 70Gy 的患者应警惕颈内动脉破裂的危险。放射损伤可使动脉壁肌肉减少、纤维化、灶性坏死，是颈内动脉发生破裂的直接原因。

（韦 霖）

耳鼻咽喉头颈外科手术操作方法与技巧

Techniques and Skills in Operations of Otorhinolaryngology Head and Neck Surgery

第七章 | 气管食管手术

第一节　气管狭窄成形术

【概述】

气管狭窄成形术是治疗严重气管狭窄的手术方法。

1. 适应证　①气管狭窄闭锁,范围广,或伴有气管软骨缺损塌陷;②气管狭窄伴声门下喉狭窄;③采用其他治疗方法,如非手术治疗、扩张治疗或激光治疗等效果不佳。

2. 禁忌证　①颈部感染未愈;②严重心肺功能不全或营养较差全身情况不佳。

多数情况下,单纯气管狭窄手术治疗的成功率稍高于喉狭窄,但合并喉狭窄或气管较长段的严重闭锁或软骨缺失时治疗难度仍非常高,反复多次手术亦未能拔管者不在少数。

【解剖概要】

1. 颈段气管　颈段气管始于环状软骨下缘(平第 6 颈椎),沿颈正中线下行至胸骨的颈静脉切迹处(第 2~3 胸椎平面),向下与胸段气管延续。在成年男性颈段气管横径平均约为 1.7cm,前后径为 1.5cm;成年女性横径为 1.4cm,前后径为 1.3cm。男性的气管长度或管径均大于女性。气管软骨是缺口向后呈马蹄铁形的透明软骨环,约占气管周径的 2/3~4/5,各环借弹性纤维形成的环韧带相连,气管软骨环的缺口由弹性纤维和平滑肌封闭。气管后壁因缺乏软骨而扁平,有利于其后方食管的扩张。但处理气管后壁瘢痕时,如切除太深,可误将食管前壁切开。气管软骨环于 40~50 岁时出现钙化。气管由疏松结缔组织围绕,故具有一定的活动度,也易于松解。由于气管与周围结构固定不牢,易受邻近结构病变的影响,导致移位。供应颈段气管的血管多经气管外侧分布于气管并在其周围吻合,故颈段气管手术时,以前方入路为佳。

2. 环状软骨　是呼吸道唯一呈完整环形的软骨,它对保持喉和气管上端管腔的通畅有重要作用。环状软骨下缘借环状韧带与第一气管环相连。环状软骨弓骨折时,可连带气管上端向后塌陷。气管成形时,亦应将气管向外悬吊于环状软骨弓,以使气管腔扩大。

3. 胸骨舌骨肌　胸骨舌骨肌的解剖详见第四章第十八节。由于胸骨舌骨肌上下两端均附着于相对固定的骨质,且该肌有一定的张力,气管成形时可将气管侧壁悬吊于胸骨舌骨肌及其筋膜上,使气管不致向腔内塌陷。

【术前提示】

1. 术前检查　术前应进行详细的检查,包括:①颈段气管正侧位拍片,初步了解其狭窄的范围和程度。②X 线胸部检查可判断狭窄段是否进入胸骨下。③电子纤维喉镜可检查喉部是否正常及气管腔内瘢痕的增生情况。④CT 可细致了解气管软骨支架的损伤情况,了解狭窄的范围和程度,尤其对病变的深度做出准确的评估,这是光导纤维喉镜无法提供的诊断信息。对光导纤维喉镜检查困难者,可通过 CT 三维重建或 CT 仿真内镜技术来获得与纤维喉镜类似的直观检查效果。

除以上辅助检查外,还应注意患者有无喉返神经的损伤,有无声嘶、误吸等情况的存在。了解患者有无颈椎疾病或严重瘢痕使颈部活动受限,这对手术方案的制订有重要的参考价值。

2. 对患者的综合评估　对患者的综合评估包括营养状况、心脏功能、肺功能、有无肺部感染及颈部未控制的感染灶等。

3. 详细交代病情　术前应向患者及其家属详细讲明一次手术可能不会彻底解决呼吸问题及可能造成发音功能的障碍等并发症,以取得患者及其家属的充分理解和合作。

4. 气管狭窄常见的病变情况

(1)喉气管断离:通常可由车祸或绳索勒伤引起。急症手术时未仔细探查喉与气管连接处,亦未寻找气管断端,只是简单地行气管切开术,结果造成气管切开口上方形成瘢痕闭锁。

（2）气管切开口周围气管前壁瘢痕：可有两种情况。

1）瘢痕由气管切开口上方气管壁向后塌陷形成，多见于高位气管切开术，损伤了环状软骨弓或第一气管环，气道支架受累，引起瘢痕狭窄。此外，还可见于气管切口过小，套管过粗，强行插入气管套管时使部分气管软骨向内卷曲，气管前壁塌陷、内翻，加之用力粗暴，造成局部黏膜和软骨的损伤。气管切开后，由于周围分泌物淤积，造成长期慢性感染，导致软骨坏死瘢痕狭窄。婴幼儿因颈软、活动度不易控制，故气管细软更易损伤。

2）气管切开口下方的狭窄，可见于低位气管切开术中。由于头过度后仰，使气管过度上提，气管切开口处又过于向下，当气管套管插入后，患者恢复正常头位时，由于气管切口太长，气管套管末端自气管切口下方气管裂开处向前部分进入气管前间隙，反复刺激导致周围肉芽增生。带气囊气管插管保留时间过长，也可造成气囊处气管软骨感染形成狭窄。

（3）气管侧壁瘢痕：主要由腔外瘢痕压迫气管侧壁向内塌陷形成或气管腔内同时形成瘢痕，多见于外伤。

（4）气管长段重度狭窄闭锁：可由严重外伤或气管插管引起，气管软骨大段感染坏死吸收消失，如合并瘢痕体质可形成较长段的闭锁。通常情况下，插管 12h 可以引起呼吸道黏膜上皮坏死，12～48h 出现黏膜溃疡，72h 即可出现软骨膜炎和软骨坏死。引起气管内损伤导致狭窄的常见原因是气管内插管套囊的压迫，过高的压力可使气管黏膜缺血、坏死，其下方的软组织和软骨暴露，分泌物淤积，导致局部感染，引起软骨炎致软骨坏死，破坏支持结构。上述病理过程可在任一时期停止，随之愈合，产生瘢痕组织，气管腔缩窄，气道横截面积减少。此外，反复插管、放置鼻饲管、胃食管反流、患者躁动等也可引起或加重上述病理过程。

患者如存在低血压、心力衰竭、糖尿病等疾病，引起气管毛细血管灌注压降低也可以加重上述病理过程。

（5）气管狭窄合并声门下狭窄：可见于外伤、气管插管等，此种情况下，气管狭窄有时可能是环状软骨弓骨折后陷连带将气管软骨牵拉向腔内所引起。

【手术操作与技巧】

1. 麻醉与体位　气管狭窄成形术须经气管切开口行气管插管全身麻醉，患者取仰卧位，肩下垫枕，头后仰，使颈部尽量伸展。

2. 切口　气管狭窄患者多已行气管切开术。手术时皮肤切口可行经环状软骨弓或气管第 1、2 环水平沿皮纹横切口。如既往曾行清创缝合术，可在原来的切口上尽量行横切口，再于切口正中最下方垂直向下切开达气管切开口上缘。如气管狭窄处正位于气管切开口上方，可再于气管切开口下缘向下垂直切开皮肤，分离暴露气管切开口下方的气管，正中切开下方气管，将麻醉插管向下移位并固定。

3. 探查病变　向上于颈阔肌深面分离肌皮瓣达甲状舌骨膜，向下方及两侧分离颈阔肌皮瓣。暴露胸骨舌骨肌及其表面的筋膜。沿白线正中切开，分离胸骨舌骨肌，向两侧牵开，暴露、切断甲状腺峡。残端缝扎后，向两侧牵开甲状腺，暴露颈段气管及喉前部。于气管切开口上缘向上正中切开气管前壁，合并环状软骨弓骨折者将环状软骨弓一并切开。如因瘢痕压迫使气管移位，则须在有槽探针的指引下向前切开气管。将气管侧壁向两侧牵开，充分暴露病变。如喉与气管脱离，气管上端完全闭锁，可自环甲膜向下正中裂开环状软骨弓，暴露闭锁的上、下两端。通常在气管前方和侧方可能有较多瘢痕，在气管未裂开时由于解剖标志不清，故不可轻易切除瘢痕，否则有可能损伤气管软骨、甲状腺或颈总动脉等重要结构。合并喉狭窄时，视病变情况可将甲状软骨板裂开。

4. 切除瘢痕

（1）喉气管断离：喉气管断离者，可合并环状软骨弓骨折后陷，气管与环状软骨全部或部分脱离，部分气管软骨向内塌陷，气管断离处瘢痕增生闭锁。切除瘢痕时，先将气管纵行裂开，找到断离的气管上端，切除骨折的环状软骨弓及其内外的瘢痕，再切除气管与环状软骨弓之间形成狭窄闭锁的瘢痕。如气管上端软骨损伤不严重，可只切除气管外侧的瘢痕，注意避免损伤喉返神经、甲状腺和颈总动脉。再将气管软骨向外侧悬吊于胸骨舌骨肌及其表面的筋膜上，如此气管腔可明显扩大。如气管上端软骨已严重骨折破坏，则须将骨折的气管软骨及其内外侧的瘢痕一并切除。

（2）气管切开术引起的气管狭窄：对于气管切开口上方的瘢痕，如气管软骨已形成明显的缩窄，气管腔内有较多肉芽组织，可将此处的气管软骨及周围的瘢痕全部切除。此时，声门下腔和残余的气管下段均较宽敞，而气管切开口上方因瘢痕已切除，空间亦明显扩大。对于气管切开口下方的瘢痕，将气管向下纵行切开至气管正常处，切除气管前方的瘢痕及肉芽组织即可。

（3）气管侧壁的瘢痕：若主要为腔外瘢痕，则只须切除腔外瘢痕再将气管软骨向外悬吊于胸骨舌骨肌及其筋膜上即可。若腔内亦有明显的瘢痕，须将狭窄的气管软骨及其内外侧的瘢痕一并切除。瘢痕的切除要尽量彻底，并游离松解上下正常气管的外侧，以利于气管的吻合。因气管黏膜与软骨之间缺乏软组织，故一旦气管腔内有明显的瘢痕，则软骨往往严重受累。因此，气管腔内瘢痕的切除不易像喉腔内瘢痕一样行黏膜下切除，多须将瘢痕与气管一并切除。气管侧壁的切除我们通常采用楔形切除，多数情况下只楔形切除一侧气管侧壁即可，但环形狭窄须切除两侧的气管侧壁。楔形切除可保留气管后壁，维持气管后壁的连续性，有助于避免术后的环形再狭窄。而如果在切除气管后壁时行气管环截断，稍有不慎可损伤食

管前壁，形成气管食管瘘，处理十分棘手。

（4）气管长段的重度狭窄闭锁：参见第七章第三节。

（5）声门下狭窄合并气管狭窄：须切除声门下腔的瘢痕，如环状软骨弓骨折一并切除软骨及其内外侧的瘢痕。气管软骨如果只是向内卷曲，未严重骨折，可在气管外瘢痕切除后，将气管软骨向外悬吊于胸骨舌骨肌及其筋膜上。

5. 气管狭窄成形

（1）甲状软骨气管吻合术：喉气管断离或声门下及气管狭窄瘢痕切除后，可将气管稍加游离上提，先缝合气管后壁与环状软骨板，再将气管与甲状软骨自后向前间断缝合，气管侧壁与甲状软骨板缝合时，应尽量将气管向甲状软骨板外侧悬吊，以使吻合口处宽敞，前壁不能直接缝合时，可用胸骨舌骨肌筋膜瓣加宽修复。缝合气管时，缝线应穿过一个正常气管环的环间筋膜，以防止吻合口离断，先不打结，待缝线完全穿好后，撤去垫肩，使头前屈，再将缝线一一结扎，最后将悬吊气管侧壁的双侧胸骨舌骨肌拉拢缝合，关闭气管的纵行切口。如环状软骨尚完整保留，则须先将气管侧壁向外悬吊于胸骨舌骨肌及其筋膜上，使气管腔宽敞，再与环状软骨缝合。术中气管腔内一般不必放置支撑器。术中进行吻合时，应注意先进行充分游离。如强行拉拢缝合可使张力变大，可能导致缺血性坏死。故对软骨支架缺损较多者，可用移植物加宽的方法。

（2）气管楔形切除吻合术：范围较为局限的气管狭窄行楔形切除后，可将楔形切除的气管两断缘直接吻合，通常自气管侧壁的后方向前方依次缝合上下两端气管，缝线必须穿过上下气管环的环间筋膜，待缝线全部穿完后撤去垫肩，使头前屈，再将缝线一一打结（图7-1-1）。缝线自黏膜下穿过，线结打在气管外侧。再将气管纵行切口的两侧壁前缘向外悬吊于胸骨舌骨肌上，再将双侧胸骨舌骨肌拉拢缝合关闭气管。术中气管腔内一般不必放置支撑器。

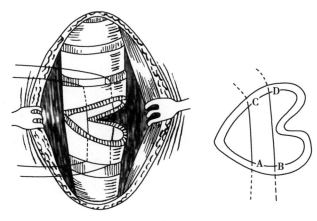

图 7-1-1 气管楔形切除吻合术

A、B、C、D 4 点均在气管壁中间穿过。

（3）胸锁乳突肌骨膜瓣重建气管：较长段的严重气管狭窄，在狭窄闭锁最明显的瘢痕及气管侧壁楔形切除后，先将楔形切除的气管断端吻合，再将气管的两侧壁向外悬吊于胸骨舌骨肌及其筋膜上，使气管两侧壁向外拉开，则此时气管腔多已较为宽敞。但如直接关闭气管的纵行切口，则由于气管横径变小，气管腔仍会狭窄。为此须将气管前壁加宽。笔者通常采用胸锁乳突肌骨膜瓣进行气管前壁的加宽。因此时气管侧壁已悬吊于胸骨舌骨肌上，气管向中线闭合的力量较小，采用胸锁乳突肌骨膜瓣加宽气管前壁，气管腔内放置填充海绵的指套扩张子，术后一般不会再发生狭窄。

胸锁乳突肌骨膜瓣的切取方法为：自原平环甲膜的 U 形切口一侧向下纵行切开达胸锁关节平面，再沿锁骨向外横切达锁骨中外 1/3 交界处（图 7-1-2）。

沿颈阔肌深面掀起皮瓣后，暴露胸锁乳突肌下半及锁骨骨膜。胸锁乳突肌胸骨头为肌腱附着于胸骨柄，此处骨膜与胸骨柄结合紧密且胸骨柄表面不光滑，骨膜不易剥离，故切断胸锁乳突肌胸骨头的白色肌腱。根据需要修复的缺损面积大小于锁骨外侧（以左侧为例，自锁骨外侧向内侧看）自其横断面的 7 点顺时针切开骨膜至 4 点，再于 7 点处向内横行切开锁骨前方的骨膜，将骨膜向上及后下方剥离，锁骨前方的骨膜与锁骨结合紧密，

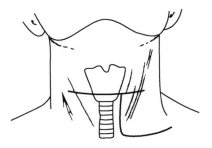

图 7-1-2 胸锁乳突肌骨膜瓣皮肤切口

剥离有一定难度，动作须轻柔，防止将骨膜剥破。锁骨上方及后方骨膜较易剥离，只要紧贴锁骨表面剥离，多不易损伤锁骨下血管及肺尖。再于 4 点处向内侧切开锁骨骨膜（图 7-1-3）。

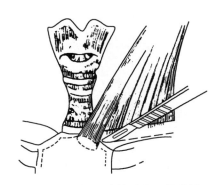

图 7-1-3 切取胸锁乳突肌骨膜瓣

此时，须将锁骨骨膜与周围脂肪分离清楚，小心用剪刀或手术刀切开骨膜，边切开骨膜边将骨膜与锁骨后方的脂肪分离，同时以手指触摸，防止损伤锁骨下血管。只要保持在椎前筋膜前方的层次，多不易损伤到肺尖。切取骨膜的面积可超出胸锁乳突肌范围之外，将超出肌肉部分的骨膜与胸锁乳突肌间断缝合，以增强骨膜边缘部分的血供，并防止骨膜与肌肉分离（图 7-1-4）。分离胸锁乳突肌下 1/3，尽量减少对其血供的损伤。胸锁乳突肌游离不要过度，以保护该肌的供血血管，若该肌过于松弛，则对锁骨骨膜失去了牵拉作用，使其在初期尚未骨化时随吸气的负压而塌陷入气管腔。

胸锁乳突肌游离完成后，将锁骨骨膜瓣牵向喉前壁，喉腔内放置橡皮指套扩张子，再将骨膜边缘与喉前壁缺损边缘紧密缝合（图 7-1-5）。

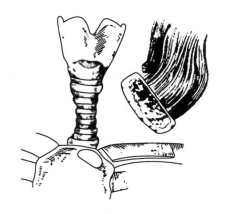

图 7-1-4　胸锁乳突肌骨膜瓣切取完成

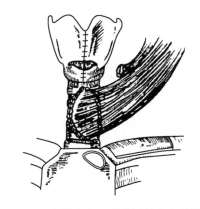

图 7-1-5　胸锁乳突肌骨膜瓣修复气管缺损

由于胸锁乳突肌胸骨头附着的骨膜未予应用，根据胸锁乳突肌起始部两个头的可分离性，可设计单头胸锁乳突肌骨膜瓣，即仅含锁骨头的胸锁乳突肌骨膜瓣（图 7-1-6）。由于保留了胸锁乳突肌的另一个起始部，胸锁乳突肌功能不致完全丧失，既可以防止术后歪颈的后遗症，又能维持颈部正常的外观。

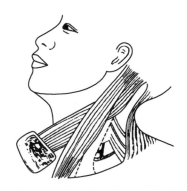

图 7-1-6　单头胸锁乳突肌骨膜瓣

具体操作方法为胸锁乳突肌胸骨头不予切断，而是与锁骨头分离，因胸锁乳突肌的胸骨头肌纤维位于内侧浅层，而锁骨头肌纤维位于外侧深层，故携带骨膜瓣的锁骨头应从胸骨头的深面转移至气管前。胸锁乳突肌骨膜瓣气管狭窄成形术的优点在于：带蒂骨膜瓣有良好的血液供应，不易感染坏死；骨膜质地柔韧，易成形，可严密修复喉的裂口；远期效果好，骨膜瓣移植后可生成骨质，提供稳定的呼吸道；骨膜瓣的切取与气管在同一术野，操作方便，损伤较小。胸锁乳突肌骨膜瓣本身支撑力较小，应用时主要发挥其加宽气管前壁的作用，而不能依靠其支撑气道发挥支架的作用，故支撑物的放置必不可少。有鉴于此，有些学者设计了胸锁乳突肌骨复合瓣，其方法类似胸锁乳突肌骨膜瓣，但不同之处在于不分离骨膜，而是水平劈取锁骨的一半，刮除凹面的骨松质，形成肌骨复合瓣，因此复合瓣有骨质的硬性支撑，更适于支架缺损较多的气管狭窄的整复。与此类似，尚有胸锁乳突肌骨肌皮瓣成形气管的方法，即在前者的基础上，再保留胸锁乳突肌锁骨头表面的皮岛，使胸锁乳突肌锁骨头浅面有皮肤，中间有肌肉，下面有骨片，应用时以皮修补气管黏膜作衬里，将骨片塞入肌层做支架。

（4）气管裂开 T 形管成形术：较长段的气管狭窄，但狭窄程度不重者，可采用气管裂开 T 形管成形术。气管裂开 T 形管成形术的方法为正中裂开气管切除瘢痕，将塌陷的气管软骨复位，测量气管切开口到狭窄段上 1cm 的距离，将 T 形管适当修剪后放入气管腔，再缝合气管。T 形管于术后半年到 1 年取出。

【术后处理】

1. 气管狭窄患者术后多戴有气管套管，术后须保持气管套管通畅，严防套管阻塞或脱出。应定期吸痰，并强化无菌观念，气管套管内滴入稀化痰液的药物、雾化吸入等，保持适宜的室内湿度和温度，定期清洁内管及更换外管。

2．使用硅橡胶 T 形管的患者，麻醉清醒后应立即将 T 形管支管堵塞，让患者自口鼻呼吸。如不堵支管易结痂造成呼吸困难。患者术后痰较多，应经常吸痰，吸痰时须将 T 形管的支管向上倾斜，方可使吸痰管易于进入下呼吸道。

3．术后鼻饲饮食，如喉功能正常，1 周后可拔除鼻饲管经口进食，否则可适当延长到术后 2 周。有消化道应激性溃疡出血或胃液反流时，使用质子泵抑制剂。按规范全身应用抗生素。

4．据切口情况，术后每日换药或隔日换药。换药时务必将皮瓣下的积血自引流条处挤出。根据引流量决定引流条拔除时间。注意观察切口有无感染，发现切口附近皮肤红肿或有波动感时，及时引流。胸锁乳突肌骨膜瓣气管成形术后的患者，锁骨上窝皮肤易漂浮，在皮下形成积液，术后换药时注意此处适当加压包扎。

5．经历多次手术的患者，颈前皮肤供血较差，可延迟切口拆线时间。

【并发症及其防范】

1．**呼吸困难**　支撑物为 T 形管时，如术后未及时将支管堵塞，则可造成管腔内结痂。一旦出现，视情况可给予气道湿化，支气管镜下清除结痂，重新堵塞支管。情况紧急者须立即拔除 T 形管。

2．**切口感染**　多次手术者，由于组织供血差，移植物坏死排出，可发生切口感染。通过加强换药，多可治愈。

3．**气管再狭窄**　严重的气管狭窄术后可能发生再狭窄。原因可能有：①移植物感染坏死、被吸收、排出或移位。②气管腔内瘢痕再次增生形成缩窄，特别是瘢痕体质者更易发生。③气管腔外瘢痕切除不够，术后瘢痕继续增生，将气管软骨压迫向内塌陷。④成形后的气管未足够宽敞、支撑物放置时间不足等，也可使瘢痕继续增生，通气道不能保持长期稳固。为防止环形狭窄的发生，气管吻合时，线结应打在气管腔外，且尽量缝线不穿入气管腔，而在黏膜下穿行。狭窄不严重者，可在支撑喉镜下以息肉钳摘除肉芽或行激光治疗切除增生的瘢痕，如狭窄较重，则须重新行开放性手术。

（张立强）

第二节　气管缺损的修复重建

【概述】

肿瘤侵犯或外伤造成气管缺损的情况时有发生。缺损较大时，如果术前估计不足和缺乏气管重建手段，会给手术医师造成被动，或按肿瘤安全界切除而无法关闭切口，或为关闭切口而缩小切除范围，造成肿瘤复发。为避免此类情况发生，咽喉和头颈外科医师应掌握一些气管重建的方法。

【解剖提示】

1．**颈段气管及其毗邻**　气管起于环状软骨下缘，延伸至气管隆嵴。成人气管长 10～11cm，左右径 2～2.5cm，前后径 1.8～2.0cm，随年龄、性别、种族而有所差异。气管环由 20～22 个 C 形透明软骨环组成，后部为膜部并与食管相连。在正常位置，以胸骨上切迹为界，可以将气管一分为二，位于颈部的称为颈段气管，位于胸骨后的称为胸段气管。气管活动度受头前屈后倾影响较大。45 岁以后及气管或颈部做过手术者其活动度受限。分离气管前后附着处可以提高其活动度。侧面附着处不能过多分离，因为气管血供在此。

在颈部，气管前面被甲状腺峡部、甲状腺下静脉、甲状腺最下动脉（当存在时）、胸骨甲状肌和胸骨舌骨肌、颈筋膜及颈前静脉吻合支覆盖。侧面、气管上部被甲状腺两叶覆盖。喉返神经走行于气管食管沟，做气管切除重建时难以发现。气管后壁为膜部，与食管前壁相连。进入上纵隔时，气管被重要结构包围。在胸廓入口平面，气管右前侧是头臂动脉，前面是左头臂静脉。气管切开太低会使气管套管磨破头臂动脉导致气管头臂动脉瘘。

2. 颈段气管的血液供应 甲状腺下动脉是颈段气管血供的主要来源,以侧面纵向吻合形式出现。通常情况下发出 2～3 支,节段支配气管(图7-2-1)。第一支在颈总动脉后面发出,支配颈段气管下部。第三支起于甲状腺下动脉进入甲状腺的地方,支配颈段气管上部。第二支支配第一、三支之间的气管。胸段气管主要由支气管上、中动脉的分支供应。另外,在气管两侧,有气管食管动脉的分支分别供应气管和食管。

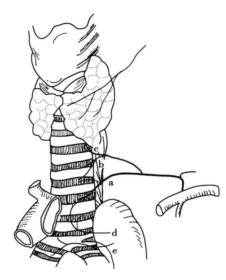

a. 甲状腺下动脉的第 1 分支;b. 甲状腺下动脉的第 2 分支;c. 甲状腺下动脉的第 3 分支;d. 支气管上动脉;e. 支气管下动脉。

图 7-2-1　气管的血管支配

气管黏膜有丰富的血管丛。前、侧面血管丛来自软骨环间分支,后面来自食管动脉分支。气管软骨环的营养由黏膜下血管丛渗出的营养弥散供给,无外部血管丛支配。因此,如果气管内部长时间受压,软骨会缺血坏死,导致瘢痕和气管狭窄。

【术前提示】

1. 气管缺损的原因 造成气管缺损的主要原因是肿瘤和创伤。气管原发性肿瘤少见,主要是腺样囊性癌和鳞癌。气管腺样囊性癌多发生于气管上 1/3 段,生长缓慢,呈黏膜下潜行生长特点,手术切缘易呈阳性,导致术后复发。气管鳞癌好发

于气管下 1/3 段,容易引起局部淋巴结转移并侵犯邻近的食管和其他纵隔结构。气管继发肿瘤多见,以甲状腺、喉、食管和肺的恶性肿瘤侵犯为主。创伤造成的气管缺损以颈部外伤和长期气管插管为主。颈部开放性创伤(刀、枪弹、爆炸物等)可造成气管环缺损。闭合性创伤可造成软骨环塌陷、坏死和气管断裂。长期气管插管和机械通气可以造成气管黏膜缺血、软骨坏死、继发瘢痕狭窄或闭锁。

2. 气管缺损分类 气管缺损从类型上可以分为 2 类,窗样缺损和环周缺损。临床上需要重建的主要是环周缺损,其缺损长度决定了手术方法。因此,气管缺损分类也主要依据缺损的长度。大于 5cm 的环周缺损称为长段气管缺损,治疗很困难,目前没有成熟的方法,需要在气管内长期放置支撑器。小于 5cm 的环周缺损称为小段气管缺损,可以通过各种外科手段重建。其中小于 2cm 的气管缺损可以直接行气管端端吻合。而 2～5cm 的缺损则须通过颈前屈位、气管游离、喉松解或肺门松解缩短缺损长度,达到端端吻合的目的。肺门松解需要开胸手术,主要用于胸段气管缺损。根据笔者的经验,小于 3cm 的颈段气管缺损可以通过喉松解和颈前屈位达到完全吻合(图7-2-2,图 7-2-3),而大于 3cm 的缺损则容易出现吻合口瘘和再狭窄等并发症。

3. 手术方法的选择 气管重建应根据气管缺损长度和病因选择不同的手术方法。肿瘤切除后造成的缺损往往需要一期重建,可以选择局部修复、气管端端吻合、游离皮瓣复合人工材料或自体软骨等方法。气管良性病变引起的缺损除考虑一期重建的手术方法外,还可以选用气管移植或组织工程气管重建。严重心肺系统疾病患者应慎重考虑复杂的气管重建方法。

【手术操作与技巧】

1. 气管修补术 适应于气管窗样缺损,缺损不超过气管周径的一半。若直接缝合有可能造成气管狭窄。缺损位于颈段气管时可用游离软骨片,

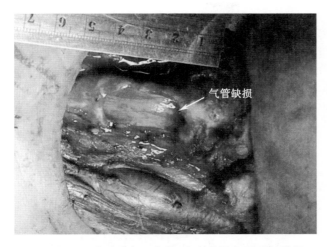

图 7-2-2　甲状腺癌侵犯气管，气管楔状切除后的缺损

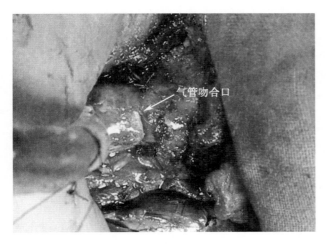

图 7-2-3　气管端端吻合后

如甲状软骨、鼻中隔软骨、肋软骨、胸骨舌骨肌皮瓣做修补材料。胸段气管缺损可用相应大小游离心包片缝合在缺损处。缺损较大时气管腔内要放置硅胶管支撑一段时间，以防修补材料塌陷阻塞气管。

2. 气管端对端吻合术　参见第七章第三节。

3. 气管重建　长度缺损大于 5～6cm 的气管重建仍未很好解决。目前采用的方法主要根据气管缺损的病因来选择。对于肿瘤切除造成的缺损，需要一期重建，主要采用游离皮瓣结合自体软骨或人工材料的方法重建。对于狭窄、创伤造成的缺损可以用组织工程等方法二期重建。

（1）游离皮瓣结合人工材料或自体软骨：这种方法适合气管肿瘤切除后遗留的长段气管缺损，无法直接吻合气管又需要一期重建。游离皮瓣结合人工材料所做的新气管有 2 层结构，内层由游离前臂桡侧皮瓣作衬里，替代气管黏膜和黏膜下层，皮肤面向管腔。外层由人工血管材料替代气管软骨环作支架。为增加血管材料硬度，再用条状多聚合物材料进行加固。血管则显微吻合在颈横动脉和颈内静脉上。用胸锁乳突肌或胸大肌覆盖在重建的气管上。最后放置 T 形硅胶管支撑 4～6 周后拔除。另一种方法是用自体肋软骨代替人工材料作为支架。取肋软骨并将其雕刻成 6 个或 7 个 5mm 宽、2mm 厚的软骨条，插入前臂皮瓣皮肤与筋膜之间，将皮瓣卷成筒状缝合，内置圆柱状硅胶管支撑。动脉可以吻合在胸廓内动脉、锁骨下动脉分支或颈外动脉上。

（2）同种异体组织：经过化学处理、冷冻保存的人气管和主动脉已基本没有免疫原性，可以用于一期气管重建。

从供体取气管后去除膜部，软骨部浸入 4% 甲醛乳酸钠溶液中保存 14 天，再转入含 4g/L 硫柳汞的磷酸缓冲液中保存 56 天。手术时切除病灶气管前壁软骨部，保留后壁的气管膜部。将处理过的气管与受体气管膜部缝合，气管腔内放置硅胶支撑管。适应证是先前做过气管手术，瘢痕重，气管活动性差，血供差，常规方法成功可能性小的患者。这种方法可以一期重建，如果失败也可再次使用该方法。

主动脉有与气管相似之处，即管状，直径与气管相近，坚固、有弹性、抗感染，但无侧壁支撑，容易塌陷。因此手术时气管腔内要放置支撑管并长期保留。使用前要经深低温冷冻保存以去除免疫原性。与经处理的气管不同，主动脉可以用于环周缺损的患者。

（3）同种异体气管移植或组织工程气管重建：这两种方法共同特点是准备周期较长且复杂，不适合肿瘤切除后的一期重建，可以应用于气管狭窄或软化等良性病变造成的长段气管缺损，需要二期手术重建。气管移植需要将异体气管先埋植在患者前臂筋膜内，并用免疫抑制剂抑制排斥反应。再用自体口腔黏膜移植在供体气管内并逐渐替代供体黏膜。待气管完全血管化后二次手术将供体气管连同前臂游离皮瓣显微吻合至颈部血管并重建气管。组织工程气管重建的方法是将自体软骨细胞或干细胞调控成软骨细胞后，种植在可降解的人工气管支架材料上，体外培养后使细胞与支架整合在一起，再移植入气管缺损处重建气管。这两种方法技术要求高，尚不能普及。

【术后处理】

参见第七章第一节、第三节。

【并发症及其防范】

1. 心肺并发症　气管重建术后会改变原有气管的生理功能，致黏膜纤毛清理功能减弱或消失，临床表现为痰液潴留和反复发作的肺炎和呼吸功能不全。需要加强雾化吸入及支气管镜下吸痰。内置支撑管可能会引起患者强烈及持续性咳嗽，对于合并血管疾病的患者会加重原有疾病致失代偿。

2. 吻合口漏气　吻合口缝合不严密时会发生漏气，致皮下气肿、纵隔气肿。如果没有呼吸困难，可严密观察，多数于数日内吸收。严重者则应重新手术吻合瘘口并用肌肉覆盖。

3. 吻合口瘘　吻合时张力过大可使吻合口缺血、坏死，致吻合处裂开。早期应重新吻合。如时间较长或合并感染，应在引流基础上待伤口愈合后二期重建。

4. 人工材料暴露　用肌皮瓣复合人工材料重建气管后，如果材料暴露在管腔内或体外会引发感染，这种感染用抗生素难以控制，必须去除人工材料。管腔用 T 形硅胶管临时替代以保持呼吸道通畅，后期再重建。

5. 术后大出血　头臂动脉位于胸段气管前壁，如果吻合口在其附近而未加保护，线头会磨破动脉壁致大出血，往往是致命的。因此吻合口在大血管附近的，应用肌肉、胸腺等组织覆盖。金属支架材料容易磨损气管壁及大血管，已不用于气管重建。

（崔鹏程）

第三节　气管节段切除端对端吻合术

【概述】

气管瘢痕性狭窄常见于气管插管辅助呼吸及颈部创伤后。手术治疗主要有 2 种方法，修复法和切除法。修复法是在狭窄处对瘢痕进行松解或切除使气道变宽，再用移植物加宽前壁。由于受瘢痕收缩及移植物吸收、塌陷的影响，拔除管腔内支撑物后可能出现再狭窄。对气管近乎闭锁的患者治疗效果不佳，且治疗周期长。气管节段切除端对端吻合术的治疗原理是将狭窄段气管完全切除，将两端正常气管作端对端吻合，避免了移植物吸收或塌陷的风险。该术是治疗颈段气管瘢痕性的有效方法，一次手术成功率较高，治疗周期短。

气管狭窄的治疗大体上可分为内镜下和开放式手术治疗两大类。内镜下治疗包括反复扩张狭窄部位、局部注射糖皮质激素、激光切除等，总体治愈率在 57%～77% 之间。适应证是狭窄程度较轻的患者，如狭窄局限于一边而非环周性狭窄，或狭窄处很薄，呈隔膜状。开放式手术又可分为修复重建术和病变节段切除端对端吻合术。前者是在狭窄病变处将瘢痕切除后，用软骨、胸骨舌骨肌皮瓣等自体组织加宽狭窄处气管，并放置支撑器，如 T 形硅胶管，待病变部位愈合固定后再拔除支撑器。对 Myer-Cotton Ⅱ度和较轻的Ⅲ度狭窄效果较好，但治疗周期较长，对严重狭窄如气管完全闭锁者失败率较高。后者是将病变气管完全切除后，将正常气管断端作端对端吻合，对气管闭锁或接近闭锁的患者治疗效果较好，其一次手术拔管率在 80%～90.2% 之间。

【解剖提示】

参见第七章第一节、第二节。

【术前评估】

1. **影像学检查** 所有患者均行纤维喉支气管镜（图7-3-1）、颈侧位X线片（图7-3-2）、喉气管CT检查，部分患者行气管三维重建（图7-3-3），以了解狭窄部位和程度。颈部外伤引起者须做碘油食管造影以明确有无气管食管瘘。

2. **气管狭窄严重程度的 Myer-Cotton 分度法** 狭窄严重程度按 Myer-Cotton 方法分为4度：①Ⅰ度为气管腔狭窄≤50%；②Ⅱ度为狭窄51%～70%；③Ⅲ度为狭窄71%～99%；④Ⅳ度为完全闭锁。

3. **可切除气管长度的估计** 狭窄段气管能否安全切除并作无张力吻合是端对端吻合术成功的关键，其长度需要术前通过影像学和支气管镜检查来评估。CT三维重建可以显示和测量狭窄长度，其准确度较普通CT影像要高。最终的切除长度需要在手术时确定。

气管病损部位经袖状切除或楔状切除（切除气管软骨环，保留后壁的膜部）后的缺损，长度小于2cm，可以直接行气管断端的端对端吻合重建气管完整性。能否吻合不仅取决于气管缺损的长度，也与年龄和术区既往有无手术有关。年龄越大，气管弹性和活动度越差，能吻合的距离越短。术区二次手术者，由于瘢痕牵拉和限制，能吻合的距离也会缩短。颈部短粗者，气管长度和活动度减小，可切除的长度相应短些。长度在2～4cm，若直接做端端吻合，吻合口将承受1kg以上的张力，裂开的可能性将大大增加。因此，在此长度缺损中应结合使用气管游离术、头前倾位和喉松解术使缺损长度缩短。

一般认为切除长度小于2cm可以直接吻合，2～4cm之间须做喉松解术，大于4cm则须做胸骨裂开肺门松解术。空军军医大学唐都医院（2016）

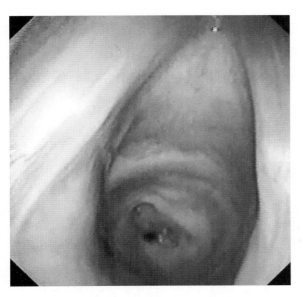

图7-3-1 气管狭窄的电子纤维喉支气管镜所见

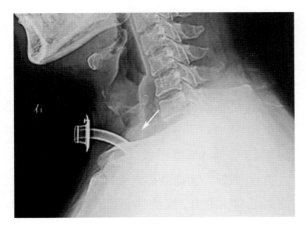

图7-3-2 颈侧位X线片示气管切开口上方气管腔闭锁（箭头）

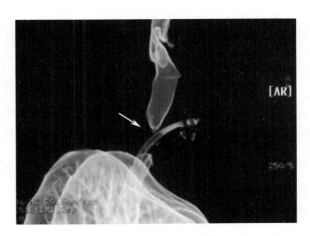

图7-3-3 气管CT三维重建示气管切开口周围及下方均有狭窄（箭头）

的患者最长者切除长度为 4.3cm，由于该患者年轻，体型瘦长，颈部长，吻合时张力不大，无须开胸松解肺门。大于 4cm 的气管缺损，直接吻合气管十分困难。虽然 6cm 内的缺损可以通过肺门和心包松解后直接吻合，但致命性并发症发生概率将增加。对于颈段气管缺损的患者来说，开胸手术和致命性并发症都是难以接受的。因此，对于这一长度的缺损，需要用气管重建的方法。

需要注意的是有些患者可能有 2 处狭窄。常见于气管插管辅助呼吸后做了气管切开，经气管切开口再次插管辅助呼吸的患者。此时可能有气管切开口上方和下方 2 处狭窄。由于就诊时带气管套管，往往只注意造瘘口上方的狭窄而忽略了下方狭窄。需要仔细阅读 CT，特别是三维重建后的 CT 和颈侧位 X 线检查，看气管套管与气管壁之间有无间隙。若无间隙，表明套管周围气管也狭窄。

做喉气管镜检查时需要将气管套管拔出，观察瘘口下方气管情况。笔者通常在手术室内待患者全麻后用纤维支气管镜再做一次检查，以便彻底了解气管内情况，特别是气管切开口周围及下方有无狭窄。

【手术操作与技巧】

1. 体位和麻醉 仰卧位，垫肩头后仰，将气管套管换成麻醉插管予全麻。未做气管切开且拟一期拔管者不做气管切开，经口插管或喉罩予全麻。

2. 切口 颈前正中垂直切口，上至甲状软骨切迹，下至胸骨上切迹。未做气管切开者则可做领式切口。

3. 暴露和分离气管 分离颈前带状肌，切断甲状腺峡部，暴露气管前壁。用手指在胸骨后气管前壁作钝性分离至近气管隆嵴，使气管可以活动上提。气管游离技术主要游离气管前面的软组织。气管血供主要靠侧面的血管，前面无血管，可以游离前壁至气管隆嵴，使气管活动度增大，易于上提吻合。在瘢痕狭窄段气管做环周分离，分离时注意紧贴气管，以免损伤喉返神经（图 7-3-4）。

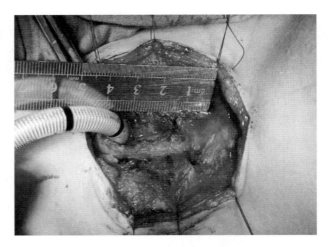

图 7-3-4　在狭窄段气管周围进行分离

4. 切除狭窄气管 狭窄上下端可完全游离至正常气管环 1～1.5cm，注意保护两侧血管，过多游离正常侧气管可能造成吻合口供血不足而坏死。在狭窄下方正常气管两侧壁分别用 7 号丝线缝合 1 针并向上牵引，以减轻吻合时张力。切除狭窄段气管（图 7-3-5）。

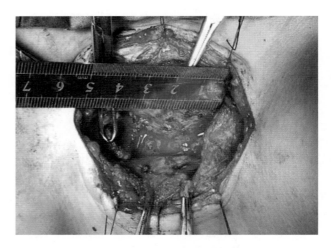

图 7-3-5　环周切除狭窄气管

5. 气管端对端吻合 将两断端正常气管作端对端吻合，吻合口下方间隔 2 个气管环处重新做气管切开造口，插入麻醉插管（图 7-3-6）。

吻合时先从气管膜部开始，用 3-0 可吸收线作间断或褥式缝合，线结打在管腔外。若第一气管环已切除，则将下端正常气管与环状软骨吻合。若张力较大则须同时做喉松解手术，使喉下降以缩小气管缺损的长度。一期拔管者保留经鼻气管插管 24h 后拔管，或在手术室待患者清醒后直接拔除气管插管。二期拔管者主要为担心吻合口裂或肿胀造成急性气道梗阻，需要在吻合口下方隔 2 个正常气管环做预防性气管造瘘（见图 7-3-6），或从原造瘘口放入相应大小金属气管套管或 T 形硅胶管。依次缝合颈前软组织和皮肤。

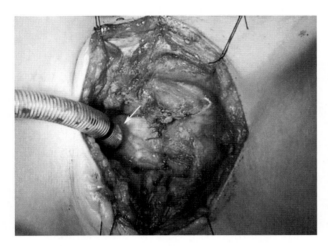

图 7-3-6　将两端正常气管端对端吻合

如气管切开口下方也有狭窄者，应将造瘘口一并切除。有气管食管瘘者同时修复气管食管瘘。

6. 喉松解手术　喉松解手术可使喉下降 2cm 左右，进一步缩短气管缺损长度。喉松解手术有舌骨上和舌骨下 2 种松解方法。舌骨下松解法切断甲状舌骨肌、甲状舌骨膜和甲状软骨上角，术后会出现短暂的吞咽困难。舌骨上松解法在舌骨上缘切断舌骨上肌群，并在舌骨小角前切断舌骨体，对吞咽功能影响较小。

这一方法对上段气管狭窄作用较大，缺点是术后短暂吞咽障碍。是否需要做喉松解手术，往往需要术者术中进行判断。如果感觉吻合时张力较大，最好做喉松解术。在有经验的医疗中心，喉松解手术只占 9.7%，平均切除长度为 4.4cm。

7. 气管造瘘口的处理　造瘘口处黏膜多数不正常，处在炎症状态，是否切除主要看其侧壁是否有足够软骨支撑。若无软骨，仅为瘢痕，应一并切

除。若侧壁残留软骨足够支撑端对端吻合，则可保留，将其与上方或下方（若狭窄在其下方）正常软骨环吻合。这类患者应二期拔管，从原瘘口处放入 T 形管或气管套管。其好处是可减小切除长度，降低吻合口张力。

对于造瘘口已一并切除，颈部短粗者，需要做预防性气管造瘘而又无法在吻合口下方常规造瘘者，可在环甲膜处造瘘，二期拔管。

8. 再次手术问题　第一次端对端吻合术失败的患者，二次手术时笔者通常改用胸骨舌骨肌皮瓣或甲状软骨加宽气管前壁的方法修复狭窄处。文献报道也可以再次做端对端吻合术，治愈率达 92%，但并发症也大为增加，达到 39%，而初次手术并发症发生率则仅为 15%。

笔者为了保证安全通常使用修复的方法代替再次端对端吻合法。气管节段切除时需要游离吻合口处气管，日后愈合会形成比较坚硬的瘢痕，使周围解剖结构紊乱。再次手术时容易损伤被瘢痕组织牵拉而易位的喉返神经。气管膜部也会形成瘢痕，分离时易造成食管前壁穿孔形成气管食管瘘。另外，气管已进行过一次切除，其可用于吻合的长度已缩短，导致吻合时张力增加，失败风险也增大。用气管前壁裂开加宽的方法只须在狭窄处前壁和气管内操作，不须游离气管，安全性好，没有损伤喉返神经和食管壁的风险。而且经过一次气管节段切除后，气管狭窄最严重部分已切除（相当于减轻狭窄严重程度），即使再次狭窄也比初次要轻，可以通过修复方法重建。

【术后处理】

1. 头位前倾 15°～35° 可使颈段气管下降，将颏下皮肤与胸骨柄皮肤悬吊缝合，可保持该体位直至伤口愈合；或在颏下与胸骨角皮肤间用丝线缝合 2 针，防止头过度后仰使吻合口裂开（图 7-3-7）。

2. 一期拔管或是二期拔管问题　是一期拔除麻醉插管，或是做预防性气管切开后待二期拔管，需要根据切除长度和吻合口情况而定。若切除长

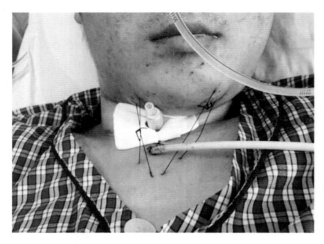

图 7-3-7　气管端对端吻合后的颏胸位

度短，吻合口处软骨和黏膜正常，吻合后张力小，气管腔宽畅，则可一期拔管。一期拔管由于没有气管切开口的干扰，术后恢复较好，但须加强雾化吸入并密切观察有无呼吸困难。对于术中感觉张力较大，或吻合口黏膜有炎症、肿胀者，可以在吻合口下方隔 2 个正常气管环做预防性气管切开，放一较正常气管套管小一号的气管套管，或 T 形硅胶管，以防吻合口肿胀狭窄后出现呼吸困难或突发呼吸道阻塞。术后堵管如无呼吸困难，可带管出院，观察 1～3 个月或稍长的时间后呼吸通畅，拔除气管套管或 T 形管。

3. 其他　参见第七章第一节。

【并发症及其防范】

1. 肉芽组织增生　吻合口肉芽及气管造瘘口上方肉芽增生是常见的并发症，经内镜下咬除后不影响拔管。对于吻合口裂引起的肉芽，须在咬除后放置 T 形管支撑 3～6 个月。

2. 严重并发症　严重并发症包括死亡、气胸、纵隔炎、头臂动脉破裂等。Grillo 等（1995）报道手术死亡率 2.4%。

3. 手术失败　端对端吻合术失败的原因多数学者倾向于吻合口张力过大导致局部缺血坏死。吻合口周围游离过多也会引起吻合口供血不足。一般认为气管断端周围完全游离的长度不要超过

1cm。另外，病变部位切除不彻底也是再次狭窄的原因之一。有时在切除长度和减少张力之间需要找到一个平衡点。一次手术失败的患者，主要是为了减少吻合口张力而减少了切除长度，使吻合口处存在炎性水肿或增厚的气管部分日后形成再狭窄。文献报道还有其他引起失败的因素，如糖尿病未控制、正在使用糖皮质激素治疗其他疾病、严重营养不良、儿童患者等。

（崔鹏程）

第四节　气管、支气管异物取出术

【概述】

气管、支气管异物分为内源性和外源性 2 类。通常的气管、支气管异物多为外源性，系外来物体以不同方式进入气管、支气管后造成一系列呼吸道症状的疾病，是耳鼻咽喉头颈外科的常见急症之一。近年来，电子纤维支气管镜在气管、支气管异物取出中的应用有了长足的发展，但硬性支气管镜的应用依然居于十分重要的地位。本书主要介绍直接喉镜和硬性支气管镜在气管、支气管异物治疗中的应用。

气管、支气管异物多发于儿童，严重者或处置不当可危及患者的生命。因此，对高度怀疑或确诊有气管、支气管异物的患者一般应尽早手术，解除呼吸道症状。其治疗的一般原则是异物从什么途径进入的就应从原路取出。在直接喉镜或支气管镜下由气管、支气管经喉、咽、口腔取出异物。当患者病情危急时，可就地在不进行麻醉下立即实施呼吸道异物取出术。也可先行气管插管或环甲膜切开、气管切开术，以暂时缓解呼吸困难或经气管切开口取出异物抢救患者的生命，也可待患者病情稳定后再行气管、支气管异物取出术，如无条件手术时应立即转院治疗。但应严格掌握气管切开术的适应证：①儿童呼吸困难严重，病情危急

而内镜技术及设备条件受限者；②对巨大或异形异物，预计难以经过声门裂取出或取异物经过声门时可造成声带的严重损伤者；③术后儿童出现喉水肿导致严重的吸气性呼吸困难时可考虑行气管切开术。

【解剖概要】

1. 气管　气管介于喉与气管权之间，呈扁圆形管状，位于颈中线前部和上中纵隔，上端始于第6颈椎下1/3处，借环状韧带与环状软骨相连。下端为支气管分叉的气管权，平第5胸椎上1/3处，深吸气时可下降至第6胸椎。气管由气管软骨、平滑肌及气管黏膜组成，前、外侧由软骨、后部由膜部组成。气管软骨呈马蹄形，占周径的2/3～4/5，缺口向后为无软骨的膜部。气管软骨共12～19个，男性较女性平均多1个，气管膜壁有平滑肌和纤维组织，气管环借环韧带相互连接，后者宽度为前者的1/2。

气管的长度和管径与性别、年龄有关，我国成年男子气管长度平均为10.6cm、女性为9.8cm，气管外横径男性为2cm、女性为1.8cm。儿童气管的长度和管径与年龄的关系见表7-4-1。气管壁由黏膜、黏膜下层和外膜三层组成，外层是疏松结缔组织膜，中层有软骨环及弹性纤维，膜部纤维层与黏膜下层之间为纵行和横行纤维，两层间有神经纤维和黏液腺。气管黏膜下层欠发达，内有血管、神经组织、淋巴和黏液腺。黏液腺较多，开口于管壁，黏膜为假复层柱状上皮覆盖，有动、静脉血管

表 7-4-1　儿童气管的长度和内径

年龄	气管长/mm	前后径/mm	横径/mm
5个月	43	5.5	7
1岁	45	7	8
3岁	50	8	9
5岁	53	8.5	9.5
7岁	60	9	10
12岁	65	10	11

网，淋巴网和神经末梢和黏液腺管。黏液毯和纤毛向喉部摆动，有助于尘埃和微生物的清扫排出。

气管在胸廓上口被分为颈段气管和胸段气管。颈段气管约占气管全长的1/3，上接喉部行走于颈前部中线，有皮肤筋膜及舌骨下肌群覆盖，平第四气管环前方以上大多有甲状腺峡横过，气管旁有甲状腺叶、喉返神经、甲状腺下动脉及颈动脉、颈内静脉和迷走神经。胸段气管约占2/3，起自胸廓上口，下至气管权，位于上中纵隔，其前面有胸骨柄、舌骨下肌群的起端、胸腺遗迹、甲状腺下静脉、左右头臂静脉、主动脉弓、左颈总动脉、心脏神经丛及淋巴结等，其后面有食管。左侧有左锁骨下动脉及左喉返神经，右侧有右头臂静脉、奇静脉及迷走神经等。

气管上段由甲状腺下动脉的气管支供血。与甲状腺上动脉的气管支和支气管动脉分支吻合，下段前面有胸廓内动脉的纵隔前动脉供血，后面有胸主动脉气管支分布，气管静脉在气管周围形成静脉丛，经气管静脉注入甲状腺下静脉。气管淋巴管分为黏膜和黏膜下层两组，分别引流至邻近的气管前淋巴结、气管旁淋巴结、气管支气管淋巴结等。黏膜下层淋巴管，在气管权处与动脉及支气管周围的淋巴管吻合，气管的神经来自交感神经、喉返神经的气管支和迷走神经分支。

气管下端有一纵行嵴突，是左右主支气管的分界，称为气管隆嵴，其边缘光滑锐利，为支气管镜检查时的一个重要解剖标志。

2. 支气管　自气管权至肺门分为左右主支气管，平第5胸椎或第6胸椎，左右主支气管分支的夹角一般为60°～85°，平均70°。气管轴与左主支气管间的夹角为40°～50°，而与右主支气管分叉的夹角20°～30°，右主支气管较平直。左右主支气管分叉的夹角在儿童因胸廓细长而较小，在女性或胸廓粗短者夹角较大。

右主支气管较粗短而直，在成年人平均长度2.31cm。横径平均1.49cm，男子1.51cm、女子

1.31cm，右主支气管自气管杈向右下外，在第 5 胸椎平面右肺门入肺，其前方有上腔静脉，上方有奇静脉弓，下前有右肺动脉。

左主支气管平均长 4.9cm，男性 5cm、女性 4.57cm，较右侧主支气管细而长，长度为右侧的 2.5 倍，左支气管的横径内、外径分别为：男性 1.12cm 和 1.4cm、女性 0.93cm 和 1.3cm。自气管杈分支的左主支气管，向左下平第 6 胸椎左肺门入左肺，其上方有主动脉弓，后方有食管、胸导管、胸主动脉，前上方有左肺动脉。

左右主支气管属 1 级支气管，入肺门后按肺叶分为肺叶支气管——2 级支气管，右侧分为上、中、下 3 支，左侧分为上、下 2 支。分至肺段称为 3 级支气管，亚肺段支气管属 4 级支气管，亚亚肺段支气管属 5 级支气管，自 5 至 16 级支气管均属细 - 终末支气管，20～22 级称肺泡管，23 级称肺泡囊。

肺段级相应的肺段支气管左右基本为 10 个，但左侧稍有变化，左肺的上（尖）段与后段合并称为上（尖）后段，左下肺的前基底段与内侧基底段合并称为前内侧基底段，故左肺实为 8 个肺段。

在支气管镜下所见各种肺叶开口情况：从气管隆嵴向右下 1cm 于时钟 2 点至 4 点处可见右肺上叶支气管开口，与右主支气管几乎成 90° 夹角。上叶开口再向下 2.5cm，在支气管前壁 11 点至 1 点处可见一半圆形右肺中叶支气管开口。在前壁中叶开口小嵴的下方即为右肺下叶支气管开口。左主气管口向下、向左距气管隆嵴 3～3.5cm 处可见垂直面小嵴，其外侧 8 点至 10 点处是左肺上叶支气管开口，内侧可见左肺下叶支气管开口（图 7-4-1）。

支气管的组织结构与主支气管相似，不同之处为：①黏膜层杯状细胞增多，固有层弹力纤维增多，有时有弥散的淋巴滤泡；②黏膜下层腺体

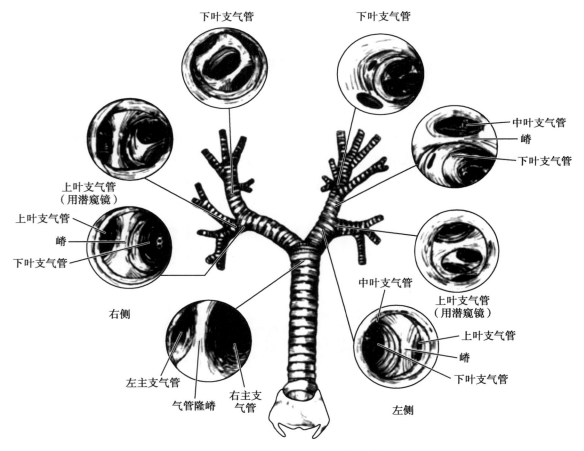

图 7-4-1　支气管树及其各分叉处支气管镜所见

增多；③支气管软骨环由粗而细，逐渐减小，由马蹄形渐移行为碎片，而膜部的平滑肌相应增多，支气管的舒缩弹力逐渐加大。支气管腺体的分泌黏液主要为酸性和中性多糖，另有清蛋白、球蛋白抗体、溶酶体、转移因子等。刺激迷走神经和乙酰胆碱促进黏液分泌，阿托品则抑制黏膜分泌。支气管黏膜纤毛运动有重要功能，每个纤毛上皮细胞有 300 根纤毛，每平方厘米黏膜面积 15 亿～20 亿根，纤毛的持续定向颤动使黏液以每分钟 3.5mm 的速度向喉移动。

3. 不同年龄气管及支气管长度和管径　不同年龄、性别的人体气管及支气管长度和管径的应用数据分别见表 7-4-2 和表 7-4-3。

【术前提示】

1. 病史、症状、体征和胸部 X 线检查　根据患者或儿童家长叙述有关病史，详细了解异物吸入的过程以及吸入异物的大小、种类、形状等，尤

其是对特殊异物应了解清楚，尽可能找到相同的物体用以参照。查体可发现儿童有刺激性呛咳、吸气性呼吸困难及三凹征等。严重者可表现为面色苍白、口唇发绀等低氧症状。听诊可闻及喘鸣音，阻塞侧肺叶呼吸音减低。有肺部感染时可闻及湿啰音，活动性异物在呛咳时可闻及声门拍击音。影像学检查的间接征象：不完全阻塞侧肺野透光度增高，完全阻塞侧肺野透光度减低，伴有肺部感染时可见相应的征象。胸部 X 线透视呼吸时有纵隔摆动。有上述临床表现即可高度怀疑或确诊有气管、支气管异物。

Ayed 等（2003）对儿童呼吸道异物诊断中常用的临床和影像学指标进行临床流行病学评价，表明听诊呼吸音不对称和胸部 X 线检查的灵敏度分别为 80% 和 66%，特异度分别为 72% 和 51%；而症状、体征和胸部 X 线检查联合应用的灵敏度和特异度分别为 61% 和 83%。

表 7-4-2　不同年龄人群的气管、支气管应用数据

人群	气管口径 /cm²	气管长度 /cm	右支气管长度 /cm	左支气管长度 /cm	切牙至气管长度 /cm
婴儿（1 周岁以下）	0.6×0.7	4.0	1.5	2.5	9.0
儿童（5 岁以下）	0.8×1.0	6.0	2.0	3.0	10.0
成年男性	1.4×1.2	12.0	2.5	5.0	15.0
成年女性	1.2×1.6	10.0	2.5	5.0	13.0

表 7-4-3　3 月龄～9 岁儿童的气管支气管长度和直径

年龄	气管长度 /cm	气管直径 /cm	支气管			
			右侧		左侧	
			长度 /cm	直径 /cm	长度 /cm	直径 /cm
3 月龄	3.75	0.92	1.31	0.70	2.39	0.50
6 月龄	4.04	0.97	1.52	0.74	2.67	0.56
1 岁	4.70	0.99	1.72	0.85	3.15	0.66
3 岁	5.42	1.10	1.88	0.94	3.60	0.73
6 岁	6.32	1.33	2.41	1.09	4.24	0.84
9 岁	7.00	1.47	2.83	1.30	4.40	1.00

2. CT 的应用　文献中对临床怀疑支气管异物的儿童进行 CT 检查的指征存在较大的争议。Skoulakis 等（2000）认为 CT 仅适用于合并支气管穿孔等经过选择的患者。Tokar 等（2004）认为尽管 CT 有时可发现在 X 线平片上不能发现的异物，但不能将 CT 作为气管、支气管异物最初的诊断方法，CT 有助于对病史、体征和 X 线表现不典型的诊断延误的患者进行鉴别诊断。

CT 可较清晰地直接显示异物本身的大小、形态、所在位置、毗邻以及异物近端和远端的情况，最显著的优点和最具诊断价值之处在于能较为清晰地显示异物的直接征象，从而获得异物存在的证据，减少误诊和漏诊，避免不必要的诊断性支气管镜检查，规避和防范医疗纠纷。CT 可作为诊断存在困难的可疑支气管异物患儿的主要辅助诊断方法，对病史、体征和常规 X 线表现不典型的患儿有重要的诊断价值。而对依据临床表现和普通 X 线检查可以明确诊断的患者，则不必行 CT 检查。

孙彦等（2006）报道采用 CT 轴位扫描后再进行冠状面图像重建，能清晰地显示冠状位上的气管、支气管形态，便于直观、形象地对异物进行定位，符合手术者的读片习惯，便于手术者了解异物的形态、大小、位置、毗邻以及异物近端和远端的情况，对指导手术中寻找和钳取异物有较大帮助（图 7-4-2，图 7-4-3）。

王强等（2018）对儿童时期接受胸部 CT 检查者进行风险评估，注意到肺癌和女性乳腺癌的终生归因危险度较高，这些研究结果值得在临床工作中注意。

3. 确定异物的位置　异物的位置主要取决于异物的大小、形状及性质，异物体积较大则主要停留在气管，稍小则下落于支气管，细小则进入基底肺段支气管。异物光滑则易落入下部，异物有刺带钩则易挂于大径气管或支气管，异物光滑易形成流动性，随呼吸呛咳而上下活动，活动性异物症状最剧烈，危险性也最大，易嵌顿于声门裂，出现

喉痉挛而窒息，是导致患者死亡的主要原因，应高度警惕。

4. 术前准备　术前最重要的准备即术前 4～6h 内不得进饮食，否则术中呕吐胃内容物可误吸而发生窒息致死。当异物已造成患者严重的呼吸困难须急救而无法等待时，应准备强力吸引器以及多支粗径吸引管以便及时吸出呕吐物。术前 30min 肌内注射阿托品或东莨菪碱，但是这对呼吸道严重梗阻、心率过快的儿童是不利的，而对于迷走神经反射的阻断则有利。对于无麻手术或局部麻醉手术的患者可给予镇静剂，须全身麻醉下取异物者可加异丙嗪。

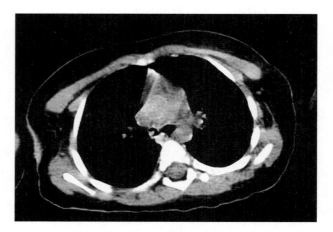

图 7-4-2　胸部横断面 CT 影像
右主支气管内结节状呈高密度影，与周围气管壁之间可见间隙，提示右肺主支气管异物（箭头所示），手术证实为花生米异物。

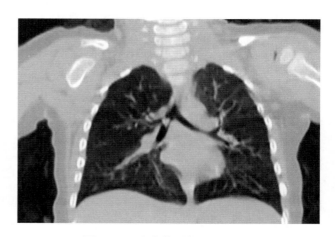

图 7-4-3　患者的冠状位 CT 重建
箭头所示异物位于右侧主支气管。

5. 做好抢救准备 儿童在送入手术室后应尽量避免哭闹增加氧耗，手术者应提前做好准备，尽快进行手术，手术必须在心电及血氧饱和度监测下进行。气管、支气管异物的患者，尤其是婴幼儿病情变化迅速，随时有可能发生呼吸困难或窒息。手术间必须准备麻醉喉镜、麻醉插管、气管切开包、较粗的环甲膜穿刺针以及各种抢救药品和器具。

6. 确保手术器械的完好 术前手术者必须仔细检查各种光源是否能正常使用，各种光源应准备两套。根据患者的情况和异物性质和种类挑选合适的直接喉镜、支气管镜和异物钳，熟悉各种异物钳的使用方法、技巧和手感。支气管镜取异物时必备以插入光源的直接喉镜和支气管镜。要强调直接喉镜和支气管镜除必须插入光源外，还必须有备用光源。手术间应有一台备用的吸引器。近年来许多学者使用电视气管支气管内镜法取出气管支气管异物，须准备气管内镜、摄像监视系统及电脑工作站。

7. 恰当掌握手术适应证和时机 气管、支气管异物发生后，原则上应该在诊断明确后及早全部取出。可遵循以下原则。

（1）全身并发有高热、脱水、酸中毒、纵隔及颈部皮下气肿、气胸、阻塞性呼吸困难者，应采取积极措施改善全身情况，待好转后再做手术取出。

（2）异物存留时间无论多久，未出现全身并发症（如高热、脱水、酸中毒、纵隔及颈部皮下气肿、气胸）者，应及时手术取出异物。

（3）异物存留时间无论多久，有阻塞性呼吸困难者应立即手术。

（4）活动性异物应立即取出。

（5）有先天性疾病（如先天性心脏病、先天性肺发育不全、先天性脑病等），应与相关的科室共同制订安全可靠的治疗方案。

（6）曾手术但异物未取出者，应留住院观察，仔细询问以前的手术经过，分析失败的原因，参考其中有益的经验，做好充分准备，再次手术。

【**手术操作与技巧**】

1. 麻醉 麻醉采用全身麻醉、表面麻醉或无麻醉，成人可采用1%丁卡因呼吸道黏膜表面麻醉，但为充分配合，建议采用全麻（严重呼吸困难者慎用），儿童一般采用静脉复合全身麻醉。也有根据手术需要采用无麻下手术。

2. 体位 患者体位取仰卧垂头位，肩部平手术台头缘，头颈伸出手术台外。第一助手坐于手术台的右侧，左脚踏在台阶状脚踏上，可根据手术台面的高低和手术的需要随意调节膝部的高低。膝部略低于手术台。右手搂抱患者的枕部，左臂肘部放置在左腿上保持稳定，左手托住患者的顶枕部。适当用力使患者的头部后仰，让口腔、咽、喉和气管保持在同一轴线上。患者的枕部略高于手术台（图7-4-4）。在术中应根据手术者需要来变换患者的头位。第二助手先立于手术台的左侧，左手执直接喉镜，右手将直接喉镜固定在上颌中切牙处，用直接喉镜显露声门，待术者插入支气管镜取出直接喉镜之后可立于术者身后偏右侧，负责给术者选递器械和协助手术。

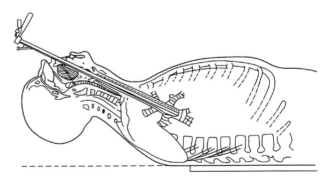

图7-4-4 支气管镜检查时患者头颈部的体位

3. 直接喉镜下取异物法 在直接喉镜下暴露声门，直视下将异物钳伸入气管内，张开钳口慢慢深入，每进一步即迅速闭合一下钳口如无钳住异物感觉再不断深入，至钳住异物为止，随钳经声门取出异物。此法的优点是：①只插入异物钳而不插入支气管镜，对声带损伤轻，即使反复操作亦不会发生喉水肿；②不受支气管镜大小的限制，可插入大号异物钳，钳口张开较大，钳住异物不易滑脱；③异物钳夹持异物过声门，远较支气管镜下更易成功。因此，对于气管异物，尤其是活动性气管异物，该法可作为首选治疗方法。

术者左手持直接喉镜暴露声门，也可由助手持镜暴露声门。右手持异物钳，异物钳一般选鳄嘴钳，关节要灵活，在经声门时，声门可有短暂关闭，旋即出现刺激性咳嗽而后声门放松。进钳时要保持异物钳与气管轴同轴。异物钳呈张口状态，其下页贴气管后壁，当出现咳嗽时即在咳嗽稍后的一瞬间闭合异物钳，当异物钳能闭合时无异物被钳住，可随即张开步步深入不断开闭钳页。至钳不能闭合而有异物钳住感，此时钳页的开大度和夹持的力度术者可以感觉异物被夹持的牢固程度，如不可靠可松开钳页，深入少许再夹。异物钳夹持力要适度，否则异物有被夹碎的危险。钳住异物过声门时先旋转 90° 使异物钳两钳页能分开声带，趁吸气时声门开大之际退出声门裂，以防止异物脱落，使异物顺利取出。如取出异物不完整可重复插入再取。

手术技巧有以下要点：①要选择开口大关节灵活的鳄嘴异物钳；②闭合钳口必须在咳嗽发生后的一瞬间，过早异物未到钳口，过晚异物则随吸气下落；③异物钳必须下页紧贴气管后壁；④钳异物的经验和手感是成功的关键；⑤密切注意患者的咳嗽反射。由于此种取异物法是半盲目性的，

当钳末端与气管不同轴时有可能夹住气管黏膜或气管隆嵴，这时钳页虽不能闭合亦不能退出，这与气管异物钳住后钳口不能闭合而进退自如的感觉迥异（图 7-4-5）。

注意事项：①为了使患者有灵敏的咳嗽反射，无麻下手术，术前不用抑制咳嗽的药物。手术时准备支气管镜和多把异物钳。②手术时患者头位和体位如前所述，抱头必须保持正中，不能下垂或抬高，保持异物钳与气管同轴，双肩及胸不能移动，这是保证异物取出的重要条件。③术者左手持直接喉镜以悬雍垂作为标志，以右手在上颌切牙外固定，将直接喉镜插入口腔，越过舌背，可见会厌上缘，将镜口插入会厌上缘与喉咽后壁的缝隙中，边深入直接喉镜边轻挑会厌，直至暴露声门。④固定直接喉镜，勿上下移动或左右摆动以免进异物钳时损伤声带及气管壁。⑤对于嵌顿于支气管的异物禁用此法。

4. 硬性支气管镜下取异物法

（1）支气管镜的选用：支气管镜下取异物应作为支气管异物取出的常规方法。由于在明视下进行操作，故安全可靠。目前常用的硬性支气管镜有 Jackson 式、Negus 式及 Storz 式等多种。Storz 式硬性支气管镜配合 Hopkins 光学潜窥镜，使支气管镜的性能大为改进。注意正确选择合适口径的支气管镜，一般来讲，1 岁以内选用 3.5mm，1～3 岁选用 4mm，3～4 岁以上选用 5mm。

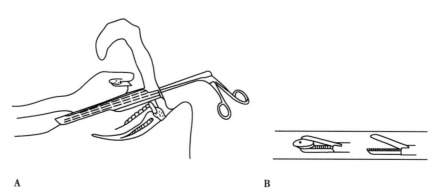

图 7-4-5 用直接喉镜取出气管、支气管异物示意图
A. 插入直接喉镜；B. 钳取异物。

（2）不同类型异物钳的选用：异物钳基本分为4型。

1）Jackson式：钳外套筒，当钳芯回缩时套筒勒其钳端关闭。

2）单关节式：钳端钳页一侧为直型固定，另一侧为活动钳页。

3）双关节式：即两钳页均可活动而开闭。

4）异型钳：如反张异物钳等。单关节式、双关节式制作较为精细，钳力大、手感好，钳取时异物钳远端不回缩后退；异型钳常用于取笔帽等中空或异形异物。取不同异物，钳头形状应予选择。植物类异物中，在取花生米时应选钳页扁平钳齿较细的异物钳，使钳页能充分插入，夹住异物超过1/2不致滑脱。对西瓜子则应选鳄嘴式。对金属类异物则根据异物的形状来选择，对于长形金属异物禁止使用有孔钳页，以防异物穿入钳孔横置而不能拔出。

（3）支气管镜的送入：支气管镜送入有2种方法。

1）经直接喉镜送入法：由第一助手或术者用直接喉镜暴露声门，手术者右手为执笔式持支气管镜柄部，左手握持支气管镜，镜管固定于上颌切牙中线上，可在明视下沿直接喉镜插入支气管镜（图7-4-6）。如果当支气管镜接触声带时声门发生痉挛而关闭，此时不必急于插入，可先调整好入点的方向，待其吸气后声门瞬间松弛时，将支气管镜柄水平放置，使镜头部的斜面贴于一侧声带，轻柔地将镜头滑入气管腔内，此时呼吸困难立即得到改善，同时可闻及支气管镜管腔内有哨鸣音，接氧

气管吸氧，退出直接喉镜。先将支气管镜柄向上旋转90°，在明视下向气管内插入。

2）直接插入法：术者右手执笔式持支气管镜柄部，镜柄竖直向上，左手拇指、中指在下，示指在上持住镜管，余二指扣于患者上颌牙列。以拇指为支点将支气管镜由口腔正中送达会厌上缘，直视下插入会厌后方与喉咽后壁的缝隙之间，一边深入支气管镜一边向上挑起会厌看清声门裂，右手将支气管镜顺时针旋转90°，使镜口斜面朝向左侧，通过镜腔能见到左侧声带（图7-4-7），沿声带表面轻柔地滑入气管腔内（图7-4-8）。

（4）持钳手法：右手拇指和无名指分别插入钳柄，示指上翘扶住钳把的上部，使关闭钳页时钳端不会上下左右摆动，中指协助无名指扶把一侧钳柄。在张开或闭合异物钳时，持钳手应充分注意手感，即感觉到钳开关的阻力，在插入前即反复空钳或钳取实物训练，每把异物钳因关节灵活度相异而用力大小及手感不同，故应先取得手感。异物钳插入支气管镜后在小支气管镜即无视野，故异物钳是否到位全凭手的感觉，钳在镜内可轻撑开钳页向里深入，当钳端出镜口后即有突然松开的感觉，此时表示钳已出镜口，应充分张开钳口，继续深入抵达异物可有阻挡感，然后闭合钳页钳取异物，在夹持异物过程中，可以根据钳柄的关闭程度以及手指用力的大小判断夹持的多少和牢固程度，如夹持不稳或太少，可张开钳页重夹，以免滑脱，持钳用力的大小亦非常重要，特别对花生米类的异物用力小易滑脱，用力大则易致异物碎裂而难完整取出，甚至破碎的异物可落入双侧支气管内造成

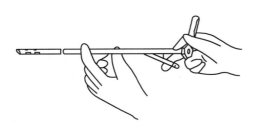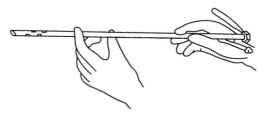

图7-4-6　支气管镜送入的持镜方法

术中窒息。对质硬或金属异物夹持时可适当加力，但也不能过度用力而损坏异物钳（图7-4-9）。

（5）寻找和取出异物：在支气管镜下可窥见气管腔及气管环，注意保持支气管镜的轴线与气管轴线相一致。可让助手轻微抬高或降低儿童的头部，使支气管镜在气管腔内缓慢深入，边推进边寻找异物，此时注意勿漏掉贴于气管壁的异物。若气管内未见异物，继续插入可见一纵行较锐利的隆起，反光较强，这是气管内最明显的解剖标志——气管隆嵴（图7-4-10）。将支气管镜轻微地左右摆动可见左右支气管的开口。

当发现异物时不急于取异物，先将支气管镜插入无异物侧支气管腔内仔细检查有无细小的异物存留。若未发现异物，可将镜口退至隆嵴处，转动支气管镜使镜口斜面朝向有异物侧支气管的外侧壁，同时反向转动头位，缓慢推动支气管镜直接进入异物侧支气管腔内。对呼吸困难的儿童，先不进支气管，可在隆嵴以上观察异物。当发现异物时，勿急促插钳，先将支气管镜调整于有利位置，要求做到：①使暴露部位在镜口的中心；②寻找异物与支气管壁间的缝隙，利于插入钳页；③异物与支气管镜口距离适当，切不可紧贴异物，避免钳页出镜口时将异物推向深处。

以上操作妥当后再插入异物钳，异物钳在镜腔内应张开钳页向前推进，在异物钳页出镜口时有突破感，继续向前推进，遇到阻力可稍用力将异物钳向前推进少许，使异物钳页能更充分地包裹异物，但不可用力过大避免将异物推向深处而无法取

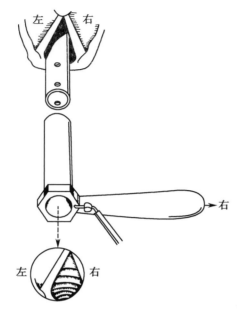

图 7-4-7　支气管镜沿左侧声带滑入声门

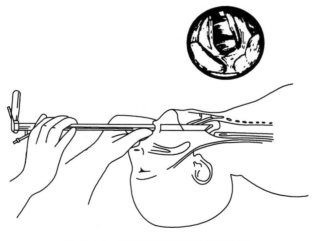

图 7-4-8　支气管镜远端进入喉入口

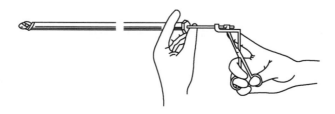

图 7-4-9　钳取异物的持钳方法

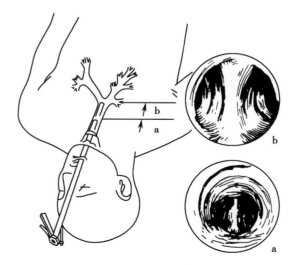

图 7-4-10　窥视气管隆嵴

出。闭合钳嘴有异物夹持感，夹稳异物后先向外拉动一下异物，然后将支气管镜退至隆嵴附近，再把异物拉向镜口，适当用力使镜页嵌于镜口，扶镜手换至支气管镜外口处，以拇指推压钳杆固定于支气管镜外口，其余手指夹住镜管，顺支气管、气管的轴向，同步向外退出支气管镜和异物钳夹持的异物，同时助手缓慢转动儿童头部到正中位。

当退至声门时，应根据异物的形状做适当旋转，使异物的长轴与声门的前后径一致，用两侧钳页撑开双侧声带以防异物被挂脱，还可保护声带免受异物的损伤。出声门时应轻微用力将镜口和钳页压向后联合处。当异物出声门后阻力即消失，术者应顺喉咽、口咽、口腔的弯形管道退出，愈往外时愈将镜柄上举而退出，避免会厌和舌根将异物挂脱。

取出异物后，先不急于检查异物的大小，转而注视患者此时的状态、呼吸的顺畅程度，当一切均平稳时，再检视异物，估计异物取出是否完整，再检查肺呼吸音的变化、肺不张的改善等，此时应经口吸氧。如果疑有异物未取出可按上述步骤再进镜检查，至异物全部取出。

（6）带 Hopkins 潜窥镜的支气管异物钳的应用：带 Hopkins 潜窥镜的支气管异物钳取异物是取支气管异物的重大改进，它避免了硬支气管镜和可曲性纤维支气管镜取异物的缺点。用硬支气管镜取异物的优点是在取异物时镜管的腔隙有供呼吸的通道，不会因呼吸受阻而影响手术操作。但因管腔小，取异物时不能在明视下进行而仅凭手感钳取。而纤维支气管镜是实体性的，虽然观察异物清晰放大，但无空隙插入较大的异物钳且阻碍呼吸。带 Hopkins 潜窥镜的支气管异物钳取异物则扬长避短，克服了以上两者的缺点。设计有足够大的异物钳并在钳旁配以较细的硬纤维镜，插入异物钳、钳取异物以及钳取的全过程是在 Hopkins 潜窥镜的明视下进行，而又不限制异物钳的大小、不影响手术进行时的呼吸通畅，使支气管

异物的取出消除了盲目性和凭借感觉的局限性，因而大大提高了异物取出的成功率，减少了喉、气管、支气管的损伤，术中、术后气管切开率以及再手术率有了明显降低。

（7）电视气管支气管内镜法：助手用侧开喉镜暴露声门，手术者左手用气管内镜（1 岁半以下选用 2.7mm、其他选用 4.0mm）缓慢进入声门裂、声门下、气管、支气管口，动态观察异物部位、种类、大小、形状，用右手随即伸入合适的异物钳，在电视监视下钳取异物后，镜、钳同步退出，使异物纵轴与声门裂一致，将异物取出。钳取支气管异物时，将气管内镜置于气管隆嵴上方 1cm 左右，将异物钳进入支气管乃至肺叶支气管口钳取。对较深支气管异物，镜子放在隆嵴上可能无法看到异物，这种情况应结合使用传统支气管镜检查并取出异物。整个手术过程在电视监视下进行。

采用电视气管支气管内镜法取异物可在明视下钳夹并取出异物，该方法可在钳取异物前判断异物在气管或左、右支气管的位置，起辅助定位作用，为手术提供方便。对部分可疑支气管异物患者，也可通过内镜的检查予以明确诊断，避免了手术的盲目性。术后如疑有异物存留，可再次行内镜复查，或导入支气管镜，将气管内镜置于支气管镜腔内，详细检查支气管是否有花生米等易碎异物残留，如确有异物存留，可再次进行手术。该方法提高了气管、支气管异物手术的成功率、精确性和安全性。借助电视气管支气管内镜的放大望远功能，定位准确，成功率高，并发症明显减少，缩短了手术时间。可对整个手术过程进行记录及监控，便于保存资料和教学。

（8）特殊异物取出法：塑料笔帽、自动铅笔顶端之类异物多发生在学龄儿童。此类异物进入呼吸道，盲端向下嵌于一侧支气管，上面的开口类似气管壁，镜下不易分辨。因不易找到异物的边缘，用一般的异物钳无法钳取。可用反张钳伸入笔帽腔内将异物拉出。笔帽嵌于一侧支气管可造成该

侧肺内气体吸收形成负压而致肺不张，钳取时无法拉出。可先用烧热的钢钎在笔帽的盲端加热，使之融化出一小孔，从而使空气进入患侧肺内，解除负压，再用反张钳取出异物。由于异物长期嵌顿一侧支气管导致患侧肺无功能，异物取出过程中一旦滑脱，极易被吸入有功能的健侧支气管内，造成窒息死亡。手术中应格外仔细钳取，如感觉夹持不牢固，可将异物放于患侧支气管，退出异物钳，再次检查异物情况后钳取。也可用支气管镜唇推开支气管壁显露笔帽的上缘，仔细寻找异物与支气管壁间的缝隙。选择页片较薄的异物钳，沿缝隙尽量插入，钳夹异物后作适当旋转或轻微摆动让气体进入肺内，逐渐将异物连同支气管镜一起拖出，出声门时应使异物长轴与气管轴相一致，注意用支气管镜以及异物钳页保护声带。

（9）手术中的注意事项：①手术操作过程中要轻柔，切忌使用暴力，防止发生各种不应有的损伤。②钳夹植物类异物时，不可用力过大，否则可致异物破碎，增加手术难度。如果碎块落入双侧支气管内可导致窒息死亡。③当闭合的异物钳无法随镜退出并且随呼吸前后移动时，应考虑是否钳夹支气管壁，可松开钳子退出异物钳；再次仔细检查异物滞留的位置、大小以及与气管结构的关系。明确上述情况后可再次进钳取异物。④如遇支气管壁肉芽组织增生包绕、掩盖了异物，可稍用力使镜远端越过肉芽显露异物。亦可用异物钳适当去除肉芽组织。出血较多时可向气管内滴入少许肾上腺素注射液以止血。⑤遇多个小的异物碎块，可由镜内反复取出，以减少多次进镜对声门的损伤。⑥预计有声门损伤者，应尽早使用糖皮质激素，以减轻声门区黏膜水肿，避免术后发生窒息。

5. 经气管切开取异物　经颈前气管切开术取异物，一般是在特殊情况下和受设备条件的限制下所采取的方法，不能作为常规取异物法。可在下列情况下采用：①活动的气管异物太大，难于自声门钳出；②无直接喉镜、支气管镜或合适异物钳，而患者又呼吸困难急待处理；③当患者有口腔、颈椎疾病时不能作直接喉镜、支气管镜检查者；④活动的气管异物可在气管切开后即咳出于气管切口，也可用血管钳夹出。

经气管切开后插入支气管镜取异物的优点是：①不须经声门，支气管镜易于插入；②可插入较大支气管镜；③距离更近有利于取出。但是由此途径取异物除增加气管切开外，还因支气管镜的插入可增加气管软骨的损伤，故只有在迫不得已时方可采取本方法。

6. 电子纤维支气管镜下取异物　电子纤维支气管镜具有清晰的视野、镜体柔软便于弯曲、操作灵活，较适用于细小异物，由于这类异物常落入肺段以下支气管而经一般硬支气管镜难以找到和取出，如细的鱼刺、金属针、钉子等。纤维支气管镜的缺点是没有足够的空间通气或通过异物，异物钳过于细小不能钳取较大异物、钳取力量甚小。采用电子纤维支气管镜取异物，多由小儿呼吸内科医师实施。

7. X 线下取异物　此种途径可在下列情况下采用：①钳取金属异物因钩住不能取出，可借 X 线下调整位置而取出异物；②极细小的金属异物落入肺底，即使纤维支气管镜也看不到，可试在 X 线引导下插入纤维支气管钳取出。

8. 开胸取异物　适用于长期的肺段包裹性异物或由于异物包裹阻塞肺叶支气管引起肺不张或已感染化脓引起脓胸者、异物在支气管或分段支气管嵌顿各种方法均不能取出者。

9. 取异物时紧急状态及特殊情况的处理

（1）喉痉挛时的处理：在气管、支气管异物取出时，特别是在无麻下手术，患者反射敏感，因手术刺激呛咳可致异物向上冲击而嵌塞声门。声门痉挛可夹持异物，当钳取异物过声门时异物滑脱而嵌塞于声门。异物嵌塞喉腔时，可强烈刺激声门，出现反射性喉痉挛，患者表现为极度呼吸困难。此时手术者应保持镇静，迅疾以直接喉镜上挑会厌，充分暴露声门，这时极难分开双侧声带。但是，痉挛短暂持续后继以咳嗽反射，这时必有声门开放的呼吸动作，抓住这个时机插入异物钳，在明视下取出异物。因异物嵌顿喉腔致喉痉挛一时无法取出，可先将异物推入气管内，随即插入支气管镜，先缓解呼吸困难，然后再取异物。在全身麻醉或良好的局部麻醉时，异物嵌于喉部出现喉痉挛的机会较少，手术较为安全。

（2）寻找异物的技巧：插入支气管镜后，有时在两侧支气管都找不到异物，如病史、症状和查体都很典型，此时很可能是支气管镜已越过异物，使异物藏匿于支气管镜与气管之间，此时应缓慢往后退镜直至声门下部，此时异物常可被发现。

（3）痰液蓄积的处理：支气管镜插入后，无麻时常剧烈咳嗽痰液较多，经支气管镜吸痰要求是动作要轻柔，减少刺激性咳嗽，吸引管不要插入过深，如遇阻力时不可用力以免将异物插入深部，办法是可在吸引管上做出标记。

（4）活动异物的取出：在支气管镜下取异物时如异物活动，即观察时异物的位置和先露部可能在插入异物钳时即改变，此时一定要善于使用镜唇固定住异物再插钳取出。

（5）Jackson 式钳的使用：由于该式钳页闭合时后退，所以即使异物已入钳口仍可能因后退而滑落，为此，持钳手应固定钳芯不移动，让外套管向前移动 1cm 再闭合钳页，为此应在术前反复练习以求熟练。

（6）避免诱发心搏骤停：在支气管镜检查时因迷走神经反射可导致心搏骤停。术前给肌肉注射阿托品，以及在全身麻醉下用 1% 丁卡因向咽喉腔和气管腔内喷雾作黏膜表面麻醉，是减少迷走神经反射的有效措施。

【术后处理】

1. 术后密切观察患者的呼吸、脉搏、血压等生命体征，患者呈仰卧位，头偏于一侧。由于舌后坠引起呼吸困难，应上提下颌或置入通气道，保持呼吸通畅。有条件下可采用心电图、血氧饱和度监测。

2. 床边应备有吸引器，随时吸出口腔内、咽腔内的分泌物，可持续吸氧。

3. 床边应备气管切开包、麻醉喉镜和各种型号的气管插管，各种急救药品便于急救使用。

【并发症及其预防】

1. **气管、支气管异物本身引起的并发症**　由于气管、支气管异物本身引起的并发症在手术前即已存在。较多见的有气管支气管炎、肺气肿、肺不张，严重的并发症则有肺脓肿、纵隔气肿及皮下气肿、气胸。有严重并发症出现时，宜先用支持疗法或对症治疗，待情况改善后再行支气管镜检查取异物。但异物作为病因之源，异物不取出，呼吸道阻塞、刺激总是存在，故应在条件改善后立即取出异物。

2. **气管、支气管异物取出术的并发症**　在取异物的手术过程中引起的并发症，常见有喉水肿、牙脱落。严重者有纵隔、颈部皮下气肿、气胸、气管内出血等，更有甚者为心包积气。值得指出的是，这些并发症易发生于无麻醉下的支气管镜下取异物手术。

术后应密切观察呼吸情况，如有吸气困难、声嘶等喉水肿症状，除应用抗生素及糖皮质激素外，可给雾化吸入、吸氧。多数可经过治疗得到痊愈。如情况危笃，可行气管插管解除呼吸困难，配以药物治疗多能痊愈。如仍不能拔气管插管，只有行气管切开术，但应慎重选择，儿童可造成气管狭窄导致拔管困难。发现牙脱落应及时取出，以免误吸再造成新的气管异物。

为预防并发症的发生，应注意：①手术前应仔细检查，选择最有效、最安全方法，应尽早取出异物，尤其是活动性异物；②术前检查好所用器械，必须适宜有效，电源要安装稳妥；③手术时必须保持好儿童正确体位，避免儿童躁动挣扎；④手术操作要轻巧、准确，尽量减少创伤；⑤参加手术的人员必须密切配合，动作敏捷，争取在最短时间内完成手术,对难取或破碎不能一次取尽者,根据情况可以考虑暂停手术,待重新制订方案后二次手术再取,不要勉强拖延手术时间过久。

(陈志俊　游龙贵)

第五节　食管异物取出术

【概述】

食管异物是耳鼻咽喉头颈外科常见的急症。食管异物的发病率低于气管、支气管异物,诊断多无困难。临床上实施食管镜下异物取出术,多可解除患者的病痛。但是有些异物较难取出,且易发生食管穿孔及大血管破裂致死等严重并发症,故手术中应有充分的警惕性。对于合并上呼吸道感染、严重肺功能不全、严重心血管病(如心肌梗死、心功能衰竭、主动脉瘤、严重高血压等)以及严重颈椎病等疾病的患者施行该手术应慎重。近年来,电子纤维镜胃镜在食管异物取出中的应用有了长足的发展,但硬管食管镜的应用仍具有重要的地位,本节主要介绍经硬管食管镜的食管异物取出术,简介其他方法。

【解剖概要】

1. 食管位置和长度　食管为富有弹性的肌肉管道,在整个消化道中最为狭窄,它起始于咽腔下界的环状软骨下缘,平第6颈椎平面。向下经颈部和胸部的上纵隔和后纵隔,穿过膈肌食管裂孔入腹,终于胃的贲门部,平第11胸椎的左侧。食管在静止时,上段管腔前后壁紧贴,呈冠状扁形,中下段稍有腔隙亦呈扁形,其上下端口为括约肌束,只有在吞咽和呕吐时,才随食管肌肉的蠕动而启闭。

在儿童,食管的长度随年龄的增长而变长。成年后,与躯干(特别是胸腔的长度)有关而与身高、四肢无明显关系。由于食管具有弹性,故即使同一人在不同牵张状态下长度亦有变化。因此,不同测量方法的数据有较大差别。例如:内镜测量是在牵张状态下,放射线测量是在蠕动下,尸体测量则在失去收缩弹性下测量,前二者为活体但精度差,后者精度高但非生理状态。

Anson 经内镜测量提供的代表数字,可体现成人的食管长度概念。即食管的总长度为25cm,上颌切牙至食管上口为15cm,上颌切牙至食管下口为40cm。Lerche 测量成年男子食管长度为23～30cm,平均为25cm,成年女子食管长度为20～26cm,平均23.3cm;切牙至环咽肌距离,男子平均为14.9cm,女子平均为13.9cm。我国食管长度的尸体测量为23.5cm(李烈,1959)和29.04cm(曾司鲁,1959)。

Strobel 根据儿童食管长度与身高的比例总结出下列公式:①切牙至食管下端括约肌长度=6.7+0.226×身高(cm);②切牙至食管下端括约肌长度=5+0.252×身高(cm)。

A'Abreu 等(1971)介绍体表估量法,将患者置于仰卧头过伸位时,上颌切牙到剑突的长度即相当于切牙至膈肌食管裂孔的距离。

在手术中,图 7-5-1 标示的食管长度在临床上具有指导性意义:即成人食管的总长度约为25cm,上颌切牙至食管上口约为15cm,上颌切牙至食管下口约为40cm。

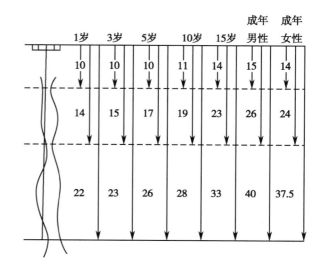

图 7-5-1　不同年龄、性别人体的食管长度(单位:cm)

2. 食管腔内径　食管的管腔内径上下不一,总的来说,上段最窄,中段稍宽,下段更膨大。分别在食管上口、支气管分叉平面及膈裂孔处有三处主要的生理性狭窄。由于食管肌肉的弹性排空后的管径为13mm,而膨胀时为30mm。在主要的三个狭窄区中,最狭窄处是食管上口,静止时完全关闭,吞咽时开张亦不大,其下两个狭窄区则逐次增大。

3. 食管的弯曲、动度与狭窄　食管基本位于颈胸部的中线,但从额面与矢状面来观察,则稍有弯曲。从前面观察,食管上口居于颈正中,下行向左偏斜,至第3~4胸椎时比居中的气管左偏约0.5cm,以后在第6胸椎又转向中线而稍偏右,在第7~8胸椎水平又转向左距中线达2~3cm,在气管分叉处,食管被推挤紧贴,在第4~5胸椎,向下离开脊柱弯向腹侧,其后有胸主动脉居于食管与脊柱间,形成第二个矢状弯曲。在儿童由于脊柱的弯曲度小,故食管的弯曲也不显著。

食管固定而活动度小,尤其在上下口处,但在某些情况时仍有轻度的活动,如当头位过伸时,食管上段可被牵长,吞咽时食管上端可上移1~2cm,下端可上移1~4cm。吸气时,由于肺内压的改变,食管下段向下并向前移动1~3cm。

食管由于生理功能和邻近血管的挤压,使管腔出现三处压迹和三处生理狭窄。

(1)第一个狭窄在食管上口与咽的连接处,此处管腔无论左右径或前后径均短小,活动度差,加以环咽肌的紧束,故使食管镜的进入困难,食管异物常嵌顿于此。在新生儿相当于第4~5颈椎;而到成人则下降至第6颈椎,距切牙15cm。

(2)第二个狭窄位于胸骨角平面,距切牙25cm,有主动脉弓和左主支气管从其前面跨过。

(3)第三个狭窄是食管穿过膈食管裂孔处,距切牙37~40cm。在食管镜下观察,其稍下相当于食管下括约肌处有环状狭窄,其下即为2~3cm的胃食管前庭部,通入胃入口。三个狭窄之间的部分为梭形膨大。食管压迹包括左侧的主动脉弓、前侧的左支气管和左心房处。

4. 食管的毗邻

(1)食管颈段:为食管上端至颈静脉切迹(相当于环状软骨的结节至第1胸椎下缘),长度约5cm,其前面自上而下分别与环状软骨后板的杓间肌和环杓后肌相邻,其下为气管膜性后壁,有疏松结缔组织和毛细血管分布及气管食管肌纤维连接;后面与脊柱间为翼状筋膜与椎前筋膜分离,形成食管后间隙及椎前间隙,后者更疏松,感染或气体易由此进入上纵隔;气管食管的外侧为气管食管沟,沟内有自下而上的喉返神经及甲状腺下动脉,再外有甲状腺、甲状旁腺及颈动脉鞘。

(2)食管胸段:长为15~18cm,自胸廓入口进入上纵隔,循气管脊柱之间偏左下降,此时食管的左侧邻近左锁骨下动脉及胸导管,至第4胸椎,主动脉弓末端位于其左下,食管返回中线向后入后纵隔,胸主动脉向右后而食管向左前行,此时胸主动脉在脊柱与食管间的右下方,在第9胸椎平面,食管穿过膈裂孔进入腹部,在食管的前方平气管分叉处,左支气管紧贴食管前壁形成压迹,再下与左心房相贴。食管后面为与颈深筋膜延续形成的食管后间隙,有胸导管、奇静脉、半奇静脉和副半奇静脉及右肋间静脉。双侧迷走神经下行至肺根后,左侧转至食管前面而右侧转至后面,同时组成神经丛,这是由于胚胎时胃长轴发生向右90°旋转所致。

(3)食管腹段:食管穿膈肌入腹长度变异较大,为1~7cm,平均为2~3cm,位置偏左,终于胃贲门部,相当于第10~11胸椎平面。

5. 食管与颈间隙　颈部感染(特别是颈间隙感染)常导致纵隔或食管周围脓肿,这有其解剖学原因。颈深筋膜分为浅、中、深3层,浅层向前包绕整个颈部,形成斜方肌、胸锁乳突肌和下颌下腺包膜;中层位于喉、甲状腺的浅层;深层位于脊柱与食管之间。在中深层间有甲状腺、喉、咽及食管，析出一层脏筋膜包绕这些脏器，此筋膜与后层椎前筋膜间即为咽后间隙，向下即为食管后间隙通入纵隔。据 Pearse 统计，在纵隔感染中，71% 来自食管后间隙，21% 经过颈动脉鞘，8% 经过气管前间隙。

【术前提示】

1. 异物容易停留的位置　食管异物可嵌顿停留于全段食管，但上段的发生率最高，中下段依次降低。这是因为食管上段本身腔隙窄扁，平常处于紧闭状态，食管上段肌肉为随意肌，食团经喉咽入食管口时承受咽缩肌强力收缩的压入。当纳入食管口后，即进入腔窄而不随意收缩的胸上口区，加上胸上口周围组织拥挤缺乏扩展余地，故此处为食管异物的最常见嵌顿处。其下则为不随意肌，管壁张力小而扩展有余地，故已能通过上段时则中下段也易通过，除非异物有钩刺挂于管壁。

异物停留位置为：①环咽肌部占 50%～80%；②胸腔入口部占 25%～40%；③主动脉弓及左支气管压迹占 10%～20%；④膈肌裂孔部占 3%～5%。

2. 影像学诊断　中华医学会消化内镜学分会《中国上消化道异物内镜处理专家共识意见（2015，上海）》推荐的上消化道异物影像学检查为如下。

（1）X 线检查：通过正位和侧位 X 线检查，可以确定异物部位、大小、形状、数量，发现潜在的梗阻和穿孔等并发症。但是，仅 60%～90% 的上消化道异物在平片下可见，食物团块、木屑、塑料、玻璃、细金属异物等往往表现为阴性结果，此时须进一步检查以明确诊断。虽然 X 线检查前吞服棉花、钡剂，可以提高异物检出率，但因棉花、钡剂包裹异物，影响内镜操作视野，延迟内镜治疗时机，甚至有误吸风险，故不建议用于诊断上消化道异物。必要时可口服非离子型造影剂。

（2）CT：CT 诊断异物的灵敏度为 70%～100%，特异度为 70%～94%，可以发现部分 X 线检查未能显示的异物，并判断是否存在相关并发症，应作为诊断上消化道异物的重要影像学手段。可疑伴发腹膜炎、脓肿、瘘等，增强 CT 的诊断价值更高。

虽然影像学检查是诊断上消化道异物的重要辅助手段，但其存在一定的漏诊率，结果阴性者尚无法排除诊断。临床实践中，影像学检查并非必需，可根据具体病情酌情选择。

3. 掌握手术的时机　术前禁食 4～6h，待胃排空后再实施手术，避免术中食物反流误入气管而造成窒息。有义齿者术前应取下，以免术中脱落造成口腔及咽腔损伤。若患者出现脱水、饥饿、体质消耗等症状，应先给予静脉输液纠正水电解质失衡后再进行手术。对于全身情况较差、继发严重感染者，有必要进行短时间的支持治疗，待感染在一定程度上控制后再行异物取出术。对于诊断已明确者，在实施手术前应再次询问患者，如果吞咽困难、吞咽疼痛有减轻或消失，则有必要再次行食管 X 线检查，以明确异物是否已自行落入胃内。术前 0.5h 给予阿托品肌肉注射，同时可给予巴比妥类镇静剂和哌替啶。

4. 警惕纽扣电池食管异物的危险性　纽扣电池异物多见于儿童，有其特殊性。纽扣电池为碱性，腐蚀性强，存在潜在致死、致残风险，必须尽快取出并作恰当的处理。国外有食管纽扣电池异物致死的报道（Thabet，2013）。纽扣电池食管异物的特点是金属、强碱性（pH = 13.5）、带电可引起局部压迫和强碱腐蚀，在体内可电解、放电，是复合性损伤，危害极大。电池异物引起组织损伤的原因可能与放电引起的组织液化坏死、电流烧灼伤、电池内氧化汞引起的组织损伤及电池本身对组织压迫引起的损伤相关。电池异物应行急症处理，异物时间越长、电压越高越易引起损伤，可在误食 1h 内产生食管腐蚀伤，4h 内造成食管整层黏膜破坏甚至坏死，若发现电池在食管，务必马上取出。由于食管与主要大血管和重要脏器心脏和气管相邻，食管损伤会导致严重并发症。纽扣电池异物导致的食管穿孔可在 5h 内发生，其他并发症有气管食管瘘、纵隔炎及主动脉穿孔等。纽扣电池尚没有取出时,不能用生理盐水冲洗,因生理盐水冲洗会加重损伤;如果需要冲洗的话,要用蒸馏水冲洗。置鼻饲管减少食管感染,适当使用糖皮质激素减轻局部水肿和炎症反应。在纽扣电池食管异物治疗上,时间就是生命,早期发现、及时诊断,及时取出异物,尽量减少异物在体内存留的时间,有效保护被腐蚀的创面,是治疗的关键。

食管镜手术取出纽扣电池时,同时仔细观察和判断损伤的程度和范围十分重要,这有助于判断预后和指导后续治疗。

5. 手术的安全问题　食管异物取出术为一具有潜在的生命危险和较高并发症发生率的手术,且并发症一旦发生,对生命的威胁极大,所以医师在术前必须了解异物所在的部位及异物的性质和形态。对可能发生的并发症做好应对处理准备,做到有备无患。对于不同年龄、不同体质的患者采用适当的麻醉方法,对减少并发症的发生是非常有益的。术前检查有无活动的牙,如有牙松动应作妥善处理。

6. 选择适宜的食管镜及异物钳　选择合适大小的食管镜对于异物成功取出至关重要,对于食管上端的异物,应选用短食管镜,因为短距取异物看得更清楚、取得更准确。食管镜的粗细也应适当。儿童忌用粗食管镜,因易压迫喉部而窒息。太细则造成钳取视野小增加困难。合适的异物钳也是不可缺少的,一般常用鳄嘴钳,但应考虑钳取是否易滑脱易夹碎,必要时钳页加包薄橡皮。对于异形异物如安全别针、牙托等要选用专用钳。

【手术操作与技巧】

(一)经硬管食管镜异物取出术

1. 麻醉　良好的麻醉是成功取出异物、减少术中意外和手术并发症的重要环节,是异物成功取出的关键之一。全身麻醉主要针对儿童、老年人、成年人中某些巨大或异形的异物不易取出者和有心脑血管等疾病不能耐受手术刺激者。另外颈短、体胖、精神过于紧张者也适宜全身麻醉。除

上述之外一般亦可在黏膜表面麻醉下进行食管镜检查异物取出术。

黏膜表面麻醉用1%～2%丁卡因喷雾3次,每次经2min后向下吞咽一次,再以1%～2%丁卡因点滴舌根、会厌、梨状窝共2次,尽量不进入声门,保持一定的咳嗽反射,每次滴药后2min再向下吞咽一次,保持药液在咽腔、梨状窝和食管腔的充分停留,以利麻醉的成功。全身麻醉患者仍应充分进行咽、梨状窝的表面麻醉。需要注意的是单独的氯胺酮麻醉由于易引起喉痉挛,禁忌采用。

2. 体位　一般采用Boyce位,即仰卧垂头位。此种体位可使患者全身放松,同时抱头的助手可根据插镜的深浅调整头位,患者头位的正确与否关系插镜是否顺利,当食管镜经口插入进入食管上段时,应保持头后仰,以寰枢关节后伸但其他颈椎不后仰,患者枕外隆凸可低于台面10～15cm,进入食管中段时头位应降低平面,当进入食管下段时枕骨后结节可低于台面,抱头的助手应嘱患者放松颈部肌肉,不抬高肩胸部,以利检查。

Jackson抱头法为助手右臂环绕颈部,手指套开口器,右臂支撑右腿部,利用右臂的强力充分固定或升降头位。此种抱头的优点是抱头有力,头部固定好,缺点是右臂嵌于颈部不利于头后仰,而且助手相当费力。另一种抱头方法是抱头助手右手虎口置于患者枕下部,左手压前额处,以右腿作支撑。此法对儿童或颈短者更好,用力较小但抱头的稳定性差。体位不正确会造成手术的困难和危险(图7-5-2)。

3. 食管镜的插入　术者右手如执笔式持镜柄,镜柄向上,左手握食管镜的远端处,将中指与无名指固定于受检者切牙上,以保护上唇勿压于食管镜与切牙之间,拇指与示指捏住食管镜,拇指置于镜体下方,送镜下插。为避免镜管与上颌切牙摩擦,镜管放入口腔后,术者执镜近垂直,先对准悬雍垂保持镜体位于正中,右手将镜后端下压,镜深入后即见舌根,沿舌根保持中线插入即见到

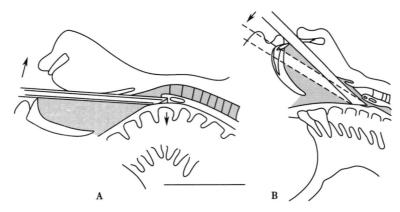

图 7-5-2　不正确的体位造成手术困难
A. 颈部伸直不够；B. 头部后仰不够。

会厌缘，矫正镜体在中线，自会厌缘的下方插入镜管约 2cm，轻挑镜前端即可看到活动的两侧杓状软骨，其两侧为梨状窝，镜体继续下插达杓状软骨平面，此时的食管上口似一横线，将镜向右侧对准右梨状窝（图 7-5-3），注意镜唇直达梨状窝底后，再将镜唇移至正中线上，并以鼻尖、甲状软骨切迹及胸骨颈静脉切迹的连线做标志，将食管镜沿正中线往下推进约 3cm，即达食管入口。这种经梨状窝移向食管入口的进路，尤其适合于老年男性。这是由于老年人环状软骨的骨化或颈椎增生性改变，使环后间隙变窄，食管镜有时难以通过该处，故经梨状窝由侧面抬起环状软骨较易进入食管入口。

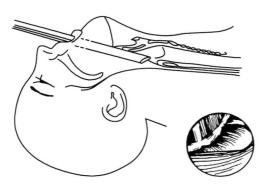

图 7-5-3　食管镜即将送入右侧梨状窝
右下小图示镜中所见。

对于初学者来说最好采用不经梨状窝而直接由正中线插入食管镜的方法，这将使初学者不至于因迷失方向和无法判断深浅而造成梨状窝、食

管穿孔，故较为安全。术者将食管镜从口腔正中置入，从镜中看清悬雍垂和咽后壁，左拇指向前抬起食管镜，将舌背压向口底，同时向下插入食管镜约 2cm 即见到会厌缘（图 7-5-4），此时要注意保持食管镜与鼻尖、甲状软骨切迹及胸骨上颈静脉切迹同在一直线上，用镜唇轻挑会厌缘可见两侧杓状软骨，将食管镜直接从杓状软骨后方送下，并以左手拇指向前抬起管镜，将环状软骨推压向前，同时略微下送食管镜，即可达食管入口。此方法适宜体重较轻的患者或女性患者。

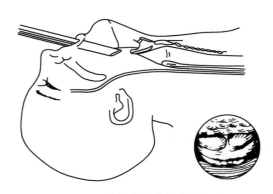

图 7-5-4　中线径路食管镜插入法
右下小图示镜中所见。

4. 食管镜进入食管入口　食管入口呈放射状，环咽肌在后壁上隆起如一门槛，即食管第一狭窄，此处进镜阻力大，比较困难和危险，故应特别注意，切勿贸然用力将食管镜推下，否则极易造成食管入口的损伤甚至发生穿孔。过度用力也会使食

管镜突然进入管腔过深越过食管入口异物，造成管镜遮挡异物而不被发现，同时会加重尖锐异物对食管上口的损伤。所以此时应尽量以左手拇指向前抬起食管镜，向前轻压环状软骨板，即可看到食管入口渐渐张开。对于局部麻醉患者由于紧张食管上口过紧，此时可嘱其做吞咽动作，有助于进镜（图7-5-5，图7-5-6）。

5. 食管镜异物的取出　对于食管上端的异物，应选用短而略粗的食管镜，其有利于观察，又可起到扩大食管的作用，使异物容易松脱，在钳夹异物后和食管镜同时退出时，食管镜远端可以对食管壁起到保护作用，避免异物尖锐部分损伤食管。

胸部食管异物主要停留在气管分叉处、主动脉弓的部位，由于胸部食管周围组织较松，食管有伸缩性，所以停留于食管第二狭窄的异物必然较大、不整齐或较长，也可以一端或两端都是尖锐的，卡于食管壁上。因此取胸部上1/3部位的异物时，必须考虑异物的形状。当异物先露部看到后，不要急于钳取，注意观察异物的位置，寻找钳取部位，应将食管镜上下左右推动观察异物全貌，了解前后左右径的宽度和异物嵌顿或刺入食管壁的深度，要擅于用镜唇或钳包裹异物的钩或刺，在拉出时不至增加宽度，尽量把较宽径置于冠状位，以减少钩挂于食管壁造成的食管损伤，也使经上口时

不易挂掉。若异物有一端细而尖，可先将异物此端退出食管壁，然后用钳子夹住其细尖的部分，使其先进入食管镜的管腔中，再将食管镜与钳夹的异物一并出食管及口腔。若异物为双钩或双刺均刺入壁内，可先用钳退出一钩上拉短距离，再退出另一钩上拉短距离，重复慢慢拉出。不同形状异物应根据其形状或旋转或左右摇摆顺其态势钳出，不能暴力钳牵拉，如穿破食管肌层则更难退出或取出。

若遇到较大的异物，必须紧紧钳夹住异物的中间部位，将食管镜推下使镜唇接触异物，然后将食管镜与钳夹的异物以同步速度一并取出。较大的异物取出时经过食管入口部必然会遇到阻力，此时术者不能急躁，耐心、平稳地并以一致的力量将食管镜与异物钳一并拉出。过猛过快可对食管壁造成更大的损伤，同时也易使异物脱落。对于纤细而插入食管壁的鱼刺或针，易由于黏膜皱襞的包裹或推挤黏膜的掩盖而超越异物，因此当食管镜插入后，即应充分吸净食管腔内的黏液、残存的食物和钡剂等，使视野清晰，食管镜前进要慢，维持在食管腔的中轴前进，可进一步退半步徐徐逐步深入。

6. 手术注意事项　避免异物取出过程中，食管镜压迫喉部造成呼吸困难，除选择合适粗细镜

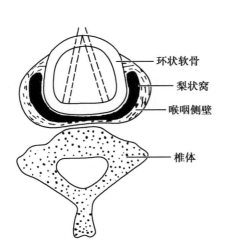
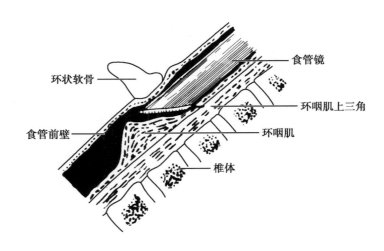

图7-5-5　食管镜即将通过食管入口

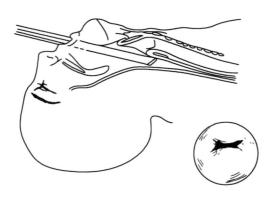

图 7-5-6　窥视食管入口
右下小图示镜中所见。

管外，手术过程应插入细的氧气导管至喉咽，持续吸氧。插入食管镜时动作轻巧协调，可望避免发生呼吸困难。如术中出现严重的呼吸困难，应立即取出食管镜以防窒息。再次做食管镜取异物时，应采取气管插管全身麻醉。

对于婴幼儿的食管异物，由于儿童的气管柔软，极易被食管镜挤压，致呼吸困难，有时甚至很严重；一旦发生应即刻取出食管镜，必要时行气管插管，以免发生窒息。

若异物停留于食管第二狭窄水平，且食管镜检查发现异物刺伤食管壁，并随主动脉弓搏动而搏动，则应停止手术，请胸外科医师会诊、处理。若为颈段食管嵌顿巨大假牙难以取出，应考虑采用颈侧径路取异物。

7. 异物进入胃内后的处理　异物较大，且嵌顿于食管下段，估计通过食管上口有困难或经过第三狭窄有危险者，可将异物推至胃内。一般异物进入胃内后，多嘱患者食粗纤维蔬菜，如芹菜、韭菜等，只要异物能通过幽门进入肠道，多能很快从粪便中排出，所需时间大多数不超过 2 日。有的异物在进入胃内后的第一次或第二次排出的粪便中即能找到，且都在成团的粪便中。切记禁用泻药，因为泻药有促进肠蠕动的作用，可以造成肠梗阻或穿孔。正是由于异物被粪便包裹，迄今为止尚未见到因异物而嵌顿于肛门的报道，这也充分说明此时要禁忌服用泻药。

异物进入胃内后，以下情况应考虑行胃切开术取出异物：异物过长，在通过十二指肠弯处可能有困难者；异物多边缘锐利或呈尖形针状，通过大小肠时有可能造成肠穿孔者；金属异物，尽管体积不大，但经过多次 X 线复查，数日后异物仍停留在胃内者；因某种原因不能通过幽门等情况。

（二）电子纤维食管镜异物取出术

应用电子纤维食管镜（或胃镜）取食管异物是一简便、快捷、损伤小的有效方法。患者多采用侧卧位，麻醉同硬管食管镜，以咽部黏膜表面麻醉为主。切牙咬口环，将电子纤维食管镜插入口腔，沿口咽至喉咽，同时嘱患者吞咽，轻推镜体顺势插入食管上口。电子纤维食管镜系侧开视野，且食管上段在静息时呈冠状平面前后闭合，所以进入食管后只能看到一侧管壁的黏膜，再顺势下插至中段后渐有腔隙，若仍无腔隙可充气吹张，下段食管腔大部分自行展开，检查较为顺利。由于电子纤维食管镜不同于硬管食管镜，无法同时看见前方及四壁，所以一定要缓慢进镜，仔细环顾四周寻找异物，以免遗漏。一旦发现异物，根据异物的大小、形态及与食管壁的关系，选择好取出器械，包括异物钳、三抓钳和圈套器等，抓住异物的一端，同时向食管腔内注气，使食管扩张，调整好异物的位置，让异物活动松懈，使其长轴与食管长轴平行，再随镜一同退出。异物取出后，根据食管黏膜损伤情况，采用禁食、补液、保护黏膜及抗感染等综合治疗。

虽然电子纤维食管镜具有较高清晰度，但由于其镜体的结构、异物钳的种类和性能远不能适应较大及特殊形态异物的取出术，所以许多食管异物目前仍以在硬管食管镜下取出为主要方法。

（三）经颈侧径路和开胸取异物

遇有硬管食管镜检查时异物固定不能移动，无法取出，若强行拉出，必然会发生食管穿孔者；异物已穿破食管进入食管周围且并发颈深部感染或脓肿，以及纵隔炎或脓肿者，特别是有胸腔合并症者，可考虑行颈侧切开或开胸引流脓肿并取出异物。

颈侧径路食管切开术具体方法为：患者仰卧位，垫肩，头转向健侧，由于食管略偏左，所以一般在局部麻醉下作左侧颈切口。如果异物向右颈部突出，或炎症、脓肿已在右侧颈部形成，则应作右侧颈切口。沿胸锁乳突肌前缘由甲状软骨上缘开始向下达胸锁关节切开皮肤、颈阔肌及颈深筋膜浅层，将胸锁乳突肌向后牵拉，切断肩胛舌骨肌。暴露颈动脉鞘，将其向后牵拉并加以保护，同时将甲状腺、胸骨舌骨肌及胸骨甲状肌向前牵拉。再深入剥离即可见到食管，用手指钝性分便可分开食管与椎前筋膜，此时可见到食管由异物所造成的膨隆部分，在异物的上下两端分别引入一根缝线用血管钳挟持作牵拉，在二者之间作食管纵行切口，取出异物。如果异物位于上方，切口可向上扩大，切断咽缩肌，再将食管黏膜切开，即可暴露异物取出之。如异物在食管切口的下方，即位于上纵隔，可用适当的异物钳夹取异物。

如果食管及其周围组织有炎症及水肿，组织结构不清难以找到食管，则可经口内放入探条或食管镜至异物的上方，用手指摸到食管镜后再逐层切开食管，即可触到异物，取出之。

如果局部炎症较明显或已有脓肿，可在异物取出后仅缝合食管，将其余所有皮肤、皮下组织切口做开放性引流，在充分冲洗后，再逐层缝合切口，同时放置负压引流，24～48h 取出。术后必须置鼻饲管，进鼻饲流质饮食。

遇有某些复杂的、有严重并发症或有发生严重并发症的可能、经内镜无法取出的异物等情况时，可考虑开胸取异物。

【术后处理】

1．发生食管异物的患者，多在 24h 内来医院就诊，并行食管镜检查取异物，此时食管无炎性反应，若异物顺利取出，无并发症发生，最初 1～2 日进流质或半流质饮食即可。

2．对于超过 24h 的食管异物，食管镜检查发现异物粗糙、有尖或带钩，食管黏膜反应及炎症明显，且在取出时稍有困难，有可疑食管壁损伤者，应在术后给予鼻饲胃肠内营养液，全身适当用抗生素，密切观察病情。如无食管破裂穿孔症状出现，胸透纵隔正常，病情逐渐好转，可逐渐进流质或半流质饮食，抗生素也可逐步减量。

3．对于异物取出后有食管穿孔者，必须住院密切观察，鼻饲给予胃肠内营养液，静脉给予抗生素，至少 1～2 周后方能逐渐进流质饮食。一旦发现有食管周围有脓肿形成，在颈部食管周围及上纵隔的脓肿，可在颈侧切开进行引流，而食管中、下段者则须开胸引流。

4．对于年幼及年老体弱者，或有并发症发生者，必须密切观察生命体征的变化、水电解质的平衡，预防由于感染、水电解质失衡造成的多脏器损害。

【并发症及其防范】

食管异物的并发症多出现在就诊不及时或处理不当等情况下，患者大多在发生食管异物后仍继续进食，由于异物对食管的刺激，导致咽缩肌收缩增强，不随意运动增加，从而加重了异物对食管的损伤。如尖锐异物随吞咽运动可刺破食管壁，进而刺伤或刺破邻近的大血管；巨大异物向前可压迫气管，出现呼吸困难；合并感染者可出现严重并发症。

1．**损伤性食管炎**　损伤性食管炎为食管异物最常见的并发症，多发生于尖形或粗糙不规则的异物以及有化学腐蚀性的异物。由于异物长时间嵌顿于食管内，造成食管浅表黏膜损害，使唾液及食物存留引起细菌滋生，极易造成合并感染，黏膜及黏膜下形成溃疡，炎症侵及肌层或食管周围，形成食管周围炎或脓肿，食管壁因组织坏死修复后形成瘢痕性狭窄。个别患者可形成剥脱性食管炎。

2．**颈间隙感染及脓肿**　异物长时间嵌顿于颈段食管内，或在异物发生后强行吞咽饭团及用手搓揉颈部，都易造成颈段食管黏膜损伤甚至穿破食管，继而引起颈深部的感染，严重者炎症扩散。颈间隙感染主要发自气管食管沟或椎前筋膜间隙，炎症可沿着颈深间隙向上至口底，向下至纵隔蔓延。患者可出现颈部疼痛、变硬、肿胀，感染至口底可引起口底蜂窝织炎；随着吞咽运动，气体经穿破的食管潜入颈部皮下组织形成皮下气肿；感染在颈部可形成脓肿，压迫气管出现呼吸困难；同时全身有脓毒血症症状。

3. 纵隔并发症　多发生在颈段食管的食管穿孔。食管穿孔可能是异物造成，也可能是食管镜下取异物的暴力造成，或兼而有之。咽下的空气外溢经颈筋膜间隙进入纵隔，形成纵隔气肿。若颈部间隙感染，脓液可循气管前筋膜或椎前筋膜间隙向上纵隔引流，胸段食管穿孔感染可直接蔓延到纵隔，形成纵隔炎或纵隔脓肿。纵隔脓肿是极为严重的并发症之一，虽然发生者较少，但临床仍可遇到，此并发症治疗极为困难。在胸部食管，异物常嵌顿于主动脉弓及支气管分叉的部位，患者可出现严重的中毒症状：高热、胸痛、呼吸困难、休克等，X线胸部检查可见纵隔明显增宽。若炎症继续发展或异物的尖端刺入周围组织更深，则可以并发胸膜炎、脓胸、血气胸、心包炎以及肺坏疽等。

4. 肺及胸腔并发症　食管气管瘘是较为罕见的并发症，胸段食管异物压迫食管致管壁坏死，并累及气管后壁形成食管气管瘘，且可导致肺部反复感染，造成肺炎、肺脓肿、气肿或脓肿。患者可出现咳嗽、大量脓痰，随即出现呼吸困难。因患者多为年老体弱或年幼，难以接受手术治疗，或因感染不易控制无法实行手术修补，疗效不佳。

5. 喉阻塞和窒息　多发生于幼儿颈段食管嵌顿较大异物压迫气管后壁，引起呼吸困难。儿童常因吞咽疼痛、食管堵塞和吞咽困难，使唾液增多，同时异物刺激也可使分泌增加，故幼儿易发生误吸，导致窒息。亦可能为颈部广泛炎症延及口底等造成喉水肿而发生喉阻塞。在实施食管镜异物取出术时，一定要选择适宜大小的食管镜，否则过大的食管镜会压迫气管引起窒息。若置入最小号的食管镜仍可致儿童呼吸困难，可试用支气管镜插入食管取出异物。

6. 致死性出血　致死性出血是食管异物最严重的并发症，多因尖锐食管异物所致，常发生于主动脉弓、甲状颈干、锁骨下动脉或颈总动脉。发生时间可为数小时至1个月余，大多病程1周左右，患者可先有先兆性小量出血，这是突然大出血前的先兆，经过一段潜伏期后，即可发生大出血而致命。此并发症抢救的成功率极低，应引起高度重视，采取积极救治措施。如能及时开胸处理，修补血管穿孔，则有望挽救生命。

7. 营养和代谢紊乱　多发生于婴幼儿、年老体弱者，发生食管异物后未及时治疗时。由于异物梗阻无法进食，患者出现严重的饥饿、低血糖及低蛋白血症、消瘦、脱水、电解质紊乱、代谢性酸中毒。部分患者并发颈部和纵隔的感染使症状加重，造成虚脱、休克、中毒症状以致全身衰竭。

（李　薇　黄沂传）

第八章 | 修复与重建手术

第一节　头颈部常用局部皮瓣的应用

【概述】

皮瓣由具有血液供应的皮肤及其附着的皮下组织构成。皮瓣在形成过程中与本体相连的部分称为蒂部。蒂部是皮瓣转移后的血供来源,具有多种形式。按蒂部特点可将皮瓣分为任意皮瓣和轴型皮瓣。

(1)任意皮瓣蒂部不含有知名动、静脉,仅靠真皮层及真皮下层血管网提供血运。任意皮瓣在设计上要考虑长宽比例,以防止皮瓣的远端坏死,在很大程度上限制了任意型皮瓣的适用范围,影响其在临床上的应用。

(2)轴型皮瓣以营养血管为蒂,移位后血运好,成活率高。轴型皮瓣包括顺行转移皮瓣和逆行转移皮瓣。顺行皮瓣是指皮瓣的蒂部设在躯干或肢体的近端,蒂内包含有轴心动脉和静脉,转移后皮瓣内的血循环按正常的生理性的血流方向形成局部血循环系统。逆行皮瓣是指皮瓣的蒂部设在躯干或肢体的远端,蒂内虽仍含有轴心动脉和静脉组成的局部血循环系统,但其正常由近端进入的供血渠道已被阻断,其供血来源已改为经远端相连的蒂部。

本节主要介绍临床较为常用的头颈部局部皮瓣。其他,如颏下岛状皮瓣参见第八章第二节、胸锁乳突肌肌皮瓣参见第八章第三节及胸大肌肌皮瓣参见第八章第四节。

【解剖概要】

1. 头颈部局部皮瓣的解剖特点　局部皮瓣是在缺损邻近部位形成的皮瓣,其原理是利用缺损区周围皮肤及软组织的弹性和松动性,在一定的条件下重新调整安排局部皮肤的位置,以达到修复组织缺损的目的。局部皮瓣的优点:创伤较小,无须开辟新的术区,移植皮瓣的色泽、质地、薄厚及毛发的分布等情况与周围组织基本一致,皮瓣

不挛缩,操作难度较小,成功率高,可一期完成手术,应用范围较广。

(1)局部皮瓣用于头颈部修复的优点:头颈部存在较多的皱襞线,为局部皮瓣的设计提供了天然的隐藏部位,为头颈部局部皮瓣的应用奠定了美学基础;皮肤质地、色泽、厚度及毛发分布等与受区非常相近,符合美学要求;头颈部血运丰富,局部血管网密集,局部皮瓣设计方向灵活,长宽比例可放大到3:1甚至4:1,常常可以形成较窄的蒂部,或形成皮下蒂,皮瓣转移方向灵活,为形态重建提供了较好的解剖学基础。

(2)局部皮瓣缺点:供区范围有限,不能修复较大面积的缺损;须设计周密且经验丰富;局部皮瓣在老年人中易于应用,而对于儿童,临床应用有一定的限制。

2. 额部皮瓣的解剖概要　额部皮瓣的血供主要有滑车上动脉、眶上动脉、颞浅动脉额支,它们之间相互吻合。滑车上动脉是眼动脉的终支之一。滑车上动脉由眶内穿出,在到达眶上缘水平以后斜向内上,距额中部正中线的两侧约1.3cm向上走行于额肌浅面,至额中部后逐渐走向浅层皮下、皮内。眶上动脉是眼动脉的另一终末支。眶上动脉距离滑车上动脉出眶处之间约1.0cm。眶上动脉从眶上孔或眶上切迹出眶后分为浅、深两支。

(1)眶上动脉浅支:眶上动脉浅支主要参与构成血管吻合网。

(2)眶上动脉深支:眶上动脉深支自眶上动脉分出后紧贴骨膜向上后外走行,与额肌不相连。

3. 耳后皮瓣的解剖概要　耳后皮瓣的血供主要来自耳后动脉和颞浅动脉。耳后动脉起于颈外动脉或枕动脉,沿茎突舌骨肌上缘向上行,至乳突尖水平发出乳突支、耳后支和茎乳动脉,分布于耳后、乳突等处的皮肤并与颞浅动脉的分支互补吻合。颞浅动脉是颈外动脉的终末支,主干由外耳道软骨与颞下颌关节囊之间疏松的筋膜内浅出后越过颧弓,走行于颞浅筋膜浅层,向上继续走行于

帽状腱膜浅层,位置较恒定,在颧弓根上3～4cm处分为额、顶2支终末支。顶支起始部经颞浅筋膜表面,向后上方行至顶结节后上部。额支起始点距耳屏前上方3cm左右,自颞浅动脉总干发出后向前上方走行分为平部与升部。平部经颞下区耳前部到达额部近发际处,走行于额肌浅面;升部斜向前上至颅顶。按血管蒂的不同可将耳后皮瓣分为耳后动脉蒂耳后皮瓣和颞浅动脉蒂耳后皮瓣。

4. 鼻唇沟皮瓣的解剖概要 鼻唇沟区有多条知名血管分布,如面动脉、面横动脉、眶下动脉和内眦动脉,并构成所谓的"筛网"状立体结构,为鼻唇沟区组织提供了足够的灌注压,以此可形成多种形式的鼻唇沟皮瓣。在鼻唇沟区域处,外侧有面动脉、面横动脉供血,其上方有内眦动脉分支进入皮瓣的上区,内侧有上唇动脉的分支进入皮瓣。上述动脉由深层进入浅筋膜形成皮下动脉网,再由皮下动脉网发出更小的分支形成真皮下动脉网。因此,鼻唇沟皮瓣的蒂设计在内、外、上、下方均可,既可设计成随意型皮瓣,又可设计成皮下蒂或岛状皮瓣。

5. 枕部皮瓣的解剖概要 颞浅动脉干起自颈外动脉,穿腮腺实质上行,于颧弓根上缘2～4cm处分为额、顶两终支。顶支发出后,经颞浅筋膜表面,几乎垂直向上行至顶结节后上部,沿途发出许多小分支分布于额顶区头皮。各分支之间相互吻合并通过颅顶中线与对侧动脉终末支吻合成网。另外顶支与额支、枕动脉、耳后动脉均有广泛的吻合,故可切取较大的皮瓣和筋膜瓣。而且由于顶支与静脉多呈紧密伴行,发生静脉回流不畅的情况较少。

6. 锁骨上皮瓣的解剖概要 颈横动脉在锁骨上外行于胸锁乳突肌和肩胛舌骨肌深面,进入颈外三角时,于前斜角肌表面发出一皮支动脉。皮支动脉起始后向浅层行往颈阔肌,在距离起点约1.2cm处分为2支或3支,随即穿出颈阔肌,分别行向外后上、外下或内上方。皮支分布范围可达

20cm×18cm,包括颈外三角下半皮肤、锁骨中段、锁骨下窝,以及肩锁部、肩外侧皮肤。锁骨上皮瓣通常设计为以胸锁乳突肌后缘及锁骨上1.8cm处蒂向外、向下延伸的皮瓣。研究显示:锁骨上动脉93%来自颈横动脉,7%来自肩胛上动脉。锁骨上动脉解剖学上的变异和皮瓣的坏死呈部分相关。

【术前提示】

1. 局部皮瓣的基本转移方式 局部皮瓣的三种基本转移形式为旋转、易位和推进(图8-1-1)。旋转皮瓣是在缺损外围局部形成,按照顺时针或逆时针旋转一定角度后转移到缺损部位的皮瓣。易位皮瓣与旋转皮瓣相似,但是易位皮瓣与缺损之间有正常皮肤,转移的皮瓣多为矩形,转移时的角度较大。推进皮瓣为利用缺损外围一侧或两侧的局部皮肤所形成的向缺损区做直向推进滑行转移的皮瓣。

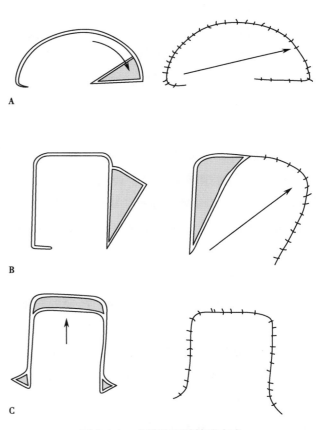

图 8-1-1 皮瓣的三种转移方式
A. 旋转;B. 易位;C. 推进。

2. 头颈部局部皮瓣的设计原则　头颈部一些特殊标志性结构不能因张力过大发生移位或变形，如发际、眼睑、口角、唇颊沟等，皮瓣设计不良将改变这些解剖标志，引起明显的不对称甚至功能障碍，如口唇或眼睑外翻、鼻阻塞等；皮瓣设计须按皮纹走向，结合面部的分区及血管的走行设计，以保证皮瓣良好的血供；要注意设计皮瓣部位的皮肤松弛度和隐蔽性；要将几何学、皮肤生物力学、颜面解剖学等多方面的知识与美学意识、形态判断和对颜色的鉴赏能力相结合；保证局部或邻位皮瓣大小厚度和缺损区一致；要注意皮肤色泽质地的匹配，如不能将带毛发的皮肤移植到正常情况下不应有毛发的部位，或皮瓣太厚而导致臃肿。

3. 头颈部局部皮瓣的皮瓣形成、转移和缝合要点　切取局部皮瓣时，要明确皮肤组织的层次，避免对皮肤深部的重要血管和神经造成损伤，皮瓣不能过薄，以免发生皮肤坏死。手术过程中严禁对皮瓣强行牵拉及钳夹。皮瓣转移后应在无缝合张力的情况下修复缺损，防止形成皮瓣血运障碍。术中注意止血，以免形成血肿影响皮瓣成活，必要时放置引流条，术后可加压包扎创面，防止残留无效腔，避免积液压迫血管，但皮瓣蒂部不可加压包扎。

肿瘤切除后皮瓣形成及转移严格遵守无瘤原则，防止发生种植转移。血管蒂摆放要做到无张力，不扭曲，不可过度牵拉血管蒂，血管蒂穿过的隧道应宽敞无张力，防止血管受压。肌皮瓣取皮瓣时皮肤面积要略小于皮下的肌肉面积，以便得到良好的血供。皮瓣分离后，要及时将皮下肌肉、皮下结缔组织与皮肤做适当的间断缝合，以免皮片与皮下组织分离。

【手术操作与技巧】

1. 头颈部局部皮瓣转移的一般手术技巧

（1）良好的皮下和皮内缝合，有助于无效腔的关闭和消除皮肤的张力。使用真皮缝合和皮下缝合法。真皮缝合是选择性缝合真皮的方法，其目的是减张。皮下缝合主要作用是为了闭合无效腔，其虽有一定的减张作用，但达不到减张缝合的减张效果。

（2）皮肤间断缝合，是在近皮缘处垂直或最好向外侧转动进针，包括真皮的良好缝合和确保创缘外翻。

（3）由松弛侧向固定侧缝合，即首先由皮瓣边进针，然后经受植区皮肤缺损的固定边缘出针。

（4）将薄皮缘与厚皮缘缝合时，在薄皮缘处浅层进针稍深，然后在厚皮缘处稍浅位置出针，这样可使双侧皮缘平整对合。

（5）当一侧创缘比另一侧低时，由高侧创缘浅层进针，然后在低侧创缘稍深位置出针缝合。缝线长端向上牵拉打第一个结时，就会使低侧创缘向上与对侧创缘处于同一水平。

（6）用缝线在靠近皮缘处缝合伤口，如果缝线距离创缘太远，就会遗留阶梯状的缝线压痕。

（7）皮肤缝线不能结扎太紧，否则容易造成皮缘血液循环障碍，最终导致感染化脓。

（8）皮瓣转移经常形成不规则的切口，缝合时应该先选尖角或突出部分进行缝合，以后再用等分缝合法将全部切口缝合。

（9）皮瓣供区缝合时经常有张力，缝合时可采用褥式缝合法以减少皮肤边缘的张力。

（10）三角形尖端的缝合法：先从一侧皮肤进针，从创缘内出针后再横行穿过三角形皮瓣尖端的真皮下或皮下，然后由对侧创缘相应厚度进针，穿出皮肤，轻轻拉拢结扎，使三角瓣尖端与两边皮肤对合。

2. 额部皮瓣的手术操作与技巧

（1）用途：额部皮瓣可用于修复鼻部、眼睑及眶下区等邻近部位的单纯性组织缺损，修复眼睑、鼻翼全层缺损、鼻部洞穿缺损及面颊部缺损，还可通过额部皮瓣扩张后行全鼻再造。

（2）特点：优点如下。

1）有知名血管分布且血管位置恒定、行程表浅、血运丰富。

2）可形成一较长的血管筋膜蒂，转移灵活。

3）皮瓣组织薄、质地柔软、色泽与面颊组织相近，痛、温等感觉良好。

4）可一期完成修复而无须断蒂。

5）操作简便，皮瓣成活率高。

缺点为有碍面容、供区面积受发际及眉弓的限制。吸烟和糖尿病、高血压、冠状动脉粥样硬化性心脏病等疾病可能影响血管状态，术前须戒烟及规范控制。对发际线过低致供皮区面积较小，不能满足全覆盖创面要求者，或对额部外观要求过高、不能接受此术式者，是该皮瓣使用的禁忌。

（3）皮瓣设计

1）以滑车上血管为蒂的额部正中皮瓣：用多普勒血流探测仪测定滑车上动脉走行，根据缺损大小以滑车上血管为蒂设计额部正中皮瓣，形成岛状皮瓣。

2）以颞浅动脉为蒂的全额皮瓣：用多普勒血流探测仪测定颞浅动脉及其额支走行，在全额瓣范围内，视缺损大小，设计稍大的额瓣，皮下组织蒂的宽度距颞浅动脉干两侧以不小于 1.5cm 为宜。

（4）皮瓣切取和转移

1）由滑车上动脉供血的额瓣：按照设计切口，由额瓣远端切开，从骨膜上层将皮瓣向下掀起，于眉上 1.5cm 处带入 1.0～1.5cm 宽的帽状腱膜，以

保证不损伤滑车上血管的分支，将皮瓣蒂部与周围组织游离形成额部岛状皮瓣。行皮瓣转移，将皮瓣经引至缺损区，完成一期修复，供区根据缺损大小一般可拉拢缝合（图 8-1-2）。

2）由颞浅动脉供血的额瓣：按照设计切口，由额瓣远端切开，直至骨膜，继而切开上下缘，将掀起的皮瓣沿骨膜面剥离至近端。在额瓣近端与瓣蒂相交处切开皮肤，保留浅筋膜组织与其下的血管，形成额部岛状皮瓣。将皮瓣蒂部与周围组织游离，根据缺损区制作皮下隧道。行皮瓣转移，将皮瓣经皮下隧道引至缺损区，完成一期修复（图 8-1-3）。供区根据缺损大小可拉拢缝合或创面进行植皮。

3. 耳后皮瓣的手术操作与技巧

（1）特点：耳后皮肤具有皮肤薄、皮下脂肪少、肤色及质地与面部接近、供区隐蔽的优点，可以方便地转移到面部的眼睛及眶周、颊部、鼻及鼻周、唇等部位，多用于修复面颊部中等面积缺损、部分鼻再造、上唇缺损和耳缺损的修复。颞浅动脉血管走行恒定、位置表浅、解剖容易，形成了丰富穿支血管吻合网，可提供较大面积的皮瓣用于修复面部皮肤软组织缺损；也可形成较长的血管蒂，携带皮瓣可转移至面部任何部位，无须吻合血管，转移灵活，术后皮瓣血运良好。

（2）耳后动、静脉为蒂的耳后皮瓣的手术技巧：耳后区域范围小，皮瓣最大宽度不超过 6cm，

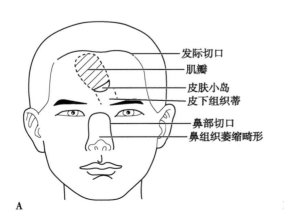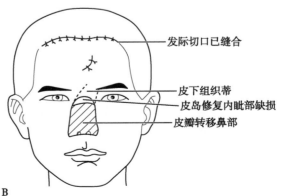

图 8-1-2　以滑车上动脉供血的额部皮瓣
A. 手术设计；B. 转移修复，前额伤口缝合

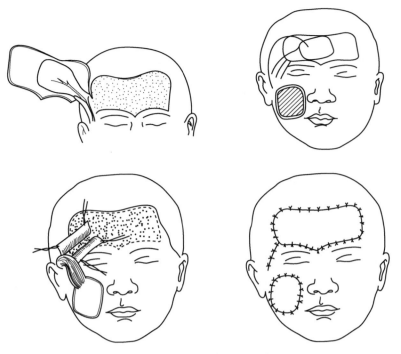

图 8-1-3　以颞浅动脉供血的额部皮瓣

一般应选择面颊部缺损范围较小者,且直接转移修复耳前及下颌处缺损较为理想(图 8-1-4)。

1)皮瓣设计:以耳后皱襞为轴设计皮瓣,皮瓣范围包括耳郭背面及乳突区皮肤。

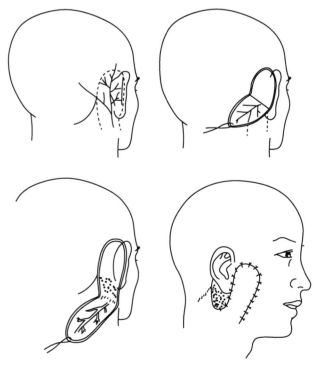

图 8-1-4　以耳后血管为蒂的耳后皮瓣

2)皮瓣切取:按设计线切开皮肤,从皮瓣两侧向耳后皱襞方向剥离。耳郭侧沿软骨膜表面剥离,保留软骨膜。颅侧沿浅筋膜层分离。当近耳后皱襞时,在耳后肌下从远端向近端分离。耳后动、静脉起始部较深,当分离至乳突尖上及耳后皱襞下段时,应特别小心,以防分离过浅损伤血管主干。耳郭上方 6.0～9.0cm 处的颞浅筋膜是颞浅动脉顶支与耳后动脉相吻合的较密集区域,该区是皮瓣血液供应的主要通道,术中切取皮瓣蒂部时应注意保护该层完整,否则皮瓣供血将会受到影响。

3)皮瓣转移:皮瓣形成岛状或者直接转移至缺损区,供区植皮。

(3)以颞浅动、静脉为蒂的耳后皮瓣

1)皮瓣设计:术前可用便携式多普勒超声血管显像仪探测颞浅动脉血管,听到有力的动脉搏动音并标记出其主干及分支位置,设计颞浅动脉岛状皮瓣。

2)皮瓣切取:颞浅动脉与面神经颞支邻近,面神经颞支发出 1～4 个分支,以 2～3 支多见,在颞区时面神经颞支分布走行于颞区浅筋膜深层直达肌肉，故神经与血管的走行层次不在同一平面，因此在切取皮瓣的同时避免神经的损伤，手术解剖层次应在皮下颞浅筋膜进行分离，注意神经显露与保护。颞浅动、静脉或耳后动静脉的分支在颞筋膜内并不紧密伴行，有时相距较远，为保证筋膜蒂内动静脉的完整，筋膜蒂要有一定宽度，一般认为 2.5～3.0cm 的宽度，术后的静脉回流是安全的。

3）皮瓣转移：皮瓣通过皮下隧道转移至受区，创面皮片移植修复（图 8-1-5）。

4. 鼻唇沟皮瓣的手术操作与技巧

（1）鼻唇沟皮瓣的特点：鼻唇沟皮瓣是以鼻唇沟区组织设计的任意皮瓣或带血管蒂轴型皮瓣。鼻唇沟任意皮瓣在临床上有多种转移方式及可形成多种形状的皮瓣，而且操作相对简单、方便，无须解剖血管蒂，并可形成较大的长宽比例，故鼻唇沟任意皮瓣在鼻缺损的分区修复上有独特的优势。鼻唇沟区皮肤与其邻近的鼻部皮肤，其类型、质地、色泽及光滑性损害程度接近，且供区不易形成继发性缺损，所以选用鼻唇沟区的局部任意皮瓣修复鼻部中小程度创面，不但操作相对简便，而且能达到较为满意的面部形态和鼻的功能及美学效果。鼻唇沟区的轴型皮瓣有以面动脉上、下端为蒂的轴型皮瓣，以上唇动脉为蒂的岛状皮瓣和以眶下动脉为蒂的轴型皮瓣等。

（2）鼻唇沟皮瓣的设计：皮瓣设计时应遵循以下原则。

1）皮瓣的蒂部应尽可能邻近较大血管，以保证皮瓣蒂部足够的血流灌注压。

2）注意皮瓣蒂部的位置和皮瓣的方向性。

3）皮瓣设计应沿鼻唇沟方向，蒂部的位置视具体情况可在上或在下方。

4）皮瓣的蒂要保留适当的宽度，一般不少于1cm，轴型皮瓣长宽比例达 5∶1，滑行皮瓣长宽比例可达 4∶1。

5）皮瓣应设计为全厚皮瓣，术中保留完整的真皮下血管网，越近皮瓣蒂部皮瓣的厚度应越厚。

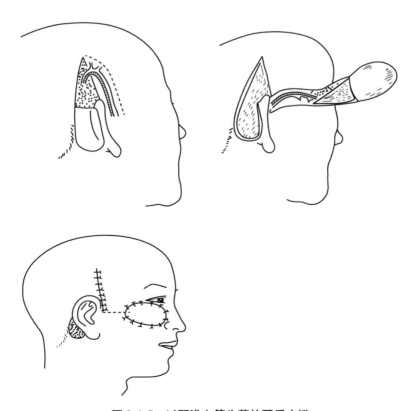

图 8-1-5　以颞浅血管为蒂的耳后皮瓣

（3）皮瓣形成：根据缺损的部位及范围，皮瓣可设计成蒂在上的皮瓣或蒂在下的皮瓣，皮瓣内侧切口沿鼻唇沟切开，视组织缺损范围、深度、形状设计皮瓣大小、厚度及形状，皮瓣厚度遵循远端薄、蒂部厚的原则。滑行皮瓣在浅筋膜层分离皮瓣，可将皮下脂肪保留在皮瓣上，待关闭术区时修整。轴型皮瓣分离时包含部分表情肌，以方便解剖血管蒂，但要注意不要损伤面神经。彻底分离皮瓣后，适当修整皮瓣，在无张力的情况下旋转皮瓣覆盖缺损创面，分别缝合皮下及皮肤。

缺损位于鼻背及鼻侧壁的缺损可设计蒂在上方的鼻唇沟皮瓣修复，并可根据创面的大小选用易位皮瓣、推进皮瓣或旋转皮瓣的方式修复创面，皮瓣的形状可选择"风筝"皮瓣、改良菱形皮瓣。设计蒂在上方或下方的鼻唇沟皮瓣均可覆盖鼻尖或鼻翼部缺损创面，根据创面的大小亦可选用易位皮瓣、推进皮瓣或旋转皮瓣的方法修复创面，皮瓣的形状可选择"风筝"皮瓣、皮下蒂岛状皮瓣等；至于选用何种形式和转移方式的鼻唇沟皮瓣修复，则应根据患者的具体情况及术者对何种形式和转移方式的鼻唇沟皮瓣掌握的熟练程度更高而定。

（4）以面动脉上端为蒂的轴型皮瓣的操作与技巧：按修复大小和距离在同侧鼻唇沟区设计一蒂在上的皮瓣，远端一般不超过口角平面。切开皮肤、皮下组织，自远端向近端掀瓣，可包含部分浅层肌肉。若修复较大缺损，为保证静脉回流，可使皮瓣近内眦端 1/3 部分包含皮下浅筋膜层组织形成宽 1.5cm 左右的皮下蒂，也可制成面动脉蒂岛状皮瓣。皮瓣制成后略加修整，为减少皮下血管网的损伤，将软组织缘间断垂直褥式缝合后通过皮下隧道转移至受区。修复鼻翼缘全厚缺损可将皮瓣远端修薄成真皮下血管网皮瓣，折叠后与鼻内皮肤或黏膜缝合形成衬里。修复鼻翼全层缺损，可在缺损同侧设计一梭形皮瓣通过皮下隧道折叠后再造鼻翼。

（5）以面动脉下端为蒂的轴型皮瓣的操作与

技巧：该皮瓣设计与面动脉上端为蒂的轴型皮瓣基本相同，但蒂在下方。该瓣是口腔癌术后缺损较为理想的修复材料，可制成单侧或双侧鼻唇沟皮瓣。皮瓣于面肌浅层掀起，不要损伤面神经。制成皮岛穿入龈颊沟后部软组织皮下隧道可用来修复腭部、上牙槽及磨牙后三角区缺损；穿下龈颊沟后部隧道则用来修复口底侧 1/3 部及下牙槽部的缺损。

（6）以上唇动脉为蒂的轴型皮瓣的操作与技巧：上唇动脉蒂鼻唇沟岛状皮瓣是结扎上唇动脉起始处面动脉的近心端，以上唇动脉为蒂，皮瓣血供由对侧面动脉通过上唇动脉供应，此皮瓣较传统的鼻唇沟岛状皮瓣的蒂部延长，转移范围增大。

5. 枕部皮瓣

（1）用途和分类：利用颞浅动脉、枕动脉等作为血管蒂或带蒂转移的岛状筋膜瓣行头皮移植或头面部创伤后修复，也可以用于修复颞顶部头皮缺损、耳郭再造以及作为下颌和颈部后外侧创面的修复，还可作逆行颞顶筋膜瓣用于修复顶、枕等处外伤所致大块骨外露创面及肿瘤切除术后深度软组织缺损。

（2）枕部皮瓣的特点：①带头发的轴型皮瓣；②能同时修复皮肤缺损并行眉毛、胡须、鬓角再造，切取方便灵活；③颞浅动脉与枕动脉直接有丰富的血管吻合，血供丰富，可以设计以颞浅动脉和枕动脉为蒂的纵跨颞枕区的长头皮瓣，也可以单独设计以枕动脉为蒂的枕部皮瓣（图 8-1-6）。

（3）皮瓣设计：枕动脉的分支和分布决定皮瓣设计的大小。枕部皮瓣可以设计较大范围，但如果设计皮瓣较大，供区则不能一期缝合，因此皮瓣的宽度以 4~6cm 较为合适。也可以设计纵跨同侧颞枕区的头皮瓣，修复头部的毛发缺损。

（4）皮瓣形成和转移：按照手术设计线切开，蒂位于颞枕部发际处，蒂内包括颞浅动脉及耳后动脉或枕动脉。切开后由肌肉表面分离，将皮瓣游离掀起，将皮瓣旋转至受区修复。供区创面潜行分离拉拢缝合。

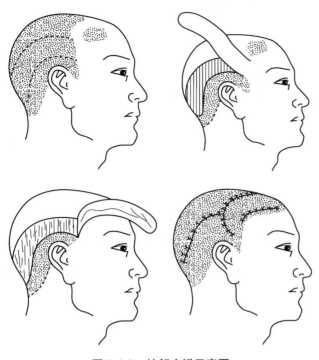

图 8-1-6　枕部皮瓣示意图

6. 锁骨上皮瓣

（1）用途：锁骨上皮瓣以颈横动脉颈段皮支为血供，故又称颈横动脉颈段皮支皮瓣，是一种薄型有感觉神经的皮瓣，为面颈部皮肤及皮下组织缺损修复的较理想供区。锁骨上岛状瓣在头颈部修复的适应证包括口腔、舌、口底、颊黏膜、下咽、颈段食管、面颈部皮肤等缺损。

（2）特点：有如下优点。

1）与口腔颌面颈部邻近，可带蒂转移，不须吻合血管；

2）皮肤柔软无毛；

3）皮肤颜色与面颈部相近；

4）皮瓣厚度适中；

5）携带锁骨上神经可制成有感觉的皮瓣；

6）血管解剖恒定，皮瓣制备简便，创伤小；

7）皮瓣最大可达 15cm×27cm，宽度不超过 8cm 的供区伤口在潜行分离后可直接拉拢缝合；

8）供区隐蔽，缝合后的伤口可被衣服遮盖。

也存在一些缺点。供区缝合后有张力，术后瘢痕明显，供区缺损超过 8cm 宽需要植皮覆盖。颈横动脉近端位于颈清扫术分区的Ⅳ区所在位置，如行淋巴结清扫须仔细解剖颈横动脉并妥善保护好（图 8-1-7）。

（3）手术技巧：患者仰卧位，头偏健侧，供区肩部垫高。术前可行颈横动脉 CT 血管造影或术中血管超声多普勒了解颈横动脉及锁骨上动脉走行，并根据缺损大小和位置在肩部相应部位设计梭形皮瓣，下界可达锁骨下缘延伸到上臂，上界可抵斜方肌前缘，皮瓣最大面积可宽 11cm、长 21cm。从皮瓣远端开始切开皮肤、皮下组织及三角肌筋膜，至三角肌表面后锐性剥离，向近端翻起组织瓣到达斜方肌前缘（见图 8-1-7）。

可通过以下方法在皮瓣内寻找从颈横动脉远端发出的锁骨上动脉：①手术放大镜下识别；②通过无影灯透光法；③血管多普勒探测。皮瓣越过肩关节至锁骨时，紧贴锁骨内侧骨膜解剖，切断颈横动脉深支，将斜方肌前缘、锁骨上、斜角肌浅面区域的组织作为蒂部"整体掀起"。保留颈外静脉，解剖蒂根部到颈横动静脉起点，以此为旋转轴点，将皮瓣经胸锁乳突肌深面旋转至头颈缺损区。肩

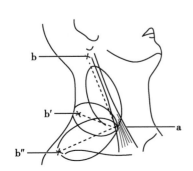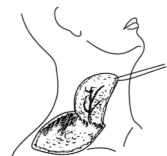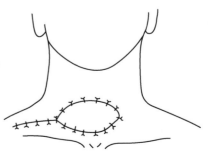

图 8-1-7　锁骨上皮瓣示意图

胛供区缺损如果小于 8cm，一般经皮下游离后可以直接拉拢缝合，过大缺损也可以考虑游离植皮覆盖（见图 8-1-7）。

【术后处理】

1．术后应积极预防血管痉挛，保持室温，室内严禁吸烟，禁止用抗凝血药，做好患者心理护理。

2．皮瓣局部肿胀一般在术后 12h 左右开始出现，术后 2～3 天达到高峰，后可逐渐消退至正常。术后应随时观察皮瓣颜色、皮温等。若皮瓣出现颜色加深或发紫、皮温偏低、毛细血管反应偏快或消失、皮瓣肿胀出现时间较正常提前，要高度警惕皮瓣静脉危象发生。

3．术后可适当给予镇痛药物，防止因疼痛导致血管危象或危象影响皮瓣的成活。

4．术后应观察引流管是否通畅，观察引流液量、色、性状。

【并发症及其防范】

1．血循环危象　皮瓣移植最为严重的并发症即血管危象导致的皮瓣坏死或部分坏死。大部分血管危象发生在术后 12～24h，也有发生在术后 72h，甚至更久，故须提高警惕。术后应随时观察皮瓣情况，若出现颜色苍白、肿胀明显、瘀斑形成等情况时，须考虑血管危象，包括动脉危象及静脉危象。动脉危象表现为皮瓣缺血、颜色苍白、触感空虚；静脉危象主要表现为静脉淤血、皮瓣肿胀、瘀斑，毛细血管反应延迟，针刺可见暗色血液等。静脉危象多见，动脉危象与静脉危象出现比例约为 1:4。

血循环危象一般是由于皮瓣设计或技术失误所造成的。

（1）常见的设计失误包括：以小的皮瓣修补大的缺损；皮瓣设计超出血供范围以外。

（2）技术失误包括：皮瓣形成时损伤皮瓣血供，血管蒂受压、扭转或损伤；皮瓣转移后皮瓣下血肿形成；皮瓣缝合时有张力下缝合或者皮瓣蒂部有张力。精心设计、良好的技术操作与丰富的经验可以明显降低皮瓣坏死的发生。预防血循环危象贯穿于皮瓣设计、形成及转移的每一个过程。

（3）血循环危象处理：出现皮瓣血管危象时，须早发现、早诊断、早治疗。当仅仅存在血管痉挛时，保守治疗可能有效，但一旦确认血管危象，应尽快手术探查，需要时全部拆除缝线将皮瓣缝回原位，防止皮瓣完全坏死。保守治疗方法：临床通常采用给予患者全身持续静脉滴注低分子量肝素钙或给予患者脐周皮下注射低分子量肝素钙抗凝。皮瓣小切口放血能够及时引流高张力静脉血，减少皮瓣局部存留细胞毒性代谢物。具有较高的可靠性及较为简便的操作。低分子肝素钙皮瓣淤血区局部真皮下注射加小切口放血治疗带蒂皮瓣静脉危象效果也较好。术后使用地塞米松 15～20mg 静脉滴注可以减少皮瓣的缺血再灌注损伤，减少炎性反应，对皮瓣有保护作用。

2．皮瓣下血肿　皮瓣形成时止血不彻底或引流不通畅会引起皮瓣下血肿，血肿形成后可引起血运障碍或感染，应及时处理。皮瓣下血肿时可拆除缝线后止血，再次缝合。如缝合张力太大可拆除几针缝线。在皮瓣形成时应注意彻底止血，必要时放置引流条。

3．皮瓣感染　原因较多，贯穿皮瓣设计、转移、术后处理等多项环节。皮瓣设计过小、缝合时张力过大、皮瓣下止血不彻底、受区清创不彻底、创面处理不到位都可引起皮瓣感染，严重者坏死。

（臧传善）

第二节　颏下岛状皮瓣移植术

【概述】

颏下岛状皮瓣由 Martin 等于 1993 年首先应用于临床，是一种以颏下血管为蒂的组织瓣。颏下岛状皮瓣应用于临床后，在外形和功能上均取得了满意效果，尤其在有较高外貌要求的年轻女性及合并基础疾病的高龄患者中的应用具备一定优势。其适应证包括：①口腔癌（包括舌、牙龈、口底等）切除术后的缺损；②口咽癌（舌根壁、扁桃体、软腭等）、下咽癌等切除术后的缺损；③口腔颌面部各种原因造成的缺损及瘢痕的修复。颏下岛状皮瓣的临床应用近年来比较受到关注，在头颈部肿瘤切除后缺损的修复中应用越来越多，目前已经成为修复口腔口咽部肿瘤术后缺损的重要皮瓣之一。

颏下岛状皮瓣的解剖研究已经较为深入，临床应用已从颌面部整形外科发展到口腔颌面外科、耳鼻咽喉头颈外科。其主要优点为：①血管蒂恒定，蒂长，旋转范围大，可达到除额部以外的整个面部和口腔区域；②设计多样、灵活，根据临床不同需要，可设计成原位蒂瓣或带下颌骨的骨皮瓣；③组织瓣面积大，制作便捷、安全，供皮区的宽度如不超过 7.0cm，几乎均可直接拉拢缝合，术后瘢痕隐蔽、轻微；④颏下岛状皮瓣位于颈上部，色泽与面部相近，此处皮肤柔软，弹性好，质地细腻，肌肉厚度适中，修复口腔口咽部异物感轻，有利于发音和吞咽；⑤颏下区无重要的神经和血管，切取范围灵活；⑥颏下岛状皮瓣与口腔口咽区以及下咽部邻近，大部分恶性肿瘤患者须同期行颈清扫术，皮瓣设计可与颈清扫手术切口同时加以考虑，术中无须改变体位，操作方便；不需要开辟第二手术野，创伤小，患者术后恢复快；⑦颏下区域有着丰富的血运，面动脉分支颏下动脉是该区域滋养血管，利用其来修复口腔口咽组织缺损成活率高。

颏下岛状皮瓣移植术也有其自身的缺点：①未行颈清扫手术的患者在颏下区可有明显的手术瘢痕；②颏下岛状皮瓣位于颈清扫术的 I 区（颏下及下颌下），限制了该皮瓣在恶性肿瘤患者中的应用，颏下区及下颌下区有或疑有肿大淋巴结时不宜采用该皮瓣；③男性胡须较多时，修复区域可以产生胡须；④体态肥胖者因皮下脂肪过多不适宜做该皮瓣；⑤静脉回流变异大，术前有效判断困难。

【解剖概要】

1. 颏下岛状皮瓣的应用解剖 颏下区的血液循环主要由面动脉的分支——颏下动脉和面静脉的属支——颏下静脉提供。颏下岛状皮瓣位于颏下区，以颏下血管为蒂。颏下动脉是面动脉发出的一支较粗血管，其位置十分恒定。颏下动脉由面动脉发出后，向前内行走于下颌舌骨肌表面及下颌下腺内侧沟，最后止于下颌骨及二腹肌前腹（图 8-2-1）。

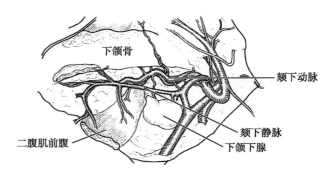

图 8-2-1 颏下区的血液供应

颏下动脉的走形分为 2 型：①I 型占 36%，血管位置表浅，易于分离，蒂较长，旋转度大，主干经二腹肌前腹浅面到下颌骨下缘表面至皮下，主干在二腹肌前腹的浅面分为深、浅两支，浅支在二腹肌前腹的浅面行至下颌骨表面，深支行至下颌骨下缘深面；②II 型占 64%，该型血管位置较深，不易于分离，蒂稍短，主干经二腹肌前腹深面到下颌骨下缘深面至皮下。

颏下动脉起始点距离面动脉起始点为 1.9～4.1cm（平均 2.75cm），距离下颌骨下缘 1.5～12.0mm（平均 5.0mm），距离下颌角 1.5～39mm（平均 23.8mm），起始处外径 1.0～2.3mm（平均 1.7mm），颏下动脉的主干全长 3.5～10.8cm（平均 5.89cm）。颏下动脉沿途发出众多分支，与皮瓣相关的分支主要有：①下颌下腺支，出现率 100%，此分支较短，主要分布于下颌下腺；②肌支，出现率 100%，主要分布于下颌舌骨肌、二腹肌和颈阔肌，有时可有下颌骨骨膜支，该支也可以由颏下动脉直接发出,出现率约80%；③皮肤穿支，3～6条，分布于颏下区皮肤，有1支进入颈阔肌，且在皮下平面分成许多分支，与对侧支广泛吻合，出现率100%；④吻合支，出现率100%，有2～5支，分别与颊动脉、下唇动脉、舌下动脉形成吻合网，亦可与对侧形成吻合网。颏下动脉的较多分支，有利于颏下岛状皮瓣的血供。

颏下岛状皮瓣血管蒂的体表投影，为设计颏下岛状皮瓣提供方便，可将下颌角转折点至正中颏下缘分为3段，面动脉的体表投影为外侧段，颏下动脉的体表投影为中段，二腹肌前腹起始附着处为内侧段。其中二腹肌前腹的血管神经入肌门处位于颏下动脉皮肤投影的内端，颏下动脉的起点则位于其外端。

2. 颏下动脉的灌注范围 面动脉最大的恒定分支为颏下动脉，该动脉来源于颈外动脉，起源于面动脉的下颌下腺段。由颏下动脉灌注的皮瓣为颏下岛状皮瓣，该皮瓣根据需要制作成不同类型的组织瓣，如以面动脉远心端为蒂的逆行组织瓣或以颏下动脉近心端为蒂的顺行组织瓣等（图8-2-2）。

关于确定颏下动脉的灌注范围，国内外学者通过向颏下动脉内注入染料，并用人工加压的方法至颏下动脉供皮区皮肤完全蓝染为度，观察颏下动脉灌注范围。染色范围呈椭圆形，其部位主要颏下区及下颌下区。经观察，具体界限前界为颏部正中下方2.5～3.5cm；后界为下颌角前方2.0～2.5cm；上界为下颌骨下缘上方1.0～1.5cm，

达下颌骨下缘及部分下唇；下界为下颌骨下缘下方3.0～3.5cm，前下界以二腹肌前腹为界，并越过颏部正中线2.0cm；后下界以二腹肌后腹为界。据报道，颏下动脉灌注的最小面积为4.5cm×4.0cm，最大面积为15.0cm×7.0cm。

3. 颏下岛状皮瓣的静脉回流 根据文献，颏下动脉有恒定的伴行静脉。颏下静脉的直径为（1.97±0.73）mm，颏下静脉的末端与下颌角的距离为（9.09±5.59）mm，颏下静脉与下颌骨下缘的距离为（16.92±7.59）mm。颏下静脉较恒定，并与颏下动脉伴行，注入面静脉，通常有1～2支。颏下静脉分为两组，一组为紧密伴行静脉，另一组为非紧密伴行静脉。紧密伴行的颏下静脉与颏下动脉同行于一个血管鞘，管径为0.2～0.6mm，多为1支；非紧密伴行的颏下静脉，位置较浅，距颏下动脉5.0～10.0mm，管径为2.0～3.0mm，共同走行于下颌下腺表面，可与紧密伴行静脉有交通支，为2～3支。

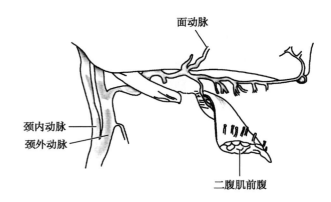

图8-2-2 颏下岛状皮瓣供应血管

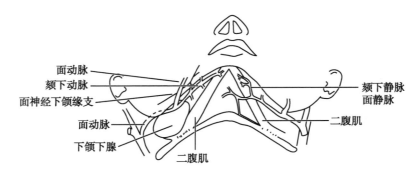

图8-2-3 颏下岛状皮瓣的回流静脉

非紧密伴行静脉向后注入面前静脉或面总静脉，向前注入颈前静脉。皮瓣的成活除必须有良好的供血之外，还必须建立良好的静脉回流。皮瓣回流的静脉选择有如下几种：①颏下静脉→面静脉→面总静脉→颈内静脉；②颏下静脉→面动脉伴行小静脉→面总静脉→颈内静脉；③颏下皮瓣皮下浅静脉→颈外静脉；④颏下皮瓣皮下浅静脉→面静脉→颈外静脉；⑤颏下静脉→面静脉→面后静脉前支、后支→颈外静脉；⑥颏下皮瓣皮下浅静脉→颈前静脉。在制备颏下岛状皮瓣过程中应保护颈外静脉及颈前静脉，以充分保证皮瓣的静脉回流。颏下岛状皮瓣的静脉回流方式众多，虽然增加了皮瓣制备时的难度，但使得皮瓣具备了优良的静脉回流。

【术前提示】

1. 注意全身情况　按全身麻醉手术前常规准备，了解患者的全身情况，存在营养不良的应予以纠正。

2. 颏下岛状皮瓣的选择　术前根据患者的年龄、性别及需要修补的部位和大小制订修复方案，颏下岛状皮瓣的大小的切取应以手术中病变切除后的缺损大小为准。术前检查患者颏下区及下颌下区有无转移淋巴结。

【手术操作与技巧】

1. 皮瓣的临床类型　颏下岛状皮瓣的临床类型主要有以下几种。

1）单纯皮瓣：包括皮肤、颈阔肌及深筋膜浅层；

2）肌皮瓣：包括皮肤、颈阔肌及二腹肌前腹；

3）颈阔肌筋膜瓣：包括浅筋膜、颈阔肌、脂肪组织及颈深筋膜浅层；

4）骨皮瓣：包括皮肤、颈阔肌及下颌骨；

5）逆行瓣：包括皮肤、颈阔肌、颈深筋膜浅层，但以面动脉远心端为蒂。

2. 皮瓣的设计　据报道，颏下岛状皮瓣成功制备的最大面积为18.0cm×7.0cm，可以转移至整个口腔口咽区域及大部分面部。关于颏下岛状皮瓣的大小，其设计范围一般根据原发灶切除后缺损的大小而定。文献认为皮瓣的宽度最好不超过7.0cm，否则颈部供皮区较难直接拉拢缝合，皮瓣的两侧界以不超过胸锁乳突肌前缘为宜。在设计颏下岛状皮瓣时，其上界不宜离下颌骨下缘过近，以防止伤及面神经下颌缘支，其宽度设计应使供皮区可直接拉拢缝合。

颏下岛状皮瓣设计成梭形或椭圆形为佳，其范围依赖于口腔口咽癌术后组织缺损的大小。皮瓣包括皮肤、皮下组织、颈阔肌及二腹肌前腹。颏下动脉在颈阔肌下方，下颌舌骨肌表面行走，在皮瓣制备过程中，要采用一边切开，一边将肌层与皮缘间断缝合、固定的方式。为能给颏下岛状皮瓣转位提供一个较大的弧形活动范围，颏下动脉血管蒂可剥离至其起始处，静脉可向后分离到其相应回流处（图8-2-4）。

3. 皮瓣的制备　在全麻下，患者取仰卧位，适度伸颈，用亚甲蓝画线，设计皮瓣大小。沿设计切口切开皮瓣周围皮肤、皮下组织和颈阔肌，上平下颌骨下缘，下与皮瓣下缘相齐，皮瓣按颈淋巴结清扫范围剥离至相应部位。在颏下岛状皮瓣远心端，

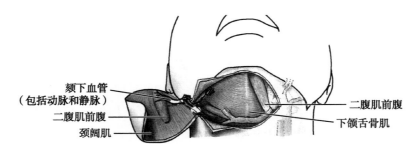

颏下血管（包括动脉和静脉）　二腹肌前腹　颈阔肌　二腹肌前腹　下颌舌骨肌

图8-2-4　颏下岛状皮瓣的设计

于下颌舌骨肌浅面及二腹肌前腹浅面掀起颏下皮瓣，切断同侧二腹肌前腹附着，于同侧下颌舌骨肌浅面掀起皮瓣，切断二腹肌中间腱，将二腹肌前腹包括于皮瓣内，切断、结扎面动、静脉的远心端及下颌下腺导管，切断舌神经至下颌下腺的分支，将下颌下腺、下颌下淋巴蜂窝组织与皮瓣一同掀起至面动脉的近心端和主要回流静脉的根部，摘除下颌下腺及下颌下淋巴结。游离和保护面动脉进入颏下皮瓣的分支（颏下动脉），但不要刻意去寻找和过度解剖颏下动、静脉，以免伤及进入皮瓣的分支，造成血管损伤或血管痉挛，影响皮瓣成活（图8-2-5）。制备皮瓣过程中，将肌层与皮缘间断缝合、固定，以防止发生皮瓣与皮下组织分离。修复口腔口咽区缺损时，从下颌骨内侧入路，将皮瓣拉至缺损区。

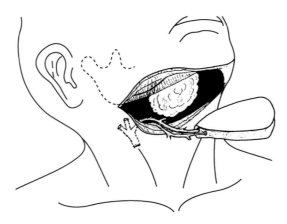

图8-2-5 颏下岛状皮瓣的制备

4. 供皮区与缺损区的处理 供皮区充分止血，一般情况下，当皮瓣的宽度不超过7.0cm时，采用双层缝合使供皮处与颈清扫术切口同时一期缝合，一般7～10天拆除缝线，若缝合时张力过大，可延缓供皮处拆线时间。

将皮瓣通过设计的隧道转移至缺损区，与缺损部位的边缘组织逐层缝合。在修复黏膜缺损时，应将皮肤和黏膜对位缝合。尤其在修复口腔口咽部缺损时，缝合要求有严格的密封性，防止唾液经过缝合的创口或吻合口渗入或漏出到周围深层腔隙。

5. 供皮区淋巴结的处理 有学者认为，颏下岛状皮瓣位于颈清扫区域，当有淋巴结转移时不建议采用此皮瓣修复，限制了该皮瓣在恶性肿瘤中的应用。据文献报道，小的淋巴结转移仍可使用该皮瓣，但术后须放疗，放射治疗可控制小于1cm的淋巴结，术后常规剂量放疗不影响皮瓣成活。

【术后处理】

1. 按全身麻醉术后护理常规，包括静脉应用抗生素、营养支持及常规应用血管扩张药物，术区勿冷敷，注意口腔护理。头颈部要适当制动以免压迫静脉回流，术后创口行负压引流者，其负压压力要适当。压力过大可直接压迫静脉回流，压力过小也可因积血、积液而间接压迫静脉。

2. 注意发现皮瓣危象。临床观察发现，危象皮瓣能否抢救成功，取决于对微循环障碍的早期发现和对受损血管的及时探查，切勿延误时机。手术后进行皮瓣监测的目的是及早发现皮瓣灌注受损的征象，目前最常用的方法仍是临床观察，包括以下几方面。

（1）颜色：皮瓣颜色应与供皮区皮肤颜色相一致，有些患者术后1～2天内颜色稍显苍白，多属正常现象，应结合其他征象加以判断。如皮瓣颜色变暗、发绀，则说明静脉淤血；如为灰白色，则提示动脉缺血，均应及时探查。

（2）温度：皮瓣移植后多有温度下降的现象，尤其是在寒冷的冬季，但一般不应低于皮温的3～6℃，此时可对皮瓣加以保温处理，可于表面覆盖棉垫，并以白炽灯距30cm以外行照射加温，以保持正常的血液循环，如皮温过低加上颜色的变化，则应探查、抢救。

（3）皮温：皮瓣表面应有正常的皮温皱褶，如发生血管危象，则皮温消失，可见皮瓣肿胀。

（4）质地：皮瓣移植后仅有轻度的肿胀，往往比周围组织程度轻，但如果出现皮瓣区域的明显肿胀，质地变硬，则可判断血管危象的发生，应予以抢救。

（5）毛细血管充盈试验：在皮瓣血管危象发生早期或程度较轻时，可表现为轻度的充血或淤血现象；以手指轻压，放开后可见变白的区域再度泛红（暗红）；泛红的过程越快越好说明微循环的状况越好，如果该过程太长，大于 5s，多提示微循环功能差，抢救成功的可能性较小。

（6）出血试验：对一些皮瓣颜色苍白，无法马上判断是否为动脉堵塞所致时，可应用此方法。在无菌状态下，以 7 号针头刺入皮瓣深达 0.5cm，并适当捻动针头，拔起后轻挤周围组织，如见鲜红血液流出，提示动脉血供良好，否则提示动脉危象。

3. 临床检测适用于外露皮瓣，对于皮瓣深在无法直接观察的患者，可用光导纤维喉镜观察。接受皮瓣手术患者术后每 0.5h 观察记录 1 次，6h 后，每 1h 观察记录 1 次，连续 5～7 天，发现情况及时处理。

4. 皮瓣移植后，皮肤的感觉在短期内是缺失的。感觉的恢复首先为痛觉，最后是温度觉。在感觉未恢复的阶段内要注意防止创伤，特别要防止烫伤与冻伤。

【并发症及其防范】

1. 皮瓣坏死　皮瓣坏死包括部分坏死和全部坏死，部分坏死较为常见，原因主要有过度解剖血管蒂破坏了皮瓣的血供，术后组织水肿压迫皮瓣血管蒂引起皮瓣部分坏死，其他原因可能还包括局部感染、局部受压过重及末梢小血管痉挛和栓塞等。因此，术中应小心分离，保留完整血管蒂，术后应用血管扩张药物并配合局部加温，积极观察患者，及时发现解决问题，能减少坏死发生。

2. 肿瘤种植转移　颏下岛状皮瓣位于颈清扫术区域，个别患者可因皮瓣移植掩盖了颈部淋巴结癌转移。该皮瓣的使用应以保证颈淋巴结清扫的彻底性为前提，术前检查有颏下或下颌下淋巴结转移时不宜采用该皮瓣。术中发现淋巴结外侵或可能影响皮瓣血运时也应主动放弃使用该皮瓣。

3. 面神经麻痹　面神经麻痹主要表现为下颌

缘支损伤，术后个别患者出现口角歪斜，鼓腮漏气，考虑与术中损伤面神经下颌缘支有关。若术中面神经下颌缘支未断，则表现为暂时性面瘫，术后应给予神经营养性药物。虽然术后大部分患者能恢复，但仍需术中小心操作，保护好面神经的分支。

（尚　伟　梁大鹏）

第三节　胸锁乳突肌肌皮瓣移植术

【概述】

随着皮瓣、肌皮瓣解剖学和临床应用的日益发展，各种有效的现代一期修复与重建手段出现，不仅为头颈肿瘤术后缺损的一期修复与重建提供了技术保证，扩大了手术适应证及切除范围，还在很大程度上改善了患者术后的功能和外形，提高了患者的生存质量。虽然目前已经在大量使用游离皮瓣，但胸锁乳突肌与手术区位于同一术野，制作胸锁乳突肌的皮瓣操作方便，损伤小，同时胸锁乳突肌上中下段均有知名动脉及与之伴行的静脉系统，血液循环丰富，能以上或下为蒂制作皮瓣，且皮瓣制作简单，不受长宽比例的限制。不需要游离皮瓣高难度的显微血管吻合技巧及昂贵的显微血管吻合器及设备便可设计成岛状皮瓣，一次完成修复手术，因此仍然是头颈部常用的修复手段之一。

以胸锁乳突肌制作的瓣包括以下 4 种类型：①胸锁乳突肌肌皮瓣；②胸锁乳突肌肌瓣；③胸锁乳突肌锁骨膜瓣；④胸锁乳突肌锁骨瓣。

胸锁乳突肌瓣主要用于头颈部缺损的修复重建，其适应证包括：①口腔癌（舌、口底、口颊部等）切除术后缺损；②下颌骨部分或节段性缺损；③扁桃体癌切除术后的口咽部缺损；④下咽肿瘤切除术后下咽部缺损；⑤颈胸段气管肿瘤切除后的气管重建；⑥颈段食管肿瘤切除后缺损食管重建。

同其他各种皮瓣相比，胸锁乳突肌瓣移植术

有如下的优点：①胸锁乳突肌血供丰富，供血血管恒定，变异少，易于解剖；②与头颈手术在同一个术野，不需要变换体位，操作方便；③胸锁乳突肌瓣适用广泛，可以根据临床缺损的形状、种类不同，制作成上述的四种类型组织瓣，满足皮肤缺损、肌肉缺损、筋膜缺损及小范围骨缺损的修复重建；④胸锁乳突肌瓣是一个组织量中等的肌皮瓣，比前臂皮瓣组织量多，但比胸大肌皮瓣组织量小，能满足中等组织容量的缺损的修补，减少受区臃肿，更好地恢复功能和形态；⑤胸锁乳突肌瓣可以根据实际需求进行改良，单纯以甲状腺上动脉胸锁乳突肌支供血制作组织瓣，制作此类改良组织瓣时可以只切取部分胸锁乳突肌，不影响术后的转颈功能；⑥皮瓣切取后留下的皮肤缺损可以直接缝合关闭。因此胸锁乳突肌瓣在头颈外科的修复重建中一直扮演着重要角色。

【解剖概要】

1. 胸锁乳突肌区　胸锁乳突肌所被覆的区域称胸锁乳突肌区，是颈部解剖中神经血管丰富的区域。胸锁乳突肌上起至乳突尖，下端肌纤维止于胸骨柄前面和锁骨的胸骨端。胸锁乳突肌表面有颈阔肌及颈深筋膜浅层。肌肉表面有颈丛神经的分支——耳大神经及颈横神经走行；胸锁乳突肌深面有颈动脉鞘，其内有颈动脉、颈内静脉及二者中间深面的迷走神经。颈动脉鞘的内侧有咽和食管、喉与气管、甲状腺和喉返神经等。除颈动脉鞘外，胸锁乳突肌区上部的结构主要包含二腹肌、舌下神经、副神经、颈丛及其分支；下部为颈根部，主要结构为肩胛舌骨肌下腹、颈袢、甲状腺中静脉、甲状腺下动脉、颈静脉角、胸导管和右淋巴导管；隔椎前筋膜有椎前肌、臂丛、颈椎横突、胸膜顶和肺尖；锁骨深面有锁骨下动、静脉。

2. 胸锁乳突肌　胸锁乳突肌上起至乳突，下端起始部分为胸骨头和锁骨头。胸骨头以肌腱起于胸骨柄前面上部，锁骨头起于锁骨内侧 1/3 段，胸骨头和锁骨头向上汇合为一个肌腹，其中胸骨

头上行的肌束位于浅面内侧，锁骨头上行的肌束走在胸骨头深面外侧。胸骨头与锁骨头的肌束在汇合成肌腹后仍可以继续向上分离至其附着处乳突及上项线。锁骨头肌束通过结缔组织与胸骨头肌束分开并与之自外向内形成交叉。胸锁乳突肌从乳突尖到胸骨头长度为男性（17.7±0.77）cm、女性（16.4±0.64）cm，左右侧对称，误差在 2mm 以内。胸骨头与锁骨头的肌束在汇合成肌腹处最大宽度为男性（4.5±0.36）cm、女性（3.6±0.44）cm。

胸锁乳突肌的功能包括：①稳固头和颈部，防止颈部过度伸展；②两侧胸锁乳突肌收缩，使头向后仰；③弯曲颈部，单侧肌肉收缩，使头屈向同侧，面部向对侧旋转，与斜方肌共同作用，使头和颈部侧弯；④在一定程度上参与吞咽和呼吸。

3. 神经　副神经从颈静脉孔出颅，走行于颈内动、静脉之间，在二腹肌后腹深面，越过颈内静脉，向后下行，在乳突尖下方约 2.5cm 处，即胸锁乳突肌前缘上、中 1/3 交界处进入锁骨头肌束内。耳大神经及颈横神经均比较恒定地从胸锁乳突肌后缘中点处穿出后在胸锁乳突肌表面走行，耳大神经开始与颈外静脉伴行一段后逐渐分离发出分支进入腮腺内。颈横神经在胸锁乳突肌表面横行越过，支配颈阔肌。副神经穿出胸锁乳突肌后缘点（简称副神经出肌点）均于耳大神经出肌点上方，副神经出肌点与耳大神经出肌点距离为男性（0.68±0.37）cm、女性（0.73±0.47）cm，男女统计学差异无显著性，距离最小 0.1cm，距离最大 2.0cm。其中副神经出肌点 41.5% 位于耳大神经出肌点上方 0.5cm 内，38.8% 位于 0.51～1.0cm 间，仅 19.7% 大于 1.0cm。副神经穿出胸锁乳突肌后缘的出肌点处走行位置很表浅，仅位于皮下（该处已无颈阔肌）1～4mm（与患者颈部脂肪的厚度有关）。61.2% 的副神经在入斜方肌前接受颈丛来的神经交通支，大多在副神经穿出胸锁乳突肌后缘前汇合（图 8-3-1）。

在 V 区 100% 均有单独颈丛分支与副神经伴

行进入斜方肌,颈丛斜方肌支数目不恒定,1~4 支均有,多以 1~2 支为常见,占 70.4%。颈丛斜方肌支均在耳大神经出肌点下方穿出,与副神经大致平行,位置较副神经深(图 8-3-2)。

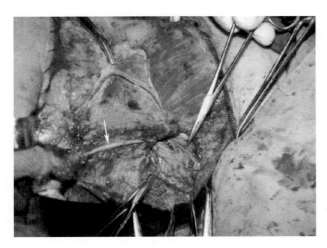

图 8-3-1　副神经与颈丛深支平行进入斜方肌
箭头所指为耳大神经。

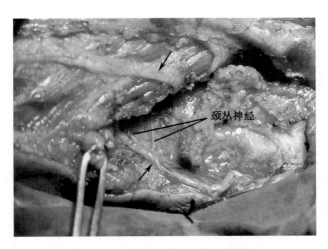

图 8-3-2　颈丛与副神经的吻合情况
左上箭头为耳大神经,下方箭头为副神经。

副神经出肌点到胸锁关节距离和锁骨中点距离及副神经入斜方肌点到锁骨中点距离:男性分别为(12.37±1.68)cm、(9.59±1.99)cm、(4.79±0.69)cm;女性分别为(11.77±1.97)cm、(8.39±1.57)cm、(4.63±0.64)cm。在性别上均有显著性统计学差异,分析的数据结果与男女患者身高差异有关。若一侧副神经损伤伴随同侧转头及抬肩无力,为肩功能障碍。

4. 胸锁乳突肌的血液供应　胸锁乳突肌为多源性血管供血,包括枕动脉、耳后动脉、颈外动脉的直接分支、咽升动脉、甲状腺上动脉胸锁乳突肌支、颈横动脉、肩胛上动脉等。既往教科书常描述为上段主要由枕动脉供应,中段由甲状腺上动脉胸锁乳突肌支供应,下段由颈横动脉供应,各血管在肌肉内通过毛细血管互相吻合形成交通支。静脉为各肌动脉的伴行静脉,分别注入颈外静脉、甲状腺上静脉、颈内静脉等。

Froes 等指出胸锁乳突肌多源性血供中来自枕动脉及耳后动脉的上部来源的血供最为重要,枕动脉的肌支最为粗大,是胸锁乳突肌最主要的血供来源,且手术解剖时观察到切断其中、下部血管,上部的血液可以到下部的肌皮瓣。但 Charles 等在临床上应用以枕动脉为血管蒂的胸锁乳突肌瓣时发现皮瓣坏死率为 11%。Golabek 等对 5 例舌癌的口底部缺损采用以枕动脉为血管蒂的胸锁乳突肌瓣修复,结果 5 例皮瓣部分或全部坏死。临床上以枕动脉为血管蒂的胸锁乳突肌皮瓣出现远端部分或全部坏死的原因于 1999 年被 Froes 等发现。Froes 等将胸锁乳突肌从上向下划为 6 个等分区域,通过对枕动脉灌注后发现枕动脉的供血范围100% 能到达上 3 区(即胸锁乳突肌中分水平),到达第 4 区为 43.3%,仅 36.6% 到达 5 区。陈飞等对胸锁乳突肌血供的临床解剖学研究发现,甲状腺上动脉胸锁乳突肌支是胸锁乳突肌中下份的主要血供。甲状腺上动脉起自颈外动脉,走行中发出喉上动脉(第一支)、胸锁乳突肌支(第二支)、带状肌支(第三支)、甲状腺腺体支(第四支,图 8-3-3)。

笔者 2006 年对胸锁乳突肌的血液供应进行研究,观察到甲状腺上动脉起点外径、胸锁乳突肌支动脉起始处外径及进入胸锁乳突肌处的外径分别为(2.21±0.55)mm、(1.40±0.41)mm、(0.83±0.31)mm。甲状腺上动脉起始点至胸锁乳突肌支动脉起始点距离及胸锁乳突肌支动脉起始点至进入胸锁乳突肌处的距离分别为(1.53±0.68)cm、(2.55±0.77)cm。

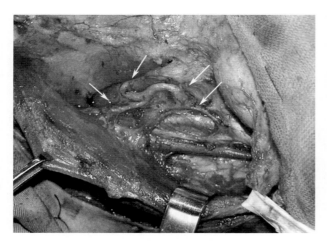

图 8-3-3 甲状腺上动脉分支的比邻关系
4 个箭头所指自左向右分别为甲状腺上动脉胸锁乳突肌支、甲状腺上动脉甲状腺腺体支、喉上动脉和喉上神经。

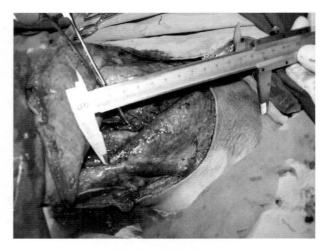

图 8-3-4 亚甲蓝灌注后显示甲状腺上动脉胸锁乳突肌支的血供（12.0cm×6.0cm）

胸锁乳突肌支动脉在进入肌肉处的位置有 32.9% 与副神经伴行，47.6% 与肩胛舌骨肌下腹伴行，19.5% 位于副神经与肩胛舌骨肌下腹之间。胸锁乳突肌支动脉 21.7% 直接进入肌肉，43.3% 分为升支和降支 2 支进入肌肉，40% 分出 3～5 条细小分支呈爪状进入肌肉内。胸锁乳突肌支动脉血供范围：亚甲蓝灌注显示上界位于颈横神经平面，下界位于锁骨上缘水平，阻断甲状腺上动脉腺体支血流灌注后上界超过颈横神经 1.0～2.0cm，下界通常在锁骨下 2.0～3.0cm，最远达 4.0cm。左右宽度 6.0cm，内侧端位于胸锁关节水平。皮瓣显影面积最大可达到 12.0cm×6.0cm（图 8-3-4）。

【术前提示】

1. 术前准备 按照全身麻醉手术前常规准备，了解患者的全身情况，调整控制患者异常血压、血糖情况，纠正其营养不良状况等。

2. 制订胸锁乳突肌瓣修复方案 术前根据患者的年龄、性别、肌肉和脂肪厚度情况及需要修补的部位和大小选择是否适合进行胸锁乳突肌瓣修复，以及需要制作胸锁乳突肌瓣的种类（肌瓣、肌皮瓣、锁骨膜瓣、锁骨瓣），具体皮瓣大小和形状的切取参考手术中实际缺损。但需要防止范围过大皮瓣边缘缺血或者血管蒂长度不够。

3. 影像学检查 术前应通过增强 CT 或 MRI 了解颈部淋巴结大小、淋巴结是否有互相融合或穿破包膜侵犯胸锁乳突肌等，转移的淋巴结侵犯胸锁乳突肌则不能用该瓣修复。有条件时可以行颈部血管造影或 CT 三维血管重建，以精确显示需要制作皮瓣的血管情况（图 8-3-5）。查明有无血管病变及血管走行变异，从而确保切取皮瓣的成功率。

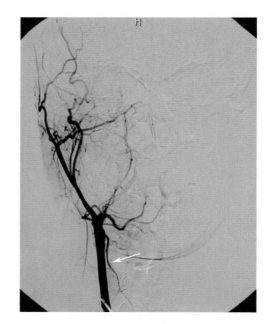

图 8-3-5 颈动脉造影清晰显示甲状腺上动脉及胸锁乳突肌支（箭头）

4. 有放疗或手术史者慎用 前期有放疗史或侧颈部手术史的患者慎用该瓣。

【手术操作与技巧】

1. 胸锁乳突肌瓣的设计思路

（1）胸锁乳突肌瓣血管蒂的选择：制作血管蒂在上的胸锁乳突肌瓣时，若瓣的远端在胸锁乳突肌中份或稍偏下，可以单纯以枕动脉为血管蒂；若瓣的远端在胸锁乳突肌下份靠近锁骨甚至超过锁骨平面，则瓣的制作有两种方法，分别为①以枕动脉及甲状腺上动脉胸锁乳突肌支双重供血；②单纯以甲状腺上动脉胸锁乳突肌支供血。以枕动脉或甲状腺上动脉胸锁乳突肌支为血管蒂供血时，可以向上或向内侧翻转肌皮瓣，主要用于颅底、面颈部、腮腺区、舌体、舌根、口底、口颊、口咽、下咽、喉气管及颈段食管的修复，此种设计修复范围广、血供可靠。文献报道的患者中，绝大部分均是采用这种血管蒂在上的设计方式。血管蒂在下部，以颈横动脉分支供血的胸锁乳突肌瓣主要向下翻转，可以用于喉、气管、下咽、颈段食管及上胸部的修复。但此种设计由于切断了枕动脉及甲状腺上动脉胸锁乳突肌支，皮瓣端的血供主要靠颈横动脉分支在肌肉内与前述血管形成的毛细血管网交通支供血，皮瓣端血供经常不充分，容易出现皮瓣远端缺血坏死。同时在头颈外科临床实际工作中，颈根部及上胸部缺损需要修复的发生率远低于中上颈部缺损，且颈根、上胸部缺损可以用邻近滑行皮瓣或其他血管蒂皮瓣（比如胸廓内动脉穿支皮瓣、锁骨上皮瓣、胸大肌皮瓣及游离皮瓣等）代替。因此血管蒂在下的胸锁乳突肌瓣临床实际应用非常少见。

（2）胸锁乳突肌瓣类型的选择：胸锁乳突肌瓣可以制作成四种类型（肌瓣、肌皮瓣、锁骨膜瓣、锁骨瓣），每种类型的最佳适应证是医师设计胸锁乳突肌瓣时必须首先考虑的内容。不带皮肤的单纯胸锁乳突肌肌瓣适用于没有皮肤或咽腔黏膜缺损的无效腔修复，主要用于咽旁侧颅底缺损、腮腺区缺损以及中耳癌术后的缺损，在消灭无效腔、恢复面容同时可以保护头颈部重要神经血管。胸锁乳突肌肌皮瓣主要用于头颈部术后伴有皮肤缺损或口腔、咽喉黏膜缺损的患者，修复范围较广，如面部、腮腺区、舌体、舌根、口底、口颊、口咽、下咽、喉气管及颈段食管的修复。胸锁乳突肌锁骨膜瓣与筋膜瓣适用范围一致，主要用于口颊黏膜缺损以及气管部分缺损的修复。胸锁乳突肌锁骨瓣主要用于气管缺损的重建，能提供较好的骨性支架，对防止术后气管塌陷起到一定作用；也可以用于下颌骨部分缺损或小范围节段性缺损的修复。

2. 胸锁乳突肌瓣的制作 绝大部分头颈癌手术同时都需要行颈清扫术，在设计皮肤切口线时预先留出需要制作肌皮瓣所需要的皮肤区域（图 8-3-6）。

切取的瓣若不是肌皮瓣，则不考虑皮肤切口线。制作胸锁乳突肌瓣注意点：①淋巴结清扫时重点观察淋巴结是否突破包膜，若有淋巴结突破包膜或与血管甚至肌肉粘连等现象，应该果断放弃制作胸锁乳突肌瓣，以免胸锁乳突肌上残留肿瘤导致术后复发；②行颈清扫术时要保护好甲状腺上动脉胸锁乳突肌支及其伴行静脉；③副神经、颈丛分支也应妥善保护（图 8-3-7）。

制作带皮肤的肌皮瓣时应该将皮肤边缘与肌肉缝合数针固定，以免皮肤与肌肉分离，皮肤最远

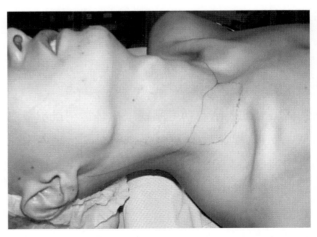

图 8-3-6 修复舌根的胸锁乳突肌皮瓣及颈部大 U 形切口设计

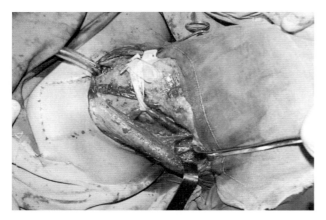

图 8-3-7　显示副神经、甲状腺上动脉胸锁乳突肌支、皮瓣的切取位置

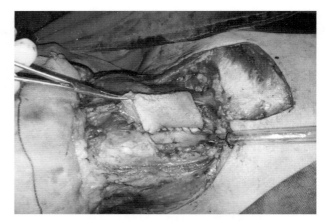

图 8-3-9　显示胸锁乳突肌皮瓣与喉气管黏膜缝合

端可以切到锁骨下缘 4.0cm 处的胸部皮肤。然后在锁骨及胸骨表面切断胸锁乳突肌肌腱，皮瓣便制作完成，制作该肌皮瓣时不需要携带锁骨膜，可以将锁骨膜完整保留在锁骨上（图 8-3-8）。

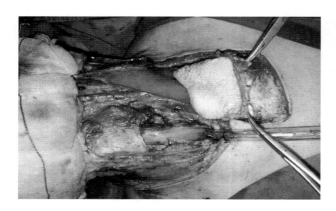

图 8-3-8　胸锁乳突肌皮瓣制作

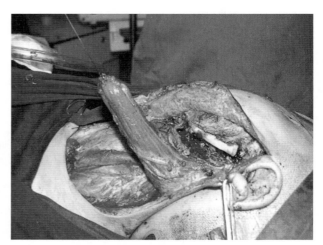

图 8-3-10　胸锁乳突肌肌瓣重建颅底

　　然后将制作好的肌皮瓣转移到缺损区，皮肤与受区黏膜可以连续缝合，皮瓣的胸锁乳突肌与受区肌肉组织再对位缝合即可（图 8-3-9）。

　　修复腮腺区或咽旁颅底缺损时常制作不带皮肤的肌瓣，肌瓣大小可以根据创面大小只用胸锁乳突肌胸骨头这一肌束做瓣或用整块胸锁乳突肌做瓣（图 8-3-10），肌瓣长度在修复腮腺区及颅底时切到胸锁乳突肌中下 1/3 已足够，此时可以单纯用枕动脉供血，即使切除甲状腺上动脉胸锁乳突肌支也不会导致肌瓣缺血。

　　腮腺区缺损修复的目的除消灭无效腔、保护重要神经血管、预防 Frey 综合征外，主要还包括预防面部凹陷畸形，恢复面部左右对称、一致性。因此在制作胸锁乳突肌肌瓣时需要注意以下两点：①切取肌肉量应该大于或等于缺损容积的 1.2 倍，这样虽然术后术区即刻显示稍臃肿，但半年后肌瓣会适度萎缩，刚好可以达到左右对称一致的效果。②胸锁乳突肌肌瓣内最好携带副神经胸锁乳突肌支，携带该神经分支后，经临床验证肌瓣后期呈正常生理性萎缩，修复缺损的容积效应尚在；而肌瓣失去神经支配后，长期结果是绝大部分肌瓣的肌肉纤维化，失去正常肌肉纤维及修复的容积效应，远期仍然出现明显的继发凹陷畸形。

胸锁乳突肌锁骨膜瓣制作方法为：颈清扫完成暴露胸锁乳突肌及锁骨表面后，根据需要修复的创面缺损大小，放大15%左右设计出需要制作的锁骨膜瓣大小，用尖刀切开锁骨膜，紧贴锁骨表面用鼻中隔剥离器小心剥离，注意保留锁骨膜的完整（图8-3-11）。

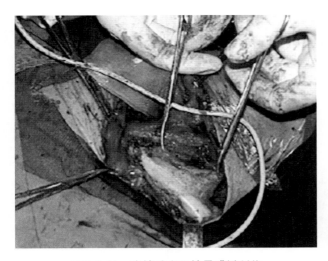

图 8-3-11 胸锁乳突肌锁骨膜瓣制作

胸锁乳突肌锁骨瓣制作方法为：颈清扫完成暴露胸锁乳突肌及锁骨表面后，根据需要修复的创面缺损大小，设计出锁骨瓣大小，用电锯锯断相应的锁骨，注意不能让锁骨与胸锁乳突肌分离，该骨瓣可用于下颌骨重建。由于完整切除一段锁骨后会出现方肩畸形，必须要切取髂骨或肩胛骨等来重建锁骨，工序繁杂，并发症多。目前下颌骨重建主流是采用腓骨肌皮瓣，其次为髂骨瓣，近10年来的文献几乎未见到胸锁乳突肌锁骨瓣重建下颌骨的大宗病例研究报道。用胸锁乳突肌携带半片锁骨，是气管重建的一种较好方法，可以起到骨性支架作用，防止术后重建的气管塌陷，而且锁骨切除一半后不需要重建，术后不会出现因锁骨损伤导致的功能障碍。该瓣制作要点为根据需要修复的创面缺损大小，设计出锁骨瓣大小，用电锯锯开相应的半片锁骨，注意不能让锁骨与胸锁乳突肌分离（图8-3-12）。

然后用电钻将锁骨瓣的骨髓及骨松质部分磨掉，仅保留锁骨的骨皮质（图8-3-13）。

为保留胸锁乳突肌转头转颈功能及保护副神经，临床实践中可用胸锁乳突肌胸骨头这一肌束设计改良的胸锁乳突肌瓣，该瓣单纯以甲状腺上动脉胸锁乳突肌支供血。保留了胸锁乳突肌锁骨头，也保留了副神经在锁骨头肌束内分支，在制作改良胸锁乳突肌皮瓣的同时，也较好地保留了胸锁乳突肌的功能（图8-3-14）。以单纯甲状腺上动脉胸锁乳突肌支供血的瓣上界可到胸锁乳突肌中份，下界可到锁骨下2.0～3.0cm，最远达4.0cm。左右宽度6.0cm，内侧端位于胸锁关节水平，该瓣

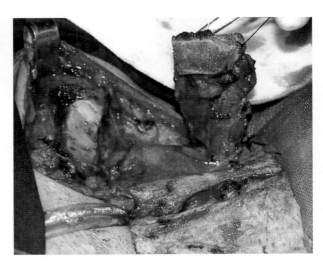

图 8-3-12 胸锁乳突肌锁骨瓣切取

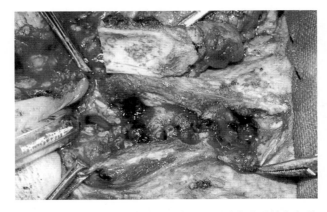

图 8-3-13 将胸锁乳突肌锁骨瓣的骨松质磨除后修复气管缺损

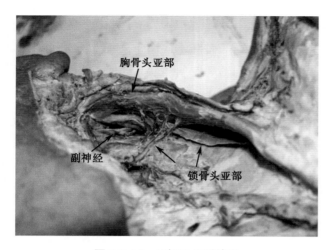

图 8-3-14　尸解显示副神经

进入锁骨头亚部,甲状腺上动脉胸锁乳突肌支呈爪状进入胸骨头亚部。

最大面积可达到 12.0cm×6.0cm,可以满足颈部绝大部分缺损的修复需要。

3. 供瓣区的处理　胸锁乳突肌瓣切取后遗留的创面都可以直接拉拢缝合皮肤,不需要植皮等其他特殊处理。

【术后处理】

1. 按照全麻术后常规护理　根据伤口分类选用抗生素预防用药48h,加强营养支持治疗,既往皮瓣手术时常规应用抗凝药物,以减少皮瓣血管内微血栓形成风险,从而预防皮瓣坏死。但在最近2年的临床工作中,四川大学华西医院所有带蒂皮瓣及游离皮瓣术后均未再用抗凝药物(同时也不用止血药物),术后观察并没有增加皮瓣血栓形成及坏死的风险。

2. 移植后的皮瓣应避免加压　防止压迫影响皮瓣血供,从而导致皮瓣缺血或者淤血坏死。

3. 移植于体表者易于观察的皮瓣　一般在术后48h内每2h观察一次。观察皮瓣的血运情况,密切查看皮瓣的色泽、温度。皮瓣血运正常时呈现粉红色或淡红色,动脉供血不足时表现为皮瓣颜色苍白,静脉回流不畅时皮瓣颜色则表现为紫红色或者紫黑色,并可出现细小张力性水泡。此外可采用简单的指压实验观察皮瓣的血供情况:

指压皮瓣后的充盈时间正常时在 5～10s,大于 10s为动脉供血不足,小于 5s 时可能存在静脉回流不畅。条件允许,可采用术后床旁超声多普勒监测皮瓣血管的通畅情况。

4. 移植皮瓣的皮肤面在体内时的观察　对于喉癌、舌根癌、下咽癌、颈段食管癌等利用皮瓣修复的患者,无法直接观察到皮瓣的情况,条件允许时可在术后 24h、72h 进行电子纤维喉镜观察皮瓣血运情况。也可采用术后床旁超声多普勒监测皮瓣血管的通畅情况。

【并发症及其防范】

1. 胸锁乳突肌瓣坏死　胸锁乳突肌瓣坏死包括部分坏死和全部坏死。部分坏死较为常见,主要原因是局部感染、局部受压过重、皮瓣切取过大远离供应血管部分的皮缘缺血等。预防这一并发症的关键措施如下:①切取胸锁乳突肌瓣时仔细解剖,操作过程动作轻柔,避免过度牵拉血管蒂,避免误伤皮穿支血管;②合理设计皮瓣切取范围,确保皮瓣的血供;③皮瓣缝合时对位准确,尽量消灭无效腔,减少局部感染风险;④术腔引流充分,减少局部积血、积液、积脓对血管蒂及皮瓣的局部压迫作用;⑤术后禁止对面颈部伤口进行加压包扎,从而避免敷料的压迫作用导致皮瓣血管受到影响;⑥必要时术后给予抗凝药物治疗,减少血栓形成风险,但在应用抗凝药物期间须密切监测其凝血功能状况,避免因抗凝药物的使用导致的出血风险;⑦术后密切监测皮瓣的状况,及时发现皮瓣的血供障碍,静脉回流障碍皮瓣淤血时可及时采用局部皮瓣按摩、红外线照射等促进静脉回流。

2. 颈部感染及脓肿形成　放化疗后、营养状况较差、糖尿病及其他免疫功能低下的患者或由于口腔及咽部分泌物造成污染可引起颈部感染乃至脓肿形成。预防处理措施:术后密切观察患者伤口有无红肿、渗出等情况,观察颈部引流液量及性状,从而及早发现感染,加强抗感染治疗,及时清除局部坏死组织,通畅引流,加强局部换药处理。

3. 咽瘘　咽瘘的发生与患者自身的全身状况、移植皮瓣的血供、局部缝合后是否遗留无效腔及术腔是否充分引流相关。应该积极纠正患者贫血和低蛋白血症等全身情况，糖尿病患者积极控制血糖。咽瘘发生后的治疗方法主要是引流，然后是清创，去除坏死失活组织，加强局部换药处理以促进愈合，最后是使用必要的抗生素控制感染。

4. 大血管破裂　皮瓣坏死、咽瘘发生、颈部严重的感染腐蚀颈部血管是大血管破裂出血的主要诱因。因此发生咽瘘、皮瓣坏死及颈部感染时，要及时清除坏死组织，通畅引流，减少局部感染侵蚀颈部大血管的风险。如术后并发出血、持续高热伴颈部肿胀和咽喉部分泌物带有新鲜血时，应高度警惕颈部大血管破裂风险。一旦发生大血管破裂，应及时压迫止血、输血、急诊探查结扎止血或血管重建，以挽救患者的生命。

5. 喉气管狭窄　锁骨（膜）瓣重建气管是一种简单可行且疗效确切的方法。术后喉气管狭窄与重建的气管塌陷及肉芽形成有关。锁骨瓣移植后与气管创面愈合及气管内黏膜爬行覆盖骨瓣需要一定的时间，而锁骨膜瓣本身支撑力较小，故重建术后不能立即依靠其支撑气道发挥支架作用，因而术后气管内支撑物的放置必不可少。术中选择合适的 T 型管并测量好放置位置对预防并发症十分重要，T 型管太粗或两端不光滑可磨损并压迫气管黏膜，产生肉芽形成新的狭窄。T 型管管径较小，则与气管周围存有间隙，不仅达不到有效扩张气管的作用，而且可因细菌在此间隙内反复感染形成肉芽。T 型管下端不能触及气管隆嵴，上端不能超过声带以免术后呛咳。支管外端应置于颈前皮外，对于肥胖患者可将支管与颈前皮肤缝合固定 4 针以防其滑入皮下后造成皮下反复感染而致瘢痕大量形成。术后应立即堵塞支管以免结痂。出现肉芽后可在电子纤维喉镜下切除肉芽并调整 T 型管位置及大小。

（陈　飞）

第四节　胸大肌肌皮瓣移植术

【概述】

胸大肌肌皮瓣由 Ariyan 于 1979 年首创，是一种以胸肩峰动脉的胸肌支为基础，可携带胸大肌和胸大肌表面皮肤的组织瓣。目前在头颈部整形与重建中，这种肌皮瓣的应用最为广泛。其适应证包括：①晚期或术后复发喉癌切除术后的颈部缺损；②扁桃体癌切除术后的咽喉部缺损；③眼眶、鼻旁窦恶性肿瘤切除后的颜面部缺损；④口腔癌（包括舌、峡部、口底、硬腭等）切除术后的缺损；⑤颞骨根治术后、下颌骨部分切除术后的组织缺损；⑥大的咽瘘、颈部瘢痕切除术后、下颈部及上纵隔癌肿切除术后的缺损；⑦喉咽颈段食管切除后的食管重建。

同其他各种皮瓣相比胸大肌皮瓣有以下的优点：①手术操作技术简便易行，容易掌握；②血供充分，主要供应血管较大，易于辨认，术中不易损伤，术后皮瓣存活率高；③可根据需要制作成各种形状和大小，几乎可以不加限制地用于头颈部任何部位的整形与重建；④可以预见皮岛的存活程度；⑤术中无须更换患者的体位，供皮区的宽度不超过 8cm，几乎均能一期关闭；⑥存活的肌肉及肌蒂对同侧的颈动脉有保护作用，并能防止下颌下腺漏。

胸大肌肌皮瓣移植术也有其自身的缺点：①有明显的胸部手术瘢痕，女性的手术侧乳房水平向上移位；②手术侧胸大肌的功能可能减退；③皮瓣的肌蒂在皮下使颈部膨隆，特别在保留胸锁乳突肌的颈清扫术患者身上表现更为突出，胸大肌过厚可使该手术受到一定影响；④用于修补黏膜时可以产生毛发。

胸大肌肌皮瓣在头颈部的整形及重建外科中占有相当重要地位。随着这一手术方法的广泛应用及改进，在标准式皮瓣的基础上又演化出扩大式皮瓣、长蒂皮瓣、双蒂皮瓣、双岛皮瓣、骨肌皮瓣及复合式皮瓣（与其他皮瓣联合应用）。可以根据修复部位、缺损大小及形状来选择皮瓣的形式。本节重点讨论经典的胸大肌肌皮瓣移植术。

【解剖概要】

1. 胸前区 胸前区（胸前部）介于前正中线和腋前线之间。由浅至深，分别包括皮肤、浅筋膜、深筋膜、肌层、肋间隙及胸内筋膜。胸前区皮肤较薄，面积大，颜色和质地与面部相近，适用于头颈颌面部缺损的修复。浅筋膜内含脂肪、皮神经、浅血管、浅淋巴管和乳腺。深筋膜分为深浅两层，浅层覆盖胸大肌表面，向上附着于锁骨，向内附于胸骨，向下、向后分别与腹部和胸背部深筋膜相延续；深层位于胸大肌深面，上端附于锁骨，向下包裹锁骨下肌和胸小肌，其中长于喙突、锁骨下肌和胸小肌上缘的部分为锁胸筋膜，胸肩峰动脉的分支和胸内、外侧神经传出该筋膜至胸大肌、胸小肌（图 8-4-1）。胸肩峰动脉的胸肌支位于胸大肌和胸壁深筋膜的深层之间。肋间隙内有筋膜、肋间肌、肋间动静脉、肋间神经等。胸内筋膜是一层致密的结缔组织膜，衬于肋和肋间隙内面。胸大肌被覆在胸廓前壁表面，左右各一。在行胸大肌肌皮瓣手术时，各种操作均在胸廓的前表面进行，有时须进入胸廓深面（如在切取骨肌皮瓣时）。构成胸廓支架的锁骨和肋骨在胸大肌肌皮瓣手术时不但可以作为手术的标志，也可以作为被切取的成分，所以术中妥善地处理和对待这些结构具有重要意义。

2. 肌肉 胸大肌是位于胸壁前上方呈扇形的肌肉。按起始部位不同分为 3 部：上部为锁骨部，起自锁骨内侧 1/2 的前面，肌纤维斜向下外；中部为胸肋部，起自胸锁关节到第 6 肋软骨的胸骨前面板侧和上 6 个肋软骨的前面，肌纤维大部分横行向外；下部为腹部，起自腹直肌鞘，肌纤维斜向外上。这 3 部的肌纤维均嵌于胸深筋膜的深浅两层筋膜内，向外移行于坚韧的腱膜，止于肱骨的二头肌沟中。胸大肌的主要作用是使肱骨外展及内旋。

胸小肌位于胸廓上部的前外侧、胸大肌的深面，完全为胸大肌所遮盖。为三角形扁肌，以分散的肌齿起自第 4～5 肋骨的前面靠近肋骨和肋软骨的结合处。肌纤维斜向外上方，以短腱止于肩胛骨喙突。

3. 胸大肌的血管和神经 营养胸大肌的血管通常有 4 条：胸肩峰动脉胸肌支、胸外侧动脉、胸廓上动脉和胸廓内动脉。由于切取胸大肌肌皮瓣时须切除后两者，故胸大肌肌皮瓣的营养血管只剩下胸肩峰动脉胸肌支和胸外侧动脉。腋动脉借助于胸小肌分为 3 段，自胸小肌上缘至第 1 肋骨缘为第 1 段，被胸小肌遮盖部分为第 2 段，胸小肌下缘至大圆肌肌腱下缘为第 3 段。经研究，有 74.5% 的胸肩峰动脉起自腋动脉的第 2 段，25.5% 起自腋动脉的第 1 段。胸肩峰动脉自腋动脉发出后穿过锁胸筋膜后分成四个支：胸肌支、肩峰支、锁骨支和三角肌支。胸肌支包在胸大肌深层的筋膜袋内，一般有 2～3 个主要分支，各分支末梢与乳房内动脉、胸外侧动脉及胸廓内动脉的分支相吻合。少数人（19.1%）的胸肌支末梢直接穿过胸大肌达表面的皮肤，多数人的胸大肌本身发出许多细小的穿支供应胸廓表面皮肤的血液。胸肌支营养胸大肌的范围主要位于胸大肌外侧半及锁骨下区。胸外侧动脉自腋动脉发出后穿过锁胸筋膜，沿胸小肌外侧缘下行，供给两个胸肌、前锯肌和肩胛下肌

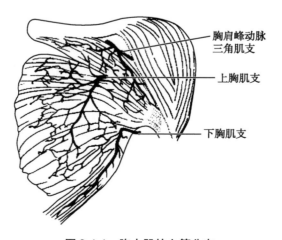

图 8-4-1 胸大肌的血管分布

胸肩峰动脉
三角肌支

上胸肌支

下胸肌支

的血液。胸肩峰动脉、胸肌支和胸外侧动脉均发出皮肤穿支供给胸壁皮肤的血液。胸肩峰动脉的胸肌支与伴行静脉及发自臂丛的支配胸大肌的胸外侧神经组合成血管神经束。有研究表明，在少数情况下，胸肩峰动脉（或胸肌支）可因先天性变异或血管病变发生缺如或完全闭塞。这种情况在女性和老年人中较多见。尸体解剖发现，在部分老年人，胸肩峰动脉的起始部可因动脉粥样硬化斑块阻塞而发生闭塞。

【术前提示】

1. 术前准备 按全身麻醉手术前常规准备，了解患者的全身情况，存在营养不良的应予以纠正。

2. 制订胸大肌肌皮瓣修复方案 术前根据患者的年龄、性别、肌肉和脂肪发育状况及需要修补的部位和大小制订修复方案，但肌皮瓣大小和形状的切取应以手术中病变切除后的缺损大小为准。

3. 了解胸大肌的血供情况 术前可采用超声多普勒探测胸大肌的供应血管及其走行情况。有条件的情况下，术前行动脉造影，查明有无血管病变及变异，从而确保皮瓣的存活。

【手术操作与技巧】

1. 皮瓣的设计 皮瓣的形状、大小和肌蒂的长度根据要修补的部位、缺损的形状和大小来定。胸大肌的血液供应主要来自胸肩峰动脉的胸肌支，故设计胸大肌肌皮瓣时应以该血管轴为蒂。常规设计是：从肩峰至剑突画一直线，再于锁骨中点向外下方作一条垂直于锁骨的直线与前一条线相交，此即胸肩峰动脉胸肌支血管轴的体表投影（图 8-4-2）。

李晓明等研究认为，胸肩峰动脉及其胸肌支的实际走行位于体表投影的外侧，因此在设计和切取皮瓣时，应在此血管轴线的偏外侧进行。画出血管的轴向后，根据要修复部位的大小及形状，合理地在血管的轴线上画出所要切取的皮瓣轮廓，常为方形或椭圆形。皮瓣的大小以不超过胸大肌的界限为宜，其内侧可达中线，外侧达乳头，下界

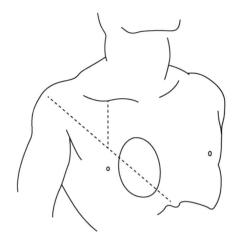

图 8-4-2　胸大肌肌皮瓣的设计

可达第 6 肋。当需要修复的缺损较大时，可采用扩大式皮瓣，最大可达 12cm×18cm，下界可超出肋缘或肌肉边缘 6cm，外侧可超过乳头，此时应注意将胸外侧血管一并带入肌皮瓣以利胸大肌肌皮瓣的存活。但是，这种皮瓣血液供应较差，远端部分容易坏死。肌蒂的长度以缺损的边缘到锁骨中点之间的距离为准。胸大肌肌皮瓣的皮肤成分对修复肿瘤切除后的缺损十分重要，应该在切除肿瘤后再设计皮瓣。皮瓣切取过小或距离过远，勉强修复缝合可导致张力过大，引起皮瓣远端的坏死。肌皮瓣携带的肌肉过多过厚导致修复区壅塞和形成管腔狭窄。为了使肌蒂的长短适合，转移到修复部位时避免过度紧张，肌蒂的长度以此缺损近侧创缘到锁骨中点的距离长 2～3cm 为宜。由于皮瓣切取后可以出现部分回缩，故设计皮岛的大小应比实际缺损大 1cm 更为适合。

根据缺损的成分，设计胸大肌肌皮瓣时可有胸大肌肌瓣、肌皮瓣和骨肌皮瓣 3 种，其中以肌皮瓣应用最多，适用于绝大多数头颈部软组织复合缺损的修复与重建。在修复具有下颌骨缺损的口腔颌面缺损时，根据需要可在皮瓣设计中带有第 5 或第 6 肋骨。对于胸大肌肌皮瓣设计时皮岛大小的确定有一定要求，一般来说，修复半舌缺损时皮岛大小约为 5cm×7cm，修复全舌缺损的皮岛大

小约为 7cm×9cm，修复环咽缺损时皮岛大小约为 10cm×12cm。但胸大肌肌皮瓣和皮岛的大小要根据肿瘤切除后所留缺损大小的实际测量来决定，而不应当凭借术前和术中的估测。

在喉咽颈段食管全切，修复环咽缺损时，可以把胸大肌肌皮瓣皮岛设计成下宽上窄的梯形，形成皮管后与喉咽断端和颈段食管断端的直径相对应，便于吻合又可以防止术后狭窄的形成。具体设计如图 8-4-3 所示，胸大肌肌皮瓣的下边 a 向咽端，上边 b 向食管端。如果 a 约等于 12cm，b 约等于 10cm，则咽吻合侧和食管吻合侧的皮管直径可分别达 4cm 和 3cm，这样很适合端对端吻合。喉咽颈段食管缺损的长度作为胸大肌肌皮瓣皮管的长度 c。胸大肌肌皮瓣肌蒂的长度以比食管断端 d 至锁骨中点的距离长 2cm 为宜。在喉咽颈段食管全切后，如果胸大肌本身和 / 或其皮下脂肪较厚时，则不适于管状胸大肌肌皮瓣修复。此时则可采用椎前筋膜游离植皮加胸大肌肌皮瓣覆盖。根据缺损的长度和喉咽后壁及食管后壁的宽度，在股内侧取一块上宽下窄的梯形中厚游离皮片，并将其与喉咽断端和食管断端后端黏膜及椎前筋膜缝合固定。胸大肌肌皮瓣的宽度应根据游离皮片的宽度适当变窄。如果肿瘤切除后允许保留部分后壁黏膜，在切除肿瘤后可直接用胸大肌肌皮瓣半卷曲覆盖形成新管腔。

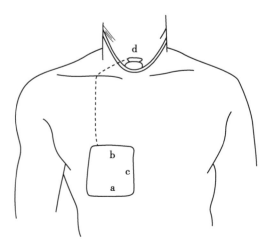

图 8-4-3　修复环咽缺损时胸大肌肌皮瓣的设计

近年有文献对胸大肌肌皮瓣的皮岛设计进行了部分改良，用于部分头颈部缺损修复的患者。例如，双岛和月牙形皮岛。双岛皮瓣均以胸肩峰血管为蒂，根据缺损特点设计相近的两个岛状皮瓣，一岛皮肤面向内与喉咽黏膜对位间断缝合，另一岛皮肤面向外修补颈部皮肤缺损。月牙形皮瓣主要在缺损横径较大时应用，在乳晕内方胸肋部，避开乳晕，将皮瓣设计成两个半月形，最宽处位于乳晕上方，下部分位于乳晕下方，宽度为缺损横径的 1/2，长度为缺损直径的 2 倍，移植到缺损处后将皮瓣皮肤根据需要切割后，平行旋转双拼对合，既能保证供瓣区直接拉拢缝合，又可以增加修复面积。改良胸大肌肌皮瓣可同时修复头颈肿瘤切除后皮肤、黏膜双重缺损，弥补大面积缺损采用常规胸大肌肌皮瓣无法修复或修复后供区无法关闭的缺陷，适于邻近多器官组织重建。

2. 切口设计　①常用的胸壁切口是前述胸肩峰血管的投影即锁骨中点偏外侧，斜向内下方的剑突方向切开（图 8-4-4a）。②自皮岛斜向腋窝方向切开皮肤（图 8-4-4b）。这种切口保护了上胸部皮肤的完整，关闭供区后可形成一弧形缝合口，较为美观，并能达到松解缝合伤口张力的作用。根据手术需要，还可以利用上胸部皮肤形成胸三角皮瓣，单独应用或与胸大肌肌皮瓣联合应用修复头颈部缺损。③女性患者的胸部切口，可以自锁骨外 1/3 向下沿乳房外侧及下方皱襞与乳头内侧下方的皮岛相连（图 8-4-4c），关闭供区时经过适当的改形缝合，使乳房没有明显的移位，外形比较理想。④也有人采用竖立的长方形切口（图 8-4-4d），此法在最初切取胸大肌肌皮瓣时应用，缺点是胸大肌肌皮瓣的肌皮岛与肌蒂宽度相同，关闭伤口时张力大，锁骨上隆起较为明显，影响美观。

3. 皮瓣切取　沿设计好的轮廓线先行肌皮瓣的外侧切口，切开皮肤、皮下组织的深筋膜浅层，用止血钳在皮岛的外侧钝性分离达肋骨表面，用手将胸大肌连同其下的深筋膜深层从胸小肌表面钝性分离，拉向内侧后在胸大肌深面寻找触摸搏动的供应血管，然后以供应血管为轴再按设计线切开肌皮瓣，此时，可先用刀片切开皮肤，在其外侧约 1cm 处用电刀切开皮下组织、肌肉达肋骨骨膜表面，在直视下向头侧掀起。在这一步骤中，应将皮岛与其下面的胸大肌暂时缝合在一起（图 8-4-5），于修复缺损时再拆开，以防皮肤与肌肉脱离及撕脱皮肤的营养血管。术中如果发现胸肩峰动脉胸肌支特别细小且触摸时无搏动，则应把胸肌支和胸外侧动脉同时作为胸大肌肌皮瓣的血管蒂。切断胸大肌胸肋附着处后，沿外侧及下侧提起胸大肌向上分离。

在切取胸大肌肌皮瓣骨肌皮瓣时，需要一并切取胸大肌附着的第 5 或第 6 肋骨。切取时需要切断肋间肌，进入肋骨深面并保证肋骨骨膜的完整性，以保证切取的肋骨具有良好的血液供应。同时保护好肋间动脉和壁胸膜，以避免发生出血和气胸。根据骨缺损的大小截取不同长度的肋骨，并保留胸大肌深面与肋骨附着处的连接。

手术中一般的出血可采用电凝止血，肋间动脉出血可以结扎或缝扎止血。在瘘口复发癌手术切除时，常常需要行上纵隔暴露与清扫。肿瘤切除术后须对下颈部与上纵隔缺损进行修补，覆盖并保护局部大血管。由于局部无效腔较大并深在，故在切取胸大肌肌皮瓣时，最好连带胸小肌一并切取，此时更应注意切勿损伤胸大肌肌皮瓣的血管蒂。

4. 肌蒂的处理 肌皮瓣上翻到达胸小肌上缘水平时便可以清楚地看到神经血管蒂（图 8-4-6）。通常只能看到静脉而可以触到动脉搏动。在胸大肌的胸肋部和锁骨部之间有间隙可行潜行钝性分离至锁骨，直视下在神经血管蒂两侧各 2~3cm 切断多余的胸大肌胸肋部纤维，将残留的胸大肌断端关闭后缝合固定于胸小肌表面，不仅可以止血，还有利于保留胸大肌的功能，并可以消除供区缝合后的局部隆起。在锁骨中点下方纵行全层切断横行的胸大肌横行部的肌纤维，形成一 V 形的肌肉裂口，这样可以保留胸大肌锁骨部的功能，还能

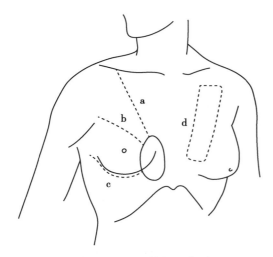

图 8-4-4 不同的切口类型

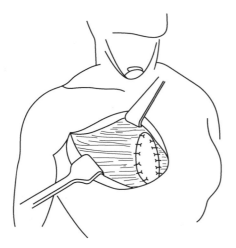

图 8-4-5 肌皮瓣的皮肤与肌肉间暂时缝合固定

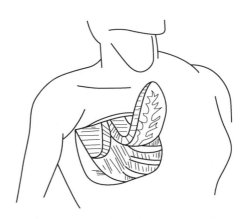

图 8-4-6 切断胸大肌附着点及多余的胸大肌肌纤维，向头侧翻起皮瓣

防止胸大肌肌皮瓣转移后蒂部的压迫并减小局部的隆起。通常在胸大肌横行肌纤维和扇形肌纤维之间有一个明显的分界。在切断横行纤维时，可先用剪刀锐性分离使横行肌纤维与扇形肌纤维分开，继之用组织钳把横行的肌肉牵起纵行切割，达到锁骨表面。这样可以避免操作过程中损伤胸大肌肌皮瓣肌蒂血管。当蒂部分离到锁骨后把皮瓣静置 10min 左右，以使血管痉挛得以解除。此时可以在蒂根部到缺损边缘造皮下隧道，以将皮瓣通过此隧道送到需要修补的部位。隧道大小以能通过皮瓣并能宽松容纳肌蒂为最佳。

　　近年来，白求恩国际和平医院对胸大肌肌皮瓣的肌蒂部的保留方式进行了改良，即通过超声刀切断皮岛边缘的肌纤维，从内侧翻起皮瓣后，确认胸肩峰动脉主要血管蒂在筋膜下进入胸大肌的深面的位置。沿血管走行路线从表面用超声刀横行切断肌纤维，注意保护并避免损伤血管蒂中的胸肩峰动静脉，仔细辨认和锐性分离并修剪，使血管蒂仅包含部分深筋膜，在皮瓣通过皮下隧道转移至颈部后，局部隆起和外观畸形消失。

　　5. 皮瓣转移　皮瓣的转移有 3 种方式，即经锁骨上、锁骨下和锁骨中段部分切除部位将胸大肌肌皮瓣转移至所需修复的区域。锁骨上的方法是在胸大肌锁骨部的浅面、锁骨的表面向上制作胸颈的皮下隧道和颈部隧道直到待修复区（图 8-4-7）。锁骨下的方法是在颈胸部制作同样的皮下隧道，切开锁骨骨膜并剥离，在骨膜与锁骨之间进行分离达胸大肌锁骨部的深面，在锁骨深面形成肌皮瓣转移隧道。在所需的组织瓣较大，又需要延长肌蒂的情况下，有人也采用切除部分中段锁骨的方法制作胸颈皮肤隧道。一般采用的是简便的锁骨上方法，但术后可能形成颈部条索状隆起。锁骨下方法不仅术后较美观，而且可以使肌蒂比锁骨上转移法延长 2～3cm，但在要转移的皮瓣过大或肌蒂较宽时，通过锁骨下隧道转移皮瓣较为困难。锁骨下间隙较窄时也不适宜。应当指出，皮

下的浅层通道可以避免对颈深部组织的损伤，但可以对血管蒂产生一定的压力，在某些情况下则不能应用。当缺损的部位比较特殊或皮瓣上提的位置较高时，如修补眼眶、头顶部和额区等缺损时，可以将神经血管蒂外置，10～14 天后再二期断蒂。不论采用哪种方法，手术过程中血管蒂都不可过度牵拉、旋转或扭曲。在二期断蒂前的一段时间内，肌蒂须外置，患者的头部要做相对制动以减少张力和对皮瓣的意外牵拉。

　　6. 供皮部位的处理　供区止血应彻底，一般情况下，当皮瓣的宽度不超过 8cm 时，通过充分游离创缘皮肤减小张力，采用双层缝合的办法使供皮处一期缝合（图 8-4-8），皮下放置负压引流，无菌敷料覆盖后用胸带包扎。如供皮区拉拢后张力

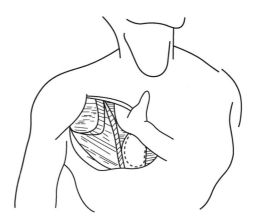

图 8-4-7　制作通向颈部的皮下隧道

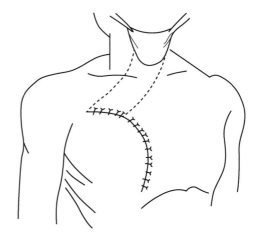

图 8-4-8　胸部供区皮肤缝合

太大,可采取分次缝合或创面植皮,也可以转移其他皮瓣使供皮处得到保护。胸部伤口须延迟拆线,一般以术后12～14天为宜,以避免伤口裂开。

7. 缺损区的修复缝合　一般将皮瓣通过皮下隧道转移至需修补区,与缺损部位的边缘组织逐层缝合即可。根据组织缺损的性质和部位,修复时尚有各自的缝合方法和技巧。

在修复黏膜缺损时,应将皮肤和黏膜对位缝合,尤其在修复口腔和咽喉部缺损时,缝合要求有严格的密封性,即防止唾液经缝合的伤口或吻合口渗入或漏出到周围深层创腔。特别是在修复喉咽环周缺损时,切取和提起胸大肌肌皮瓣后,将其翻卷,在皮肤及皮下纵行缝合两层做成皮管,此时不应缝合肌层,以免引起术后狭窄。将皮管经皮下隧道转移至颈部,分别在咽端和食管断端通过皮肤对黏膜或皮下对黏膜下的缝合完成端对端吻合,并将肌层与椎前筋膜和颈部创缘的肌肉缝合加固。在采用椎前筋膜游离植皮加胸大肌肌皮瓣覆盖修复喉咽环周缺损时,须将胸大肌肌皮瓣的皮肤与食管、喉咽黏膜断端及椎前筋膜缝合,再将肌层与椎前边缘、颈侧肌肉、舌根肌肉及气管断端周围肌肉相互缝合。术后管腔内放置一根粗细适度的硅胶管扩张并压迫局部,以防止游离植皮处皮下血肿及术后吻合狭窄。在修复颌面部骨缺损时,须将胸大肌肌皮瓣上的肋骨塑形后用钛板将肋骨与缺损部位的颌骨连接固定,再用胸大肌肌皮瓣完全覆盖骨质后分层缝合。

对于肿瘤大块切除术后产生的颈前皮肤缺损,如通过减张缝合不能关闭时,可采用游离植皮来修补。此时皮片一般能较好地存活。若不希望用游离植皮修补颈前皮肤缺损,则可采用双岛式胸大肌肌皮瓣。即在设计胸大肌肌皮瓣时,设计出两个上下相邻的皮岛,下面的肌肉相连。远端的皮岛用于修复喉咽黏膜内衬缺损,近端皮岛折叠后修复颈前软组织及皮肤缺损。皮岛大小仍依据缺损大小来定。

8. 在晚期喉癌下咽癌手术治疗中的应用　胸大肌肌皮瓣可以单独(单皮岛和双皮岛)、与其他皮瓣(如肩胸皮瓣)和胃上提等方法联合用于修复晚期复发性喉癌和下咽癌下咽和颈部大块组织复合缺损,重建上消化道和颈部软组织缺损,覆盖并保护颈部重要结构(如大血管)。术中根据肿瘤切除术后缺损的特点和范围,设计胸大肌肌皮瓣的皮岛大小和形状有所不同,对于下咽大部分缺损只保留下咽后壁部分黏膜的患者,采用胸大肌单纯覆盖方法修复,皮岛的形状以椭圆形为主;对于同时存在颈前皮肤缺损的患者,采用同时切取胸三角皮瓣进行修复,部分患者采用表面游离植皮进行修复,另有部分患者采用双岛瓦合胸大肌肌皮瓣进行修复;对于下咽和颈食管环周缺损的患者采用胸大肌肌皮瓣皮管法进行修复,部分患者因胸大肌肌皮瓣过厚不能够形成皮管,采用椎前筋膜全厚皮片游离植皮加胸大肌肌皮瓣覆盖的方法修复;对于同时存在颈前皮肤和软组织大块缺损的患者采用胸三角皮瓣进行修复;对于肿瘤切除后全下咽和全食管缺损同时伴有颈前大块皮肤和软组织缺损的患者,采用胃上提加胸大肌肌皮瓣进行修复。

【术后处理】

1. 按全身麻醉术后常规护理,除了静脉应用抗生素、营养支持外,常规应用血管扩张药物,局部加温(红外线灯照射),还须注意口腔护理,可用甲硝唑漱口。

2. 转移后的胸大肌肌皮瓣蒂部应防止过度压迫。

3. 移植肌皮瓣皮肤面在体外的,包扎敷料时应预留观察窗口,注意皮瓣的血运观察:查看皮瓣的色泽、温度,一般在术后48h内每2h观察1次。皮瓣血运正常时呈现粉红色或淡红色,动脉供血不足时颜色苍白,静脉回流不畅时则呈紫红色或紫黑色,并可出现细小水泡。另外可以采用简单的指压试验观察皮瓣的血供情况:指压皮瓣后的充盈时间正常时在 5～10s，≥10s 为动脉供血不足，<5s 则可能存在静脉回流不畅。有条件时可采用超声多普勒监测皮瓣的动脉搏动。对于皮瓣深在无法直接观察的患者，如喉癌、下咽癌、颈段食管癌等胸大肌肌皮瓣修复术后的患者，可在术后12h、24h、48h 进行光导纤维喉镜观察。同时密切观察伤口情况，如出现红肿、渗液，则可能存在感染，如出现黏液样漏出液则为淋巴漏的表现。在用胸大肌肌皮瓣修复颈部缺损并覆盖大血管时，如术后患者出现持续性高热伴颈部肿胀和喉咽分泌物带有新鲜血，可能为颈部大血管破裂的先兆，应及时发现，及时处理。

【并发症及其防范】

1. 胸壁血肿、脓肿及渗液　胸壁血肿、脓肿及渗液的发生率 7%，主要是局部渗血引起。形成血肿后感染则形成脓肿。预防这一并发症的关键是对肋间动脉和胸廓内动脉的分支及皮下小血管进行严密止血，局部充分引流及加压包扎。局部血肿如处理不当和不及时，并发感染后会形成脓肿。脓肿形成后要行局部开放，彻底清除血肿及脓肿。肥胖的患者或妇女常因胸部皮下脂肪较厚，可能出现术后胸大肌肌皮瓣供区的脂肪液化导致切口渗液，术后可予以局部引流和抗感染治疗，防止感染。

2. 胸壁伤口裂开和皮肤坏死　胸壁伤口裂开常与伤口张力过大或拆线过早有关。由于胸大肌肌皮瓣切取后在胸壁表面留下较大的缺损，在行一期关闭时，如果伤口周围游离和松解不够，不能进行充分减张缝合，强行关闭后造成伤口张力过大。患者在出现咳嗽或突然用力时，术后早期发生伤口裂开。如缝合不够紧密或术后拆线过早，亦可造成伤口裂开。术后在关闭胸部伤口之前，要充分地在伤口周围进行皮下与浅筋膜层之间的分离，以达到充分松解和减张的目的。如伤口裂开较为严重，须重新减张缝合关闭。另外，在胸部皮瓣切取过大时，一期关闭伤口创缘过度紧张，加

之缝合密度和张力过大，很容易造成创缘皮肤不同程度的干性缺血坏死。对轻微的坏死，待情况稳定后去除坏死部分，创面可自行上皮化并愈合。如坏死面积较大，则须在去除痂皮及坏死组织后，局部换药并预防和控制感染，待创面新鲜后通过游离植皮予以修复。

3. 皮瓣坏死　皮瓣坏死的发生率约 7%，包括部分坏死和全部坏死。部分坏死较为常见，原因有局部感染、局部受压过重及末梢小血管痉挛和栓塞等。切取胸大肌肌皮瓣后将其静置约 10min（此期间可制作皮下隧道）可解除远端小血管痉挛和栓塞，此外还可在术后应用血管扩张药并配合局部加温，以改善血液循环。当胸大肌肌皮瓣的切取范围超出胸大肌界限时，其远端部分血供较差，容易发生坏死。胸大肌肌皮瓣完全坏死并不多见，但近年国内外学者屡有报告，其原因主要为供应胸大肌的血管有时会发生病变或先天性变异。约有 1% 的胸大肌血供来自胸外侧动脉（或以胸外侧动脉为主），这种情况在女性中相对多见。

患有血管内病变者（尤其是老年人）有时会出现胸肩峰动脉（或其胸肌支）闭塞。此时若仍以胸肩峰动脉为血管蒂设计并切取胸大肌肌皮瓣，则势必导致胸大肌肌皮瓣丧失血供而完全坏死。因此，对某些患者术前行锁骨下动脉造影具有重要意义。主要原因为蒂部血液供应障碍引起。除上述原因外，蒂部包扎过紧和过度牵拉、扭曲，血肿压迫蒂部发现较晚均可使胸大肌肌皮瓣的血供发生障碍引起皮瓣完全坏死。所以，除了合理地设计和切取胸大肌肌皮瓣，注意术中的各个关键步骤外，良好的术后护理也是必不可少的。其中包括避免局部过度受压、使患者颈部保持在适当的松弛位置和加强营养等。当用胸大肌肌皮瓣修复头面部洞穿缺损时，皮瓣的肌蒂部比较长，为了避免肌蒂受到过度和意外的牵拉，可将患者的下颏与胸骨柄处的皮肤用粗线加以缝合，使头部保持在屈曲位，直至胸大肌肌皮瓣完全成活。

当胸大肌肌皮瓣发生部分坏死时，可去除坏死组织，并配合加强营养、控制感染以促进愈合，如不能自行愈合可行局部缝合或植皮。若胸大肌肌皮瓣发生完全坏死，则可应用对侧胸大肌肌皮瓣或其他皮瓣（如胸三角皮瓣）加以修复。

4. 皮肤坏死或脱皮 胸大肌肌皮瓣的血供主要来自胸肩峰动脉胸肌支，其发出穿支供给胸大肌表面皮肤的血液。约有24%的胸肌支只发出一根主要的皮肤穿支，所以术中牵拉皮肤使皮支撕脱或术后局部受压过重都可损害皮肤的血供，使皮肤发生坏死或脱皮。术中将皮肤同其下面的胸大肌暂时缝合在一起可以避免撕脱皮肤的血管。个别患者对敷料上的碘仿过敏也可导致脱皮。应指出的是，脱皮本身并非胸大肌肌皮瓣完全坏死的征象。对此可通过再次植皮而得以修复。

5. 颈部感染、脓肿及瘘管形成 大范围的发生率5%，小范围约25%，修补感染的创口、放疗后或由于口腔及咽部分泌物流入咽部造成污染可以引起上述情况。可加强抗感染治疗，及时清除局部坏死组织，采用碘仿纱条或紫草油纱条局部换药。对脓肿可去除缝线，开放引流。

6. 感染后咽瘘 咽瘘发生与患者的术前状况有密切关系。晚期癌症和营养状态差的患者多有不同程度的贫血和低蛋白血症，术后易出现咽瘘。放疗后患者的胸大肌肌皮瓣受区皮肤及软组织因照射变硬和纤维化，使接受胸大肌肌皮瓣的创缘血运差、抗感染能力降低。叶明等报告，由于放疗的影响，胸大肌肌皮瓣手术后的局部感染率可高达54.2%。同时，修复的创口有感染、口腔分泌物流入喉咽、局部引流不畅等都可能是引起咽瘘的原因。咽瘘发生后要全身和局部应用大剂量敏感抗生素控制感染并加强营养以促进愈合，如不能自行愈合可做清创缝合，巨大咽瘘可采用对侧胸大肌肌皮瓣或其他肌皮瓣再次修复。

7. 气胸 气胸的发生主要在于切断胸大肌胸肋附着处时，用血管钳盲目止血进入了肋间隙，或肋间动脉穿支出血止血时钳夹过深，都可以造成胸膜损伤。术中在剥离胸大肌时对附着床的出血一般应采用电凝止血，切取骨肌皮瓣时，在截取肋骨和分离壁胸膜时，如不小心或操作粗暴，很容易造成胸膜损伤和气胸。在气胸发生后，可以即刻修复破裂的胸膜，通过正压通气将萎缩的肺叶吹张，消灭气胸。如胸腔内气体较多，或气胸很难在短时间内控制，可采用闭式引流的方法治疗，待气胸消失后拔出引流管。

8. 大血管破裂 极罕见的患者可因用以覆盖颈部大血管、消灭无效腔的肌肉感染及坏死引起颈部大血管破裂出血。此为极其危急的并发症，一旦发生则出血异常凶猛，多可引起患者死亡。所以对局部的感染灶应及时清除。如术后患者出现持续性高热伴颈部肿胀和喉咽分泌物带有新鲜血，就应高度警惕颈部大血管破裂，必要时行局部探查，争取及早发现和治疗。一旦发生大血管破裂应快速而果断地结扎破裂的血管，以挽救患者的生命。瘘口复发癌切除时上纵隔暴露与清扫术后用胸大肌肌皮瓣修复缺损，覆盖并保护下颈部与上纵隔大血管。由于气管断端回缩变短，与胸骨前皮肤缝合时，使气管横跨并压迫无名动脉。长期配戴气管套管可因摩擦和局部感染造成无名动脉破裂出血，一旦发生多造成患者死亡，应尽早发现或尽量避免。

9. 吻合口狭窄 分为咽吻合口狭窄和食管吻合口狭窄，以后者相对多见。该并发症常因皮瓣设计不合理和吻合口处瘢痕缩窄引起。术中可将食管断端切成斜面，或在食管断端沿中线于食管前壁和后壁各做一个1~2cm的纵行切口，然后横行吻合，这些方法可使食管吻合口扩大，防止狭窄发生。已发生食管吻合口狭窄可经反复扩张数次后治愈，必要时可放置腔内支架扩张。

10. 肋骨骨髓炎 此并发症极少见，只发生在骨肌皮瓣的患者中。对此应及时行抗炎及对症治疗。如不能自愈，须切除受累的肋骨。

11. 肿瘤种植转移 个别患者可因胸大肌皮瓣移植掩盖了颈部癌肿转移。针对这一事实，在切除癌肿时需要完全彻底。在不能判断癌肿的边缘时，可对创缘做连续术中冰冻切片，决定手术的最大安全缘。在极少数情况下，由于颈部肿瘤切除术野通过皮下隧道与胸部供皮区相通，使肿瘤细胞种植到胸前壁，造成肿瘤种植转移。为预防其发生，肿瘤切除后术腔应彻底冲洗，避免颈部术野和胸部术野的相互污染。在发现胸部肿瘤转移后，应尽早行肿瘤扩大切除。

（李晓明 宋 琦）

第五节 咽 - 胃吻合术

【概述】

咽 - 胃吻合术又称胃移位术或胃上提术。由于肿瘤常沿黏膜下扩散，下咽癌侵犯颈段食管或下咽癌广泛侵犯喉及颈段食管时，仅行喉全和下咽全切除术常不能完整地切除病变，肿瘤术后局部复发率高。目前认为标准手术是采用喉全、下咽全、食管全切除加胃或结肠代食管、下咽、上消化道重建术。咽 - 胃吻合术是由王源美（GB Ong）等于 1960 年创用，已成为经典的手术方法，近年来随着内镜等技术的引入不断改进。

下咽癌同时伴有食管癌的患者并不少见。近年来随着对下咽癌区域癌变的认识，下咽癌同时合并食管癌的问题受到高度重视。Fukuhara 等（2000）通过使用内镜下碘染色的方法对 157 例原发头颈部鳞癌患者的食管情况进行观察，发现 10.8% 的患者伴有同时性食管癌，6.7% 的患者伴有异时性食管癌；其中 24 例下咽癌伴有同时性食管癌 7 例（29.2%），伴有异时性食管癌 3 例（17.6%）。Wang 等（2013）使用窄带光成像内镜和碘染色方法检查 180 例下咽癌患者的食管，发现 49 例（27.2%）下咽癌患者伴有同时性食管癌。对下咽癌患者治疗

前的电子纤维食管、胃镜检查是必不可少的措施。发现的早期食管癌可经消化内镜切除，深部浸润者仍需要传统手术切除。下咽及颈段食管癌手术切除之后，如何修复咽及食管的缺损，使患者能够尽早恢复正常的吞咽功能是一个棘手的问题。虽然手术方法繁多，但均因各自的缺点使应用受限。几十年来，经过头颈外科与胸外科医师的共同努力，咽 - 胃吻合术已成为弥补下咽癌及食管癌术后缺损的可靠方法。

韦霖（1998）报道 317 例咽 - 胃吻合术后患者的 5 年生存率为 24.5%。随着消化内镜技术、胸腔镜技术的迅速进步，下咽癌合并颈段食管癌的趋于精细化、个体化、微创化和多学科协作的分层治疗。随着游离空肠移植等修复方法的发展，有些患者已不再需要采用咽 - 胃吻合术。

【解剖提示】

1. 下咽部相关解剖 参见第四章第三十节。

2. 颈段食管解剖 从食管入口（环状软骨下缘）到胸廓入口（胸骨切迹、第二胸椎下缘水平），距切牙 15~18cm，长 3~5cm。颈段食管的供应来自双侧的甲状腺下动脉，后者发自锁骨下动脉的甲状颈干。

3. 胃的血液供应 主要来源于腹腔动脉的三大分支：胃左动脉、肝总动脉、脾动脉。胃的血管分支为：①胃左动脉起自腹腔动脉，可有分支贲门支、食管支、胃支等分支；②胃右动脉起自肝固有动脉；③胃网膜右动脉起自胃十二指肠；④胃网膜左动脉起自脾动脉主干及分支；⑤胃短动脉起自脾动脉主干及分支；⑥胃后动脉起自脾动脉干中 1/3 段上缘。

【术前提示】

1. 手术适应证、禁忌证和手术的优点 手术适应证包括：①下咽 T_4 肿瘤向下侵犯颈段食管；②喉 T_4 病变向后侵犯双侧下咽及颈段食管；③颈段食管肿瘤向上累及喉咽及喉部（图 8-5-1）；④下咽 T_4 病变合并胸段食管癌；⑤上述肿瘤放疗后未

控制或局部复发者；⑥对放化疗不敏感者，如腺样囊性癌、高分化鳞癌；⑦无远处转移，全身情况能耐受此手术，无胃部疾病，未做过胃大部切除术。

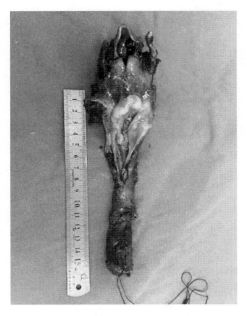

图 8-5-1 颈段食管肿瘤向上累及喉咽及喉部

手术禁忌证包括：①年龄在 70 岁以上，或身体虚弱不能负担此种根治手术者；②全身情况差，心肺功能差的患者；③远处转移患者；④颈部转移及局部病变难以彻底切除者。

咽 - 胃吻合术的优点有：①一期修复，吞咽功能恢复快，并发症相对少；②只有一个吻合口，吻合口极少狭窄；③手术彻底，肿瘤学效果好，且可切除第 2 原发灶；④近期效果好，胃壁对肿瘤侵犯有足够抵抗力，即使肿瘤复发，患者死亡前吞咽功能无明显障碍，从而提高了患者的生存质量。与结肠或空肠代食管相比，后者的优点是更接近食管的生理功能，进食后食物反流机会少，不易发生吻合口狭窄；缺点是结肠代食管手术创伤重，操作复杂，须行三个吻合口，一旦感染则危险性大，术后并发症多，出现吻合口瘘机会较多。空肠代食管的缺点是食管下缘切除范围受限。

2. 明确病变的位置和范围 下咽癌累及食管或食管癌累及下咽或合并食管癌病变的位置、范围

对手术方法的选择和手术的效果十分重要，术前常规进行消化内镜检查、颈部增强 CT 和 MRI，以便评估是否适宜咽喉、食管切除咽 - 胃吻合术。正电子发射计算机体层扫描术有助于发现全身转移的存在，发生全身转移的患者不适宜再选用该手术。

3. 全身情况的评估 在香港玛丽医院，20 世纪 60 至 70 年代，咽 - 胃吻合术的院内死亡率为 31%；80 至 90 年代降至 9%（韦霖，1998）。但咽喉、食管切除咽 - 胃吻合术仍是一种难度大、创伤大、术后并发症多、后遗症和死亡率均较高的手术，因而采用此手术时应进行审慎的权衡。

4. 术前准备 术前充分沟通，使患者了解病情严重，为晚期阶段，手术难度大、风险大，甚至存在不能切除终止手术的可能性、预后不良的危险性，取得患者的良好配合。应让患者了解须开腹整复，术后失去发音功能及须长期配戴气管套管等注意事项，在充分知情的情况下决定是否手术。对慢性器质性病变、营养不良等均应予以处理和纠正。术前 1 天预防性应用抗生素，术前插导尿管进行导尿。

【手术操作与技巧】

咽 - 胃吻合术的手术操作大致分 4 个主要步骤。

1. 胸段食管游离 使用人工气胸法在胸腔镜下探查，游离粘连，解剖纵隔胸膜，游离并夹闭切断奇静脉，游离食管上至胸顶，下至贲门，常规结扎胸导管。在贲门处切断食管，缝合断端，用缝线连接两处断端。

2. 喉、下咽及颈段食管游离 切口根据肿瘤的范围、有无颈淋巴结转移及是否同时行颈淋巴结清扫而定。分离皮瓣，切断颈前带状肌，暴露喉部后，切断甲状腺峡部，通常切除患侧的甲状腺，松解喉部，按喉全切除术的方法行喉全切除。一般选择肿瘤上方至少约 3cm 处环形切断咽壁，将咽和颈段食管从椎前筋膜向下分离。根据喉部受侵犯的情况选择适当的气管环切开气管。在直视下用手指将气管后壁与食管分离。此时应松开麻醉气

囊,防止气管后壁的裂伤。同时清除气管食管沟处淋巴结。将喉、下咽、全食管及肿瘤一并切除。

3. 胃游离及管状胃成形 腹部手术组医师同时行胃游离术及胃上提术。暴露胃体,保留胃右及胃网膜右血管,特别是胃网膜右静脉。处理肝胃、脾胃韧带,胃游离好后管状胃管成形(图8-5-2)。

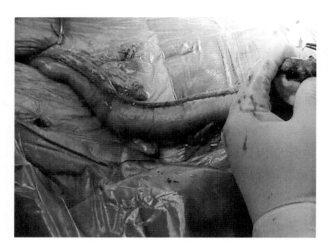

图 8-5-2 胃管成形

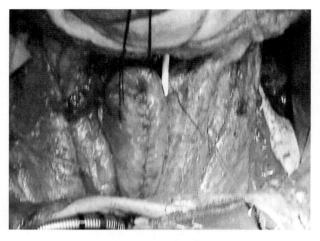

图 8-5-3 咽 - 胃吻合

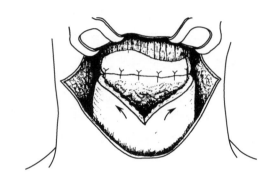

图 8-5-4 胃前壁 T 形切开无张力缝合法

4. 咽、胃吻合 将胃连续缝线通过后纵隔食管床,均衡用力牵拉缝线,腹组医师帮忙将管状胃送入后纵隔食管床,将管状胃从咽部引出。注意不要造成管状胃的扭转,同时防止胃壁的撕裂。在没有张力的情况下将胃壁肌层与咽喉部肌肉缝合,然后从胃底部切口 3~4cm,胃底黏膜与下咽黏膜缝合,注意吸净胃液。将胃与椎前筋膜缝合固定几针。将胃后壁与下咽壁全层缝合,胃前壁分别与舌根黏膜、肌肉缝合。再加固缝合浆膜层组织(图8-5-3)。图8-5-4示韦霖提倡 T 形切开胃前壁,以便无张力缝合。

5. 经验与技巧

(1)因胃、十二指肠溃疡及胃肿瘤做过胃部手术者,胃右血管缺损或供血不足,或行过胸、纵隔或上腹部手术者,以及肿瘤向上扩展至口咽部者,不能应用胃修复。

(2)游离胸段食管壁时要紧贴食管壁。特别注意气管分叉处与食管间的纤维带,分离要细心,

避免撕裂气管后壁。剥离食管上胸段时要暂时将气管内插管气囊放气,以免剥离时损伤脆弱的气管后壁。若有必要,亦可将食管前壁部分肌层留于气管后壁上。

(3)胃肠血管切断要缝扎,避免术后脱落出血。

(4)关闭腹腔前,应注意检查十二指肠和胆管有无扭转,若有应适当调整。关闭颈部时,颈前带状肌不要缝合过紧,胸廓入口上方的颈前带状肌不要缝合关闭,以免胃壁受压。

(5)胃移至颈部后,应仔细观察,胃的血运情况良好才行吻合,如有血运不良,应注意检查是否存在胃扭转、血管受压或张力过大,并做出适当调整。

6. 腔镜辅助胃上徙胃代食管咽 - 胃吻合术 近几年来有学者应用腔镜辅助胃上徙胃代食管咽 - 胃吻合术,有许多优点:①使手术创伤减轻,术后康

复加快;②失血量减少;③手术野清晰,各种解剖结构、层次易于分辨,操作精准,可以更有效地避免对胸膜、纵隔结构的损伤,可以直观有效地保护迷走神经,减轻术中及术后对心脏及肺部咳嗽功能的影响;④减轻术后胸腹疼痛,减少患者术后持续卧床时间,从而更有效地预防深静脉血栓的形成和更迅速地恢复患者的咳嗽功能;⑤减少术后并发症的发生(王挥戈等,2015)。

经腔镜辅助胃上徙胃代食管咽 - 胃吻合术的操作步骤为:患者先取左侧卧位,取腋中线第七肋间为腔镜孔,腋前线第四肋间,腋后线第七、九肋间为操作孔,进胸后用超声刀打开纵隔胸膜,游离食管,闭合切断奇静脉弓,清扫食管旁淋巴结及左右喉返神经旁淋巴结,闭合切断食管,断端用丝线连接。放置纵隔、胸腔引流管后关胸。

重新消毒铺巾,取平卧位,腹腔镜游离胃、胸腹段食管采用 5 个 1cm 操作孔,各孔分别位于剑突下、左肋弓下缘、右肋弓下缘、脐孔、脐旁右上。其中剑突下操作孔置入长吸引器,左肋弓下缘操作孔置入助手抓钳,右肋弓下缘操作孔置入术者抓钳,脐孔操作孔置入腹腔镜,脐旁右上操作孔置入术者超声刀。术中长吸引器将肝左叶挡开即可清楚显露腹段食管及食管裂孔。用超声刀游离胃小弯、胃大弯侧,用超声刀配合结扎锁处理胃左血管、胃底血管,保留胃网膜右动脉及胃右动脉,胃充分游离后打开膈脚。延长剑突下切口,将胃提出腹腔,制作管胃,连接丝线,放回腹腔,腹腔放置引流;空肠腹壁造瘘以便进行管饲;然后关腹。

颈部颈清扫术、下咽癌切除、游离颈段食管,切除全喉、下咽和食管。将管胃提至颈部,管胃最高处重新做一个切口,与咽部断端黏膜对位缝合,避免胃体扭曲以及胃存在张力。

【术后处理】

1. 加强术后护理。静脉用足量、广谱、高效抗生素。

2. 空肠造瘘管于术后 24h 后肠内营养。术后

10～14 天先经口进流质饮食,而后半流质饮食。

3. 负压引流于每天引流量不足 20mL 时取出引流管。胸腹部引流 4～5 天去除。腹部张力缝线术后 2 周拆除。

4. 必要时根据需要补充左旋甲状腺素钠及钙剂。

5. 术后针对肿瘤进行综合治疗。

6. 身体情况允许后可进行发音训练。

7. 胃上提术后每餐少食,进食后坐 0.5h,以减少反流。

8. 术后颈部不能受压,不能用绷带加压包扎。

【并发症及其防范】

1. **出血** 术中较小的动、静脉出血应妥善止血。术中奇静脉破裂出血可以危及生命,一旦发生该并发症,可采用胸腹联合进路控制。吻合口出血有时不能及时发现,要注意观察胃肠减压液体的性状。

2. **气管后壁损伤** 气管上段后壁的损伤可经颈部切口修补。气管下段后壁损伤的确认十分重要,可用局部组织修补,也可用移入后纵隔的胃进行修补。

3. **胃壁坏死** 胃壁坏死分为胃壁部分坏死和全部坏死。主要是因为胃局部或全部的血供障碍造成。主要原因是在腹部操作时,游离胃的血管处理不当,或关闭切口时颈前带状肌缝合太紧,胃壁受压。预防措施是关闭切口时颈前带状肌缝合避免太紧,不要缝合到胸廓入口处。胃壁坏死的患者,可择机采用胸大肌肌皮瓣等修补。

4. **咽瘘** 胃的血运较好,与咽部的吻合口较易缝合,一般不易发生咽瘘。咽瘘一般出现在术后 1～2 周内。表现为患者体温升高,血白细胞及感染标志物水平升高,颈部皮肤发红,局部有波动感,引流物颜色浑浊发红,或有脓性分泌物。患者吞咽疼痛,提示可能有吻合口瘘发生。一旦发生咽瘘,应立即打开切口,充分引流,换药。较小的咽瘘可自行愈合,较大的咽瘘需要二期修复。预

防措施是吻合时黏膜要对合准确，避免张力，充分引流，消灭无效腔。

5. 胸腔并发症 胸腔并发症主要有肺炎、胸腔积液、气胸及纵隔感染等。术后应加强吸痰拍背，鼓励下床活动。

6. 气管造瘘口坏死 全喉全下咽全食管切除后，气管造瘘口有时会出现坏死，主要是由于分离气管过多，局部缺血。

7. 胃反流 胃反流发生的原因是术后胃动力学受影响，胃代食管后容积变小所致。预防措施是减少每次进食量，直立体位进食，进食后避免立即平卧。

8. 其他 参见第四章第三十节中并发症部分。

（邱　杰　孙　彦）

第六节　游离组织移植在头颈外科的应用

微血管游离组织移植用于缺损的修复和重建，是头颈部肿瘤治疗中的最重要的进展之一，使头颈肿瘤切除后形态和功能的重建均可望获得更好的效果。

游离组织移植与传统的带蒂的组织瓣移植相比有以下优点：①易于获得足够大小的组织用于缺损的修复，避免了传统的带蒂组织瓣的大小受供区制约的缺点；②在同一个组织瓣中可包含几种不同的组织，有助于满足对不同类型组织缺损进行修复的需要；③很多作为游离移植的组织包含着复合组织结构，可用以达到更好地修复手术缺损的目的；④便于取用放射野以外的组织用于修复和重建；⑤可减少供区损伤所致的后遗症。

头颈肿瘤外科治疗的首要目的是恰当地切除肿瘤以获取根治的效果，为达到这一目的，在肿瘤切除的过程中应该做到在三维空间的各个方向切除足够的安全边界。手术者只有在明确手术导致的缺损能够被妥善修复的情况下，才能按照根治

的需要进行病变切除。掌握了应用游离组织瓣移植进行修复和重建的技术，头颈外科医师便能做到足够和适当地切除肿瘤以及需要切除的肿瘤周围组织。游离组织瓣移植在用于以往手术或放射治疗后复发或未能控制的肿瘤的切除中更有着独特的优越性。开展游离组织瓣移植技术将为改善头颈部肿瘤患者的治疗效果的进程做出贡献。

头颈部肿瘤根治性切除后遗的缺损可分为以下4类：①黏膜或皮肤缺损；②组织的体积减小而导致畸形；③咽部的环周缺损；④下颌骨的节段性缺损。用于修复黏膜或皮肤缺损的游离组织瓣有桡侧前臂皮瓣、尺侧前臂皮瓣、侧臂皮瓣和前侧股皮瓣等。用于修复因组织体积减小而致畸形的游离组织瓣中较为常用的是腹直肌肌皮瓣和背阔肌肌皮瓣。对咽部环周缺损进行修复最常用的游离组织瓣为游离空肠移植。用于下颌骨缺损重建的骨组织瓣主要来源于腓骨、肩胛骨和髂骨的顶部。

上述的任何一种游离组织瓣均有其优点和局限性。例如，桡侧前臂皮瓣可提供较薄而柔软的皮肤，但其供区的缺损又会带来新的问题。切取腹直肌肌皮瓣在仰卧位即可进行，但切取背阔肌肌皮瓣时则须在手术中转动患者的体位。在下颌骨的修复和重建中，腓骨可作为下颌骨弓重建的良好组织瓣，提供足够大小的骨组织用于植入以重建缺损。肩胛骨系统可以获得骨、肌肉和皮肤，形成一个可供移植的单元，但肩胛骨组织瓣在切取过程中必须使患者转向侧卧位，肩胛骨组织瓣临床应用的另一个制约是其血管蒂较短。髂骨的顶部可用于重建下颌骨，特别适用于下颌骨升支和下颌骨体切除后的重建。随着实践的积累，近年来游离组织瓣移植的效果已得到很大提高，游离组织移植的后遗症很小。

取得微血管游离组织移植的成功的3个基本因素为：①在供区进行的血管准备；②组织瓣的获取；③微血管吻合。病变切除的手术组与切取游离组织瓣的手术组之间要密切配合。游离组织瓣

受区血管的准备应该在其供区血管蒂切断之前完成，其目的为减少组织瓣缺血的时间。在游离空肠移植中，缺血时间必须确保不超过2h。

受区血管应在放大镜下进行分离。游离组织瓣的受区的动脉供应通常为颈外动脉的分支，而其静脉引流则为颈内静脉的属支。在供区，游离组织瓣的蒂的制备也应在放大镜下进行，以避免血管的损伤。游离组织瓣的蒂要求做到最理想的长度，过长会导致迂曲，过短则无法与受区的血管进行吻合。微血管吻合通常在手术显微镜下以9-0线间断缝合。

为了能够胜任游离组织瓣移植的手术，手术医师应该在显微外科实验室进行微血管吻合的充分训练。尽管切除肿瘤、获取游离组织瓣和进行微血管吻合可由一个手术组完成，但明智和可取的方法是由2个手术组进行。一个手术组切除肿瘤，另一个手术组获取游离组织瓣，然后2个手术组共同进行微血管吻合。在2个手术组默契配合下，游离组织瓣移植的成功率将会提高。

游离组织瓣移植术后需要通过临床检查及严密的监护，警惕血管功能不良的任何证据，无论动脉还是静脉都极为重要。如有可疑，应重新开放术野确认血液供应是否良好。当游离组织瓣移植不幸失败的情况发生，手术造成的缺损通常可采用带蒂组织移植进行修复，最常用的为带蒂的胸大肌肌皮瓣，有时金属板可作为下颌骨替代物。在某些十分困难的情况下，缺损的修复可二期进行。

创建一个开展头颈部游离组织瓣移植的中心，最重要的是要有一群满腔热情地投入这一事业的医师紧密地团结在一起。首先可以从显微外科实验室的训练开始，应在新鲜尸体上进行反复练习游离组织瓣的获取。当手术技术成熟后可从前臂皮瓣等相对简单的微血管游离组织瓣开始进行临床实践，在不断积累和总结经验、汲取教训的基础上进一步开展难度更大的游离组织瓣移植。

（韦 霖）

第七节 前臂游离皮瓣移植术

【概述】

前臂桡侧皮瓣由我国杨果凡1979年首创，又被称为中国皮瓣（Chinese flap）。以桡动脉为供血血管，具有皮肤色泽良好、质地柔软、皮下脂肪少、厚薄适宜、血管解剖恒定且血管蒂长、血管口径大易于吻合等优点，广泛应用于各种软组织缺损的修复，尤其是头颈部。其适应证包括舌、口底、颊部、口咽、上腭、牙龈等的缺损。可折叠修复颊部洞穿性缺损，双叶同时修复舌与口底。缺点是供区不隐蔽，创面不能直接拉拢缝合，需要全厚皮片移植覆盖，遗留瘢痕，牺牲一条主要动脉。

前臂皮瓣可制备成前臂桡侧皮瓣和前臂尺侧皮瓣，前臂桡侧皮瓣在临床上较常用。

【解剖概要】

1. 前臂 前臂是灵长类臂或前肢的肘腕间的部分，前臂上有结缔组织、神经组织和肌肉组织。前臂前区皮肤较薄，移动度较大。

浅筋膜中尺侧有贵要静脉及其属支，以及前臂内侧皮神经；桡侧有头静脉及其属支，以及前臂外侧皮神经；正中神经和尺神经的掌支均于屈肌支持带近侧浅出深筋膜。

深筋膜薄而韧，近肘部有肱二头肌腱膜加强；远侧部在腕前部加厚，形成厚而坚韧的扁带，称为屈肌支持带。前臂前区的深筋膜向深部发出肌间隔，介于屈、伸肌之间，分别连于尺、桡骨；与两骨和前臂骨间膜共同围成前臂前骨筋膜鞘。

肌肉共有9块，分为3层。浅层：从桡侧到尺侧依次为肱桡肌、旋前圆肌、桡侧腕屈肌、掌长肌及尺侧腕屈肌；中层：只有指浅屈肌；深层：桡侧为拇长屈肌，尺侧为指深屈肌，两肌远侧深面为旋前方肌。

2. 前臂的四个血管神经束

（1）桡血管神经束：由桡动脉及两条伴行静脉

和桡神经浅支组成。走行于前臂桡侧屈、伸肌分界线上。

1）桡动脉：有两条伴行静脉,行于肱桡肌尺侧缘,此缘是暴露桡动脉的标志。该动脉上 1/3 位于肱桡肌与旋前圆肌之间,下 2/3 位于肱桡肌与桡侧腕屈肌之间,其远侧 1/3 位置表浅,为触摸脉搏处。

2）桡神经浅支：是桡神经干的直接延续,沿肱桡肌深面下行于桡动脉外侧;在前臂近侧 1/3,两者相距较远,中 1/3 二者相伴行,远侧 1/3 又分开;经肱桡肌腱深面,转至前臂后区,分布于腕及手背桡侧半皮肤,以及桡侧两个半指近节指骨背侧皮肤。

（2）尺血管神经束：由尺动脉及两条伴行静脉和尺神经组成。

1）尺动脉：经旋前圆肌深面,穿指浅屈肌腱弓至前臂前区尺侧;在前臂近侧 1/3,位于指浅屈肌深面,在远侧 2/3,位于尺侧腕屈肌与指浅屈肌之间,经屈肌支持带的浅面、豌豆骨桡侧入手掌。尺动脉上端发出骨间总动脉,该动脉分为骨间前、后动脉,分别行于前臂骨间膜前、后方。

2）尺神经：自肘后尺神经沟下行,穿尺侧腕屈肌腱弓的深面入前臂前区。在前臂近侧 1/3 与尺血管相距较远,于远侧 2/3 伴行于尺血管尺侧,经腕部豌豆骨桡侧入手掌。尺神经发出肌支支配尺侧腕屈肌、指深屈肌尺侧半;于桡腕关节近侧 5cm 处分出手背支,分布于手背尺侧半皮肤。

（3）正中神经血管束：由正中神经及其伴行血管组成。

正中神经：穿旋前圆肌肱、尺二头之间,经指浅、深屈肌腱弓深面,至前臂中 1/3 位于指浅、深屈肌之间,远侧 1/3 位于桡侧腕屈肌与掌长肌之间。手术中应注意与掌长肌腱的鉴别。正中神经发出肌支支配旋前圆肌、桡侧腕屈肌、掌长肌和指浅屈肌,并发出掌支分布于手掌近侧皮肤。正中神经的桡侧没有分支,是其安全侧。骨间前动脉的分支及其伴行静脉是正中神经的伴行血管。

（4）骨间前神经血管束：由骨间血管和神经组

成。骨间前神经是正中神经的分支,与起自骨间总动脉的骨间前动脉伴行,位于前臂骨间膜前方,拇长屈肌和指深屈肌之间,旋前方肌深面。正中神经发支支配拇长屈肌、指深屈肌桡侧半和旋前方肌。

3. 前臂皮瓣的血管与神经 前臂桡侧皮瓣的供血动脉为桡动脉,桡动脉的平均管径为 2mm,回流静脉为头静脉与桡静脉,头静脉管径为 2.5～3.5mm,桡静脉有两条,两条桡静脉间有数量不等的吻合支,管径为 1.3mm 左右。

前臂的皮神经有前臂外侧皮神经、前臂内侧皮神经和前臂后皮神经,制备前臂皮瓣时只需要保护一支皮神经（图 8-7-1）。

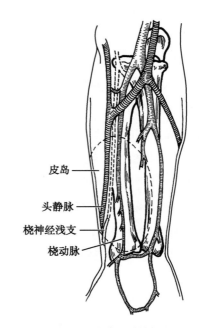

皮岛

头静脉

桡神经浅支

桡动脉

图 8-7-1　前臂皮瓣的解剖

桡动脉自肘窝处从肱动脉分出后,沿肱桡肌内侧,在肱桡肌深面向下走行,其内侧缘上 1/3 为旋前圆肌、下 2/3 为桡侧腕屈肌。动脉后方自上而下依次为旋后肌、指浅屈肌、拇长屈肌、旋前方肌。桡动脉依其与肱桡肌的位置关系可分为两部分,上 2/3 被肱桡肌掩盖,平均长度为 11.7cm,称为掩盖部;下 1/3 位置表浅,直接位于皮下,仅被浅、深筋膜覆盖,平均长度为 10cm,称为显露部。

桡动脉起始端的外径平均为 2.7mm，前臂中部掩盖与显露部交界处的外径为 2.3mm，故桡动脉皮瓣的远、近两端均可以作为受区吻合之用。桡动脉主干，除了近端发出的桡侧返动脉和远侧掌浅支两大分支外，构成皮瓣的血供主要是在前臂行程中从两侧发出的许多皮支和肌支。其中掩盖部的皮支有 0～10 支；显露部的皮支有 4～18 支，平均 9.0 支。这些皮支的外径在 0.1～1.1mm，大部分为 0.2～0.5mm。它们在前臂皮下组织内形成丰富的丰富血管网，并且与尺动脉皮支、骨间动脉皮支、肱动脉下端皮支也有广泛的吻合，使皮瓣的切取范围远远超过桡动脉皮支所供应的范围，皮瓣最大面积可达 35cm×15cm（图 8-7-2）。

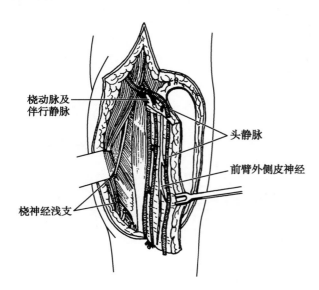

图 8-7-2　前臂皮瓣的解剖

桡动脉有两条恒定的伴行静脉，皮瓣的回流静脉可选用头静脉或桡动脉伴行静脉。头静脉是皮瓣主要回流的浅静脉，起自手背桡侧，沿前臂桡侧上行，与桡侧皮神经伴行，在肘窝处有分支注入肘正中静脉。在前臂中部，头静脉口径平均为 2.8mm。桡动脉有两条伴行静脉，两静脉之间互相有多个桥状吻合支，桡动脉伴行静脉平均外径为 1.3mm。皮瓣游离移植时多采用头静脉为回流静脉，若选择吻合桡动脉伴行静脉，皮瓣也能成活（图 8-7-3）。

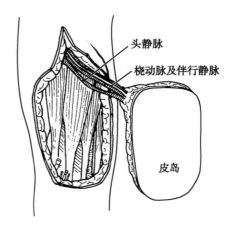

图 8-7-3　前臂皮瓣的制备

【术前提示】

1. 术前准备　加强医患间沟通，使患者做好手术前的思想准备。入院后即保护所需前臂，防止静脉受损。按全麻手术前常规准备，了解患者全身情况，特别注意是否有糖尿病、血管硬化等病史。血管通畅试验或者多普勒超声检查桡动脉和尺动脉吻合支的血供情况。止血带检查前臂浅静脉的充盈情况，术前前臂手术区备皮。

2. 制订前臂皮瓣手术方案　术前根据受区创面大小、形状，制订前臂皮瓣的切取范围及血管蒂设计。

【手术操作与技巧】

1. 皮瓣的设计　在肘窝中点下方 1cm 与腕部桡动脉搏动点作纵轴线，由于桡动脉在显露部位的分支明显多于掩盖部，因此前臂皮瓣游离移植时，应以桡动脉下端为皮瓣纵轴。皮瓣切取范围根据受区创面大小，可以包括整个前臂皮肤。

根据缺损部位大小及形状设计皮瓣，用亚甲蓝标记出桡动脉与头静脉的位置，下界在第二腕横纹处，上界在前臂上、中 1/3 交界处。最大宽度，掌侧不超过中线，背侧要保留以贵要静脉为轴 5cm 范围内的皮肤，以保证手和前臂的血液回流（图 8-7-4）。

2. 驱血　在肘关节上 10cm 以上部位上止血带，以防止损伤桡神经。

驱血时，在前臂回流静脉中留有少量血液，以便辨认血管。驱血时间一般不超过 1h,超时后应放松一次,5～10min 后重新驱血。

3. 皮瓣切取 先切开皮瓣近心端皮肤、皮下组织(图 8-7-5),找到头静脉(图 8-7-6)。在上界切口中点向肘窝方向切开皮肤、皮下组织,达血管蒂所需长度。分离头静脉,在头静脉内外侧各保留 5mm 脂肪结缔组织,将其游离至所需长度(图 8-7-7)。

切开皮瓣远心端,寻找头静脉、桡动静脉以及前臂外侧皮神经,保护皮神经,结扎头静脉、桡动静脉远心端(图 8-7-8)。

切开皮瓣的两侧缘达前臂浅肌群肌膜,沿肌膜表面锐性分离,分离头静脉一侧时,注意保护皮神经(图 8-7-9)。

皮瓣的桡动脉侧分离至桡侧腕屈肌时,解剖桡动静脉的深面,将桡动脉发出的肌穿支一一结扎至所需血管蒂长度。

松开止血带,观察皮瓣血液循环,彻底止血,待受区血管准备完善后,首先结扎切断头静脉近心端,观察头静脉血液回流情况,如果发现头静脉血液回流不佳,应弃用头静脉,选择桡静脉作为回流静脉进行吻合;然后结扎切断桡动静脉近心端。用盐水纱布包裹完全游离的皮瓣,适度的压力将皮瓣中的血液挤出(图 8-7-10)。

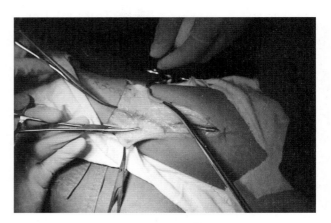

图 8-7-6 寻找头静脉

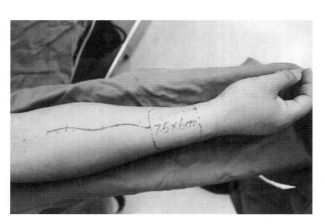

图 8-7-4 前臂皮瓣的切口线设计

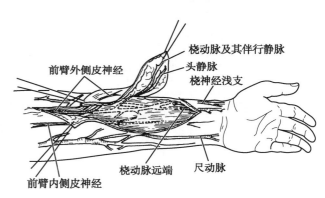

图 8-7-7 前臂皮瓣的制备

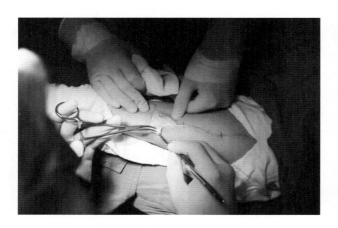

图 8-7-5 切开近心端皮肤

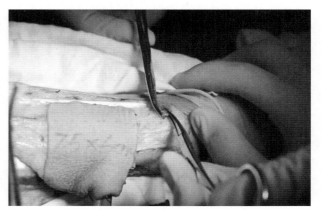

图 8-7-8 结扎桡动静脉远心端

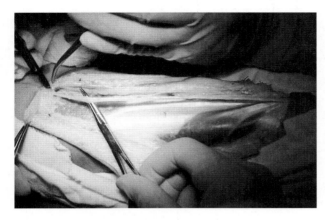

图 8-7-9 保护皮神经

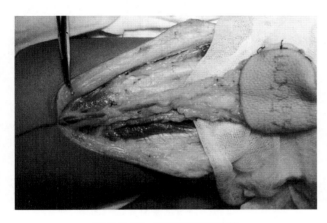

图 8-7-10 前臂皮瓣血管蒂

4. 供皮部位处理 于下腹部取全厚皮片,移植覆盖于前臂创面,局部加压包扎(图 8-7-11)。腹部创面游离后直接拉拢缝合。

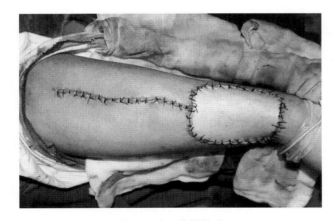

图 8-7-11 前臂植皮

【术后处理】

1. 观察手指甲床毛细血管充盈的情况,如果

发现充盈异常,应及时调整前臂加压包扎的力度,防止影响手部的血液循环。

2. 术后 1 周内,尽量减少手及腕部的活动幅度,以免影响植皮创面的愈合。

3. 术后 9～12 天拆除加压包扎及伤口缝线,检查有无积液,如有积液,可用无菌注射器抽出,局部再加压包扎 3～5 天。

4. 术后植皮愈合不良时,加强局部换药,可用红霉素眼膏等促进伤口愈合的药物涂抹。

5. 拆线后 1 周内避免腕部剧烈运动,防止伤口裂开。

6. 手术 3 周后,加强手腕及手指功能锻炼。

【并发症及其防范】

1. 垂腕畸形 是前臂皮瓣制备最为严重的并发症,为桡神经受损引起,在解剖桡动静脉血管蒂时,要注意保护其深面的桡神经。一般在术后 3 个月左右可恢复手指及腕部的自主运动,期间可给予神经营养药物。

2. 动脉与皮瓣分离 对于初学者,制备皮瓣时容易使动脉从皮瓣上分离开来,在解剖动脉时,要先解剖动脉的近心端血管蒂,从动脉的底部由近心端向远心端解剖,防止动脉从皮瓣上脱离。

3. 供区血肿 供区创面止血不彻底所致,应进行细致、严密止血。

4. 皮瓣出血 主要因穿支结扎不彻底引起,在皮瓣移植、血管吻合后,应仔细检查,彻底结扎、止血。

(袁荣涛)

第八节 股前外侧皮瓣移植术

【概述】

股前外侧皮瓣,是以旋股外侧动脉降支为血管蒂的大腿前外侧皮瓣,该皮瓣由我国学者徐达传 1982 年首创,是中国人首创的两个皮瓣之一。

开始在四肢缺损的修复中应用,后迅速被全世界的学者接受并应用,往后逐渐应用到头颈部缺损的修复中。目前股前外侧皮瓣已成为头颈部软组织缺损修复的一线皮瓣,被誉为万能皮瓣。

股前外侧皮瓣的优点:供应血管是旋股外侧动脉降支,血管解剖恒定,口径较大,切取较容易,动脉血管外径粗、蒂长,两条伴行静脉均粗于动脉,皮瓣内的股神经可供吻合,供皮面积大,厚度适中,部位隐蔽,供区可直接拉拢缝合,术中无须变换体位,手术操作相对简便。

股前外侧皮瓣可修复舌缺损、软腭缺损及口腔颌面部其他大型缺损。可以以不同的肌穿支为血管蒂设计双蒂或者三蒂的穿支皮瓣修复颊部洞穿性缺损,同时可携带肌筋膜瓣填充面部凹陷畸形。

【解剖概要】

1. 大腿

(1)大腿肌分3群

1)前群:①股四头肌,位于股前部,是膝关节强有力的伸肌。股直肌起自髂前上棘,髋臼上缘;股中间肌起自股骨体前面;股外侧肌起自股骨粗线外侧唇;股内侧肌起自股骨粗线内侧唇。四头向下形成一个腱,包绕髌骨前面及两侧,下延为髌韧带止于胫骨粗隆。血供:旋股外侧动脉。②缝匠肌,呈扁带状,作用为屈髋屈膝。血供:股深动脉,膝降动脉。

2)内侧群:5块内收肌,分别为长收肌、短收肌、大收肌、耻骨肌、股薄肌。血供:股深动脉,膝降动脉。

3)后群:共3块,分别为股二头肌、半腱肌及半膜肌。血供:股深动脉,臀下动脉。

(2)大腿血供:腹主动脉在盆腔分为左右髂总动脉,往下是髂外动脉,在大腿处为股动脉,向前发出三条动脉,分别为腹壁浅动脉、旋髂浅动脉和阴部外动脉;向后发出股深动脉,是股动脉最粗大的分支,在腹股沟韧带下方3～5cm处发自股动脉的后外侧壁,先在股动脉的外侧,以后行于股动脉

和股静脉的深面,至长收肌后方继续下行,终于大腿的下1/3处。股深动脉又发出旋股内侧动脉、旋股外侧动脉和穿动脉。

旋股外侧动脉发自股深动脉根部的外侧壁,在缝匠肌与股直肌深面行向外侧,分为升、降两支。升支经阔筋膜张肌深面上行,营养髋关节和邻近诸肌;降支沿股外侧肌下行,营养邻近诸肌(图8-8-1)。

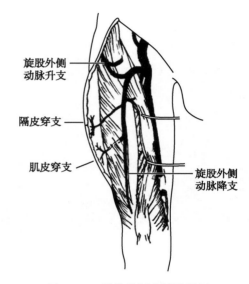

图8-8-1 股前外侧皮瓣的解剖

2. 股前外侧皮瓣的血管与神经 股前外侧皮瓣以旋股外侧动脉降支为血管蒂,旋股外侧动脉发自股深动脉或股动脉,随即分为升支、横支和降支,降支在股直肌和股外侧肌之间行向外下方。降支行程的体表投影位于腹股沟韧带中点到髂前上棘和髌骨外上缘连线的中点连线上。旋股外侧动脉降支蒂长8～12cm,平均外径2.5mm。

降支大约在髂前上棘和髌骨外上缘连线的中点稍上方、股直肌与股外侧肌之间分为内侧支和外侧支。内侧支继续向下,分支供应肌肉,外侧支行向外下,分支供应股外侧肌和股前外侧皮肤(图8-8-2)。皮动脉分支主要以肌皮动脉穿支和肌间隙皮支为主,其中第一支肌皮穿支血管最粗(管径0.5～1.0mm),是股前外侧皮瓣的主要供血血

管。旋股外侧动脉降支一般有两条伴行静脉，肌皮穿支大多为一条伴行静脉。股外侧皮神经是股前外侧皮瓣的感觉神经。

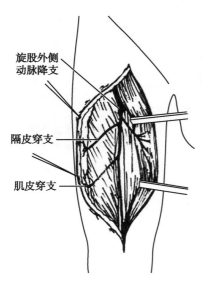

图 8-8-2　股前外侧皮瓣的血管穿支

【术前提示】

1. 术前准备　做好思想准备，加强医患间的沟通。全身情况要求适宜行游离肌皮瓣移植手术，受区有供吻合的合适血管，供区局部无感染、无瘢痕。会阴及大腿手术区备皮。

2. 制订股前外侧皮瓣手术方案　根据受区创面大小、形状，制订皮瓣的切取范围及血管蒂设计。

【手术操作与技巧】

1. 皮瓣的设计　从髂前上棘到髌骨外上缘画一条连线，连线的中点大致是降支的入肌点，将皮瓣纵向与横向分为三等份，该点位于皮瓣的上中 1/3 交点和内中 1/3 交点处，即皮瓣的 2/3 位于外下方（图 8-8-3）。

2. 体位　平卧，大腿内收，术侧臀部垫高 30°。

3. 皮瓣切取　切开皮瓣外侧缘，在阔筋膜与股外侧肌之间仔细分离，寻找进入筋膜的穿支血管。切开皮瓣内侧缘皮肤、皮下组织及深筋膜，沿深筋膜下分离，解剖股直肌与股外侧肌间隙，寻找旋股外侧动脉降支，向内牵开股直肌，沿降支向上分离至起始部，可获得 8～12cm 长的血管蒂（图 8-8-4）。

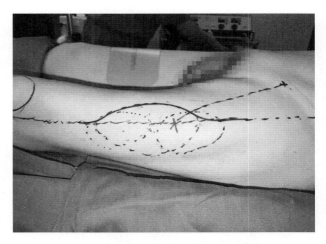

图 8-8-3　股前外侧皮瓣的切口线设计

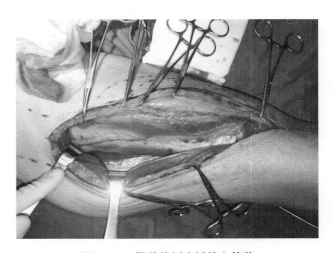

图 8-8-4　股前外侧皮瓣的血管蒂

沿降支向下解剖，寻找降支向外侧发出的分支，如为肌间隙皮支可直接解剖至皮瓣的穿支血管；如为肌皮穿支，则追踪至进入股外侧肌的入肌点，然后沿皮瓣的穿支血管向肌皮穿支的入肌点逆行解剖，切断穿行的股外侧肌，直至穿支血管与降支相连续。解剖穿支血管时，注意在穿支周围保留少许肌肉（见图 8-8-4）。

切开皮瓣周缘，沿阔筋膜下分离，注意保护肌皮穿支，将皮瓣制备完成。如果受区缺损需要软组织填充，可保留一支肌穿支，切取其供养的部分股前外侧肌为肌瓣（图 8-8-5）。

受区血管准备完善后，结扎切断血管蒂近心端。用盐水纱布包裹完全游离的肌皮瓣，适度的压力将皮瓣中的血液挤出。根据需要采用肌皮瓣修复颌面部缺损（图8-8-6～图8-8-8）。

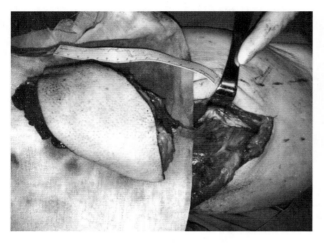

图 8-8-5　制备完成的皮瓣

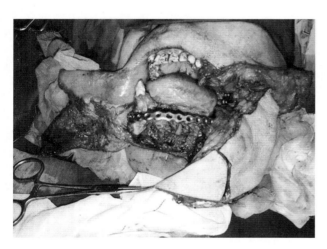

图 8-8-6　皮瓣移植至颌面缺损区

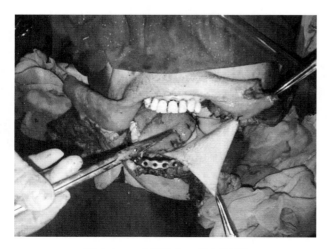

图 8-8-7　皮瓣修复口腔侧缺损

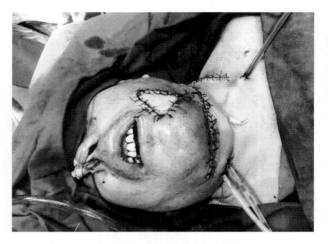

图 8-8-8　皮瓣修复皮肤缺损

4. 供皮部位处理　供区创面直接拉拢缝合。

【术后处理】

1. 观察脚指甲甲床毛细血管充盈的情况。

2. 术后应用抗生素防止感染。

3. 严密观察肌皮瓣的血液循环　通过观察皮瓣颜色、质地、皮温及毛细血管充盈试验判断血液循环状态。

4. 术后 10～14 天拆线。

【并发症及其防范】

1. 股神经损伤　解剖旋股外侧动脉降支时，注意保护其内侧和前方下行的股神经。

2. 血供障碍　注意旋股外侧动脉降支分支的解剖变异。术前行多普勒超声探测其分支，并在体表予以标记。术中如找不到降支血管，可向内牵开股直肌，探查至股直肌内侧缘，寻找血管蒂。

（袁荣涛）

第九节　游离胫后动脉穿支皮瓣移植术

【概述】

胫后动脉穿支皮瓣，是一种以胫后动脉发出穿支供血的皮肤组织瓣。主要用于下肢损伤缺损的修复，近些年来，随着微血管吻合技术的发展，胫后动脉穿支皮瓣被制作成游离皮瓣用于头颈部整形与重建中。

其适应证包括：①下咽癌切除术后下咽部缺损；②扁桃体癌切除术后的口咽部缺损；③口腔癌（舌、口底、口颊部、硬腭等）切除术后缺损；④舌根恶性肿瘤切除后缺损；⑤面颈部皮肤缺损；⑥颈胸段气管肿瘤切除后的气管重建；⑦眼眶、鼻腔、鼻窦肿瘤导致的鼻面部及颅底缺损；⑧颈段食道肿瘤切除后缺损。

与其他各种皮瓣相比，游离胫后动脉穿支皮瓣移植术有如下优点：①胫动脉血管位置比较恒定，变异少，易于解剖；②同游离前臂皮瓣厚薄类似，能满足需要较小组织容量缺损的修补，减少臃肿，更好地恢复功能和形态；③可根据实际修复需求，任意角度摆放皮瓣，避免了带蒂皮瓣摆放受限的尴尬；④胫后动脉血管蒂长度一般可达到10cm以上，能满足绝大多数颈部血管吻合的需求；⑤可根据实际需求，制作多种形状和大小；⑥其穿支血管较多，可根据实际需求，制作一蒂双瓣或者多瓣；⑦该皮瓣取自下肢，切取后的皮肤瘢痕较前臂皮瓣隐蔽。

游离胫后动脉穿支皮瓣移植术也有其自身的缺点：①微血管吻合技术要求较高，血管吻合技术的好坏是手术成败的决定性因素，因此在基层医院的推广受到一定的限制；②皮瓣切取后留下的小腿的皮肤缺损难以直接缝合关闭，需要局部植皮修复；③与带蒂皮瓣相比，游离胫后动脉穿支皮瓣需要颈部能够提供可吻合的血管，部分患者无法寻找到可靠的颈部血管，将无法进行游离胫后动脉穿支皮瓣移植术；④具有严重的下肢外周动脉性疾病症状和体征的患者（如具有下肢缺血性溃疡、小腿间歇性跛行、腿脚不耐寒的患者）不能进行游离胫后动脉穿支皮瓣移植术；⑤有严重下肢静脉功能不全的患者不能进行游离胫后动脉穿支皮瓣移植术；⑥具有下肢缺血风险的患者，如严重糖尿病患者、老年患者及下肢具有血管异常的患者，应避免行游离胫后动脉穿支皮瓣移植术；⑦游离胫后动脉穿支皮瓣移植术后须进行抗凝治疗，术后出血风险增加。

近年来，随着显微外科技术的发展以及微血管吻合器的广泛应用，游离胫后动脉穿支皮瓣在头颈外科的修复重建中扮演重要的角色。

【解剖概要】

1. 小腿后区 小腿后区皮肤具有质地良好、血供丰富及部位隐蔽等特点，供瓣区域面积大，可供吻接的血管多，适合作较大面积的游离皮瓣移植。浅筋膜内含大隐静脉和腓肠内侧皮神经、腓肠外侧皮神经和腓肠神经。小腿后部深筋膜较致密，内侧附着于胫骨内侧缘，外侧向深部伸入，形成后肌间隔，附着于腓骨后缘，与胫、腓骨及其骨间膜共同围成小腿后骨筋膜鞘，小腿后骨筋膜鞘借小腿后筋膜分成浅、深两部。浅部容纳小腿后群肌浅层，其下方的腱性部合成跟腱。该筋膜鞘向下逐渐缩窄，包绕跟腱及其深面的脂肪组织。深部容纳小腿后区血管神经束及小腿后群肌的深层。

2. 肌肉 小腿后群肌分为浅、深两层，且均由胫神经支配。浅层为腓肠肌、比目鱼肌和跖肌。腓肠肌上端有内、外侧两头，分别起于股骨内、外侧髁后面，作用为足跖屈和屈膝。比目鱼肌起于腓骨上端后面和胫骨比目鱼肌线，跨越两骨之间有比目鱼肌腱弓，因而肌收缩时，不会压迫在腱弓深面通过的胫神经和血管，作用为足跖屈。跖肌位于腓肠肌外侧头与比目鱼肌之间，起自股骨外侧髁及膝关节囊后方，肌腹细小，有一个很长的肌腱。深层近腘窝处有腘肌，在小腿上份自内侧至外侧有趾长屈肌、胫骨后肌和踇长屈肌。腘肌起于股骨外侧髁，斜向内下方，止于胫骨比目鱼肌线上方的骨面，作用为屈膝并内旋小腿。趾长屈肌起于胫骨后面，肌腱经屈肌支持带深面进入足底，与踇长屈肌腱交叉后分为四个肌腱，止于第2～5趾，作用为屈第2～5趾、协助足内翻。胫骨后肌起于胫、腓骨后面及小腿骨间膜，经屈肌支持带深面进入足底，止于舟骨粗隆及邻近骨面，作用为足跖屈、足内翻。跗长屈肌起于腓骨后面,经屈肌支持带深面,止于指末节趾骨,作用为屈指,协助足内翻。浅、深两层肌之间有胫后动、静脉和胫神经通过。

3. 血管 胫后动脉如图 8-9-1 所示,是腘动脉的直接延续,它的起始段位于比目鱼肌腱弓与胫、腓两骨及骨间膜所围成的孔隙中,下行于小腿后群肌浅、深层之间,在内踝后方经屈肌支持带深面分为足底内侧动脉和足底外侧动脉两终支而进入足底。胫后动脉沿途发出肌支营养邻近的肌肉,并在内踝后方发出内踝支至踝关节,胫后静脉与之伴行。此外,其起始处向外侧发出一支较粗的腓动脉。后者沿胫骨后肌表面斜向外下,继而在长屈肌与腓骨之间下行,于外踝后上方浅出移行为外踝支,沿途发出肌支分布于邻近肌,并发出腓骨滋养动脉分布于腓骨。其穿支和外踝支参与外踝网的构成。

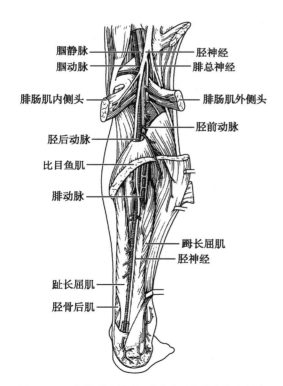

图 8-9-1 小腿后区的胫后动脉、腓动脉和胫神经

4. 神经 胫神经为坐骨神经较粗大的终末支,在腘窝下部发出腓肠内侧皮神经和支配腘肌、

腓肠肌、跖肌以及比目鱼肌的肌支后,于比目鱼肌腱弓深面降入小腿后部浅、深层肌肉之间与胫后血管伴行,沿途发肌支支配比目鱼肌及深层肌肉,经过屈肌支持带深面时,分为足底内侧和外侧神经支配足底肌群及皮肤(见图 8-9-1)。

【术前提示】

1. 术前准备 按照全麻术前常规准备,了解患者的全身情况,调整控制患者异常血压、血糖情况,纠正其营养不良状况,行术前咳痰训练等。

2. 了解患者是否适合游离胫后动脉穿支皮瓣修复 ①术前应触诊了解胫前动脉、胫后动脉和足背动脉的搏动情况,如果上述血管的搏动情况较差,应排除行游离胫后动脉穿支皮瓣切取移植;②具有下肢外周动脉疾病的严重体征和症状的患者,例如缺血性溃疡、小腿间歇性跛行和腿部及脚部不耐受寒冷的患者应排除行游离胫后动脉穿支皮瓣切取移植;③有下肢静脉曲张的患者,可能存在静脉高压和由深静脉血栓形成引起的静脉功能不全,因此这些患者在手术前应进行下肢静脉评估,如存在严重的下肢静脉功能障碍,应排除行游离胫后动脉穿支皮瓣切取移植;④应注意避免在缺血性肢体中进行游离胫后动脉穿支皮瓣切取移植,缺血性肢体常与糖尿病患者、老年人和血管异常患者相关。

3. 制订游离胫后动脉穿支皮瓣修复方案 术前根据患者的年龄、性别、肌肉和脂肪发育状况及需要修补的部位和大小选择是否适合进行游离胫后动脉穿支皮瓣修复,具体皮瓣大小和形状的切取应以手术中实际缺损的大小为准。

4. 了解胫后动脉穿支皮瓣血供情况 术前常规采用多普勒超声了解胫后动脉血管走行情况及穿支发出位置,查明有无血管病变及血管走行变异,从而确保切取皮瓣的成功率。在条件允许的情况下,可行 CT 下肢血管三维重建或 MRI 下肢血管三维重建精准地显示胫后动脉血管走行情况及穿支发出位置。

【手术操作与技巧】

1. 皮瓣的设计 皮瓣的形状、大小和血管蒂的长度根据要修补缺损的形状和大小、皮瓣受区可用吻合血管的情况决定。胫后动脉穿支皮瓣的血液供应来源于胫后动脉的皮穿支及部分肌穿支，故胫后动脉穿支皮瓣应围绕胫后动脉的走行来设计。术前下肢血管超声检查和 / 或下肢血管三维重建检查，显示胫后动脉的走行及其穿支发出位置，根据显示的血管位置设计制作皮瓣。常规设计是从腘窝中点正上、下方 7～8cm 处至内踝后方连线，此线为胫后动脉穿支皮瓣的投影。如图 8-9-2 所示，画出血管的轴向及可能皮穿支后，根据要修复部位的大小及形状，合理地在血管轴上画出所需要切取的皮瓣轮廓，常为方形或椭圆形，切取的皮瓣最大面积应结合实际的解剖皮穿支情况决定。如果切取皮瓣过大，容易增加离皮穿支较远位置的皮肤坏死风险，皮瓣切取过小，勉强修复缝合可导致张力过大，引起皮瓣远端的坏死。故而应在切除肿瘤后，结合缺损的实际情况再设计胫后动脉穿支皮瓣的大小及形状。

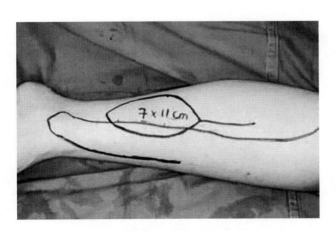

图 8-9-2 游离胫后动脉穿支皮瓣的设计

2. 皮瓣的切取 沿设计好的轮廓先行皮瓣的前侧切口，前方切口最前可止于胫骨前 1～2cm，切开皮肤、皮下组织。向后仔细解剖至胫骨后边界，此时切开趾长屈肌上方的浅筋膜，向后仔细分离，显露胫后动脉的皮穿支血管（图 8-9-3）。

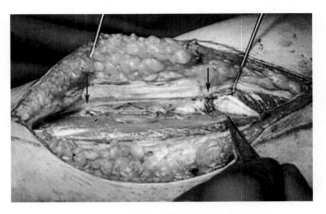

图 8-9-3 显露胫后动脉的皮穿支血管

此后，做皮瓣的后部皮肤切口，切开皮肤、皮下组织及比目鱼肌的外被膜，并向前分离。仔细分离保护位于趾长屈肌和比目鱼肌之间的深筋膜中的皮穿支血管，同时仔细分离保护大隐静脉及胫后神经。平行于胫骨后内侧缘作向上的皮肤切口，沿胫后动脉向上解剖，根据实际所需血管蒂长度解剖追踪胫后动脉至所需长度后结扎血管。在结扎切断胫后动脉前应用血管夹将该血管夹闭 0.5h，观察确认脚部无远端肢体缺血表现时再切断血管，完成游离胫后动脉穿支皮瓣的切取备用（图 8-9-4）。

根据需求，可按照皮穿支的发出情况，制备一蒂双瓣、多瓣。必要时可用大隐静脉重建胫后动脉以保持胫后动脉主干的完整性，减少下肢缺血风险。

3. 血管的吻合 胫后动脉往往伴行 2 组静脉，准备皮瓣结束后，根据修复需求将皮瓣与缺损部位初步缝合固定，以减少皮瓣的反复移动牵拉对血管蒂产生牵拉损伤。将颈部受区血管（1 根动脉 2 根静脉）分别与胫后动脉和静脉吻合，先吻合动脉、后吻合静脉。在吻合血管前及吻合血管期间须用肝素、利多卡因和生理盐水混合冲洗血管。血管吻合方式可用 9-0 或者 8-0 的显微血管缝合线吻合血管，也可用微血管吻合器进行血管吻合（图 8-9-5）。通常可供吻合的颈部动脉包括面动脉、舌动脉和甲状腺上动脉。可供吻合的颈部静脉包括颈外静脉、颈内静脉、面静脉、甲状腺上静脉、下颌后静脉等。

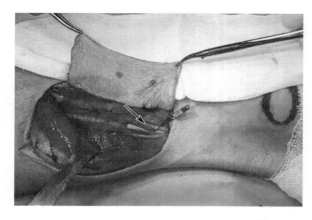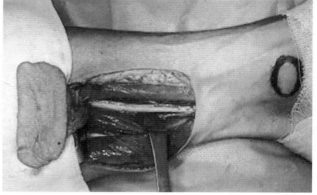

图 8-9-4　切取皮瓣备用

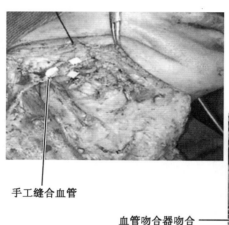

手工缝合血管

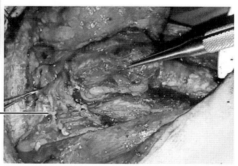

血管吻合器吻合

图 8-9-5　吻合血管

4. 缺损区的修复缝合　在修复黏膜缺损时，应将皮肤与黏膜对位缝合，可采用连续缝合或间断缝合，尤其是在修复口腔、咽喉部及气管缺损时，缝合需要严格的密封性，严防唾液经缝合口渗入到周围深层创腔。缝完第一层后，须将皮瓣的筋膜层与缺损周围组织间断加固缝合一层，缝合加固时注意不要误伤皮瓣血管蒂。

5. 供皮区的处理　切取胫后动脉穿支皮瓣后留下的小腿皮肤缺损往往无法直接关闭，须切取游离皮片关闭小腿皮肤缺损，通常可切取腹部的全厚皮片或用电动取皮刀切取小腿后方的薄层皮片游离植皮，关闭小腿皮肤缺损并适当加压包扎（图 8-9-6）。

【术后处理】

1. 按照全麻术后常规护理，同时根据伤口分级合理选用抗生素预防用药 48h，加强营养支持治疗。既往笔者对游离皮瓣常规应用低分子肝素钙

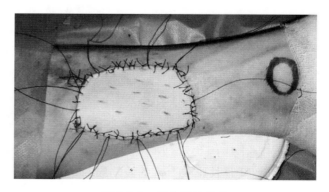

图 8-9-6　供皮区的处理

皮下注射抗凝,以减少吻合血管血栓形成风险,预防皮瓣坏死。在应用抗凝药物期间应密切关注患者凝血功能状况,警惕出血风险。近2年来,四川大学华西医院耳鼻咽喉头颈外科的所有带蒂皮瓣及游离皮瓣患者均未使用任何一种术后抗凝剂,经随访术后肌皮瓣出现血栓形成坏死的风险并没有相应增加。

2. 移植后的胫后动脉穿支皮瓣区应避免加压,防止影响皮瓣血供,从而导致皮瓣缺血或者瘀血。

3. 须密切观察移植的胫后动脉穿支皮瓣血运的情况,早期发现潜在的皮瓣危象,及时采取相应的干预挽救措施。

4. 移植的胫后动脉穿支皮瓣皮肤面在体表时的观察,包扎敷料时应预留观察窗口,方便观察皮瓣的血运情况,密切查看皮瓣的色泽、温度,一般在术后48h内每2h观察一次。皮瓣血运正常时呈现粉红色或淡红色,动脉供血不足时表现为皮瓣颜色苍白,静脉回流不畅时皮瓣颜色则表现为紫红色或紫黑色,并可出现细小水疱。此外可采用简单的指压实验观察皮瓣的血供情况:指压皮瓣后的充盈时间正常时在5～10s间,大于10s为动脉供血不足,小于5s时可能存在静脉回流不畅。条件允许可采用术后床旁超声多普勒监测皮瓣吻合血管的通畅情况。

5. 移植的胫后动脉穿支皮瓣的皮肤面在体内时的观察 对于喉癌、下咽癌、气管肿瘤、颈段食管癌等利用游离胫后动脉穿支皮瓣修复术后的患者,无法直接观察到皮瓣的情况,条件允许的情况下可在术后24h、72h进行光导纤维喉镜观察皮瓣血运情况。最常采用的是术后每天床旁超声多普勒监测皮瓣吻合血管的通畅情况。

6. 面颈部伤口的观察 如出现红肿、渗液,则可能存在感染;如颈部引流管引出液混浊或者引流出脓性分泌物,提示存在感染;如引流液中可见唾液样分泌物,提示存在咽瘘或者唾液腺漏;如果引流液呈现乳糜样液时,提示乳糜漏。如术后患者出现持续感染、咽瘘伴颈部肿胀和咽喉分泌物带有新鲜血液时,可能为颈部血管破裂的先兆,应及时发现、及时处理。

7. 下肢伤口的观察 常规术后对小腿植皮区进行碘仿纱条加压包扎10～14天。观察小腿及脚部血供情况,防止小腿及脚部缺血坏死,密切观察小腿植皮区是否存在感染及所植皮片存活情况。术后第2或第3天患者可以下床,但要避免供瓣区小腿着力,以免影响小腿植皮的成活。

【并发症及其防范】

1. 小腿供区血肿、积液及积脓 胫后动脉穿支皮瓣供区血肿、积液、积脓,主要是局部渗血引起。积血、积液将是细菌感染良好的培养基,预防这一并发症的关键是在切取胫后动脉穿支皮瓣后对该区域进行严密止血,局部充分引流及加压包扎。如发现局部积液、积血及积脓须及时发现,并及时行局部开发,彻底清创,从而尽可能挽救该区域的游离植皮皮片。

2. 胫后动脉穿支皮瓣供区的游离植皮皮片坏死 胫后动脉穿支皮瓣供区的游离植皮皮片坏死,主要与局部积血、积液、感染及游离皮片切取过厚、脂肪剔除不净相关。预防这一并发症的关键措施包括:①严密的局部止血、减少该区域的正常组织的损伤,游离皮片应尽量薄,确保游离皮片与切取皮瓣后的组织充分贴合,充分引流潜在的渗血和渗液。适度加压,使皮片与受区贴合、不留无效腔。加压过大将会导致移植皮片缺血而影响成活。②如果发现游离皮片部分坏死,应清除已坏死部分皮片,加强换药,确保残余皮片存活,局部皮肤爬行愈合或者瘢痕愈合。③如果发现游离皮片大部分坏死或者全部坏死,应及时清除坏死皮片,局部控制感染,待感染控制出现新鲜肉芽创面后,可再次游离植皮。

3. 胫后动脉穿支皮瓣坏死 皮瓣坏死,包括部分坏死和全部坏死。部分坏死主要原因是局部感染、皮瓣切取过大、远离穿支血管部分的皮缘缺血等，此时吻合的动静脉血管检测通畅。局部受压过重、吻合血管痉挛和栓塞时常出现皮瓣全部坏死。预防这一并发症的关键措施如下：①切取皮瓣时仔细解剖、操作过程动作轻柔、避免过度牵拉血管蒂、避免误伤可用的皮穿支血管；②根据皮穿支的实际情况设计皮瓣切取范围，如果皮穿支较少或者较小，可切取包含肌肉穿支血管的部分肌肉，确保皮瓣的血供；③进行血管吻合前和吻合时可用肝素、利多卡因和生理盐水混合冲洗皮瓣血管，冲洗掉血管内的微小栓子，减少血管痉挛及血栓形成风险；④皮瓣缝合时对位准确，尽量消灭无效腔，减少局部感染风险；⑤术腔引流充分，减少局部积血、积液、积脓对血管蒂及皮瓣的局部压迫作用；⑥术后禁止对面颈部伤口进行加压包扎，从而避免敷料的压迫作用导致皮瓣血管受到影响；⑦必要时术后给予抗凝药物治疗，减少血栓形成风险。但在应用抗凝药物期间应密切监测其凝血功能状况，避免因抗凝药物的使用导致出血风险；⑧术后密切监测皮瓣的状况，及时发现皮瓣的血供障碍，静脉淤血早期可采用局部皮瓣按摩，红外线照射，不能改善时应立即手术探查血管吻合口，游离胫后动脉穿支皮瓣发生部分坏死时可去除坏死组织，并配合营养、控制感染以促进愈合，如不能自行愈合可行局部缝合。若游离胫后动脉穿支皮瓣发生完全坏死时，及时清除坏死组织，待局部感染控制后二期修复。

4. 颈部感染及脓肿形成　放化疗后、营养状况较差、糖尿病及其他免疫功能低下的患者由于口腔及咽部分泌物污染颈部术腔，引起颈部感染，甚至脓肿形成。预防处理措施为：术后密切观察患者伤口情况，主要观察颈部引流物情况，伤口有无红肿、渗出等情况，从而及早发现感染，加强抗感染治疗，及时清除局部坏死组织，通畅引流，加强局部换药处理。

5. 咽瘘　咽瘘的发生与患者全身状况、移植皮瓣的血供、局部无效腔消灭情况及创面是否充分引流密切相关。晚期肿瘤患者和营养状况差的患者多有不同程度的贫血和低蛋白血症，术后极易出现咽瘘。放疗后患者的皮瓣受区皮肤及软组织照射发生纤维化，使接受皮瓣移植的创缘局部血运差，抗感染能力降低。糖尿病患者具有伤口愈合延迟的特性，这也增大咽瘘发生概率。同时，修复的创口有口咽腔分泌物及气管内分泌物流入以及局部引流不畅等均可增加咽瘘风险。咽瘘发生后首先需要充分引流，清除坏死组织，全身应用抗生素控制感染、加强营养支持、控制血糖、加强局部换药处理促进愈合，如不能自行愈合须局部缝合或再次修复。

6. 大血管破裂　皮瓣坏死、咽瘘发生、颈部严重的感染腐蚀颈部大血管是大血管破裂出血的主要原因。因此发生咽瘘、皮瓣坏死及颈部感染时，要及时清除坏死组织，通畅引流，减少局部感染侵蚀颈部大血管的风险。如术后出血并持续高热伴颈部肿胀和咽喉部分泌物带有新鲜血时，应高度警惕颈部大血管破裂风险，必要时行局部探查，及早发现和治疗。一旦发生大血管破裂，应及时压迫止血、输血、急诊探查结扎止血或行大血管修补术，以挽救患者的生命。

7. 吻合口狭窄　吻合口狭窄常因皮瓣设计不合理及吻合口处瘢痕缩窄，术中修复时应尽量让吻合口足够大，减少吻合口狭窄风险。如已发生吻合口狭窄可行多次吻合口狭窄扩张术，必要时可安置腔内支架扩张。

（陈　飞　刘　均）

第十节　游离腓骨肌皮瓣移植术

【概述】

1975 年 Taylor 报道应用游离腓骨肌皮瓣修复下肢的外伤缺损，1989 年 Hidalgo 首先将其应用于下颌骨的缺损修复，李宁毅等最先在国内应用游离腓骨肌皮复合组织瓣一期修复下颌骨及软组织缺损，目前腓骨肌皮瓣已成为下颌骨缺损修复的首选。

腓骨肌皮瓣具有以下优点：所提供的骨组织及软组织可满足各种类型的下颌骨及软组织缺损的修复要求；血管解剖恒定，管径与面颈部血管匹配；腓骨皮质骨厚、质硬，可满足二期种植牙修复的需要；腓骨为双重血供，可任意截断、塑形，利于颌面部外形的满意恢复；可携带小腿外侧皮瓣，同期修复黏膜、皮肤等软组织的缺损。

腓骨肌皮瓣也可用于上颌骨切除后的缺损修复，按照缺损区的范围进行塑形、移植，重建面中份。

【解剖概要】

1. 小腿前外侧区

（1）浅层结构：皮肤厚而紧，移动性小，血供较差，损伤后愈合较慢。浅筋膜疏松。浅静脉为大隐静脉及其属支。大隐静脉经内踝前方升至小腿，沿胫骨内侧缘上行。

皮神经主要有两条，为隐神经和腓浅神经。隐神经由收肌管前壁穿出后，伴大隐静脉下行分支布于小腿内侧面、前面和足背内侧缘皮肤。腓浅神经在小腿外侧的中、下 1/3 交界处附近穿出深筋膜分支布于小腿下外侧皮肤和足背皮肤。

（2）深层结构

1）深筋膜：小腿深筋膜较致密，在胫骨内侧面与骨膜相连，在外侧向深面发出两个肌间隔，前肌间隔附于腓骨前缘，后肌间隔附于腓骨后缘。小腿的前、后肌间隔，胫、腓骨及其间的骨间膜与小腿前外侧区的深筋膜共同围成前骨筋膜鞘和外侧骨筋膜鞘。

外侧骨筋膜鞘的内容有小腿外侧群肌和腓浅神经等。腓浅神经起于腓总神经，下行于腓骨长、短肌之间，沿途分支支配该二肌，其末支至小腿中、下 1/3 交界处，经腓骨长肌前缘穿深筋膜浅出至皮下，分布于小腿外侧及足背的皮肤（第 1 趾蹼

及第 1 趾、第 2 趾相对缘的皮肤除外）。当腓浅神经损伤时，常表现为不能足外翻，分布区的皮肤感觉缺失。

前骨筋膜鞘的内容物有小腿前群肌，胫前动、静脉及腓深神经等。

胫前动脉：在腘肌下缘处起自腘动脉，向前经胫骨后肌及骨间膜上缘间进入小腿前区，继而沿骨间膜前面下行。上段行于胫骨前肌与趾长伸肌之间，下段行于胫骨前肌与踇长伸肌之间。该动脉向下行至伸肌上支持带的下缘处，延续为足背动脉。胫前动脉在起始部附近发出胫前返动脉，穿胫骨前肌向上参加膝关节动脉网，主干沿途发出肌支分布于小腿前群肌。胫前动脉下行至踝关节附近发出内、外踝前动脉，分别与跗内、外侧动脉吻合，并参与踝关节动脉网的构成。胫前动脉全程均与腓深神经伴行，自上而下，神经先居动脉外侧，逐渐跨过动脉前面，至小腿下段则位于动脉的内侧。

腓深神经：起自腓总神经，向前下穿腓骨长肌起始部及前肌间隔，进入前骨筋膜鞘，即与胫前血管伴行。其肌支支配小腿前群肌和足背肌，皮支分布于第 1 趾、第 2 趾相对面的背侧皮肤。当腓深神经损伤时，常表现为足不能背伸及伸趾。

2）骨筋膜鞘：外侧骨筋膜鞘的内容有腓骨长肌、腓骨短肌、腓浅神经和血管；前骨筋膜鞘的内容有胫骨前肌、长伸肌、趾长伸肌、第三腓骨肌，胫前动、静脉及腓深神经等。

2. 小腿后区

（1）浅层结构：此区皮肤弹性好，血供丰富，是临床上常用的带血管蒂皮瓣的供血区。浅筋膜内的浅静脉为小隐静脉及其属支。小隐静脉经外踝后方上行至小腿后区，在小腿上部穿入深筋膜，沿腓肠肌内、外侧头之间进入腘窝，注入腘静脉。如静脉瓣发育不良或深静脉回流受阻可致淤血或曲张。皮神经有腓肠内侧皮神经、腓肠外侧皮神经和腓肠神经。

（2）深层结构：小腿的后肌间隔，胫、腓骨膜及其间的骨间膜与小腿后区的深筋膜共同围成后骨筋膜鞘。后骨筋膜鞘的内容有小腿后群肌浅、深层，以及位于其间靠胫侧的胫后动、静脉及胫神经等，靠腓侧的腓动、静脉。胫骨滋养动脉沿胫骨后方下降，在胫骨的中、上 1/3 交界处后方进入胫骨，胫骨中段骨折伴移位时常发生远侧部分供血障碍，致骨折不易愈合。

3. 腓骨肌皮瓣的血管与神经 腓骨为长管状骨，横断面近似三角形，以致密皮质骨为主，中央为少量髓质骨。成人腓骨平均长约 34cm。腓骨体上段稍粗，称腓骨头，下端接近体表，形成外踝。腓骨体的上 3/4 为小腿肌肉附着。腓骨体前缘上部锐薄，下部钝圆，有小腿前肌间隔附着。腓骨体的外侧面，上部有腓骨长肌附着，下部有腓骨短肌起始。腓骨体内侧面上窄下宽，有趾长伸肌、踇长伸肌和第三腓骨肌起始。腓骨体后面有比目鱼肌、胫骨后肌和踇长屈肌起始。腓骨有 1～3 个滋养孔，90% 滋养孔位于腓骨中段后部。

腓骨和腓骨肌皮瓣的血供主要来自腓动脉，并有同名静脉伴行。腓动脉 90% 起自胫后动脉，起自胫前动脉或腘动脉各约 1%，约 8% 腓动脉替代胫后动脉。腓动脉起始部的外径约 3.6mm，伴行静脉一般有两条，外径约 4.5mm。腓动脉起始部距腓骨约 1cm，由起端行向外下，并逐渐靠近腓骨。

腓骨滋养动脉为腓动脉的分支，多为 1 支，起点在腓骨头下约 14cm，直接进入骨髓腔后再分支供养腓骨。弓状动脉有 3～15 支，平均 9 支，沿腓骨体呈节段性分布，由后向外向前环绕腓骨，在腓骨上中段走行方向近水平，在腓骨下段倾斜或螺旋行向外下，相互之间形成丰富的吻合网，供应骨膜和骨干。肌支腓动脉除经弓状动脉发出肌支外，直接发出肌支，肌支在近骨面时又发出骨膜支参与组成骨膜血管网。肌间隔皮支、肌皮动脉穿支，有 4～8 支，其中在腓骨头下 9～20cm 处有 2～3 支，血管外径约 1.5mm，且较恒定，经小腿后肌间隙

营养小腿外侧皮肤，覆盖面积可达 30cm×15cm。

由于腓骨有来自滋养动脉和弓状动脉两套血供，而弓状动脉沿腓骨下行呈节段性排列，分支供应腓骨表面的肌肉与骨膜，再经骨膜供应骨皮质，因此，腓骨可以截成多段，根据下颌骨的曲度进行任意塑形，而不影响其血供（图 8-10-1）。

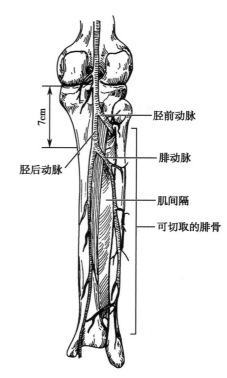

图 8-10-1　腓骨血供

【术前提示】

1. 术前准备 做好心理准备，加强医患间的沟通。按全麻手术前常规准备，了解患者全身情况，适宜行肌皮瓣游离移植手术。受区有供吻合的合适血管。多普勒检查双侧小腿的胫前动脉、胫后动脉、腓动脉的分支情况，多普勒寻找穿支血管，并做标记。术前小腿手术区备皮，准备微动力截骨工具与内固定器械和材料。

2. 制订腓骨肌皮瓣手术方案 根据受区创面大小、形状，制订小腿外侧皮瓣的切取范围，宽度最好控制在 3cm 之内，以便创面可以直接拉拢缝合；长度可达 10～20cm。骨瓣设计时，上段近腓骨头处保留 5～10cm，以保持膝关节稳定性；下方

近外踝处保留 8～10cm，以免影响外踝的功能；中间可切取 20～25cm 长的腓骨供移植（图 8-10-2）。

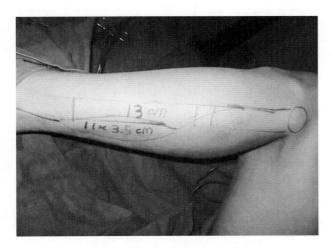

图 8-10-2　腓骨肌皮瓣的切口线设计

【手术操作与技巧】

1. 切口线的设计　在小腿上标示出腓骨头、腓骨体及腓骨外踝。以腓骨中下 1/3 交界点和腓骨后缘轮廓线为中心线设计皮瓣，也可将多普勒检查标记的血管穿支为中心设计皮瓣，宽度控制在 3cm 以内，可直接拉拢缝合。按照受区缺损所需骨的长度，在外踝上方 10cm 至腓骨头下方 5cm 之间，设计骨瓣，可切取的腓骨长 20～25cm。

2. 体位　平卧，垫高供侧臀部，并向对侧倾斜 20°，大腿内收，屈膝，并使小腿处于内旋位。

3. 驱血　在膝关节上 10cm 大腿部位上止血带。下肢驱血后，止血带充气压力至 60kPa。驱血时间一般不超过 1h，超时后应放松一次，5～10min 后重新驱血。

4. 皮瓣切取　先切开皮瓣前缘，切开皮肤、皮下组织与深筋膜，沿肌肉表面向后方锐性分离，在腓骨长肌与比目鱼肌肌间隔处寻找血管的肌间隔皮支，可有 1～2 支，注意保护，使肌间隔筋膜与皮瓣相连，将深筋膜与皮瓣的皮下组织缝合数针，防止损伤肌间隔皮支（图 8-10-3）。

自肌间隔解剖至腓骨表面，沿腓骨表面向前方锐性分离腓骨长肌，注意在腓骨表面保留 0.5mm

肌袖，同时注意勿损伤胫前动脉，分离至骨间膜并切开（图 8-10-4）。

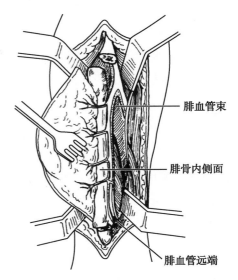

腓血管束

腓骨内侧面

腓血管远端

图 8-10-3　腓骨肌皮瓣制备示意图

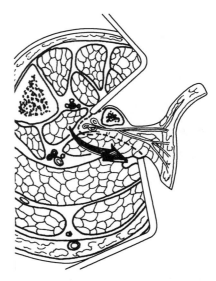

图 8-10-4　腓骨肌皮瓣制备横断面示意图

于腓骨上下端拟截骨处切开骨膜，以线锯分别锯开，将切断的腓骨牵引向外，骨断端以骨蜡止血，于远心端寻找腓动脉，结扎并切断。

注意保护肌间隔皮支、腓动静脉，锐性分离腓骨后缘的𧿹长屈肌，注意保护胫后动脉与腓深神经，自远心端向近心端分离，在腓骨肌皮瓣上保留部分𧿹长屈肌肌肉，仔细结扎沿途的肌穿支血管，直至血管蒂在胫后动脉的起点处。至此，腓骨肌皮瓣仅有血管蒂相连,血管蒂的长度通常为3~5cm(图8-10-5,图8-10-6)。

松开止血带,观察腓骨肌皮瓣血供,彻底止血。根据缺损下颌骨的形态,将腓骨以微动力来复锯截断,小型钛板固定成形。必要时,可设计双层腓骨折叠,保证达到所需的下颌骨高度,利于二期牙种植。

待受区血管准备完善后,结扎切断腓动静脉近心端,将皮瓣完全游离、取下,用盐水纱布包裹,适度的压力将皮瓣中的血液挤出。腓动脉有两条伴行静脉,吻合一根动脉与一根静脉即可保证组织瓣的血供(图8-10-7)。

腓骨宽度较下颌骨窄,为恢复下颌骨高度,利于牙种植,可将腓骨折叠成双层修复下颌骨缺损。

5. 供区处理 供区创面彻底止血,分层缝合肌肉、深筋膜、皮下组织,皮肤游离后直接拉拢缝合。如果皮瓣切取较大,不能直接缝合关闭,可自腹部取皮,覆盖创面。

【术后处理】

1. 观察脚指甲床毛细血管充盈的情况,防止足部的血液循环障碍。

2. 卧床1周,抬高供区下肢15°,减轻水肿,术后1周下地,1个月后负重。

3. 严密观察腓骨皮瓣的血供,出现血管危象时及时抢救、处理。

4. 未带皮瓣的腓骨肌瓣移植,术后可采用核素骨扫描了解移植骨血供情况。

5. 术后限制下颌运动3~4周。

【并发症及其防范】

1. 皮瓣出血 穿支结扎不彻底引起,在皮瓣移植、血管吻合后,应仔细检查,彻底结扎、止血。

2. 供区血肿 供区创面止血不彻底所致,应进行细致、严密止血。

3. 踝关节不稳定 虽然保存腓骨远心端8~10cm,但对踝关节的稳定性仍有一定影响,对于需要负重工作或从事体育运动者要慎用。

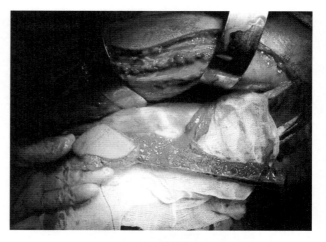

图8-10-5　腓骨肌皮瓣的血管蒂

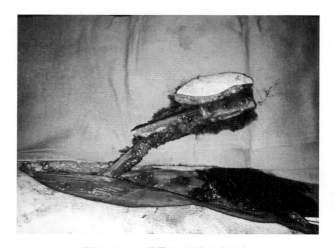

图8-10-6　腓骨肌皮瓣手术制备

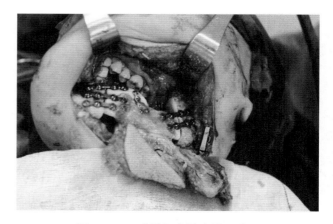

图8-10-7　腓骨肌皮瓣移植于受区

4. 垂足畸形 制备组织瓣时,注意保护腓深神经。如有损伤,可应用神经营养药物。

(袁荣涛)

第十一节 游离空肠自体移植术

【概述】

游离空肠自体移植在头颈外科修复和重建中具有独特的地位。1961 年 Roberts 和 Douglas 将游离空肠自体移植成功应用于临床。1986 年王天铎等报道了游离空肠移植整复下咽颈段食管缺损及喉功能重建手术。随着显微外科技术的日臻成熟，该项技术的应用日益广泛，成为颈部环形缺损修补的重要技术。临床实践表明，游离空肠自体移植具有不受血管蒂长度和缺损长度的限制、血运丰富、取材方便、相对安全等优点。Shangold 等（1991）综述分析 633 例游离空肠自体移植患者，围手术期死亡率为 4.4%。

【解剖提示】

1. 空肠 空肠上端起自十二指肠空肠曲，下端与回肠相延续。空肠和回肠均为系膜小肠，其结构有所不同，但其变化是逐渐发生的，两者之间无明显界限。通常认为系膜小肠的近侧 2/5 为空肠，远侧 3/5 为回肠。空肠管径较粗，管壁较厚，血管较多，颜色较红，呈粉红色。空肠动脉起源于肠系膜上动脉的左侧，通常有 12～15 支，其走行相互平行，每条血管发出 2 条动脉分支，相邻的动脉分支相互连接形成肠系膜内的动脉弓，空肠的动脉弓级数通常有 1～2 级，最后发出较长的小而直的直血管。空肠的结构和动脉供应如图 8-11-1 所示。

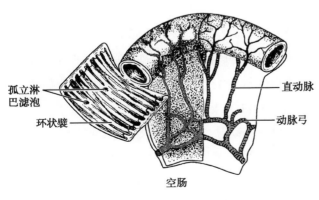

图 8-11-1 空肠结构及其动脉示意图

2. 受区血管的选择 受区动脉多选择甲状腺上动脉或面动脉，受区静脉多选择面后静脉及其附近静脉。

3. 供区血管的选择 通常在 1 条空肠动脉和 2 条伴行静脉中，采用显微血管吻合 1 条动脉和 1 条静脉。要先行固定空肠，然后再行血管吻合。

【术前提示】

1. 下咽癌病变沿纵轴向上向下的扩展 香港玛丽医院（1996）对 57 例下咽癌患者的病理标本整个器官切片观察，观察到肿瘤沿着纵轴向上扩展为 3～10mm，向下扩展为 3～35mm，大部分在 10～15mm，一般来说向下侵犯更远一些。其扩展方式有 3 种：①肿瘤前大范围的黏膜增厚，这种扩展方式肉眼即可观察；②肿瘤呈多舌状和多岛状向四周扩散，黏膜无增厚，这种情况肉眼不易发现；③病变呈跳跃性。下咽癌的这些扩展特点，决定了手术需要切除足够的范围。

2. 游离空肠移植的禁忌证 术前要经多学科协作讨论进行针对游离空肠自体移植禁忌证的评估，禁忌证包括一般的全身禁忌证和针对该手术的禁忌证。不利于游离空肠自体移植的受区局部的主要因素包括：①缺乏合适的受区血管；②病变蔓延到胸段食管。这两种情况可采用咽 - 胃吻合术等方法。腹水、克罗恩病和慢性肠道炎症等不适宜进行游离空肠自体移植。有广泛腹腔手术史、腹腔脓毒血症病史的患者属相对禁忌证。

3. 游离空肠移植的优点 采用游离空肠移植至少具有以下优点：便于修复较大、较长的缺损。与管状皮肤组织瓣修复相比，术后吞咽功能较好。游离空肠具有较好的伸缩性，具有较大的管腔。空肠具有分泌作用，产生的黏液有助于吞咽。为观察术后放疗对移植空肠的影响，韦霖等（1998）对游离空肠自体移植术后放疗的患者，进行了为期 2 年的前瞻性研究，认为放疗对肠黏膜的损伤并不严重，放疗剂量的选择应以控制肿瘤为目标。具体患者的术后放疗设计，应由多学科协作制订。

4. 游离空肠自体移植的术前准备　手术前必须对患者进行详细的头颈外科检查、电子纤维喉镜检查、胃镜检查以及颈胸部增强 CT，评估颈部淋巴结转移情况。有外周血管特别是小血管疾病的患者，不适合行微血管吻合的游离空肠移植。

5. 游离空肠自体移植的术中观察　腹腔探查后，选择满意的肠段进行移植，一般近心段的空肠段血管更丰富，更适合移植（图 8-11-2）。理想的空肠段血管有一条动脉和一条静脉通向肠系膜根部，一般吻合一条动脉、一条静脉，也可以吻合一条动脉、两条静脉。先不切断肠系膜内供应空肠的血管，要等到移植时再进行处理。

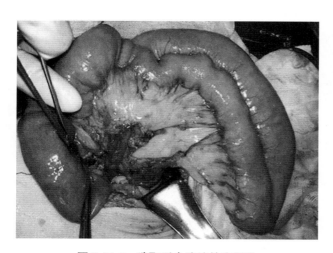

图 8-11-2　选取适合移植的空肠段

【手术操作与技巧】

1. 下咽病变的切除　气管切开插管行全身麻醉，切口一般用 H 形切口，仅须行一侧颈清扫术的患者可以用半 H 形切口。先行颈部淋巴结清扫术，术式根据颈部淋巴结转移情况决定。

颈清扫术后行原发灶肿瘤切除，平第 3 气管软骨环上缘横断气管，下残断端固定于胸骨上窝皮肤切口，制作永久性气管造口。游离喉部与下咽部，游离颈段食管，将全喉、全下咽及部分颈段食管连同其内肿瘤一并切除。有些经选择的患者也可行保留喉功能的下咽癌切除术。

下咽癌切除手术参见第四章第三十节。

2. 空肠瓣的获取　做上腹正中切口，辨认十二指肠和空肠的接合部。检查近端的空肠和肠系膜。通常认为第二圈的空肠较为适合，因其具有良好的血管系统。肠系膜上动脉的一个分支有一静脉伴行。确定好血管很明确、拥有长而直血管蒂的肠袢，将适当长度的空肠管连同其所带的血管蒂一并取出（图 8-11-3）。解剖从空肠血管开始，向空肠进行，然后空肠段随供血的弓形动脉一起分离，通常取 12～15cm 的空肠。

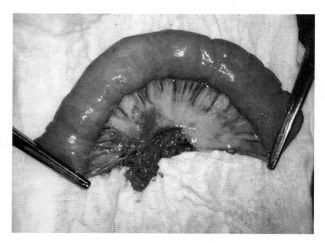

图 8-11-3　带血管蒂的游离空肠段

颈部切除结束、吻合血管的准备充分后，方可切断空肠段的血运。空肠断端以常规方法重新吻合。采用腹腔镜技术获取空肠瓣可减少剖腹手术的并发症。

3. 空肠瓣的移植　切除下咽肿瘤、取下游离空肠段后，可将游离空肠段置于常温生理盐水中保存备用，游离空肠的缺血时间不能超过 2h。切取长度合适的游离空肠瓣移至颈部下咽 - 食管缺损处。

将切取的空肠移至颈部术野内，按空肠蠕动的方向摆放，将空肠上下端分别与口咽断端、食管断端后壁吻合，固定空肠。

将空肠动脉与甲状腺上动脉或面动脉吻合，空肠静脉与颈外静脉或甲状腺上静脉或回流入颈内静脉的管径与空肠静脉大致相当的静脉吻合，开放血管夹，最后吻合两个吻合口的前壁（图 8-11-4）。

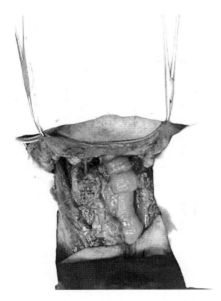

图 8-11-4　游离空肠吻合完成

4. 游离空肠瓣的其他应用　游离空肠瓣也可用于口腔、咽部的重建，但会分泌过多黏液。通过改变方法，也可尝试使用游离空肠瓣进行许多复杂的修复重建。如 Imanishi 等（2004）采用的 S 形游离空肠片状瓣用于舌全切除和喉全切除术后的口底和咽的重建，其针对舌全切除合并喉全切除术后的口底和咽部缺损范围大、形态复杂，创用 S 形游离空肠片状瓣修复整个口底及咽、食管的前侧壁。手术取长约 40cm 带血管蒂的空肠，在离断血管蒂前于肠系膜对侧全程纵行剖开肠管，形成 1 个矩形的黏膜组织片；近段第 1 个 1/4 折叠与第 2 个 1/4 平行，进而第 3 个 1/4 和第二个 1/4 反方向平行折叠，至此即形成 S 形；随即相近两边沿边对边缝合，此部分用来修复整个口底。其余远端 1/4 空肠片状瓣用于修补下咽和颈段食管的前侧壁。将制成空肠片状瓣与颈部缺损对齐，血管蒂与受区血管吻合。重建咽食管通道时保持口底黏膜相对平坦并具有合适的纵行张力以利于食物的通过。

在 Imanishi 等进行的 2 例手术中，1 例舌鳞癌（$T_4N_2cM_0$），术后 16 天开始经口进食，术后 7 个月死于远处转移；1 例舌跟腺样囊腺癌侵及会厌（$T_4N_0M_0$）术后 12 天经口进食，至今无瘤存活 9 个月，可常规进食。传统常用胸大肌肌皮瓣和游离

腹直肌肌皮瓣修复全喉切除和全舌切除术后的缺损，但是这些移植物有一定的缺点，如挛缩倾向、持续脱屑、由于不能分泌黏液而干燥等。游离空肠片状瓣具有黏膜的特性，有黏液分泌、术后不易挛缩、可塑性好、薄而柔软等优点，可完成复杂的三维缺损的修复；该方法的缺点是吻合口长，这可能增加手术时间和发生吻合口瘘的概率，可以通过应用吻合器和仔细缝合来弥补这些不足。

【术后处理】

1. 移植空肠管血运的直接观察　因术后移植空肠的观察很困难，有人在颈部切口处留一窗口，在窗口外留一部分肠管的浆膜面进行观察。有些患者经口腔可以观察到移植物。亦可采用内镜观察。直接观察是最为可靠的观察法。

2. 彩色超声多普勒观察　术后应用经皮彩色超声多普勒观察两个吻合血管的通畅情况，一般术后 3h 内做 1 次，观察血管通畅情况；术后前 3 天内每天做两次；术后第 4 天到第 7 天，每天做 1 次。

3. 营养　空肠吻合前可置鼻饲管，并将其远端置入胃内，便于术后胃肠减压，肠蠕动恢复后可停掉胃肠减压，此时可用鼻饲管进食流质直到经口进食，方可将鼻饲管拔出。也可以空肠端端吻合后做一空肠造瘘，置一空肠营养管，肠蠕动恢复后经造瘘管进食营养，术后 7～10 天恢复经口进食后拔出造瘘管。

4. 术后放疗　一般术后放疗剂量不超过 50～55Gy，剂量过大可能会对移植的空肠造成损伤。

【并发症及其防范】

1. 移植物坏死　游离空肠瓣的坏死是较为严重的并发症。其发生有血管自身的因素和吻合的技术因素，这些因素导致动脉不通或静脉阻塞，均可导致空肠瓣坏死。早期发现空肠尚未出现坏死者，可以打开探查，重新吻合。一旦发生空肠坏死，应将坏死的空肠切除，颈部清创，进行咽部造瘘、食管造瘘、气管造瘘，待患者充分好转、条件允许时再次进行游离空肠自体移植或行咽 - 胃吻合术。

2. 瘘 预防瘘的形成主要强调黏膜吻合时对位精确、严格避免张力和吻合口附近放置确切有效的引流以消灭无效腔。一旦发生瘘，应充分引流、控制感染，加强营养待其愈合。必要时待条件允许时进行修补。较大的瘘可采用胸大肌肌皮瓣等进行修补。

3. 吻合口狭窄 术后吻合口狭窄的发生率不高。为避免吻合口狭窄，空肠段的近端应修剪成斜面使其与口咽部宽度相匹配。另外，颈部的食管断端在吻合前须准备妥当，以便及时吻合。

（邱　杰　卜令学　孙　彦）

参考文献

[1] 孙鸿泉. 耳鼻咽喉科手术学. 2 版. 北京: 人民卫生出版社, 1982.

[2] 姜泗长, 顾瑞, 杨伟炎. 耳鼻咽喉-头颈外科手术学. 2 版. 北京: 人民军医出版社, 2005.

[3] 黄鹤年. 耳鼻咽喉头颈外科手术学. 上海: 上海科学技术出版社, 1995.

[4] 王世勋, 王燕猷. 耳鼻咽喉科手术学. 2 版. 天津: 天津科学技术出版社, 1999.

[5] 钱永忠, 樊忠, 李培华, 等. 耳鼻咽喉头颈外科手术指南. 北京: 人民军医出版社, 2000.

[6] 黄选兆, 汪吉宝, 孔维佳. 实用耳鼻咽喉头颈外科学. 2 版. 北京: 人民卫生出版社, 2007.

[7] 樊忠, 王天铎. 实用耳鼻咽喉科学. 济南: 山东科学技术出版社, 1997.

[8] 屠规益. 现代头颈肿瘤外科学. 北京: 科学出版社, 2004.

[9] 孔维佳, 周梁. 耳鼻咽喉头颈外科学. 3 版. 北京: 人民卫生出版社, 2015.

[10] 梅耶. 耳鼻咽喉头颈外科手术学: 第 2 版. 倪道凤, 陶泽璋, 张秋杭, 等译. 天津: 天津科技翻译出版有限公司, 2017.

[11] 陈日亭. 颌面颈手术解剖. 北京: 人民卫生出版社, 1984.

[12] 王启华. 实用眼耳鼻咽喉头颈外科解剖学. 2 版. 北京: 人民卫生出版社, 2010.

[13] 王正敏. 王正敏耳显微外科学. 上海: 上海科技教育出版社, 2004.

[14] 卜国玄, 樊忠. 耳鼻咽喉神经外科学. 长春: 吉林科学技术出版社, 1992.

[15] 钱永忠, 李培华, 乔月华, 等. 感音神经性听力损失眩晕及耳鸣诊疗指南. 上海: 第二军医大学出版社, 2005.

[16] 桑娜. 颞骨解剖及手术路径. 马芙蓉, 译. 北京: 人民卫生出版社, 2006.

[17] 桑娜. 中耳乳突显微外科学: 第 2 版. 李永新, 龚树生, 译. 北京: 北京大学医学出版社, 2013.

[18] 库克, 简金斯. 耳外科手术图谱. 卜行宽, 译. 南京: 江苏科学技术出版社, 2007.

[19] 韩德民, 周兵. 鼻内镜外科学. 2 版. 北京: 人民卫生出版社, 2012.

[20] 沃玛德. 内镜鼻窦外科学: 解剖学基础、CT 三维重建和手术技术: 第 2 版. 韩德民, 张罗, 译. 北京: 人民卫生出版社, 2010.

[21] 西蒙, 琼斯. 内镜鼻窦手术及其扩展应用. 韩德民, 译. 北京: 人民卫生出版社, 2008.

[22] 卡西阿诺. 鼻内镜鼻窦手术操作图谱. 张罗, 周兵, 译. 北京: 人民卫生出版社, 2004.

[23] 王炜. 鼻整形美容外科学. 杭州: 浙江科学技术出版社, 2011.

[24] 韩德民. 睡眠呼吸障碍外科学. 北京: 人民卫生出版社, 2006.

[25] 张庆泉. 阻塞性睡眠呼吸暂停低通气综合征外科技术. 北京: 人民卫生出版社, 2012.

[26] 孙炜, 李娜, 孙彦. 阻塞性睡眠呼吸暂停综合征的诊断和治疗. 青岛: 青岛海洋大学出版社, 2002.

[27] 屠规益. 喉癌下咽癌现代理论与临床. 济南: 山东科学技术出版社, 2002.

[28] 王天铎. 喉科手术学. 2 版. 北京: 人民卫生出版社, 2007.

[29] 屠规益, 唐平章, 徐震纲. 颈淋巴结转移癌临床: 经典与现代理念. 北京: 人民卫生出版社, 2010.

[30] 王天铎. 王天铎头颈外科手术学. 济南: 山东科学技术出版社, 2011.

[31] 萨阿. 头颈外科学与肿瘤学: 第 3 版. 韩德民, 于振坤, 译. 北京: 人民卫生出版社, 2005.

[32] 垣添忠生, 林隆一. 头颈肿瘤外科手术技巧. 任晓勇, 译. 西安: 陕西科学技术出版社, 2015.

[33] 张秋航. 内镜颅底外科学. 北京: 人民卫生出版社, 2013.

[34] 阎承先. 小儿耳鼻喉科学. 2 版. 天津: 天津科学技术出版社, 2000.

[35] 张亚梅, 张天宇. 实用小儿耳鼻咽喉科学. 北京: 人民卫生出版社, 2011.

[36] 罗森, 辛普森. 嗓音外科手术技巧. 方锐, 译. 上海: 上海科学技术出版社, 2017.

[37] 孙彦, 李娜, 杨松凯. 耳鼻咽喉头颈外科手术技巧. 北京: 科学技术文献出版社, 2004.

[38] 中华医学会外科学分会, 中华医学会麻醉学分会. 加速康复外科中国专家共识及路径管理指南（2018 版）. 中国实用外科杂志, 2018, 38（1）: 1-20.

[39] 王成硕, 程雷, 刘争, 等. 耳鼻咽喉头颈外科围术期气道管理专家共识. 中国耳鼻咽喉头颈外科, 2019, 26（9）: 463-471.

[40] 中华耳鼻咽喉头颈外科杂志编辑委员会耳科组, 中华医学会耳鼻咽喉头颈外科学分会耳科组, 中华医学会整形外科学分会耳再造学组. 先天性外中耳畸形临床处理策略专家共识. 中华耳鼻咽喉头颈外科杂志, 2015, 50（3）: 182-186.

[41] 中华医学会耳鼻咽喉头颈外科学分会耳科学组, 中华耳鼻咽喉头颈外科杂志编辑委员会耳科组. 中耳炎临床分类和手术分型指南（2012）. 中华耳鼻咽喉头颈外科杂志, 2013, 48（1）: 5.

[42] 杨仕明, 汪绪武, 邹艺辉. 耳内镜下夹层法鼓膜成形术. 军医进修学院学报, 2009, 30（6）, 810-812.

[43] 中华耳鼻咽喉头颈外科杂志编辑委员会, 中华医学会耳鼻咽喉头颈外科学分会, 中国残疾人康复协会听力语言康复专业委员会. 人工耳蜗植入工作指南（2013）. 中华耳鼻咽喉头颈外科杂志, 2014, 49（2）: 89-95.

[44] 中华耳鼻咽喉头颈外科杂志编辑委员会鼻科组, 中华医学会耳鼻咽喉头颈外科学分会鼻科学组. 慢性鼻 - 鼻窦炎诊断和治疗指南（2012 年, 昆明）. 中华耳鼻咽喉头颈外科杂志, 2013, 48（2）: 92-94.

[45] 中华耳鼻咽喉头颈外科杂志编辑委员会鼻科组, 中华医学会耳鼻咽喉头颈外科学分会鼻科学组. 鼻出血诊断及治疗指南（草案）. 中华耳鼻咽喉头颈外科杂志, 2015, 50（4）: 265-267.

[46] 韩德民, 周兵, 葛文彤, 等. 影像导航系统在鼻内窥镜手术中的应用. 中华耳鼻咽喉科杂志, 2001, 36（2）: 126-128.

[47] 中华耳鼻咽喉头颈外科杂志编辑委员会咽喉组, 中华医学会耳鼻咽喉头颈外科学分会嗓音学组, 中华医学会耳鼻咽喉头颈外科学分会咽喉学组, 等. 喉白斑诊断与治疗专家共识. 中华耳鼻咽喉头颈外科杂志, 2018, 53（8）: 564-569.

[48] 屠规益, 祁永发. 舌骨肌瓣在部分喉手术中的应用. 中华耳鼻咽喉科杂志, 1983, 18（2）: 82-84.

[49] 屠规益. 喉癌手术及颈清扫术命名建议. 中华耳鼻咽喉科杂志, 2003, 38（1）: 75-77.

[50] 中华耳鼻咽喉头颈外科杂志编辑委员会头颈外科组, 中华医学会耳鼻咽喉头颈外科学分会头颈学组. 喉癌外科手术及综合治疗专家共识. 中华耳鼻咽喉头颈外科杂志, 2014, 49（8）: 620-626.

[51] 中华耳鼻咽喉头颈外科杂志编辑委员会头颈外科组, 中华医学会耳鼻咽喉头颈外科学分会头颈外科学组. 下咽癌外科手术及综合治疗专家共识. 中华耳鼻咽喉头颈外科杂志, 2017, 52（1）: 16-24.

[52] 中华耳鼻咽喉头颈外科杂志编委会, 中华医学会耳鼻咽喉科学分会. 头颈部恶性肿瘤颈淋巴转移的治疗方案和手术命名（2004 年, 大连）. 中华耳鼻咽喉头颈外科杂志, 2005, 40（2）: 84-86.

[53] 中华耳鼻咽喉头颈外科杂志编辑委员会头颈外科组, 中华医学会耳鼻咽喉头颈外科学分会头颈外科学组, 中国医师协会耳鼻喉分会头颈外科学组. 头颈部鳞状细胞癌颈淋巴结转移处理的专家共识. 中华耳鼻咽喉头颈外科杂志, 2016, 51（1）: 25-33.

[54] 中华医学会耳鼻咽喉头颈外科学分会咽喉学组, 中华医学会耳鼻咽喉头颈外科学分会嗓音学组, 中华医学会中华耳鼻咽喉头颈外科杂志编辑委员会咽喉组. 喉气管狭窄诊断与治疗专家共识. 中华耳鼻咽喉头颈外科杂志, 2018, 53（6）: 410-413.

[55] 中华医学会耳鼻咽喉头颈外科学分会小儿学组. 中国儿童气管支气管异物诊断与治疗专家共识. 中华耳鼻咽喉头颈外科杂志, 2018, 53（5）: 325-338.

[56] 杨果凡, 陈宝驹, 高玉智. 前臂游离皮瓣移植术. 中华医学杂志, 1981, 61（3）: 139-141.

[57] 徐达传, 钟世镇, 刘牧之, 等. 股前外侧部皮瓣的解剖学: 一个新的游离皮瓣供区. 临床应用解剖学杂志, 1984, 2（3）: 158-160.

[58] 张陈平, 张志愿, 邱蔚六, 等. 口腔颌面部缺损的修复重建: 1973 例临床分析. 中国修复重建外科杂志, 2005, 19（10）: 773-776.

[59] GLASSCOCK Ⅲ M E, GULYA A J. Glasscock-Shambaugh: surgery of the ear. 5th ed. Hamilton: BC Decker, 2003.

[60] BRACKMANN D E, SHELTON C S, ARRIAGA M A. Otologic surgery. 3rd ed. Philadephia: Saunders, 2010.

[61] PRESUTTI L, MARCHIONI D. Endoscopic ear surgery

principles, indications, and techniques. New York: Thieme, 2014.

[62] WAX M K. Facial paralysis a comprehensive rehabilitative approach. San Diego: Plural Publishing, 2015.

[63] KENNEDY D W, BOLGER W E. Diseases of the sinuses: diagnosis and management. Hamilton: BC Decker, 2001.

[64] WORMALD P J. Endoscopic sinus surgery: anatomy three-dimensional reconstruction, and surgery technique. 2nd ed. New York: Thieme, 2008.

[65] CASIANO R R. Endoscopic sinus surgery dissection manual. New York: Marcel Dekker, 2002.

[66] LEVINE H L, CLEMENTE M P. Sinus surgery endoscopic and microscopic approaches. New York: Thieme, 2005.

[67] DEDO H H. Surgery of the larynx and trachea. Philadelphia: BC Decker Inc, 1990.

[68] SHAH J P, PATEL S G, SINGH B. Jatin Shah's head and neck surgery and oncology. 4th ed. Philadelphia: Elsevier, 2012.

[69] WEI W I, SHAM J. Cancer of the larynx and hypopharynx. Oxford: Isis Medical Media, 2000.

[70] LUND V J, HOWARD D J, WEI W I. Tumors of the nose, sinuses, and nasopharynx. New York: Thieme, 2014.

[71] AMIN M B. AJCC cancer staging manual. 8th ed. New York: Springer, 2017.

[72] GENDEN E M, VARVARES M A. Head and neck cancer. New York: Thieme, 2008.

[73] CERNEA C R. Pearls and Pitfalls in Head and Neck Surgery. Basel: Karger, 2008.

[74] LORE JR J M, MEDINA JE. An alas of head and neck surgery. 4th ed. New York: Thieme, 2005.

[75] LUCIONI M. Practical guide to neck dissection. Berlin: Springer, 2007.

[76] HANNA E Y, DEMONTE F. Comprehensive management of skull base tumors. New York: Informa Healthcare, 2009.

[77] WEI F C, MARDINI S. Flaps and reconstructive surgery. Philadephia: Saunders, 2009.

[78] SHEEHY J L, ANDERSON R G. Myringoplasty, a review of 472 cases. Ann Otol Rhinol Laryngol, 1980, 89(4Pt1): 331-334.

[79] MITCHELL R B, PEREIRA K D, LAZAR R H. Fat graft myringoplasty in children--a safe and successful day-stay procedure. J Laryngol Otol, 1997, 111(2): 106-108.

[80] LIEW L, DAUDIA A, NARULA A A. Synchronous fat plug myringoplasty and tympanostomy tube removal in the management of refractory otorrhoea in younger patients. Int J Pediatr Otorhinolaryngol, 2002, 66(3): 291-296.

[81] TARABICHI M. Endoscopic management of acquired cholesteatoma. Am J Otol, 1997, 18(5): 544-549.

[82] LI C, ZHANG T, FU Y, et al. Congenital aural atresia and stenosis: surgery strategies and long-term results. Int J Audiol, 2014, 53(7): 476-481.

[83] LIEBERTHAL A S, CARROLL A E, CHONMAITREE T, et al. The diagnosis and management of acute otitis media. Pediatrics, 2013, 131(3): 964-999.

[84] EMANUELLI E, BIGNAMI M, DIGILIO E, et al. Post-traumatic optic neuropathy: our surgical and medical protocol. Eur Arch Otorhinolaryngol, 2015, 272(11): 3301-3309.

[85] HORIGUCHI K, MURAI H, HASEGAWA Y, et al. Endoscopic endonasal trans-sphenoidal optic nerve decompression for traumatic optic neuropathy--technical note. Neurol Med Chir(Tokyo), 2010, 50(6): 518-522.

[86] HOL M K, HUIZING E H. Treatment of inferior turbinate pathology: a review and critical evaluation of the different techniques. Rhinology, 2000, 38(4): 157-166.

[87] SUZUKI S, YASUNAGA H, MATSUI H, et al. Complication rates after functional endoscopic sinus surgery: nalysis of 50 734 japanese patients. Laryngoscope, 2015, 125(8): 1785-1791.

[88] GOLINELLI G, TOSO A, TARANTO F, et al. Delayed carotid pseudoaneurysm: a life-threatening complication after endoscopic sinus surgery. Journal of Craniofacial Surgery, 2012, 23(6): 1822-1824.

[89] LIN J S, LIU T T, MANES R P, et al. Superior oblique palsy: a complication of endoscopic sinus surgery. Journal of American Association for Pediatric Ophthalmology and Strabismus, 2015, 19(2): 180-181.

[90] KIM H S, SUH H W, HA K Y, et al. The usefulness of the endonasal incisional approach for the treatment

of nasal bone fracture. Arch Plast Surg, 2012, 39(3): 209-215.

[91] JUSTICE J M, ORLANDI R R. An update on attitude and use of image-guided surgery. Int Forum Allergy Rh, 2012, 2(2): 155-159.

[92] ETTYREDDY A R, GEORG M W, CHI D H, et al. Button battery injuries in the pediatric aerodigestive tract. Ear Nose Throat J, 2015, 94(12): 486-493.

[93] WINDFUHR J P, TOEPFNER N, STEFFEN G, et al. Clinical practice guideline: tonsillitis Ⅱ. Surgical management. Eur Arch Otorhinolaryngol, 2016, 273(4): 989-1009.

[94] MITCHELL R B, ARCHER S M, ISHMAN S L, et al. Clinical practice guideline: tonsillectomy in children (update). Otolaryngol Head Neck Surg, 2019, 160(1 suppl): 1-42.

[95] FORASTIERE A A, ISMAILA N, LEWIN J S, et al. Use of larynx-preservation strategies in the treatment of laryngeal cancer: American society of clinical oncology clinical practice guideline update. J Clin Oncol, 2018, 36(11): 1143-1169.

[96] TU G Y, TANG P Z, JIA C Y. Horizonto-vertical laryngectomy for supraglottic carcinoma. Otolaryngol Head Neck Surgery, 1997, 117(3): 280-286.

[97] WEI W I, TUEN H H, NG R W, et al. Safe tracheostomy for patients with severe acute respiratory syndrome. Laryngoscope, 2003, 113(10): 1777-1779.

[98] HAUGEN B R, ALEXANDER EKBIBLE K C, et al. 2015 American thyroid association management guidelines for adult patients with thyroid nodules and differentiated thyroid cancer: the American thyroid association guidelines task force on thyroid nodules and differentiated thyroid cancer. Thyroid, 2016, 26(1): 1-133.

[99] FRANCIS G L, WAGUESPACK S G, BAUER A J, et al. Management guidelines for children with thyroid nodules and differentiated thyroid cancer. Thyroid, 2015, 25(7): 716-759.

[100] MICCOLI P, MATTEUCCI V. Video-assisted surgery for thyroid cancer patients. Gland Surg, 2015, 4(5): 365-367.

[101] LEE H, LEE J, SUNG K Y. Comparative study comparing endoscopic thyroidectomy using the axillary approach and open thyroidectomy for papillary thyroid microcarcinoma. World J Surg Oncol, 2012, 10: 269.

[102] HUANG X M, SUN W, ZENG L, et al. Gasless endoscopic thyroidectomy via an anterior chest approach: a review of 219 cases with benign tumor. World J Surg, 2011, 35(6): 1281-1286.

[103] MEHANNA R, MURPHY M S, SHEAHAN P. Thyroid tubercle of zuckerkandl is more consistently present and larger on the right: a prospective series. Eur Thyroid J, 2014, 3(1): 38-42.

[104] PISANU A, PORCEDDU G, PODDA M, et al. Systematic review with meta-analysis of studies comparing intraoperative neuromonitoring of recurrent laryngeal nerves versus visualization alone during thyroidectomy. J Surg Res, 2014, 188(1): 152-161.

[105] KIHARA M, MIYAUCHI A, KONTANI K, et al. Recovery of parathyroid function after total thyroidectomy: long term follow up study. ANZ J Surg, 2005, 75(7): 532-536.

[106] CHEN J, WANG J D. Radioguided parathyroidectomy in patients with secondary hyperparathyroidism due to chronic renal failure. Nuclear Medicine Communications, 2014, 35(4): 391-397.

[107] CHEN J, ZHOU Q Y, WANG J D. Comparison between subtotal parathyroidectomy and total parathyroidectomy with autotransplantation for secondary hyperparathyroidism in patients with chronic renal failure: a meta-analysis. Horm Metab Res, 2015, 47(9): 643-651.

[108] NIXON I J, GANLY I, PATEL S G, et al. Observation of clinically negative central compartment lymph nodes in papillary thyroid carcinoma. Surgery, 2013, 154(6): 1166-1173.

[109] WEI W I, SHAM J S. Nasopharyngeal carcinoma. Lancet, 2005, 365(9476): 2041-2054.

[110] PASTOR M, LOPEZ POUSA A, DEL BARCO E, et al. SEOM clinical guideline in nasopharynx cancer(2017). Clin Transl Oncol, 2018, 20(1): 84-88.

[111] CHAN J Y W, WEI W I. Three-dimensional endoscopy for endoscopic salvage nasopharyngectomy: preliminary

report of experience. Laryngoscope, 2018, 128（6）: 1386-1391.

[112] WEI W I. Salvage surgery for recurrent primary naso-pharyngeal carcinoma. Crit Rev Oncol Hematol, 2000, 33（2）: 91-98.

[113] WEI W I, LAM K H, SHAM J S. New approach to the nasopharynx: the maxillary swing approach. Head Neck, 1991, 13（3）: 200-207.

[114] WEI W I, HO C M, YUEN P W, et al. Maxillary swing approach for resection of tumors in and around the naso-pharynx. Arch Otolaryngol Head Neck Surg, 1995, 121（6）: 638-642.

[115] ZHANG Q H, WANG Z L, GUO H C, et al. Endo-scopic approach to remove intra-extracranial tumors in various skull base regions: 10-year experience of a single center. CMJ, 2017, 130（24）: 2933-2940.

[116] CAVALLO L M, FRANK G, CAPPABIANCA P, et al. The endoscopic endonasal approach for the manage-ment of craniopharyngiomas: a series of 103 patients. J Neurosurg, 2014, 121（1）: 100-113.

[117] CUI P, GAO P, LUO J, et al. Thyroid alar cartilage graft laryngotracheal reconstruction in adults. Otolaryn-gol Head Neck Surg, 2011, 144（5）: 747-750.

[118] SPRIANO G, PELLINI R, ROSELLI R. Pectoralis major myocutaneous flap for hypopharyngeal reconstruction. Plast Reconstr Surg, 2002, 110（6）: 1408-1413.

[119] FABRE D, KOLB F, FADEL E, et al. Successful tracheal replacement in humans using autologous tissues: an 8-year experience. Ann ThoracSurg, 2013, 96（4）: 1146-1155.

[120] WEI W I, LAM L K, YUEN P W, et al. Current status of pharyngolaryngo-esophagectomy and pharyngogas-tric anastomosis. Head Neck, 1998, 20（3）: 240-244.

[121] 王天铎, 孙永恩, 陈瑛. 游离空肠移植整复喉咽颈段食管缺损及喉功能重建术. 中华耳鼻咽喉科杂志, 1986, 21（2）: 81-84.

[122] WEI W I, CHEN J Y W. Surgical treatment of advanced staged hypopharyngeal cancer. Adv Otorhinolaryngol, 2019, 83: 66-75.

图书在版编目（CIP）数据

耳鼻咽喉头颈外科手术操作方法与技巧/孙彦，李娜主编. —北京：人民卫生出版社，2023.10

ISBN 978-7-117-35319-9

Ⅰ.①耳… Ⅱ.①孙…②李… Ⅲ.①耳鼻喉外科手术②头部－外科手术③颈－外科手术 Ⅳ.①R762②R65

中国国家版本馆 CIP 数据核字（2023）第 187861 号

人卫智网	www.ipmph.com	医学教育、学术、考试、健康，购书智慧智能综合服务平台
人卫官网	www.pmph.com	人卫官方资讯发布平台

耳鼻咽喉头颈外科手术操作方法与技巧

Erbiyanhoutoujingwaike Shoushu Caozuo Fangfa yu Jiqiao

主　　编：孙　彦　李　娜
出版发行：人民卫生出版社（中继线 010-59780011）
地　　址：北京市朝阳区潘家园南里 19 号
邮　　编：100021
E - mail：pmph @ pmph.com
购书热线：010-59787592　010-59787584　010-65264830
印　　刷：北京盛通印刷股份有限公司
经　　销：新华书店
开　　本：889×1194　1/16　印张：40
字　　数：968 千字
版　　次：2023 年 10 月第 1 版
印　　次：2023 年 11 月第 1 次印刷
标准书号：ISBN 978-7-117-35319-9
定　　价：198.00 元

打击盗版举报电话：010-59787491　E-mail：WQ @ pmph.com
质量问题联系电话：010-59787234　E-mail：zhiliang @ pmph.com
数字融合服务电话：4001118166　E-mail：zengzhi @ pmph.com